药源性疾病

主　编　刘皋林　吕迁洲　张　健

副主编　袁　洪　彭永德　郭瑞臣　陈　孝　姜　玲　杨婉花
　　　　武新安　张　峻　张幸国　李　琴

人民卫生出版社

图书在版编目（CIP）数据

药源性疾病 / 刘皋林,吕迁洲,张健主编 . —北京：
人民卫生出版社,2018

ISBN 978-7-117-26720-5

Ⅰ.①药… Ⅱ.①刘… ②吕… ③张… Ⅲ.①药源性
疾病 - 研究 Ⅳ.①R595.3

中国版本图书馆 CIP 数据核字（2018）第 103960 号

| 人卫智网 | www.ipmph.com | 医学教育、学术、考试、健康，购书智慧智能综合服务平台 |
| 人卫官网 | www.pmph.com | 人卫官方资讯发布平台 |

药源性疾病

主　　编：刘皋林　吕迁洲　张　健

出版发行：人民卫生出版社（中继线 010-59780011）

地　　址：北京市朝阳区潘家园南里 19 号

邮　　编：100021

E - mail：pmph @ pmph.com

购书热线：010-59787592　010-59787584　010-65264830

印　　刷：保定市中画美凯印刷有限公司

经　　销：新华书店

开　　本：787 × 1092　1/16　印张：44　插页：4

字　　数：1071 千字

版　　次：2019 年 1 月第 1 版　2019 年 1 月第 1 版第 1 次印刷

标准书号：ISBN 978-7-117-26720-5

定　　价：148.00 元

打击盗版举报电话：010-59787491　E-mail：WQ @ pmph.com
（凡属印装质量问题请与本社市场营销中心联系退换）

编委 （以姓氏笔画为序）

3

主 编 简 介

刘皋林,男,1954年2月出生,河南镇平人。中共党员,博士,教授、博士研究生导师。1972年入伍,1977年就读于第二军医大学药学系,1991年师承我国著名药物分析学家、中国药科大学安登魁教授,先后获得理学硕士和博士学位。1995年5月至1997年7月应邀赴美国费城Thomas Jefersson大学从事临床药理学的研究工作;1983年至2005年分别在第二军医大学长海医院和长征医院工作,先后担任药师、主管药师、副主任药师、主任药师、教授、博士研究生导师、临床药理研究室主任、药学部主任和国家药物临床试验机构常务副主任等职务。2005年2月至2015年5月始任上海交通大学附属第一人民医院药学部主任,临床药理教研室主任和国家药物临床试验机构主任;在此期

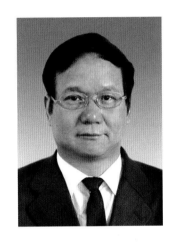

间,作为科主任和学科带头人,带领全科同志努力奋斗,学科建设发生了根本性的变化。先后于2006年成为上海交通大学医学院博士研究生和博士后培养单位、2007年成为国家卫生部临床药师制试点医院、2008年成为医院重点学科、2010年成为卫生部临床药师培训基地、2012年成为上海交通大学医学院潜力重点建设学科、2013年成为国家临床重点建设学科(临床药学),2016年复旦大学全国最佳专科排行榜排名全国第四、华东地区第一。2015年5月至今担任上海交通大学附属第一人民医院临床药学科学科带头人、国家药物临床试验机构主任和上海交通大学药学院兼职教授。

现受聘担任中华医学会临床药学分会第三届委员会副主任委员,中国药理学会理事,中国药理学会治疗药物监测研究专业委员会副主任委员,中国药理学会临床药理专业委员会常务委员,国家卫生健康委员会标准委员会委员,上海市医学会理事,上海市医学会临床药学专业委员会主任委员,上海市药理学会副理事长,常务理事,上海市药理学会临床药理专业委员会名誉主任委员,《中国药学杂志》《中国临床药学杂志》和《国际药学研究杂志》等十余份刊物的编委、常务编委等学术职务。主要研究方向为临床药理学及免疫抑制剂相关干预机制。曾荣获多项省部级科研成果奖和"吴阶平-保罗·杨森医学药学奖"。作为第一负责人完成和在研的科研课题有国家自然科学基金4项、上海市科委重点资助课题2项、上海市自然科学基金1项。迄今在 *European Journal of Pharmacology*、*Circulation Research*、《中国药理学报》和《中国药学杂志》等国内外期刊发表学术论文280余篇,主编专著和教材10部。

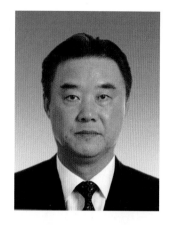

　　吕迁洲,男,中共党员,教授,主任药师,博士生导师,上海市卫生系统优秀学科带头人。任复旦大学附属中山医院药剂科主任,上海市药学会副理事长,上海市药学会医院药学专业委员会主任委员,中国医院协会药事管理专业委员会常务委员,上海医学会临床药学分会、上海市医院协会药事管理专业委员会和复旦大学药学院临床药学专业委员会副主任委员。擅长医院药事管理和临床药学研究,发表论文80多篇,培养研究生10多名。著有《临床药学理论与实践》等专著10余部,担任《中国临床药学杂志》等多本期刊的副主编或编委。

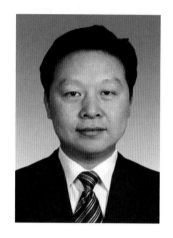

　　张健,男,中共党员,教授,主任药师,硕士研究生导师。现任上海交通大学医学院附属新华医院药学部主任。主要研究方向为个体化药物治疗与药物代谢的相关研究。兼任中华医学会临床药学分会常委,中国医学装备协会药房装备与技术专业委员会副主任委员,国家卫生健康委员会合理用药专家委员会临床药学组副组长,国家卫生健康委员会儿童合理用药专家委员会委员。带领新华团队荣获2010年国家临床药学重点专科建设项目,2016年新华临床药学列复旦医院专科排行榜全国前10名。以第一作者或通讯作者发表SCI及中文论文30余篇,主编和参编专著30余部。曾获上海市医学科技奖1项,上海市药学科技奖2项,发明专利3项。

内 容 简 介

　　由药物引发的疾病是药物的意外作用,可造成正常器官或组织的病理损害,称为药源性疾病。药源性疾病已对人类健康构成威胁,带来很大的社会影响和经济负担,受到全球广泛关注。本书共分十二章,分别阐述了药源性疾病的流行病学、分类、发病因素、发病机制和诊治原则,按系统或器官对药源性疾病来归类并进行了详细阐述,有利于对药源性疾病进行深入的分析、鉴别和防治。本书将有助于医生、药师、护师及其他医疗从业工作者充分认识并掌握药源性疾病的防治,在药物的安全、有效、使用方面不断提高专业水平。

Content Introduction

　　A drug-induced disease is the unintended effect of a drug, which causes pathological damage to a normal organ or tissue. Drug-induced diseases have threatened human health, led to great social impact and economic burden, and draw the global person's widespread attention. The book consists of twelve chapters, expounding the epidemiology, classification, pathogenesis predisposing factors, diagnosis and treatment principle of drug-induced diseases, narrating the drug-induced disease according to the classification by human system or organ, which is beneficial to the in-depth analysis, identification and prevention of drug-induced diseases. This book will be helpful for physicians, pharmacists, nurses, and other health care providers in their quest to understand and master the prevention and treatment of drug-derived diseases, continuously improve professional level as it relates to safe and effective medication use.

前　言

药物是人类预防、治疗或诊断疾病，改善生理功能和提高健康水平的特殊物质。这种特殊物质对人类来说是一种特殊的化学异物，其作用是多方面的，对人体存在有利的一面，也会产生不良反应。药物经过不同途径进入人体后，造成药物对正常器官或组织的病理损害，称之为药源性疾病。产生药源性疾病的原因是多方面的，可能与患者的机体健康状况和体质有关，也可能因药物本身的作用选择性不强或者使用不当所致。同时，患者自购、自服药物的现象和广告夸大药物疗效的现象也普遍存在。有效是药物的基础，安全是药物的保证，但是药源性疾病发生率在逐年增高，不合理使用与滥用药物导致不良反应事件不断发生。因此，了解和掌握不良反应及药源性疾病的发生和防治原则，不仅能提高广大医药工作者合理用药的水平、减少药物不良反应的发生，而且能更好地发挥药物的治疗作用，充分为患者解除病痛。如何减少和预防乃至最终避免药物的不良反应，是确保患者在医疗过程中获得安全有效医疗效果、提高医疗质量的重要环节。

药物不良反应和药源性疾病，大部分是在药物上市后的一定时间内，随着用药人群的扩大而被逐渐发现的。鉴于此，全世界不断加强药物上市后的监管，我国政府也一直十分重视这方面的工作。随着国家近年来对药物不良反应和药源性疾病的逐步重视，随着社会文明的提高、科学技术的发展与人们对自身用药安全的关注，让医药卫生工作者和广大患者进一步掌握药物不良反应和药源性疾病的有关知识与基本理论显得尤为重要。因此，撰写一本介绍药源性疾病有关知识的专业著作很有必要。

本书在编写过程中广泛收集了国内外有关的文献资料，力求突出专业性、时效性、应用性强的特点，在有限的篇幅内介绍丰富的内容。全书共分十二章。在第一章概述里，主要介绍了药源性疾病的流行病学、分类和发生机制以及影响因素等；从第二章开始至第十二章，均按系统或器官易出现的药源性疾病进行归类和叙述，围绕用药后不良反应可能导致同一系统器官功能障碍进行章节划分。这样有利于对药源性疾病或不良反应进行深入的分析、鉴别和防治。本书结构清晰、简明扼要、深浅适度、既可作为医药卫生专业技术人员的参考用书，也可作为高等医药院校药学、医学等专业的教科书。

参加本书编写的编委大多系临床知名专家或在临床一线工作的资深临床药师，均具有丰富的实践经验。李琴博士在自己参与编写工作外，还协助主编做了大量的学术秘书工作，对于他们辛勤的劳动和严谨的工作态度特表示衷心的感谢。当然，就本书而言，与世界上任何事物一样，由于每个人在实践和认识上的局限，书中若有遗漏或欠妥之处，恳请各位专家和读者批评、指正，以便再版时及时改正。

刘皋林

2019 年 1 月

目　　录

第一章

总　论

　　药源性疾病指在预防、诊断、治疗疾病过程中,因药物本身的固有作用、药物之间的相互作用以及药物的不合理使用等,而发生的异常生命活动过程,并引发一系列代谢、功能、结构的变化,表现为症状、体征和行为的异常。既包括药物不良反应(adverse drug reaction, ADR)在一定条件下由量变转化到质变而产生的疾病,也包括因超量、超时、误服或错用等不正确用药所引起的疾病。当不良反应致使机体某个器官或局部组织由于功能性或器质性损害而出现一系列临床症状与体征时,就成为药源性疾病。有时其与患者本身所患疾病较难区分,导致患者治疗时间延长、花费增多,严重时甚至引起死亡。总之,药源性疾病不仅包括药物正常用法用量下产生的不良反应,还包括由于超量、误服、错误应用及不正常使用药物等情况而引起的疾病。本章将对药源性疾病的流行病学、发病因素、发病机制、诊治原则等方面进行阐述。

第一节　药源性疾病的流行病学
和对公共卫生的影响

　　药物治疗是现代社会卫生保健一个必不可少的组成部分。人们通过使用药物解除疾病,或提高生活质量等。据不完全统计,2017年全球共有约1.8万种药品。药物在解除疾病的同时往往伴随着安全性问题和一些风险。所以,尽管药物可以治疗疾病,但药物导致的不良反应或不良事件的风险也不容忽视。为了确保有效性和安全性,药物都要经过国家药品监督管理局严格的审查和相关临床试验才能得以批准上市。然而人们(包括部分医务工作者)可能会认为国家药品监督管理局的批准意味着药物绝对安全,事实上使用任何药物都可能带来一定风险。使用药物带来的风险可能轻微或严重,这和药物本身的属性、使用剂量或使用人数增加等相关,严重时可表现为一种特定的药源性疾病。用药错误是药源性疾病发生的原因之一。有数据表明,在医疗保健时出现的错误中,用药错误是最常见的类型之一,并且大量人群受其影响。引起药源性疾病的其他原因则可能与药物本身或其药理特性有关,不涉及药品调配错误或给药剂量错误等。医师和药师应该知晓每一种药物可能的不良反应,一般这些可能的不良反应都附在药品说明书及相关资料中。

　　近年来,随着药物种类和数量的增加,加之用药不当事件频发,药源性疾病有增多趋势,因此医务人员一定要重视各类药物可能产生的药源性疾病,合理使用药物,力争把药源性疾病的发生率降至最低。然而由于某些患者病情较复杂,部分诊断方法存在局限性,致使有时不能及时发现某些药物的不良反应,无法有效采取相关治疗措施,从而引起严重后果甚至导致死亡。一些批准上市多年的药物也可能出现罕见的不良反应,新药则因为临床使用时间不长,可能出现一些尚未认知的不良反应。所以,不断发现、总结、认识和预防这些药源性疾病,对于公共卫生有极其重要的意义。

一、药源性疾病的历史

人们对药源性疾病的认识经历了一个漫长的过程。早在 1870—1890 年,人们发现有患者使用三氯甲烷(氯仿)麻醉后猝死,经调查研究是由于氯仿增强心肌对儿茶酚胺的敏感性,造成心律不齐,进而导致死亡。1922 年,有人报道因用砷凡纳明治疗梅毒会造成黄疸。1937 年,美国有 107 例患者死于磺胺酏剂,后来发现酏剂溶液里含有二乙烯乙二醇,因制药工人不了解该化合物的毒性而使用了它,这些事件的发生促进了美国食品药品管理局(Food and Drug Administration, FDA)对新药审批上市后的管理。

实际上,20 世纪 40 年代以青霉素为代表的多种抗生素的研制成功与广泛应用,先后出现了过敏性休克、第 8 对脑神经损害、肾损害和骨髓抑制等不良反应。20 世纪 60 年代,肾上腺皮质激素在临床上广泛应用,药源性疾病范围又进一步扩大。特别是 20 世纪 60 年代在欧洲沙利度胺导致 8000 多例畸形婴儿的灾难事件;20 世纪 70 年代,普拉洛尔(心得宁)上市 4 年,发现它能引起奇特而严重的"眼 - 黏膜 - 皮"综合征,有患者失明,有患者因腹膜纤维化导致肠梗阻而死亡。以上两起严重事件引起全世界极大的震惊,使得人们对药源性疾病的严重性有了进一步的认识和警惕。药源性疾病的发生、发展与化学药物的种类和数量日益增多密切相关。近年来,由于化学药物应用广泛,根据我国药物不良反应监测中心推算,2007 年因药物不良反应而住院的患者占总住院患者的 3%~5%,有 10%~20% 的住院患者容易罹患药源性疾病,加上临床上药物使用剂量大、疗程长、多药联合治疗的情况愈来愈多,药源性疾病有明显增多的趋势。

二、药源性疾病的流行病学

药物临床应用广泛,疗效明确,在临床治疗疾病中的地位不可小觑。但药物在发挥其治疗作用的同时,亦可能伴发严重药源性疾病。药源性疾病对机体伤害巨大,甚至可能致残致死,给社会也带来巨大的经济负担。有资料显示,我国每年药源性疾病位于心脏病、癌症、肺病、脑卒中之后,成为第 5 位易导致死亡的疾病。因此,药源性疾病应引起临床医务工作者和公共卫生从业者的足够重视。

药源性疾病的流行病学一般特指药物流行病学,定义为研究人群中与药物有关的不良事件的分布及其影响因素,并将该方法应用到有效药物治疗中。其两个核心概念是,疾病的分布或扩散、疾病的决定因素或偶然因素。事实上,探讨疾病为什么以及如何从一个地方向另一个地方传播是流行病学的本质。

流行病学在药源性疾病的研究中十分重要。在药物的研究中,流行病学方法可以观察疗效、风险、药物的综合使用情况等,还可以帮助解释特定药物相关的疾病发病率和死亡率。研究药源性疾病的一个关键因素是认识药物不良事件的临床表现,并能够与非药源性疾病进行鉴别(没有服用药物,但有类似临床表现)。另一个关键因素是统计分子(药物不良事件人数)和分母(服用该药的人群总数),以及和特定药物相关疾病的发病率或死亡率。

我们需明确某一药物与潜在药物不良事件的关系,而有关联并不等于因果关系,即当相关疾病症状和使用某一药物均发生时,并不意味着是由该药物引起的相关疾病症状。应该从以下几方面综合判断两者之间是否存在因果关系[1]:①关联性:和未使用药物的人相比,使用某一药物与相关疾病之间是否存在强烈关联?比如,孕妇服用沙利度胺和产下外观畸形的婴儿之间存在高度关联性,于是沙利度胺1961年11月从德国市场召回。②一致性:这些可疑的药物不良事件是否反复在不同时间和不同地方出现在不同的人群中?实际上,判断是否存在因果关系,一致性是一个标志性特征。③特异性:某些药物不良事件是否与某一特定药物相关?例如,心力衰竭患者服用过量洋地黄类药物经常看到光环,当停止服用这类药物时,血浆中洋地黄类药物浓度下降,光环效应消失。那么这些患者看到光环是否存在其他原因?还是仅仅因为服用了过量的洋地黄类药物。④时间性:明确可疑的药物不良事件是发生在使用药物前还是使用药物后?如果发生药物不良事件前没有使用相关药物,那么两者因果关系一定不成立。⑤生物梯度:当使用药物剂量增加时,药物不良事件的发生率是否增加?例如,当某一药物使用剂量增加时是否出现毒性增加。⑥合理性:判断因果关系是否合理,即如果特定的药物不良事件发生在使用特定的药物之后,是否能够用生物学(药理学或生理学)来解释这一现象,还是仅仅是巧合?⑦一贯性:可疑不良事件是否符合已知的相关疾病及其病理进展?⑧重复性:如果可能,调整药物使用剂量是否会减少或增加不良事件。例如,怀疑某药物可能引起皮疹,那么停止使用该药物后皮疹是否消失?或者再次服用该药物后皮疹是否再次出现?⑨类比性:某一药物导致特定的药物不良事件,这种经验可以用来借鉴分析在类似环境下不同的药物是否也可能引发类似的不良事件,例如,20世纪60年代的沙利度胺事件,让我们知道妊娠期间服用药物可能会导致出生缺陷。

研究药源性疾病的流行病学及其对公共卫生的影响,需要从以下几方面系统地进行评估:①药源性疾病的发生率;②导致药物不良事件的非医疗因素;③特定的药物、剂量和给药途径与药物不良事件的关系;④药物不良事件的时间和空间分布;⑤特定的患者特征与药物不良事件的关系。流行病学及其研究方法对了解药源性疾病十分重要。流行病学通过科学严谨的方法,提供证据,回答问题,确定药物和疾病之间的相关性和因果关系。

三、药源性疾病对公共卫生的影响

公共卫生是指与预防疾病、满足人民健康需求、医疗服务合理分配等相关的项目、服务和制度。英国认为公共卫生是指预防疾病、延长生命、改善健康的一门科学和艺术。公共卫生工作者将流行病学作为一种工具来分析风险因素、制定相关政策并分析结果。除了流行病学,还利用生物统计学来分析药物和不良事件之间的相关性和因果关系。实际上生物统计学可以帮助确定一个事件的发生是独立发生还是与药物有关。例如,在英国一直饱受争议的麻疹 - 腮腺炎 - 风疹三联疫苗是否与自闭症有关的问题。人们利用生物统计学和流行病学进行分析,与普通人相比,自闭症是否更容易发生在接种过这类疫苗的儿童中。如果自闭症更容易发生在接种过这类疫苗的儿童中,那么需进一步研究两者之间是否存在因果关系。也就是说,这类疫苗会导致自闭症吗?或者是否还存在一些其他不为人们所知的因素导致接种这类疫苗的儿童容易发生自闭症?经过流行病学调查认为,没有证据表明这类疫苗和自闭症有关,从而更加凸显了流行病学的重要性[2]。

药源性疾病会对社会带来很大的影响,并带来很大的社会经济负担:治疗药源性疾病产生的相关经费对公共卫生政策制定和规划有很大影响;另外,药源性疾病产生的成本不仅包括占用医疗资源,还包括住院产生的费用以及旷工带来的经济损失等。从临床的角度来看,预防胜于治疗。所幸的是很多药源性疾病都是可以预防的。

1. 药源性疾病的发生率 药源性疾病的发病率为发生药源性疾病的人数除以使用了该药物的总人数。明确药源性疾病发病率很重要,但很难统计。计算药源性疾病发病率,其分子是指在一定时间内新发生某一药源性疾病的人数,但很难对每一药源性疾病都系统地进行评估,除非情况很严重,足以让医疗机构在今后的治疗中引起重视。其分母为同一时间段内可能发生该药源性疾病的人数,即暴露于该药物的人数,一般可以通过计算机调阅使用过该药物的处方或医疗记录来进行统计,然而实际上很难这样去操作,因为不能确定有该药物处方的患者是否真的使用了该药物[3]。

住院相关数据可以有效地研究药源性疾病的发生率。首先住院医疗记录数据可系统地判断某药物和不良事件之间是否存在关联,是否存在因果关系;其次因药物不良事件导致的住院有很大的临床意义和社会意义,意味着其可能带来很大的经济负担。

药源性疾病的发生率很难统计,还有一个原因是在很多情况下,药物没有被认定为是造成某一事件或疾病的原因,那么这些药物就没有被记载或报道成可能造成相关疾病的原因。医师有时很难识别药物不良反应,因为不是所有的药物不良反应都有记载或报道。对于一些罕见的事件(如发生率为 1/10 000),在没有明确报道之前是很难被发现的。药物临床试验虽然很严格,但也不能发现所有的药物相关不良事件。通常是药物批准上市后,使用人群增加,这些罕见的不良反应才被发现。因此,药物上市后的不良反应监测非常重要。

2. 药物相关的住院治疗 如前所述,药物导致的住院都属于严重不良反应。有些可以避免,有些则不然。例如,我们可以避免给对已知青霉素过敏的患者使用青霉素,从而避免因青霉素过敏性休克而导致的住院。然而患者在接受药物治疗过程中,由于药物与药物之间、药物与食物之间或者药物与实验室检测之间等发生相互作用从而导致的住院可能很难避免,因为有些相互作用可能未知或未见报道。

3. 药源性疾病的成本 药源性疾病带来的成本是相当大的。遗憾的是,由于很难明确诊断所有的药源性疾病,并且很难精确统计药源性疾病发生率,所以只能评估与药源性疾病相关的直接成本。在澳大利亚的一项统计由于药源性疾病导致住院所带来的相关成本研究中[4],其只是通过平均住院时长和日均费用计算平均成本,没有包括门诊回访医师、药师等相关费用。全面评估药源性疾病的经济成本主要包括以下几方面:①直接医疗成本:住院费用、门诊费用、家庭护理等;②直接非医疗成本:照料者的交通费用、餐饮费等;③间接成本:旷工、生产力下降、提前退休、非预期死亡等。

亚利桑那大学药物经济学中心的研究人员构建了一种评估疾病与药物治疗相关的成本方法[5]。在该方法中,成本由治疗相关的结果所决定。当一名患者接受药物治疗时,可能会有 4 种结果:①最佳的治疗效果,如患者疾病恢复;②治疗失败;③出现新的医疗问题;④治疗失败并出现新的医疗问题。这个方法不仅涵盖了药物不良事件,还包括药物治疗失败。药物治疗理论上应该获得最佳效果,即病情恢复,但还可能会发生如下情况:没有进一步治疗、再次就诊、需要其他治疗、急诊治疗、住院治疗、需要长期治疗或者死亡等。据统计,基于该疾病成本分析方法,美国 1995 年与药物相关的疾病和死亡带来的成本为 766 亿美元;在 2001 年的后续研究中,年均成本为 1774 亿美元[6]。而相比而言,美国 2005 年心血管疾病和脑卒中带来的成本约为 3935 亿美元,2004 年癌症带来的成本为 1900 亿美元,可见药物相关的疾病和死亡带来的成本是巨大的。

尽管使用药物可能导致药物不良事件并带来经济成本,但不使用一些安全、有效的药物,也会增加公共卫生的成本。例如,在美国由于对自闭症的恐惧,一些城市中儿童疫苗接种率下降,导致流行性腮腺炎和麻疹发病率在某些社区中增加。这些本可预防的疾病不仅影响个人,还对社区产生一系列影响,群体免疫力下降,导致对某一疾病不敏感的人变得敏感。

总之,流行病学能够帮助医疗工作者识别某一药物和不良事件的潜在关联或因果关系。在人群中,流行病学不仅能明确有因果关系的事件(如沙利度胺和出生缺陷),也能排除不存在因果关系的事件(如麻疹-腮腺炎-风疹三联疫苗和自闭症)。药源性疾病一直备受患者和医疗工作者的关注。所有药物都具有潜在的副作用,严重时可能会导致药源性疾病[7,8]。药物临床试验过程中,监管部门容易发现及识别常见不良事件;但是无论如何小心仔细地去使用药品,也不能保证所有药物不良反应能提前预知。药物和复杂的生理病理因素相互作用从而导致不良反应是每种药物带来的风险-效益中必然存在的。

(李琴 刘皋林)

第二节 药源性疾病发生的相关因素

导致药源性疾病的原因很多,药物在机体内、外因素影响下,其药效可能增强或减弱,也可能产生与治疗目的无关的效应。药源性疾病是在药物和机体相互作用下出现的,其发生受多种因素影响。游离药物或活性代谢物浓度过高可能导致药物或代谢物异常的药动学结果(吸收、分布、代谢、排泄)。药物结合靶点的亲和力以及信号传导途径改变等,会导致游离药物或活性代谢物产生过度或异常的药效作用。这些异常的药动学或药效学均可能导致药源性疾病的发生。药物的药动学和药效学特征受多种因素的影响,包括疾病、生理病理状态、合并用药、进食、生活方式、药物代谢酶、药物转运体、靶点和离子通道等。

一、药物因素

1. 药物的理化性质和化学结构 大多数口服药物吸收的量和速度会影响药物不良反应的发生。口服药物脂溶性越强,越容易吸收,越容易出现不良反应或药源性疾病。脂溶性药物容易在胃肠道内吸收,在较短时间内达到较高血药浓度,而非脂溶性药物在胃肠道吸收不规则、不完全,个体差异大。如胍乙啶治疗高血压的剂量范围为10~100mg/d,其在胃肠道的吸收程度为3%~27%。如果使用同一剂量该药物,有些患者还未出现疗效,而另外一些患者已出现不良反应或药源性疾病。

化学结构决定了药物的某些不良反应。有些药物在化学结构上相似,可能会出现相似的不良反应。如青霉素类药物都可能会引起变态反应。有些药物在化学结构上非常类似,不良反应却不尽相同。如噻唑烷二酮类(thiazolidinedine,TZDs)化合物曲格列酮因严重肝毒性而撤出全球市场,经过化学结构修饰的药物罗格列酮和吡格列酮则发生肝毒性不良反应的概率显著降低。

2. 药物制剂因素 制剂的安全性不仅和药物主要成分有关,也与主要成分的分解产物和副产物以及制剂中的溶剂、稳定剂、色素、赋形剂等有关。药物的剂型、溶剂、稳定剂或染色剂等均可导致药源性疾病。如阿司匹林中的副产物乙酰水杨酰水杨酸和乙酰水杨酸酐可引起哮喘和慢性荨麻疹等。苯妥英钠注射液的溶剂丙二醇可引起低血压,防腐剂对羟基苯甲酸酯、胶囊中的色素柠檬黄均可引起荨麻疹等。1996年海地的对乙酰氨基酚口服液事件就是由于使用二甘醇作为溶剂造成的。药物制剂中的污染物、异物也可致药源性疾病,由于污染物引起的药源性疾病以生化制品及生物制品较多,如血液制品引起艾滋病、乙型肝炎、丙型肝炎等。

3. 药物相互作用　药物相互作用是导致药源性疾病的重要因素,合并使用药物种类越多,药源性疾病发生率越高,致死性药物相互作用也可能出现[9,10]。药物相互作用是指由于其他药物或化学物质的存在,使某一药物的疗效发生变化或产生药物不良反应。在药动学或药效学过程中的任一环节均可能发生药物相互作用,都可能影响药物作用的时间和强度。不良的相互作用可能导致药物治疗作用减弱致病情加重,或治疗作用过度增强、超出机体耐受而造成不良反应或毒性等。药物相互作用还包括体外相互作用。体外相互作用主要是静脉输液中药物之间以及药物与溶媒之间的相互作用。这类相互作用均可能导致药物或溶媒发生降解或变化,降解的产物可能出现治疗活性或毒性。除了常见的一些配伍禁忌以外,目前临床医师随意更改药物溶媒很常见,这类相互作用更多是悄然发生的,药物加入不同溶媒内可能发生了化学改变而外观没有任何变化,这类相互作用常常未引起重视,从而导致药源性疾病的发生。联合用药不当,可能引起药物毒副作用增强。联合用药品种越多,不良反应发生率越高。有些药物相互作用是有益的,可以提高疗效或降低毒性。但更多的药物相互作用是有害的,使得药物的作用降低或毒性增加。

（1）药动学的相互作用:药物在胃肠道内发生相互作用可能会影响吸收速度和生物利用度。胃肠道pH是影响药物解离的重要因素,改变胃肠道pH可影响药物的吸收;一些影响胃肠运动的药物如止泻药、抗胆碱药等可抑制胃肠的蠕动,使一些药物在消化道内停留时间延长,吸收增加,血药浓度升高而出现不良反应。有些多价阳离子药物可与四环素螯合,使得四环素吸收下降;有些药物可在肠道细菌作用下转换为有活性或无活性的代谢物,口服红霉素等药物可抑制肠道细菌的转化作用,使药物转化减少,增加或减少药物的疗效。

药物与血浆蛋白的解离是决定药物作用强度和时间的重要因素。不同药物与血浆蛋白的结合率不同,当两种药物同时使用时,与血浆蛋白结合力较强的药物可将结合力较弱的药物置换出来。若两种药物蛋白结合率均大于90%,而被置换出的药物表观分布容积小于0.15L/kg,那么被置换出的游离型药物浓度会显著增加,易发生不良反应。如华法林和另一个蛋白结合率高的药物合用时,血中游离型华法林浓度明显增加,抗凝作用增强,可能会引发严重的自发性出血。

多数药物主要在肝脏内经细胞色素P-450酶（cytochrome P-450, CYP 450）系统催化而代谢,其中CYP 3A4占总CYP的25%~30%。临床上50%~70%的药物经过CYP 3A4代谢,这是造成药物之间发生相互作用的原因之一。目前已知有大量药物对CYP 450有诱导作用,这种诱导作用会加快药物的代谢,缩短药物血浆半衰期,降低疗效。有些药物是需要经过酶代谢后才发挥药理作用,这时酶诱导活性会加强这一类药物的疗效,甚至发生毒性反应。与酶诱导作用相反,有些药物对CYP 450有抑制作用,这样会使其他药物代谢减慢,血药浓度升高,引发不良反应或毒副作用。特非那定常规剂量单独使用的安全性较好,而与 CYP 3A4 酶抑制剂红霉素等合用时,可使特非那定代谢受到抑制,血药浓度升高,增加心脏毒性甚至诱发尖端扭转型室性心动过速而死亡。1998 年美国 FDA 将该药物撤出市场。

药物在体内代谢过程的最后一步是排泄。肾脏是最主要的排泄器官之一,药物通过肾小球滤过、肾小管分泌,部分药物还可从肾小管重吸收。肾小管分泌是主动转运,需要转运载体。当两种药物合用时,可相互竞争载体而出现竞争性抑制,竞争力弱的药物从肾小管分泌排出减少,体内血药浓度升高,可致不良反应。同样,尿液的 pH 也能影响药物的离子化程度,进而影响药物经肾小管重吸收的程度。如氢氯噻嗪和奎尼丁合用,氢氯噻嗪可使得 pH 升高,碱化尿液,这样可致大部分奎尼丁不解离,脂溶性增强,容易被肾小管重吸收,体内药物浓度增加,可能引起心脏的不良反应。

(2)药效学的相互作用:两种药物合用时,一种药物对另一药物血药浓度没有明显影响,但可能影响其药理效应,即为药效学相互作用。这种作用可以是协同作用也可以是拮抗作用,协同作用既包括治疗作用的相加,也包括治疗作用以外不良反应的相加。如不同作用机制的抗高血压药合用,可以增强降血压作用,治疗难治性高血压。而不同作用机制的降脂药合用时,虽然可以增加降血脂效果,但其发生横纹肌溶解症和其他肌病的不良反应概率也大大增加。很多药物由于互相竞争性拮抗而影响药理效应,从而也可能发生不良反应。对体液和电解质有影响的药物合用也可能会诱发不良反应。这种相互作用多见于作用于心肌、肾脏和神经肌肉突触传递的药物。如长期大剂量使用排钾利尿药会造成低血钾等电解质紊乱,从而增加洋地黄类药物的毒性,可能诱发各类心律失常。

药物相互作用可引起药动学改变(生物利用度、分布容积、清除率),药效学的增加或抵消。分析评价这些相互作用,往往可预测或预防药源性疾病的发生和发展。

目前药物相互作用改变生物利用度和药物清除是引起药源性疾病最常见的因素。大部分有意义的药物相互作用是通过对肝脏和胃肠道的代谢酶与转运体产生抑制作用,降低药物的代谢或转运速率而产生的。P-糖蛋白是广泛存在于机体消化道如肠道上皮细胞、肝和胆管细胞、肾小管细胞表面的转运体,将细胞内的药物运输到小肠、胆汁或尿液。P-糖蛋白受到抑制时,生物利用度增加,肾和胆汁的排泄减少,药物在血浆中的浓度升高。其他相互作用还可导致肾排泄减少,包括肾小球滤过率降低和重吸收增加。

大多数情况下,与血浆蛋白结合的药物被其他药物置换,不影响其代谢,只会使暂时的游离药物浓度增加,因此一般不会导致副作用。然而有些药物,如华法林(半衰期长,表观分布容积小,治疗窗窄)被置换可能产生有临床意义的影响,应减少给药剂量。

严重的药物相互作用可能出现在药物通过多种机制产生协同效应。例如:①钙通道阻滞剂和 β 受体拮抗剂合用;②非甾体抗炎药(non-steroidal anti-inflammatory drugs,NSAIDs)增加胃肠道出血风险,患者同时服用华法林可能导致胃黏膜损伤;③西地那非[抑制环磷酸鸟苷(cyclic guanine monophosphate,cGMP)降解]和硝酸酯(增加 cGMP 合成)合用,大大增加 cGMP 介导的平滑肌松弛,导致严重的低血压风险。活性或毒性代谢物也会产生相关的药物相互作用,如服用对乙酰氨基酚的患者合并使用酶诱导剂如利福平,肝毒性的发生增加,可能是由于对乙酰氨基酚代谢物的形成增多所导致的[11]。

4. 药物-食物相互作用 药物与食物的相互作用也被广泛关注。富含脂肪的食物能增加机体对脂溶性药物的吸收,以至于能很快达到较高的血药浓度。而长时间的低蛋白饮食或营养不良会使药物代谢减慢,血中游离药物浓度增加,易引起不良反应。最严重的药物－食物相互作用是第一代非选择性单胺氧化酶抑制剂和发酵的食物及饮料中的氨基酸－酪胺之间的相互作用。大量酪胺代谢被抑制可能导致高血压危象,被称为乳酪效应[12]。葡萄汁中的成分可以抑制某些药物的消除,这些药物通过小肠壁 CYP 3A4 酶代谢,和(或)是 P－糖蛋白(P-gp)底物,导致其生物利用度增加。如服用葡萄汁时,同时使用洛伐他汀、辛伐他汀、丁螺环酮和胺碘酮,这些药物的生物利用度会显著增加。如果可能,建议患者使用药物时尽可能避免饮用葡萄汁。

一般来说,由食物引起的药物生物利用度增加不会很严重,只要避开进食在某个固定时间规律服药即可。然而对于某些药物新剂型,药物－食物相互作用则有较大的临床意义。如使用每天给药一次的茶碱新型制剂时同时进食高脂饮食,会导致短时内茶碱大量释放,造成血浆中茶碱浓度过高。

食物中的盐、蛋白质、维生素成分也可能影响药物经肾排泄。例如,服用锂盐的患者,由于高血压或心力衰竭需要低钠饮食,则会减少锂排出,从而导致血清锂浓度增高发生毒性风险,使得这类药物的治疗窗变窄。低蛋白饮食与羟嘌呤醇的肾清除率降低有关,原因是通过尿酸转运系统提高了药物重吸收能力。

二、机体因素

1. 生理状况　药物的药动学过程会受到年龄、妊娠、性别的影响。一般来说,药物清除速率在早产儿中会降低,儿童早期的清除速率比成人的高,之后随着年龄增长而逐渐下降。此外,老年人的精神状态或身体功能会有所减退。这些生理状况并存,会使得一些药物的清除减少,如苯二氮䓬类更易引起患者由于药物所致的跌倒或身体伤害[13]。妊娠期间的生理状况会出现一系列变化,都可能对药物的药动学产生不同的影响。在妊娠妇女中地高辛的血药浓度增加,可能是由于胃排空时间减少使得生物利用度增加。女性比男性更易发生药源性不良反应,这可能是因为女性药物代谢酶活性比男性低之故[14]。

(1)年龄:新生儿、婴幼儿、老年人对药物的反应与成年人均不同。小儿特别是新生儿与早产儿,肝、肾、血脑屏障等功能尚未成熟,各器官功能发育不全,药物肝脏代谢速度慢,肾脏排泄功能差,且易透过血脑屏障,所以对药物的敏感性高,发生药物不良反应的概率较成年人高。小儿体液比例较大,水盐代谢快,所以对影响水盐代谢和酸碱平衡的药物较成人更敏感;小儿血浆蛋白总量较少,药物与血浆蛋白结合率低;肝、肾功能发育不全,药物的代谢清除率低,如应用氨基糖苷类等经肾排泄的药物,其半衰期明显延长而易致蓄积中毒。另外小儿处于生长发育旺盛期,氟喹诺酮类药物可影响关节软骨发育,四环素可影响牙齿发育,激素类药物影响长骨发育等,所以此类药物应慎用或禁用于小儿。新生儿由于肝脏的药物代谢酶系统尚未成熟,对某些药物的不良反应发生率明显增加,如新生儿葡糖醛酸转移酶活性很低,应用氯霉素易导致灰婴综合征。新生儿自身调节功能都未发育完全,药物可能进入中枢神经系统(central nervous, CNS)而产生不良反应,如吗啡类药物对新生儿的作用较成人强,易导致呼吸中枢抑制。总之,小儿的生理生化功能以及体液比例与成年人有较大差别,并不是简单的按比例缩小的成年人。

老年人因为生理功能衰退,存在不同脏器的功能退化,药物代谢和排泄速度较慢,血浆蛋白含量降低,较成年人更易发生不良反应。如青霉素在成年人体内半衰期为 0.55 小时,而老年人可能为 1 小时；老年人苯妥英钠与血浆蛋白结合率低；老年人服用地西泮其半衰期可较青年人延长 4 倍；经过肾排泄的氨基糖苷类抗生素在老年人体内其半衰期可延长 2 倍以上。这都是老年人肝、肾功能随年龄增长而衰退的结果。老年人应用中枢神经系统药物、心血管系统药物等均更易发生精神错乱、血压下降、心律失常等不良反应。所以老年人服用药物应慎重，有些药物的剂量可能需要适当减少。

（2）性别：一般情况下，性别差异不会影响药物作用，但某些药物的药效和药物代谢酶活性则有性别差异。并且对于某些药物，女性似乎更敏感，更容易发生不良反应。据调查，氯霉素引起的再生障碍性贫血，女性发生率约为男性的 2 倍；血管紧张素转化酶抑制剂（angiotensin converting enzyme inhibitor, ACEI）所致咳嗽中，女性发生率约为男性的 2 倍；女性应用地高辛、肝素等药物发生不良反应的概率也高于男性。但对于药物性皮炎，男性发生率要高于女性。

此外，女性在不同的生理状态如月经期、妊娠期、哺乳期，对药物的反应也有所不同。如月经期对导泻药、抗凝药和强烈刺激性药物比较敏感，会反射性引起盆腔器官充血，可引起月经过多等风险。妊娠期妇女如有用药不慎，更是会导致胎儿流产、发育不良、胎儿畸形等严重后果，如妊娠早期用抗肿瘤药物环磷酰胺等可致胎儿畸形、流产或死胎；应用大剂量非甾体抗炎药阿司匹林等可引起胎儿动脉导管早闭，出现死胎；口服双香豆素类抗凝药可造成流产；长期应用糖皮质激素类药物可引起流产或婴儿先天性缺损；围生期应用苯二氮䓬类药物可引起新生儿低温、肌张力下降、呼吸困难等。所以妊娠妇女应该慎用或禁用相关药物。对于哺乳期妇女，大部分药物从乳汁排出的浓度都很低，不会超过母亲摄入量的 1%~2%，一般不至于给婴儿带来危害。但某些药物乳汁排出量较多，应引起重视，如红霉素、地西泮等，哺乳期妇女服用此类药物可能会通过乳汁分泌，引起婴儿的不良反应。而有些药物如抗肿瘤药物、放射性药物、抗甲状腺药物、溴隐亭等应禁用于哺乳期妇女，如若服用这些药物为治疗所必需，应禁止哺乳。

2. 疾病状态 药物或其代谢物通过肾脏或肝脏清除，在存在肾脏或肝脏疾病的情况下，正常给药剂量可能出现较高的血药浓度。这将导致药物效应过度，特别是对于治疗窗狭窄的药物。心血管疾病，如急性心肌梗死或心力衰竭，可能会降低肝血流量，减少肝摄取率高的药物消除，但如果通过静脉途径给药，血浆浓度和药效将会增加。甲状腺功能减退可能与降低肝脏和肾脏药物的清除有关。

很多疾病都会造成药物与血浆蛋白的结合减少。例如，肾脏和肝脏疾病会减少某些药物与白蛋白的结合。这些变化一般来说不会导致临床治疗上的差异，因为游离药物的浓度不受影响。然而，在正常监测时，高蛋白结合药物的血药浓度可能会被错误理解，导致临床医师不适当地增加给药剂量，产生毒副作用。

疾病状况也可能与药效学效应的增加有关，HIV 感染的患者服用复方磺胺甲噁唑会导致皮疹和严重的皮肤系统不良反应，如 Stevens-Johnson 综合征的发生率增加。巨细胞病毒感染的患者服用氨苄西林也会增加皮疹的发生。具体的机制尚不明确，如果需要继续治疗，脱敏处理通常会减轻不良反应的严重度。

（1）肝功能障碍：肝功能减退时，药物吸收、分布、代谢和排泄等环节均受到影响，可使药效学发生改变，尤其以肝代谢为主要消除途径的药物。肝功能不全时，药物的首关消除降低，对一些有明显首关效应的药物生物利用度产生影响，如普萘洛尔、左旋多巴等首关消除降低后,血药浓度升高,不良反应可能加重。肝功能不全时,其生成白蛋白的能力下降,甚至会产生低蛋白血症,这样药物的血浆蛋白结合率明显下降,游离型药物含量增加,可能会引起药理作用增加,毒性反应加剧。当肝功能减退时,肝细胞微粒体内的主要药物代谢酶 CYP 酶及其他相关酶活性均降低,药物代谢减少,清除率减少,原形药物浓度增高,半衰期延长,不良反应增加。如环孢素(cyclosporine A, CsA)主要经过肝脏 CYP3A 代谢消除,肝功能障碍引起肝酶活性降低时,环孢素代谢降低,血药浓度显著增加,可能会进一步诱发肝损害和肾损害等不良反应。另外有些药物可经过胆汁排泄,但肝损害出现胆汁分泌排泄障碍时,这类药物血药浓度升高,可能会出现不良反应。

(2)肾功能障碍:肾脏出现功能障碍时,药物的排泄及其药动学过程受到影响,药物的排泄速度减慢,排泄量减少,且伴有半衰期延长,体内血药浓度升高,药理作用和毒性反应增强,可能会出现不良反应。主要以原形从肾脏排泄的药物受影响最大,如地高辛、氨基糖苷类抗生素等。地高辛在肾衰竭患者体内半衰期明显延长,若在这类患者体内应用时不减少剂量,易导致心律失常等毒性反应。另外,对于肾衰竭患者,应限制其蛋白质摄入,同时蛋白质从尿液中排泄及小肠对氨基酸吸收障碍等原因可能会导致低蛋白血症,药物与血浆蛋白的结合率下降,体内游离药物浓度升高,易诱发不良反应。

另外,对于充血性心力衰竭患者,其内脏血液循环不良,药物在消化道吸收、在肝脏进行代谢等动力学过程均受到影响。颅脑外伤、脑膜炎等疾病通常会增加血脑屏障的通透性,这样会导致正常不能透过血脑屏障的药物容易进入中枢神经系统而发生不良反应。同样,水电解质及酸碱失衡也会改变药物在体内的动力学过程,影响疗效,诱发不良反应。如低钾血症和高钙血症均可能增加地高辛的心脏不良反应。

3. 基因差异 现已发现,一些药物的不良反应在不同种族间存在差异。一些药物进入体内需经过乙酰化后被代谢,药物代谢的乙酰化速率有较大的种族差异,分快型和慢型。中国人、日本人、加拿大因纽特人慢乙酰化者很少,而欧美白色人种快乙酰化者很少。抗结核药物异烟肼在肝脏经乙酰化后从尿液中排出,所以异烟肼在白色人种中慢乙酰化,体内游离异烟肼较多,容易引发神经炎,而异烟肼在黄种人中快乙酰化,容易引起肝损害。一项在中国香港做的调查显示,抗结核药物吡嗪酰胺在香港患者中引起肝脏损害的概率远高于非洲黑色人种;中国人应用吗啡后发生恶心、呕吐等胃肠道不良反应的概率远高于白色人种,相反,白色人种应用吗啡后发生呼吸抑制和血压下降这类不良反应的概率要远高于中国人。当体内缺乏葡萄糖 -6- 磷酸脱氢酶(glucose-6-phosphate dehydrogenase, G-6-PD)时,使用某些药物可能会引起溶血性贫血,如伯氨喹、氯喹、磺胺类药物等。全世界 G-6-PD 缺陷者,在非洲和一些地中海沿岸的民族及菲律宾人中较常见。

药物代谢酶的遗传多态性是造成发生不良反应个体差异的一个重要原因。CYP 酶系中 CYP2C19 存在遗传多态性,CYP2C19 弱代谢人群服用奥美拉唑、地西泮等药物后,其血药浓度显著高于快代谢型人群,易发生不良反应。CYP2D6 弱代谢人群服用三环类抗抑郁药者更易出现排尿困难、心律失常等不良反应。可待因需经 CYP2D6 代谢脱甲基生成吗啡才能产生镇痛作用,在弱代谢人群中,可待因生成吗啡减少,其镇痛作用明显减弱。总之,在大多数情况下,当药物需要经过代谢才能生成活性产物时,其在弱代谢人群中的药理作用可能减弱;当药物需要经过代谢才能转化排泄时,其在弱代谢人群中的不良反应发生概率可能增加。

　　遗传因素导致的药动学和药效学差异，还可能影响药物的作用性质，如一般催眠剂量的巴比妥类药物，对大多数人可产生催眠作用，但对个别人不产生催眠作用，反而引起焦躁不安，不能入睡。同样吗啡对个别人表现的是兴奋作用，而不是抑制作用。

　　随着药物基因组学的迅速发展，药物相关毒性和疗效的个体间差异不再总是被认为是特殊的效应，相当一大部分的药源性疾病与基因的关系被广泛认知。代谢酶或药物转运体呈现基因多态性，意味着某些患者的基因位点发生突变，导致代谢酶或转运体的活性相对降低，而有些异常增高。此外，这部分"快"或"慢"患者的分布存在种族差异。

　　代谢酶的基因多态性被广泛研究。N-乙酰转移酶活性低的患者，被称为"慢乙酰化者"，标准剂量给予异烟肼时，相对于快乙酰化者更易受到外周神经损害。同样地，肼屈嗪慢乙酰化者中也更易发生肼屈嗪导致的红斑狼疮。基因突变的患者中代谢酶活性降低，华法林导致的严重出血事件风险增加。有少数患者甲基转移酶基因缺失，服用硫唑嘌呤或巯嘌呤会发生严重和可致死性的血液毒性。

　　受体、离子通道或和药物效应有关的其他蛋白也存在基因多态性。在血药浓度相似的患者中，这些将会导致药效学效应的差异。这类基因多态性包括：①多巴胺受体，影响药物引起的迟发性运动障碍（tardive dyskinesia，TD）；②骨骼肌兰尼碱受体，与麻醉后恶性高热的风险相关；③钾离子或钙离子通道，服用某些抗心律失常药时有尖端扭转型室性心动过速的风险；④G-6-PD 缺失时，在服用某些具有氧化特性的药物如阿司匹林、呋喃妥因、磺胺类药物、奎尼丁时，会导致红细胞溶血；⑤主要组织相容性抗原复合体，介导药物过敏反应，如阿巴卡韦、奈韦拉平。人类的主要组织相容性抗原复合体（major histocompatibility complex，MHC）通常称为人类白细胞抗原（human leucocyte antigen，HLA），是一类呈递病原衍生多肽给 T 细胞进而启动免疫反应的高度多态性蛋白质。HLA 多态性主要体现在"抗原结合缝"上，因而使不同的同种异性 HLA 筛选的自我衍生的和病原体衍生的抗原多肽形成多样性[15]。越来越多的基于免疫的药物反应，包括阿巴卡韦超敏反应综合征和卡马西平诱导的史-约综合征和毒性表皮坏死综合征，已被与特定的 HLA 等位基因联系起来[16]。HLA 突变的患者使用阿巴卡韦（abacavir）易引起过敏反应，携带 HLA-B*5701 基因的患者使用阿巴卡韦时更易发生严重甚至致命的超敏反应。未经修饰的阿巴卡韦通过以共价方式与 HLA-B*5701 相结合，横跨"抗原结合缝"的底部，伸入 F 口袋，F 口袋是羧基端色氨酸锚定蛋白结合 HLA-B*5701 的部位。阿巴卡韦诱导这个点的形状和化学性质发生变化，因而改变内生肽对 HLA 的亲和性。通过这种方式，阿巴卡韦引导选择新的内生肽，导致自身免疫反应的显著变化，激活阿巴卡韦特异性 T 细胞，驱动多克隆 CD8 T 细胞活化，最终导致阿巴卡韦超敏反应综合征的系统性反应。HLA-B*5701 基因型也是氟氯西林引起药源性肝损伤的一个主要决定因素，其为药物特异性 T 细胞活化提供免疫学基础，可增加药源性肝损伤发生风险 80 倍。最新研究表明，应用阿巴卡韦罕见发生的药源性肝损伤，在 HLA-B*5701 阳性患者几乎都有发生。卡马西平导致的史-约综合征（Stevens-Johnson syndrome，重症多形红斑）和毒性表皮坏死综合征与 HLA-B*1502 基因显著相关，卡马西平也能与异形 HLA-B*1502 结合，导致呈递自身抗原多肽的变化，说明该机制具有普遍性。HLA-B*1301 基因与麻风患者发生氨苯砜超敏综合征有关。阿莫西林-克拉维酸肝损伤与 HLA-DRB1*1501 强相关。

　　随着科学技术的发展，未来将可以在患者开始药物治疗时进行遗传筛查，来避免药物引起的不良反应和药源性疾病的发生[17]。通过对患者 *HLA-B*1502* 的筛选,可以降低卡马西平导致的史 – 约综合征和毒性表皮坏死综合征的发生。患者甲基转移酶基因缺失,服用硫唑嘌呤或巯嘌呤会发生严重和可致死性的血液毒性。在美国,已有将相关基因检测纳入标准医疗流程,用来预测待用药物发生药源性疾病的风险,以减少严重药源性疾病的发生。

4. 生活方式 患者某些生活习惯可影响药物的作用,尤以烟酒嗜好的影响最大。酒精(乙醇)本身是药物代谢酶的诱导剂,可加速某些药物在人体内的代谢转化,影响疗效;另外,其对交感神经和血管运动中枢等有抑制作用,与异山梨酯等合用时,可能导致血压显著下降;其还能增强地西泮等中枢抑制药的作用,引起中枢的进一步抑制。吸烟会诱导CYP1A2活性,使有些药物如地西泮等代谢加快,缩短半衰期,加快消除,降低血药浓度,导致疗效降低。

酒精和咖啡因的摄入可影响药物的药动学和药效学过程,导致严重的药源性疾病发生。过量酒精摄入导致苯二氮䓬类、吩噻嗪类、三环类抗抑郁药、镇静剂和抗组胺药等对中枢神经系统抑制作用增加。咖啡因具有协同增加麻黄碱兴奋作用的潜在风险[18]。

5. 用药依从性 一些老年人由于记忆力减退,用药的依从性较差,服用多种药物时,应仔细交代服药方法。

用药依从性差可能会导致药源性疾病的发生。患者服药过量或减少给药剂量,随意改变给药方法(如掰碎缓释片),或超疗程继续服用不必要的处方药,这些行为都有让患者有发生药源性疾病的风险。

据估计,用药不依从率高达 40%~70%[19]。然而,用药依从性差并没有得到医疗专业人员的重视。患者年龄、性别、种族、智力、受教育程度都不能预测用药依从或不依从[20]。

有很多方法被用于改善用药依从性,包括口头和书面的用药交代,电话提醒,患者及其家属的用药教育,自我管理表格,将一天多次给药转换成一天一次给药,改变服药时间点,特殊提醒的包装等。目前还没有找到特别有效的方式来提高用药依从性,医疗专业人员应尽量采用简单的给药方式,提供清楚详尽的用药指导,鼓励患者规律服药,有效解决患者的问题和顾虑,严格要求遵医嘱服药。

三、用药错误

用药错误在药源性疾病的发生中占很大一部分。这些错误包括一系列问题,涉及临床药品使用的各个环节[21]。用药错误可发生于处方(医嘱)开具与传递,药品储存、调剂与分发,药品使用与监测,用药指导及药品管理,信息技术等多个环节。有研究报道称,在住院患者中,在处方开具、药物管理、药品调配、抄录传递分别有 49%、26%、14% 和 11% 的错误发生[22]。另有一项研究称,由于未进行适当监测而发生药物不良反应导致住院治疗的患者占到 67%,如未进行合适的实验室检查来监测药物疗效,或实验室检查指标异常未进行正确处理。有 51% 的入院治疗是给药剂量不适宜引起的[23]。在一项超过 2000 名老年人的研究结果表明,有 63% 的老年住院患者服用 1 种或 1 种以上不必要的治疗药物[24]。在这样的易感群体中过度药物治疗,可引起药源性疾病发生率显著增加。

不是所有用药错误都会导致临床上的重要问题。一项在住院患者中的研究表明,只有 7% 用药错误会导致严重的后果。然而,总的来看,7% 的用药错误比例会影响到很多人。

用药错误和药物所引起疾病的发生可能与个体从业者的局限性有关,与系统中潜在的问题或专业人员操作设置有关,或兼而有之。在大多数情况下,用药错误是系统问题所导致的,包括没有做到仔细核对。所以,药物发放到患者手中前,需要通过系统流程来防范个人操作判断的错误,保障患者用药安全。

（李琴 刘皋林）

第三节 药源性疾病的分类及发病机制

药物是治疗疾病的重要工具,但同时可能诱发某些疾病的发生,引起药源性疾病。药源性疾病是指药物用于预防、诊断、治疗疾病的过程中,因药物本身的作用,药物相互作用以及药物的使用引起机体组织或器官发生功能性或器质性损害而出现各种临床的异常症状[25]。由于这些疾病的病因是药物,故称其为药源性疾病(drug induced diseases , DID)。药源性疾病的发生及发展与近年来化学类药物种类的日益增多,用量的不断扩大密切相关[26]。

一、药源性疾病的分类

药源性疾病有多种分类方法,但迄今为止尚无统一的分类标准。常用的药源性疾病分类方法有病因学分类、病理学分类、药物所影响的器官系统即疾病类型分类等。

（一）病因学分类

药源性疾病是在预防、诊断、治疗或调节生理功能过程中,与用药有关的人体功能异常或组织损伤所引起的临床症状。就定义来说,药源性疾病也属于药物的不良反应,但其后果更严重。药源性疾病是反应程度较重和持续时间较长的不良反应。另外,与药物不良反应不同的是,引起药源性疾病并不限于药物的正常用法和用量,还包括过量、用药错误等所造成的损害。一般来说,药物过量所致的急性中毒不包括在药源性疾病之内。

根据药源性疾病与药理作用的关系,可按照药物不良反应常用分型分为4种类型。A型为可预测的、常见的,与药物的药理作用相关。B型为不可预测、不常见,一般与药物的药理作用无关。C型为长期用药相关的,潜伏期较长。D型为致癌、致畸作用。70%~80% 的药源性疾病可归类为 A 型,约 20% 药源性疾病可归类为 B 型。C 型和 D 型较为少见,其发生机制不清,有待于进一步研究和探讨。

1. A 型药源性疾病 也称为剂量相关的药源性疾病,由药物本身或（和）其代谢物引起,是致病药物本身的药理作用增强和持续发展的结果。A 型药源性疾病的特点是剂量依赖性、能够预测,一般发生率较高,但死亡率较低。临床上常用的抗菌药物大多数都有不同程度的肾毒性,其损害作用随着剂量增大、疗程延长而加重,尤其是大剂量联合用药或不合理临床应用等。抗菌药物应用广泛,由抗菌药物引起的急性、慢性肾损害很常见。

这类药源性疾病与用药剂量密切相关,停药或减量后症状减轻或消失。当用药剂量增加,引发药源性疾病的概率也增加。如用胰岛素治疗糖尿病,有时产生低血糖症,所以临床上常备葡萄糖以防止低血糖的发生;抗凝药物引起的药源性出血;苯妥英钠引起的药源性神经系统毒性;氨基糖苷类抗菌药物引起的耳聋等。此类药源性疾病还包括药物毒性或超剂量给药,如大剂量对乙酰氨基酚引起的药源性肝衰竭;副作用,如抗组胺药的镇静作用;

后遗效应,如口服抗菌药物引起的腹泻。

A 型药源性疾病个体差异大,除了可以用药物的药理作用和(或)副作用来解释,还可用年龄、性别、病理状态等因素来解释,其发生与药物在体内过程明显相关,涉及影响药效学和药动学及药物类型差异所致的各种情况。如在单位时间内药物浓度异常升高,引起有关器官的不良反应;或由于肝脏首关效应的改变与局部组织亲和力增大,可引起蓄积作用;经肾排泄的药物,当肾清除率降低时亦可使体内药物浓度改变;药物在大循环中与血浆蛋白结合率降低而使药物浓度升高等,均可导致药源性疾病的发生。

2. B 型药源性疾病 也称为剂量不相关的药源性疾病,是与药品本身药理作用无关的异常反应。其特点是与用药剂量无关、难以预测,常规的毒理学筛选不能发现,发生率较低,但死亡率高。有些人肝细胞内缺乏乙酰化酶,这类人群服用异烟肼药物后出现多发性神经炎。此类药源性疾病属于量效关系不密切型,在使用常用量的药物或低于常用量药物时均可发生。这类药源性疾病与药理作用无关,在正规药物筛选过程中也不易发现,一旦发生常常会很严重,例如青霉素注射引起的休克等。

B 型药源性疾病主要由药物的异常性与患者的特异体质引起,临床表现包括过敏反应、变态反应以及特异质反应。药物的异常性包括药物、辅料及附加剂的分解代谢产物的异常,以及化学合成过程中产生的杂质,如降解的四环素可引发类似范科尼综合征(Fanconi syndrome,FS)的症状。患者的特异体质主要指易感体质和(或)特异遗传特征,如致敏患者应用青霉素等药物会出现药物变态反应,临床表现为皮疹、血管神经性水肿、过敏性休克等。特异质反应是由于遗传因素使机体产生的不良反应,是患者具有先天性代谢紊乱的特殊表现形式,即只有在给药之后才表现出来先天性代谢异常。如葡萄糖 –6– 磷酸脱氢酶(G–6–PD)缺乏者服用伯氨喹、磺胺类药物、呋喃妥因等可引起溶血性贫血,氯霉素诱发再生障碍性贫血、琥珀酰胆碱敏感症、异烟肼排泄异常等。

3. C 型药源性疾病 是由于长期用药所引起的药源性疾病。这类药源性疾病多发生在慢性病需要长期服用治疗药物的患者中。如长期应用糖皮质激素的患者,可诱发多种药源性疾病,包括皮质功能亢进综合征、感染、消化道溃疡、高血压、动脉粥样硬化、精神病和癫痫、骨质疏松和股骨头坏死等。长期应用镇痛药物可导致药源性的肾脏疾病。肾病患者服用阿司匹林等解热镇痛药物导致肾盂癌及脾脏癌的发生率高于一般人群。

此类药源性疾病还包括停药反应。如患者长期应用糖皮质激素后减量过快或突然停药,可引起肾上腺皮质功能不全。长期用糖皮质激素可致皮质萎缩,突然停药后,如遇到应激状态,可因体内缺乏糖皮质激素而引发肾上腺危象的发生。

另外,某些药物长期应用后,停药后心理上的渴求称为心理依赖性。有些药物停药后,除了心理依赖性,还有生理上的依赖性,通常称为成瘾性,是一种病态表现。具有生理依赖性的药物长期应用可成瘾,停药后体内不能维持正常生理功能,产生戒断综合征,临床表现的精神症状、躯体症状或社会功能受损,也可归为这一类型的药源性疾病。常见的致病药物有吗啡、阿片制剂、哌替啶等。

4. D 型药源性疾病 是由药物致癌、致畸作用导致的。某些药物可能作用于 DNA 导致细胞突变,甚至癌变。自 20 世纪 70 年代,医学文献中出现了医源性致癌,其泛指与医疗措施相关的各种该因素,其中也包含了药物所引起的肿瘤发生,药物致癌性问题也日益受到重视。国际癌症研究所对多种可能对人有致癌危险的化合物进行评估,发现有 30 多种化学药物可能会导致肿瘤的发生。有些药物长期服用以后,引起机体某些器官、组织、细胞的过度增殖,形成肿瘤。有些药物已被证实列入致癌物或能致癌物,如己烯雌酚、苯丁酸氮芥、环磷酰胺、右旋糖酐铁、羟甲烯龙等;有些药物有发现致癌作用的文献报道,如利血平、多巴胺、氯霉素、苯巴比妥、苯妥英钠、异烟肼、保泰松、苯丙胺、黄体酮、氯贝丁酯等。

致畸作用的发生率与药物的剂量一般呈正相关,一般发生在妊娠早期。有些致畸药物对某一器官有选择性,有的在胎儿发育特定阶段产生作用。在胎儿快速发育期内,使用一次药物有时也会影响胎儿的体形结构,如沙利度胺所致的"海豹肢"畸形发生于孕后第4~7周,这一时期正是四肢发育的时期。当然,即使无任何致畸物接触时,新生儿畸形发生率也有3%。另外,致畸性的药源性疾病还有可能发生于用药后很长一段时间。有些药物对胎儿的致畸作用,不表现在新生儿期,而是在若干年后才表现出来。如孕妇服用己烯雌酚致青春期少女阴道腺癌。目前已发现有30多种药物有致畸作用,如甲氨蝶呤、环磷酰胺、氯霉素、甲苯磺丁脲、氯磺丙脲、格列本脲、华法林、阿司匹林、可的松、异维A酸、丙米嗪、苯丙胺、氯丙嗪、硫嘌呤、白消安、雄性激素、孕酮、氯氮䓬、地西泮、苯巴比妥、氟哌啶醇、奎宁、四环素、链霉素、乙胺嘧啶等。

(二)病理学分类

药源性疾病按病理改变分类,可分为功能性药源性疾病和器质性药源性疾病。

1. 功能性药源性疾病 指的是导致机体发生功能性改变的药源性疾病。如抗胆碱药和神经节阻断药可引起无力性肠梗阻,利血平引起心动过缓等。

2. 器质性药源性疾病 指的是导致机体组织发生器质性改变的药源性疾病,其器质性病变与非药源性疾病无明显差别,也无特异性,因此鉴别诊断主要依靠药源性疾病诊断要点。包括炎症型、增生型、血管型、血管栓塞型、赘生型等。

(三)按药物所影响的器官系统分类

1. 药源性皮肤疾病 药物过敏反应、类过敏反应和皮肤疾病、系统性红斑狼疮样综合征、光敏性皮肤疾病、脱发、多毛和多毛症等。

2. 药源性神经系统疾病 癫痫、脑卒中、运动障碍、周围神经病变、视觉障碍、谵妄、睡眠障碍、认知障碍等。

3. 药源性精神疾病 抑郁症、焦虑症、精神错乱等。药物引起轻度精神反应者较为常见,如催眠镇静剂使用不正确常可导致本病。引发精神分裂症的常见药物有苯妥英钠、异烟肼、庆大霉素等。抑郁症较常见于利血平、激素、口服避孕药等。此外,长时间应用地西泮等药物,如突然停药后,会出现厌食、忧虑、不安等。

4. 药源性呼吸系统疾病 间质性肺病(interstital lung disease, ILD)、肺纤维化、哮喘、支气管痉挛等。药源性肺炎有毒性和变态反应两种原因。常见药物有降压药如利尿药、神经节阻断剂和受体拮抗剂;抗肿瘤药物与免疫抑制剂如环磷酰胺、甲氨蝶呤;抗菌药物如青霉素、四环素、两性霉素B;解热镇痛药及抗风湿药如青霉胺、保泰松;抗癫痫药如地昔帕明、苯妥英钠等。

5. 药源性心血管系统疾病 心肌缺血和急性冠脉综合征、心力衰竭、室上性心律失常、室性心律失常、高血压、低血压、心脏瓣膜和心脏病等。药源性心血管系统疾病的发生率较高,不加注意可致猝死。药源性心脏疾病主要表现为心律失常、心功能受抑制、心肌病和心肌缺血等;对血管功能的影响则包括高血压和低血压。对心脏造成损害的药物,通常有地塞米松、β受体拮抗剂等。

6. 药源性内分泌系统疾病　葡萄糖和胰岛素失调,甲状腺疾病,下丘脑、垂体和肾上腺疾病,体重增加,体温失调,男性性功能障碍,女性妇科疾病与不孕症等。

7. 药源性胃肠道疾病　上消化道溃疡、腹泻、便秘、肝脏和胆汁淤积性疾病、胰腺炎、恶心、呕吐和厌食症等。药物刺激或抑制消化腺的分泌和影响肠胃的血液运动,从而引起胃肠疾病。常见药物有解热镇痛药、抗肿瘤药物、抗结核药、激素等。肝脏是药物代谢的主要器官。大多数药物均要经过在肝内进行氧化、还原、水解、羟化、脱硫或脱羧基化学反应和排出体外的过程。药源性肝脏疾病的临床表现为大多数病例在发病初期有食欲缺乏、恶心、呕吐、全身倦怠、腹痛等现象,也有发热、关节痛、皮疹等过敏反应症状。常见易致肝损害的药物达11类200多种。常见的药物种类有:抗菌药物(青霉素、红霉素、磺胺类),解热镇痛药与抗风湿药(水杨酸钠、对乙酰氨基酚、保泰松),抗结核药与抗麻风病药(异烟肼、对氨基水杨酸),镇静催眠药与抗癫痫药,抗寄生虫药,抗肿瘤药物与免疫抑制剂,激素与内分泌用药,心血管病用药,麻醉药,中药及其他。

药源性肝损害在美国占急性肝衰竭的18%,在发展中国家也是临床常见疾病。药源性肝损害约占所有药品不良反应的6%,黄疸和急性肝炎住院患者的2%~5%,非病毒性肝炎的20%~50%,并且是引起暴发性肝衰竭的重要病因之一。它还是不明原因肝损伤的常见原因,特别是50岁以上的患者。近年来,随着新药的不断开发与应用,药源性肝损害的发病率亦呈逐年上升趋势。

8. 肾脏、体液及电解质紊乱的药源性疾病　急性肾损害、慢性肾脏疾病、抗利尿激素分泌和尿崩症综合征、酸碱失调等。有研究认为,急性肾衰竭中有5%~20%是由于药物或化学药品引起的。如果通过肾脏的药物浓度相对较高,肾组织要接受大量的药物及代谢产物,加重了肾脏的负担,从而造成肾损害。引起肾损害的药物有抗菌药物(氨基糖苷类、多肽类、四环素类、头孢菌素类、青霉素等),解热镇痛药,磺胺类药物。此外,抗肿瘤药物用于肾功能不正常者时易致肾损害。

9. 药源性血液系统疾病　包括血小板减少症、血栓栓塞性疾病、中性粒细胞减少症和粒细胞缺乏症、贫血等。药物引起血液病的主要症状有咽喉痛、口腔溃疡、出血、发热、不适、皮疹或其他非典型的症状。药物所致血液系统疾病占药物不良反应总数的比例并不高,约为10%。能引起血液病的药物亦较多,其中白细胞减少症和粒细胞缺乏症的发病率最高。但是,病情一般都比较严重,死亡率可高达32.5%,占药物引起相关死亡的40%。欧洲和美国每年发生率为2/100万~5/100万。根据世界卫生组织药物副作用国际研究中心的资料,药物所致的血液系统疾病临床类型依次为粒细胞减少症、血小板减少症、溶血性贫血、再生障碍性贫血。病死率以再生障碍性贫血为最高,可达50%。再生障碍性贫血和药源性贫血已引起临床的高度重视。

导致血液病的药物可有不同,但一般不外乎免疫性和非免疫性两方面。免疫性血液病与用药剂量无关,非免疫性血液病与长期或大量用药有关。药源性血液疾病有以下特点:一种药物可引起不同的血液病,如氯霉素可引起再生障碍性贫血,又可以引起血小板减少性紫癜;磺胺类药物可以引起溶血性贫血,也可以引起血小板减少性紫癜;同一种血液病可以由多种不同的药物引起,如再生障碍性贫血可由氯霉素、吲哚美辛、磺胺类药物等引起;致病药物之间存在交叉反应,如患者使用安乃近引起粒细胞缺乏,若给予氨基比林可再次发生粒细胞缺乏。

对于此类疾病,需要进行常规和定期监测的药物有细胞毒性药物、两性霉素 B、阿扑吗啡、干扰素、米安色林、青霉胺、苯妥英钠、柳氮磺吡啶、色氨酸、齐多夫定、他克莫司等,长期应用复方磺胺甲噁唑、吲哚美辛、甲芬那酸、乙胺嘧啶、肝素、萘啶酸、保泰松等。

10. 药源性骨、关节和肌肉疾病 骨质疏松症和骨软化症、痛风与高尿酸血症、肌病等。

11. 其他药源性疾病 肿瘤性疾病、耳毒性等。

以上药源性疾病将在各章节详述。

(四)其他分类

药源性疾病的分类除了上述 3 种常见的分类方法,还可以按药物使用后情况、发病的快慢和病程、用药剂量和用药方法、药物与机体相互作用等角度进行分类。

1. 按药物使用后情况分类 可分为长期用药致病型和药后效应型两类。

2. 按发病的快慢和病程分类 可分为急性药源性疾病和慢性药源性疾病两种类型。急性药源性疾病指在第一次给药或最初几次给药后即出现的严重药物反应。慢性药源性疾病指长期用药后,药物在体内蓄积至中毒水平而致的蓄积中毒,也包括致癌或突变作用。

3. 按用药剂量和用药方法分类 可分为用药剂量有关的药源性疾病、用药剂量无关的药源性疾病、用药方法有关的药源性疾病 3 种类型。与用药剂量有关的药源性疾病,药物毒性和用药剂量有关,一般可预测和逆转。与用药剂量无关的药源性疾病,如过敏反应和药物遗传学的影响,一般难以预测和逆转。与用药方法有关的药源性疾病,如长期用药后骤然停药所致的反跳现象;联合用药时,因药物相互作用而致不良反应;给药途径不当,如泛影葡胺用于椎管造影可引起死亡;应缓慢静脉滴注的药物,若静脉滴速过快,常可致药源性急症或死亡。

4. 从药物与机体相互作用角度分类 可以将药源性疾病分为 4 类,即量效关系密切型、量效关系不密切型、长期用药致病型和药后效应型。

二、药源性疾病的发病机制

药物引起药源性疾病的发病机制复杂,因致病药物和所致疾病不同而异。一般来说,正常药物剂量发生毒性或过度反应可导致药源性疾病和其他不良反应的发病机制主要有两方面。第一,药物和(或)其代谢物异常的药动学改变;第二,游离药物或活性代谢物药效作用改变。现有疾病状况也可能与药源性疾病的发生相关。例如,HIV 感染的患者服用复方磺胺甲噁唑会导致皮疹和严重的皮肤系统不良反应如 Stevens-Johnson 综合征的发生增加。另外,还有一些药源性疾病的发病机制还不十分明确。例如,巨细胞病毒感染的患者服用氨苄西林会增加皮疹的发生率,其具体机制还不明确,如果需要继续治疗,脱敏处理通常会减轻不良反应的严重度。

按照药物所影响的器官系统,不同药源性疾病的发病机制将在后续的各章节中讨论。为了便于发病机制分析,本章将按照病因学分类即 A 型药源性疾病、B 型药源性疾病、C 型药源性疾病和 D 型药源性疾病分别论述。

(一)A 型药源性疾病的发病机制

药源性疾病最常见的类型为 A 型药源性疾病,是致病药物本身的药理作用增强和持续发展的结果,其发病机制通常与药物在体内的药动学过程改变有关,即药物在体内的吸收、分布、代谢、排泄的某一环节或者多个环节发生改变,使得药物在体内的浓度增高或降低,导致药源性疾病的发生。药物在体内的过程,受到药物的理化性质和化学结构,药物剂量,患者的年龄、病理生理状态等多方面影响。疾病既能改变药物的药效学又能改变药动学,从而诱发不良反应,导致药源性疾病的发生。药物或其代谢物通过肾脏或肝脏清除,在肾脏或肝脏疾病的情况下,由于药物在患者体内的代谢及清除速率降低,使药物的血浆半衰期延长,正常给药剂量就可能出现较高的血药浓度,使得药物效应过度,容易引起不良反应,进而导致药源性疾病的发生。特别是对于治疗窗狭窄的药物,更易发生各种药源性疾病。多黏菌素所致的神经系统药源性疾病在肾功能正常者中的发生率为7%,而在肾功能不全者中可达80%。地西泮在健康人群中半衰期约为46.6小时,在肝硬化患者中可达105.6小时,肝硬化患者使用该药后,很容易诱发肝性脑病。结肠溃疡的患者服用某些药物易发生 A 型药源性疾病,这是因为溃疡面使得药物在结肠的吸收增加所致。巴比妥类药物在呼吸中枢功能障碍的患者中应用时可致呼吸衰竭。另外,患者用药依从性和用药错误所致的药源性疾病,其机制也是改变了药物在体内的药动学过程,使得药物在体内的浓度发生改变,引发药源性疾病。

1. 药动学改变

（1）药物的吸收:药物吸收的量和速度会与药物不良反应和药源性疾病的发生相关。口服脂溶性药物在肠道内吸收快,血药浓度迅速升高,造成药物的药理作用增强,引起药源性疾病。非脂溶性药物在消化道吸收不规则、不完全,个体差异大。相同剂量下有些患者还没有显现疗效,而另一些患者会发生不良反应,引起药源性疾病。两种或两种以上药物同时应用也可产生药物相互作用,促进或抑制药物吸收。妊娠期间的生理状况会出现一系列变化,都可能对药物的药动学产生不同的影响。胃肠道功能状态、消化酶活性、胆汁分泌量、首关消除等均会影响药物吸收,造成药物的药理作用强度变化,引起药物不良反应和药源性疾病。

（2）药物的分布:药物在循环中分布的量及范围受局部血流量和药物穿透细胞难易的影响。经肝脏代谢的利多卡因,受肝血流量的影响。当心力衰竭、出血或静脉滴注去甲肾上腺素时,肝血流量减少,利多卡因的消除率降低。循环中血浆蛋白含量相对稳定,与药物的结合部位和结合容量都是有限的。随着药物剂量的增加,血浆蛋白结合达到饱和状态,这时再增加药物剂量,就可使血中游离型药物剧增,导致药效增强或毒性反应。药物分布会发生较大变化的主要是与血浆蛋白结合率高的药物,如口服抗凝血药、口服降糖药、水杨酸类、磺胺类等。服用血浆蛋白结合率高达99% 的双香豆素后再服用保泰松,由于保泰松与蛋白的亲和力比双香豆素的强,保泰松可将双香豆素从蛋白结合中置换出来,使双香豆素被游离,血中的双香豆素成倍增加,其抗凝作用增强而导致出血,造成药源性出血疾病。同样,老年人、病程较长的慢性病患者、长期处于营养状况不良的患者血中蛋白含量降低都可增加不良反应的发生率,相应的药源性疾病的发生也增多。

不同药物对人体不同器官组织细胞的亲和力不同,从而引起不同的药源性疾病。四环素类能在骨组织中与钙离子络合,形成稳定的络合物沉积。氯喹对黑色素有高度亲和力,可高度聚集在含黑色素的眼部组织中,从而引起视网膜变性,导致药源性眼部疾病。氨基糖苷类抗菌药物分布在肾皮质和内耳较多,易导致肾毒性和耳毒性。

疾病状态下,药物与血浆蛋白的结合会发生改变。例如,肾脏和肝脏疾病会减少某些药物与白蛋白的结合,在某些情况下药物与组织的结合也会受到影响。一般来说,由于游离药物的浓度不受影响,这些变化不会导致临床治疗上的差异。然而,高蛋白结合率的药物其血清药物总浓度可能会被错误解读,引导临床医师不适当地增加药物剂量,产生毒副作用,导致药源性疾病。

（3）药物的代谢:药物主要在肝脏进行代谢,第一阶段主要进行氧化、还原或水解,第二阶段进行葡糖醛酸化、硫酸化、乙酰化和甲基化等,在肝细胞内质网中,药物经微粒体氧化酶进行氧化。药物的代谢速率和程度在个体之间有很大差异。药物代谢的变化是导致药源性疾病发生的重要机制之一。

在某些病理或疾病状态下,患者的肝功能受损,某些在肝脏内进行代谢的药物受到影响,其在体内浓度增加,药物作用和毒性也增加,导致药源性疾病。某些药物合用时,其中一种或多种药物是肝药酶的诱导剂或抑制剂,从而影响其他药物在肝脏的代谢,引起药源性疾病。另外,有些特定的酶缺乏或呈现基因多态性,在服用相应的药物,就会引起药源性疾病的发生。如当缺乏乙酰化酶或慢乙酰化型者长期使用异烟肼时,约23%的患者发生药源性神经炎。当单胺氧化酶被抑制时,去甲肾上腺素、肾上腺素、多巴胺、酪胺和苯乙胺等药物产生蓄积,可发生药源性疾病。

（4）药物的排泄:婴儿、老年人、低血容量性休克和肾脏疾病患者,由于肾小球滤过率减少,主要经肾消除的药物从肾排泄变慢,药物在体内的滞留时间延长,血药浓度维持在较高水平,易产生药源性疾病。氨基糖苷类几乎全部以原形从肾小球滤过,肾功能不全时半衰期明显延长。当两种或多种药物在肾小管分泌机制相同时,这些药物合用可发生竞争性抑制,导致药源性疾病的发生。

2. 药物相互作用 人类在同疾病作斗争的过程中,药物品种日益增多,临床应用错综复杂。患者接受治疗时,常常联合使用两种或两种以上的药物,难免会产生药物相互作用,进而可能导致药源性疾病的发生。药物相互作用可引起药动学的改变(生物利用度、分布容积、清除率),药效学的增加或抵消。2006年,美国FDA发布了《药物相互作用研究指南(草案)》,并于2012年进行了修订。指南内容涉及药物相互作用研究的全过程,包括具体的实验设计、研究人群或体外研究用细胞、微粒体、研究用药(探索底物、抑制剂、诱导剂)的选择、观察指标、样本量和数据统计分析等。同时指南也反映了美国FDA的一个观点,即新药的代谢规律应该在开发阶段予以考察,新药与其他药物的相互作用也应该在开发阶段进行探讨,这些都将作为新药安全性和有效性评价资料的一部分。同时也有助于预防药源性疾病的发生,研究药源性疾病的发病机制。

（1）药物－药物相互作用:药物相互作用可以发生在药动学和(或)药效学水平上。药动学方面的相互作用是对吸收、分布、代谢和排泄方面的影响,其中代谢性相互作用发生率最高,临床意义也最为重要,药效学方面的相互作用是对受体或生理系统的影响。当合并用药品种为2~5、6~10、11~15、16~20种时,不良反应的发生率分别为4%、12%、28%和54%。

分析评价这些相互作用,其导致的发病率与死亡率多数是可预测和预防的。目前为止,药物相互作用改变了生物利用度和药物清除是引起药源性疾病最常见的因素。很大一部分有临床意义的药物相互作用对肝脏和胃肠道的代谢酶和转运体产生抑制作用,降低了药物的代谢和转运速率。相互作用还可导致肾排泄的减少,包括肾小球滤过率降低和重吸收增加。活性或毒性代谢物相关的药物相互作用,如服用对乙酰氨基酚的患者合并使用酶诱导剂如利福平,则肝毒性的发生率增加,可能是由于对乙酰氨基酚代谢物生成增多所导致。药物之间的相互作用可影响到药物在体内的多个过程。①对吸收的影响：药物的吸收与多种因素有关，如剂型、药物脂溶性、内脏血流量、胃肠道 pH、排空能力和肠道菌群等。能改变上述因素的药物都可以改变另一种药物在胃肠道的吸收，包括吸收速度和吸收程度。②对分布的影响：药物相互作用对分布的影响主要是药物与血浆蛋白结合的竞争。药物吸收后，需与血浆蛋白质结合，才能被运输、分布到体内各有关组织。大部分药物不同程度地与血浆蛋白特别是白蛋白可逆性结合。结合型的药物无药理活性，只有游离型的药物分子才呈现药理作用。当药物合用时，他们可在蛋白结合部位发生竞争性相互置换现象，与蛋白结合力较高的药物可将另一种结合力较低的药物从血浆蛋白结合部位上置换出来，使后一种药物的游离型增多，因而药理活性也增强。③对代谢的影响：药物代谢的主要场所是肝脏，肝脏进行生物转化依赖微粒体中的多种酶系，其中最重要也是目前研究较为深入的是细胞色素 P-450 混合功能氧化酶系统。药物代谢酶系统可受遗传、年龄、机体状态、营养、疾病、吸烟、饮酒等多种因素影响，尤其是药物，能够显著影响药物代谢酶的活性。药物在体内代谢一般是经酶的催化，使药物由有活性者转化为无活性的代谢物，或由前体药物转化为有活性的代谢物而起作用。药物代谢酶活性的变化会对药物代谢产生重要影响。诱导药物代谢酶和抑制药物代谢酶，分别使其他药物代谢加速或代谢受到抑制。对于前体药物，作为酶诱导剂的药物可使其加速转化为活性物。具有抑制药物代谢酶活性作用的药物使其消除减慢，血药浓度增高且药效增强，同时引发药源性疾病。氯吡格雷的药品说明书增加了有关奥美拉唑和其他的 CYP2C19 酶抑制药会与氯吡格雷发生相互作用的警告。奥美拉唑可抑制药物代谢酶 CYP2C19，该酶能将氯吡格雷转换成活性代谢产物。与氯吡格雷单药治疗组的患者相比，接受氯吡格雷和奥美拉唑联合治疗的患者，活性代谢产物水平约降低 45%。此外，在氯吡格雷和奥美拉唑联合用药组的患者中，氯吡格雷对血小板的效应降低高达 47%。无论两种药物同时服用或间隔 12 小时服用均是如此。CYP2C19 酶的其他高效抑制药也会产生类似的效应，所以也应避免与氯吡格雷联合使用[27]。④对排泄的影响：药物排泄主要通过影响胆汁排泄、影响肾功能、竞争性肾小管主动分泌、改变尿液 pH 等产生。许多酸性药物或代谢产物都通过肾小管主动转运系统分泌排出，其主动转运可发生竞争性抑制作用。一种药物通过干扰另一种药经肾脏分泌排出，能使其在体内蓄积并增加其发生毒性反应的可能性[28]。⑤药物转运体介导的药物相互作用：近年来的研究表明，药物转运体对药物的吸收、分布和排泄有着重要的作用，与药物转运体有关的药物相互作用越来越受到关注。药物转运体一般表达于各种组织的特定细胞膜上，影响药物的吸收、分布和消除，以及靶区内药物分布程度，在药物体内药动学过程中具有重要作用，可能会因为竞争性和非竞争性拮抗作用，影响药物的有效性和安全性，甚至产生毒副作用，引发药源性疾病。

（2）药物－食物相互作用：药物与食物的相互作用已被广泛关注。常用于治疗高血压的血管紧张素转化酶抑制剂、治疗心力衰竭的地高辛、保钾利尿药氨苯蝶啶，这些药物可以增加体内钾含量，豆类和豌豆、坚果、水果、绿叶蔬菜等都含有丰富的钾元素，同时食用有可能会导致恶心、呕吐，甚至心跳停止，因此服用这些药物时，应避免进食大量高钾的食物果汁。酒精和咖啡因的摄入可影响药物的药动学和药效学过程，导致多种药源性疾病的发生。过量的酒精摄入会导致苯二氮䓬类、吩噻嗪类、三环类抗抑郁药、镇静剂和抗组胺药等药物对中枢神经系统的抑制作用明显增强。咖啡因具有协同增加草本减肥药和运动兴奋剂中麻黄碱兴奋作用的潜在风险。

（3）药物相互作用对药效学的影响：对药效学的影响主要表现在受体水平药物的相互作用、相同位点或相同生理系统的药物相互作用、改变体液水电解质平衡的药物相互作用、影响药物摄取或转运的药物相互作用等几方面。两种以上药物相互作用可以是有益的，也可以是有害的。例如噻嗪类利尿药与洋地黄同用，前者引起低血钾，以致在服用洋地黄维持量时有出现心律失常的潜在危险。钙通道阻滞剂与β受体拮抗剂普萘洛尔或地高辛合用，能引起心动过缓、房室传导阻滞。在连续使用苯妥英钠治疗癫痫过程中会导致白细胞明显减少或造成肝损害。糖皮质激素用于防治炎症，同时也会延缓伤口愈合。具有同样药理作用的中枢神经系统抑制药物易引起累积反应。

在药物使用过程中，为保障患者安全，也应注意药物与疾病的相互作用。例如，β受体拮抗剂普萘洛尔等对支气管平滑肌的β受体有阻断作用，能诱发或加重阻塞性肺病、哮喘等疾病。又如，钙通道阻滞剂维拉帕米等对心脏的负性肌力、负性频率作用能使充血性心力衰竭加重。

（二）B型药源性疾病发生机制

1. 药物因素　许多不良反应不是药物有效成分本身造成的，而是由于生产过程使用的添加剂，例如稳定剂、着色剂、赋形剂、乳化剂、增溶剂等，或者化学合成中产生的杂质以及药品在贮藏保管、运输过程中产生的氧化、分解、降解、聚合等产物所致。例如四环素的降解产物差向四环素和脱水差向四环素的毒性分别是四环素的70倍和250倍。青霉素的变态反应主要是由于其分解或降解产物青霉噻唑酸、青霉烯酸等与机体血浆蛋白结合形成抗原而引起。

2. 遗传因素　遗传因素背景不同，造成机体对药物的反应不同。随着药物基因组学的迅速发展，药物相关毒性和疗效的个体间差异已被广泛认识和研究，个体的遗传背景差异是导致药物反应个体差异的主要原因[29]。相对应地，相当一大部分的药源性疾病与基因的相关性也被认识和研究。

3. 药效学改变　药物进入机体后，药物作用于机体靶器官或受体，产生药物效应。一般来说，在一定剂量范围内，药物的药效强弱与药物剂量的大小或浓度的高低呈一定关系。然而，在靶器官或组织敏感性异常的情况下，可能会通过药效学方面的机制导致药源性疾病的发生。

受体对机体生理和生化过程具有调节作用，受体数量和敏感性的不同，也是药源性疾病发生的机制之一。如神经递质、激素和某些维生素主要通过与特异性受体结合而发挥其药理作用。氯贝丁酯、甲状腺素等与抗凝药华法林合用，能增强华法林对肝受体部位的亲和力，使其抗凝作用增强，出现药源性出血。

在某些疾病中，受体功能异常可能是发病的原因。重症肌无力和2型糖尿病就可能分别与N胆碱受体和胰岛素受体的自身免疫性衰减有关。受体部位异常也是药源性疾病发生的机制之一。如华法林的耐受性，患者肝脏中维生素K环氧化物还原酶的受体部位变异，与抗凝药物亲和力降低而产生耐受性，不同患者所需用的华法林剂量可能相差20倍。

4. 特异性机制　除了上述的共同发病机制，针对各系统发生的不同药源性疾病，其发病机制各有特点。一些药物可导致一种或多种类型的药源性疾病，也有一些药源性疾病往往是多种机制先后或共同作用的结果，其具体机制尚未明确。

免疫学机制包括第Ⅰ型（过敏性休克）反应、第Ⅱ型（溶细胞型或细胞毒性）反应、第Ⅲ

型(局部炎症或坏死型)反应、第Ⅳ型(迟缓细胞型)反应。药源性疾病还可由继发反应、过敏反应等诱发,如氯霉素引起造血功能抑制。免疫反应介导的药源性疾病,多数药源性粒细胞减少或缺乏症源于药物所致变态反应,特点是发病迅速,与用药剂量无关,小剂量亦可致病。

一般来说,药物不良反应在女性的发生率要比男性高,也意味着药源性疾病在女性的发生率要比男性高。如保泰松和氯霉素引起的粒细胞缺乏的发病率男女比例为 1:3;氯霉素引起的再生障碍性贫血的发病率男女比例为 1:2;女性中发生药源性红斑狼疮亦较男性多见。老年人应用地高辛、哌替啶后血药浓度较高,半衰期较长;应用肝素过程中易导致出血;应用硝西泮治疗量即易致脑功能紊乱;保泰松和普萘洛尔引起的不良反应发生率较高;用利尿药易致失钾;用降压药和吩噻嗪类易致直立性低血压;用抗胆碱药和抗震颤麻痹药易致尿潴留。婴儿用氯霉素易发生灰婴综合征;磺胺和维生素 K 可引起或加重黄疸;对耳毒性抗生素较为敏感等。上述因素又都可以归纳为药物因素和药动 - 药效学因素[30]。

(三)C 型药源性疾病发生机制

1. 受体调节的异常   受体除对机体生理和生化过程的调节作用以外,受体本身也受多种激素乃至生理、药理和病理的调节。受体的数量和质量总是处在动态平衡状态。长期用受体激动剂可导致受体的脱敏,又称不应性或向下调节,从而减弱药理效应,这种现象在治疗上是十分重要的。如在治疗哮喘时,长期用 β 受体激动剂作为支气管扩张药,可出现药效的递减。另一方面,相反的现象也会出现,如长期用拮抗剂可致受体的高反应性或向上调节,突然停药可引起反跳反应,使病情加重或恶化。在某些疾病中,受体功能的异常可能是发病的原因。如重症肌无力和 2 型糖尿病就可能分别与 N 胆碱受体和胰岛素受体的自身免疫性衰减有关。

2. 长期用药和继发效应   指很多药物应用一段时间后,由于其药理作用导致的药源性疾病。如长期大剂量服用糖皮质激素,能使毛细血管出血,皮肤、黏膜出现红斑、瘀点,出现肾上腺皮质功能亢进。一般来说,连续用药的时间越长,发生药源性疾病的可能性越大。同一剂量下服用螺内酯,服用 8 周以内未观察有男性出现乳房增大,但服用 24 周后男性乳房增大的发生率高达 66%。

长期应用广谱抗菌药物治疗感染性疾病,体内对抗菌药物敏感的细菌被杀死,而不敏感的菌株大量繁殖,还可造成肠道菌群失调,导致药源性消化系统疾病。

3. 停药反应   指长期应用某些药物,停用后原有疾病加剧(也称为反跳现象),由此导致的药源性疾病。如长期应用 β 受体拮抗剂治疗高血压、心绞痛等,突然停用该类药物,会产生血压升高或心绞痛发作的危险,原因可能是由于 β 受体上调,对内源性去甲肾上腺素等递质增敏的结果。长期应用皮质激素类药物,突然停用后会发生急性肾上腺皮质功能不全综合征,其严重程度与应用的剂量和时间有关,原因可能是与干扰下丘脑 - 垂体 - 肾上腺轴(hypothalamic-pituitary-adrenal axis, HPA)的负反馈有关,从而导致肾上腺皮质萎缩,使下丘脑、垂体对低浓度的皮质激素不能作出正常反应。巴比妥类和苯二氮䓬类药物突然停用后,易出现反跳和戒断症状,如失眠、焦虑、兴奋不安、震颤、惊厥、精神失常等,严重时导致药源性精神疾病。

4. 药物依赖性   某些药物长期应用后,停药后产生心理上的渴求称为心理依赖性。有些药物停药后除了心理上的强烈渴求外,还有生理上的依赖性,此种依赖性通常称为成瘾性,是一种病态表现。具有生理依赖性的药物长期应用后可成瘾,停药后机体不能维持正常生理功能,从而发生戒断综合征,可导致药源性疾病,可出现惊厥,甚至死亡。如吗啡、阿片类药物等。

5. 后遗效应 应用某些药物治疗结束后,药物浓度降至有效治疗浓度以下,仍有残留的生物效应。如长期应用肾上腺皮质激素后所导致的肾上腺皮质萎缩。

(四)D 型药源性疾病发生机制

1. 药物致畸的发生机制 药物致畸的发生机制十分复杂,其确切机制了解较少,目前所知药物引起畸形的发生机制主要有药物对生殖细胞的毒性;药物对胎儿的直接毒性;药物影响母体或胎盘功能。

围生期药物学的研究提示,甾体激素能通过胎盘影响胎儿,已证实己烯雌酚可引起女性子代在青少年期患阴道腺病,并可能致阴道、宫颈透明细胞癌。男性子代生殖器异常发生率亦较未用药者高,故雌激素在妊娠期属于禁用药物。孕激素致畸作用尚未肯定,则属慎用药物。过量长期使用糖皮质激素可能导致过期妊娠、胎儿宫内发育迟缓、死胎等。因此病情需要长期应用时,以小剂量维持为原则。

另外,维生素 K_3 对红细胞稳定性差的患儿可引起溶血,导致发生肝损害及核黄疸;沙利度胺能导致婴儿畸形,属于禁用;常服用巴比妥类药物的孕妇,先天性畸形的发生率明显增加;孕早期服用地西泮等镇静类药物,胎儿发生唇裂、腭裂的危险性增高;甲丙氨酯(我国已停止使用)、氯氮䓬等在孕期内服用,有致畸作用,在整个孕期服用可致胎儿宫内发育迟缓。

2. 药物致突变、致癌的发生机制 癌症的发生是正常细胞增殖失控的结果,细胞受到外界因素的干扰,失去正常的分裂及死亡规律,无限分裂增殖导致癌症的发生。这些外界因素有环境因素和化学因素,药物中也有不少是人类致癌物。明确药物致癌的作用机制,能为临床合理设计剂量疗程及药物配伍,为尽量避免或减少其负性诱变和致癌效应提供理论与实验依据,是安全用药的前提。根据药物在人体中的作用,其可能的致癌机制有以下几个因素。

(1)引起 DNA 碱基间的相互交联:DNA 交联是 DNA 损伤的一种形式,正常的细胞中存在微量的 DNA-DNA 交联产物。当有外来因素如物理、化学因素(射线、烷化剂、甲醛以及一些金属化合物等)直接或间接作用,则可诱导出过量的 DNA-DNA 交联,这些 DNA-DNA 交联必将对 DNA 的构象和功能(复制与转录)产生严重的影响,并在其复制过程中造成某些重要基因(如抑癌基因)的丢失,导致正常细胞癌变的发生。在对一些有致癌作用的药物研究中发现,各类致癌剂在代谢以后引起 DNA 的股间交联,而非致癌剂则不能引起这种交联,物理致癌作用和内源物的致癌作用,也都是由于引起 DNA 互补碱基的交联而启动癌变的。1961 年,Kohn 运用切边技术证实了氮芥引起的 DNA 交联的存在,具有类似 DNA 交联作用的抗癌药还有丝裂霉素、顺铂和卡莫司汀。

(2)蛋白质相关的 DNA 链断裂:药物毒性研究中显示,大量的致癌毒性药物均可导致 DNA 断裂,DNA 断裂发生在不同的位置将导致不同的后果,如果断裂位点发生在某些重要基因上将导致肿瘤的发生。目前的研究表明,肿瘤化疗药物引发的 DNA 断裂既是治癌又是致癌的主要机制,药物在破坏肿瘤细胞的同时,对正常细胞也有损伤,正常细胞与肿瘤细胞的 DNA 修复能力的差异是肿瘤发生与否的主要因素。近期研究表明,雌激素类化合物三羟异黄酮可造成 DNA 断裂,这可能是其促进生殖系统肿瘤的发生原因。

（3）致突变作用：突变是指生物体在不利因素的影响下，短期内发生的突然、根本的改变。突变的主要表现是某些器官在形态、功能上发生较大的变异，形成肿瘤。突变学说是肿瘤形成的重要理论之一，细胞的癌变是由突变引起的，因此药物的致突变性是药物致癌的主要原因。多种抗癌化疗药呈现了明显的致突变性。在各类药物致突变活性比较中，以顺铂为最强，其致突变强度介于电离辐射和苯并芘及4-亚硝基喹啉之间。

（4）细胞转化：正常细胞有许多内在机制，包括分子"闸门卫士"，以保护它们不至于失控而癌变。所有的细胞都有有限的自身复制能力。细胞在培养的条件下生长时，最终达到一种不再分裂的衰老状态。但是，一些外界因素，例如药物、射线等可使一些细胞避免衰老，这些细胞要渡过一个"危机"状态，这往往伴随着大量的细胞死亡，最终成为"不朽细胞"，可以无限增殖而获得真正癌细胞的特性，这一过程即"转化"。转化是通过肿瘤抑制基因或癌基因的变异达到的。与正常细胞不同，转化细胞没有生长因子也可以存活，而且不需要依附在固体支持物上。体外细胞转化试验可模拟体内的癌变过程，是评价化学物质致癌能力和药物毒性的重要手段。该方法可以人为控制与实验相关的参数设置，可以对在相同培养条件下的动物和人的组织细胞进行比较研究，目前已成为研究化学物质致癌活性的重要模型。在体外细胞转化试验中显示，抗癌药物顺铂、氮芥、环磷酰胺等致癌药物细胞转化试验均为阳性。

（5）染色体畸变：目前研究将部分癌基因定位于染色体的一段区域，且发现许多癌基因所在的位置恰好是肿瘤染色体畸变发生的部位，染色体异常者有癌症高发倾向，一些突出的染色体异常性疾病患者患病率明显高于正常人，因此染色体畸变是肿瘤发生的主要原因。在抗癌药物研究中发现大部分化疗药物都可引起哺乳动物细胞的染色体畸变。

（6）抑制机体免疫反应：机体的免疫功能与肿瘤的发生发展有密切的关系，肿瘤发生时机体可以通过免疫效应机制发挥抗肿瘤的作用，而当宿主免疫功能低下或受到抑制时，肿瘤的发生率明显增高。因此，当肾移植患者接受免疫抑制剂治疗方案时，淋巴瘤的危险性大大增加，长期服用免疫抑制剂的人群也常发生肿瘤。

药源性疾病的发病机制不是孤立的，可同时发生、相互促进[31]。例如，在药源性肝脏疾病中，诸多肝毒性药物导致肝细胞死亡，裂解产物可诱发自身免疫反应，而免疫反应导致更多肝组织发生炎症、坏死，影响胆汁排出途径而导致胆汁分泌障碍，非免疫机制的三相反应也可互相影响，所以需全面看待其发病机制。随着越来越多的大分子药物应用于临床，对这类药物的不良反应和所致的药源性疾病报道较少，还有待进一步观察。

（孙搏 刘皋林）

第四节 药源性疾病的诊治与预防原则

一、药源性疾病的诊断

药源性疾病的诊断是研究药源性疾病的关键，也是临床用药决策和对药源性疾病进行处理的基础。药源性疾病在临床表现、病理组织改变及实验检查等方面，与其他疾病很少有特异性不同[32]。因此,药源性疾病的诊断是一项复杂而困难的工作。

药源性疾病是误诊率较高的疾病之一。造成误诊的主要原因是由于药源性疾病是一种继发性疾病,是在一种或多种原发病治疗的基础上发生的。无论是患者叙述病史,还是医师询问病情,常常容易将药物引起的损害误认为原有疾病的加重或并发症,因而造成病史的不准确性或欠全面性。最具有诊断价值的"用药史"也常常被漏掉或忽视。在对临床各种疾病的误诊原因分析时发现,药源性疾病的误诊病例占4.05%。CBM医学文献数据库检索的文献分析,在误诊的病例报告文献中,药源性疾病的误诊文献占2.1%~6.4%。另据对药源性疾病误诊率的调查,几乎所有病例在发病初期,医师均未认识到药源性疾病的可能,其中因未问清用药史及病史造成误诊者占62.2%。多数误诊病例的误诊时间达1~3个月,也有长达8年之久。另外,药源性疾病的非特异性和临床用药的多样性,也给其诊断带来困难。

药源性疾病发生于用药之后,因此用药时间与发病时间的关系对于诊断有重要意义。患者的病史和用药史、临床表现、病理学检查、生化检验等资料是诊断的依据。对怀疑为药源性疾病的病例要求有详细的记录。如有可能,要设法从多种用药中找到致病药物。如氯丙嗪引起的肝细胞胆管型肝病血清氨基转移酶值升高不明显,但碱性磷酸酶值高度上升,胆固醇也增高。也可采用"除激发"与"再激发"方法来确定,即停药可使疾病停止发展;再次用药又可使疾病再发。但再激发可能给患者带来危险,应慎用。

(一)药源性疾病的诊断方法

药源性疾病诊断的基础是药物不良反应因果关系判断,如果因果关系判断符合肯定或很可能者,一般即可诊断为药源性疾病。药源性疾病的诊断方法可以分为以下几点。

1. 追溯用药史 包括现用药史、既往用药史、药物过敏史和家族史。在药源性疾病的误诊病例中,有一半以上患者的误诊原因是遗漏或忽略了患者的用药史。因此,医师在诊断疾病时,应经常考虑到药物作为一种致病因子的可能性,认真仔细地询问患者治疗疾病的过程,了解其用药史是药源性疾病诊断的关键。有时一种药源性疾病在第1次发生时很难确定,在第2次用药后,再次发生相同的症状时,才使医师考虑到药源性疾病的可能。另外,有些特异体质的患者常对多种药物发生不良反应,甚至其家族中有多人发生相同的药源性疾病。如果医师在怀疑到某种药源性疾病时,注意询问患者既往使用同种或同类药物是否发生同样的临床症状,以及药物过敏史和家族史,则对确立药源性疾病的诊断有很大帮助。

2. 确定用药时间和(或)剂量与临床症状发生的关系 从开始用药到发生反应或造成疾病都有一定的时间,这一段时间叫做药源性疾病的潜伏期。不同药源性疾病的潜伏期长短不一。例如青霉素过敏性休克可在用药后几秒钟至几分钟内发生,而药物性肝损害多发生在用药后的1个月左右。药物性皮疹一般在初次用药后5~20天发病,当再次用药时,24小时内即可出现症状。根据不同药源性疾病的潜伏期,确定用药时间与临床症状发生的关系密切与否是药源性疾病诊断的重要依据之一。抗菌药物所导致的肾损害多发生在用药后3~6天,神经系统损害多发生在用药后10~20天。有些剂量相关的药源性疾病在剂量增加后,发生反应或反应加重,减小剂量后反应减轻或消失。如果能确定这种药物剂量与临床反应轻重的关系,也同样为诊断药源性疾病提供了有力的依据。但是,也有些药源性疾病可延迟发生,如抗肿瘤药物对骨髓的抑制作用,某些药物对胎儿的致畸作用等。另外,肝脏和肾脏的功能状态对发病时间也有显著影响,因此要根据不同药物、不同疾病、不同临床症状进行综合分析判断。

3. 排除药物以外的因素　由于药源性疾病是在一种或多种原发病治疗的基础上发生的,因此在诊断药源性疾病时,要注意通过一定的诊疗方法排除外原发疾病和其所致的并发症、继发症,以及患者的营养状况和环境因素造成的影响,才能确立药源性疾病的诊断。例如,硝苯地平可引起踝部及下肢水肿,而在治疗高血压时,患者并发有心力衰竭时也会出现此症状,这种情况下,应做全面详细的分析,确定是否为原发病引起的症状,或是并发症,还是由于药物或其他治疗所导致的。

4. 确定致病药物　在药源性疾病诊断过程中,对联合应用的多种药物不能同时停用,以免延误原发病的治疗。因此,医师还要根据药物应用的先后顺序、既往用药状况和相关的不良反应报道,确定哪种药物或哪几种药物的相互作用引起药源性疾病的可能性最大,然后决定停用或改用其他药物,并继续观察患者停药后的病情变化。若停药后症状缓解,也可作为药源性疾病相关依据之一。

5. 进行必要的实验室检查和相关的试验　在药源性疾病的诊断过程中,医师应注意对患者进行以下两方面的实验室检查和相关试验:①有助于药源性疾病确诊的检查,如嗜酸性粒细胞计数、皮试、致敏药物的免疫学检查、血药浓度监测、药物不良反应的激发试验等。这些检查为药源性疾病的诊断提供了可靠的依据。②受损器官系统及其损害程度的检查,如体格检查、血液学和生化学检查、器官系统的功能性检查、心电图、超声波、X射线等理化检查。这些检查为确定药源性疾病的受损器官、严重程度提供了依据,同时也可指导进一步的治疗。

6. 进行流行病学调研　有些药源性疾病(尤以新药所致)在单个病例发生时,很难得出正确的诊断,而是要依据许多病例报告,或经流行病学的调查后方能确定。例如,一例霍乱患者使用庆大霉素治疗后发生了急性肾衰竭。霍乱疾病本身由于大量失水,肾脏灌流量减少,即容易发生肾衰竭,因而无法确认与庆大霉素的治疗有关。但经流行病学调研后发现,使用庆大霉素治疗的患者肾衰竭的发生率比未使用庆大霉素治疗者高5倍以上。结果表明,在肾脏灌流量减少的霍乱患者中使用庆大霉素治疗可诱发霍乱患者的肾衰竭。

对药源性疾病的诊断,很大程度上取决于医师细心和认真的工作态度、丰富的临床经验和药理学知识,以及对药源性疾病的认识。在医师诊断任何疾病时,不仅要寻找与某种疾病相符合的线索,还要寻找与某种疾病不相符合的线索,在顺其线索追源的同时,要把药源性疾病的诊断贯穿于所有疾病诊断的始终,认真询问用药史。这样才能提高药源性疾病的诊断率,减少漏诊率和误诊率。

(二)药源性疾病的临床诊断和鉴别

1. 患者评估　医疗文书记录可能是发现药源性疾病的重要工具。通过详尽仔细的记录可帮助临床医师找到或排除药源性疾病的重要线索。患者信息可以通过多种途径获得,包括患者本人、药品包装、患者家属和护理人员。准确的病史记录不仅取决于数据来源的准确性,也取决于采集病史和记录的医疗专业人员的技能与知识。正确详细的问诊可有效采集病史信息,并可发现被忽略的情况。若医师在接诊患者时采集的信息不够准确,可能会使得病史记录不完全或不准确。由于更多样的药物和药品种涉及更广泛的知识,需要更多地关注药物治疗并获得更多的信息,医师和药师往往需要完成更完整的患者用药史记录。

药师和医护人员应详细追问患者用药史,包括处方药、非处方药、维生素、中药类、违禁毒品的情况,详细记录每种药物的名称、包装剂量、剂型、给药剂量、给药途径、给药频次。吸烟史和饮酒史也需要记录,目的是确定记录药物的使用情况,而不是药物的处方情况。明确药物治疗的开始和结束情况,最后剂量的给药时间,对判定可能存在的药源性疾病非常重要。有时候,除了当前用药情况,近期服用的药物或既往用药史也非常重要。仅凭患者本人提供的用药史有时候会不够准确,和患者家属或护理者进行交谈,或电话咨询患者的药师核对用药信息,可能会获得更多有用的信息。发生可疑药物不良反应的用药史也非常重要。

体格检查和实验室检查可以提供更多的客观信息以明确药物是否为致病因子。根据药物反应的类型和涉及的器官系统,评估肾功能(血尿素氮、血清肌酐及肌酐清除率估算)、肝功能[丙氨酸氨基转移酶(alanine aminotransferase,ALT)、天冬氨酸氨基转移酶(aspartate aminotransferase,AST)、碱性磷酸酶(alkaline phosphatase,ALP)、总胆红素(total bilirubin,TBIL)和直接胆红素、总蛋白、白蛋白、国际标准化比值]、血细胞计数、尿常规等实验室检查都是非常有用和必需的。

特殊的实验室检查,如抗核抗体(antinuclear antibody,ANA)、组胺代谢物、补体(complements)、皮肤过敏试验等,可用于某些情况下。某些患者可能需要进行非侵袭性检查,如心电图、电子计算机断层成像等和侵袭性检查,如肾穿刺、肝穿刺、骨髓穿刺、肺穿刺等。特殊的体格检查和实验室检查在药源性疾病的鉴别诊断中非常重要,将会在后面章节中进行详述。

患者的病史和体格检查应该仔细审查,以发现与可疑药源性疾病关联的存在危险因素。种族、性别、年龄、基因和环境因素,合并用药,合并疾病,免疫状态,酒精和烟草制品使用,其他因素可能影响患者药源性疾病的相对风险。不同药源性疾病的特殊危险因素将会在后面章节中进行详述。

2. 鉴别诊断 一旦收集好与可疑药源性疾病相关的主观和客观资料,应该评估患者已服用药物的不良反应作用特性,以确定是否某个或某些药物为可能的罪魁祸首。药源性疾病鉴别诊断的主要目的是准确地排除药物以外的其他因素。①询问病史时,要防止遗漏致病药物的用药史;②疾病表现是单种药物所引起,或者可能是多种药物相互作用的结果;③患者原有的基础疾病引起的可能性;④原先手术或诊断可能造成的后果或并发症;⑤其他诊断方法或治疗方法可能带来的影响;⑥安慰剂效应的可能性;⑦上述某几项因素综合作用的可能性。

一般将致病药物的证据级别分为级别A级、B级和C级。A级表明证据来源于随机对照临床试验,B级表明证据来源于非随机设计临床试验、前瞻性观察研究、队列研究、回顾性研究、病例对照研究、meta分析和(或)上市后监测研究。有一个或以上的病例报道或系列病例提示某一药物与某特定药源性疾病存在因果关系,这样的证据属于C级。虽然这类证据没有被证明存在可靠的因果关系,但目前为止,病例报道是大多数药源性疾病可用的最常见证据。另外,对药物的不良反应认识也非常重要,B级证据应该可用于实施药物上市后监测。

3. 药源性疾病的常见误诊原因 造成误诊的主要原因源于药源性疾病的诊断困难。这首先是由于药源性疾病的继发性,也就是说是在一种或多种原发病治疗的基础上发生的。无论是患者叙述病史,还是医师询问病情,常常容易将药物引起的损害误认为是原有疾病的加重或并发症,因而造成病史的准确性和全面性欠缺,漏掉或忽略药源性疾病最重要的诊断依据——用药史。药源性疾病发生于用药后,因此用药时间与发病时间的关系对于药源性疾病的诊断是非常重要的。其次是由于药源性疾病的非特异性。药物几乎可以损害全身各器官系统,其临床表现大多数无特异性,病理损害与其他致病因子引起的病理改变类型基本相同。第三是临床用药的多样性。既要继续治疗原有疾病,又要从多种药物中分辨出引起药源性疾病的药物是比较困难的。

随着对药源性疾病的深入研究,对药源性疾病的认识和诊断越来越深入。针对药源性肝损害(drug-induced liver injury, DILI),海曼齐默曼博士提出了著名的 Hy's 法则(Hy's Law),即当药源性肝损伤出现 ALT ≥ 3 × ULN 且总胆红素 > 2 × ULN 时,通常提示预后不良。这一规则已成为美国 FDA 新药研发评估中评价肝毒性的参考标准,也是众多医学和药学研究工作者信赖的医学判断准则之一。随着对 DILI 相关问题以及 DILI 的细微差别越来越了解,逐渐形成以计算机为基础的工具。严重肝脏毒性评估(eDISH)程序已应用多年,同时也可作为一种研究工具。全球性的 DILI Network 在逐步形成,我国也于 2012 年加入 DILI Network,成为全球 DILI Network 的一部分,在国际规范的标准下共同开展相应研究。这对开展 DILI 的研究,使我们更多了解其发病机制,找到预测其发生、进展的生物标志物,最终有效防控 DILI 具有重要意义。

药源性疾病越来越受到关注和重视,近年来,各类药源性疾病的临床指南相继发布。美国《ACG 临床指南:药源性肝损伤的诊断和治疗(2014)》中明确指出了药源性肝损伤诊断和因果关系评估[33]。美国国家糖尿病、消化和肾病研究所的肝病研究院与美国国家医学图书馆(NLM)合作创立的 LiverTox 网站(www.livertox.nih.gov)于 2012 年 10 月正式发布,发布时网站提供了 650 种可引起 DILI 的药物信息,对每种药物诱发肝损伤的临床特征进行了全面总结,并附有详细注释的参考文献。这类数据库和网站的建立及发展,对药源性疾病的诊断和治疗将十分有益。

随着对药源性疾病的认识加深,有研究发现某些疾病的病因学可归于药源性疾病。例如,有高达 13% 发生慢性腹泻的患者被诊断为微小结肠炎(microscopic colitis, MC),特别是中年和老年患者。最近的研究表明,有一些药物是导致该病的病因,包括非甾体抗炎药和质子泵抑制剂[34]。

药物在疾病的预防和治疗中有至关重要的作用。然而,多种药物联合给药可能会导致严重的药物不良反应和药源性疾病,其严重程度高,诊断难度大。随着计算机技术和数据处理分析技术的发展,越来越多的工具(例如 GraphSAW)应用到药物不良反应和药源性疾病的监测和诊断中[35]。

二、药源性疾病的处理原则与治疗

药源性疾病最有效的治疗就是及时停药,即祛除病因。绝大多数轻型患者在停用相关药物后疾病可以自愈或停止进展。对于一些与剂量相关的药源性疾病的治疗,可采用静脉输液、利尿、导泻、洗胃、催吐、毒物吸附剂,以及血液透析等方法加速药物的排泄,延缓和减少药物吸收;利用药物的相互拮抗作用来降低药理活性,减轻药品不良反应,也是治疗药源性疾病的有效方法;过敏性休克的治疗必须争分夺秒,应立即让患者平卧、抬高下肢、吸氧、开放静脉通道并注意保暖,就地抢救切忌延误时机,同时用抗过敏药物进行对症治疗;对药物引起的各种器官损害应采取相应的方法治疗。

(一)药源性疾病的处理原则

若怀疑出现的病症是由药物所引起,而又不能确定为某种药物时,在尽可能的情况下,首先是停止应用所有药物。这样做不仅可能及时制止药物继续损害机体,而且有助于诊断。停药后,临床症状减轻或缓解常可提示疾病为药源性,此后根据病情采取治疗对策。由于药源性疾病多有自限性特点,停药后无需特殊处理,待药物自体内消除后可以缓解,症状严重时须进行对症治疗。如致病药物很明确,可选用特异性拮抗剂。若是药物变态反应,应将致病药物告之患者,防止日后再度发生。

（二）药源性疾病的治疗

1. 及时停药,祛除病因 及时停药,祛除病因是药源性疾病最根本的治疗措施,可达到釜底抽薪的治疗目的。绝大多数轻型患者在停用相关药物后疾病可以自愈或停止进展。如不停药,已发生的药源性疾病可能恶化,甚至造成死亡。如果不能确定几种药物中哪一种是致病因子且药物治疗非常重要时,可按其药物反应的规律,结合具体情况,逐个停用或改用其他药物治疗,进行排查。在某些特殊的情况下,尽管致病药物已经确定,但由于治疗疾病的需要而不能停用时,医师一定要权衡利弊,根据患者疾病的情况作出正确的选择。

2. 加强排泄,延缓吸收 对于一些与剂量相关的药源性疾病的治疗,临床医师可采用静脉输液、利尿、导泻、洗胃、催吐、毒物吸附剂,以及血液透析等方法加速药物的排泄,延缓和减少药物的吸收。例如,磺胺药、甘露醇引起的肾损害可通过输液、利尿疏通肾小管,促进药物在肾小管中的排泄。

3. 拮抗剂的应用 在致病药物明确的情况下,及时拮抗,积极处理非常重要。利用药物的相互拮抗作用来降低药理活性,减轻药物不良反应。例如,鱼精蛋白能与肝素结合,使后者失去抗凝活性,可用于肝素过量引起的出血。贝美格有中枢兴奋作用,可用于巴比妥类及其他催眠药引起的深昏迷。谷胱甘肽能激活多种酶,促进药物在体内的代谢,可用于治疗药源性肝炎等。

4. 过敏反应的治疗

（1）过敏性休克的治疗:过敏性休克的治疗必须争分夺秒,第一时间就地抢救,切忌延误时机。发现患者休克后立即使患者平卧,抬高下肢,吸氧,开放静脉通道,并注意保暖。肾上腺素是治疗过敏性休克的首选药物,具有兴奋心脏、升高血压、松弛支气管平滑肌等作用,故可缓解过敏性休克引起的心跳微弱、血压下降、呼吸困难等症状。一般皮下或肌内注射 0.5~1.0mg。病情严重者可静脉滴注肾上腺皮质激素,肌内注射异丙嗪治疗。发生心跳呼吸骤停者,立即按心肺复苏抢救治疗。

（2）抗过敏治疗:可使用抗组胺类药物,如异丙嗪、氯苯那敏、苯海拉明等。维生素 C 及葡萄糖酸钙也有一定的抗过敏作用。肾上腺皮质激素既有抗过敏、抗休克作用,也有抗炎作用,可用于严重的过敏性药源性疾病和药物引起的自身免疫性疾病的治疗。

对一些临床症状可对症局部用药,但有些患者对多种药物敏感,因此在进一步治疗和选择药物时要简化治疗措施,避免此类药物的反复使用,加重已发生的药源性疾病。

5. 对受损器官系统的治疗 对药物引起的各种器官系统损害的治疗方法与其他病因引起的相应器官损害的治疗方法相同。如药源性高血压在停药后血压仍高者,也与原发性高血压一样,根据患者血压升高的状况选用降压药物治疗;药源性肝损害的保肝治疗与病毒性肝炎的治疗相同,药源性肾衰竭的透析指征与其他病因引起肾衰竭的透析指征相同等。

6. 对症处理 对过敏性皮肤损害可对症局部用药,缓解瘙痒症状;对恶心、呕吐等消化道反应可给予止吐剂治疗;对药物引起的发热可用解热镇痛药治疗等。但要注意的是,有不少患者可能对多种药物敏感,因此,在进一步治疗和选择药物时,应尽量简化治疗措施,避免因同类药物的重复使用,加重已经发生的药源性疾病。

(三)药源性疾病的记录和报告

1. 患者教育 患者教育和做好记录对预防不良反应或药源性疾病的再发生非常重要。患者需要知晓的信息包括药物反应的性质、致病药物的通用名和商品名,以及可引起相似反应的同类药物的通用名和商品名。这些药物都需要避免应用或慎用。一旦患者被警告某一类药物所致的不良反应(如,血管紧张素转化酶抑制剂、苯二氮䓬类),应该指出该类药物相应的通用名和商品名。这些信息都应该有记录,放进患者医疗记录册中,并且提供给患者的医疗服务人员,如医师、牙医、护理人员、药师)。对不良事件的描述应被记录于患者的医疗记录中,若患者住院,出院小结和之后的随访记录也应有相应记录。根据药物反应的严重程度来建议患者佩戴医用警示识别腕带。

2. 药源性疾病的报告 正确、适当地报告已发生的药源性疾病,对于预防药源性疾病的发生有着重要意义。某些药物不良反应及其相关药源性疾病的证据充分,并被医疗服务人员所熟知,应该能够通过合理的药物临床应用和患者监测来避免。但是,有些药物不良反应和药源性疾病的特点没有被认知,无法预测也不可预防。随着研究的不断深入,这类事件在未来也可能会被预测和预防。美国FDA的安全性信息和不良事件报告系统MedWatch正是致力于此。确定和描述这些事件,若未来出现类似事件的情况将能得到有效预防,这是美国FDA MedWatch自发呈报系统的重点。在美国,报告可以通过www.fda.gov/medwatch进行在线填报,或者通过免费电话、传真、邮政信件来报告。报告的核心内容包括报告人姓名,被怀疑的药品或装置,对不良事件或问题的描述,患者基本信息(身份信息、性别、年龄、体重)。报告被美国FDA接收后,将会呈报药物上市后监测数据库,并检索相关信息,形成病例报告。报告或系列报告若呈现未被认可的安全性问题,美国FDA可发布进行正式系统的流行病学评价,药品说明书的变更(包括黑框警告),限制药物的处方和调配,或在必要时将药品撤市。医疗服务人员可以通过访问美国FDA的MedWatch项目网站(www.fda.gov/med-watch)获取信息。网站上发布的信息也可通过电子邮件进行订阅。

药源性疾病的发生率和致死率越来越被医疗卫生专业人员所重视,也增加了医疗费用的支出。虽然一些药源性疾病可在药物临床试验和药物审批期间被发现,但有一部分直到药品上市和临床应用后也未被识别。所有药物都有致药源性疾病的可能性,但容易被忽略。当一个患者出现新的症状或现有症状恶化时,所有医疗卫生从业人员应常常提醒自己是不是由于用药引起的。

三、药源性疾病的预防和监测

药源性疾病发生率高,对社会和经济的损失巨大,药源性疾病的预防和监测非常重要。抗菌药物的应用带来的不良反应或药源性疾病,严重时会致残或致死;同时可能引发严重的二重感染和病原微生物对药物产生或增加耐药性。我国临床用药中有多种中药注射剂因为出现严重不良反应而被暂停使用。

虽然药源性疾病发病机制复杂,影响因素多,但是有许多药源性疾病是有可能避免的。目前我国的药品生产企业和广大民众对药品安全性的认识及重视程度与欧美等国家相比尚存在相当大的差距,减少药源性疾病的危害需要政府相关部门、药物研究开发和生产及销售单位、医师、药师、护士、患者等的共同关注和努力。

通过提高临床前研究水平,提供全面、详细、规范、科学的完整资料;对上市前的申报资料严格审查,重视药品审评的科学性;通过上市后药品应用中的继续跟踪和评价,加强药品上市后的监督管理,密切关注新出现的和严重的不良反应,加强药物监测和报告;通过对药物不良反应监测数据的研究,综合评价药物的风险效益,为科学监管药品提供依据,如修改药品说明书、控制使用或撤出市场、吊销药品生产许可证等。近年来又提出了"药物警戒"概念,包括不合格药物、不合理用药、药物治疗错误、药物滥用、药物中毒、药物与其他药物和食物的相互作用等,通过对药品安全性的监测和评价,提高临床用药水平,降低药源性疾病的风险,达到用药安全、有效的目的。

对已发生的药物不良反应和药源性疾病,应及时地明确因果关系和作出准确的诊断。医疗机构位于药品使用的终端环节,面对患者的药物治疗,面对众多药物鉴别选用和药物相互间的作用及不良反应,如何正确选择与合理使用,不仅是医药双方共同的课题,也关系到全社会和公众的利益,采用必要的治疗措施和抢救方案,把危害降到最小,是不容忽视的重要问题。我国《抗菌药物临床应用指导原则》的实施,正在对临床合理应用抗菌药物发挥着重要作用,在一定程度上减少了抗菌药物所致药源性疾病的发生。从事临床药学工作的临床药师已开始走向临床,以为患者服务为中心,提供临床药学服务,与医护人员配合,进行实践和探索,参与临床药物治疗方案设计与实施,协助临床医师合理用药,使患者不受或减少与用药有关的损害;同时开展药学信息和咨询服务,进行临床药学研究,开展患者用药教育等,提高临床药物治疗水平,这都有助于药源性疾病的预防和监测。

(一)合理用药

1. 合理用药的要求 合理用药是与经验主义相对而言,合理指符合当代的、系统的、综合的知识水平,经验是个人实践的心得体会。合理与经验是矛盾统一体,没有经验的积累就无合理可言。1985 年,在内罗毕国际合理用药专家会议上提出合理用药的要求是"合理用药要求考虑患者临床需求而给予适当的药品,考虑足够的疗程而给予个体化的剂量,并且对患者及社会具有最低的成本"。合理用药的具体要求是"诊断明确,对症用药,供药适时,价格低廉,配药准确,以及剂量、用药间隔和时间均正确无误,药品必须有效、质量合格、安全无害"。绝对合理用药难以达到,一般所指的合理用药是相对的,目前比较公认的合理用药应当包括安全、有效、经济、合理这四个基本要素。

药源性疾病是由于药物治疗所引发的,有些药物不良反应难以避免,然而,有些药源性疾病是可以避免的。滥用和误用药物是引起药源性疾病的主要原因。产生不合理用药的因素非常复杂,有诊断水平的限制,药品知识的缺乏等,也可能有经济利益驱动因素,最终的危害是增加了患者的经济负担,浪费了医药卫生资源,导致了药源性疾病的高发生率。据调查研究,药物不良反应(adverse drug reaction, ADR)导致入院的患者可能占到住院患者人数的10% 以上。2004 年在曼谷举行的世界卫生组织报告中曾指出全球有一半的药物被不合理使用,对人类的健康构成巨大威胁。世界卫生组织(WHO)统计资料显示,住院患者中药物不良反应发生率为10%~20%,全球人口中有 1/3 死于不合理用药。提高合理用药水平,无疑有助于减少和预防药源性疾病的发生。

2. 合理用药的措施 合理用药是一个涉及面广,难度高的复杂性工作。药物品种随着医药科学的发展而迅速增加,但临床药物治疗水平并未随着药品品种的增多而提高,我国每年死于药源性疾病的患者约20万人。大力推动合理用药,使临床用药做到安全、有效、经济、合理,可减少60%的资源浪费和大量药害事件。药师的职责不仅是给患者调剂药品,更主要的是保证患者用药安全。建立由医师、护士、临床药师、信息科人员等组成的临床药物治疗团队,加强用药风险防范系统管理。用药管理做到五个"正确",即正确药物、正确时间、正确患者、正确剂量、正确途径。

在开始药物治疗时,首先选用的药物品种要有明确的指征,对症用药,即用对适应证,也要排除禁忌证,切忌随意用药,应采取小剂量、少品种、短疗程、多观察。选用药物时要权衡利弊,尽量做到个体化给药,并要注意用量、用法。根据所选药物的药理作用特点,即药效学与药动学规律,制订合理的用药方案。

在开始药物治疗时,所选用的药品应该合理,避免不必要的联合用药,可用可不用的药物尽量不用。治疗需要联合用药时,要排除药物之间相互作用可能引起的不良反应和药源性疾病。同时,还应了解患者自我用药的情况,以免发生药物不良相互作用。药物不良相互作用会造成药物治疗作用减弱,导致治疗失败,同时也会使药物的毒副作用增强或治疗作用过度增强而损害机体,引发不良反应和药源性疾病。如异烟肼引发肝炎的发生率在临床上为0.1%,但与利福平合用,肝炎的发生率比单用高10倍,这是因为利福平对异烟肼水解酶有诱导作用,促使异烟肼的代谢物质乙酰肼增加,而乙酰肼具有肝毒性。

药物开始使用前,必须掌握有关资料,根据所选药物的药效学与药动学特点,合理用药,慎重用药,严密观察。在患者用药过程中,了解患者的家族病史、过敏史,对患者用药进行安全监护,严密观察病情,及时处理不良反应。必要时进行回顾性或前瞻性临床流行病学调查以作出判断。

应用对器官功能有损害的药物时,必须按规定进行相关实验室检查监测。如应用利福平后,肝功能在服药后会改变,若与异烟肼合用,会加剧对肝功能的损害。在临床上应用会影响肝功能的药物,可采用同时服用保肝药物的措施,预防不良反应和药源性肝损伤。又如,应用氨基糖苷类抗菌药物时,应及时检查患者的听力及肾功能;应用保泰松则应定期复查血常规。

用药过程中,应注意发现药源性疾病的早期症状,以便及时停药和处理,防止对患者产生进一步的损害。另外需注意药物的迟发反应,这种反应常发生于用药后数个月或数年。例如,用放射性^{131}I治疗甲亢,多年以后可能发生甲状腺功能低下。警惕药物的致畸、致癌、致突变作用,例如,妇女用雌激素治疗更年期综合征有患子宫肿瘤的可能。

在用药过程中,给药途径必须合理。在临床应用中,能口服给药的坚决不要静脉给药。我国目前存在非常严重的输液滥用问题。全球范围注射剂和注射液滥用也日益严重,每年近160亿次注射,发展中国家70%的注射是重复使用针筒和针头,而在广大发展中国家初级卫生保健中有高达90%的注射可能是不必要的。每年全球有230万~470万乙型肝炎或丙型肝炎病毒感染和多达16万的HIV感染与静脉给药相关。非安全注射会导致血源性病原体的传播,从而产生相关疾病。为确保在全球范围内安全合理地进行注射,WHO制定了四个目标,即规范安全合理进行注射的国家政策和计划;确保注射器材的质量和安全;促进安全注射操作及设备的公平分配和普及;做到适当、合理、经济的注射。

（二）药源性疾病的预防

1. 重视药源性疾病的危害性 药物不单是治疗的一种手段，也是一种致病的因素。随着药品种类和数量的增加，加之用药不当事件频发，各种各样的药源性疾病日渐增多。然而，药源性疾病发生在患者疾病和用药的基础上，一般来说，病情较复杂，加之药源性疾病诊断的困难性和局限性，致使有时不能及时发现这些药品不良反应和药源性疾病，未能有效地采取治疗措施，从而可能引起严重的后果甚至导致患者死亡。如果不加以科学管理，药源性疾病将给人类带来严重危害。近百年来已发生多起严重的药害事件，造成众多患者致残、致死。如在连续使用苯妥英钠治疗癫痫过程中会使白细胞明显减少或造成肝损害，可能会导致死亡。一些已经投放市场多年的药物也可能产生罕见的不良反应和药源性疾病，新药则因为临床使用时间不长，可能会出现一些尚未被认知的不良反应和药源性疾病，其中有些不良反应和药源性疾病非常严重且很可能是致命的。因此，在临床用药的过程中，应重视发现、总结及认识这些不良反应和药源性疾病。

药源性疾病和其他严重的流行性疾病一样，应引起医疗部门和全社会的重视，及时排除药物的副作用。然而，药源性疾病的危害性至今尚未被大多数医务工作者充分认识。因此，有必要大力普及药源性疾病的知识，使广大医务工作者重视和掌握药源性疾病的诊断、预防、治疗，以减少和防止药源性疾病的发生。在用药过程中要严密观察药物反应，以便及时调整药物剂量或药物治疗方案，保障患者的安全用药。

2. 完善用药错误管理体系 用药安全是关乎人类健康和民生的重要问题，用药错误（medication error）管理是用药安全的一个重要组成部分。《中国用药错误管理专家共识（2014）》中指出，调查发现，医疗失误中用药错误所占的比率在美国为24.7%，英国为22.2%，荷兰为21.4%，澳大利亚为19.70%，加拿大为17.3%，新西兰为9.1%。美国医疗机构每年因用药错误死亡的患者达数千例，对患者造成严重损害，每年增加医疗机构成本费用达几十亿美元。合理用药国际网络（International Network for the Rational Use of Drugs, INRUD）中国中心组临床安全用药组成立2年来，共收到来自全国的5000余例用药错误报告，绝大部分错误属于B级及以下[36]。这些数据显示，在我国医疗机构内，用药错误可发生于处方、调剂、使用等多个环节，音似形似药品是引发用药错误的首要因素，占所有用药错误的21%。

完善的用药错误管理体系包括监测、报告、评价及防范等多个环节。用药错误的风险因素，包括管理因素、流程因素、环境因素、设备因素、人员因素、药品因素。管理因素，包括国家相关法规或医疗机构管理制度落实不够；管理部门监管不到位，缺少专职的管理机构和人员；监测网不统一；未建立健康的安全用药文化。流程因素包括医疗机构内部缺乏有效沟通，诸多用药环节衔接不畅，如换班或口头医嘱等环节；从处方到用药整个过程中的信息系统错误。环境因素，包括工作环境欠佳，如光线不适、噪声过强、工作被频繁打断等；工作空间狭小，药品或给药装置等摆放混乱。设备因素，包括信息系统落后，不能发挥基本的用药错误识别和防范功能；设备老化，易出故障；新型设备应用不熟练，程序配置错误，医务人员未能及时识别并采取相应措施。人员因素，包括知识不足；未遵守规章制度或标准操作规程；培训缺失或培训内容欠妥、陈旧甚至错误；人力资源不足。药品因素，包括药品名称、标签、包装等外观或读音相近；特定剂型、特殊用法（如鞘内注射）；给药剂量计算复杂；药品储存条件特殊。无论从人的自然及社会属性还是从医疗系统的高风险特性来看，用药错误可以预防，但是难以彻底避免。建立完善的规章制度、合理设计工作流程、改善工作环境、合理配置专业技术人员、加强学习培训、加强信息化自动化系统的建设等,可有效降低用药错误发生的概率,提升患者用药安全水平,减少药源性疾病的发生。

3. 提高患者用药依从性　用药依从性差会导致药源性疾病的发生。患者服药剂量、给药方法、疗程改变等行为,都会有发生药源性疾病的风险。据估计,用药不依从率高达40%~70%。然而,用药依从性的问题并没有得到医疗专业人员和患者自身的重视。

有很多方法被用于改善用药依从性,包括口头和书面的用药指导,定时提醒,患者及其家属的用药教育,服药日记,特殊提醒的包装等。目前还没有特别有效的方式来提高患者用药依从性,医疗专业人员应尽量采用简单的给药方式,提供清楚详尽的用药指导,鼓励患者规律服药,有效解决患者的问题和顾虑,严格要求遵服药。

4. 特殊人群的监护

(1)有药物不良反应史和药源性疾病史患者:开始用药前,应首先了解患者的过敏史或药物不良反应史,这对有过敏倾向和特异体质的患者尤为重要。这类患者服用常量或低于常量药物即发生过敏反应。它与药物的药理无关,在正规药物筛选过程中也不易发现,一旦发生则非常严重。例如,青霉素注射可引起休克反应;磺胺类可引起严重的药疹。

(2)老年人:老年患者合并多种疾病,治疗药物的品种也繁多,应提醒患者可能出现的不良反应。例如,阿司匹林和红霉素均有一定的耳毒性,单用毒性不显著,但合用则毒性增强,导致听力减弱。老年人服用地高辛后血药浓度高、半衰期长,故应注意调整剂量。

(3)儿童:儿童尤其是新生儿,对药物的反应不同于成年人,其剂量应按体重或体表面积计算,用药期间应加强观察。婴儿用氯霉素可发生灰婴综合征;湿疹外用硼酸可造成新生儿中毒,甚至死亡。

(4)妊娠、哺乳期妇女:孕妇用药应特别慎重,尤其是妊娠初期前3个月应尽量避免使用药物,若用药不当有可能致畸。某些药物可通过胎盘影响胎儿生长发育,导致畸胎,反应停事件就是药物通过母体的血液循环到胎儿;妊娠早期使用甲氨蝶呤,其毒性表现是多发性先天性缺陷;妊娠晚期禁用磺胺类,否则会造成黄疸,临床上会出现各种神经异常症状。由于一些药物可经乳汁进入婴儿体内而引起不良反应,故对哺乳期妇女用药应慎重选择。药物被哺乳期妇女吸收后,分泌储存到乳汁中。婴儿从乳汁中获得药物,因此,哺乳期妇女禁用青霉素、链霉素。乳汁中药物的量虽然少,但也易引起婴儿的毒性反应。

(5)肝、肾功能不全患者:患有肝脏疾病、肾脏疾病的患者,除选择对肝、肾功能无不良影响的药物,还应根据药物特点进行适当的剂量调整。多数药物在肝代谢、肾清除。肝、肾功能不全患者由于药物在体内的代谢及清除速度减低,使药物的血浆半衰期延长,血药浓度增高,易引起不良反应。地西泮的血浆半衰期在肝硬化患者中显著延长,易诱发肝性脑病。肾功能不全时,应禁用对氨基水杨酸、氯丙嗪、林可霉素等。另外,肾功能不全时要根据某些药动学原理减少用药剂量。如肾功能不全患者应用地高辛时,应避免使用加重肾毒性的药物,必须使用时则要酌情减少剂量,延长给药间隔。

5. 加强药物安全信息的监管和交流　药物安全信息对保障临床安全用药具有十分重要的现实意义。新药上市前安全性评价,即Ⅲ期临床试验,它是临床药理研究的一个重要组成部分,有利于深入评价药物的有效性和安全性。从防止药源性疾病的角度进行临床观察,往往可以发现原先没有预料到的新的不良反应和药源性疾病。另外,要特别加强对医院等用药单位进行经常的、系统的检查和监督,要用药物管理政策和制度来保证药物的社会安全性评价。

医疗机构加强药物安全信息工作,收集药物安全信息,提高信息的质量和数量,加速信息的交流,将有效地指导临床安全、合理用药,预防药源性疾病的发生。医务人员也有责任报告所遇到的药物不良反应案例。医院对药物不良反应进行调查和分析,也是提高医疗水平的重要手段。1965年,全世界成立了国际性药物不良反应监测组织,医务人员应认识到对药物不良反应进行监测的重要性,自觉执行监测制度,警惕可能产生的药源性疾病,控制药源性疾病的发生,在临床实际工作中对于药源性疾病以预防为主,最大限度地减少其发生率,一旦发生,则需要准确诊断,及时处理,以保证患者的生命安全。

(三)药源性疾病的监测

1. 药源性疾病的监测方法 目前国家对药源性疾病的监测并没有统一的类似ADR的监测方式,其个例的监测方法一般同药物不良反应监测。众所周知,现代意义的ADR监测因沙利度胺事件以后才应运而生,许多国家先后开展了药物不良反应监测。1962年,世界卫生大会责成WHO卫生总干事研究防治药物灾难性事件的有效措施,并确保将药物新的严重不良反应迅速通报到各国卫生行政机构,遂在美国成立药物不良反应合作监测的国际组织,一方面收集和分析来自全球的各种药物不良反应事件报告,另一方面向各成员国提供信息查询和指导。1968年,WHO启动了一项由10个国家参加的国际药物监测合作计划,旨在收集和交流药品不良反应报告、编制术语集、药品目录以及发展计算机报告管理系统。1971年在瑞士日内瓦建立全球ADR数据库,命名为WHO药物监测中心(WHO Monitoring Center)。1978年,该中心搬迁到瑞典的乌普萨拉市,更名为WHO国际药物监测合作中心(WHO Collaborating Centre for International Drug Monitoring),后又称为乌普萨拉监测中心(Uppsala Monitoring Centre, UMC),共设3个部门,即内务部、外务部及研究开发部。UMC目前有超过140个国家的药物警戒中心与其合作,定期报送不良反应数据,覆盖世界上85%以上的人口。该中心不仅收集各成员国的ADR报告,还定期出版刊物,通报药物安全信息,负责管理WHO的全球药品安全性病例报告(individual case safety report, ICSR),建立了全球ICSR数据库系统VigiBase。通过筛选、分析全球不良反应数据,尽早发现药品安全性信号[37]。

药物不良反应事件监测也已从最初的医疗机构自发报告发展到今天的有组织、科学性的全球监测预报系统。原卫生部于1988年在北京、上海两地进行了药物不良反应监测工作的试点,并在全国范围内逐步扩大。1989年正式成立国家药物不良反应监测中心并于1997年正式加入UMC,负担起药物安全性监测的国际义务。我国的药品不良反应监测工作虽然起步较晚,但起点较高,目前已建立了较完整的各级药品不良反应监测机构,但与国际药物警戒监测体系相比还有差距。

2. 药物不良反应和药源性疾病的监测系统 目前常用的药物不良反应监测方法有自发呈报系统(spontaneous reporting system)、医院集中监测、病例对照研究、记录联结(record linkage)和记录应用等。

自发呈报系统是药物上市后ADR监测的最简单也是最常用的形式。自发呈报系统又分为正式和非正式自发呈报两种形式,前者为国家或地区设有专门的药物不良反应登记处,成立有关药物不良反应的专门委员会或监测中心,负责收集、整理、分析自发呈报的药物不良反应资料,并负责反馈。自发呈报系统监测范围广,参与人员多,不受时间、空间的限制,是 ADR 主要信息源。目前,大多数国家的 ADR 报告制度采取自发呈报制度,如英国黄卡制度、澳大利亚蓝卡制度,这是一种自愿而有组织的报告制度。雌激素诱发血栓栓塞就是通过这种途径才被发现的。

医院集中监测是指在一定的时间、一定的范围内,对某一医院或某一地区内发生的 ADR 及药物利用作详细记录,以探讨 ADR 的发生规律,既可是患者源性或药物源性的集中监测,也可是专科性集中监测,从而计算相应的 ADR 发生率,并探讨其危险因素,资料全面详尽,数据准确可靠。

记录联结是指通过一种独特方式把各种信息联结起来,可能会发现与药物有关的事件。计算机应用和大数据云计算等将有利于记录联结的实施。

记录应用是在一定范围内通过记录使用研究药物的每个患者全部资料,以提供没有偏性的抽样人群,可了解药物不良反应在人群中发生的情况。澳大利亚把记录应用设计为药物上市后监测系统,以补充"蓝卡系统"。

病例对照研究是研究药物与疾病之间的相关性,多用于进一步检验可疑致病药物和不良反应及药源性疾病的关系。

自动记录数据库是把患者分散的诊断、用药、剂量、不良反应及其他如收费记录等,通过患者唯一的号码联结,贮存于计算机内而形成。自动记录数据是有用的药物流行病学资料,利用这些数据库已进行了大量的药物流行病学研究工作,同时也为许多药源性疾病的评价和研究提供了重要资料。

我国新的药品不良反应监测系统于 2012 年 1 月 1 日正式上线运行。2016 年全国药品不良反应监测网络共收到国家基本药物的不良反应 / 事件报告 59.5 万例(占 2016 年总体报告的 41.6%),其中严重报告 4.5 万例,占 7.5%。报告涉及化学药品和生物制品病例报告占 83.4%,中成药病例报告占 16.6%。在大数据时代,对于使用数据库进行数据挖掘越来越重要。近年来,基于不良反应数据库或注册登记研究进行不良反应监测的研究越来越多,对药源性疾病的研究也越来越深入。

(四)临床药师在药源性疾病预防与监测中的职责

近年来,医疗机构的药学部门逐步建立以患者为中心的药学管理工作模式,提供药学技术服务。随着新药种类的增多,患者病情的复杂以及患者用药知情权的实施,临床医师用药日趋复杂和谨慎,为了确保临床治疗用药安全、合理、有效,防止或减少药源性疾病和因药物治疗而引发的医疗事故的发生,医师和药师应密切配合,共同对患者的药物治疗负责[38]。因此,医院必须开展临床药学工作,药师必须走出药房,深入临床,参与临床用药。这就要求临床药师必须具备扎实的基本功,不仅要有扎实的药学知识,还要有临床医学知识。

1. 药师的用药咨询服务   传统的药学工作模式,无论药学工作人员的知识结构和层次如何,基本上都是承担药品供应师和管理师的工作。目前全国各级医院都设有咨询窗口,患者有疑问时可及时向窗口药师咨询,药师直接面对患者,及时主动解答与用药相关的问题,其目的是为患者提供详细、可靠的用药知识,同时也可向医护人员提供及时、准确的药物信息,保证药物应用的安全、有效、经济。

用药咨询是药师走近患者最直接和最有效的方式。通过患者咨询,药师应全面深入了解患者用药信息,根据药学知识指导患者合理用药。药师可以向患者说明药品正确的用法、用量,详细了解患者的用药史,药物、食物过敏史,以防止变态反应的发生和药物相互作用,向患者提示药品可能的不良反应,还可以根据患者的经济状况,运用药物经济学知识向患者推荐疗效好、费用低的药品。

用药咨询有助于提高患者用药的依从性。患者用药的依从性在很大程度上决定于患者对药物的了解程度。如患者往往提早停用抗菌药物,不能坚持抗菌治疗疗程。针对这种情况,药师应向患者说明按时、足量、按疗程用药对治愈疾病的重要性和擅自停用药物的不良后果,增强患者用药的依从性,有助于疾病好转和治愈。还有部分患者会"因噎废食",过于惧怕药物的副作用,尽量不服用药物,使得疾病进展迅速,导致严重后果。药师应耐心解释药物治疗的合理性,提高患者用药依从性。

开展用药咨询有利于获得药物不良反应的第一手资料。药师通过与患者的交流,及时得到患者用药不良反应和药源性疾病的信息,对更好地开展临床药学工作具有重要意义。同时,药师可将有关药品的意见和建议,反馈到药品生产企业和药品监督管理部门。

2. 患者用药教育 指导患者正确用药,减少药源性疾病的发生,这是关系到人民健康的重大问题。虽然引起药源性疾病的发病因素复杂,但缺乏正确的用药指导,是引发药源性疾病的重要原因之一。指导患者正确用药,应将重点放在用药期间注意事项、药物相互作用、食物与药物间相互作用等,医务工作者,特别是临床药师应主要用以下几方面着手。

(1)明确交代特殊药物或剂型的服用要求:例如,磺胺类药物大多在尿中溶解度低,易在尿道析出结晶,引起结晶尿、血尿、尿痛等,服用时需大量饮水,或同服等量碳酸氢钠。

同一种药物,同一剂量,在不同的时间服用,其疗效和药物副作用相差几倍,甚至几十倍,为了更好地发挥药物的治疗作用,减少药物的副作用,应在合理的时间服用药物。糖皮质激素在上午6~8时分泌量最高,以后渐降,至午后最低,因此用糖皮质激素替代疗法时,早晨最多应用全天剂量的2/3,下午用全天剂量的1/3,如果长期应用,则早晨一次给药或隔日早晨给药,以减轻药物的不良反应;抗抑郁药如氟哌噻吨美利曲辛片是情绪稳定剂,如果晚上服用,其兴奋性的不良反应会导致失眠,所以药师应交代患者早上服用。

(2)老年人、儿童、妊娠期和哺乳期妇女用药问题:①老年人用药:剂量要根据老年人药动学的特点,适当调整剂量或给药间隔时间,力求用药个体化;②儿童用药:更应注意药物的特性。婴幼儿不宜服用磺胺类药物;2岁以下儿童慎用或不用氨茶碱,需要时进行血药浓度监测;儿童不宜使用地西泮;8岁以下儿童不宜使用四环素类药物;14岁以下不宜使用喹诺酮类抗菌药物等;③妊娠期妇女用药:应注意妊娠禁忌。孕妇不可用链霉素、庆大霉素等氨基糖苷类抗菌药物;④哺乳期妇女用药:在服用对婴儿有影响的药物时应嘱用药期间停止哺乳,如应用红霉素等时可改用人工哺乳。

(3)注意药物的相互作用:患者服用多种药物时,可能会发生药物相互作用,必要时教育患者服药间隔一定时间。例如,临床应避免抗菌药物与硫糖铝等多价阳离子药物同时服用,必须合用时,服药时间应间隔3小时。另外,还要注意预防药物和食物之间的相互作用。如当患者服用螺内酯时,应当避免同时食用香蕉、菠菜等,否则可导致高钾血症,引发严重心律失常。

(4)提醒患者的注意事项:很多药物在应用过程中有特殊的注意事项,药师应向患者交代清楚。如阿仑膦酸钠片可能对上消化道黏膜产生局部刺激,应指导患者用一满杯水吞服药物,并且在至少30分钟内及在当天第一次进食之前不要躺卧;并嘱咐患者在就寝前或清早起床前不要服用该药;不应该咀嚼或吮吸药片,以防口咽部溃疡。

（5）注意患者服用膳食补充剂和中药的情况：膳食补充剂和中药引起的药源性疾病应引起重视。膳食补充剂不同于处方药，不会受到和药品同样严格的安全性及疗效监测。过去认为中草药安全性高，毒副作用少。但近年来，中草药所致的不良反应逐年增多，特别是中成药注射剂。据统计，中草药引起的肝损害占全部药源性肝损害的 23%~33%。在美国，中药和膳食补充剂被认为是 DILI 的第二最常见原因[39]。

（6）其他：向患者介绍一些特殊药品的保管和使用知识。如，胰岛素制剂等需要冷藏，栓剂要防热；维生素 K_1 应避光、防冻保存等。空腹、饭时、饭前、饭后、睡前服用的药物应交代清楚。

面向患者的用药咨询和用药教育工作必须得到重视，应制订相关措施。药学调剂人员和临床药师不仅要掌握各类药品的用途、用法、用量和药理作用、不良反应、注意事项等。还应了解药物的配伍禁忌、相互作用，以及在体内的动态过程等，不仅要掌握药理学、生物药剂学、临床药学等知识，还要掌握相关治疗学、诊断学、患者心理学等与本专业相关的知识，更好地指导患者正确用药，减少药源性疾病的发生。

3. 临床用药的监护　药师有责任及时提醒医师严格掌握适应证，了解患者的既往病史、家庭病史、过敏史，并根据患者具体情况，选用适当药物、剂量和用法；加强临床用药监护，密切观察病情和及时处理不良反应或药源性疾病[7]。

在临床药师的工作过程中，药学信息工作在药品不良反应和药源性疾病的预防与监测中具有重要地位，药师通过收集、分析报告以及与患者面谈等方式，在不良反应监测系统中发挥重要的作用，对药师进行教育和培训有利于不良反应的发现及时报告。在美国，医院多学科药物不良反应监测委员会由医师、药师、护士组成，委员会设计不良反应报告表，有24 小时报告热线，并简化了医院不良反应报告程序，同时编发不良反应通信，提供广泛的用药教育计划。由药师对可疑的不良反应进行调查研究并呈报委员会，然后将正式的报告送交委员会中的药学和治疗委员会以及各临床科室。

药物不良反应报告与监测工作的重要性在于对药品信息的全面掌握，客观充分地认识药品作用的两重性，使得风险更可控，是临床药师参与临床工作的关键切入点之一。因此，临床药师在工作实践中应加强对药品不良反应的监测，促进合理用药，有利于药源性疾病的预防和监测。通过详细了解患者病史及用药史，查找与异常症状和损害突发可能有关的因素，确定其是否为药物的不良反应和药源性疾病所致，并及时干预、抢救。此外，通过发现安全性信息，完成药物不良反应上报工作，提出相应的药物警戒建议，可将有价值的药物不良反应信息通报给其他临床医务人员，对保障公众用药安全具有重要的意义。

（孙搏　刘皋林）

参 考 文 献

1. Naranjo CA, Busto U, Sellers EM, et al. A method for estimating the probability of adverse drug reactions. Clin Pharmacol Ther, 1981, 30 (2): 239-245.

2. DeStefano F, Bhasin TK, Thompson WW, et al. Age at first measles-mumps-rubella vaccination

in children with autism and school-matched control subjects: a population-based study in metropolitan Atlanta. Pediatrics, 2004, 113 (2): 259-266.

3. Nelson KM, Talbert RL. Drug-related hospital admissions. Pharmacotherapy, 1996, 16 (4): 701-707.

4. Roughead EE, Gilbert AI, Primrose JG, et al. Drug-related hospital admissions: a review of Australian studies published 1988-1986. Med J Aust, 1998, 168 (8): 405-408.

5. Johnson JA, Bootman JL. Drug-related morbidity and mortality. Arch Intern Med, 1995, 155 (18): 1949-1956.

6. Ernst FR, Grizzlle AJ. Drug-related morbidity and mortality: updating the cost-of-illness model. J Am Pharm Assoc, 2001, 41 (2): 192-199.

7. 王育琴. 药源性疾病学研究展望. 中国药理学与毒理学杂志. 2015, 29 (5): 734.

8. 刘金英, 许恒忠. 药物不良反应与药源性疾病及其防治原则. 中国医药导刊. 2009, 11 (3): 522-524.

9. Zhou SF, Xue CC, Yu XQ, et al. Clinically important drug interaction of cytochrome P450 3A4 and the role of therapeutic drug monitoring. Ther Drug Monit, 2007, 29 (6): 687-710.

10. Juurlink DN, Mandani M, Kopp A, et al. Drug-drug interactions among elderly patients hospitalized for drug toxicity. JAMA, 2003, 289 (13): 1652-1658.

11. Nolan CM, Sandblom RE, Thummel KE, et al. Hepatotoxicity associated with acetaminophen usage in patients receiving multiple drug therapy for tuberculosis. Chest, 1994, 105 (2): 408-411.

12. Youdim MB, Weinstock M. Therapeutic applications of selective and non-selective inhibitors of monoamine oxidase A and B that do not cause significant tyramine potentiation. Neurotoxicology, 2004, 25 (1-2): 243-250.

13. Perucca E, Berlowitz D, Birnbaum A, et al. Pharmacological and clinical aspects of antiepileptic drug use in the elderly. Epilepsy Res, 2006, 68 (suppl 1): S49-S63.

14. Drici MD, Clement N. Is gender a risk factor for adverse drug reactions? The example of drug-induced long QT syndrome. Drug Saf, 2001, 24 (8): 575-585.

15. Illing PT, Mifsud NA, Purcell AW. Allotype specific interactions of drugs and HLA molecules in hypersensitivity reactions. Curr Opin Immunol, 2016, 42 (1): 31-40.

16. Illing PT, Vivian JP, Dudek NL, et al. Immune self-reactivity triggered by drug-modified HLA-peptide repertoire. Nature, 2012, 486 (7404): 554-558.

17. Johnson JA, Evans WE. Molecular diagnostics as a predictive tool: genetics of drug efficacy and toxicity. Trends Mol Med, 2002, 8 (6): 300-305.

18. Haller CA, Jacob P, Benowitz NL. Enhanced stimulant and metabolic effects of combined ephedrine and caffeine. Clin Pharmacol Ther, 2004, 75 (4): 259-273.

19. Haynes RB, McDonald HP, Garg AX. Helping patients follow prescribed treatment. JAMA, 2002, 288 (22): 2880-2883.

20. McDonald HP, Garge AX, Haynes RB. Interventions to enhance patient adherence to medication prescriptions. JAMA, 2002, 288 (22): 2868-2879.

21. Krahenbuh1-Melcher A, Schlienger R, Lampert M, et al. Drug-related problems in hospitals: a review of the recent literature. Durg Saf, 2007, 30 (5): 379-407.

22. Bates DW, Cullen DJ, Laird N, et al. Incidence of adverse drug events and potential adverse drug events: implications for prevention. JAMA, 1995, 274 (1): 29-34.

23. McDonnell PJ, Jacobs MR. Hospital admissions resulting from preventable adverse drug reactions. Ann Pharmacother, 2002, 36 (9): 1331-1336.

24. Larouche ML, Charmes JP, Nouaille Y, et al. Is inappropriate medication use a major cause of adverse drug reactions in the elderly? Br J Clin Pharmacol, 2007, 63 (2): 177-186.

25. 程经华,蔡皓东. 药源性疾病及其诊治原则. 药物不良反应杂志,2002,2(2): 114-119.

26. 宋立刚. 药品不良反应与药源性疾病. 北京:人民卫生出版社,2012.

27. 王丹,饶志,武新安. 药物转运体所介导的药物相互作用. 中国医院药学杂志,2013,33(5): 397-399.

28. Yamreudeewong W, Hennann NE, Fazio A, et al. Drug-food interactions in clinical practice. J Fam Pract, 1995, 40: 376-384.

29. Rabia Bushra, Nousheen Aslam, Arshad YK. Food-Drug Interactions. Oman Med J, 2011, 26 (2): 77-83.

30. Licinio J, Wong ML. The pharmacogenomics of depression. Pharmacogenomics J, 2001, 1 (3): 175-177.

31. Adithan C, Sandhiya S. Drug induced diseases (DID): Need for more awareness & research. Indian J Med Res, 2015, 142 (1): 7-10.

32. 吴笑春. 药源性疾病诊治手册. 北京:人民军医出版社,2005.

33. Chalasani NP, Hayashi PH, Bonkovsky HL, et al. ACG clinical guideline: the diagnosis and management of idiosyncratic drug-induced liver injury. Am J Gastroenterol, 2014, 109 (7): 950-967.

34. Verhaegh BP, de Vries F, Masclee AA, et al. High risk of drug-induced microscopic colitis with concomitant use of NSAIDs and proton pump inhibitors. Aliment Pharmacol Ther, 2016, 43 (9): 1004-1013.

35. Shoshi A, Ogultarhan V, Hoppe T, et al. Identifying adverse drug reactions and drug-induced diseases using network-based drug mapping. J Bioinform Comput Biol, 2015, 13 (1): 1540007.

36. 合理用药国际网络(INRUD)中国中心组临床安全用药组,中国药理学会药源性疾病学专业委员会,中国药学会医院药学专业委员会,等. 中国用药错误管理专家共识. 药物不良反应,2014,16(6): 321-326.

37. 侯永芳,王玲,郭秀花,等. 信号检测在药品不良反应监测系统中的应用. 中国药物警戒,2012,(9): 539-541.

38. 李业波,张秀宝,张波,等. 临床药师在不良反应监测中的实践与体会. 实用药物与临床,2014,17(11): 1462-1465.

39. 连兵,秦飞. 中药药源性疾病的现状及其防治对策. 中国药师,2015,18(8): 1320-1324.

第二章

药源性心血管系统疾病

药源性心血管系统疾病系由药物毒副作用、相互作用和（或）应用不当引起的心血管疾病，是最常见的药源性疾病之一，近年来其发生率有增高趋势。据文献报道[1,2]，因药源性疾病导致死亡的病例在美国约 10 万例 / 年，在我国约 19.2 万例 / 年，其中药源性心血管病是最主要的致死原因之一，常见的有药源性心律失常、心力衰竭和药源性高血压等。药物对心血管系统的影响包括心脏和血管系统，心脏病变主要包括心肌损害、冠状动脉损害、心包和心内膜损害、心功能受损和冠状动脉血供的减少等方面；在血管病变方面，药物可直接引起血管收缩或舒张，从而影响血压，药物还可直接损害静脉发生血栓性静脉炎；此外，药物可引起异常脂蛋白血症，导致冠状动脉及周围动脉粥样硬化，从而发生或加重冠心病及高血压等。

本章主要介绍药源性心力衰竭（drug-induced heart failure, DIHF）、药源性高血压与低血压、药源性过敏性休克、药源性心律失常、药源性心包疾病、药源性阿 – 斯综合征、药源性心肌缺血和急性冠脉综合征、药源性心脏瓣膜疾病。

第一节　药源性心力衰竭

心力衰竭是指在静脉回流正常的情况下，由于心脏的射血和（或）充盈障碍，排血量不能满足机体的代谢需要而发生的一种临床综合征。其主要由冠心病、高血压、心脏瓣膜病、扩张型及肥厚型心肌病、肺源性心脏病、先天性心脏病等引起。心力衰竭是心内科住院患者中的最常见疾病。DIHF 主要是由于药物对心肌细胞的直接或间接作用，引起心肌细胞变性、坏死，致心肌细胞收缩力减弱、心室负荷过重、心室负荷不足或心室舒张期顺应性降低，导致心功能下降、心排出量减低、周围组织灌注不足，从而产生充血性心力衰竭的一系列综合征，其中以心肌收缩力减损最为常见。除对心肌损伤作用外，药物还可通过影响心脏传导系统诱发心律失常，使心脏泵血功能发生障碍。其他如可诱发心肌缺血、过敏性心肌炎或急性过敏性心包炎的药物也可引起心力衰竭。未合并左心室功能不全的患者中 DIHF 非常少见，然而在合并心力衰竭病史的患者中某些药物可加重心力衰竭的发作频率和症状。

DIHF 常发生在原有心脏疾病的患者，药物作用可能是心力衰竭产生的原因，亦可能是心力衰竭的诱因；可以呈急性发作，短期内导致死亡，亦可表现为渐进性心功能减退。常见致 DIHF 的药物有抗肿瘤药、抗心律失常药、抗寄生虫病药、血管扩张剂等。DIHF 的临床特点是发病急骤，进展较快，死亡率高；但亦有临床症状不明显，必须做心功能检查才发现心功能已受损者。

【致病机制】

DIHF 的发病机制一般可分为下列几种方式。

1. 致心肌收缩力减弱　系由于药物对心肌细胞的直接毒性作用,引起心肌细胞变性、炎性渗出,甚至出现灶性坏死,导致心肌收缩无力而发生心力衰竭,或影响心脏传导系统诱发心律失常,使心脏泵血功能发生障碍。如蒽环类药物包括多柔比星、柔红霉素、表柔比星和阿柔比星等具有心脏毒性作用,从而引发心衰的发生。有些药物可使电解质紊乱而诱发低钾血症、低镁血症等,导致心肌纤维变性坏死,从而产生心力衰竭。

2. 使心功能受到抑制　如利多卡因、丙吡胺等抗心律失常药和钙通道阻滞剂等,这些药物具有负性肌力作用,使心肌收缩力减弱;β 受体拮抗剂通过阻断心脏的 β 受体,使心肌收缩力减弱,心排出量减少,从而诱发或加重心力衰竭。

3. 其他间接作用对心脏的影响　如不适当使用利尿药,可引起低钾血症,而低血钾又可能诱发洋地黄中毒,从而导致心力衰竭。某些药物还引起水钠潴留加重心力衰竭,如非甾体类抗炎镇痛药。药物产生变态反应从而释放组胺、血小板激活因子可致组织细胞水肿,引起急性心功能不全。另外,在使用血管扩张剂(如哌唑嗪、卡托普利、依那普利等)过程中,如果突然停药,可使原有未显露的心力衰竭加重,从而诱发心力衰竭症状。

【致病药物和临床表现】

1. 抗肿瘤药

(1)蒽环类:蒽环类是有效的抗肿瘤药物,可通过与 DNA 双链结合而抑制核酸的合成。应用较多的有多柔比星(doxorubicin)[即阿霉素(adriamycin)]、柔红霉素(daunorubicin)、表柔比星(epirubicin)和阿柔比星(aclacinomycin)等药物,其广泛应用于治疗血液系统恶性肿瘤和实体肿瘤,如急性白血病、淋巴瘤、乳腺癌、胃癌、软组织肉瘤和卵巢癌等。蒽环类药物虽然可提高肿瘤患者的生存率,但有严重的心脏毒性,临床研究和实践观察都显示蒽环类药物所导致的心脏毒性往往呈进展性和不可逆性。

蒽环类药物所致的心脏毒性可以分成急性、慢性和迟发性。急性期多在给药后的几小时或几天内发生,常表现为心内传导紊乱和心律失常,极少数病例表现为心包炎和急性左心衰;慢性期在开始化疗的 1 年内发生,表现为左心室功能障碍,最终可导致心力衰竭;迟发性多在化疗后数年发生,可表现为心力衰竭、心肌病及迟发性心律失常等。在以多柔比星药物为主的化疗中,先出现轻度呼吸困难、乏力、安静时心动过速等心力衰竭早期症状,随着用药逐渐增加,会突然出现心悸、颈静脉怒张、两肺湿性啰音、心脏扩大、心率增快、奔马律和肝大等充血性心力衰竭表现,其预后不良,即使停药并积极治疗亦不能改善预后。柔红霉素引起的心力衰竭与滴速相关,其直接心脏毒性作用可引起心电图改变,滴注太快时可出现心律失常,严重时即诱发心力衰竭[3]。蒽环类药物心脏毒性作用具有时间和剂量相关性,多数患者在给药后可较快地发生心肌损伤,且随着时间的延长愈加明显。在给予蒽环类药物数年患者监测心脏超声的结果中显示:超过 50% 的患者可发生左心室组织和功能亚临床心脏超声变化,主要体现在心脏后负荷的增加或收缩能力的下降。蒽环类药物对于左心室功能的损害呈剂量依赖性。应用多柔比星时心力衰竭的发生与其累积剂量呈正相关(表 2-1),多柔比星引起心力衰竭的死亡率可高达 60%,在小儿中其比例达 20%~83%。我国《蒽环类药物心脏毒性防治指南(2013 年版)》中指出,多柔比星的推荐最大累积剂量为 $550mg/m^2$

（放射治疗或合并用药，<350~400mg/m²）[1]。Jensen 等[4]报道，在 120 例患者接受剂量为 850~1000mg/m² 的表柔比星治疗后，有 20% 的心功能不全患者恶化成心力衰竭，因此表柔比星常规推荐剂量为 550mg/m²。而当蒽环类与其他抗肿瘤药物，特别是与环磷酰胺联合应用时，可增加心脏毒性，在累积剂量 <550mg/m²，甚至 <400mg/m² 时，可诱发心力衰竭。

表 2-1 多柔比星累积剂量与心力衰竭发生的关系

多柔比星累积剂量（mg/m²）	心力衰竭发生率（%）	
	Von Hoff DD[5]	Swain SM[6]
400	3	5
550	7	26
700	18	48

（2）环磷酰胺（Cyclophosphamide，CTX）：CTX 是一种非细胞特异性的烷化剂，其在体外无抗肿瘤活性，进入体内后需经肝微粒体酶催化变成活化型的酰胺，经血液转运到肿瘤细胞内，分解出磷酰胺氮芥而抑制肿瘤细胞的生长繁殖。其毒性远小于氮芥，抗瘤谱较广，临床上对急性粒细胞白血病、慢性淋巴细胞白血病及各种恶性淋巴瘤疗效较好；对肺癌、乳腺癌、卵巢癌、鼻咽癌、膀胱癌、横纹肌瘤、神经母细胞瘤、头颈部肿瘤和胸腺瘤也有一定疗效；此外，作为免疫抑制剂可用于治疗类风湿关节炎、儿童肾病综合征以及其他自身免疫性疾病，亦用于器官移植排斥反应的治疗。

CTX 诱发心脏毒性的机制可能是其代谢产物直接损伤血管内皮，引起毛细血管微血栓形成和内皮通透性升高，使含有高浓度药物的血液外渗，产生心肌细胞损伤；同时，血浆蛋白和红细胞漏至心肌间质，引起纤维蛋白沉积和局灶性出血，而大量含丰富蛋白质的液体渗入心包腔造成心包积液，导致难治性心力衰竭。

CTX 还可引起致命性心脏毒性病变，其毒性常发生在用药后 1~8 天，使用剂量在 120~270mg/kg 的患者，有症状的心肌病发生率为 22%，致命性充血性心力衰竭的发生率为 11%[7]。CTX 对心脏的毒性作用主要是引起心肌坏死，与短期内大剂量应用有关，可以通过生物活性代谢物引起急性心脏毒性。如骨髓移植前使用大剂量（144~720mg/kg）的 CTX，可引起顽固性心力衰竭致死。CTX 引起的心脏毒性轻者表现为轻度的心电图改变，重者可出现心肌炎、心包炎、致命性心肌病，进而引起心力衰竭。首剂应用 CTX 1~10 天内，可出现心电图呈低电压、X 射线胸片示心影增大、肺血量增多、胸腔积液。超声心动图可见部分心室壁缩短率降低、舒张末容积增加和心包积液。病理检查显示出血性心肌坏死。

（3）紫杉醇（paclitaxel，PTX）：PTX 最早由短叶红豆杉的树皮中分离出，是一种具有独特结构和作用机制的抗肿瘤药物。紫杉醇类能促进微管聚合，同时抑制微管解聚，从而使纺锤体失去正常功能，终止细胞有丝分裂，最终导致细胞死亡，对卵巢癌和乳腺癌有独特的疗效，对肺癌、食管癌、大肠癌、黑色素瘤等也有一定疗效。1992 年美国 FDA 批准上市，现已广泛应用于临床。PTX 的主要不良反应为变态反应、骨髓抑制、神经毒性、肝毒性、肾毒性及心脏毒性。国外报道 PTX 心脏毒性发生率为 14%，其中引起的心律失常发生率为 2.7%。PTX 心脏毒性的主要临床表现为无症状性心动过缓，包括窦性心动过缓和心脏传导阻滞，还可引起室性期前收缩、室性心动过速等心脏不良反应。器质性心脏病患者使用 PTX 时，心脏毒性发生率明显高于无器质性心脏病患者,并可导致心力衰竭的发生。研究认为,紫杉醇与多柔比星用药间隔在15~30分钟较易引起心力衰竭,若延长间隔至4~6小时,其发生率则降低。因此,心力衰竭发生的风险与多柔比星和紫杉醇用药间隔时间有关。另外,患者有心血管危险因素或先前在心脏区域接受过放射治疗都可能增加PTX诱发心力衰竭的风险。

（4）氟尿嘧啶（fluorouracil, 5-FU）:此药在体内转变为氟尿嘧啶脱氧核苷酸,后者抑制胸苷酸合成酶,从而阻止受该酶催化的脱氧尿苷酸转变为脱氧胸苷酸的过程,阻碍DNA合成,为细胞周期特异性药物,对增殖期细胞均有杀灭作用。临床上对绒毛膜上皮癌及恶性葡萄胎疗效显著,对胃癌、结肠癌、乳腺癌及卵巢癌疗效较好,对肝癌、肺癌、宫颈癌及膀胱癌有一定的疗效。5-FU的心脏毒性发生率为1%~19%,国外曾报道2例癌症患者,分别用5-FU 26mg/（kg·12h）和25mg/（kg·d）,1~3天后即发生急性左心衰竭,停用5-FU并加用强心苷等药物治疗后痊愈,左心室射血分数也恢复正常。其发生机制是由于5-FU抑制线粒体的DNA合成,从而引起暂时性心肌抑制作用导致心力衰竭。

（5）米托蒽醌（mitoxantrone, MIT）:其抗肿瘤活性相当或略高于多柔比星,明显高于环磷酰胺、氟尿嘧啶、甲氨蝶呤、长春新碱和阿糖胞苷,抗瘤谱广,临床上用于乳腺癌,疗效突出,对恶性淋巴瘤疗效较好,对消化道癌和白血病等也有一定疗效。MIT结构与多柔比星相似,故也能引起充血性心力衰竭。两例使用MIT每日剂量>100mg/m² 的患者累积剂量达174~243mg/m² 后出现充血性心力衰竭,心肌活检可见心肌已有病变[8]。另外值得注意的是:已经使用过大剂量多柔比星治疗的患者,即使用小剂量的MIT,亦可能出现心脏毒性反应。

2. 抗心律失常药物　抗心律失常药物引起的心力衰竭发生率相对较低,多发生在原有心脏病的患者。在左心室功能减退患者中,发生心律失常的风险高于心功能正常者,尤其是纽约心脏病协会（New York Heart Association, NYHA）心功能Ⅱ、Ⅲ级的心力衰竭患者,其中50%~60%发生猝死。

（1）胺碘酮:为苯并呋喃类衍生物,属Ⅲ类抗心律失常药,具有直接细胞膜稳定作用和抗交感神经作用,能显著延长房室结、心房肌和心室肌纤维的动作电位时相,从而使有效不应期延长,此外还有抗肾上腺素能作用和局部麻醉作用,其抗肾上腺素能作用表现为心率减慢,房室传导速度降低,与β受体拮抗剂效应相似。本药口服吸收迅速,生物利用度为50%,主要经肝脏代谢消除,半衰期为12~28天,口服后4~6小时血药浓度达峰值,4~5天作用开始,5~7天达最大作用,停药后30天仅减少16%~34%,故停药后作用可维持8~16天,偶可维持45天。此药主要经肝脏分泌,再经胆汁从粪便中排出,血液透析不能清除。临床用于室上性及室性心律失常（如阵发性室上性心动过速、阵发性心房颤动等）。其有减弱心肌收缩力的作用,临床研究显示,当射血分数≤30%时,胺碘酮引起或加重心力衰竭的发生率为15%。曾有报道1例心房颤动患者转复心律时,每次用胺碘酮200mg,1日3次,服药7次后出现心慌、气喘、面部水肿,经强心、利尿等治疗后心力衰竭控制。另有1例心房颤动患者,每天用胺碘酮100~200mg便出现心悸、气急等症状,经强心、利尿等治疗后病情时好时坏,心力衰竭加重,测T₃、T₄增高,停用胺碘酮加甲巯咪唑等治疗,心力衰竭才得到控制,故本例系胺碘酮引起甲亢导致顽固性心力衰竭。De Paola等[9]报道126例室性快速型心律失常患者,应用胺碘酮治疗的头1年,9例诱发充血性心力衰竭,7例使心力衰竭加重,此16例患者虽经洋地黄、利尿药等治疗,仍有6例死亡。但与其他抗心律失常药物相比,目前只有胺碘酮和多非利特没有增加死亡率的风险,可在有结构性心脏病患者中使用。

2003 年,一种新型的不含碘的胺碘酮类抗心律失常药决奈达隆被证实可延长心肌动作电位时程,减慢房室传导速率,减慢窦性心律,同时还具有明显的负性肌力作用。它的电生理特性类似于胺碘酮,有更短的半衰期和更少的不良反应。但 2008 年的一项关于决奈达隆的安慰剂对照研究发现其可加重心力衰竭从而增加死亡率,因此被提前终止。所以有左心室功能不全的患者都应该避免使用决奈达隆,并且该药品说明书上也标注对于心功能Ⅳ级或者Ⅲ级伴新近有呼吸困难的患者禁用。2009 年相继在美国和欧洲上市,2013 年获得我国进口药品批件。

（2）普罗帕酮:本药具有膜稳定作用,主要阻滞 Na^+ 快通道,其次为慢通道,对 β 受体也有阻断作用,减慢传导,降低兴奋性、应激性和传导性,延长有效不应期。临床用于防治室性或室上性快速型心律失常。但由于其具有负性肌力作用,在左心室功能受损或有潜在性心功能减退的患者可诱发心力衰竭。Gao 等[10]回顾分析了美国 10 455 例房扑 / 房颤患者服用抗心律失常药物后的心血管风险,在合并或不合并有左室功能不全的患者中服用普罗帕酮加重心衰的风险比分别为 1.1（0.3~4.3）和 0.8（0.5~1.2）。

（3）丙吡胺:关于心律失常药物致心力衰竭的最早数据来自丙吡胺,丙吡胺能抑制细胞膜对 Na^+ 的通透性,降低自律性,减慢传导,延长不应期。其抑制心肌的作用为奎尼丁的 1.5~2 倍。临床上用于心房颤动、心房扑动、室上性和室性期前收缩及心动过速的治疗。原有心力衰竭得到控制的患者,在连续用药数周或数个月后,约有 50% 的患者会诱发心力衰竭,此可能与其负性肌力作用有关。Podrid 等[11]曾报道 100 例口服丙吡胺的患者中,有 18 例发生了充血性心力衰竭,8 例致严重心血管不良反应,2 例发生急性左心衰竭。1 例心脏大小和心功能正常的心房颤动患者,分次静脉注射丙吡胺共 210mg,注药后 7 分钟转为窦性心律,但 35 分钟后发生急性左心衰竭;另 1 例为风湿性心脏病二尖瓣扩张术术后患者,心脏扩大,心功能Ⅲ级,因阵发性室上性心动过速反复发作和室性期前收缩频发,在静脉滴注丙吡胺的过程中发生急性左心衰竭。

（4）利多卡因:利多卡因为Ⅰ类抗心律失常药,能使动作电位 0 相幅度减低,使 0 相上升速率（V_{max}）减慢,呈膜抑制作用,与浓度呈正比,浓度越高,作用越强,这种作用与 Na^+ 通道阻滞有关。临床上利多卡因用于室性心动过速,室性期前收缩及心室纤颤电复律后。若用量过大或静脉注射过快,利多卡因可引起短暂性血压下降,严重者对心脏产生明显抑制作用,甚至引起循环衰竭致死。

（5）β 受体拮抗剂:β 受体拮抗剂可降低心脏自律性,减弱心肌收缩力,抑制传导,减慢心率。临床上 β 受体拮抗剂用于窦性心动过速、心房扑动、心房颤动、房性或室性期前收缩、冠心病、心绞痛及高血压等疾病的治疗。以往认为由于 β 受体拮抗剂有负性肌力作用,其有诱发心力衰竭的风险。特别对依靠高浓度儿茶酚胺维持其心功能的患者和依靠升高中心静脉压和增快心率代偿来维持心排出量的患者,用 β 受体拮抗剂后易发生心力衰竭。前者见于心肌病和心脏手术后患者;后者见于慢性缩窄性心包炎。

近年来临床证据显示 β 受体拮抗剂可有效改善心功能、预防猝死,其保护衰竭心脏的机制主要来源于阻断 $β_1$ 受体,故推荐使用高选择性的 $β_1$ 受体拮抗剂。慢性收缩性心力衰竭,NYHA 心功能Ⅱ、Ⅲ级病情稳定患者,以及阶段 B、无症状性心力衰竭或 NYHA 心功能Ⅰ级的患者（LVEF<40%）,除非有禁忌证或不能耐受外,均需终身使用 β 受体拮抗剂。NYHA

心功能Ⅳ级心力衰竭患者,需待病情稳定(4天内未静脉用药,已无液体潴留并且体重恒定)后,在严密监护下由专科医师指导应用。应在ACEI和利尿药基础上加用β受体拮抗剂,起始治疗前患者应无明显液体潴留,体重恒定,利尿药维持在最适剂量。清晨静息心率55~60次/分,即为β受体拮抗剂达到目标剂量或最大耐受量。应用β受体拮抗剂时需监测低血压、液体潴留和心力衰竭恶化、心动过缓、房室阻滞及无力等不良反应,酌情采取相应措施。从极小剂量开始,每2~4周剂量加倍。症状改善常在治疗2~3个月后才出现,即使症状不改善,亦能防止疾病的进展。如用药期间心力衰竭有轻或中度加重,首先应加大利尿药和ACEI用量,以达到临床稳定。如病情恶化,β受体拮抗剂宜暂时减量或停用。避免突然撤药,减量过程应缓慢,病情稳定后再加量或继用β受体拮抗剂。必要时可短期静脉应用正性肌力药。

(6)非二氢吡啶类钙通道阻滞剂:钙通道阻滞剂广泛应用于临床,包括二氢吡啶类(如尼群地平、硝苯地平、氨氯地平、非洛地平等)、苯烷胺类(如维拉帕米)和地尔硫䓬类(如地尔硫䓬),主要用于阵发性室上性心动过速,对室性心动过速和期前收缩也有效,可减慢心房颤动或心房扑动心室率,还可用于心绞痛的治疗,其中非二氢吡啶类药物所致的心力衰竭更为常见。其对心力衰竭的影响与是否存在基础心功能障碍及其对血流动力学的改变有关。钙通道阻滞剂对左室功能的潜在作用包括:由于阻碍细胞跨膜Ca^{2+}转运,而对心脏产生负性肌力作用及激活肾素-血管紧张素-醛固酮系统(renin-angiotensin-aldosterone system, RAAS)和神经内分泌。当钙通道阻滞剂的血管扩张效应无法与其负性肌力相平衡时,心力衰竭患者会出现明显的血流动力学改变及临床症状的加重。众多研究已证实维拉帕米和地尔硫䓬具有较强的负性肌力作用,应避免在具有基础心脏病的患者中应用。在一项多中心梗死后地尔硫䓬治疗试验中,623例患者中分别约有12%和20.5%患者出现新发心力衰竭和心力衰竭加重,这些患者基线左室射血分数(LVEF)<0.04。在LVEF>0.04患者中其新发心力衰竭或心力衰竭加重的发生率无明显差异,这提示了地尔硫䓬应用于心肌梗死后左室功能不全的危害。

3. 噻唑烷二酮类(thiazolidinedione, TZDs)　噻唑烷二酮类药物是20世纪80年代发现有降低血糖和增加胰岛素敏感性和改善糖代谢作用的化合物,包括一系列具有2,4-噻唑烷二酮结构的化合物,这些化合物具有不同的侧链取代基,因而药理特点各有不同。TZDs包括曲格列酮(因可引起肝毒性,现已禁用)、罗格列酮、吡格列酮、恩格列酮和环格列酮等,统称为格列酮类药物。

同时TZDs也被发现有很多不良反应,在临床上水钠潴留和充血性心力衰竭是其主要的副作用,水钠潴留在临床上表现为外周水肿,也被认为是TZDs诱发心力衰竭的原因,而TZDs本身不会影响心脏的功能。其导致的水肿可能与PPARγ的激活相关,使得集合管处的钠通道(ENaC)活性增加和近端小管的钠转运蛋白和Na^+-H^+交换体3(NHE3)增加。此外,TZDs可减少血管阻力,增加外周血容量和毛细血管渗透压,且随着重力效应,多见于下肢水肿。同时血浆中增加血管通透性的因子[如血管内皮生长因子(vascular endothelial growth factor, VEGF)]浓度,促进水肿的发生。

研究发现约5%患者在应用TZDs后可出现外周水肿,当与其他降糖药物合用时水肿的发生率可增加到18%[12]。一项研究报道称[13],胰岛素合并应用罗格列酮8mg/d时水肿的发生率为16.2%,而单独应用胰岛素仅为4.7%。且罗格列酮的致心力衰竭风险高于吡格列酮,在没有心力衰竭病史的患者中初次应用罗格列酮,诱发心力衰竭的风险高于吡格列酮,然而在有心力衰竭病史的患者中两者无明显差别。但是在 ACCORD 研究分层分析和 RECORD 结果中却发现罗格列酮并不增加心力衰竭的风险。此外,一项针对 TZDs(罗格列酮或吡格列酮)心力衰竭和心血管风险研究的荟萃分析结果显示[14]:糖尿病患者应用 TZDs 不增加心力衰竭的死亡率,在该分析中共纳入 3014 个随机双盲临床试验。尽管在 2013 年美国 FDA 解除了罗格列酮的使用及处方限制,关于 TZDs 的心血管风险目前仍有争议。美国糖尿病协会和美国心脏病协会建议 NYHA 心功能分级Ⅲ和Ⅳ级心力衰竭患者不推荐应用 TZDs。2016 年《欧洲心脏病学会(ESC)心力衰竭指南》关于慢性心力衰竭的治疗建议中明确指出,在心力衰竭合并糖尿病的药物治疗中,TZDs 会增加心力衰竭恶化与心力衰竭住院风险,不适用于心功能Ⅲ和Ⅳ级患者(Ⅲ类推荐,A 级证据)[15]。

4. NSAIDs NSAIDs 可以引起水钠潴留和使全身血管阻力增加,有致心力衰竭的潜在风险。NSAIDs 的作用机制为抑制前列腺素(prostaglandin,PG)合成的环氧化酶(cyclooxygenase,COX),抑制体内前列腺素(PG)的合成。NSAIDs 对心血管方面存在不良反应,如高血压、心肌损害及心力衰竭。NSAIDs 是由于抑制 COX 和 PG 合成,引起水钠潴留,增加心脏前负荷,诱发或加重心力衰竭,而不是对心肌直接的抑制作用。另外,NSAIDs 也可干扰利尿药和 ACEI 的作用,在所有的 NSAIDs 中吲哚美辛的患者心力衰竭再住院率最高。

一项来自澳大利亚的病例对照研究表明[16],近期使用过 NSAIDs 的患者因心力衰竭住院的风险是未使用过 NSAIDs 患者的 2 倍,在老年人中更明显。NSAIDs 导致的心力衰竭与其服用量及使用时间无关,只与 NSAIDs 在血浆中的清除半衰期有关。一项研究[17]纳入 7277 名长期应用 NSAIDs 药物的患者,随访超过 72 个月,发生心衰的风险有增高趋势[校正后相关风险(RR),1.1;95% 置信区间(CI),0.7~1.7]。确诊心衰后至少接受一次 NSAIDs 药物处方的患者再发心衰的风险增加 10 倍(校正后 RR,9.9;95%CI,1.7~57.0)。Mamdani 等[18]进行了一项针对老年人的回顾性分析,结果显示,与未使用 NSAIDs 组相比,罗非昔布组和非选择性的 NSAIDs 组其心力衰竭的住院率均显著升高,其中罗非昔布的相对危险度增加 1.8 倍,而非选择性 NSAIDs 增加 1.4 倍。亚组分析表明,在该研究前 3 年,曾有因心力衰竭住院的患者使用 NSAIDs 药物后因心力衰竭再住院率是无心力衰竭史的 15~30 倍;对于无心力衰竭史的患者,使用罗非昔布后因心力衰竭住院率比未使用者明显增加,但使用塞来昔布和非选择性的 NSAIDs 者并没有增加。因此,在所有有心力衰竭史的患者中应尽可能避免使用 NSAIDs,在有心血管疾病和有其他致心力衰竭危险因素的患者中也应尽可能减少用 NSAIDs。如果有可能,应该用其他药物(如对乙酰氨基酚)来缓解急性或慢性疼痛。尽管研究表明塞来昔布没有增加心力衰竭风险作用,但是考虑到塞来昔布有致其他心血管病风险,在心力衰竭和心脏并发症患者中应限制使用。

5. 抗高血压药

(1)二氢吡啶类钙通道阻滞剂:硝苯地平为第一代二氢吡啶类钙通道阻滞剂,为钙离子内流慢通道阻滞剂,能阻滞钙离子通过心肌或血管平滑肌细胞膜的通道进入细胞,由此引起冠状动脉和血管松弛扩张及心肌耗氧量减少,周围阻力降低,使心肌收缩力减弱,并增加冠状动脉流量,促进侧支循环开放,改善心肌供血供氧。但因其对冠状动脉有较强的扩张作用,常用作预防缓解心绞痛发作,目前更广泛地用于抗高血压治疗。但硝苯地平在体内研究发现有较强的负性肌力作用,还可通过肾素 – 血管紧张素 – 醛固酮系统(renin-angiotensin-aldosterone system, RAAS）从而激活神经激素。硝苯地平可增加心力衰竭患者的再入院率，因此应避免其用于左心室功能不全患者。在一项随机、双盲横断面、为期 8 周的应用单硝酸异山梨酯治疗和单硝酸异山梨酯联合硝苯地平或单用硝苯地平的 28 例合并有轻至中度心力衰竭患者中，结果发现联合用药组与单用硝苯地平组的患者因心力衰竭入院率分别为 26% 和 24%[19]。硝苯地平致心力衰竭的时间长短不一，通常在服药后 3~6 天发生；但亦有患者一次服硝苯地平 20mg，10 分钟后出现血压剧降、胸痛、呼吸困难、肺部湿啰音及心率加快等心绞痛和急性左心衰竭的表现。第二代二氢吡啶类钙通道阻滞剂更具有血管选择性，其对心功能的影响相对较小，其中非洛地平和氨氯地平被证实可用于心力衰竭患者的降压治疗，但没有证据显示其可改善心力衰竭患者的预后。

（2）哌唑嗪：哌唑嗪能选择性阻断突触后 α_1 受体，具有扩张血管，使周围阻力下降的作用，表现为收缩压和舒张压均明显下降，有较强的降压效应。本药于 1976 年开始用于高血压的治疗，由于能减轻心脏前后负荷，故亦用于充血性心力衰竭的治疗。但长期用药后突然停药，可导致病情恶化甚至死亡，其机制可能与停药后引起心力衰竭的基础病变得以暴露有关。

（3）卡托普利：卡托普利可抑制血管紧张素转化酶，阻止血管紧张素 II 的形成，从而抑制血管收缩，减少醛固酮分泌，抑制激肽酶 II，使激肽积聚，促使血管扩张，故能降低心脏前后负荷。临床上用于各型高血压，对高肾素型和正常肾素型均有明显降压作用，对低肾素型合用利尿药也有明显降压作用，还可用于治疗充血性心力衰竭，尤其对高血压心脏病引起的心力衰竭更为适宜，但有报道指出，卡托普利治疗小儿急性肾炎高血压时，剂量为每次 12.5~16mg，1 日 3 次口服，4 天后因血压正常而停药，患儿突发急性左心衰竭。其诱发心力衰竭的机制可能是由于停药后血管紧张素转化酶激活，周围血管收缩，血容量增加，超过心脏代偿能力，从而导致急性肺水肿。

其他可导致心力衰竭的降压药物还包括利血平，其降压机制为对肾上腺素能神经末梢中的囊泡膜具有很高的亲和力，抑制其再摄取递质和多巴胺，从而使囊泡内递质的合成与储存逐渐减少，以致耗竭，使交感神经冲动传递受阻，表现为降压作用。但由于副作用多，目前此药在国外已趋淘汰，国内亦少用。利血平致窦性心动过缓，长期应用可能由于水钠潴留，以致对个别患者可引起心力衰竭。

6. 抗寄生虫病药

（1）乙胺嗪：乙胺嗪用于治疗马来丝虫病，其疗效较斑氏丝虫病为好，此外其还具有驱蛔虫和治疗嗜酸性粒细胞增多症、顽固性咳嗽的作用，并能用于防治哮喘。但有报道大量口服该药后可引起食欲减退、恶心、呕吐、头痛、乏力、关节痛，偶可引起室性期前收缩甚至心肌损害，影响心功能。

（2）奎宁：能较好地控制疟疾发作症状，对间日疟作用较强，但比氯喹弱，其特点是对氯喹产生耐药性的恶性疟疾有效，临床上因其作用较弱，副作用较多，现已不常用，仅用于脑型疟疾和耐氯喹疟疾。其副作用有金鸡纳反应，表现为恶心、呕吐、耳鸣、头痛、听力减退，严重者产生暂时性耳聋，停药后一般可以恢复。但静脉注射或口服大量奎宁可引起房室传导阻滞、心室内传导阻滞、室性心动过速、心肌损害甚至休克。

（3）氯喹：临床上主要用于疟疾的急性发作，能根治恶性疟。此外，用于肠外阿米巴病，尤其是阿米巴肝炎与肝脓肿、脂溢性皮炎。还可配合其他药物治疗小儿哮喘、肾病综合征、红斑狼疮、结节性动脉周围炎、皮肌炎等。少数患者用药后，由于房室结及心肌的传导系统被抑制而引起心律失常，室性异位搏动与心动过速，急性左心衰竭甚至发生阿－斯综合征以致心搏骤停，若抢救不及时可造成死亡。故本药不宜静脉注射亦不宜肌内注射。

（4）其他：大剂量服用土荆芥油可能引起血压下降和心功能受损。依米丁可引起中毒性心肌炎、心动过速、房性或室性心律失常，甚至诱发急性左心衰竭。

7. 其他药物

（1）糖皮质激素：糖皮质激素可增加钠重吸收和细胞外液容量，从而导致液体潴留的增加，使一些患者心力衰竭加重。尽管许多患者都使用过糖皮质激素，但是很少有研究证明糖皮质激素可加重和引起其他心血管效应。Souverein 等[20]研究表明，口服或者局部用糖皮质激素有显著增加心脑血管病的风险，并且有剂量相关性。虽然使用糖皮质激素可引起容量超负荷，一些来自小型研究的证据表明，当糖皮质激素与利尿药联合使用时，糖皮质激素可促进利尿。在动物模型中，已经证明泼尼松可增加一氧化氮含量和扩张肾血管，从而增加肾小球血流量和心房钠尿肽的合成，具有增强利尿的作用。但是这并没有被随机对照研究证实，而且此作用只是短期应用时有效，长期应用糖皮质激素仍有加重心力衰竭的风险。

（2）抗真菌药：伊曲康唑主要用于治疗甲癣、食管念珠菌病和全身侵袭性感染（如芽生菌病）。到目前为止，伊曲康唑是同类药物中唯一一种证明有潜在致心力衰竭作用的药物。在临床前及Ⅰ期临床试验中表明，在麻痹的犬和健康志愿者中静脉注射伊曲康唑可产生负性肌力作用。自从 1992 年该药在美国上市后，已有多例报道该药与新发的心力衰竭有关，但目前仍存争议，其机制亦尚未清楚。药物制造商修订说明书，指出对于有左心室功能不全或者有心力衰竭病史的甲癣患者，禁用伊曲康唑，但是并不包括全身侵袭性感染患者。因此，对于左心室功能不全的患者应用伊曲康唑，临床医师必须权衡其风险与获益，并密切监测心力衰竭的症状。

（3）食欲抑制剂：芬氟拉明和右芬氟拉明曾广泛地用于减肥，但自 1997 年以后，由于可引起肺动脉高压和心脏瓣膜病从而导致心力衰竭，被撤离美国的市场。我国已于 2009 年停止盐酸芬氟拉明原料药和制剂在国内的生产、销售和使用。一种新的减肥药芬特明，由于它与芬氟拉明有不同的机制而被认为有协同减重的作用，经常与芬氟拉明合用。这两种药合用的开始 6 个月内，主动脉瓣反流的概率与对照组无差异；在合用的 6~12 个月时，主动脉瓣反流的概率增加 7%；在 12~24 个月时，增加 14%；超过 24 个月，增加 17%。虽然在其他研究中也有相似的结果，但是最终未能证明芬特明可增加芬氟拉明的心血管不良反应，所以美国 FDA 并未要求芬特明从市场上撤离，它仍然作为一种可选择的减肥药。但是其说明书上仍注明，在肥胖合并瓣膜性心脏病的情况下仍需慎用。

（4）注射用曲妥珠单抗：注射用曲妥珠单抗是人重组 IgG 单克隆抗体，在标准化疗基础上加用注射用曲妥珠单抗，心力衰竭的发生率比预期要高。大约 27% 使用多柔比星、紫杉醇及注射用曲妥珠单抗的患者发生了心力衰竭，而只用多柔比星和紫杉醇的患者心力衰竭发生率为 6%。Seidman 等[21]研究表明，注射用曲妥珠单抗与蒽环类及环磷酰胺合用时心力衰竭的风险增加至 16%。另外，原先存在心脏疾病、年龄 >50 岁、先前接受过心脏毒性治疗及胸腔放射治疗都可能增加注射用曲妥珠单抗心脏毒性的发生。注射用曲妥珠单抗能通过相加或协同作用增加多柔比星导致的心肌损害，能上调心肌细胞人表皮生长因子受体 2（HER2）的表达。应用注射用曲妥珠单抗能阻断 HER2 信号途径，干扰多柔比星损害心脏细胞的修复。

（5）麻醉药：乙醚麻醉早期可引起房性与房室交界性期前收缩、心房扑动、心房颤动、室上性和室性心动过速；麻醉较深时，对心肌收缩力有直接抑制作用，用过量的乙醚静脉注射可致心力衰竭。

（6）拟交感神经药：肾上腺素、去甲肾上腺素、异丙肾上腺素、间羟胺和血管紧张素等大剂量或长期应用时，可引起心肌病变，出现灶性坏死、炎性渗出和心包脏层出血，从而诱发急性左心衰竭。这些药物如果与氨茶碱合用时更易发生心力衰竭。

（7）洋地黄类药物：常用药物有地高辛和毛花苷丙，属于正性肌力药物，临床上用于充血性心力衰竭。然而洋地黄中毒时，无论是否产生心律失常都可使心力衰竭情况加重；单纯舒张性心力衰竭用洋地黄有弊无利，反而使舒张性心力衰竭更明显。

（8）抗精神病药：如氯丙嗪、三环类抗抑郁药丙米嗪、阿米替林和碳酸锂等均可引起心肌病变，表现为心肌炎、急性心肌梗死、间歇性左束支传导阻滞或充血性心力衰竭。

【诊断和鉴别诊断】

1. 诊断

（1）原无心脏病，心功能正常：在应用某种药物后心功能减退，出现典型的左心衰、右心衰或全心衰的症状和体征，这些症状和体征不能用药物以外的原因或诱因解释，心电图、超声多普勒等检查有相应的心脏结构和功能改变，应考虑诊断为 DIHF。

（2）原有心脏病，心功能正常或减退：在应用某种药物后出现心力衰竭，或心力衰竭加重，而又无法用药物以外的原因或诱因来解释者，心电图、超声多普勒等检查有相应的心脏结构和功能改变，应考虑 DIHF。

（3）上述两种情况：若停用某种药物，继以对症治疗心力衰竭至好转或消失，再用该种药物后心力衰竭又发作，改换药物品种后可免于复发，此时则可作出 DIHF 的肯定诊断。

（4）分类：按发展速度，DIHF 可分别急性与慢性。按病情轻重，DIHF 可按 NYHA 心功能分级分 I–IV 级。按发病部位，DIHF 可分为左心、右心和全心衰竭。按性质，DIHF 可分为收缩性和舒张性。按症状的有无，可分为无症状性 DIHF（相关辅助检查提示存在心功能减退，但无临床表现）和有症状性 DIHF。

2. 鉴别诊断

（1）原无心力衰竭表现的患者：在治疗过程中若出现心力衰竭，要注意鉴别系 DIHF 或非药源性心力衰竭。要求深入了解药物种类、用药方式、用药剂量和用药前后的病情变化，找出与发生心力衰竭可能有关的药物。

（2）原有心力衰竭表现的患者：在治疗过程中心力衰竭加重，要注意鉴别系 DIHF 或系原有疾病本身的发展。特别在冠心病、高血压心脏病或扩张型心肌病所致的心力衰竭，当病情恶化时要警惕有无 DIHF 的可能。

【预防与治疗】

一旦 DIHF 诊断确立，应立即停用引起心力衰竭的有关药物，如果治疗需要，可缓慢停药。立即抗心力衰竭治疗，心力衰竭急性加重的管理包括利尿药的应用和一般支持治疗。DIHF 的管理与一般心力衰竭管理类似。如收缩性心力衰竭可选择强心药、利尿药、血管扩张剂等改善症状；舒张性心力衰竭则不宜用洋地黄，可用 β 受体拮抗剂和利尿药；通常来说，心肌复原与药物的消除半衰期有关（以多柔比星为例，其恢复时间约为 30 天）。急性期后，所有心力衰竭患者均可接受能有效改善预后的药物,包括 ACEI、β 受体拮抗剂以及螺内酯和(或)地高辛。此外应注意一些特殊处理措施,如过敏性心肌炎心衰宜选用泼尼松加环孢素或硫唑嘌呤治疗,麻醉剂导致的左心衰肺水肿可用 β 受体拮抗剂处理等;如果利尿引起低镁血症而导致心力衰竭时,可用硫酸镁 2~2.5g 加入 500ml 葡萄糖注射液静脉滴注,每日1 次,连用 1~2 周,如同时伴低钾血症,则用门冬氨酸钾镁效果更佳。除此之外,还应注意积极治疗诱因,如及时纠正电解质紊乱,积极治疗造成心功能减退的原发病。

避免相关药物的使用是最佳的预防手段,尤其是对于已存在左室功能不全的患者。由于 DIHF 的高发生率,地尔硫䓬、维拉帕米、丙吡胺、氟卡尼和普罗帕酮等对于合并有心力衰竭或无症状型左室功能不全(LVEF<0.4)的患者禁忌。在《2016 欧洲急慢性心力衰竭诊治指南》中指出,埋藏式心律转复除颤器(implantable cardioverter defibrillator, ICD)的植入及双左室辅助装置在某些情形下较抗心律失常药物更具优势。NSAIDs 或 COX-2 抑制剂用于关节止痛时,还可选择一些其他治疗方案,比如骨关节炎合并有心力衰竭治疗时,采用非药物治疗(如物理治疗)、传统药物治疗(如对乙酰氨基酚)和非传统药物治疗(氨基葡萄糖)作为更好的手段。

用药严格掌握剂量,特别对心脏毒性较大的药物,不宜超过规定剂量。如多柔比星累积剂量不宜超过 450mg/m^2。对病情重、体质差或老年患者,用药剂量应酌减,尤其对抑制心肌收缩力的药物更应慎重。必须应用相关药物时,可采取适当支持治疗,如抗肿瘤药合用维生素 E、辅酶 Q$_{10}$、ATP 等。用多柔比星时,还可给予抗组胺类药、抗肾上腺素药、维生素 E 和乙酰半胱氨酸等。

同时,药师参与临床用药的监测也是预防 DIHF 的措施之一,药师应识别 DIHF 的高危患者,识别心力衰竭加重的药物因素,从而指导治疗选择以避免加重心力衰竭的药物使用,必要时提出合理预防措施,咨询患者有无服用非处方药物的应用和合并用药,从而确保患者能接受到抗心力衰竭的合理、有效的治疗。

(文娟　袁洪)

第二节　药源性高血压与药源性低血压

药源性高血压属于一种继发性高血压,是指由于药物本身的药理作用、毒副作用或药物相互作用等导致患者血压升高并超过正常范围,或者高血压患者在使用药物治疗的过程中使血压进一步升高或使本已降至正常的血压出现再度升高,有的甚至出现高血压危象。临床上,未使用降压药物的情况下诊室收缩压≥140mmHg 和(或)舒张压≥90mmHg,即可诊断为高血压[22]。

药源性低血压是指由于药物的使用导致动脉血压降至 90/60mmHg 或以下的一种情况。对于某些高血压患者使用某种药物后出现血压下降过快或下降幅度过大,同时出现低血压的临床表现,即使动脉血压并未降至 90/60mmHg,也视为药源性低血压[22]。

药源性高血压和药源性低血压未引起注意或处理不及时,会产生严重后果。因此是临床值得关注的问题。

一、药源性高血压

我国 18 岁以上成人高血压患病率已达到 18.8%，继发性高血压约占所有高血压的 5%。不同药物致药源性高血压的发病率不同，20% 使用糖皮质激素的患者会出现高血压，连续服用口服避孕药 1 年可使 4%~5% 的女性患者发生轻度高血压，但由于诊断的混杂因素较多，整体药源性高血压的发病率并不明确[23]。药源性高血压在大多数情况下可以预见，采取一定的措施可以防止，但如果未引起注意或处理不及时，会产生严重后果。因此，药源性高血压，尤其是严重或致命的药源性高血压是临床值得关注的问题。

【致病机制】

动脉血压受多种因素调节，如：肾上腺素能神经系统、RAAS、肾功能和血流量、激素调节系统以及血管内皮活性等[22]。导致这些因素改变的药物均可导致药源性高血压。药源性高血压的致病机制十分复杂，主要包括水钠潴留、交感神经活动亢进、激素调节系统异常、RAAS 激活以及动脉弹性功能和结构改变。临床上交感神经兴奋剂、抗抑郁药、肾上腺皮质激素、非甾体抗炎药和口服避孕药等是引起药源性高血压的常见药物，某些药物可能兼有多种致病机制[23-31]。

1. 水钠潴留　使用含钠药物（如抗生素、制酸剂等）时，由于血管平滑肌细胞和血细胞内钠离子含量增加，可直接或间接地使外周阻力增加。钠盐对高龄、女性、肥胖、高血压家族史、合并糖尿病和肾脏疾病肾功能低下者更易引起血压升高，其机制可能包括：①细胞内钠水潴留，血管壁增厚，膜电位降低，血管对加压物质敏感性增加；②Na^+-K^+-ATP 酶抑制，细胞内 Na^+ 增加，通过细胞膜 Na^+-Ca^{2+} 交换，使细胞 Ca^{2+} 增多，血管收缩而引起血压升高。

盐皮质激素通过促进远端肾小管对钠的重吸收和钾的排泄，致低钾性高血压。近年来，饮酒与高血压的关系受到人们重视，其中长期大量饮酒致肝损害，对肾上腺皮质激素灭活能力的降低是重要发病因素之一。

约 20% 使用糖皮质激素的患者出现血压升高，其机制包括：①盐皮质激素样效应，使钠水潴留；②体液分布发生变化；③末梢血管对儿茶酚胺的敏感性增加；④兴奋交感神经；⑤促进脂肪分解，引起高脂血症和动脉硬化等。

2. 交感神经活动亢进　某些药物（如可卡因、苯丙胺、麻黄碱、某些抗抑郁药等）可通过去甲肾上腺素或去甲肾上腺素样作用激活交感神经系统。外周肾上腺素 α 受体激动剂可导致血管收缩，心肌肾上腺素 β 受体激动剂可增加心率和心肌收缩力，均可导致血压上升。正常生理情况下，机体的代偿机制会反馈性地使外周阻力下降从而维持正常血压，但致高血压的药物可阻断或减弱机体的代偿反馈。

3. 激素调节系统异常　某些药物可通过改变机体的激素水平（如口服避孕药、皮质类固醇类激素等）致高血压。口服避孕药中的雌激素成分是致高血压的主要原因。临床研究显示，无论是绝经期还是绝经后妇女，使用雌激素替代治疗或激素替代治疗后均可使体内雌激素和黄体酮浓度升高，增加心血管事件发生的风险。然而绝经后妇女由于体内雌激素和黄体酮水平远低于绝经前妇女，雌激素替代治疗或激素替代治疗并不会导致药源性高血压。

某些激素水平调节异常可通过导致胰岛素抵抗，水钠潴留等升高血压。促红素可导致血压升高，机制可能包括增加血细胞比容和红细胞计数，改变内源性血管加压素和舒血管因子的释放，直接作用于血管平滑肌导致血管收缩，刺激血管细胞增生引起血管重构等。

肾上腺素能抗高血压药物β受体拮抗剂突然停药时,也可能导致反馈性高血压。长期使用β受体拮抗剂可导致机体β受体上调和表达增加,当突然停用β受体拮抗剂时,β受体的过表达可导致血压升高、心率加快,从而造成反馈性高血压。同样,在使用α受体拮抗剂的过程中,突然停药也可能导致反馈性高血压。

4. RAAS 激活　血压降低、肾血流量下降,血容量减少或低钠均可增加肾素的释放。肾素可介导血管紧张素原转化为血管紧张素Ⅰ。血管紧张素Ⅰ在血管紧张素转化酶的作用下转变为血管紧张素Ⅱ。血管紧张Ⅱ是 RAAS 的主要效应物质,作用于血管紧张素Ⅱ受体,使小动脉血管平滑肌收缩,刺激肾上腺皮质球状带分泌醛固酮,通过交感神经末梢突触前膜的正反馈使去甲肾上腺素分泌增加,导致持续性血压升高。某些药物(如非甾体抗炎药,包括 COX-2 选择性抑制剂塞来昔布,免疫抑制剂)可通过减少肾血流灌注从而间接激活肾素释放。绝经前的妇女,雌激素可通过增加肝脏血管紧张素原的生成而激活 RAAS。虽然机体的负反馈调节系统会预防肾素的过度释放,但是在使用可致高血压药物的患者或慢性肾脏病患者或合并心血管危险因素的患者机体中,这种负反馈调节作用会削弱。

【致病药物和临床表现】

药源性高血压的临床表现根据个体的基础血压水平而存在个体差异。而且,药源性高血压发生的确切时间根据不同药物致药源性高血压的机制不同而不同。一般情况下,当使用药物后血压超过 140/90mmHg 时,可诊断为药源性高血压。某些药物虽然只导致血压升高 2~4mmHg,但仍可导致心血管事件风险增加。研究表明,舒张压下降 2mmHg 可使高血压发病率降低 17%,冠心病发病率降低 6%,卒中风险降低 15%。

1. 非甾体抗炎药(non-steroidal anti-inflammatory drugs, NSAIDs)　NSAIDs[30]长期或大量应用可引起或加重高血压,也可干扰降压药物的药理作用,其机制包括抑制环氧化酶合成,使前列腺素 I_2(PGI$_2$)和前列腺素 E_2(PGE$_2$)的合成与释放减少,抑制前列腺素直接扩血管作用、增加内皮素 -1 合成以及促进近端肾小管钠重吸收等,导致血管收缩和水钠潴留。此外,NSAIDs 亦可拮抗β受体拮抗剂、利尿药和血管紧张素转化酶抑制剂(ACEI)等降压药物的降压作用,但不影响钙通道阻滞剂及中枢降压药的药理作用。NSAIDs 引起血压明显升高主要见于服用 NSAIDs 的高血压患者,其对于血压正常者影响较小。NSAIDs 引起的高血压常见于老年、糖尿病和肾功能不全者。

不同种类的 NSAIDs 对血压影响差异较大。选择性 NSAIDs 升压作用比非选择性 NSAIDs 强,以罗非昔布升高血压的作用最明显。非选择性 NSAIDs 以萘普生、吲哚美辛和吡罗昔康引起高血压患者血压升高的幅度最大。NSAIDs 导致血压增加的作用与剂量相关,一项长达 3 年的应用塞来昔布降低结直肠肿瘤风险的观察研究发现,塞来昔布 400mg、每天 2 次可提高收缩压 5.2mmHg,而每天口服 400mg 以下对血压无影响。此外有研究发现,晨起服用阿司匹林可引起血压轻度升高,但睡前服用低剂量阿司匹林可降低血压,可能与其对抗 RAAS 夜间高峰有关。

长期大量服用 NSAIDs 期间必须监测血压,且不可突然停药。大多数 NSAIDs 引起的高血压在停药后即可恢复,必要时可使用一些降压药。钙通道阻滞剂在 NSAIDs 相关高血压的处理中优于其他种类降压药,可作为首选。

2. 激素类[30]

(1)肾上腺皮质激素:糖皮质激素(如氢化可的松和地塞米松)及盐皮质激素(如去氧

皮质酮和促皮质激素）均可引起血压升高。

20% 以上长期大剂量使用糖皮质激素的患者可能发生高血压，甚至导致高血压危象，这主要是由于糖皮质激素可使 RAAS 的升压效应增强、末梢血管对儿茶酚胺的敏感性增强、导致水钠潴留并促进脂肪分解，引起高脂血症和动脉硬化等。糖皮质激素受体基因是高血压的一个潜在候选基因，目前至少发现 5 种疾病与该受体基因的多态性有关。糖皮质激素受体基因多态性可能与原发性高血压的发病有一定相关性，但尚未得到肯定的结果。虽然糖皮质激素小剂量短期应用对血压影响较小，但当口服 80~200mg 氢化可的松时，24 小时内收缩压可升高 15mmHg，此种情况多见于老年人或有原发性高血压家族史者，且具有剂量相关性。临床使用糖皮质激素时应严格掌握适应证，避免长期大量使用，必要时可加用利尿药。晨间或隔日晨间一次服用泼尼松治疗高血压患儿可减少泼尼松的副作用、降低高血压的发生率。出现高血压脑病后应尽快停用糖皮质激素或减量，按高血压脑病给予静脉注射地西泮、呋塞米和利血平等药物治疗，并随后再静脉滴注甘露醇脱水治疗。

盐皮质激素可促进远端小管对钠的重吸收和钾的排泄，导致低钾性高血压。研究发现，如果人体内缺少 11β- 羟化类固醇脱氢酶来催化氢化可的松转化为可的松，肾脏游离氢化可的松浓度亦可增高。过多的氢化可的松结合到醛固酮受体会产生高盐皮质激素状态，导致低血钾、高血压。治疗盐皮质激素所致低钾性高血压可使用螺内酯。螺内酯可拮抗醛固酮和其他位于远端肾小管的滞钠激素。

（2）性激素：雌激素（如雌二醇及炔雌醇）、孕激素（如黄体酮及屈螺酮）及避孕药均可引起血压升高。雌激素致血压升高的影响高于孕激素。避孕药是雌激素和孕激素合剂，其致高血压主要成分是雌激素。雌激素可使血管内液体向组织间隙转移，减少循环血量，兴奋交感神经，导致血压升高，还可使血浆肝源性和肾源性血管紧张素原浓度增加，使 RAAS 活性增加，进一步升高血压，并能使肾小球滤过率降低和肾小管钠重吸收增强，导致水钠潴留，外周阻力增大，血压升高。长期服用避孕药的妇女，有些人的血压呈不同程度的升高，其中半数合并轻度高血压，其发生率较非服用者高 2~6 倍，以饮酒、吸烟、高血压家族史、妊娠高血压史和钠盐摄入量多者多见。在对长期使用口服避孕药妇女的研究中，随着使用时间的延长，血压也有相应增高的趋势，且长期使用避孕药会使高血压妇女舒张压发生明显增高。连续服药 1 年后 4%~5% 的妇女将发生轻度高血压，收缩压增加 4.5~9mmHg，舒张压增加 1.5~5mmHg，但可在停药 3~6 个月恢复正常。此外，基因型表现为 A-20C 位点 AC/CC、A-6G 位点 AG/GG、T174M 位点 CC 或 C11535A 位点 CA/AA 的女性累积使用口服避孕药≥15 年，出现高血压的风险显著高于未使用口服避孕药者。轻度高血压患者可以服用避孕药，但由于避孕药会导致水钠潴留，故服用时要同时服用利尿药。中至重度高血压患者若病情发展迅速、血压显著升高，一般不可服用避孕药。

雄激素和同化激素（如甲睾酮及达那唑）也可因体内雌激素 / 雄激素比值的变换引起水钠潴留，心搏出量增加，血压升高。因此，体内性激素水平的变化可能是高血压的独立危险因子，可作为原发性高血压部分病因的推测和提示。

（3）重组人促红素（recombinant human erythropoietin, r-HuEPO）[30]：r-HuEPO 用于治疗肾性贫血和恶性肿瘤相关贫血等难治性贫血。接受 r-HuEPO 治疗的患者 20%~30% 并发高血压，最早在治疗 2 周后即出现，迟者治疗 4 个月之后才发生，多数高血压不严重，但也有报道称可发生高血压危象或高血压脑病。除疾病本身病理机制（如肾衰竭时水钠潴留）可引起血压升高外,r-HuEPO 本身药理作用可致高血压。r-HuEPO 可促进内皮素 I 释放、血栓烷素 B_2 合成增加,前列腺素 I_2 和血管内皮细胞一氧化氮合成下降,并使末梢血管异常反应性收缩,引起外周血管阻力增加,导致高血压。通常可通过加强血液透析与超滤以及降压药物治疗控制,否则需要暂停或减少促红素的剂量。

3. 免疫抑制剂[24,30] 国内外研究报道发现肝移植术后患者高血压发病率高达51%~54%,高血压类型以收缩压和舒张压同时升高为主,单纯收缩压或舒张压升高少见。目前普遍认为造成移植后高血压的主要原因是免疫抑制剂。免疫抑制剂用于治疗器官移植后排斥反应和自身免疫性疾病。部分使用环孢素、他克莫司、左旋咪唑等免疫抑制剂的患者可在用药数周内出现血压升高,发生机制可能是水钠潴留、交感神经兴奋增强,停药后血压可逐渐恢复正常。

环孢素可能通过升高肾脏血管内皮素水平,降低肾小球滤过率,同时抑制前列腺素合成和释放,以及减少一氧化氮生成,促进血管收缩,升高血压。另外环孢素的直接肾毒性也与高血压发生相关。根据不同的研究报道,肾移植 1 年后环孢素相关高血压的发生率为32.7%~81.6%。在骨髓移植患者中,环孢素相关高血压的发生率为57%,而服用甲氨蝶呤者高血压发生率仅为 4%。心脏移植患者环孢素相关高血压发生率几乎达100%,且在移植后短时间即发生。环孢素相关高血压的特点是与年龄、性别和种族无关,大多数为轻至中度无症状高血压,仅少数发展为重症高血压,甚至高血压脑病,表现为血压昼夜节律紊乱,正常夜间血压降低的规律消失或反转(非勺型高血压),通常在撤药后改善,但可能不完全恢复。脏器移植后早期,环孢素一定程度地抑制 RAAS 活性,所以高血压患者单独使用 ACEI 的降压效果有限。环孢素导致的高血压可用钙通道阻滞剂和利尿药治疗(但地尔硫䓬可影响环孢素的肝内代谢,应避免使用)。另一钙调神经磷酸酶抑制剂他克莫司也可导致高血压,但较环孢素较轻,发生率约为48%,对严重环孢素相关高血压者可考虑用他克莫司代替环孢素,西罗莫司及吗替麦考酚酯对血压的影响相对较小。

4. 影响自主神经的药物

(1)三环类抗抑郁剂:三环类抗抑郁药(如丙米嗪、阿米替林、去甲替林、氯米帕明)与高血压的关系比较复杂。其可兴奋末梢 α 受体和抑制胺泵功能,使去甲肾上腺素作用增强和延长而引起血压增高;增强交感神经兴奋药物的升压作用,使嗜铬细胞瘤患者血压升高;此外还可抑制可乐定、甲基多巴和胍乙啶等药物进入神经末梢、减弱降压作用。因此,高血压患者伴有抑郁状态时应慎用三环类抗抑郁药。

(2)单胺氧化酶抑制剂(monoamine oxidase inhibitors, MAOIs):MAOIs 类药物(如苯乙肼、反苯环丙胺、托洛沙酮等)抑制单胺氧化酶的活性,升高突触间儿茶酚胺和 5- 羟色胺(5-hydroxytrypamine, 5-HT)的浓度。服用 MAOIs 后,儿茶酚胺的分解代谢会因单胺氧化酶活性受抑制而受阻,使体内儿茶酚胺类物质堆积,引起血压升高。食用含酪胺的食物(奶酪、肝脏、香蕉、扁豆、巧克力、葡萄酒等)能与 MAOIs 产生协同作用,使血压进一步升高。MAOIs 不宜与利血平、胍乙啶等药联用。一般也不用于高血压患者抑郁症的治疗。

(3)文拉法辛:文拉法辛是一种新型抗抑郁药,为 5- 羟色胺、去甲肾上腺素和多巴胺的再摄取抑制剂,也具有上述致血压升高作用,大剂量使用文拉法辛(平均剂量 364.15mg)在起始治疗后使 12.5% 的患者出现高血压。文拉法辛引起的高血压更易发生在男性以及高龄人群,且呈剂量依赖性,300mg/d 的剂量可引起舒张压升高。

（4）麻醉药物：胺碘酮、γ-羟丁酸钠等可阻断迷走神经和兴奋交感神经而使血压升高。大剂量使用可卡因可使血压一过性升高。

5. 血管内皮生长因子信号通路抑制剂[25,26,30]   血管内皮生长因子信号通路抑制剂广泛用于治疗各种恶性肿瘤，包括血管内皮生长因子单克隆抗体（如贝伐单抗）或酪氨酸激酶抑制剂（如索拉非尼、舒尼替尼等），高血压是这类药物最常见的副作用。不同的抗血管生成药物引起高血压发生率相似。血管内皮生长因子信号通路抑制剂通过以下作用引起血管收缩，升高血压：①阻断血管内皮生长因子信号通路，使血管内皮生长因子介导的内皮细胞合成一氧化氮减少；②导致微血管稀薄化，即组成微循环的毛细血管数目减少；③增加内皮素Ⅰ的活性。贝伐单抗是一种抗血管内皮生长因子单克隆抗体，用于治疗转移性结肠癌、直肠癌和肾癌等。临床试验   ，贝伐单抗组需要药物干预的高血压发生率明显高于安慰剂组，总发生率达32%，严重高血压（>200/100mmHg）的发生率增加3~5倍，11%~16%受试者需要多种药物联合治疗控制高血压。索拉非尼是血管内皮生长因子信号通路中的酪氨酸激酶抑制剂，抑制血管内皮细胞增殖，用于治疗进展期肾癌和肝细胞癌等。在肾癌治疗全球评价研究中，索拉非尼相关高血压的发生率为17%，索拉非尼组2级高血压发生率达4%，而对照组小于1%。最新的临床荟萃分析显示，应用索拉非尼治疗的患者高血压发病率为23.4%，严重高血压为5.7%。舒尼替尼也有导致高血压的副作用，荟萃分析结果显示，应用舒尼替尼治疗的患者中高血压发生率为21.6%，严重高血压为6.8%，与对照组相比高血压风险明显增加。在应用抗血管生成药物治疗的所有患者中约1%可能发生危及生命的高血压。

血压增高可能是抗血管生成治疗有效的标志之一，多数高血压短暂，且易控制，但仍应密切监测血压，必要时早期使用抗高血压药物。RAAS抑制剂、利尿药、β受体拮抗剂以及钙通道阻滞剂可用于控制血压，但二氢吡啶类钙通道阻滞剂如硝苯地平能诱导血管内皮生长因子分泌，与上述抗血管生成药物合用时需谨慎；硝酸盐类制剂可增加内源性一氧化氮生成，有助于控制血压。

6. 抗微生物药   近年来，抗微生物药物引起的高血压病例不断增多。可引起高血压的抗微生物药较多，主要有青霉素类、头孢菌素类、喹诺酮类等抗菌药物。不同抗菌药物导致的高血压机制可能不同。甲硝唑、呋喃唑酮、头孢曲松、头孢噻肟以及青霉素等均被报道可导致高血压。

7. 高效抗反转录病毒疗法（highly active antiretroviral therapy，HAART）   HAART可增高收缩压，但在最初6个月内血压一般无明显变化。血压增高通常发生在年龄较大、基础收缩压较高、血胆固醇较高或CD4细胞计数低者，大宗队列研究中高血压的发生率为26.1%；在444例接受HAART的患者中，19.8%收缩压升高超过10mmHg，7.4%舒张压升高超过10mmHg，11例（2.5%）新诊断高血压。据观察，接受洛匹那韦或利托那韦治疗者发生高血压的风险最高，而阿扎那韦的风险相对较小。文献也曾报道蛋白酶抑制剂茚地那韦导致严重高血压和肾萎缩，以及抗人类免疫缺陷病毒三联药物治疗联用苯丙醇胺发生高血压危象。

8. 其他   甘草所含的甘草酸可进一步水解为甘草次酸，甘草次酸在化学结构上类似皮质酮，可引起醛固酮样作用即水钠潴留、增加钾的排出，同时还能使健康人血中的游离型氢化可的松作用增加8倍，长期大量使用可致血压升高，一般停药后可自行恢复。因此，用药时应监测血压，必要时加用螺内酯。若出现严重水钠潴留或高血压且对症处理无效时，建议停药观察。目前,这类制剂常用的有复方甘草酸单铵、甘草酸二铵、复方甘草酸苷等。

卡马西平引起的高血压非常罕见,多出现在服用过量以及需要大剂量维持治疗的患者中。和三环类抗抑郁药相似,卡马西平也有一个亚氨基芪环,因此与三环类抗抑郁药物引起血压升高的机制相似。卡马西平能够增强细胞色素 P-450 氧化酶系统的活性,从而加快多种降压药的清除速率。但其引起高血压的确切机制仍不明确。此外,卡马西平具有抗利尿作用,可用于治疗尿崩症,可能与其导致高血压发生有关,但相关报道很少。

咖啡因可通过兴奋交感神经和拮抗内源性腺苷产生升压效应,2~3 杯咖啡所含的咖啡因可使血压平均升高 4~5mmHg/3mmHg,对于不常饮用咖啡者,可使血压急性升高 10mmHg[27]。

大剂量使用可卡因可通过提高肾上腺素能受体活性而致血压升高,可卡因所致高血压通常是一过性的,在一小样本研究中,伊拉地平可明显降低可卡因引起的高血压。

其他引起血压升高的药物还包括普鲁卡因、芬太尼、伪麻黄碱、萘甲唑林、东莨菪碱、纳洛酮、烷化剂、苯妥英钠、奥利司他、氯氮平、左甲状腺素、甲氧氯普胺、溴隐亭和两性霉素 B 等。

【诊断和鉴别诊断】

药源性高血压诊断的判断标准主要有以下几点:①血压升至正常值范围(120~130mmHg/80~90mmHg)以上;②有头痛、头晕、心悸、失眠、乏力甚至伴有水肿等临床表现;③血压升高和临床症状与所用药物有合理的事件关系;④从该药药理作用推测有致高血压的可能;⑤国内外有使用该药或该药与其他药物合用致高血压的报道;⑥撤药后血压恢复至用药前水平,高血压临床症状消失;⑦进行药物激发试验,血压再次升高。

当满足以上任意 3 项或具备⑥、⑦项中任意一项同时满足其他任意一项时,可以高度怀疑为药源性高血压。

【预防与治疗】

1. 预防　预防药源性高血压应该从人与药两方面入手:①药源性高血压高危人群使用有致药源性高血压倾向的药物时要极其慎重,在权衡利弊的情况下选择药物并择机使用;②合理使用有致药源性高血压倾向的药物,避免两种有致药源性高血压倾向的药物同时用于 1 名患者,避免长期大剂量使用有致药源性高血压倾向的药物。

2. 治疗　一旦发生了药源性高血压,基本治疗原则为:①立即停用致病药物;②根据不同药物所致高血压选用合适的药物进行治疗;③如果是由于撤药导致的高血压,则应立即恢复原用抗高血压药物(剂量同前或略高);④对抗高血压药物引起的反常性高血压要仔细查找基础疾病并积极治疗,同时可换用其他抗高血压药物;⑤对有并发症(如脑出血、脑水肿和心力衰竭等)的药源性高血压患者应积极处理并发症。

二、药源性低血压

药源性低血压分为急性和慢性两种,前者是指血压由正常或较高水平突然下降,主要由于外周血管扩张,回心血量减少,外周阻力降低,心排出量下降所致,临床表现为突发晕厥及休克症状。后者主要为直立性低血压,临床表现为由平卧位、坐位或蹲位突然变为直立位,或者长时间直立位时,出现头晕、眩晕、眼花、心悸、四肢软弱无力、出冷汗,严重者可发生晕厥。目前,大部分的药源性低血压表现为直立性低血压。人群总体的直立性低血压的发病率约 0.5%,然而在急救中心,直立性低血压的发病率约 17%。直立性低血压的发病率与年龄存在相关性,超过 65 岁的患者中,直立性低血压的发病率约 20%,而超过 75 岁的患者中,直立性低血压的发病率可高达 50%。在老年人群中,药源性直立性低血压的发病率为 5%~33%[29,32]。

　　由于药源性低血压在临床上很常见,而且后果比较严重,因此药源性低血压,尤其是严重或致命的药源性低血压是药师值得关注的问题。

【致病机制】

药源性低血压的机制主要包括五方面:

1. 血管扩张作用　大多数药物是通过血管扩张作用而导致药源性低血压的,只是扩张血管的途径不同。

2. 心肌收缩力的抑制　通过抑制心肌收缩力、减慢心率、减慢传导而使心排出量减少,动脉血管充盈不足引起血压下降。

3. 血容量减少　通过利尿作用或大量发汗使有效血容量减少而导致血压下降。

4. 神经节阻滞和促进介质释放　通过阻滞神经节或通过促进交感神经末梢儿茶酚胺类介质的释放(耗竭)而使交感神经张力下降,外周小动脉扩张。

5. 不良的药物相互作用　多种药物联合使用使降压药物的降压效果增强[33]。

【致病药物和临床表现】

1. 心血管药物

　　(1)α 受体拮抗剂:主要用于治疗高血压。作用于外周的 α 受体拮抗剂常用的有哌唑嗪、多沙唑嗪、乌拉地尔等。这类药物中,乌拉地尔引起首剂低血压的机会相对较少。哌唑嗪的主要不良反应为直立性低血压,老年患者在首次给药时更易发生。为避免首剂低血压的发生,建议首次睡前给药,并且首剂减半。在给药过程中,应嘱患者在体位变化时动作应慢,必要时减少给药剂量或换用其他种类的降压药物。本类药物与肾上腺素合用会有“肾上腺素作用翻转”作用,应引起重视。

　　(2)抗心律失常药:Ⅰ 类抗心律失常药如奎尼丁、普鲁卡因胺均可降低外周血管阻力,减弱心肌收缩力而导致低血压。Ⅱ 类抗心律失常药如利多卡因、苯妥英钠只有剂量过大时才会发生低血压。Ⅲ 类抗心律失常药为 β 受体拮抗剂,通过降低体内肾素活性、降低心肌收缩力及心率致低血压,合用维拉帕米可致极度低血压、心动过缓甚至心室停搏。患有明显呼吸系统疾病的患者应用普萘洛尔时,除对支气管有不良作用外,尚有循环系统的不良作用,如脉搏无力、血压下降、心排出量减少等。Ⅳ 类抗心律失常药胺碘酮致低血压机会极少,溴苄铵静脉应用时可致直立性低血压或持久性血压下降。Ⅴ 类抗心律失常药如维拉帕米为钙离子拮抗剂,当静脉应用过快或口服剂量过大时,可出现低血压。

　　(3)抗心绞痛药物:硝酸甘油为临床常用的硝酸酯类抗心绞痛药物,对小静脉和小动脉均有明显的扩张作用,导致心脏前、后负荷均有降低,剂量过大或对该药敏感性过高者,极易导致血压急剧下降而引起直立性低血压。亚硝酸异戊酯是作用最快的硝酸酯类药物,具有强效的扩血管作用,用量过大易导致血管急剧扩张、血压下降而致低血压甚至休克。硝普钠属于硝基扩血管药,作用机制与硝酸甘油类似,静脉滴注速度过快或过量可引起严重的低血压。尤其硝普钠半衰期短,出现低血压后如能及时发现,立即停止静脉注射,症状可以在 3~5 分钟迅速缓解,一般不会造成严重后果。收缩压低于 100mmHg 时,应禁用或慎用硝普钠。

（4）利尿药：包括呋塞米、氢氯噻嗪、氨苯蝶啶、布美他尼、依他尼酸、甘露醇等。长期应用利尿药可致低血容量，发生低血压，合用降压药更易发生。应用时要经常测血压，以免发生头晕、乏力等症状时误认为血压未得到控制而一味加大药量，导致不良后果。强效利尿药发生低血压的概率更大，故对血压偏低合并心脑血管疾病的患者，应用时更应慎重。

（5）ACEI：ACEI包括卡托普利、依那普利、西拉普利、贝那普利、培哚普利和雷米普利等。部分患者在首剂应用ACEI几小时内常会出现血压下降，尤其是血浆肾素和血管紧张素Ⅱ浓度高的患者，极易出现血压迅速下降，血压下降与肾素–血管紧张素系统作用被抑制和血管扩张有关。严重高血压（如肾素依赖型肾血管性高血压），恶性高血压和Na^+或体液量的丢失，以及利尿、呕吐、腹泻、年老体弱和充血性心力衰竭均是促使用药后发生低血压的重要原因。

2. 中枢神经系统药物

（1）镇静、安眠药物：本类药物如巴比妥类、水合氯醛等，大量和（或）长期应用，药物可对血管运动中枢直接抑制，产生直立性低血压。大量口服或静脉应用可致急性中毒，除抑制呼吸外，可致急性低血压。应用时应注意观察有无低血压的发生，如症状严重，酌情减量或停药，急性中毒者应积极抢救。

（2）吩噻嗪类：该类药物对心血管系统最重要的作用为阻断α受体、抑制心肌ATP酶和奎尼丁样作用，易引起老年人、高血压和动脉粥样硬化患者发生低血压，发病率约为4%，应引起临床工作者的高度重视。如氯丙嗪导致的低血压主要是抑制中枢对血管的反射调节，阻断末梢α肾上腺素能作用以及直接抑制心脏的结果。血压下降可表现为直立性低血压及反射性心动过速。用药几周后，可因产生耐受性而多不出现血压下降。如发生轻度低血压时，应于给药后平卧1~2小时。剂量过大或误服致严重低血压者，可静脉滴注去甲肾上腺素升压，忌用肾上腺素。对老年人、高血压、动脉硬化合并心、脑、肾血管疾病者，有引起休克死亡的报道。氯丙嗪与胍乙啶合用有报告可逆转后者降压作用，与MAOIs合用可加强降压效果。与其他类降压药合用有时可致低血压休克。

（3）抗抑郁药：本类药物主要用于治疗各种抑郁症，包括丙米嗪、阿米替林、多塞平等，抑制血管运动中枢，破坏压力调节反射弧，引起直立性低血压。应用时若症状明显，根据情况减量、停用或更换其他药物。

（4）溴丙胺太林：溴丙胺太林是M胆碱受体拮抗药，大剂量时阻滞神经节，引起直立性低血压和阳痿。

（5）利血平：利血平通过耗竭下丘脑及交感神经末梢的儿茶酚胺类物质，使交感神经张力降低，外周小动脉扩张而降低血压，作用缓慢而持久。大剂量注射利血平，可引起持久的严重低血压，并伴有心动过缓、乏力、嗜睡和情绪抑郁等不良反应。

（6）甲基多巴：甲基多巴通过兴奋延髓脑运动中枢α受体，抑制外周交感神经引起小动脉扩张，外周血管阻力降低而致血压下降，过量容易导致直立性低血压。

（7）可乐定：可乐定作用于延髓腹外侧核咪唑啉受体，抑制交感神经的传递，从而发挥中枢降压作用，偶见直立性低血压。

3. 肾上腺皮质激素 本类药物目前应用广泛，长期应用易导致高血压，但亦可导致低血压。由于长期抑制垂体–肾上腺素轴，突然撤药可发生"反跳现象"，致使原发病复发或恶化、低血压、休克、低血糖和昏迷等情况发生。因此，此类药物撤药时应缓慢减量。

4. 抗感染药物　青霉素、链霉素、庆大霉素、磺胺类和某些头孢菌类等抗病原微生物药物，容易导致过敏反应，一般均可引起血压下降，低血压持续时间长短不等，严重者可导致过敏性休克。

5. 镇痛药　吗啡、哌替啶等可使组胺释放，致周围血管扩张，引起低血压。

6. 其他药物　左旋多巴治疗帕金森病时，初期约 30% 出现直立性低血压。外科手术麻醉剂致使低血压的机会更多。脊椎麻醉时，由于交感神经对全身血管的刺激被阻滞，深静脉血液淤积，心脏的加速刺激被阻断，交感神经末梢的去甲肾上腺素内源性释放减少，从而降低心肌收缩力而导致低血压。因此麻醉前应立即给予 500~1000ml 平衡液，如低血压没有控制，可选用联合 α、β 受体兴奋剂或麻黄碱。

硫酸镁大量应用时，可出现低血压及其他情况，应用时注意掌握速度及量，发生镁中毒时可用钙剂对抗。

多巴胺作为升压药，有时可引起低血压，主要是由于兴奋 β 受体所致，对血容量减少者更为显著。

阿司匹林为临床常用的药物，具有解热、镇痛、抗炎和抗血小板等作用。少数过敏体质患者用药后可出现低血压。年老体弱，血容量不足的患者，过量使用后导致大量出汗，造成血容量减少，血压下降，甚至易出现低血容量性休克。

氨茶碱或维生素 K_1 静脉注射过快可使血压剧降，严重者可致死亡。

【诊断和鉴别诊断】

依据以下几点可以作出药源性低血压的诊断：①血压降至 90/60mmHg 以下，或老年人血压降至 100/70mmHg；②高血压患者用药后血压明显降低并出现低血压的临床表现；③卧位时血压正常，而从卧位突然变成坐位或立位时血压下降 20~40mmHg，并出现低血压的临床表现；④用药后出现低血压的临床表现：头晕、眩晕、乏力、精神不振、头重脚轻、嗜睡，甚至面色苍白、大汗淋漓、晕厥等；⑤与所用药物有因果关系；⑥停用所用药物，或减量使用，或缓慢从卧位变成坐位或立位时血压下降不明显，无低血压的临床表现；⑦重新使用致病药物，上述低血压和临床表现再现；⑧能排除低血糖、脑血管疾病及其他原因所致的低血压情况。

【预防与治疗】

1. 预防　预防药源性低血压应从以下几方面入手。

（1）选择合适的用药人群：老年患者、对药物敏感以及体质较弱的患者容易发生直立性低血压，因此这类患者选药用药要极为谨慎。

（2）严格掌握用药适应证：临床医师使用致药源性低血压倾向的药物时，要严格按照药品说明书规定的适应证用药，严禁非适应证用药，老药新用时应慎重，必须使用时应签署知情同意书，否则将引起不必要的医疗纠纷。

（3）选择合适的药物、剂量与用药途径：不同类型的药物以及同类不同药物致低血压的发生率有所差异，因此应根据用药对象的不同选择合适的药物。治疗时应从小剂量开始，逐渐增至最佳剂量（既有效、低血压发生率又低的剂量）。

（4）联合用药：大量的药物不良反应发生于不合理用药或不合理联合用药。

（5）加强用药观察：对于老年患者，联合用药或药物增量期间应密切观察患者用药反应，一旦患者血压降低、出现低血压临床症状时就停止加量，严重时停药并对症治疗。静脉滴注给药时应从慢速开始,患者能够耐受时再逐渐加速。

2. 治疗 一旦出现药源性低血压,可遵循以下几方面进行处理。

(1)立即停药,就地救治:对于严重的低血压患者应立即停药,特别是静脉给药时。患者取平卧位或头低足高卧位,静脉注射 25%~50% 葡萄糖注射液,监测生命体征(尤其是血压),患者未脱离危险不宜搬动,更不可起来走动。

(2)查找原因,对症治疗:药物治疗导致低血压应认真查找原因,以便采取有效对策。例如低血压是由单一药物还是联合用药引起,是剂量过大还是给药速度太快引起等。对症治疗药物有麻黄碱片(注射液)、肾上腺素、多巴胺、间羟胺等。但应注意肾上腺素、多巴胺不宜用于酚妥拉明和抗精神病药物引起的低血压。

(3)使用特异性拮抗剂:确定致低血压药物以后,使用常用的对症治疗药物无效时可考虑使用特异性拮抗剂。吗啡引起的低血压可用纳洛酮治疗,但缺点是也可逆转吗啡的镇痛效果(术后用药对镇痛不利);药物过敏反应导致的低血压应使用抗过敏药物和升压药物对症治疗。

(4)辅助措施的应用:由于药物致低血容量而引起的低血压时可补充血容量和纠正电解质紊乱,必要时输入血浆或其代用品。

(周凌云 左笑丛)

第三节 药源性过敏性休克

过敏性休克是指某些药物在治疗剂量时由于过敏性反应导致急性微循环障碍,引起心、脑、肾等重要脏器灌注不足及进行性功能衰竭而产生的一系列临床症状。过敏性休克是药源性疾病中最为严重的临床类型,其发生不可预测,与药物的剂量大小无关,属 B 型药品不良反应(ADR),发生后常伴有喉头水肿、支气管痉挛、肺水肿等临床表现,如不及时抢救,常可导致死亡。近年来,随着临床用药品种和数量的增加,过敏性休克的发生率逐渐升高,因此,药源性过敏性休克是临床药师必须关注的问题。

【致病机制】

过敏性休克是由特异性的变应原作用于过敏患者,选择性激活 CD4[+]Th2 细胞及 B 细胞,诱导产生特异性 IgE 抗体应答,肥大细胞和嗜碱性粒细胞等效应细胞释放生物活性介质方式参与的 I 型变态反应[34,35]。

带有抗原性或本身不带有抗原性、但可与机体内载体结合成为复合抗原的致敏药物,比如蛋白质类、多糖类、类脂体或低分子化学物质首次接触人体后,体内淋巴 – 浆细胞系统通过 3 种途径产生特异性抗体——免疫球蛋白(IgE)。途径 I 是巨噬细胞吞噬细胞或聚合体等颗粒性抗原,随后被消化、降解,与核糖核酸结合成免疫复合物,并由胞浆中排出,将抗原信息传递给辅助 T 细胞,再由辅助 T 细胞转化 B 细胞,通过 B 细胞的分化与增殖,形成幼浆细胞。幼浆细胞通过再分化、增殖形成浆细胞,进行合成、储存并分泌抗体的工作。途径 II 是可溶性抗原直接作用于辅助 T 细胞,再由辅助 T 细胞传递信息给 B 细胞,通过 B 细胞的分化与增殖形成幼浆细胞和浆细胞,合成抗体。途径 III 是多糖类抗原直接与 B 细胞作用,使之分化、增殖为幼浆细胞和浆细胞,最后由浆细胞生成抗体。正常人血浆中 IgE 含量很低,而在过敏患者体内,特异性 IgE 含量异常增高。IgE 抗体的重链 Fc 段有较多的含硫氨基酸,使得 IgE 抗体有较强的亲细胞性质,易于吸附在血管周围及皮肤黏膜下的肥大细胞和血浆中嗜碱性粒细胞表面的 Fc 受体上。当这些细胞首次结合 IgE 之后,人体即处于致敏状态。一旦机体再次接触相同的抗原时,吸附在肥大细胞和嗜碱性粒细胞表面的 IgE 与变应原快速结合,使之脱颗粒,释放生物活性介质。研究表明,多价变应原与致敏靶细胞表面两个或两个以上相邻 IgE 抗体结合,使膜表面 Fc 受体交联,是触发致敏靶细胞脱颗粒,释放及合成生物活性介质的关键。交联的 Fc 受体通过其 γ 链 C 端免疫受体酪氨酸激活基序(immunoreceptor tyrosine-based activation motif, ITAM)的磷酸化作用,活化酪氨酸激酶,诱导靶细胞脱颗粒、导致细胞内一系列化学介质活性颗粒释出细胞外。这种颗粒中含有各种化学活性物质,其中包括:组胺、激肽原酶、白三烯、前列腺素、细胞因子如白介素 -4 和白介素 -13 等。同时,抗原与抗体的结合能使血浆中心球蛋白释放缓激肽,副交感神经兴奋,释放乙酰胆碱。这些物质作用于多种效应器官,在极短的时间内产生一系列剧烈反应。特别是由于全身毛细血管扩张、充血、渗透性增加,血浆迅速渗出到组织间隙,导致有效循环血量迅速降低,静脉回心血量减少,心搏出量下降进而内脏器官灌注不足,终致休克。同时,喉头黏膜充血、水肿、分泌物增多引起喉头阻塞与窒息,肺部末梢支气管平滑肌痉挛导致呼吸困难甚至窒息;支气管充血及分泌物增多和水肿可引起急性肺水肿进而导致右心衰竭;肝、脾充血肿胀,肝脏释放肝素,影响血液凝固。显微镜下可见呼吸道黏膜极度水肿和充血伴嗜酸性粒细胞浸润、肝脾血窦充血和嗜酸性粒细胞浸润[34,35]。

在临床上,绝大多数过敏性休克的发生出现于曾接触或应用具有抗原性物质者,但亦有初次接触或使用即发生过敏性休克者,这可能是因为患者曾使用过被青霉素污染的注射器等医疗器械,或者吸入空气中青霉菌孢子而使机体处于脱敏状态有关。

【致病药物和临床表现】

根据休克症状出现距接触药物时间的不同,分为急发型及缓发型过敏性休克。前者临床症状出现在接触药物 30 分钟内,发病迅速,此类过敏性休克占全部过敏性休克的80%~90%。缓发型通常症状出现在接触药物后的 30 分钟之后,长者可达 24 小时以上,多见于口服药物过敏的患者。一般症状出现越急则越严重,预后越差。

休克的临床表现主要包括全身过敏症状以及休克两部分。过敏性休克出现之前,可能出现一系列与过敏有关的前驱症状,多为皮肤黏膜过敏、喉痉挛以及呼吸困难等。皮肤黏膜过敏多表现为皮肤潮红、皮肤瘙痒、皮疹,甚至大片皮下血管神经性水肿。眼、鼻、咽喉等黏膜水肿可表现为流涕、声音沙哑、呼吸困难以及喉头痉挛等。呼吸道阻塞最为多见,也是主要死因之一。主要表现为喉头、气管、支气管痉挛和肺水肿。患者有呼吸困难、喘鸣、濒死感、双肺可闻及哮鸣音和干湿啰音,严重时甚至窒息而死。此外,胃肠道可出现平滑肌痉挛及肠麻疹,表现为恶心、呕吐、腹胀、腹痛以及腹泻等表现。膀胱平滑肌痉挛可引起尿失禁,子宫平滑肌痉挛可引起腹痛、阴道出血。

缓发型过敏性休克患者接触药物后可出现休克早期表现,主要由于交感神经系统代偿而出现头晕、恶心、烦躁不安、面色苍白、心跳加快、四肢湿冷等临床表现,但血压尚可维持在正常范围,此期间如及时给予诊治可避免休克加重。急发型或缓发型患者未经及时诊治可表现为血压急剧下降至休克水平,或原有高血压患者其收缩压在原有水平上猛然下降

80mmHg,同时出现意识障碍、肢端湿冷、发绀、脉搏细速、尿量减少等临床表现。如继续发展,血压持续下降,呼吸变浅且不规则,脉搏微弱甚至无法触及、少尿或无尿,瞳孔逐渐扩大,陷入昏迷。

有文献报道,检索中国期刊全文数据库(CNKI)2001—2011年报道的药源性过敏性休克病例,涉及药品类别16类,药品品种124种。其中,抗微生物药共64例,占33.51%;其次是中药制剂共38例(19.9%),消化系统14例(7.33%),抗肿瘤药和血液系统药各11例(5.76%)[36]。另一研究报道中,检索中文医药卫生期刊2000—2013年报道的药源性过敏性休克个案进行分析。结果显示100多种药物可引起过敏性休克,其中发生率最高的为抗微生物药[37]。

1. 抗微生物药

(1)青霉素类:青霉素类是引发药源性过敏性休克最常见的药物。青霉素类包括苯唑西林、乙氧苯青霉素、羧苄西林、氨苄西林等。青霉素具有抗原表位,本身无免疫原性,但其降解产物青霉噻唑醛酸或青霉烯酸可与机体内组织蛋白共价结合形成青霉噻唑蛋白或青霉烯酸蛋白后,可刺激机体产生特异性IgE抗体,使肥大细胞和嗜碱性粒细胞致敏。当再次接触噻唑醛酸或青霉烯酸共价结合的蛋白时,即可通过交联结合靶细胞表面特异性IgE分子而触发过敏反应,重者可发生过敏性休克甚至死亡。

(2)头孢菌素类:头孢菌素属于β-内酰胺类抗菌药,和青霉素类均有β-内酰胺环,因此可有交叉过敏反应,但发生率较低,对青霉素类过敏的患者有91%~94%对头孢菌素类不过敏。由于头孢菌素抗菌谱较广、毒性低、可耐青霉素酶品种多等特点,在全球范围内使用广泛。头孢菌素在导致药源性死亡的药物中位列第三。头孢菌素类包括头孢曲松、头孢哌酮/舒巴坦、头孢噻吩、头孢拉定、头孢哌酮、头孢噻肟、头孢唑林等。研究表明,目前临床上第三代头孢菌素发生过敏反应较多,应引起足够重视。虽然目前国家未对头孢菌素皮试进行强制性规定,但建议在使用头孢菌素之前进行皮试。

(3)氨基糖苷类:链霉素、庆大霉素、卡那霉素、小诺霉素等。它们相互可因交叉过敏反应引起过敏性休克,其中以链霉素和庆大霉素较为常见。其他多为个案报道。链霉素引起的过敏性休克在治疗上除了按照抗休克常规处理外,还应首选钙剂治疗,能有效缓解血钙降低引起的临床症状,早期应用效果较好。

(4)四环素类药物:近年来由于四环素类药物耐药,不良反应较多,且新型抗生素的研发不断深入等原因,这类药物的临床使用已较少。但是在经济欠发达地区,还有应用四环素的案例。这类药物发生过敏性休克较为罕见,国内外有个案报道,通常通过有效救治可痊愈。

(5)大环内酯类:大环内酯类抗生素是一类化学结构和抗菌作用相近的药物,近年来,其家族新成员不断涌现,且新一代大环内酯类抗生素具有对酸稳定性好、半衰期长、组织药物浓度高等特点,临床应用日益广泛。研究表明,阿奇霉素、红霉素、吉他霉素是大环内酯类抗生素较易发生过敏性休克的种类。值得关注的是,有独特药动学性质的阿奇霉素,随着其临床应用人数的大量增加和应用范围不断扩大,其所致过敏性休克病例亦日益增多,居此类抗生素所致过敏性休克之首。由于新型大环内酯类抗生素大多具有吸收良好、口服生物利用度较高、对胃酸稳定、半衰期长、组织穿透力强的特点,建议临床应用此类抗生素尽量选择口服给药方式。

（6）喹诺酮类：喹诺酮类具有抗菌谱广、抗菌活性强等特点，且具有良好的药动学特性，被广泛应用于消化、呼吸、泌尿和生殖等系统的感染性疾病的治疗。研究表明，左氧氟沙星、环丙沙星、莫西沙星、加替沙星、洛美沙星、伊诺沙星等均有过敏性休克报道。喹诺酮类导致的过敏性休克多为速发型。这提示医务人员和患者家属，应用喹诺酮类药物，特别是反复和长期用药时，应高度警惕过敏性休克的发生。

（7）磺胺类及硝基呋喃类：目前这两类药物临床应用较少，但有发生过敏性休克的个案报道。

（8）抗结核药：目前常用的抗结核药主要包括异烟肼、利福平、乙胺丁醇、吡嗪酰胺和链霉素。根据文献报道，这5种药物均有发生过敏性休克的案例，发病类型有速发型及迟发型两种。往往第2次出现比第1次出现需要的时间短，症状更严重，提醒医师在用药时一定要详细了解患者的用药史和过敏史，以免造成严重的后果。

（9）抗真菌药：近年来随着广谱抗菌药、免疫抑制剂、器官移植、血液透析和放化疗等的普遍使用，抗真菌药物的使用越来越广泛。包括氟胞嘧啶、两性霉素B、制霉菌素、氟康唑、伊曲康唑等药物。抗真菌药物发生过敏性休克个案报道较少。

（10）抗病毒药：阿昔洛韦、更昔洛韦、干扰素等抗病毒药物是临床应用中较为安全的药物，故容易忽视抗病毒药所致的急性过敏反应。在临床使用时需注意询问患者过敏史。

2. 解热镇痛药　解热镇痛药由于作用平和、疗效确切，在临床上作为非处方药治疗发热、慢性钝痛以及类风湿关节炎等疾病。氨基比林是较早用于临床的解热镇痛药物，可以抑制下丘脑前列腺素的合成和释放，恢复体温调节中枢感受神经元的反应性而起退热作用；同时还通过抑制前列腺素等的合成和释放，提高痛阈而起到镇痛作用，属于外周性镇痛药。氨基比林由于副作用较多，目前大多数国家包括《中国药典》已不收载，单纯制剂也被禁止使用，临床仅使用其复方制剂。据文献报道，氨基比林是一种半抗原，进入机体后与白细胞结合形成全抗原，刺激机体产生抗白细胞抗体IgG或IgM的白细胞凝集素，导致粒细胞缺乏症，可能会引起严重的过敏反应[38]。目前使用的含有氨基比林的复方制剂（如氨非咖、索密痛）、安痛定、吲哚美辛、阿司匹林、布洛芬等药物均有发生过敏性休克的报道。复方氨林巴比妥是临床常用的急性高热时紧急退热的解热镇痛药，有较多过敏性休克导致死亡的病例报道。安乃近系氨基比林与亚硫酸钠的合成物，亦属于吡唑酮类药物，有诱发过敏性休克的可能。吲哚美辛和水杨酸类药物致过敏性休克例数也较多。吲哚美辛是强效前列腺素合成酶抑制剂，严重不良反应较多，包括过敏性休克。解热镇痛抗炎药引起的过敏性休克以速发型为主，同时也有迟发型过敏性休克的报道。总之，解热镇痛抗炎药的不良反应个体化差异非常明显，机制复杂不明，一旦发生过敏性休克，应立即停用药物进行抢救。同时严格掌握用药适应证、用法用量，以避免过敏性休克的发生。

3. 镇静催眠药、麻醉药　镇静催眠药包括巴比妥类药、抗焦虑药及其他镇静催眠药等。麻醉药是指能使整个机体或机体局部暂时、可逆性失去知觉及痛觉的药物。地西泮、苯巴比妥、氯丙嗪、哌替啶、吗啡、乙醚、利多卡因等药物均有致过敏性休克的报道。例如，对于利多卡因的文献总结[39]显示：在84例利多卡因致过敏性休克的报道中，77.38%的患者在用药后5分钟内发生过敏性休克，部分患者给药过程未完成即刻发生休克。部分为速发型过敏反应，一般情况下，过敏性休克发生时间越短，则病情变化越凶险。

4. 生物制剂及激素　胰岛素、胸腺肽、肝素、垂体后叶素、促皮质激素、氢化可的松、地塞米松、泼尼松、腺苷三磷酸、细胞色素 C、胰凝蛋白酶、α- 糜蛋白酶、抑肽酶、辅酶 Q_{10}、白蛋白、丙种球蛋白、干扰素、破伤风抗毒素、白喉类毒素、斑疹伤寒疫苗、流感疫苗、狂犬病疫苗、麻疹疫苗、乙肝疫苗、乙脑疫苗、卡介苗等均可引起过敏性休克。根据文献汇总[40]：破伤风抗毒素、流行性乙型脑炎疫苗以及狂犬病疫苗等疫苗在生物制剂及激素类中较易引起过敏性休克。灭活疫苗及减毒活疫苗均有引起过敏性休克的报道，接种疫苗所致过敏性休克发生的主要影响因素包括个体差异、疫苗种类、疫苗成分、接种疫苗的剂次等。

5. 抗肿瘤药　目前关于抗肿瘤药物致过敏性休克的流行病学资料较少。近年来，随着肿瘤发病率的不断升高，抗肿瘤药物引起过敏性休克逐渐引起重视。根据报道：紫杉醇、多西他赛、奥沙利铂是排名前三的发生过敏性休克的药物。其他包括：卡铂、氟尿嘧啶、植物类抗肿瘤药、替尼泊苷、多柔比星、大观霉素、高三尖杉酯碱、氮芥及顺铂等都有发生过敏性休克的报道[41]。

6. 维生素类　维生素是一类维持机体正常代谢和身体健康必不可少的低分子有机化合物，临床上主要用于补充维生素缺乏症及特殊需要，也可作为某些疾病的辅助用药。由于其毒副作用少，维生素类药物的不良反应尤其是过敏性休克往往未引起足够重视。有文献报道[42]维生素 B_1、维生素 B_6、维生素 B_{12} 等均可出现过敏性休克。文献统计女性发生维生素类过敏性休克的案例较男性多，但是这可能是由于女性注射维生素的概率较男性高所致。

7. 营养药　营养类药物有过敏性休克报道的有：18- 氨基酸、复方氨基酸、脂肪乳、葡萄糖和支链氨基酸等。

8. 扩容剂　扩容剂是一类由高分子物质构成的胶体溶液，输入血管后依靠其胶体渗透压，在一定时间内有扩充血容量的作用。据文献报道，低分子右旋糖酐等会导致过敏性休克，但其具体机制尚不清楚[43]。

9. 抗过敏药物　地塞米松、葡萄糖酸钙、苯海拉明、阿司咪唑、氯苯那敏、泼尼松龙、茶苯海明、异丙嗪、氢化可的松等均可引起过敏性休克[44]。使用抗过敏剂发生过敏性休克反应的的特点：使用抗过敏剂发生休克反应的患者大多为荨麻疹患者，首剂应用后发生过敏性休克的患者占大部分，休克发生时间与非抗过敏药所致过敏性休克的发生时间基本一致，抗过敏药致过敏反应的病情很凶险，按一般过敏性休克救治亦取得较好的疗效。

10. 平喘药　平喘药包括气管扩张药、抗炎平喘药、过敏平喘药和茶碱类等。茶碱类药物属于黄嘌呤类生物碱，其作为平喘药应用于临床已有半世纪之久，其药物不良反应较多，其中氨茶碱已有病例报道出现药源性过敏性休克。

11. 造血系统药物　引起过敏性休克的血液及造血系统药物有抑肽酶、维生素 K_1[45]、巴曲酶、尿激酶、维生素 B_{12}、琥珀酰明胶、鱼精蛋白、氨基己酸、酚磺己酸、降纤酶、卡巴克络、氨甲苯酸、肝素钠、枸橼酸钾、酚磺乙胺、右旋糖酐铁等。

12. 心血管药物　心血管药物是指作用于心血管系统的药物。可以分为以下几类：抗心绞痛药、抗心律失常药、抗高血压药、抗心功能不全药、周围血管扩张药等。据文献报道，胺碘酮、亚硝酸异戊酯、1,6- 二磷酸果糖、藻酸双酯钠、复方丹参、普罗帕酮等均可引起过敏性休克反应。

13. 消化系统药物　昂丹司琼、奥美拉唑钠、法莫替丁、复方甘草酸苷、甘草酸二铵、硫普罗宁、泮托拉唑、西咪替丁、阿托品、山莨菪碱、颠茄合剂等均可引起过敏性休克反应。据文献报道，在 191 例药物致过敏性休克的报道中，消化系统药物引起过敏性休克的发生率居第 3 位（7.33%）。

14. 抗震颤麻痹药　抗震颤麻痹药用于治疗原发性帕金森病或原因已明的帕金森综合征,有的也可治疗药物引起的锥体外系反应、肝豆状核变性及先天性手足徐动症等疾病。据文献报道,抗震颤麻痹药中甲磺酸溴隐亭可引起过敏性休克反应。

15. 造影剂　泛影葡胺、碘普罗胺、碘海醇、碘帕醇、碘佛醇、硫酸钡、泛影酸钠、碘酞钠等均可引起过敏性休克反应。其中,离子型造影剂发生过敏反应时表现为胸闷气短、呼吸困难、恶心呕吐、血压下降、发绀、休克、重者呼吸心搏停止。非离子型造影剂临床表现为皮疹、胸闷、呼吸困难、头晕心悸、大汗、面色苍白、休克等。有文献报道,泛影葡胺、碘普罗胺、碘海醇是造影剂中引起过敏性休克的前 3 位药物[46]。

16. 中药制剂及中药饮片　随着中药注射剂在临床的广泛使用,其不良反应的报道也越来越多,特别是中药注射剂引起的过敏性休克,因其难以预防且后果较为严重,已引起广泛重视。大黄冰片、五味子、板蓝根注射液、穿心莲、瓜蒂散、鹿茸精注射液、参麦注射液、生脉注射液、牛黄解毒片、外用风油精、生脉散、骨宁注射液、清开灵注射液、风痛宁、羚羊角注射液、强力宁注射液、曲克芦丁、双黄连注射液、脉络宁、天花粉、相思豆、鼻炎宁、樟脑、猪苓多糖、巴豆、消咳喘、痔疮宁、六神丸、柴胡、藿香正气丸、云南白药、大腹皮、当归及三七等均可引起过敏性休克。有文献报道,在一项 255 例中药注射剂致过敏性休克病例分析中,参麦注射液、双黄连注射液、炎琥宁注射液分别居中药注射剂致过敏性休克药物的前 3 位[47]。

【诊断和鉴别诊断】

患者在接触某种药物后出现全身反应引起休克而又难以用药品本身的药理作用解释时,需要考虑过敏性休克。

本病主要与药源性心源性休克、迷走血管性晕厥以及低血糖性晕厥鉴别。

药源性心源性休克是指给药后心肌收缩力减退、周围血管扩张或严重心律失常导致有效循环血容量急剧减少而发生的休克表现,严重者可发生阿-斯综合征甚至心搏骤停。其与药源性过敏性休克均有休克的基本临床表现,但前者主要表现为心脏收缩力下降或是严重心律失常引起心排出量降低,不伴有全身毛细血管扩张、渗透性增加,血浆迅速渗出到组织间隙等临床表现。后者除休克外,表现为全身多种效应器官出现一系列剧烈反应。

药源性迷走血管性晕厥通常出现在全身状态虚弱的患者,由于注射后疼痛、情绪紧张等,导致的一过性、可逆性血压下降、脑组织供血一过性不足,短时间内可自行恢复。其表现为眩晕、面色苍白、恶心、出冷汗,大约 10 秒后,意识完全丧失,全身肌张力消失,随即患者跌倒。其与药源性过敏性休克的鉴别点为前者通常经平卧后立即好转,血压、心率可在短时间内恢复正常,后者呈现为急进性变化,迅速出现全身多器官脏器障碍甚至衰竭。

低血糖性晕厥是指静脉血浆葡萄糖浓度低于 2.8mmol/L,由低血糖导致的晕厥。低血糖可刺激交感神经兴奋,作用于肾上腺能受体而引起心动过速、烦躁不安、面色苍白、大汗淋漓和血压升高等交感神经兴奋的症状。饮糖水或静脉注射葡萄糖可缓解症状。

【预防与治疗】

药源性过敏性休克是严重的药源性疾病,不及时处理甚至会危及生命,因此,对药源性过敏性休克进行有效的防治意义重大。过敏性休克一旦发生应立即就地组织抢救,积极采取紧急处理措施。治疗措施主要包括:

1. 立即停用可疑药物并减缓药物吸收　休克发生时,如为注射药物应立即停止注射,如为皮下、皮内或肌内注射则立即应用止血带压迫延缓药物吸收,并局部注射 0.1% 肾上腺素 0.1~0.2mg 以延缓或减少药物吸收。

2. 维持气道通畅和给氧　观察气道情况,及时清理气道分泌物,维持气道通畅,立即常规面罩或鼻塞给氧。呼吸抑制时,可给予尼可刹米 0.25~0.375g 静脉注射,或洛贝林 3~10mg 皮下注射。急性喉头水肿时轻者可给予氢化可的松 300~500mg/d 或地塞米松 10~20mg/d,重者应立即行气管插管,如水肿明显插管失败,可在环甲状软骨连接处立即切开气管,并用钝器械撑开。呼吸停止时,立即进行人工呼吸或呼吸机辅助呼吸。

3. 急救药物的使用　过敏性休克,特别是由青霉素引起的过敏性休克首选的急救药物是肾上腺素,可快速阻止组胺释放,从而阻断Ⅰ型变态反应。立即皮下注射 0.1% 肾上腺素 0.5~1.0mg(小儿酌减),如症状不缓解可每隔 20~30 分钟重复皮下注射 0.1% 肾上腺素 0.5mg,直至脱离危险。同时快速开放静脉通路,重症患者需以 0.1~0.2mg 肾上腺素加入 50% 葡萄糖 20ml 中 3~5 分钟内静脉注射,严密观察生命体征,如症状不缓解可每 5~10 分钟重复一次,也可将肾上腺素 1~2mg 加入 5%~10% 葡萄糖 250ml 中静脉滴注,静脉滴注速度为 1μg/min,之后速度根据患者病情酌情增减。

在使用肾上腺素的同时,应给予地塞米松 5~10mg 静脉注射,再给予地塞米松 5~10mg 或氢化可的松 250~500mg 加入 5% 葡萄糖注射液 500ml 静脉滴注,维持 24~48 小时,以防止或预防迟发的哮喘、喉头水肿与低血压。也有给予大剂量地塞米松推注或快速滴注的经验,但仍待进一步验证。

此外,去甲肾上腺素可用于收缩处于扩张状态的血管,改善微循环灌注,增加回心血量,抑制组胺释放,常用剂量为去甲肾上腺素 1~4mg 加入 5% 葡萄糖注射液 500ml 静脉滴注。异丙肾上腺素可舒张支气管平滑肌同时兴奋心肌,可给予 1~5μg/min 静脉滴注。

氨茶碱可解除支气管平滑肌痉挛,对有明显支气管痉挛或稍有哮鸣音的患者,可给予氨茶碱 250mg 加入 25% 葡萄糖注射液 20ml 中缓慢静脉注射,继而以 0.5~1.0mg/(kg·h)静脉滴注维持。注意患者有低血压时需慎用。

由于抗组胺药物有一定的中枢抑制作用,故而争议较多,通常认为对于血管通透性增加的患者可给予该类药物,而对于平滑肌痉挛则效果较差。故对于血管神经性水肿患者,可考虑注射异丙嗪或苯海拉明。

4. 补充血容量及升压药物　由于过敏性休克的首要表现是有效血容量的减少,因此补充血容量是治疗过敏性休克的重要手段。一般给予乳酸钠林格溶液、5% 葡萄糖溶液、生理盐水,也可输入血浆或人血清白蛋白。低分子右旋糖酐因可引起过敏反应,不建议使用。一般宜快速补液,恢复有效循环血量。总原则宜先快后慢,控制总量,防止肺水肿。输液速度需根据患者临床情况及中心静脉压予以实时调整。补充血容量后血压仍不升高,可选用升压药物维持血压。如多巴胺 2~10mg/(kg·min)或多巴酚丁胺 2~15mg/(kg·min)静脉滴注,或用间羟胺或去甲肾上腺素 0.5~1mg 加入 5% 葡萄糖注射液 500ml 中缓慢静脉滴注。

5. 其他药物　近年来有报道称,阿托品可用于治疗青霉素引起的过敏性休克,其机制主要包括:①改善微循环、缓解小动脉痉挛;②具有保护细胞膜,稳定溶酶体膜,抑制免疫复合物形成;③激活网状内皮系统,加速细胞内毒素的清除;④刺激和兴奋垂体 - 肾上腺皮质系统,提高机体耐缺氧和抗应激能力;⑤强心并通过综合作用促进血压恢复正常。因此,阿托品较适用于休克早期的治疗。通常用于在常规抗休克治疗,包括肾上腺素、激素、升血压药或抗过敏药物治疗无效时选用。

链霉素引起的过敏性休克除按照上述常规处理外,还首选钙剂治疗,能有效缓解血钙降低引起的临床症状,早期应用效果较好。可给予 10% 葡萄糖酸钙 20ml 静脉注射或 5% 溴化钙 10~20ml 静脉注射,30 分钟根据临床表现可减半剂量重复给药。

6. 并发症的处理　患者可出现喉头水肿、支气管痉挛以及心律失常、脑水肿、肾衰竭等并发症。应在治疗原发疾病的基础上重视并发症的治疗。

针对药源性过敏性休克,可采用如下措施进行预防:严格掌握用药指征,合理用药,尤其禁止滥用抗生素;详细询问患者过敏史及家族过敏史,特别是青霉素、头孢类、磺胺类等药物,如有过敏史需用红笔标注;初次使用或 3 天内未使用青霉素、头孢类、磺胺类药物时,需进行药物敏感试验。特别注意药物更换批号应重新做皮试。特异性皮试在前臂屈面或上臂下部进行,一旦出现过敏反应,需迅速用止血带压迫,延缓药物吸收。试验时必须配有抗过敏及急救药物及工具。需注意以下几点:曾有药物严重过敏史患者不应继续使用该药物,也不必再做皮试;有严重过敏史患者做其他药物皮试时建议先做斑贴或抓伤试验,如为阴性可继续行皮试;皮试阴性,尽量选择口服给药。即使皮试阴性,也需避免在饥饿、体弱、低血压等情况下给药。为防止某些药物出现过敏,首次用药可以合并使用少量地塞米松等药物预防过敏。

（李莹　袁洪）

第四节　药源性心律失常

药源性心律失常是指应用某种或者某些药物后原有心律失常加重或者出现新发的心律失常。导致药源性心律失常的药物多见于各类心血管药物,特别是各种抗心律失常药物,因这些药物作用的靶器官为心脏,当这些药物的直接或间接作用累及心脏传导系统时即可导致各种心律失常发生。此外,越来越多的非心血管系统药物也被证实与心律失常的发生有关。有数据显示,目前全世界范围内的处方药约 3% 可能具有致心律失常作用,而现有的数据往往会低估药源性心律失常的实际发生率。自 1988 年普尼拉明率先因严重的致心律失常作用被撤出市场以来,相继有特罗他林、阿司咪唑、西沙必利等药物纷纷步其后尘[48]。这些药物,其中很多为非心血管系统药物,可引起不同程度心电生理功能的紊乱,严重的情况下甚至诱发致死性恶性心律失常。随着临床实践的深入,这些药物的致心律失常作用才逐渐被发现。因此,药源性心律失常的发生存在隐匿性和高危性,需引起高度重视。

【致病机制】

心律失常的发病机制目前尚未完全明确,可能存在多种因素相互作用,而药物亦可能通过多种机制导致心律失常发生。

目前普遍认为心律失常的发生主要包括冲动形成障碍与冲动传导异常两种机制。冲动形成障碍见于窦房结的冲动发放频率/节律异常或者异位节律点发生自律性的异常改变,当药物影响窦房结的冲动发放出现障碍时即可引起心律失常发生。此外,当一个动作电位 0 期除极后继发再次除极,谓之"后除极",可形成异常冲动发放、引起触发活动。后除极又分为早期后除极与延迟后除极,如应用 I_A 类抗心律失常药物、低钾血症等均可引起早期后除极而诱发心律失常,而地高辛、儿茶酚胺类等药物的致心律失常作用则可能与延迟后除极有关。冲动传导障碍的机制则主要包括单纯传导异常及折返。药源性心律失常的发生正是各类药物通过影响冲动形成及冲动传导而造成的结果,这些药物通过直接或者间接的方式,使患者潜在心律失常的基质显露或使其心律失常易化或者直接引起新基质的产生而导致心律失常的发作。药物引起心律失常的发生除了与药物自身的电生理特性有关外,还与患者的遗传易感性、临床状况、自主神经系统功能失衡、药物剂量等多方面因素有关[49]。

而从分子机制来说,各类药物在心肌细胞动作电位发生的不同相期内作用于各种离子通道,引起心肌细胞除极或复极发生异常而导致心律失常的发生。多种具有致心律失常作用的药物可通过改变钠、钙通道的内向电流或者钾通道的外向电流影响心脏复极,而在与心脏复极相关的各种离子通道中,延迟整流钾电流、特别是延迟整流钾电流的快速激活成分(I_{Kr})在动作电位复极过程中起了至关重要的作用,第Ⅲ类抗心律失常药物可通过阻断 I_{Kr} 发挥抗心律失常的作用,也因此可引起 Q-T 间期延长,而绝大多数引起 Q-T 间期延长的药物如某些抗微生物药物、抗组胺药物等也均具有 I_{Kr} 阻断作用。

由于心律失常的类型多样,各种致心律失常药物的效应及作用机制存在较大差异,下文中我们将分类讨论各种致病药物的特殊作用机制及临床表现。

【致病药物和临床表现】

不同类型的药物具有不同的药理特性和作用靶点,而且同一药物在不同剂量、对于不同个体也可能产生不同的效应。简而言之,药源性心律失常临床主要表现为各种快速型或缓慢型心律失常,前者主要表现为房性心动过速、非阵发性交界区心动过速、室性心动过速等,而后者则多表现为窦性心动过缓、窦性停搏、不同程度房室传导阻滞、室内传导阻滞等。也有部分患者接受某种或某些药物治疗后,无明显的心律失常症状或证据,但临床上可见心电图的异常改变,具有潜在心律失常、特别是恶性心律失常的风险,这种情况通常也被认为是药物的致心律失常作用。而从药物的分类来看,心血管系统药物常常作用于心血管系统的不同组织、结构和位点,各种药源性心律失常的临床表现也千差万别,均存在显著差异。而非心血管系统药物多引发不同程度的 Q-T 间期延长、继发多形性室性心动过速/尖端扭转型室性心动过速(torsade de pointes,TdP)。

1. 心血管系统药物

(1)抗心律失常药:一直以来,抗心律失常药物广泛应用于各类心律失常患者的治疗。但在治疗中,抗心律失常药物可引起原有心律失常的加重或出现新的心律失常,即抗心律失常药物的"致心律失常作用"。CAST(cardiac arrhythmia suppression trial)研究随机入选的 1498 例患者,分别应用恩卡尼、氟卡尼、莫雷西嗪或安慰剂进行治疗以预防心肌梗死后的猝死发生,结果发现治疗组因心律失常导致的死亡(治疗组 5.7%,对照组 2.2%)和非心律失常导致的心源性死亡(治疗组 2.2%,对照组 0.7%)均显著高于对照组。当此研究结果公布后,抗心律失常药物的常规应用受到了质疑。随着研究的深入,抗心律失常药物的致心律失常作用越来越受到关注。目前临床常用的抗心律失常药物根据 Vaughan Williams 分类法,主要包括四大类。不同类型药物的致心律失常作用各有特点:①Ⅰ类药为快钠通道阻滞剂,分为 3 个亚类。其中 I_A 类药物,包括奎尼丁、普鲁卡因胺、丙吡胺等,可减慢动作电位 0 期上升速度、延长动作电位时程,可引起窦性停搏、房室传导阻滞、Q-T 间期延长及 TdP 等心律失常,患者可出现低血压、晕厥等临床表现。I$_B$类药物如利多卡因、美西律、苯妥英钠等不减慢 0 期上升速度,缩短动作电位时程,可导致窦性心动过缓、房室传导阻滞等心律失常。I$_C$类药物减慢 0 期上升速度、减慢传导及延长动作电位时程,普罗帕酮、氟卡尼、恩卡尼、莫雷西嗪等药物亦可引发心动过缓、房室传导阻滞等;在 CAST 研究中,此类药物应用于心肌梗死后患者可延长其折返环周长,而使之易发生室性心动过速。这三个亚类虽然都能导致心律失常发生,但作用有所差异。I$_A$类致心律失常作用主要在于使复极延迟,减慢传导作用不如 I$_C$类强,故应用 I$_A$类药物更容易发生触发活动或早期后除极、引起 TdP 等;I$_B$类药物抗心律失常作用的选择性较高,致心律失常作用相对较轻;而 I$_C$类则对于缺血心肌较为敏感,易使冠心病患者发生快速型恶性心律失常;②II类药为 β 受体拮抗剂,包括阿替洛尔、美托洛尔、比索洛尔等,均可导致窦性心动过缓、窦性停搏、房室传导阻滞等缓慢型心律失常的发生;③III类药为钾通道阻滞剂,包括胺碘酮、索他洛尔、伊布利特等,这类药物除了阻滞钾通道外,还可延长复极,引起心动过缓、Q-T 间期延长及 TdP。但众多研究均显示此类药物安全性相对更高。这类药物如索他洛尔、多非利特等常可引起 Q-T 间期延长和 TdP,多非利特甚至可用于 2 型长 Q-T 间期综合征实验动物的建模。伊布利特也表现出类似的致心律失常作用。胺碘酮亦可引起 Q-T 间期延长,但该药引发恶性心律失常的报道较为少见,对于心肌梗死后的患者,胺碘酮不影响死亡率甚至可能使患者获益。另外,胺碘酮除了阻滞钾通道,还具有 II 类、IV 类药物阻断 β 受体和阻滞钙通道的效应,因此,胺碘酮导致心动过缓的发生较为常见。新型III类抗心律失常药物决奈达隆在动物实验和许多随机临床研究中均表现出很好的安全性,但有数据显示该药可能增加慢性心力衰竭患者的死亡率,于 2011 年公布的 PALLAS(permanent atrial fibrillation outcome study using dronedarone on top of standard therapy)研究结果显示,伴慢性心房颤动的结构性心脏病患者应用决奈达隆后死亡率明显增加,使得这一研究提前终止。进一步的研究发现决奈达隆和地高辛协同作用可能增加死亡率,但具体电生理机制尚不明确;④IV类药为钙通道阻滞剂,如维拉帕米、地尔硫䓬等,亦可导致心动过缓、房室传导阻滞等。

因此,四类抗心律失常药物均可导致窦性心动过缓、房室传导阻滞等缓慢型心律失常,但 I$_A$类、III类更容易引起 Q-T 间期延长、发生 TdP 的风险,因此应用这些药物时需注意密切监测 Q-T 间期。亦有文献报道,I类药物,包括美西律、普罗帕酮等均有导致单形性室性心动过速的可能,故而应用这些药物治疗心律失常时需小心谨慎。

(2)非抗心律失常的心血管药物:除了抗心律失常药物,其他许多常见的心血管药物亦具有致心律失常作用,如各种正性肌力药物。多巴酚丁胺是常用的正性肌力药物,该药在 β 受体介导下激活腺苷酸环化酶、升高心肌细胞内环腺苷酸水平,后者使肌浆网释放钙离子增加而增强心肌收缩力,而心肌细胞内钙离子浓度升高可能是患者易于发生心律失常的一个重要因素;同时,多巴酚丁胺直接作用于心肌细胞膜 β 受体,可提高窦房结自律性、缩短心室不应期、增加传导速度,而引起浓度依赖的窦性心动过速、室上性或室性快速型心律失常。另一个正性肌力药物米力农为磷酸二酯酶抑制剂,对心肌 β 受体无直接影响,曾被认为没有致心律失常作用,但米力农通过抑制磷酸二酯酶减少细胞内腺苷酸环化酶的降解,也能够增加心肌细胞内钙离子水平,亦存在导致心律失常发生的风险。OPTIME-CHF(outcomes of a prospective trial of intravenous milrinone for exacerbations of chronic heart failure)研究随机将 951 例急性心肌收缩功能不全的患者分为米力农治疗组与安慰剂组,结果发现米力农治疗组新发房性心律失常显著增加（治疗组 4.6%，对照组 1.5% ）。米力农的 Ⅱ 期、Ⅲ 期临床试验显示 3.8% 的患者发生了室上性心律失常，12% 的患者发生了室性心律失常，其中 2.8% 的患者为非持续性室性心动过速、1% 的患者为持续性室性心动过速、0.2% 的患者发生了心室颤动。洋地黄类药物抑制 Na^+-K^+-ATP 酶泵，使心肌细胞胞内钙离子浓度升高，可减慢房室结传导、增加心肌自律性，且洋地黄类药物治疗窗较窄，个体差异大，易发生洋地黄中毒，可表现为各种类型心律失常，如不同程度的房室传导阻滞、室性期前收缩、加速的交界区心律、室性心动过速等。

众所周知，钾离子、镁离子等电解质对于心肌细胞的电活动形成和传导具有至关重要的作用，因此各种影响电解质平衡的药物均可能引起心律失常的发生。这些药物大致可分为 4 类：①致高钾血症药物，包括 ACEI、血管紧张素受体拮抗剂（angiotensin receptor blocker，ARB ）、各种保钾利尿药、ACEI/ARB 类药物、β 受体拮抗剂等；②致低钾血症药物，包括各种袢利尿药、噻嗪类利尿药、儿茶酚胺类药物、β 受体激动剂等；③致高镁血症药物，包括硫酸镁等；④致低镁血症药物，包括袢利尿药、噻嗪类利尿药、地高辛等。

2. 抗微生物药

（1）大环内酯类：红霉素、螺旋霉素、克拉霉素等大环内酯类抗生素均可能使复极延迟而导致异位心律失常、Q-T 间期延长及 TdP 等，其可能的分子机制在于这类药物可阻断 I_{Kr}，而使心肌复极时间延长。红霉素曾广泛应用于临床，其致心律失常作用在众多病例报告及实验室研究中均有报道，而且，红霉素还被广泛用于诱导 TdP 和构建 2 型长 Q-T 间期综合征的实验动物模型。研究表明，红霉素对心肌有直接毒性作用，该药可抑制心肌细胞的氧化磷酸化、破坏线粒体，使心肌变性、坏死，从而使其电生理特性发生改变，可出现复极延迟，导致 Q-T 间期延长、TdP 等；同时异位节律点兴奋性增加、产生触发活动而出现房性、室性期前收缩等心律失常。克拉霉素等大环内酯类药物也具有相似的电生理特性，具有潜在的致心律失常作用。但目前临床广泛使用的阿奇霉素则相对安全，其致心律失常作用少有报道。研究发现，阿奇霉素虽然可引起动作电位时程延长，但很少引起早期后除极和 TdP。

（2）喹诺酮类：喹诺酮类包括司帕沙星、格帕沙星、加替沙星等也能够阻断 I_{Kr}，使动作电位时程延长、心肌复极时间延长；同时，该类药物可与血浆中的镁离子形成螯合物，从而降低血镁浓度。这些因素均可以引起 Q-T 间期延长，甚至发生 TdP。喹诺酮类药物还可以导致房室传导阻滞、室性心律失常的发生。左氧氟沙星、环丙沙星亦可引起上述心律失常，但发生率较前述药物较低。

（3）抗疟药：抗疟药喷他脒可干扰 hERG 通道转录后蛋白的加工，而 hERG 通道介导在心脏动作电位中延迟整流钾电流 I_{Kr} 的复极化，故喷他脒可降低延迟整流钾电流在心肌细胞膜上表达的密度而延长心肌复极时间，而引起 Q-T 间期延长及 TdP。另外，奎宁、氯喹等亦有类似致心律失常作用。

（4）抗真菌药：抗真菌药氟康唑的致心律失常作用已经有多个临床案例报道，并被多项对照研究证实。实验室研究发现，氟康唑可抑制 hERG 钾离子通道，而诱导长 Q-T 间期综合征。伏立康唑、酮康唑（已经停止酮康唑口服制剂在我国的生产、销售和使用）及伊曲康唑等其他抗真菌药也可能引起 Q-T 间期延长，但尚未有这些药物引起致死性心律失常的报道。

3. 抗组胺药 抗组胺药经问世以来已历经三代，其中以第二代药物的心脏毒性最为显著。如阿司咪唑、特非那定等第二代抗组胺药可引起多种心律失常的发生。阿司咪唑作用类似于广谱抗心律失常药物,可抑制窦房结及房室结的 0 期钙离子内流,减慢动作电位 0 期上升最大速度,从而减慢窦房结与房室结的传导速度。故阿司咪唑的致心律失常作用主要表现为各种缓慢型心律失常,包括窦性心动过缓、窦房传导阻滞、窦性停搏、房室传导阻滞等。而左西替利嗪、地氯雷他定等第三代抗组胺药的致心律失常作用则少见报道。

4. 麻醉剂 氟烷、恩氟烷、异氟烷、七氟烷、氯仿等吸入性麻醉剂可引起心肌细胞内钙离子的转运异常及阻滞钠通道,其中氟烷、异氟烷、七氟烷还可阻滞延迟整流钾通道的缓慢激活成分(I_{Ks})、延长复极时间,接受上述药物麻醉的患者可出现心室复极延迟、Q-T 间期延长[50]。早期研究调查了 17 201 例接受全身麻醉的患者,发现 70.2% 的患者出现了各种心律失常,其中约 1.6% 发生了致死性的严重心律失常而需要干预处理。成人或儿童应用硫喷妥钠均可能引起 Q-T 间期的明显延长,这可能与该药增加血浆去甲肾上腺素浓度有关。依托咪酯对心血管系统的影响轻微,但有报道显示该药有引起 Q-T 间期延长的倾向,虽然没有显著的统计学差异,而且有研究显示依托咪酯可能使重症监护患者死亡率增加。丙泊酚则比前两者具有更好的安全性,有数据显示丙泊酚不会延长、甚至可缩短 Q-T 间期。阿片类药物如芬太尼、阿芬太尼及雷米芬太尼等虽然不会影响 Q-T 间期,但舒芬太在大剂量使用时也可能引起 Q-T 间期延长。

5. 镇静和抗惊厥药 卡马西平可降低窦房结细胞 4 期自动除极电位、延长心肌传导纤维的动作电位时程和延长房室传导,从而引起窦性停搏、房室传导阻滞等缓慢型心律失常。磷苯妥英、非尔氨酯等药物可能通过抑制延迟整流钾电流引起 Q-T 间期延长和 TdP 的发生。咪达唑仑临床应用较为广泛,有个别报道显示该药可能引起 Q-T 间期延长,但更多的研究并未发现其致心律失常作用。右美托咪定可减少中枢交感冲动的发放和去甲肾上腺素的释放,有研究显示该药可抑制窦房结和房室结,并且能够引起 Q-T 间期延长,因此对于伴Q-T 间期延长的心动过缓患者,需谨慎应用该药。

6. 抗肿瘤和免疫抑制剂 蒽环类抗肿瘤药常可在服药期间或服药后引发室上性心律失常及室性异位节律,紫杉醇可引起窦性心动过缓但往往无需干预,这些心律失常的发生往往继发于药物引起的代谢紊乱及电解质失衡。但是,也有部分抗肿瘤药物可直接干扰心脏电生理活动而导致心律失常的发生。三氧化二砷等可增加心肌动作电位 2 期钙离子内流,并可干扰 hERG 通道转录后蛋白加工过程,减少 I_{Kr} 在心肌细胞膜表达的密度,从而引起Q-T 间期延长、TdP 等心律失常的发生。拉帕替尼、舒尼替尼、达沙替尼、nolitinib 等抗肿瘤药物也有类似效应,但心律失常的发生率较少见[51]。

7. 胃肠道药物 昂丹司琼是 5-HT$_3$ 受体拮抗剂,常用于消化道疾患或肿瘤患者的镇吐治疗,该药可阻滞心肌钠离子通道和 hERG 钾离子通道,而引起 Q-T 间期延长、存在诱发致死性室性心律失常的风险。因此,美国 FDA 于 2012 年宣布大剂量规格的昂丹司琼被撤出市场。格拉司琼也可能引起 Q-T 间期延长,但缺乏充分的证据。药动学分析表明,血浆高浓度格拉司琼可显著延长 Q-T 间期,然而随机对照临床试验却并未得出相同结论,仅有个别报道显示较大剂量的格拉司琼可引起心动过缓。帕洛诺司琼是新型 5-HT$_3$ 受体拮抗剂,心血管不良反应轻微,未见有该药引起 Q-T 间期延长的报道,有研究显示帕洛诺司琼可减慢心率、引起心电图 PR 段延长,但并未引起心律失常的发生[52]。

甲氧氯普胺是多巴胺 D$_2$ 受体拮抗剂,临床常用于镇吐。因其抑制中枢和外周多巴胺受体,且易通过血脑屏障,可影响交感－迷走神经系统平衡,加之该药还兼具 5-HT$_4$ 受体激动效应,可影响心脏复极、增加 Q-T 离散度,存在潜在的致心律失常作用,虽然罕见有引发 TdP 的报道,但在联合应用使 Q-T 间期延长的药物时则需慎重。多潘立酮同为多巴胺 D$_2$ 受体拮抗剂,但只抑制外周多巴胺 D$_2$ 受体,且不易通过血脑屏障,安全性要优于甲氧氯普胺而在临床广泛使用。但越来越多的研究发现该药具有明显的致心律失常作用,引起心脏性猝死的发生率显著增加,该药虽未在美国上市,但 FDA 已发出警告,建议停止使用该药。伊托必利是新一代多巴胺受体拮抗剂,目前尚未发现有导致心律失常发生的报道。

8. 抗精神病药物与抗抑郁药 许多抗精神病药物或抗抑郁药均可不同程度地影响心脏复极,这些药物可诱发获得性长 Q-T 间期综合征等严重心律失常。三环类抗抑郁药如多塞平、阿米替林、去甲替林等临床应用非常广泛,已经有大量的研究表明这类药物可引起心室复极时间延长而导致室性心律失常的发生[53]。西酞普兰是选择性 5- 羟色胺再摄取抑制,因其临床副作用较小,近些年来广泛用于抗抑郁治疗,但在 2012 年,美国 FDA 发布了西酞普兰的用药建议修正案,其中提出不推荐使用于心动过缓、低钾血症或低镁血症等容易发生长 Q-T 间期综合征的患者,如患者已服用了其他可能延长 Q-T 间期的药物也应慎重。虽然目前尚未有服用西酞普兰导致心搏骤停的报道,但已有临床案例报道该药存在延长 Q-T 间期的潜在风险。依他普仑是外消旋西酞普兰的左旋对映体,有少数临床病例报道该药亦可能延长 Q-T 间期,但在一个样本量超过 3000 例的队列研究中发现,每 2400 例应用依他普仑的患者才有一例出现 Q-T 间期中等程度的延长,实验室数据也表明该药对于 Q-T 间期的影响要明显小于西酞普兰。因此,依他普仑较西酞普兰致心律失常的风险更低。

氟哌啶醇的致心律失常作用已被多项研究报道,美国 FDA 也因此宣布修订说明书,指出氟哌啶醇可引起 Q-T 间期延长和 TdP,且在静脉注射或高于推荐剂量使用时更为明显。而舍吲哚同为多巴胺受体拮抗剂,对心电生理活动的影响则较小。动物实验表明虽然舍吲哚对 Q-T 间期的影响与Ⅲ类抗心律失常药物索他洛尔类似,但舍吲哚不会阻断 I$_{Kr}$,这可能是其致心律失常作用轻微的原因。

多个病例报告提示新型抗精神病药喹硫平也可能诱导 Q-T 间期延长,存在诱发多形性室性心动过速的风险,但这些心律失常的发生可能还与药物过量、低钾血症和药物相互作用等因素有关。最近发表的一篇荟萃分析搜集整理了数项上市前研究的数据,结果显示 3095 名应用喹硫平的患者中仅 2 名患者出现了 Q-T 间期延长至大于 500 毫秒。因此,喹硫平的致心律失常作用尚存不确定性,有待进一步证实。利培酮也有类似致心律失常的风险,但其作用也不明确。

9. 其他 某些支气管舒张剂,如沙丁胺醇、特布他林等 β 受体激动剂可能导致快速型心律失常的发生。一项荟萃分析评估了 18 个临床试验,结果发现平均每种 β 受体激动剂可引起心率增加 9 次 / 分,而且 β 受体激动剂的使用能显著增加心血管事件的发生风险。较之沙丁胺醇,左旋沙丁胺醇虽然心血管不良反应较少,但仍然会导致 2.7% 的患者发生心动过速。然而,TORCH（ towards a revolution in COPD health ）研究发现,与安慰剂比较,支气管舒张剂沙美特罗替卡松在心血管死亡率、心血管事件及总死亡率上没有显著差异。

另外,胰岛素、盐皮质激素、茶碱类、氨基糖苷类药物、顺铂、环孢素、甘露醇、甲氨蝶呤、各种导泻剂等可引起低钾血症、低镁血症,各种含钾、含镁的肠外营养药物或抗酸药、锂剂等可导致高钾血症、高镁血症,而各种类型的电解质紊乱均可诱发不同类型的心律失常。

【诊断和鉴别诊断】

心律失常的诊断主要依赖于病史采集、体格检查及辅助心电检查,特别是借助各种心电检测手段如常规心电图、心电遥测、动态心电图、运动平板试验、电生理检查等均可确定诊断,并能进一步明确心律失常的类型。但要确定药源性心律失常,往往需要结合患者用药史,包括明确药物种类、剂量、给药途径、给药时间及合并用药等因素综合判断;另外,往往需要多次重复相应的辅助检查,进行用药前后的对比,方能进一步明确诊断。

高危患者用药后出现心悸、胸闷、头晕、晕厥等症状,体格检查可发现心率或心律的异常,经上述各种心电检测手段证实为新发的心律失常或原有心律失常频率增加、进展恶化,可以诊断药源性心律失常。停用药物后,心律失常逐渐减少或消失,亦支持药源性心律失常的诊断。但均需排除自身疾病进展、电解质紊乱、药物相互作用等情形。在用药期间,出现Q-T间期显著延长、持续性室性心动过速、TdP甚至室颤等心律失常,特别是伴随血流动力学不稳定的情况者,很可能是药物所致的心律失常。

【预防与治疗】

对于药源性心律失常的预防,关键在于知人善治、知药善用。

首先,需充分了解患者病情,明确其有无发生心律失常的易感高危因素。存在基础心脏疾病者更易罹患心律失常,研究表明慢性心力衰竭、心脏明显扩大者多伴随心肌自律性异常,而缺血缺氧心肌静息膜电位往往会高于正常而易于出现异常冲动的发生和传导[6]。合并心电活动异常或心律失常的患者更易发生药源性心律失常,如心脏传导系统存在解剖异常、存在离子通道基因突变或先天性长Q-T间期综合征等。对于这些患者,更应谨慎地用药和注意尽可能消除其他危险因素。其他危险因素还包括各种电解质紊乱、肝肾功能异常等。血钾异常是导致心律失常发生的一个重要因素。因Na^+-K^+-ATP酶泵的正常工作需将静息膜电位维持在-70~-90mV,低钾血症可增加静息膜电位,使心肌细胞自律性升高而易于形成异常冲动;同时,低钾血症状态下,动作电位时程和不应期均延长而易于发生折返性心律失常。反之,高钾血症抑制心电活动的传导,严重时可出现心脏停搏、心室颤动等。血镁异常亦可导致类似的心电活动异常。而肝、肾功能受损可能使药动学发生改变,血药浓度增加更增加药物毒性,使之更易于发生药源性心律失常。特别对于治疗窗较窄的药物,肝、肾功能异常尤其增加用药风险。不同药物具有其特定的药理学特性,对于具有致心律失常作用的药物,临床医师需充分掌握其适应证、禁忌证及可能出现的不良反应。针对不同的患者选择有效而且合适的治疗方案,并且在治疗过程中应注意严密监测患者对药物的反应,方能有效预防心律失常的发生。对于心电图可能出现Q-T间期延长的患者,应采集基线数据并定期进行心电图监测,电解质水平亦需密切监测并及时纠正电解质紊乱,肝、肾功能亦须进行全面评估并以此选择合适种类和恰当剂量的药物。对于洋地黄等治疗窗较窄的药物,有条件的情况下还应监测药物浓度。

对于药源性心律失常的治疗,重要的是及时发现、及时停药。施行治疗后应注意密切监测患者对药物的反应,在治疗过程中一旦发现新发的心律失常或者原有心律失常加重,需考虑到药源性心律失常的可能。在进行全面评估和确诊后,首先应考虑尽早停药或者调整药物剂量。如为药源性心律失常,停药或者调整剂量后,心律失常会逐渐好转或消失,否则应反思诊断是否有误。其次,应根据患者病情权衡利弊、慎重采取补救措施,针对不同的药物可选用特异性拮抗剂解除心脏毒性。如发生洋地黄中毒时出现室性心律失常,不宜贸然应用抗心律失常药物或者电复律,否则可能引起心律失常恶化或使病情复杂化,应进行全面评估,停药的同时可以补充钾、镁,酌情应用苯妥英钠或利多卡因或特异性地高辛 Fab 片段等。另如在应用硫喷妥钠时出现 Q-T 间期延长,可应用抑制儿茶酚胺反应的药物,如阿片类、β 受体拮抗剂等预防 TdP 的发生。此外,应注意尽可能消除其他易患因素。如出现 TdP,除了停用引起 Q-T 间期延长的药物,还需注意及时补充钾、镁,维持水电解质平衡。

（曾丽雄　袁洪）

第五节　药源性心包疾病

心包疾病相对其他心血管疾病较少发生,而心包炎是心包疾病中最常见的疾病。通常发生在青年及中年,由于心包炎而住院的患者占总住院患者人数的 0.1%,占因心血管病住院患者人数的 0.2%。药源性心包疾病是临床工作中较容易忽视的问题,包括药物诱导的系统性红斑狼疮、急性心包炎、限制性心包炎及心包积血。目前尚未有具体统计数字表明药源性心包疾病的总发生率。但是已有研究报道不同药物所致的心包疾病的发病概率。既往研究结果显示米诺地尔引起心包积液的概率从 3.8%[54]到 20%[55],并且在肾功能不全患者中心包积液发生率更高。在特发性系统性红斑狼疮患者中急性心包炎的发生率为30%~50%,而在药物诱导的系统性红斑狼疮患者中急性心包炎的发生率与特发性系统性红斑狼疮相近。异烟肼及普鲁卡因胺引起急性心包炎的概率为分别 30% 和 18%~57%[56]。特发性系统性红斑狼疮患者中肼屈嗪及甲基多巴引起的心包炎相对较少。而由于溶栓药物引起的心包积液及心包积血的发生率为 8.75%（使用链激酶溶栓的 80 例患者）到 24%（使用阿替普酶溶栓的 112 例患者）[56]。而另一项 192 人的研究显示,通过对使用溶栓药物的患者进行一系列随访（第 1、5、10、21 天及每年 1 次,并连续 3 年）及超声心动图记录,其中43% 的患者在随访过程中有一次心包积液发生。但对比使用过溶栓药及未使用溶栓药物的两组,其心包积液的发生率分别为 42% 与 50%,发生心包积液的概率与行超声检查的频率有关,而与心肌梗死后是否使用溶栓药物无关[57]。

【致病机制】

诸多药物可以导致药物诱导的系统性红斑狼疮,最常见的是肼屈嗪和普鲁卡因胺,其发生率分别为 15%~20% 和 7%~13%。药物诱导的系统性红斑狼疮与特发性系统性红斑狼疮引起的急性心包炎及心包积液常不易鉴别。心包积液或者多浆膜腔积液在系统性红斑狼疮中很常见,机制可能与自身免疫性反应有关。美沙拉秦引起的心包炎与IV型超敏反应有关,服用柳氮磺吡啶可出现遗忘 - 再暴露反应,导致IV型超敏反应。丹曲林可导致心包积液,胸腔积液及嗜酸性粒细胞增多症,同样提示超敏反应在其中发挥了重要作用[58]。在肿瘤化疗过程中引起的心包炎及心包积液,应考虑与药物细胞毒性引起机体炎症反应及免疫反应有关[59-61]。使用溶栓药物的急性心肌梗死患者可能出现心包积血,此现象可能与溶栓药物的抗纤溶作用及心肌梗死引起的急性心包炎共同作用相关。另外,曾有 1 例报道描述急性脑梗死患者使用溶栓治疗后出现急性心包积血及心脏压塞（排除了心肌梗死）[62]。口服维生素 K 拮抗剂华法林由于其抗凝作用可能导致心包积血,但常是在合并有心包炎的情况下或者心脏手术后。

【致病药物和临床表现】

根据既往文献报道，肼屈嗪、异烟肼、甲基多巴、苯妥英钠、普鲁卡因胺均有可能引起机体类似系统性红斑狼疮反应[63]，导致药物相关性心包炎。抗肿瘤药物，如白消安、环磷酰胺、阿糖胞苷、甲氨蝶呤、多柔比星、阿扎胞苷及维A酸；其他药物，如美沙拉秦、柳氮磺吡啶、米诺地尔、丹曲林、苯基丁氮酮及色甘酸钠均有引起心包炎的报道。氯氮平引起心包炎的同时常引起心肌炎。另外，麦角胺、二甲麦角新碱、环磷酰胺、阿糖胞苷及普鲁卡因胺可能引起限制性心包炎。急性心肌梗死或者脑卒中患者使用溶栓药物、白消安化疗合并血小板减少症以及口服维生素K拮抗剂华法林时，可能造成心包积血[64]。药源性心包炎的患者可表现为呼吸困难、奇脉、干咳、腹胀及胸痛等，心脏听诊（心包裸区）可能闻及心包摩擦音，从影像学上可能表现为心影增大，提示心包积液；心电图上可能出现广泛导联ST段抬高及PR段压低；心脏彩超可发现心包积液形成，多数为少量心包积液；可能同时合并胸腔积液。其他原因引起的心包积液，如感染及恶性肿瘤，可通过心包穿刺及细胞学检测。心包活检可发现纤维化组织及非特异性炎症。在药物诱导的系统性红斑狼疮引起的心包炎同样可以出现系统性红斑狼疮其他表现。患者出现心脏压塞可表现为心动过速、呼吸急促、心包积液、奇脉、心电图低电压及低血压、甚至心源性休克。

【诊断和鉴别诊断】

2004年欧洲心脏病学会首次发布了心包炎相关指南[65]，并在2015年进行了更新。2015年心包炎相关指南结合近期的临床试验，进一步细化了急性心包炎及再发心包炎的诊断标准[66]。对于急性心包炎要求符合以下诊断标准中的2项：①胸痛，胸部锐痛，坐起及前倾位好转；②听诊有心包摩擦音；③心电图有特征性改变，如广泛导联的ST段抬高及PR段压低；④新发的心包积液或心包积液增加。对于复发的心包炎要求符合以下3项诊断标准：①曾经诊断过急性心包炎；②4~6周或者更长时间无明显症状；③再次出现胸痛症状并合并以下症状之一：a. 听诊有心包摩擦音；b. 心电图特征性改变；c. 心脏彩超发现心包积液增加；d. 白细胞计数增加；e. 血沉增快。其中心脏超声检查是诊断药源性心包炎的重要手段。对于首次使用抗肿瘤药物，如白消安、环磷酰胺、阿糖胞苷、甲氨蝶呤、多柔比星及维A酸，可能在用药早期（用药后数小时到1个月）即出现心包炎。高剂量的抗肿瘤药物可进一步加重心脏毒性作用。174mg/kg环磷酰胺较87mg/kg环磷酰胺可明显增加心包炎的发生。高剂量的阿糖胞苷（≥3g/m²）可能在首次给药后即产生心力衰竭及心包炎的症状。米诺地尔引起肾功能不全患者心包炎的概率明显高于在肾功能正常患者[67]。因此在使用上述药物时应注意药物剂量及密切观察患者用药后是否出现心包炎及心包积液的相关临床表现。对于使用溶栓药物的急性心肌梗死[68]或者脑卒中[62]患者以及口服维生素K拮抗剂华法林的患者，应注意心包积血及心脏压塞的发生，对于高危患者应严密监测生命体征、心电图及超声心动图的变化情况，以便及时诊断。

【预防与治疗】

对使用可能造成心包炎药物治疗的患者，应提前告知其药物可能出现的不良反应，若出现气促、胸痛、水肿等症状应及时与医师联系。所有服用上述可能产生心包炎药物的患者都应该严密监测。对于药源性心包炎的治疗要诊断病因而个体化治疗。患者应卧床休息，予以阿司匹林或者NSAIDs。对于严重的系统性红斑狼疮相关的心包炎应接受全身糖皮质激素治疗,但是糖皮质激素治疗可能会延长原发病的病程。另外,NSAIDs 可配合秋水仙碱进行治疗,与非甾体类抗炎单药相比,可近一步缓解症状及减少心包炎复发。对于限制性心包炎,必要时应采用外科手术解除心包缩窄。患者出现大量心包积液、心脏压塞及心包积血时,需紧急行心包穿刺引流或者心包切口术[66]。

（蔡菁菁 袁洪）

第六节 药源性阿－斯综合征

凡由药物直接或间接作用于心脏引起严重的致命性、缓慢型或快速型心律失常,使心排出量在短时间内急剧减少,导致一过性脑缺血缺氧的综合征,统称为药源性阿－斯综合征(drug-induced Adams-Strokes syndrome, DIASS),为药源性急症,死亡率高。轻者表现为头晕、黑矇,重者可出现意识丧失,伴有抽搐、心脏短暂停搏或叹气样呼吸。临床上以用药史、出现心律失常、发生抽搐为特征,常为猝死的先兆。尤其是患者存在基础心脏疾病合并有电解质紊乱等病理因素,是诱发药源性阿－斯综合征的基础因素。国内报道一组 100 例 DIASS 患者的病因分析中,药物所致者几乎占 1/4。虽然多数临床医师对阿－斯综合征较为熟悉,但药源性因素常被忽略,故应引起高度重视,加强有力的预防措施,减少 DIASS 的发生。

【致病机制】

DIASS 的病因是多方面和复杂的,其致病机制亦有不同,现归纳如下。

1. 药物药理作用增强或蓄积中毒所致 相关药物可影响心肌复极和心肌的电生理特性引起 QRS 波变宽,Q-Tc 间期延长,导致尖端扭转型室性心动过速、室颤、严重心动过缓或使原有的心律失常加重,引起心脏一过性排血量显著减少,导致阿－斯综合征。该作用多发生在合并低血钾、严重低血镁、心动过缓、心力衰竭等危险因素的情况下,其中尖端扭转型室性心动过速主要见于 I_A 类(特别是奎尼丁,其他还有普鲁卡因胺)和 III 类抗心律失常药物(主要是胺碘酮),I_B 和 I_C 类相对较少。洋地黄中毒可诱发各种心律失常,β 受体拮抗剂和钙通道阻滞剂如维拉帕米容易诱发缓慢型心律失常,导致阿－斯综合征[69]。

2. 奎尼丁样作用 药物具有奎尼丁样作用,抑制给"钠泵"供能的 ATP 酶,阻止细胞外的钾离子进入细胞内,引起心肌缺钾,使心肌复极延迟,导致严重心律失常如房室或室内传导阻滞、室性心动过速或心室颤动,出现阿－斯综合征。常见的药物包括氯丙嗪、氟哌啶醇和三环类抗抑郁药,如丙米嗪、阿米替林、氯米帕明等。

3. 药物心脏毒性 对心脏有明显毒性作用的药物,抑制心肌兴奋性及传导系统,导致自主神经功能失调,迷走神经过度兴奋而引起心律紊乱;直接损害心肌引起中毒性心肌炎以及呕吐后产生缺钾,导致心脏停搏或室颤,出现阿－斯综合征。如抗寄生虫药物的心脏毒性作用,酒石酸锑钾可直接损害心肌并导致自主神经功能失调,此外其可诱发患者反复呕吐,引起低钾。氯喹、奎宁可抑制心肌,引起心律失常,并偶尔出现心肌病及完全性房室传导阻滞。依米丁(吐根碱)对心脏有抑制作用可引起心律失常,传导紊乱诱发阿－斯综合征。

4. 用药不合理 目前缺乏合理用药的表现主要有忽略个体化用药、联合用药不当选药或停药不当等,这些都可引起严重的心律失常。

5. 病理因素　患者在用药时,可能已存在电解质紊乱或心脏本身疾病等病理因素,造成药物效应的改变,药物血药浓度升高和不良反应增加,出现药物的中毒反应,亦可发生阿-斯综合征。

【致病药物和临床表现】

1. 抗心律失常药物　目前临床常用的抗心律失常药物根据 Vaughan Williams 分类法,主要包括四大类,不同类型药物的致心律失常作用各有特点。

（1）Ⅰ类抗心律失常药:Ⅰ类药为快钠通道阻滞剂,分为三个亚类。其中 I_A 类药物包括奎尼丁、普鲁卡因胺、丙吡胺等可引起窦性停搏、房室传导阻滞、Q-T 间期延长及尖端扭转型室性心动过速等心律失常。I_B 类药物如利多卡因、美西律、苯妥英钠等可导致窦性心动过缓、房室传导阻滞等心律失常。I_C 类药物可引发心动过缓、房室传导阻滞等。

奎尼丁可引起心电图 T 波增宽并低平或倒置、Q-T 间期延长、QRS 时限延长以及 PR 间期延长等变化,可引起窦性心动过速、窦性停搏、房室交界性心律、干扰性房室分离、预激综合征、室性心动过速、心房扑动、心室颤动以及心脏停搏而产生阿-斯综合征。上述心律失常出现反复自发自停伴晕厥现象,但与药物剂量无关,可发生于血药浓度尚在治疗范围内或以下时。有报道 237 例心房颤动患者用奎尼丁转复中,17 例（7.1%）患者发生奎尼丁晕厥,大多数无明显先兆症状且剂量不大,这可能与原有的心脏扩大伴心功能严重损害有关。有报道应用奎尼丁维持量治疗,再给利多卡因时可发生窦性停搏。

普鲁卡因胺可直接抑制心肌,产生心脏停搏、传导阻滞及室性心律失常;心电图出现 PR 及 Q-T 间期延长,QRS 波增宽,R 波在 T 波上诱发多形性室性心动过速（扭转型室性心动过速）或室颤,导致阿-斯综合征。有人提出,低浓度普鲁卡因胺可引起传导阻滞,从而激发折返性心动过速。国内报道 14 例用此药治疗心律失常时,1 例出现明显的 Q-T 间期延长伴扭转型室性心动过速,导致阿-斯综合征,而未用此药时则不能诱发出这种心动过速。这一结果的原因是旁道前向传导有效不应期延长,房室结前向传导有效不应期缩短,以及旁道逆向传导不应期稍微延长所致。

美西律也被发现具有致缓慢型心律失常的不良反应,表现为窦性心动过缓及窦性停搏等,这一反应尤其在原有病态窦房结综合征较窦房结功能正常者容易发生。偶可发生心房颤动,室性心动过速而出现阿-斯综合征。最近一项研究表明,23 例恶性难治性室性心动过速患者用美西律后,4 例室性心动过速加重,出现阿-斯综合征。

普罗帕酮导致的阿-斯综合征易发生于用药剂量大,患者有难治性持续性室性心动过速,尤其是存在器质性心脏病和心功能不全时。其表现为室性心动过速频率加快,持续时间延长,从而发生阿-斯综合征,其机制可能是 I_C 类药物引起正常或接近正常的心肌传导延迟,形成折返导致心律失常。心电图见 PR、QRS 间期延长,产生心动过缓、心脏停搏及传导阻滞,原有窦房结或房室结功能障碍者尤其常见。国外一组 124 例严重快速型室上性心律失常者治疗后显示心律失常加重,其中心律失常恶化者占 8%,并发生阿-斯综合征。

（2）Ⅱ类抗心律失常药:该类药为 β 受体拮抗剂,包括阿替洛尔、美托洛尔、比索洛尔等,均可导致窦性心动过缓、窦性停搏、房室传导阻滞等缓慢型心律失常的发生。可通过肾上腺素 β 受体部位竞争性地抑制儿茶酚胺的作用,对窦性心动过速和室上性心动过速疗效较好。其毒副作用主要是对心脏的抑制,即缩短不应期和动作电位时间,降低自律性,减慢传导速度,引起心动过缓。有报道称,普萘洛尔治疗的 1435 例患者中 0.56% 发生严重心动过缓,并有阿-斯综合征发生,有窦房结功能不全的患者更易发生。有报道用普萘洛尔长期治疗可增加靶器官对 β 受体刺激的敏感性,当突然停用普萘洛尔时会发生撤药综合征,严重者发生阿-斯综合征甚至猝死。故 β 受体拮抗剂使用时应密切注意,不能突然停用。

（3）Ⅲ类抗心律失常药:包括胺碘酮、索他洛尔、伊布利特等,主要电生理效应是延长心脏心肌组织的动作电位及有效不应期,用于治疗室上性心动过速、室性心律失常。这类药物除了阻滞钾通道外,还可延长复极,引起心动过缓、Q-T 间期延长及尖端扭转型室性心动过速。虽该类药物安全性相对较高,但近几年国内外许多学者认为其会引起 Q-T 间期延长和尖端扭转型室性心动过速,引发恶性心律失常。其中胺碘酮的应用最为广泛,其导致的心动过缓较为常见,包括窦性心动过缓、一过性窦性停搏或窦房阻滞、房室传导阻滞等,其导致的恶性心律失常报道较为少见,但亦有报道称其可导致多形性室性心动过速、Q-T 间期延长所致的尖端扭转型室性心动过速、室颤,从而出现阿-斯综合征[70]。国内报告 159 例应用此药治疗室上性及室性心律失常,发生 Q-T 间期延长者 55 例、传导阻滞 31 例、窦性心动过缓 18 例、心室颤动及扭转型室性心动过速 2 例,少数患者发生阿-斯综合征。

（4）Ⅳ类抗心律失常药:主要为非二氢吡啶类钙通道阻滞剂,包括维拉帕米、地尔硫䓬等,其中维拉帕米为一种钙离子内流的抑制剂,静脉注射时对各种室上性心律失常有价值。临床上偶见窦性心动过缓和窦性静止、Ⅱ度或Ⅲ度房室传导阻滞及心脏停搏;可能使预激或 L-G-L 综合征伴心房颤动或心房扑动者旁路传导加速以致心率增快,重者发生阿-斯综合征。本品可引起高度房室传导阻滞的发生率为 0.5%。维拉帕米与 β 受体拮抗剂合用时可进一步延长房室传导时间,使传导阻滞加重。在原有病态窦房结综合征患者或正在使用 β 受体拮抗剂者,静脉注射维拉帕米可产生严重窦性心动过缓和窦性静止,发生阿-斯综合征。

2. 洋地黄类药物　洋地黄类药物抑制 Na^+-K^+-ATP 酶泵,包括地高辛、毛花苷丙等,是治疗心力衰竭的主要药物,但由于药物治疗窗较窄,个体差异大,易发生洋地黄中毒。洋地黄中毒所致的心律失常较多见,如不同程度的房室传导阻滞、室性期前收缩、加速的交界区心律、室性心动过速等。洋地黄类药物引起的室性心律失常在成人极为常见,而传导阻滞多见于婴幼儿。在有心肌病变、电解质平衡失调、缺氧及心脏增大等情况下,小剂量洋地黄类药物所致的心律失常占临床上发生洋地黄类药中毒所致心律失常的 80%~90%,常见于心动过缓、心电图有 ST 段降低与 T 波倒置等变化;洋地黄诱发的室性心律失常如室性期前收缩二联律、多源性室性期前收缩及双向性室性心动过速,室上性心动过速伴房室传导阻滞的严重者会发生阿-斯综合征。

3. 抗精神病药物　抗精神病药物包括吩噻嗪类（氯丙嗪、奋乃静等）和三环类抗抑郁药（丙米嗪、阿米替林、氯丙嗪、多塞平等）等临床应用较为广泛,大量研究表明这些药物可引起心室复极时间延长,诱发获得性长 Q-T 间期综合征等严重心律失常。其心电图改变有 ST 段压低、Q-Tc 间期延长、T 波倒置、出现 U 波振幅增高;室性期前收缩、多形性室性心动过速、尖端扭转型室性心动过速及房室或室内传导阻滞,严重者可发生阿-斯综合征[71]。多个病例报告提示新型抗精神病药喹硫平也可能诱导 Q-T 间期延长,存在诱发多形性室性心动过速的风险,但这些心律失常的发生可能还与药物过量、低钾血症和药物相互作用等因素有关。

4. 抗寄生虫药物　大多数抗疟药可诱导心脏不良事件,引起阿-斯综合征主要是与引起 Q-T 间期过度延长导致尖端扭转型室性心动过速的恶性心律失常有关,其细胞机制与离子通道的抑制延缓复极化过程有关。目前常用的抗疟药包括：磷酸氯喹、磷酸伯氨喹、乙胺嘧啶、奎宁、青蒿素、蒿甲醚（蒿乙醚）、青蒿琥酯等，氯喹、奎宁对心肌有抑制作用，可引起 PR 间期延长，QRS 波变宽和（或）心律失常，偶尔可出现心肌病及完全性传导阻滞，发生阿-斯综合征。磺胺多辛乙胺嘧啶片则相对安全，目前尚无心脏不良反应的相关报道。三价锑包括酒石酸锑钾等，目前仍是治疗血吸虫病的有效药物。本品可直接损害心肌，心电图示 ST-T 改变，Q-T 间期延长，少数患者出现室上性或室性心动过速、心室扑动及心室颤动而发生阿-斯综合征。依米丁对心脏有直接损害作用，出现心律失常及传导紊乱而发生阿-斯综合征。心电图常示 PR 延长、ST-T 改变、频发室性期前收缩、多形性室性心动过速及室颤。

5. 作用于自主神经系统的药物

（1）拟交感胺类药物：多巴胺和多巴酚丁胺可刺激心脏 β 受体而导致心律失常，如室性期前收缩、室性心动过速、心室颤动或心脏传导失常而发生阿-斯综合征。肾上腺素和异丙肾上腺素主要兴奋心脏 β 受体，用药后常可引起心动过速，可诱发房性和室性心律失常。如肾上腺素在吸入麻醉过程中使用时更易发生室性心动过速以至心室颤动；异丙肾上腺素本身可诱发室性心动过速或心室颤动，严重者发生阿-斯综合征。麻黄碱、苯丙胺可引起频发性房性、室性期前收缩，阵发性心动过速，房室传导阻滞，偶有严重者发生阿-斯综合征。

（2）副交感神经兴奋药：如依酚氯铵用于治疗阵发性室上性心动过速，但它能引起心动过缓型心律失常，包括严重心动过缓、窦房阻滞、窦性静止和房室传导阻滞而发生阿-斯综合征。醋甲胆碱注射可使血压下降、心率缓慢、房室分离、房室传导阻滞、心房颤动、心电图有 T 波低平或倒置以及 ST 段降低等，大剂量可引起阿-斯综合征。

（3）自主神经系统阻滞剂：阿托品用于治疗缓慢型心律失常，但也会引起室性心动过速，甚至致命性心室颤动，也可通过加快房室结传导而诱发折返性心动过速，产生阿-斯综合征。普萘洛尔、美托洛尔、阿替洛尔为心肌肾上腺素能 β 受体拮抗剂，可引起或加重窦性心动过缓、窦房传导阻滞、窦性静止及房室传导阻滞而发生阿-斯综合征。

6. 抗肿瘤药物　包括多柔比星、柔红霉素、高三尖杉酯碱等可诱发的心肌损害，临床上可见 30% 的患者合并心律失常，如心动过速、房性或室性期前收缩、室上性或室性心动过速，因恶性心律失常者可发生阿-斯综合征。而心律失常的发生与用药剂量和时间长短有关。

7. 中药　含有乌头碱、次乌头碱成分的中药如乌头、附子、雪上一枝蒿，其毒性可直接作用于心肌引起心律失常，导致室颤而诱发阿-斯综合征，尤以剂量较大时易发生。中药见血封喉含有强心苷，剂量稍大即可引起异位节律，导致该症的发生。其他如博落回和蟾蜍毒也可引起阿-斯综合征。

8. 其他药物　氨苯蝶啶可引起高血钾而导致阿-斯综合征。应用庆大霉素出现低血钙致频发室性期前收缩，R 波落在 T 波上出现室性心动过速而发生阿-斯综合征。西咪替丁对心肌的毒性作用引起严重心律失常，导致阿-斯综合征。肌内注射狂犬病疫苗引起喘息和阿-斯综合征发作。乙醚、链激酶、毛果芸香碱、新斯的明亦可引起阿-斯综合征发作。泼尼松、甲硝唑、金刚烷胺、激素、水合氯醛，均可致扭转型室性心动过速、心室颤动而发生阿-斯综合征。

【诊断和鉴别诊断】

1. 诊断　一般有明确用药史，尤其是有应用对心脏损害的药物史。DIASS 表现特征是在任何体位均可发作,前驱症状多不明显或很短暂,临床症状视脑缺血程度而定,轻者仅头晕、黑矇,重者意识丧失,发生抽搐、面色苍白或灰暗。心搏停止 20~30 秒,可出现叹息样呼吸。每次发作时间短暂(约为 30 秒)是其特征。心电图为室性心动过速、心室颤动、心室静止或心电机械分离、高度或完全性房室传导阻滞。

2. 鉴别诊断 对于阿 – 斯综合征的诊断并不困难,但其鉴别诊断是个非常复杂问题。其首先要明确是否为药物所致,还是在原有严重器质性心脏疾病基础上发生的。药源性阿 – 斯综合征的特点是:①有明确的用药史;②用药过程中出现严重的心律失常或原有心律失常加重,但无其他原因可查的,发作时除有晕厥或抽搐外,ECG 示窦性停搏,心率慢于 30 次 / 分,室性心动过速或心室颤动;③常有电解质紊乱等诱发因素。药物引起的阿 – 斯综合征应与各种器质性心脏病并发的阿 – 斯综合征相鉴别。如急性心肌炎引起完全性房室传导阻滞,扩张型心肌病发生完全性房室传导阻滞,急性心肌梗死引起严重室性心律失常,病态窦房结综合征、窦性静止,主动脉瓣狭窄引起心脏排血受阻等所致阿 – 斯综合征。

【治疗与预防】

1. 治疗

(1)及时抢救:对于药源性阿 – 斯综合征的治疗,重要的是及时抢救和及时停药,一旦出现阿 – 斯综合征,应立即拳击心前区,胸外心脏按压,呼吸停止者进行人工呼吸;心室颤动者立即直流电除颤或药物除颤。

(2)及时停药:停用一切可能引起阿 – 斯综合征的药物,若为 DIASS,停药后心律失常会逐渐好转或消失,否则应反思诊断是否有误。其次应根据患者病情权衡利弊、慎重采取补救措施,针对不同药物选择有效解毒剂和促进排泄药。及时纠正电解质紊乱,注意补充液体,积极纠正心力衰竭、休克等诱因。

(3)药物治疗:显著窦性心动过缓或Ⅲ度房室传导阻滞时,静脉滴注异丙肾上腺素并随时调整剂量,亦可应用阿托品。室性心动过速时,利多卡因 50~100mg 稀释后静脉注射,室性心动过速终止后以 1~4mg/min 持续静脉滴注以巩固疗效。如阿 – 斯综合征频繁发作,药物不能恢复心室率时,可进行临时人工心脏起搏。

2. 预防措施

(1)明确患者有无发生恶性心律失常的高危因素:注意评估是否存在基础心脏病,尤其是合并心电活动异常或心律失常的患者更易发生阿 – 斯综合征,对这些患者用药前需谨慎并注意纠正可能诱因,例如用药期间注意心电监护,及时纠正心律失常;监测用药时患者的血电解质变化,及时发现电解质紊乱,如有低钾、低钙等及时纠正。

(2)严格掌握用药适应证:特别是应用抗心律失常药时,剂量应根据患者具体情况而定,禁止有害的联合用药。对伴有房室传导阻滞、低血压、窦房结功能不全和严重心动过缓患者,注意慎用或禁用普萘洛尔、洋地黄及胺碘酮等药物。

(3)调整用药:对于使用可致心律失常药物的患者,常常需要评估肝、肾功能,如果需要应调整合适的药物剂量。药物间药动学或药效学出现相互作用时作出相应的调整。对于洋地黄等治疗窗较窄的药物,有条件的情况下还应监测药物浓度。

(文娟 袁洪)

第七节　药源性心肌缺血和急性冠脉综合征

目前,药源性心肌缺血及急性冠脉综合征的发生率尚不明确。有几类药物引起药源性心肌缺血及急性冠脉综合征的风险较高,包括心血管药物、NSAIDs、可卡因、口服避孕药、口服激素替代疗法、细胞毒性药物、生物碱类药物和曲普坦类药物[72]。

心肌缺血是由心肌氧耗增加及心肌供氧不足或者冠状动脉供血减少导致,心肌缺血多发生于冠心病患者,本节将阐述药物治疗引起的心肌缺血。心肌缺血可引起稳定型心绞痛、不稳定型心绞痛及缺血性心力衰竭。心绞痛是一种临床上常见的胸部不适症状,可逆性的心肌缺血往往引起心绞痛,由无心肌坏死的心肌功能紊乱导致。心绞痛临床表现为发作性胸骨后或心前区压榨、窒息性疼痛,可放射至左肩、左上臂、颈部或下颌部,也可向下放射到上腹部;持续数分钟,心电图显示 ST 段压低或抬高以及 T 波改变。当然,心肌缺血的发生也可无任何临床症状,称作"沉默型"心肌缺血[73,74]。缺血性心力衰竭在前面章节已有详细介绍,本节将不再阐述。

急性冠脉综合征是指由冠状动脉长期闭塞导致供氧不足、心肌缺血及不可逆的心肌组织受损导致的一种临床症状。典型症状表现为发作性胸骨后闷痛,压榨感或压迫感、烧灼感,可向左上臂、下颌、颈、背、肩部或左前臂尺侧放射,呈间断性或持续性,伴有出汗、恶心、呼吸困难、窒息感甚至晕厥,持续时间大于 10~20 分钟,舌下含服硝酸甘油不能完全缓解。出现下面 3 种症状之一者即可判定为急性冠脉综合征:ST 段抬高型心肌梗死,非 ST 段抬高型心肌梗死,不稳定型心绞痛。由于现有文献数据不足以提供区分急性冠脉综合征的诊断证据,并且根据现有文献数据区分缺血和梗死也有很大困难,因此在个例中不再分开阐述此症[75]。

一旦发生药源性心肌缺血和急性冠脉综合征,大多数没有冠状动脉病史的患者会寻求医疗护理,要求住院治疗或紧急治疗。与之相反,有冠状动脉病史和缺血性心脏病史的患者,经常会把这些症状归因于病程相关的症状,可能不会寻求医疗护理。然而,这些有冠状动脉病史的患者常常会因为药源性心肌缺血的发生而导致原有疾病的急性发作,更加需要医疗护理及用药方案的调整。像非药源性急性冠脉综合征一样,药源性急性冠脉综合征也可能会增加猝死或相关并发症引起的死亡,包括左心室功能紊乱和(或)室性心律失常[76]。美国心脏协会统计了非药源性急性冠脉综合征与死亡率的相关性,约 37% 的冠心病事件患者和 16% 经历心肌梗死的患者在一年中将会死亡[77]。然而,除了可卡因诱导的冠状动脉综合征的数据,关于药源性急性冠脉综合征的数据非常少。

【致病机制】

心肌氧耗、心肌供氧失衡及冠状动脉功能异常是导致心肌缺血的重要原因,当心肌耗氧量大于心肌供氧量时会诱发心肌缺血。其发生机制包括以下几方面:

1. 心肌氧耗　决定心肌耗氧的主要因素包括心率、心肌收缩力、收缩期血压、心室腔大小等。临床上心率的评估最为容易,心率加快会引起心肌耗氧增加;心室等容收缩期心室内压力升高的频率可反映心肌收缩力,受以下几个变量影响:自主神经系统、心率、血钙浓度及体温。心室收缩张力受心室收缩压、心室壁厚度的影响,前后负荷是这几个因素的重要调节原因。降低收缩压可以降低后负荷,进而减少心肌耗氧量。药物可通过影响以上四个因素导致心肌缺血。通过直接(可卡因、β受体拮抗剂)或者间接(硝苯地平、硝酸甘油、米诺地尔、肼屈嗪)反射增加心率的药物都会诱导心肌缺血。同样地,引起收缩压升高的药物如肾上腺素、异丙肾上腺素和去氧肾上腺素也可能会引起心肌缺血。因此,临床上对有冠心病基础疾病的患者应考虑换药,以避免这些因素导致的心肌缺血。

2. 心肌供氧　冠状动脉血流量及血液载氧能力决定心肌的供氧情况,其中小动脉等血管阻力是影响冠状动脉血流量最重要的因素,其他影响冠状动脉血流量的因素包括心室舒张期持续时间和冠状动脉阻力。影响冠状动脉阻力的因素包括代谢调节、自主调控、血管外压力、激素水平及神经系统因素。药物可通过影响以上因素降低心肌供氧量。

3. 冠状动脉功能异常　包括冠状动脉痉挛、冠状动脉窃血及冠状动脉灌注压不足。①冠状动脉痉挛:冠状动脉血管床有丰富的神经支配,血管壁有α受体和β受体,α受体激动可引起冠状动脉收缩甚至痉挛,另外,肾素、血管紧张素、血栓素、5-羟色胺、前列环素 I_2、血管内皮舒张因子对冠状动脉的收缩起重要作用,凡能影响上述因素的药物均可导致心绞痛发作,如甲氧明、多巴胺、麻黄碱、大剂量阿司匹林、部分抗癌药、乙酰胆碱等;②冠状动脉窃血:有些药物如硝普钠、双嘧达莫、香豆素等只能扩张非缺血区血管,而对缺血区已扩张的小动脉不起作用,使缺血区血流通过侧支循环流向非缺血区,进而使缺血区血供更加减少,引起心绞痛;③冠状动脉灌注压不足:冠状动脉的灌流,主要依靠主动脉舒张压,凡是能引起血压下降,回心血量减少,心排出量降低的药物均可导致舒张压下降,如降压药、抗心律失常药、硝酸酯类等。最后,还有其他一些因素会导致心绞痛,如贫血会影响血管携氧能力;长期大剂量用药骤然减量或者停药可引起血流动力学反跳,可诱发心肌缺血,如硝酸甘油、β受体拮抗剂、钙通道阻滞剂等;药物引起的变态反应,使体内释放较多组胺,还可使冠状动脉外膜的干状细胞产生血管收缩物质,导致冠状动脉痉挛,产生心绞痛。

药物引起急性冠脉综合征可通过两种不同但又互补的机制诱导。短期的药物治疗可能导致急性冠脉综合征。另外,持续、长时间的用药可增加潜在的心血管风险,进而增加急性冠脉综合征的风险,某些药物也可能同时有以上两种方式。

一般急性冠脉综合征的发病机制是由于动脉粥样硬化斑块破裂形成的血栓导致的心外膜冠状动脉闭塞。另外,引起或尚未引起动脉粥样硬化斑块破裂的冠状动脉血管痉挛也可能导致急性冠脉综合征,不过此机制并不常见。在任何情况下,要发生药源性心肌梗死,冠状动脉的血流必须要被阻塞一定的时间后才能导致心肌组织坏死。因此,药源性冠脉综合征可能是由引起药源性冠状动脉血管痉挛的药物(如可卡因等药物)或引起药源性动脉血栓药物(如雌激素、可卡因、COX-2抑制剂等药物)导致的。

某些药物也可能通过加快动脉粥样硬化的自然病理过程,从而增加冠状动脉疾病发展的风险。美国心脏协会将吸烟、血浆低密度脂蛋白胆固醇升高、血浆高密度脂蛋白胆固醇降低、高血压、肥胖以及糖尿病定义为急性冠脉综合征的可改变危险因素。因此,任何可导致以上危险因素的药物都会增加冠状动脉事件的风险。例如有报道显示某些药物可加速冠状动脉粥样硬化的进程,包括蛋白酶抑制剂、可卡因、口服避孕药、COX-2抑制剂以及罗格列酮。

对冠状动脉疾病患者突然停用某些药物、短期及长期药物治疗也可导致心肌缺血或导致急性冠脉综合征。例如,突然停用β受体拮抗剂可能导致心肌耗氧量增加,使β受体上调及增加对儿茶酚胺的敏感性。需要强调的是,药物诱导的缺氧或粥样硬化的案例,患者一般都患有冠状动脉基础疾病。用肝素及阿司匹林对急性冠脉综合征进行短期的治疗,停药后可引起不良心血管事件,这些事件似乎在停药 10 小时以内"集群"出现,这可能归因于冠状动脉里的血栓,不过这些问题还需要进一步的研究[78]。

【致病药物和临床表现】

可能引起心肌缺血和(或)急性冠脉综合征的药物及证据级别见表 2-2,下面详细介绍可引起心肌缺血及急性冠脉综合征的药物及可能机制。

表 2-2　可能发生心肌缺血/急性冠脉综合征不良反应的药物

药物名称	发生率 (NK 为尚不明确　RR 为相对风险)	证据级别
停药诱导		
阿加曲班	NK	C
阿司匹林	NK	C
β 受体拮抗剂	NK	C
可乐定	NK	C
氯吡格雷	NK	C
肝素钠	NK	C
硝酸甘油	NK	C
镇痛药		
非甾体类抗炎药(NSAIDS)		A,B,C
选择性 COX-2 抑制剂	RR: 1.86	
非选择性 NSAIDS	RR: 1.51,1.63	
麻醉药	NK	C
其他镇痛类药物		
氯胺酮	NK	C
硫代苹果酸金钠	NK	C
奈福泮	NK	C
青霉胺	NK	C
抗 HIV 药		
阿巴卡韦,地达诺新	RR: 1.49~1.89	B
蛋白酶抑制剂	RR: 1.15	B
心血管药物		
钙通道阻滞剂	NK	C
ACE 阻滞剂	NK	C
应急试验药物 /β 肾上腺素受体激动剂	NK	C

续表

药物名称	发生率 （NK 为尚不明确　RR 为相对风险）	证据级别
其他心血管药物		
阿夫唑嗪	NK	C
二氮嗪	NK	C
丙吡胺	NK	C
利尿剂	NK	C
恩卡尼	NK	C
非诺多泮	NK	C
肼屈嗪	NK	C
硝酸异山梨酯	NK	C
米诺地尔	NK	C
硝普钠	NK	C
哌唑嗪	NK	C
普罗帕酮	NK	C
激素类及其衍生物		
雌激素	风险增加 5 倍	A
糖皮质激素（口服）	NK	C
地塞米松	NK	C
亮丙瑞林	NK	C
缩宫素	NK	C
前列腺素 F_2（地诺前列素）	NK	C
前列腺素 E_2（前列黄酮）	NK	C
他莫昔芬	NK	C
甲状腺素	NK	C
抗利尿激素	NK	C
管制药品		
苯丙胺	NK	C
同化激素	NK	C
吸入用丁烷	NK	A
可卡因	心肌梗塞：0.7%-6.0% 胸痛：39.4%	A
吸胶毒	NK	C
麦角酸二乙基酰胺	NK	C
大麻	NK	C

续表

药物名称	发生率 （NK 为尚不明确　RR 为相对风险）	证据级别
海洛因	NK	C
吸入用甲苯	NK	C
其他		
乙酰胆碱	NK	C
别嘌醇	NK	C
麻醉药	NK	C
抗癌药	NK	C
抗抑郁药	NK	C
抗感染药	NK	C
抗偏头痛药	NK	C
抗精神类药	NK	C
阿扎立宾	NK	C
倍氯米松	NK	C
血液改进剂	NK	C
溴隐亭	NK	C
咖啡因	NK	C
西替利嗪	NK	C
西沙必利	NK	C
多拉司琼	NK	C
乙醇	NK	C
伊洛前列素	NK	C
免疫调节剂	NK	C
碘佛醇	NK	C
尼古丁	NK	C
昂丹司琼	NK	C
罗格列酮	OR：1.43	B
西地那非	NK	C
交感神经能拟似药	NK	C
特非那定	NK	C
茶碱	NK	C
替加色罗	NK	C

（注：A 级证据：具有一致性的、在不同群体中得到验证的随机对照临床研究、队列研究、全或无结论式研究、临床决策规则；B 级证据：具有一致性的回顾性队列研究、前瞻性队列研究、生态性研究、结果研究、病例对照研究，或是 A 级证据的外推得出的结论；C 级证据：病例序列研究或 B 级证据外推得出的结论。）

1. NSAIDs　几项随机对照试验及 meta 分析的研究结果表明,选择性 COX-2 抑制剂及非选择性 NSAIDs 可能增加心肌梗死的风险,其风险高低排列为:罗非昔布 > 塞来昔布 > 双氯芬酸 > 萘普生 > 布洛芬,此类药物可通过促进粥样硬化的进程而增加急性冠脉综合征的风险,目前争论集中在是否 COX-2 的选择性越高则引起心肌缺血的风险越大。理论上说,选择性 COX-2 抑制剂可以抑制内皮细胞前列环素的产生,但无 COX-1 诱导的血栓素 A_2 减少作用,这可能潜在地导致血管收缩、血小板聚集、血栓形成,最终导致急性冠脉综合征。两种选择性 COX-2 抑制剂罗非昔布和伐地考昔分别于 2004 年 9 月及 2005 年 4 月从市场上撤销,黑框警告明:选择性 COX-2 抑制剂塞来昔布、所有其他除阿司匹林外的 NASIDs 会增加严重心血管事件,包括心肌缺血、脑卒中的发生,可以是致命的,持续服用风险也会随之增加,有心血管疾病及心血管疾病危险因素的患者患有这种药源性疾病的风险更大[79]。

2. 麻醉剂　可卡因作为局麻药应用于临床,不正确地使用可卡因者可导致冠状动脉痉挛,心绞痛发作,出现胸骨后或心前区疼痛,呈压榨性或紧缩感,多向左肩和左上肢放射。对使用卡可因的吸毒者尸检的研究结果表明,可卡因通过改变血管内皮层结构,导致低密度脂蛋白渗透增加,加速动脉粥样硬化的进程;另外,可卡因也被报道可促进白细胞迁移,增加内皮细胞黏附分子的表达,还可通过增加心肌耗氧量(包括心率、心肌收缩、血压以及左心室肥厚)、降低心肌供氧量(包括血小板聚集、血栓形成以及冠状动脉血管收缩)等机制增加心肌缺血和急性冠脉综合征的发生率。美国流行病学研究显示,可卡因给药后的 1 小时内引起心肌梗死的概率比未用药时提高 24~31 倍;另外长期服用可卡因的患者罹患急性心肌梗死的风险比未用药者高出 6~7 倍。可卡因诱导的胸痛致死亡和复发的风险比较低(分别是 1 年约 2% 和 1%),随着可卡因的持续使用,复发性胸痛的风险非常高。可卡因诱导心肌梗死的患者,发生并发症的风险也大幅度增加。在一项可卡因诱导心肌梗死的试验中发现,心脏并发症占 38%,最常见的有心力衰竭和心律失常,并发症死亡率发生在住院的前 12 小时内。在另一系列研究中,持续使用可卡因致死亡的风险大约是 5%[80]。

3. 心血管系统药物

(1)硝酸酯类:硝酸酯类药物是最常见的治疗心绞痛药物,但临床上应用硝酸酯类药物时,有时也会加重心肌缺血引发心绞痛,表现为硝酸甘油在含服或静脉滴注时,心电图出现缺血性 ST 段压低,其机制为:①硝酸甘油用量过大,可使血压过度下降,影响冠状动脉灌注压,同时兴奋交感神经使心率加快,心肌收缩力加强而增加心肌耗氧量;②舌下含服或经冠状动脉直接注入硝酸甘油,有时可造成冠状动脉痉挛性收缩;③长期应用硝酸酯类药物,机体可产生耐受性和依赖性。长期应用硝酸酯类药物突然停药,更易诱发心绞痛甚至心肌梗死。

(2)钙通道阻滞剂:钙通道阻滞剂多用于治疗高血压、心绞痛和心肌病,常见的包括地尔硫䓬、硝苯地平、尼莫地平、氨氯地平、维拉帕米等。近来有研究报道,在用药过程中或停药后可诱发心绞痛,尤其以硝苯地平最为常见,表现为 ST 段抬高或心电图缺血改变。其诱发心绞痛的机制为:①血压下降时尤其是血压较大幅度下降后,使冠状动脉灌流量减少;②反射性引起交感神经兴奋,心率加速,使心肌耗氧量增加;③长期使用钙通道阻滞剂可使细胞内钙离子耗竭,而细胞外钙离子浓度正常,导致跨膜钙梯度增加,突然停药使钙离子进入细胞内增加,诱发冠状动脉痉挛[81]。

(3)肾上腺素受体激动剂:①α 受体激动剂:去氧肾上腺素、甲氧明可使冠状动脉痉挛收缩,血管阻力增加,诱发心绞痛;②α、β受体激动剂:α、β受体激动剂多巴胺,是临床上报道引起心绞痛最多的肾上腺素能受体激动剂,因当其剂量 $>10\mu g/(kg\cdot min)$,可兴奋冠状动脉及其他血管的α受体,使全身血管收缩,包括冠状动脉收缩或痉挛,使心肌耗氧增加,引起心肌缺血;③非选择性β受体激动剂:异丙肾上腺素,可使正常或病变的冠状动脉出现痉挛,引起变异型心绞痛。

(4)β受体拮抗剂:广泛用于治疗心绞痛、心肌梗死、高血压和心律失常,在临床使用中,突然停药可诱发心绞痛,甚至心肌梗死,发生率为13.9%,多发生在停用后1~72小时,最常见于停药48小时。另外长期服用无内源性拟交感神经作用的β受体拮抗剂如美托洛尔、比索洛尔、普萘洛尔等,可使效应细胞上β受体数量上调,一旦撤药,会使增加的β受体与内源性儿茶酚胺结合,呈现过度反应,使患者出现心绞痛或使原有心绞痛加重,甚至发生急性心肌梗死。

(5)胆碱受体激动剂及胆碱受体拮抗剂:①乙酰胆碱:为拟胆碱药,注射用乙酰胆碱几乎可使所有血管扩张,因其除了作用于血管内皮细胞上存在的M受体,还可作用于N胆碱能受体,使节后胆碱能神经和肾上腺素能神经都兴奋,其综合作用非常复杂,药效可因给药剂量、给药途径和机体功能状态不同而有所变化。有报道称乙酰胆碱可引起冠状动脉收缩,而且变异型心绞痛患者对乙酰胆碱更为敏感,可能出现ST段改变以及胸痛的临床症状。②阿托品:为胆碱能受体拮抗剂,临床上常用于治疗窦性心动过缓,由于其可通过降低迷走神经的张力使心率加快,增加心肌耗氧量,易造成心肌缺血性损伤,可诱发或加重心绞痛。

4. 激素类及其衍生物

(1)糖皮质激素:国内外均有报道应用氢化可的松和地塞米松可诱发心绞痛,对氢化可的松过敏者可引起冠状动脉痉挛,出现呼吸困难、胸闷及全身荨麻疹、收缩压明显下降、心率升高及心电图ST异常等临床表现。快速注射地塞米松会引起心绞痛,另外动物实验证实机体产生过敏反应后,组胺释放增多,此时快速注射地塞米松会引起去甲肾上腺素分泌过多,兴奋血管α受体,导致血管收缩,冠状动脉阻力增加,引起心肌缺血。

(2)垂体后叶:垂体后叶素含缩宫素和抗利尿激素。抗利尿激素能收缩血管,使血压升高,又称加压素,主要用于治疗尿崩症和肺出血。缩宫素主要用于引产。垂体后叶素的心血管系统副作用可高达74%~89%,因其收缩所有的血管平滑肌,特别是对小动脉更明显,可使冠状动脉痉挛性收缩,如患者原有冠状动脉粥样硬化或管腔狭窄等基础疾病,更易导致心肌缺血或急性冠脉综合征。

(3)雌激素:长期口服雌激素作为避孕药的女性罹患心肌缺血或急性冠脉综合征的风险升高5倍(A类证据)[82]。一项涵盖不同种族、不同药物剂型及给药剂量的大数据研究显示,口服避孕药引起药源性心肌缺血或急性冠脉综合征的风险变化范围较大,从不增加风险到增加5倍不等,此风险在吸烟、高血压或者超过35岁的人群中更加显著。2001年1月,美国FDA明确标示出所有的雌激素及黄体酮都会增加心脏疾病的发生及原有心脏病发作的风险[83]。

(4)亮丙瑞林:临床上主要用于治疗前列腺癌及子宫内膜异位症,可引起心肌缺血或急性冠脉综合征,常见心电图异常。另外报道称前列腺素 F_2(地诺前列素)、前列腺素 E_2(前列黄酮)、他莫昔芬、甲状腺素也可引起心肌缺血或急性冠脉综合征。

5. 抗HIV病毒药物   有研究报道称在过去6个月内服用阿巴卡韦会增加心肌梗死的

发生危险（RR=1.9）。HIV 阳性人群本身容易发生心血管疾病，因此美国健康和人类服务部公布了一个艾滋病抗病毒治疗指南的补充文件，提醒医务人员谨慎使用阿巴卡韦[84]。

6. 中枢神经系统药物

（1）三环类抗抑郁药：常用药物有丙米嗪、阿米替林、多塞平等，主要适用于内因性抑郁症及其他疾病中出现的抑郁症状，可产生外周抗胆碱作用，表现为直立性低血压和心电图异常。

（2）苯二氮䓬类镇静催眠药：如地西泮，在临床上存在不合理用药的情况较为多见，研究发现地西泮可通过抑制心肌细胞中环核苷酸磷酸二酯酶及促进肾上腺素、去甲肾上腺素的正向调控心肌收缩能力，从而易引起心肌缺血或心肌梗死[85]。

（3）抗精神病药物：包括氯丙嗪、氟哌啶醇、利培酮、奥氮平等，主要用于治疗精神分裂症和其他具有精神病性症状的精神障碍。由于其广泛的药理作用可阻断肾上腺素能受体（主要是 α_1 受体）及胆碱能受体（主要阻断 M_1 受体），导致心肌缺血或者急性冠脉综合征。

7. 抗栓及溶栓药

（1）阿司匹林：临床上广泛用于防治血栓栓塞、冠心病、心肌梗死等，有报道称变异型心绞痛患者每日给药 4g 可能出现心绞痛次数增加的临床表现，其机制为较大剂量阿司匹林抑制了环氧化酶活性，抑制冠脉扩张因子 PGI_2 的合成，诱发冠状动脉痉挛。

（2）双嘧达莫：抗血小板药物，抑制血小板黏附、聚集和释放，服用此药期间可诱发或加重心绞痛，机制为其扩张非缺血心肌阻力性血管，而对已经最大限度扩张的缺血心肌的血管阻力无影响，使血液从缺血心肌沿侧支循环流向非缺血心肌处，导致冠状动脉窃血综合征的发生。

（3）尿激酶：溶栓类药物，治疗心绞痛患者时有可能出现心绞痛加重，心电图 ST 段抬高，大汗等临床表现。

另外有数据表明，停用氯吡格雷可能导致死亡或增加冠脉综合征复发的风险。在这项研究发现，进行了医疗干预的急性冠脉综合征患者停用氯吡格雷第一个 90 天后，其死亡率及复发性心肌梗死发生率更高。氯吡格雷的平均持续治疗时间大约是 300 天，超过 80% 的患者接受氯吡格雷的治疗时间超过 3 个月。这个风险增加的理论机制可能是停药之后短时间内发生了血小板活化及血栓的形成。这一结果引发了氯吡格雷适当治疗疗程的一些思考。

8. 抗肿瘤药物　化疗药物氟尿嘧啶、丝裂霉素、博来霉素、长春新碱、卡莫司汀、顺铂等都有引起急性冠状动脉缺血性改变的报道和诱发心绞痛的案例，机制为：可致冠状动脉痉挛，血管内膜损害，凝血系统紊乱，血小板激活，TX-PG 内环境异常等，还有可能形成致命性的微血栓[86]。

9. 其他　庆大霉素、青霉素或者麻疹疫苗等引起的变态反应，使肥大细胞释放组胺及 5- 羟色胺等活性物质，使周围血管扩张、毛细血管床开放，血压下降，同时可损害血管内皮细胞，改变血管渗透性，使血浆渗出，导致过敏性休克，引起心肌梗死。此外，有报道称突然停用他汀类药物也可能增加心血管事件的风险。

【诊断和鉴别诊断】

国际上对心肌梗死有不同的定义：ESC/ACCFAHA/WHF 标准：①缺氧症状；②ECG 改变提示新的缺氧（新的 T-T 改变或新的左束支传导阻滞）；③ECG 病理性 Q 波发展；④新的

心肌细胞死亡或者心室壁异常活动的影像学证据；⑤突发及未预料的心脏死亡，包括心搏骤停；⑥病理学发现突发性心肌梗死。美国 WHO 标准：①胸痛临床病史 / 不舒适感与心肌梗死一致。舌下含服硝酸甘油 20~30 分钟并无缓解；②连续性的 ECG 改变；③心肌坏死生物标志物水平的升高及随后降低的动态变化。心绞痛导致的不舒适感通常是渐进式的，一般持续 0.5~30 分钟。典型的心绞痛为胸骨下、胸骨后或胸骨不适，通常辐射至颈部及左手臂。这种不舒适通常是钝痛，而不是锐痛或刺痛，患者常描述其具有压榨感。通常经休息和（或）舌下含服硝酸甘油进行急救即可缓解。长时间的心绞痛可能意味着严重缺血、冠状动脉痉挛、不稳定型心绞痛及即将发生或正在进行的心肌梗死。药源性心肌缺血需要与所有非药源性急性冠脉综合征相鉴别。同时，需要注意可卡因诱发的心肌缺血应与主动脉夹层、肺动脉高血压及急性肺综合征（"裂肺"）相鉴别。药物诱导心肌缺血患者的临床表现与任何动脉粥样硬化性冠状动脉疾病引起的心绞痛或缺血患者相似。主要的不同是药物诱导的缺氧可能发生于未患有冠状动脉疾病甚至没有冠状动脉疾病风险的个体。药师及其他医护人员必须要意识到合法及非法药物可能导致心绞痛或急性冠脉综合征的发生，要对患者进行恰当的因果评估。

急性冠脉综合征的分类及诊断基于三个要点：胸痛、心电图改变及血清生物标志物（肌钙蛋白）浓度。在大多数情况下，药物诱导的冠脉综合征患者临床症状与非药物诱导的冠脉综合征相似。然而，也有特殊情况，药物诱发的心肌缺血、急性冠脉综合征一般与年轻群体相关（<45 岁）。约 25% 的年龄在 18~45 岁的心肌梗死患者曾频繁使用可卡因。急性冠脉综合征的典型表现为持续的胸部不适感，可描述为：压抑性疼痛、窒息感、挤压感、灼烧感可辐射至颈部、咽喉、下颌、肩部或者手臂。60% 患者可能会出现呼吸困难症状，40% 患者可能会出现发汗症状。

药源性和非药源性心肌缺血或急性冠脉综合征的特定危险因素可能是相似的（表 2-3），虽然预测哪些危险因素对增加机体相关疾病的风险是很困难的，但是增加与可卡因、口服避孕药和雌激素替代疗法相关的心肌缺血或急性冠脉综合征风险的某些危险因素是众所周知的。可卡因相关胸痛或急性冠脉综合征患者多为冠状动脉粥样硬化病史的年轻非白种男性吸烟者。事实上，几乎 50% 可卡因相关胸痛或心肌缺血的患者没有冠状动脉粥样硬化的迹象[87]。当口服避孕药和使用雌激素替代疗法时，吸烟也增加冠心病事件。在有冠状动脉疾病或冠心病事件高危的人群中，吸烟相关的冠心病事件风险与吸烟相关风险的增加是一致的。

表 2-3   不同原因引发的药源性心肌缺血和急性冠脉综合征的危险因素

不同原因导致的冠脉综合征	危险因素
所有药源性急性冠脉综合征 / 心肌缺血	既往冠状动脉疾病
可卡因诱导的急性冠脉综合征 / 心肌缺血	吸烟
	饮酒
口服避孕药诱导的急性冠脉综合征	年龄 >35 岁
	高剂量雌激素
	吸烟
	高血压

【预防与治疗】

对于药源性心肌缺血和急性冠脉综合征的具体预防措施如下。

1. 不宜突然停药　长期用药,尤其是长期应用硝酸酯类、β受体拮抗剂及硝苯地平类钙通道阻滞剂,不宜突然停药,应逐渐减量到撤药,减量过程以两周为宜。

2. 用药剂量不宜过大　硝酸酯类从小剂量开始,尤其当静脉给药时更应注意剂量的选择。首次用药应监测血压和心率,避免血压下降过快过低使心率加速,诱发心肌缺血。

3. 防止耐药　为防止硝酸酯类耐药,静脉滴注硝酸酯类药物时尽可能不连续使用,一般需要 6 小时的空窗期。口服用药连续 2~3 周后,宜缓慢减量并停药 1~2 周,耐药性消失后,药效可恢复。

4. 合理联用　合理联合用药,可减少单用一种药物时的副作用,如硝酸酯类与β受体拮抗剂或 ACEI 合用,钙通道阻滞剂与β受体拮抗剂合用。

5. 用药宣传　向公众宣传药源性心肌缺血和急性冠脉综合征知识及危险因素,危险因素包括:既往冠状动脉疾病、吸烟、饮酒、年龄 >35 岁、高剂量、高血压等。对于有基础冠状动脉疾病和有心绞痛症状史的患者,应指导他们避免使用任何有可能引起心肌缺血和心肌梗死的药物。没有冠状动脉疾病、急性冠脉综合征或心肌缺血病史者,告知患者它们可能导致的症状,并观察他们接受特定药物治疗后可能引发心血管事件。通过警告毒品危险的公共健康倡议,可以避免药源性不良事件的发生。

而一旦发生药源性心肌缺血,应立即停药;但是因撤药引起的心肌缺血应该恢复之前的用药剂量;静卧,必要时吸氧治疗;非硝酸酯类药物引起的心肌缺血,立即舌下含服硝酸甘油 0.3mg 或者硝酸异山梨酯 10mg;药物过敏引起的心肌缺血,除了选用上述药物治疗外,还需抗过敏治疗。

（贾素洁　袁洪）

第八节　药源性心脏瓣膜疾病

在心脏血管疾病死亡原因中,心脏瓣膜疾病导致的死亡率占 2.4%,而药源性心脏瓣膜疾病(valvular heart disease, VHD)是临床工作中较为容易忽视的问题。20 世纪 60 年代中期,研究人员首次发现用于预防偏头痛的麦角生物碱类药物可导致 VHD。随后在 1997—1998 年,发现两类食欲抑制剂—芬氟拉明(Ponderal®)及右芬氟拉明(Isomeride®)与 VHD 及肺动脉高压的形成有关,从而导致这两种药物撤出药品市场。近来发现在使用培高利特(Celance®)的帕金森病患者及使用卡麦角林(Dostinex®)治疗高催乳素血症的患者亦有发生 VHD 的可能。随后也发现长期使用亚甲基二氧基甲基苯丙胺(MDMA)及使用苯氟雷司治疗体重超重的糖尿病患者亦可能增加 VHD 的发生率。研究发现上述药物共同的药理作用于特定血清素受体,即 $5-HT_2B$ 受体,其在瓣膜组织中高度表达及分布,上述药物对 $5-HT_2B$ 受体具有高亲和力,与之结合后激动产生大量的血清素。各种药物引起的 VHD 具有相似的形态学和组织学特征,其表现为组织增厚、细胞外基质聚集大量黏多糖及胶原、肌成纤维细胞和平滑肌细胞大量增殖,但炎症细胞浸润不明显,通常瓣膜基本结构无明显改变。

【致病机制】

自发现第一例药物相关性 VHD 并发现其与类癌性心脏病具有相似性时,研究者认为血清素是促进药物相关性 VHD 发生的重要因素。血清素通过上调成纤维细胞及平滑肌细胞中的转化生长因子 β,发挥促进黏多糖生成和细胞增殖的作用。食欲抑制剂芬氟拉明可通过抑制血清素转移体蛋白,升高循环中血清素浓度,但是长期服用芬氟拉明后循环中及血小板中血清素浓度会较前有所下降。药物相关性 VHD 亦与血清素受体亚型激活有关。5-HT$_2$B 是血清素受体的 7 种亚型之一。甲基麦角新碱及培高利特(麦角胺及二甲麦角新碱的活性代谢产物)对于 5-HT$_2$B 受体具有高亲和力。培高利特、卡麦角林及 MDMA 同样是 5-HT$_2$B 受体激动剂。而麦角乙脲是一种麦角提取的具有多巴胺能激动作用的培高利特,则具有 5-HT$_2$B 受体拮抗剂作用,不会引起药物相关性 VHD[88]。此外,食欲抑制剂去芬氟拉明、右芬氟拉明及苯氟雷司对 5-HT$_2$B 受体亦有高亲和力[89]。主动脉瓣、二尖瓣及肺动脉中均有血清素 5-HT$_2$B 受体表达,并在 5-HT$_2$B 受体激动剂刺激下促进成纤维细胞增殖及胶原合成增加,从而导致 VHD 的发生。上述纤维化病理损害同样可出现在假体瓣膜上,最近有病例发现在服用苯氟雷司治疗的患者中可出现二尖瓣瓣膜假体及自身主动脉瓣损害[90]。在 Wistar 大鼠中,培高利特或血清素诱导的瓣膜损伤与在人体内的病理学改变及超声改变相同,采用 5-HT$_2$B 受体拮抗剂赛庚啶可预防培高利特所致的瓣膜损害[91],该模型可作为将来评估药物安全性及 5-HT$_2$B 受体激动剂作用的工具[92]。

【致病药物和临床表现】

1. 治疗偏头痛药物所致的心脏瓣膜病 二甲麦角新碱及麦角胺均为治疗偏头痛的传统药物。这些药物是被认为与瓣膜反流的发生有潜在关联的第一类药物。二甲麦角新碱由于其可诱导组织纤维变性改变,故可导致肺动脉高压以及腹膜后纤维化。1967 年,Graham 等首次发现使用这种药物会导致心脏瓣膜异常。他们先后发现了 36 例长期服用麦角新碱的患者出现二尖瓣和(或)主动脉瓣关闭不全(一般无临床症状)引起的心脏杂音,其中有 1/3 患者通过停药,心脏杂音减轻或消失[93]。此后,三尖瓣受累的病例亦常有报道[94]。1974 年,麦角胺另一个麦角生物碱衍生物,结构上与二甲麦角新碱相似,也首次被证明与主动脉瓣 – 二尖瓣 VHD 发生相关[95]。从 1974 年开始,人们发现心脏瓣膜具有可纤维化的性质,其病理改变与类癌心脏疾病瓣膜改变类似[96]。目前上述药物仍可在市场上获得,但仅用于短期治疗、很少诱发 VHD。

2. 食欲抑制药物芬氟拉明及右芬氟拉明所致的心脏瓣膜病 芬氟拉明及右芬氟拉明为食欲抑制类减肥药物,上市后发现其与导致肺动脉高压有关,因此撤出了法国药品市场[97]。最早的 24 例芬氟拉明相关的瓣膜功能不全患者是在美国发现的,女性平均年龄为(44 ± 8)岁,既往没有心脏病病史,平均服用时间为 12 个月后出现了心力衰竭及新发心脏杂音[98]。超声心动图显示瓣膜增厚的形态学改变,瓣膜腱索缩短及瓣叶闭合不良,左、右心脏瓣膜均出现不同程度的反流。其中有 5 位患者进行了心脏瓣膜置换的外科手术,组织病理学表现与类癌瓣膜心脏疾病及麦角生物碱所致瓣膜心脏疾病相似,表现为心肌纤维增生斑块伴有黏液及纤维基质沉积。在此研究结果发表后,美国 FDA 收到了更多关于同时服用苯丁胺与芬氟拉明或右芬氟拉明导致心脏瓣膜病的案例通知。此后,Khan 等还发现随着芬氟拉明或右芬氟拉明服用时间的延长,心脏瓣膜病的风险进一步成倍增加[99]。一项药学流行病学研究比较了 3769 名患者与 5009 名对照受试者[平均年龄 46 岁,其中 85% 的女性体重指数（BMI）平均为 36，平均治疗周期为 397 天]，当服用芬氟拉明时间超过 90 天者约 12% 患者会出现心脏瓣膜病（对照组为 5%）（比值比为 2.2，95% 置信区间 1.7~2.7），且以主动脉瓣反流为主，其次为二尖瓣限制性反流。停药后瓣膜反流可好转或停止进展[100]。

3. 食欲抑制药物苯氟雷司所致的心脏瓣膜病 苯氟雷司是最近发现可诱导 VHD 的另一类食欲抑制剂。此类药物适用于高甘油三酯或合并糖尿病的超重患者控制体重。在法国，医药药品局根据甘油三酯效益 / 风险评估，2007 年 4 月决定将苯氟雷司的使用适应证限制在糖尿病且适当饮食控制后仍然超重（BMI≥25）的患者中。但分别在 2003 年、2006 年、2009 年及 2010 年陆续有关于苯氟雷司导致心脏瓣膜病的报道[101-104]。第一例报道患者服用苯氟雷司出现多瓣膜损害并进行二尖瓣及主动脉瓣的换瓣及三尖瓣瓣膜成形术，此患者为短期间断服用苯氟雷司[104]。第二例报道为一位服用苯氟雷司 8 年的女性出现严重的二尖瓣及三尖瓣反流[103]。另外，还发现 5 例服用苯氟雷司后出现肺动脉高压的病例[101]。最近，在法国 8 家医院的心脏科发现 40 例心脏瓣膜病患者为苯氟雷司相关性心脏瓣膜病[105]。

由于医院收集招募了有明显症状的患者，收集到最严重及具有代表性的瓣膜病临床表现。在这个多中心注册研究中患者临床表现具有相似性：患者为中年女性为主、合并肥胖症和（或）糖尿病、服用苯氟雷司平均为（72±5）个月，大多数患者具有症状性心力衰竭。超声心动图的分析还发现这些患者具有一致的特点：瓣叶增厚回缩，合并有瓣膜合缝处的融合，但钙化较少；瓣膜腱索出现缩短及增厚，导致瓣叶闭合不良。主要表现为二尖瓣及主动脉瓣反流，而瓣膜狭窄较少见。此研究中，4 例（10%）患者合并有三尖瓣受累，1 例患者出现肺动脉受累，75% 的患者出现多瓣膜纤维化，其中 72% 的患者为主动脉瓣及二尖瓣受累，11 例（27.5%）患者需要进行外科瓣膜置换。组织病理学表现与类癌瓣膜心脏疾病及麦角生物碱所致的瓣膜心脏疾病相似。法国两大国家数据库的数据显示，在服用苯氟雷司后可增加 2 年内二尖瓣关闭不全患者的住院风险 2.5 倍，增加 2 年内主动脉瓣关闭不全患者的住院风险 4.4 倍，增加患者瓣膜置换手术的风险 3.9 倍[106]。2012 年发表的前瞻性研究 REGULATE 试验，将 847 例 2 型糖尿病患者（平均年龄 59 岁）随机分为两组苯氟雷司 + 磺脲类（$n=423$）或吡格列酮 + 磺脲类（$n=424$）的组合，治疗 1 年，分别在基线、药物治疗前、1 年的时间点对这些患者中的 615 名进行超声心动图检查，苯氟雷司治疗组中出现更多的瓣膜反流患者（27% vs 11%，$P<0.0001$）[107]。在一项基于超声心动图的多中心研究中，将服用苯氟雷司至少 3 个月的糖尿病患者与从未接受苯氟雷司治疗的糖尿病患者进行对比观察，研究苯氟雷司对左心瓣膜关闭不全的影响，两组间糖尿病患者的年龄、性别、BMI、吸烟、血脂异常、高血压和冠心病均具有可比性，服用苯氟雷司组与未服用苯氟雷司组相比，发生主动脉和（或）二尖瓣关闭不全的概率和危险度为 31.0% 和 12.9%；发生主动脉瓣关闭不全的概率和危险度比值比为 19.8% 和 4.7%；发生二尖瓣关闭不全的概率和危险度比值比分别为 19.4% 及 9.6%。因此，本研究结果表明苯氟雷司可显著增加糖尿病患者中左心瓣膜关闭不全发生概率[108]。

4. 麦角碱多巴胺激动剂所致的心脏瓣膜病 培高利特和卡麦角林均属于麦角碱多巴胺激动剂，被用于帕金森病的治疗。培高利特与心脏瓣膜病相关的第一次报道在 2002 年，发现 3 名服用培高利特的患者陆续出现心脏瓣膜病变[109]。研究比较分析了培高利特治疗的 79 例和 19 例从未接受麦角衍生多巴胺激动剂（对照组）治疗的帕金森患者的数据，研究结果显示在使用培高利特治疗的患者中,心脏瓣膜病变的发生率约33%,而在未接受麦角衍生多巴胺激动剂治疗组无心脏瓣膜病变发生[110]。培高利特所致的心脏瓣膜病变以二尖瓣关闭不全较为常见,而主动脉瓣或三尖瓣受累较少。在2007年同时发表的两项研究均证实培高利特致心脏瓣膜病变的风险增加(以及卡麦角林治疗帕金森患者时)[111,112]。第一项研究是利用英国GPR人群进行的病例对照研究,研究入选了抗帕金森病药物治疗的患者共11 417例,平均治疗年限为4.2年,在这个队列中,31例为新诊断为心脏瓣膜反流,其中有6例服用培高利特,6例服用卡麦角林治疗,其他19名患者在发现瓣膜病当年没有接受多巴胺受体激动剂治疗。与年龄和性别匹配的663名对照组比较,接受培高利特治疗发生心脏瓣膜反流的风险增加7.1倍,而在卡麦角林组增加4.9倍,但在其他多巴胺激动剂(麦角乙脲、普拉克索、罗匹尼罗)治疗的患者中不增加[111]。第二项研究发现随着两种药物剂量的增加,出现心脏瓣膜损害的风险也进一步升高[112],超声心动图发现中度或重度瓣膜反流者在培高利特组为23.4%或卡麦角林为28.6%,比服用非麦角多巴胺激动剂(0%)的患者或对照组(5.6%)治疗的患者更多。由于众多文献报道均提示培高利特增加心脏瓣膜损害,其中以二尖瓣受损为主(其次为主动脉和三尖瓣),病变的超声心动图和组织病理学特点类似于抑制食欲药物引起的心脏瓣膜损害。美国FDA已将培高利特从市场中撤出,但由于培高利特在治疗帕金森病方面有其独特的优势,故欧洲市场并未将此类药物撤出市场。在使用培高利特治疗帕金森病时有以下要求:同时使用其他多巴胺拮抗剂、用药前进行心脏彩超检查,其后每6个月进行心脏彩超检查,在已患有心脏瓣膜病及瓣膜纤维化的患者中禁用。

5. 卡麦角林治疗高催乳素血症所致的心脏瓣膜病 卡麦角林作为治疗高催乳素血症的一线治疗药物,在使用低剂量(每周0.5~2mg)即能使催乳素水平正常并恢复性腺功能和缩小催乳素瘤体积[113]。由于卡麦角林的治疗剂量很低,只有极少数病例报告有关卡麦角林治疗高催乳素血症而引起心脏瓣膜病[114,115]。通过药物流行病学研究评估长期低剂量卡麦角林用于治疗高催乳素血症是否增加心脏瓣膜病风险,研究未发现低剂量卡麦角林能增加瓣膜反流的风险。而有两项研究认为低剂量卡麦角林可能会使轻度三尖瓣关闭不全的发病率增加[116,117],但此结论并无大型的严格设计和长期随访的临床研究进行验证。

6. 二亚甲基双氧苯丙胺所致的心脏瓣膜病 3,4-亚甲基二氧基甲基苯丙胺(3,4-methylenedioxy-methamphetamine,MDMA)又称摇头丸,为一类具有精神兴奋的娱乐性药物。长期使用(6年以上)该药物会造成严重的瓣膜损害。瓣膜损害的严重程度与用药剂量有显著相关性,其病理改变与服用培高利特和芬氟拉明的患者瓣膜病理改变相似[118,119]。

【诊断和鉴别诊断】

心脏超声检查是筛查及诊断药源性心脏瓣膜病的重要手段[95]。所有由药物引起的VHD超声心动图具有相似的特点:超声心动图可表现不同程度的瓣膜关闭不全及反流,药物引起的瓣膜病一般不会引起严重瓣狭窄。但是由于在大多数情况下未获取用药前的超声心动图数据,因此难以确定一个特定的药物和瓣膜损害之间存在因果关系。此外,单纯检查到反流并不能为其病因提供依据。其实,使用二维超声心动图诊断仅仅是基础,此外,要注意及分析瓣膜、二尖瓣及三尖瓣VHD的瓣下结构的质地和运动特点。典型的药物引起的VHD,可以看到轻度或中度瓣膜增厚但通常没有钙化,或瓣膜合缝处的融合(与风湿性瓣膜病对比)。瓣膜运动受限导致瓣膜关闭不全是药物引起的VHD最明显的特征。药物引起二尖瓣关闭不全,通常会累及二尖瓣瓣叶,但往往在后叶受累更加明显,瓣叶增厚通常较轻微,但通常与腱索增厚和缩短相关。药物引起主动脉瓣关闭不全,瓣膜增厚往往不严重,超声心动图可看到舒张期不同程度的瓣叶回缩导致关闭不全。使用二维超声心动图在短轴切面观察舒张期主动脉瓣中心小三角的间隙,有时收缩期可看到主动脉瓣成圆顶状改变。彩色多普勒可见主动脉瓣关闭不全的中心血液反流。药物诱发的三尖瓣和肺动脉瓣 VHD 较少见,其超声心动图改变与二尖瓣和主动脉瓣 VHD 相似。

【预防与治疗】

对于药源性瓣膜疾病没有特异性的预防及治疗推荐。芬氟拉明及右芬氟拉明已经撤出药品市场,而治疗偏头痛的麦角类被选择性 5-HT$_1$ 受体激动剂替代。培高利特已经撤出美国药品市场,非麦角类多巴胺激动剂,如罗匹尼罗及普拉克索可替代培高利特用于治疗帕金森病。患者在使用上述可能造成心脏瓣膜损害的药物前要进行心脏彩超检查,其后每6个月进行心脏彩超检查,已患有心脏瓣膜病及瓣膜纤维化的患者禁止使用上述药物。一旦发生药源性心脏瓣膜病应停止相关药物;若出现心力衰竭症状,可使用利尿药或者血管舒张剂缓解心力衰竭;停药后瓣膜反流不能恢复者,可行心脏瓣膜置换手术。

（蔡菁菁　袁洪）

参 考 文 献

1. Lopez GE, Herdeiro MT, Figueiras A.Determinants of under reporting of aderse drug reactions: a systematic review. Drug Saf, 2009, 32 (1): 19-31.
2. 周卿生,牟燕. 药源性疾病与防治. 北京: 人民卫生出版社, 2008, 1-17. 102-119.
3. 中国临床肿瘤学会,中华医学会血液学分会. 蒽环类药物心脏毒性防治指南（2013 年版）. 临床肿瘤学杂志, 2013, 18（10）: 925-927.
4. Jensen BV, Skovsgaard T, Nielsen SL. Functional monitoring of anthracycline cardiotoxicity: a prospective, blinded, long-term observational study of outcome in 120 patients. Ann Oneol, 2002, 13 (5): 699-709.
5. Von Hoff DD, Layard MW, Basa P, et al. Risk factors for doxorubicin-induced congestive heart failure. Ann Intern Med, 1979, 91 (5): 710-717.
6. Swain SM, Whaley FS, Ewer MS, et al. Congestive heart failure in patients treated with doxorubicin: a retrospective analysis of three trials. Cancer, 2003, 97 (11): 2869-2879.
7. Santos GW, Sensenbrenner LL, Burke PJ, et al.Marrow transplantation in man following cyclophosphamide.Transplant Proc, 1971, 3: 400.
8. Stuart-Harris RC, Bozek T, Pavlidis NA, et al. Mitoxantrone: an active new agent in the treatment of advanced breast cancer. Cancer Chemother Pharmacol, 1984, 12 (1): 1-4.
9. De Paola AA, Horowitz LN, Spielman SR, et al. Development of congestive heart failure and alterations in left ventricular function in patients with sustained ventricular tachyarrhythmias treated with amiodarone. Am J Cardiol, 1987, 60 (4): 276-280.
10. Gao S, Dai W, Zhang L, et al. Risk of Cardiovascular Events, Stroke, Congestive Heart Failure,

Interstitial Lung Disease, and Acute Liver Injury: Dronedarone versus Amiodarone and Other Antiarrhythmics. J Atr Fibrillation, 2013, 6 (4): 890.

11. Podrid PJ, Schoeneberger A, Lown B. Congestive heart failure caused by oral disopyramide. N Engl J Med, 1980, 302 (11): 614-617.

12. Nesto RW, Bell D, Bonow RO, et al. Thiazolidinedione use, fluid retention, and congestive heart failure: a consensus statement from the American Heart Association and American Diabetes Association. Diabetes Care. 2004, 27 (1): 256-263.

13. Philip Raskin, Martin I, Freed, Marc Rendell, et al. A Randomized Trialof Rosiglitazone Therapyin Patients WithInadequately ControlledInsulin—Treated Type2 *Diabetes*. Diabetes Care, 2001, 24: 1226-1232.

14. Mark A, Hlatky MD, Dena M, et al. Rosiglitazone increased heart failure but did not differ from mrtformin plus sulphonylurea for other CV outcomes at interim analysis. Evid Based Med, 2007, 12 (6): 170.

15. Ponikowski P, Voors AA, Anker SD, et al. 2016 ESC Guidelines for the diagnosis and treatment of acute and chronic heart failure: The Task Force for the diagnosis and treatment of acute and chronic heart failure of the European Society of Cardiology (ESC) . Developed with the special contribution of the Heart Failure Association (HFA) of the ESC. Eur J Heart Fail, 2016, 18 (8): 891-975.

16. McGettigan P, Han P, Jones L, et al. Selective COX-2 inhibitors. NSAIDs and congestive heart failure: differences between new and recurrent cases. Br J Clin Pharmacol, 2008, 65: 927-934.

17. Feenstra J, Heerdink ER, Grobbee DE, et al. Association of nonsteroidal anti-inflammatory drugs with first occurrence of heart failure and with relapsing heart failure: the Rotterdam Study. Arch Intern Med, 2002, 162 (3): 265-270.

18. Mamdani M, Juurlind DN, Lee DS, et al. Cyclo-oxygenase-2 inhibitors versus non-selective non-steroidal anti-inflammatory drugs and congestive heart failure outcomes in elderly patients: a population-based cohort study. Lancet, 2004, 363 (9423): 1751-1756.

19. Erlemeier HH, Kupper W, Hempel NB, et al. Anti-ischemic effects of slow-release formulations of nifedipine, isosorbide-5-mononitrate and their combination in patients with coronary heart disease. Cardiology, 1988, 75 (6): 409-418.

20. Souverein PC, Berard A, Van Staa TP, et al. Use of oral glucocorticoids and risk of cardiovascular and cerebrovascular disease in a population based case-control study. Heart, 2004, 90 (8): 859-865.

21. Seidman A, Hudis C, Pierri MK, et al. Cardiac dysfunction in the trastuzumab clinical trials experience. J Clin Oncol, 2002, 20 (5): 1215-1221.

22. 葛均波,徐永健. 内科学. 第 8 版. 北京: 人民卫生出版社, 2013: 257-271.

23. Grossman A, Messerli FH, Grossman E. Drug-induced hypertension: an unappreciated cause of secondary hypertension. Eur J Pharmacol, 2015, 763: 15-22.

24. Hoorn EJ, Walsh SB, McCormick JA, et al. Pathogenesis of calcineurin inhibitor-induced hypertension. J Nephrol, 2012, 25 (3): 269-275.

25. Abdel-Rahman O, Fouad M. Risk of cardiovascular toxicities in patients with solid tumors treated with sunitinib, axitinib, cediranib or regorafenib: an updated systematic review and comparative meta-analysis. Crit Rev Oncol Hematol, 2014, 92 (3): 194-207.

26. Hamnvik OP, Choueiri TK, Turchin A, et al. Clinical risk factors for the development of hypertension in patients treated with inhibitors of the VEGF signaling pathway. Cancer, 2015, 121 (2): 311-319.

27. Guessous I, Eap CB, Bochud M. Blood pressure in relation to coffee and caffeine consumption. Curr Hypertens Rep, 2014, 16 (9): 468.

28. Rossi GP, Seccia TM, Maniero C, et al. Drug-related hypertension and resistance to antihypertensive treatment: a call for action. J Hypertens, 2011, 29 (12): 2295-2309.

29. Nagayama T, Nishida M, Hizue M, et al. Adverse drug reactions for medicines newly approved in Japan from 1999 to 2013: hypertension and hypotension. Basic Clin Pharmacol Toxicol, 2016, 118 (4): 306-312.

30. Jurca SJ, Elliott WJ. Common substances that may contribute to resistant hypertension, and recommendations for limiting their clinical effects. Curr Hypertens Rep, 2016, 18 (10): 73.

31. Mounier-Vehier C, Boudghène F, Claisse G, et al. Iatrogenic and drug-induced hypertension. Rev Prat, 2015, 65 (6): 809-816.

32. Pepersack T, Gilles C, Petrovic M, et al. Prevalence of orthostatic hypotension and relationship with drug use amongst older patients. Acta Clin Belg, 2013, 68 (2): 107-112.

33. Takeuchi S, Kotani Y, Tsujimoto T. Hypotension induced by the concomitant use of a calcium-channel blocker and clarithromycin. BMJ Case Rep, 2017. doi: 10.1136/bcr-2016-218388.

34. 张宪安. 实用药源病学. 北京:中国医药科技出版社,1997.

35. 李少波,陈武. 药源性心血管疾病. 北京:中国医药科技出版社,1998.

36. 刘峰,刘锐锋. 191 例药物致过敏性休克不良反应文献分析. 中国药房,2013,24(30): 2854-2856.

37. 刘艳辉. 1809 例药物过敏性休克的综合分析. 天津:天津医科大学硕士学位论文,2007.

38. 吴晶,袁海浪,甘戈,等. 解热镇痛抗炎药致 44 例过敏性休克分析. 药学与临床研究, 2015,23(1):73-74.

39. 金永新,张鑫,吴玉琼. 利多卡因致过敏性休克 84 例中文文献综述. 药物流行病学杂志, 2014,23(5):329-311.

40. 常利民,王华庆. 接种疫苗所致过敏性休克临床特征的系统评价. 药学与临床研究, 2011,17(4):368-372.

41. 甘戈,孙骏,陆叶. 26 例抗肿瘤药物致过敏性休克分析. 中国药物流行病学杂志,2009, 18(14):258-260.

42. 许静,李燕,徐进. 69 例维生素类药物致过敏性休克文献分析. 中国药房,2007,18(17): 1343-1344.

43. 黄秀兰. 静脉滴注低分子右旋糖酐致过敏性休克 1 例. 中国现代应用药学,2002,9(4):1.

44. 赖术,何胜. 抗过敏药致过敏性休克 57 例文献分析. 药物不良反应杂志,2001,2:80-83.

45. 熊运珍,雷招宝. 维生素 K_1 致儿童过敏性休克 31 例文献综述. 药物流行病学杂志,

2013, 22（9）: 520-522.

46. 江甲子, 刘志. 急诊患者常用碘造影剂致过敏性休克 155 例分析. 中国现代药物应用, 2014,（7）: 172-173.

47. 徐厚明, 倪俊杰. 225 例中药注射剂致过敏性休克病例分析. 中国新药杂志, 2010, 19（21）: 2012-2015.

48. Darpö B. Detection and reporting of drug-induced proarrhythmias: room for improvement. Europace, 2007, 9 Suppl 4: iv23-36.

49. Behr ER, Roden D. Drug-induced arrhythmia: pharmacogenomic prescribing? Eur Heart J, 2013, 34 (2): 89-95.

50. Staikou C, Stamelos M, Stavroulakis E. Impact of anaesthetic drugs and adjuvants on ECG markers of torsadogenicity. Br J Anaesth, 2014, 112 (2): 217-230.

51. Tamargo J, Caballero R, Delpón E. Cancer chemotherapy and cardiac arrhythmias: a review. Drug Saf, 2015, 38 (2): 129-152.

52. Brygger L, Herrstedt J, Academy of Geriatric Cancer Research (AgeCare). 5-Hydroxytryptamine3 receptor antagonists and cardiac side effects. Expert Opin Drug Saf, 2014, 13 (10): 1407-1422.

53. Frommeyer G, Eckardt L. Drug-induced proarrhythmia: risk factors and electrophysiological mechanisms. Nat Rev Cardiol, 2016, 13 (1): 36-47.

54. Lundeen TE, Dolan DJ, Ram CV. Pericardial effusion associated with minoxidil therapy. Postgraduate medicine, 1981, 70 (5): 98-100.

55. Kadir S, Osinfade K, Lawal SO. Pericardial effusion associated with minoxidil therapy: case reports. West African journal of medicine, 1992, 11 (1): 79-81.

56. Sunder SK, Shah A. Constrictive pericarditis in procainamide-induced lupus erythematosus syndrome. The American journal of cardiology, 1975, 36 (7): 960-962.

57. Widimsky P, Gregor P. Pericardial involvement during the course of myocardial infarction. A long-term clinical and echocardiographic study. Chest, 1995, 108 (1): 89-93.

58. Petusevsky ML, Faling LJ, Rocklin RE, et al. Pleuropericardial reaction to treatment with dantrolene. Jama, 1979, 242 (25): 2772-2774.

59. Pai VB, Nahata MC. Cardiotoxicity of chemotherapeutic agents: incidence, treatment and prevention. Drug Saf, 2000, 22 (4): 263-302.

60. Gahler A, Hitz F, Hess U, et al. Acute pericarditis and pleural effusion complicating cytarabine chemotherapy. Onkologie, 2003, 26 (4): 348-350.

61. Curigliano G, Cardinale D, Dent S, et al. Cardiotoxicity of anticancer treatments: Epidemiology, detection, and management. CA: a cancer journal for clinicians, 2016, 66 (4): 309.

62. Kasner SE, Villar-Cordova CE, Tong D, et al. Hemopericardium and cardiac tamponade after thrombolysis for acute ischemic stroke. Neurology, 1998, 50 (6): 1857-1859.

63. Harnett DT, Chandra-Sekhar HB, Hamilton SF. Drug-induced lupus erythematosus presenting with cardiac tamponade: a case report and literature review. The Canadian journal of cardiology, 2014, 30 (2): 247 e211-242.

64. Imazio M, Gaita F, LeWinter M. Evaluation and Treatment of Pericarditis: A Systematic Review.

Jama, 2015, 314 (14): 1498-1506.

65. Maisch B, Seferovic PM, Ristic AD, et al. Guidelines on the diagnosis and management of pericardial diseases executive summary；The Task force on the diagnosis and management of pericardial diseases of the European society of cardiology. Eur Heart J, 2004, 25 (7): 587-610.

66. Adler Y, Charron P. The 2015 ESC Guidelines on the diagnosis and management of pericardial diseases. Eur Heart J, 2015, 36 (42): 2873-2874.

67. de Araujo Antunes A, Caramori JC, Vannini FD, et al. Markers of uremia and pericardial effusion in peritoneal dialysis. International urology and nephrology, 2012, 44 (3): 923-927.

68. Otasevic P, Neskovic AN, Bojic M, et al.Pericardial effusion after streptokinase for acute myocardial infarction: an echocardiographic 1-year follow-up study. Cardiology, 1997, 88 (6): 544-547.

69. Frommeyer G, Eckardt L. Drug-induced proarrhythmia: risk factors and electrophysiological mechanisms. Nat Rev Cardiol, 2016, 13 (1): 36-47.

70. Traebert M, Dumotier B.Antimalarial drugs: QT prolongation and cardiac arrhythmias. Expert Opin Drug Saf, 2005, 4 (3): 421-431.

71. Wenzel-Seifert K, Wittmann M, Haen E. QTc prolongation by psychotropic drugs and the risk of Torsade de Pointes. Dtsch Arztebl Int, 2011, 108 (41): 687-693.

72. 周聊生, 牟燕. 药源性疾病与防治. 北京：人民卫生出版社, 2008：35-60.

73. 吴笑春. 药源性疾病诊治手册. 北京：人民军医出版社, 2005：78-99.

74. 陆再英. 内科学. 第8版. 北京：人民卫生出版社, 2013：67-102.

75. 杨新波, 黄正明. 药物不良反应与药源性疾病的防治. 北京：军事医学科学出版社, 2009：37-89.

76. 李少波. 心血管药物不良反应与防治. 北京：人民军医出版社, 2011：87-112.

77. Lloyd-Jones D, Adams R, Carnethon M, et al. Heart disease and stroke statistics—2009 update: a report from the American Heart Association Statistics Committee and Stroke Statistics Subcommittee. Circulation, 2009, 119 (3): 480-486.

78. Ho PM, Peterson ED, Wang L, et al. Incidence of death and acute myocardial infarction associated with stopping clopidogrel after acute coronary syndrome. JAMA, 2008, 299 (5): 532-539.

79. Gislason GH, Jacobsen S, Rasmussen JN, et al. Risk of death or reinfarction associated with the use of selective cyclooxygenase-2 inhibitors and nonselective nonsteroidal antiinflammatory drugs after acute myocardial infarction. Circulation, 2006, 113 (25): 2906-2913.

80. Lange RA, Hillis LD. Cardiovascular complications of cocaine use. N Engl J Med, 2001, 345 (5): 351-358.

81. Davis JB. Chest pain after captopril. Br Med J (Clin Res Ed), 1988, 296 (6616): 214.

82. Grant EC. Hormones for coronary disease. Lancet, 2003, 361 (9357): 612.

83. Tains BC.Oral contraceptives and the risk of myocardial infraction. Eur Heart J, 2003, 24: 377-381.

84. Sabin CA, Reiss P, Ryom L, et al. Is there continued evidence for an association between

abacavir usage and myocardial infarction risk in individuals with HIV? A cohort collaboration. BMC Med, 2016, 14 (1): 61.

85. Starcevic B, Sicaja M. Dual intoxication with diazepam and amphetamine: this drug interaction probably potentiates myocardial ischemia. Med Hypotheses, 2007, 69 (2): 377-380.

86. King M, Fernondo I. Vascular toxicity associated with cisplati. Clin Oncol, 2003 (1), 15: 36-38.

87. Mccord J, Jneid H, Hollander J E, et al. Management of cocaine-associated chest pain and myocardial infarction: a scientific statement from the American Heart Association Acute Cardiac Care Committee of the Council on Clinical Cardiology. Circulation, 2008, 117 (14): 1897-1907.

88. Hofmann C, Penner U, Dorow R, et al. Lisuride, a dopamine receptor agonist with 5-HT$_{2B}$ receptor antagonist properties: absence of cardiac valvulopathy adverse drug reaction reports supports the concept of a crucial role for 5-HT$_{2B}$ receptor agonism in cardiac valvular fibrosis. Clin Neuropharmacol, 2006, 29 (2): 80-86.

89. Rothman RB, Baumann MH, Savage JE, et al. Evidence for possible involvement of 5-HT (2B) receptors in the cardiac valvulopathy associated with fenfluramine and other serotonergic medications. Circulation, 2000, 102 (23): 2836-2841.

90. Ayme Dietrich E, Lawson R, Gasser B, et al.Mitral bioprosthesis hypertrophic scaring and native aortic valve fibrosis during benfluorex therapy. Fundam Clin Pharmacol, 2012, 26 (2): 215-218.

91. Droogmans S, Roosens B, Cosyns B, et al. Cyproheptadine prevents pergolide-induced valvulopathy in rats: an echocardiographic and histopathological study. Am J Physiol Heart Circ Physiol, 2009, 296 (6): H1940-1948.

92. Huang XP, Setola V, Yadav PN, et al. Parallel functional activity profiling reveals valvulopathogens are potent 5-hydroxytryptamine (2B) receptor agonists: implications for drug safety assessment. Mol Pharmacol, 2009, 76 (4): 710-722.

93. Graham JR. Cardiac and pulmonary fibrosis during methysergide therapy for headache. Am J Med Sci, 1967, 254 (1): 1-12.

94. Misch KA. Development of heart valve lesions during methysergide therapy. Br Med J, 1974, 2 (5915): 365-366.

95. Bhattacharyya S, Schapira AH, Mikhailidis DP, et al. Drug-induced fibrotic valvular heart disease. Lancet, 2009, 374 (9689): 577-585.

96. Elangbam CS. Drug-induced valvulopathy: an update. Toxicol Pathol, 2010, 38 (6): 837-848.

97. Abenhaim L, Moride Y, Brenot F, et al. Appetite-suppressant drugs and the risk of primary pulmonary hypertension. International Primary Pulmonary Hypertension Study Group. N Engl J Med, 1996, 335 (9): 609-616.

98. Graham DJ, Green L. Further cases of valvular heart disease associated with fenfluramine-phentermine. N Engl J Med, 1997, 337 (9): 635.

99. Khan MA, Herzog CA, St Peter JV, et al. The prevalence of cardiac valvular insufficiency assessed by transthoracic echocardiography in obese patients treated with appetite-suppressant

drugs. N Engl J Med, 1998, 339 (11): 713–718.

100. Mast ST, Jollis JG, Ryan T, et al.The progression of fenfluramine-associated valvular heart disease assessed by echocardiography. Ann Intern Med, 2001, 134 (4): 261–266.

101. Boutet K, Frachon I, Jobic Y, et al. Fenfluramine-like cardiovascular side-effects of benfluorex. Eur Respir J, 2009, 33 (3): 684–688.

102. Gueffet JP, Piriou N, Trochu JN. Valvular heart disease associated with benfluorex. Arch Cardiovasc Dis, 2010, 103 (5), 342–343.

103. Noize P, Sauer M, Bruneval P, et al. Valvular heart disease in a patient taking benfluorex. Fundam Clin Pharmacol, 2006, 20 (6): 577–578.

104. Rafel Ribera J, Casanas Munoz R, Anguera Ferrando N, et al. Valvular heart disease associated with benfluorex. Rev Esp Cardiol, 2003, 56 (2): 215–216.

105. Le Ven F, Tribouilloy C, Habib G, et al. Valvular heart disease associated with benfluorex therapy: results from the French multicentre registry. Eur J Echocardiogr, 2011, 12 (4): 265–271.

106. Weill A, Paita M, Tuppin P, et al. Benfluorex and valvular heart disease: a cohort study of a million people with diabetes mellitus. Pharmacoepidemiol Drug Saf, 2010, 19 (12): 1256–1262.

107. Derumeaux G, Ernande L, Serusclat A, et al. Echocardiographic evidence for valvular toxicity of benfluorex: a double-blind randomised trial in patients with type 2 diabetes mellitus. PLoS One, 2012, 7 (6): e38273.

108. Tribouilloy C, Rusinaru D, Marechaux S, et al. Increased risk of left heart valve regurgitation associated with benfluorex use in patients with diabetes mellitus: a multicenter study. Circulation, 2012, 126 (24): 2852–2858.

109. Pritchett AM, Morrison JF, Edwards WD, et al.Valvular heart disease in patients taking pergolide. Mayo Clin Proc, 2002, 77 (12): 1280–1286.

110. Van Camp G, Flamez A, Cosyns B, et al. Heart valvular disease in patients with Parkinson's disease treated with high-dose pergolide. Neurology, 2003, 61 (6): 859–861.

111. Schade R, Andersohn F, Suissa S, et al. Dopamine agonists and the risk of cardiac-valve regurgitation. N Engl J Med, 2007, 356 (1): 29–38.

112. Zanettini R, Antonini A, Gatto G, et al. Valvular heart disease and the use of dopamine agonists for Parkinson's disease. N Engl J Med, 2007, 356 (1): 39–46.

113. Valassi E, Klibanski A, Biller BM. Clinical Review: Potential cardiac valve effects of dopamine agonists in hyperprolactinemia. J Clin Endocrinol Metab, 2010, 95 (3): 1025–1033.

114. Cawood TJ, Bridgman P, Hunter L, Cole D. Low-dose cabergoline causing valvular heart disease in a patient treated for prolactinoma. Intern Med J, 2009, 39 (4): 266–267.

115. Chague F, Belleville I, Boujon B, et al. An aortic insufficiency diagnosed under cabergoline. Ann Cardiol Angeiol (Paris), 2009, 58 (3): 189–191.

116. Colao A, Galderisi M, Di Sarno A, et al. Increased prevalence of tricuspid regurgitation in patients with prolactinomas chronically treated with cabergoline. J Clin Endocrinol Metab,

2008, 93 (10): 3777–3784.

117. Kars M, Delgado V, Holman ER, et al. Aortic valve calcification and mild tricuspid regurgitation but no clinical heart disease after 8 years of dopamine agonist therapy for prolactinoma. J Clin Endocrinol Metab, 2008, 93 (9): 3348–3356.

118. Vallette S, Serri K, Serri O. Cabergoline therapy for prolactinomas: is valvular heart disease a real safety concern? Expert Rev Cardiovasc Ther, 2010, 8 (1): 49–54.

119. Droogmans S, Cosyns B, D'Haenen H, et al. Possible association between 3, 4–methylene-dioxymethamphetamine abuse and valvular heart disease. Am J Cardiol, 2007, 100 (9): 1442–1445.

第三章

药源性消化系统疾病

　　无论是何种给药方式,药物进入人体后,在发挥全身或局部治疗作用的同时,往往引发各种各样的不良反应,包括药源性消化系统疾病(drug induced digestive disease, DIDD)。有关研究资料显示,DIDD 的发生率占所有药源性疾病的 20%~40%,居药源性疾病首位。多种药物使用后可诱发消化系统不良反应,也与患者本身的特异质体质、年龄及性别等有关。致病机制主要为 A 型不良反应,其次为 B 型不良反应,包括变态反应和特异质反应等。常见的 DIDD 包括上消化道溃疡、药源性腹泻与便秘、药源性肝损害、药源性黄疸、药源性胰腺炎和药源性恶心、呕吐及食欲减退。其临床表现与其他病因所致消化系统疾病的临床症状基本相似,常见症状有吞咽困难、恶心、呕吐、呕血与黑便、腹痛、腹泻、黄疸和便秘等;严重程度可能还与药物种类、用药剂量、使用时间及患者体质等有关,过敏反应者还可出现发热和皮疹等消化系统之外的症状。DIDD 常发生于用药之后,因而可结合患者的病史、用药史、临床表现、实验室检查及病理学检查等进行诊断,用药时间与发病时间的关系有助于明确诊断,因此,医师及药师在日常工作中关注患者的用药史十分重要。DIDD 治疗的根本措施是及时停药、消除病因,再根据患者的具体情况进行对症支持治疗及营养支持治疗等。

第一节　药源性上消化道溃疡

　　上消化系统包括口腔、咽、食管、胃和十二指肠。在临床,上消化道溃疡是导致消化道穿孔、梗阻甚至出血的重要原因。药源性上消化道溃疡可发生在上消化道的任何区域,但食管和胃是溃疡发生的主要区域。患者可能出现的体征和症状从没有后遗症的良性病变到严重并发症,如胃肠道出血、狭窄、穿孔和梗阻。内镜下观察到的黏膜损伤是药源性上消化道溃疡典型的鉴别特征。了解药源性上消化道溃疡危险因素的相关机制,能够帮助临床医师减少并处理可能发生的并发症。

　　由于可能漏报或误诊,使得药源性上消化道溃疡的真实发病率难以确定,许多患者自主用药,导致无法获得真实的发病率。例如,在服用非甾体抗炎药(NSAIDs)并伴随消化道出血或穿孔等危及生命的并发症的患者中,只有不到 50% 的患者出现消化不良。另一个使得发病率数据的收集和解释变得复杂的因素是在已发表的文献中,诊断药源性上消化道溃疡时所使用的定义不同,因此,比较研究结果的时候,简化药源性上消化道溃疡的标准至关重要。

　　尽管有上述的困难,但是 NSAIDs 依然是上消化道溃疡最常见的致病药物。在使用NSAIDs 药物的患者中,可能出现比较严重的胃肠道并发症,如出血、狭窄形成以及穿孔。资料显示,在类风湿关节炎患者中,NSAIDs 诱发上消化道出血的住院率高达每年 2.2%[1]。

在服用 NSAIDs 的患者中,当同时与其他已知的可致消化道溃疡的药物联合应用时,发生上消化道溃疡的风险最高。虽然单用糖皮质激素或选择性 5- 羟色胺再摄取抑制剂(selective serotonin reuptake inhibitors, SSRIs)的患者上消化道溃疡发病率相对较低,但这些药物与 NSAIDs 同时联用则会大大增加溃疡的发病率,使其风险增加 3.6 倍[2]。此外,氯化钾骨架片引起溃疡的发病率为 19%,如与抗胆碱药物合用,因可延缓胃排空而使溃疡发病率增加到 67%。

尽管 NSAIDs 和阿司匹林易导致胃肠道损伤,但它们也同样能够导致食管损伤。一篇关于药源性食管损伤相关药物的综述中,NSAIDs 包括阿司匹林,占引起食管损伤病例的 40%,然后依次是四环素(22%)、氯化钾(10%)、双膦酸盐类(9%),奎尼丁、维生素 C 以及其他的抗菌药物共占 19%[3]。

【致病机制】

导致药源性上消化道溃疡的机制多种多样,从简单的胃肠道直接刺激到复杂的胃黏膜层细胞的相互作用以及对前列腺素合成的抑制。即使药物不与胃肠道系统直接接触也能够发生溃疡,因此没有绝对安全的给药途径。表 3-1 列出了致病药物和它们的可能机制,其中一些药物可能还存在其他机制。

表 3-1   药源性上消化道溃疡的机制

药物	致病机制
NSAIDs	COX 抑制;胃肠道直接刺激;抗血小板聚集作用
SSRIs	抗血小板聚集作用
克林霉素	胃肠道直接刺激
多西环素	胃肠道直接刺激
红霉素	胃肠道直接刺激
氯吡格雷	血小板抑制作用
硫酸亚铁	胃肠道直接刺激
氯化钾	胃肠道直接刺激
糖皮质激素	损伤黏膜愈合

NSAIDs 是一类具有抗炎、止痛和降低血小板黏附力作用的药物。长期以来,NSAIDs 通过抑制与胃肠道防御系统相关的环氧化酶(cycloxygenase, COX)系统来抑制胃黏膜的前列腺素合成,使得胃黏膜失去前列腺素的保护,影响受损胃黏膜的修复,NSAIDs 还可通过对胃黏膜的局部刺激而引起溃疡。胃肠道黏膜中的前列腺素有很强的细胞保护作用,它们帮助维持黏膜血液流动,增加黏液和碳酸氢钠的分泌,而且能够增加上皮防御细胞对抗毒性损伤的能力。COX 有至少两种亚型,COX-1 和 COX-2,其中 COX-1 是主要亚型。NSAIDs 优先抑制 COX-2,因此,其可能比那些抑制 COX-1 的药物引起更少的胃肠道副作用。COX-1 抑制剂与 COX-2 抑制剂相比,服用 COX-2 抑制剂的患者出现的胃肠道不良反应会更少。但是,由于选择性 COX-2 抑制剂具有严重不良心血管事件而被限制长期使用[4]。

有些 NSAIDs 还具有抗血小板聚集作用,从而干扰血液凝固,诱发消化道出血。

幽门螺杆菌感染与否与 NSAIDs 溃疡发病率之间存在明显的相关性。幽门螺杆菌阴性患者使用 NSAIDs 时,其溃疡以及溃疡相关的并发症更少。但是,长期使用 NSAIDs 的愈合性胃溃疡患者,如果是幽门螺杆菌阳性,则溃疡复发率更高。

药源性食管损伤的致病机制与药物因素、服药方法等有关。药物因素包括药物的 pH，渗透压及溶解速率等。药物的 pH 是药源性食管损伤的一个主要因素，当 pH≤3 时，药物对食管黏膜有直接损害作用。如四环素和多西环素水溶液的 pH 均小于 3，因此对食管黏膜有直接损害作用。渗透压也是一个重要因素，早期使用的氯化钾片剂滞留食管后，在局部溶解形成高渗状态而溶解黏膜屏障。多西环素胶囊溶解速率较快，局部药物浓度高于其片剂，因而胶囊比片剂更易引起食管损伤，一般溶解速率较低的剂型能降低药物的局部损伤[5]。

此外，服药时采用仰卧体位或饮水量过少时，会由于药物与食管局部接触时间长而引发食管溃疡。有研究发现，直接吞服胶囊后，胶囊滞留于食管造成食管损伤的发生率为 66%，而与水同服的发生率仅为 9%。当胶囊或片剂不能从食管中及时清除，便可发生药物诱导的食管炎。如果食管中没有足够的水，明胶胶囊会变得黏稠，药片可能很难吞咽或腐蚀性包衣层会引起直接的黏膜刺激。

糖皮质激素是肾上腺皮质束状带细胞所合成和分泌的激素，主要影响糖和蛋白质的代谢，其导致上消化道溃疡的可能机制为：①改变血管的反应性，增强血管张力，收缩血管，导致胃黏膜供血减少，影响胃黏膜上皮细胞的更新与修复，削弱胃及十二指肠黏膜的防御功能；②抑制内源性前列腺素的合成；③刺激胃酸和胃蛋白酶的分泌；④抑制蛋白质合成，使黏膜上皮细胞更新率降低，影响胃及十二指肠黏膜的修复过程，诱发和加剧溃疡的形成[5]。

抗生素也可导致上消化道溃疡，其机制各不相同：①口服抗生素直接刺激胃黏膜上皮细胞，使其完整性受到破坏；②多黏菌素类抗生素通过损害胃黏膜上皮细胞而干扰细胞膜的功能，导致胃黏膜局部缺血，使其通透性改变，引起上消化道溃疡形成；③四环素类抗生素刺激胃肠道，引起消化道炎症和溃疡，严重时可致消化道出血[5]。

此外，可能存在其他引起药源性上消化道溃疡的机制。双膦酸盐因为局部刺激作用而诱发溃疡。氯吡格雷由于其抗血小板作用，会引起有出血病史的患者再出血。一些证据表明，SSRIs 可能通过减少血小板 5- 羟色胺和干扰血小板聚集而增加上消化道出血的风险[6]，当 SSRIs 与 NSAIDs 同时应用时，这种效应会加强。

【致病药物和临床表现】

表 3-2 列出了导致上消化道溃疡的主要药物，最常见的有 NSAIDs，其他药物包括某些双膦酸盐类、氯化钾、硫酸亚铁、克林霉素、多西环素、丙戊酸、SSRIs 和糖皮质激素（尤其当与其他致溃疡药物联用时）。虽然抗凝血药和抗血小板药物可能会增加出血的风险，但通常不认为它们是上消化道溃疡的主要致病药物。

表 3-2　药源性上消化道溃疡相关药物

药物	发病率	药物	发病率
阿司匹林[7,8]	10%~15%	柳氮磺吡啶[12]	NK
丙戊酸[9]	NK	氯吡格雷	NK
双膦酸盐类（口服）[10]	0.2%~0.4%	硫酸亚铁[9,13]	5%
糖皮质激素[10]	0.4%	氯化钾[9,13]	8%~19%
四环素类[9,10]	NK	选择性 NSAIDs	5%~8%
克林霉素[11]	NK	SSRIs[1]	NK
红霉素[12]	NK		

注：NK，未知

药源性上消化道溃疡患者可能不表现出典型症状,或者也会发生危及生命的并发症,包括出血、穿孔和梗阻。胃灼热、消化不良、腹部压痛和腹痛是最常见的症状,但并不总是伴随溃疡的发生。如前所述,尽管很多患者服用 NSAIDs 出现了危及生命的出血症状而入院,但其中不到 50% 的患者仅有消化不良症状;吞咽困难、体重减轻或者严重的腹痛有可能提示患者患有严重的并发症或者恶性疾病,这种情况需要被仔细评估。

1. NSAIDs

(1)食管黏膜损伤:Kikendall 等[14]分析了 57 例 NSAIDs 引起食管损伤的案例,其中所涉及药物包括阿司匹林、吲哚美辛、双氯芬酸、萘普生、布洛芬等以及这些药物组成的复合制剂,有并发症者 21 例(出血 17 例,狭窄 4 例),患者表现出吞咽疼痛、困难,腹痛,呕血等,并伴有咽喉部异物感和紧缩感。

(2)胃十二指肠黏膜病变:长期服用 NSAIDs 可发生胃十二指肠慢性的黏膜病变,其中 10%~20% 的患者发生溃疡,由于个体差异及服用 NSAIDs 的种类、剂型及剂量不同,其临床表现也有所不同:①消化不良症状:如上腹不适或隐痛、恶心、呕吐、上腹饱胀、反酸等,阿司匹林是引起消化不良症状最常见的药物之一,发生率分别为:正常人群中约 6.6%,关节炎患者中 10%,既往溃疡病史的人群中达 33%。服用吲哚美辛后约 3.2% 的患者出现严重的消化不良症状,经内镜诊断为溃疡,其中大部分为胃溃疡;②消化性溃疡:关于 NSAIDs 相关性溃疡流行病学研究表明,无论长期口服大剂量或小剂量阿司匹林,均可使溃疡的发病率增加。NSAIDs 相关性溃疡主要有以下特点:胃溃疡多于十二指肠溃疡,且多发于胃窦部;NSAIDs 相关性溃疡易出现并发症如出血或穿孔;有溃疡病史、幽门螺杆菌感染者、接受糖皮质激素治疗及同时服用两种以上 NSAIDs 者,发生溃疡的危险性更大;③胃十二指肠出血和穿孔:临床表现为大便潜血阳性或黑便,严重者表现为呕血,主要由于 NSAIDs 导致胃十二指肠黏膜糜烂,此外与其降低血小板聚集和黏附力的作用有关。出血后的 24 小时内,患者会出现发热,体温常在 38.5℃ 以下,持续 3~4 日后将恢复正常[14]。

2. 抗微生物药物　Kikendall[14]等回顾分析了 409 例抗生素引起食管损伤的案例,其中多西环素 240 例,是引发食管损伤频率最高的抗生素。研究发现,药物剂型对药源性食管损伤的发生非常重要,胶囊剂比片剂更容易在食管中滞留和溶解,造成食管溃疡、出血或狭窄。

吴潜能[15]分析了 6 例多西环素致食管溃疡的案例,患者年龄为 17~24 岁,既往无消化道溃疡病史,服用多西环素胶囊 1~4 天后,所有患者均表现胃灼热感、胸骨后疼痛、吞咽困难等临床症状,胃镜下可见多发性浅溃疡。

3. 糖皮质激素　对胃十二指肠的损害主要见于大剂量及长期服用者,其中口服激素超过 30 天及泼尼松总量超过 1000mg 者,溃疡的发病率明显增加。临床表现主要有上消化道症状、消化性溃疡及其并发症、出血以及穿孔。何新明[16]进行了 46 例胃十二指肠溃疡穿孔案例分析,其中 11 例服用糖皮质激素,服用时间多在 7 天~4 个月,患者表现为突发性上腹部剧烈疼痛,迅速发展为全腹疼痛、反跳痛、肌紧张等症状,行 X 射线诊断确诊为胃十二指肠溃疡穿孔。

4. 其他药物　有患者在服用氯化钾控释片时出现食管溃疡症状。氯化钾导致的食管损伤患者,表现出进行性吞咽困难。这种药物与损伤之间的联系很难被识别,因为症状会持续几个月甚至几年。很多情况下,这种慢性损伤会使食管狭窄进一步发展。在氯化钾早期治疗的患者中,临床医师应该警惕这种药源性食管炎和胃炎的发生。

阿仑膦酸钠等药物诱发的食管炎,会伴随突发的、疼痛的吞咽困难。这种损伤的后遗症包括溃疡和狭窄形成,随着药物的停用,症状通常会在7~10天内消退。硫酸亚铁呈酸性,若停滞于食管黏膜,可引起黏膜糜烂、充血、水肿,甚至形成溃疡及狭窄。抗凝药物如肝素、华法林等易引起血液凝固性下降,诱发出血。

【诊断和鉴别诊断】

1. 药源性食管损伤　主要依靠服药史、临床表现及食管镜检查,其诊断依据为:①有服用易损伤食管药物史,且服药方法和体位不正确,如服药时不饮水或少量饮水;②服药后部分患者伴有咽部异物感或紧缩感,吞咽不利和疼痛等症状;③食管镜检查可见病变处黏膜充血、血管模糊、糜烂等炎性表现,严重时可见多发性溃疡,局部有出血;少数患者表现为食管狭窄,食管黏膜活检呈炎症改变。

药源性食管损伤以吞咽困难、镜下溃疡形成为主要特点,临床上需与其他食管溃疡性疾病相鉴别:①疱疹性食管炎:由带状疱疹病毒、巨细胞病毒等引起食管感染,这些溃疡呈点状、线状或星状,常被透亮的黏膜水肿包围,内镜下可见食管远端有灶性浅表性溃疡,溃疡处活检组织可见病毒包涵体;②反流性食管炎:夜间伴有阵发性咳嗽、喘息,食管镜下可见糜烂或溃疡,这种溃疡发生在食管末端,伴有食管反流或一定程度的狭窄;③食管肿瘤:主要表现为进行性吞咽困难或疼痛,X射线下可见食管局部黏膜中断,食管镜下对病灶取活检进行病理检查可确诊[5]。

2. 药源性胃及十二指肠溃疡　药源性胃及十二指肠溃疡的诊断依据:①药物史:患者有 NSAIDs、糖皮质激素、抗生素、抗血小板药物等用药史;②胃镜检查:胃镜检查发现上消化道黏膜损伤或溃疡及其并发症;③消化不良综合征:服用 NSAIDs 等药物后出现上腹不适或隐痛、恶心、呕吐、上腹饱胀、反酸等症状。

药源性上消化道溃疡表现出的许多症状与其他疾病颇为相似。因此,如何区分药源性上消化道溃疡与其他溃疡性的、糜烂性的、炎症性的疾病显得尤为重要,这些疾病包括反流性食管炎、感染性食管炎(疱疹、念珠菌、HIV、巨细胞病毒)、胃出口梗阻、胃穿孔、克罗恩病、继发性胸痛引起的冠心病、恶性肿瘤以及 Stevens-Johnson 综合征等。

患者表现出体重减轻、反复性呕吐、消化不良的症状,提示可能患有胃出口梗阻。呈现出胸痛或者疼痛向肩部扩散,应该评估是否患有冠心病。吞咽困难、吞咽痛和体重减轻可能表示患有癌症,具有这些症状的患者需要被仔细评估与诊断。

【预防与治疗】

1. 预防　表3-3所列的是预防药源性上消化道溃疡的方法。首要的也是最重要的一步是在伴有已知危险因素的患者中避免应用增加疾病风险的药物,尽可能使用不会引起上消化道溃疡的药物。

例如,在老年患者中用对乙酰氨基酚代替阿司匹林治疗骨关节炎。当不可避免地要用到可导致消化道溃疡的药物时,应尽可能采用最低的给药剂量。采用下列策略可减小需要接受 NSAIDs 治疗的患者出现上消化道损伤的风险。

低风险患者(那些没有已知危险因素的患者),尽可能使用最低剂量并避免与其他已知可导致上消化道溃疡的药物同时使用[14]。当抗血小板药物与 NSAIDs 同时使用时,引起胃肠道毒性的风险增加。同样,糖皮质激素单独使用时,胃肠道溃疡的发生率很低;但是,当其与 NSAIDs 同时使用时,胃肠道溃疡的发生率显著升高。

表 3-3　预防药源性上消化道溃疡的方法

药物	预防
阿司匹林[9,12]	使用最低剂量 避免使用其他致溃疡药物
SSRIs[6]	使用其他抗抑郁药替代 尽可能避免与 NSAIDs 同时使用
双膦酸盐类[12,13]	用水服用 服药后 30min 内不得卧床
糖皮质激素[13]	避免与 NSAIDs 如阿司匹林同时服用
NSAIDs[12,13]	使用最低剂量 考虑添加质子泵抑制剂或米索前列醇 避免其他致溃疡药物合用
氯化钾[12]	优选微胶囊化制剂,避免缓释制剂
四环素类[13]	使用片剂而不是胶囊制剂

中度风险的患者(伴有一个或两个风险因素)应该考虑酸抑制疗法,例如质子泵抑制剂类药物(proton pump inhibitors,PPIs)或者米索前列醇治疗。PPIs 可预防 NSAIDs 引起的上消化道毒性,而且与米索前列醇相比,PPIs 有良好的耐受性。虽然米索前列醇能够有效增加上消化道的黏膜血流量,并刺激黏液和碳酸氢钠的产生,但其有较多的副作用,如痢疾等,这限制了它的常规使用。部分患者可考虑使用选择性 COX-2 抑制剂,如塞来昔布。与传统的 NSAIDs 相比,选择性 COX-2 抑制剂能够减少胃肠道毒性的发生。但是,选择性抑制 COX-2 药物与心血管事件等不良反应的发生有关,因此,使用这类药物前须权衡利弊。还有一些其他的选择包括使用较少经过肝肠循环的 NSAIDs,如萘丁美酮或依托度酸。

高风险患者(伴有大于 3 种风险因素或阿司匹林、糖皮质激素、华法林同时使用)可以从使用 PPIs 或米索前列醇中受益。有溃疡病史或溃疡并发症的患者最好完全避免使用 NSAIDs,如果不可能避免,这些患者应该接受与那些高风险患者相同的治疗。

将导致上消化道溃疡的药物替换为其他损伤作用较轻的药物可能也是一种选择。对需要补充钾的患者,改用微胶囊制剂可能比缓释制剂更好。需要双膦酸盐类治疗骨质疏松症的患者,可选用很少致溃疡的利塞膦酸钠,其耐受性也比阿仑膦酸钠更好。

适当的用药教育对于使用易诱发食管炎药物的患者也很重要。这类患者在服药时应该取坐位或站立,并且要用足量液体送服,而且服药后至少 15 分钟内不能卧床。仔细选择药物的剂型也能够帮助预防黏膜损伤,液体或片剂制剂比胶囊出现的问题更少。除了上述列出的步骤外,应该教育上消化道溃疡风险的患者改变生活方式,包括避免饮用碳酸饮料或食用刺激性食物(如洋葱、辛辣的食物等)。

2. 治疗　治疗药源性上消化道溃疡的第一步是评估患者用药的必要性,通常理想的做法是更换一种替代药物,如果不能替换,就尽可能使用药物的最低剂量。应该通过胃镜检查确认溃疡。另外,应该考虑治疗幽门螺杆菌的感染。食管狭窄必要时可通过手术治疗。

PPIs 是治疗 NSAIDs 溃疡的首选药物,其能高效抑制胃酸分泌,显著改善患者的胃肠道症状,预防消化道出血,并能促进溃疡愈合[17]。

药物诱导的食管损伤治疗主要采用支持疗法,抑酸治疗可作为一种辅助手段。在停药 2~6 天后症状通常会改善,且抗酸剂会快速缓解疼痛,如果可能,最好选择停用药物。采用抑酸疗法对存在胃食管反流的患者是有益的,因为回流的物质可能加重药物诱导的食管炎。大量饮水也同样有助于防止药片或胶囊附着于黏膜而造成损伤。

（宁生荣　武新安）

第二节　药源性腹泻与便秘

药源性腹泻与便秘是常见的药源性疾病,症状有时较轻,可在几日内自愈,有时严重影响日常生活,甚至危及生命,因此需要我们了解其机制及诊断鉴别方法等相关内容,以便对症对因预防治疗。但由于二者的致病机制、致病药物、临床表现、鉴别诊断等差别较大,故而分别论述。

一、药源性腹泻

药源性腹泻是一种比较常见的药物不良反应,是指由药物或药物相互作用引起的排便次数异常增多,且粪便多呈水样便或带有黏液、出血性稀便或可见假膜,同时可能伴有腹痛、腹胀、恶心、呕吐,甚至出现发热、寒战、昏迷、休克或死亡[18]。这些症状或温和而短暂,在数日内消失,或剧烈甚至威胁生命。由于健康人也可能不时有腹泻的症状,因而鉴别药源性腹泻就具有一定的挑战性。此外,药源性腹泻可能出现在简单常规用药数个月之后,进一步使其鉴别更加复杂化。

药源性腹泻约占所有药品不良反应的 7%。目前,超过 700 种药物与腹泻相关,其中约 25% 为抗菌药物。严重的药源性腹泻可能引起脱水、电解质紊乱、休克甚至死亡,但其发病率和死亡率尚未见确切报道。美国国家癌症研究所的一项研究报告显示癌症患者应用伊立替康、氟尿嘧啶和亚叶酸钙后的严重腹泻和继发性并发症所致的死亡率分别为 0.6% 和 1.9%。据统计,美国每年有 3.75 亿余例急性腹泻发生,且 5 岁以下儿童更易发作,儿童因腹泻住院者占其总住院率的 4%。老年人与儿童一样,也更易罹患药源性腹泻且发生严重并发症的风险更高。老年人和儿童胃肠道功能衰退与发育不完善是其易发药源性腹泻的重要因素。

【致病机制】

药源性腹泻分为急性和慢性两类。急性腹泻起病急,通常在用药初期出现,病程短;慢性腹泻在用药后较长一段时间出现,病程可持续数周或数个月,影响患者的生活质量。药源性腹泻的具体致病机制如下:

1. 胃肠道防御系统的改变

（1）胃酸分泌异常:胃酸可防止病原菌在胃肠道内的增殖,健康人胃肠道 pH 通常<4,

当 pH 增加时,病毒、细菌以及致病菌得以滋生,从而引起腹泻。当应用大剂量的 H_2 受体拮抗剂、质子泵抑制剂治疗时,胃酸分泌量减少,胃肠道 pH 升高,从而引起腹泻,停药后 pH 可恢复正常。

（2）肠动力紊乱:正常的肠动力与移动性运动复合波有关,它可以运送消化的食物,并防止肠道病原菌、毒素与小肠黏膜长时间接触。那些缩短食糜暴露于肠上皮的时间,引起反常吸收和分泌的药物可以导致腹泻。肠动力减弱时,细菌大量增殖,结合胆汁酸在结肠内经细菌分解生成游离胆汁酸（主要为去氧胆酸）,从而引起结肠中体液和电解质的分泌,形成水泻。如抗胆碱能药物可降低肠动力,造成食物淤积,为细菌增殖提供便利环境,继而引起腹泻,因此虽然抗胆碱能药物最常见的不良反应为便秘,但若无其他致腹泻因素,即可考虑是否为抗胆碱能药物引起的腹泻[18]。当药物引起肠动力亢进时,也会引起腹泻。促胃肠动力药甲氧氯普胺和红霉素与这种直接作用在肠道的腹泻类型有关。治疗阿尔茨海默病的胆碱酯酶抑制剂使胆碱能活性增加,产生腹泻。

（3）肠道菌群失调:肠道正常菌是保护宿主免受致病菌侵害的重要屏障。菌群失调可导致病原微生物的异常增殖和正常菌群代谢功能受损。此类药源性腹泻主要由抗生素引起,故称为抗生素相关性腹泻（antibiotic-associated diarrhea, AAD）。其中 15%~20% 的 AAD 都与艰难梭菌异常增殖导致的假膜性肠炎有关。艰难梭菌主要分泌毒素 A（肠毒素）和毒素 B（细胞毒素）。肠毒素黏附于肠上皮细胞的刷状缘膜,激活巨噬细胞和肥大细胞,引起肠黏膜分泌增多,并增加黏膜的渗透性。细胞毒素则可以刺激单核细胞释放炎症因子,直接破坏胃肠道细胞,引起炎症反应,进而使黏膜细胞变性、凋亡、坏死。艰难梭菌的毒素都是单糖基转移酶,在宿主细胞内修饰 P- 蛋白,导致肌动蛋白骨架塌陷和细胞死亡,继而破坏肠上皮细胞的紧密性,造成体液流失,渗出及腹泻。此外,艰难梭菌也会产生 4- 硫酸酯酶、胶原酶、透明质酸酶等组织降解酶而致泻。肠内正常菌群的减少还会使难以吸收的碳水化合物发酵障碍,导致渗透性腹泻;或降低短链脂肪酸的生成,结肠对液体的吸收减少,导致分泌性腹泻。

2. 肠道正常生理功能的紊乱

（1）体液和电解质的吸收与分泌紊乱:药物与细胞表面特定的受体结合,激活腺苷酸环化酶,升高环腺苷酸水平,导致阴离子（ Cl^- 和 HCO_3^- ）的分泌增加, Na^+ 、 K^+ 和 H_2O 从肠道被动外流,并抑制 Na^+ 和 Cl^- 进入细胞内,引起体液流失。

此外,有些药物可抑制 Na^+-K^+-ATP 酶,该酶是通过 ATP 酶供给能量来调节水和电解质的转运的。因此,这类药物就会抑制回、结肠的 Na^+-K^+-ATP 酶,从而降低体液的吸收而致泻。

（2）渗透性腹泻:胃肠道中的渗透活性物质会降低体液的吸收,引起渗透性腹泻。山梨醇等蔗糖替代剂作为渗透活性物质可影响肠腔功能,增强其对水和电解质的保留,会在结肠中造成水潴留。α 糖苷酶抑制剂可增加从小肠到达结肠的淀粉量,并会产生大量丁酸盐,丁酸盐吸收后可引起前列腺素 E 的上调,前列腺素 E 引起水和电解质流失而致泻。

3. 肠道黏膜损伤　抗肿瘤药的细胞毒性会破坏小肠和大肠黏膜,导致腹泻,但很少出血。NSAIDs 可降低环氧化酶的活性,减少前列腺素的合成,增加肠黏膜白三烯的合成,导致肠黏膜的血流量减少,肠渗透性增加,使细菌和毒素易于穿过肠黏膜而致泻。另外,丙米嗪、地西泮等药物长期服用时会出现出血性和溃疡性结肠炎,也与损伤肠道黏膜有关。

4. 吸收不良性腹泻　长期口服氨基糖苷类、多黏菌素和杆菌肽，这些抗菌药与胆汁酸结合，妨碍小肠中脂肪酸的吸收，当不被吸收的脂肪酸到达大肠时，就会抑制液体吸收，继而产生吸收不良性腹泻。

此外，应用双胍类药物可能导致脂肪和碳水化合物吸收不良，产生腹泻。但通常是一过性的，减少剂量即可恢复，若腹泻持续则必须停药。

【致病药物和临床表现】

腹泻被定义为排便频率增加（≥3/24h）、大便稠度降低和（或）大便重量增加（>200g/24h）。由于排便习惯、大便特点和每日大便排出量在个人和群体间差别很大，药源性腹泻应该按照患者的年龄、体重和基础病的情况来评估。药源性腹泻的相关体征和症状有腹痛、酸碱失调、厌食、发冷、痉挛、脱水、眩晕、电解质失衡、发热、头痛、肠鸣音亢进、蠕动亢进、低血压、头晕目眩、局部压痛、萎靡不振、恶心呕吐、心动过速、口干、虚弱和体重减轻等[19]。

1. 抗生素　抗生素是引起药源性腹泻发生率较高的一类药物，其导致的腹泻被称为抗生素相关性腹泻（AAD）。目前认为，除万古霉素和肠道外给药的氨基糖苷类外，几乎所有的抗菌药物均可诱发抗生素相关性腹泻，其发生率为5%~39%，特别是林可霉素、克林霉素、青霉素类、头孢菌素类等。AAD常发生于抗菌药物治疗过程中第1~10天，偶尔在治疗终止2~6周后发生。已经出现腹泻症状后仍然继续使用抗菌药物者，病程可长达2~4周，且病死率高。AAD临床表现可轻可重，轻型患者仅表现为稀便次数增加，没有因腹泻而发生中毒症状；中等型患者临床腹泻次数较多，合并肠道条件致病菌感染，大便出现红、白细胞；重型患者在肠道菌群严重紊乱的基础上往往继发有特殊条件致病菌感染，临床症状重，常腹泻水样便10~20次/日，假膜性肠炎大便中可见漂浮的假膜，伴有发热，腹部不适，里急后重。少数极其严重者除有腹泻外，还可发生脱水、电解质紊乱、低蛋白质血症或败血症等，甚至出现中毒性巨结肠而表现高热、恶心呕吐及肠鸣音减弱，胃肠功能衰竭，也可能发生肠穿孔。

由艰难梭菌引起的抗生素相关性腹泻是一种常见并发症。艰难梭菌结肠炎和假膜性结肠炎（pseudomembranous colitis，PMC）被作为同义词来指艰难梭菌相关性疾病。与艰难梭菌或假膜性结肠炎相关的腹泻被称为艰难梭菌相关性腹泻（clostridium difficile associated diarrhea，CDAD）。但是，"假膜性结肠炎"一词更能说明引起腹泻的结肠内假膜状分泌液形成和增殖过程。克林霉素，头孢类抗生素和青霉素类通常与CDAD有关。虽然CDAD少见但通常情况比较严重，需要入院治疗，如果不及时给予治疗会导致死亡，其死亡率高达15%~24%。

抗生素引起的腹泻频率，与药物抗菌谱和在肠腔内的浓度密切相关。抗菌谱越广的抗生素，尤其是抗肠杆菌和厌氧菌的药物（如阿莫西林、头孢菌素和克林霉素）和在肠内浓度越高的药物（如很难完全吸收和经胆汁排泄的抗生素），发生腹泻的可能性越高。此外，给药途径也能影响抗生素相关性腹泻的发生率，静脉注射致泻的发生率低于口服。

（1）青霉素类：口服氨苄西林的患者，给药1周后腹泻的发生率可达到11%左右。青霉素、阿莫西林、氨苄西林、阿莫西林等常发生假膜性肠炎，其中阿莫西林引起的假膜性肠炎发生率高达35%。通常出现血性腹泻，水泻2~3天后转为肉眼血便，出现发热、白细胞计数升高、水和电解质紊乱、低蛋白血症甚至休克、结肠穿孔、中毒性巨结肠，病死率较高。

（2）头孢菌素类：头孢菌素类引起假膜性肠炎的发生率可达30%。Lv Z等[20]对130例（男性62例，女性68例）医院获得性腹泻的临床资料进行了分析，数据显示头孢菌素治疗与患者艰难梭菌相关性腹泻的高发病率有关。Poon 等[21]通过检索文献发现,美国 FDA 最近批准的具有广谱抗革兰阳性菌活性的头孢洛林酯,其最常见的不良反应腹泻的发生率 >3%,通常为轻度或中度,且有自限性。头孢曲松可通过胆汁分泌消除,其腹泻的发生率为 10%~40%。

（3）β- 内酰胺类抗菌药物和 β- 内酰胺酶抑制剂组成的复合制剂:β- 内酰胺酶抑制剂单独使用几乎没有抗菌作用,常与 β 酰内酰胺类抗生素制成复合制剂。李自华等[22]回顾性分析了 1086 例细菌性重症肺炎患儿的临床资料,结果发现其 AAD 发生率:阿莫西林克拉维酸为 43.55%（108/248）,哌拉西林他唑巴坦为 43.75%（91/208）,头孢哌酮舒巴坦为 45.03%（86/191）。与其他抗生素相比,β- 内酰胺类抗生素和 β- 内酰胺酶抑制剂复合制剂的 AAD 发生率明显较高,且头孢哌酮舒巴坦继发 AAD 的概率最高。此外,有文献报道克拉维酸的腹泻发生率显著高于阿莫西林。

（4）大环内酯类:口服或胃肠道外给予大环内酯类药物,尤其是红霉素,常会出现肠动力紊乱性腹泻。大剂量红霉素可引起腹泻、恶心、呕吐和腹部绞痛,这是由于红霉素是胃动素受体激动剂,可激发胃肠道动力,其具有剂量效应,药物剂量越高,治疗时间越长,腹泻症状就越严重,故其宜于饭后给药。大环内酯类药物偶尔发生假膜性肠炎。

（5）林可霉素类:克林霉素、林可霉素的抗生素相关性腹泻发生率较高,其 PMC 的发生率约为 15%。封宇飞等[23]通过对 1999—2010 年有关克林霉素致不良反应的文献进行统计、分析,收集到克林霉素所致不良反应 243 例,其中包括 PMC 在内的胃肠道不良反应 23 例,占总病例数的 9.47%。PMC 多发生在使用克林霉素或林可霉素的 4~10 日内,或停药的 1~2 周内,轻者每日排便 2~3 次,可在停药后缓解;重者大量腹泻,每日排便次数可多达 30 余次,有时持续 4~5 周,腹泻物呈绿色水样或黄色蛋花样稀便,少数病例可排出脱落的假膜,血便较少见,伴有腹痛腹胀、恶心呕吐等症状。

（6）喹诺酮类:陈辉[24]检索了 1999—2014 年公开发行的医药卫生期刊,收集喹诺酮类药物不良反应相关文献 205 篇,涉及病例 1617 例,其中男性 836 例,女性 781 例,年龄 4~83 岁。经统计分析后发现,包括腹泻在内的胃肠道不良反应为 112 例,所占比例为 6.93%。通常认为喹诺酮类引起腹泻的原因与艰难梭菌无关,但其偶尔也会发生 PMC,所引起腹泻的频率与其抗菌谱及其在肠腔内的浓度密切相关。此类药物引起的腹泻常为水性腹泻,严重时伴有出血、发热、腹部疼痛。Matsumoto 等[25]收集了 2008 年 12 月至 2010 年 11 月涉及新型喹诺酮类药物西他沙星的案例。从 287 所医疗机构收集了 3558 例,3331 例来自安全性评价,3225 例来自疗效评价,安全性评价结果显示西他沙星的主要不良反应——腹泻的发生率为 1.65%（55 例）。Ito 等[26]为确定新一代喹诺酮类药物加雷沙星的疗效和安全性,研究了 113 名受试者应用加雷沙星 400mg/d 治疗的临床结果并进行了评价,结果表明其腹泻的发生率为 3.1%。

（7）氨基糖苷类:氨基糖苷类较少发生 AAD,但偶尔发生 PMC。

2. 抗肿瘤药　抗肿瘤药也是引起药源性腹泻发生率较高的一类药物,与其相关的腹泻被称为癌症治疗引起的腹泻(cancer treatment induced diarrhea, CTID)。使用抗肿瘤化疗药物的患者 10% 以上会出现药源性腹泻,腹泻通常发生在化疗 1~7 日,典型的临床表现为无痛性腹泻或伴轻度腹痛、喷射性水样便,一天数次或数十次,持续 1 周,严重者长达 3 个月。抗肿瘤药物如伊达比星、氟尿嘧啶、羟喜树碱、卡培他滨、羟基脲等,这些药物的细胞毒作用会破坏肠黏膜,导致腹泻。顺铂、环磷酰胺、卡莫斯汀常表现为恶心、呕吐、腹痛及出血性腹泻。抗代谢药氟尿嘧啶(5-Fluorouracil, 5-FU)、阿糖胞苷、伊立替康、甲氨蝶呤等常引起腹泻,严重者可出现血性腹泻,引起脱水和电解质紊乱。每种抗肿瘤药物引起腹泻的实际发生率很难确定,这与大多数化疗方案采用联合给药的疗法有关。如合用伊达比星、依托泊苷和卡铂治疗的患者,出现腹泻的发生率可高达33%。李庆云[27]对2008—2013年临床上报的103例抗肿瘤药物致不良反应报告进行分析,结果表明消化系统包括腹泻症状的不良反应发生率为10.68%(11例),居各种不良反应发生率的第3位。

Jirakulaporn等[28]回顾性研究了低剂量[1g/(m²·d)]卡培他滨治疗复发性鳞状细胞癌和基底细胞癌的疗效,共15例患者(男性13例,女性2例),年龄中位数为57岁(范围为40~73岁),常见的3级和4级毒性反应腹泻的发生率为20%,一年的停药率为33.3%。凌云华等[29]通过问卷调查形式收集2006年1月至2007年7月复旦大学附属肿瘤医院等10家医院服用卡培他滨片的患者共119例,年龄23~83岁,其中男性66例,女性53例,结果显示Ⅰ级腹泻的发生率为10.08%(12例),Ⅱ级腹泻发生率为2.52%(3例),严重的Ⅲ级以上腹泻反应很少见。

伊立替康是一种强效DNA拓扑异构酶Ⅰ抑制剂,是细胞周期特异性药物,目前与氟尿嘧啶、亚叶酸钙联合用于治疗晚期大肠癌,同时对其他恶性肿瘤如肺癌、卵巢癌等也有较好的疗效,其不良反应为剂量相关性 - 迟发型腹泻。迟发型腹泻是指使用伊立替康24小时之后出现的与药物相关的腹泻。伊立替康发生迟发型腹泻的中位时间通常为单药治疗3周方案的第5天和联合治疗每周方案的第11天。其迟发型腹泻的表现:①每天大便次数超过化疗前的正常大便次数;②出现软便、稀便或水样大便;③频繁腹痛和(或)腹部胀气;④胃部疼痛;⑤感觉乏力、虚弱。严重者可导致脱水、电解质紊乱、血容量减少、休克甚至危及生命。Glimelius等[30]回顾性分析了Nordic临床试验中的140名应用伊立替康联合氟尿嘧啶治疗结肠癌的患者,以UGT1A1、ABCB1、TYMS和MTHFR这些基因型为参数,发现患者有UGT1A1*28纯合子型相比于野生型发生腹泻的概率增加。

据文献[31]报道,与伊立替康相比,奥沙利铂的消化道反应较轻,单药治疗时Ⅲ-Ⅳ级腹泻发生率为7.5%,联合5-FU化疗时的腹泻发生率为8.2%。但长期使用奥沙利铂会出现频繁且严重的腹泻。Takahara等[32]回顾性分析并评估了2009年3月到2011年10月替吉奥和奥沙利铂联用治疗难治性胰腺癌的30份病例,其腹泻的发生率为6.7%。

有学者[33]回顾性分析不能手术切除的晚期胰腺癌患者单用吉西他滨和吉西他滨联合替吉奥治疗的病例共107例,在对比两种治疗方法时发现单用吉西他滨治疗引起的腹泻发生率为1.3%。

盐酸埃克替尼是一种以表皮生长因子受体酪氨酸激酶为靶标的新一代靶向抗癌药,在一项评估埃克替尼对非小细胞肺癌(non-small cell lung cancer, NSCLC)患者疗效的回顾性分析报告指出,埃克替尼的腹泻发生率为20.7%[34]。

Zheng等[35]对中国西北部转移性肾细胞癌患者应用索拉非尼的疗效和不良反应之间的关系进行回顾性研究,结果显示其腹泻发生率为3.6%,最为常见的是Ⅰ级或Ⅱ级腹泻。

3. 解热镇痛抗炎药　NSAIDs可降低环氧化酶的活性,减少前列腺素的合成,增加肠黏膜白三烯的合成,致使肠黏膜的血流量减少,肠渗透性增加,细菌和毒素易于穿过肠黏膜,可引起急性腹泻甚至严重的结肠炎[36]。金诺芬的腹泻发生率高达40%~50%,常在用药开始后或初始的 1 个月发生,继续用药可消失,也可减量或使用止泻药物,3%~8% 的患者需停药。使用布洛芬、萘普生、甲芬那酸、双氯芬酸和吡罗昔康等药物期间常表现为急性腹泻,每天排便 >10 次,常伴有血和黏液,体重减轻,内镜检查可见结肠黏膜上有红斑、溃疡及出血[37]。停用 NSAIDs 后腹泻会停止,但有时可出现致命的并发症,如肠穿孔,肠内出血等。应用氟比洛芬、甲芬那酸、尼氟酸、萘普生、双氯芬酸等 NSAIDs 的患者中,有 3%~9% 会出现腹泻。Mallen 等[38]回顾性分析 65 岁及以上的患者使用 NSAIDs 治疗骨关节炎、类风湿关节炎和强直性脊柱炎时的胃肠道不良反应发生率,共 9461 名患者(平均年龄 71.9 岁),其中接受塞来昔布、萘普生、布洛芬和双氯芬酸钠治疗的患者分别有 5872 名、1104 名、151 名和 2334 名,结果显示上述药物引起包括腹泻在内的胃肠道不良反应发生率分别为 16.7%、29.4%、26.5% 和 1%,而由不良反应导致的停药率则分别为 4%、8.1%、7.3% 和 4.2%。

4. 抗结核药　利福平在治疗结核病时的不良反应之一为腹泻,但发生率较低,200 例结核住院患者中有 31 例发生利福平相关性腹泻,发生率为 15.5%,平均年龄(50.3 ± 6.6)岁[39]。

5. 抗高血压药　肾上腺素能神经阻滞剂,如普萘洛尔,可促胃肠运动增加,排便次数增多,由此引起的腹泻是常见的并发症。长期服用利血平、甲基多巴等也会导致腹泻。应用胍乙啶治疗的患者,约 2/3 可能发生不同程度的腹泻。

6. 利尿药　呋塞米、依他尼酸、螺内酯等的胃肠道不良反应尤以腹泻常见。大量应用利尿药可引起内脏血流量下降而致缺血性结肠炎,导致腹泻。

7. 质子泵抑制剂(proton pump inhibitor, PPI)　PPI 的腹泻发生率约为 4%。奥美拉唑可强烈抑制胃酸,造成胃内持续低酸状态,引起胃肠内细菌增殖而发生腹泻。2012 年 2 月 8 日,美国 FDA 发布消息,使用 PPI 可能与 CDAD 的风险升高有关。美国 FDA 分析了来自不良事件报告系统(adverse event reporting system, AERS)和医学文献的报道,许多 CDAD 不良事件报告描述患者为老年人;美国 FDA 还对 26 篇发表的文献中共 28 项观察性研究进行了分析,23 项研究显示与未暴露于 PPI 类药物相比,暴露于 PPI 类药物的患者艰难梭菌感染(包括 CDAD)的危险性升高。虽然不同研究间相关性的强弱差异很大,但多数研究发现暴露于 PPI 类药物的患者发生艰难梭菌感染(包括 CDAD)的危险性为未暴露患者的 1.4~2.75 倍。李峰[40]检索了 2010—2013 年国内公开发表的奥美拉唑不良反应相关报道共 60 篇,涉及不良反应病例为 120 例,其中包括腹泻在内的消化系统不良反应共 6 例,发生率占总病例数的 5%。在一项泮托拉唑的售后监测研究中发现,在 11 541 份患者数据中,腹泻发生率占所有不良反应的 15%,并且腹泻是导致停药的最主要不良反应(106 例,2.2%)[41]。

8. H₂ 受体拮抗剂　西咪替丁和雷尼替丁为抗消化性溃疡药,腹泻发生率 <2%,常在用药后数周或数个月内出现,停药后 48 小时内恢复正常。此外,也有使用雷尼替丁治疗几个月后发生腹泻、恶心,表现为泡沫样便、无出血,但粪检艰难梭菌呈阳性的案例报道。

9. 避孕药　米非司酮、米索前列醇、恩前列素可引起分泌性腹泻,腹泻发生率为 15%~49%。米索前列醇有抑制胃酸分泌和细胞保护作用,可特异性刺激上皮细胞分泌 Cl^-,导致体液在管腔内淤积而致泻;剂量达 800mg/d 时,腹泻发生率为 14%~40%。

10. 调节血脂药　考来烯胺虽可治疗胆汁酸性腹泻,但大剂量时可与胆酸螯合,干扰维生素 A、维生素 D、维生素 K 及脂肪吸收,引起脂肪泻。脂肪吸收不良性腹泻的发生率较低。

11. 抗心律失常药　地高辛大部分在小肠吸收,少量到达大肠,由于其可降低 Na^+-K^+-ATP 酶的活性、引起体液过多分泌,早期就可出现腹泻、恶心、呕吐、腹痛等症状。

12. 抗肠道阿米巴虫药　喹碘方、双碘喹啉、卡巴砷等直接作用于肠道平滑肌，引起肠蠕动增加，用药后有 50% 以上的患者都会引起腹泻。

13. 肠内营养制剂　接受肠内营养制剂治疗的患者，其原有肠道功能未恢复，而营养液渗透压高，加之菌群失调、营养不良、细菌污染等原因，腹泻发生率高达 30.6%。

此外，常用处方药包括抗胆碱酯酶药、拟胆碱能药、促胃肠动力药、α- 葡萄糖苷酶抑制剂、抗抑郁药及垂体后叶素等亦可引起腹泻，但发生率较低。

【诊断和鉴别诊断】

1. 药源性腹泻的诊断　在应用药物过程中出现腹泻，必须考虑药物与腹泻之间的关系。了解患者的用药史，有助于判断是否为药源性腹泻，也可避免不必要的诊断检查。在应用有致泻作用的药物后出现排便次数增加，大便性状呈糊状便、水样便、黏液和（或）脓血便、脂肪泻等症状时，可首先考虑药源性腹泻的可能。

药源性腹泻可能是急性的或者是慢性的。腹泻症状在发病的 72 小时内消退，通常被定义为急性腹泻。急性腹泻的患者可能突然发生恶心、呕吐、腹痛、头痛、发热、发冷和萎靡不振，并伴随其他症状，如广泛或局部腹部压痛伴有肠鸣音亢进，排便频繁，但通常不会出血，断断续续持续 12~72 小时。急性腹泻常为自限性，只需询问病史和身体检查即可确诊。慢性腹泻具有反复发作且超过持续期（2 个月）的特点，这使得其更难被鉴别。对于慢性腹泻，身体检查一般很少有所发现，而诊断试验具有较大的意义，如血液学和粪便检查、病原体和细菌培养、组织切片检查、肠镜检查等。

（1）实验室检查：①血常规：无合并感染时多无异常，在应用抗肿瘤药物时，可能有周围血象降低；②粪常规：肉眼观察粪便可见片状、管状假膜存在，显微镜下检查在无血水便或黏液脓血便时多无异常变化。血水样便或脓血便时，显微镜下直接涂片可见白（脓）细胞、红细胞，有时可见真菌菌丝或孢子；③粪便培养：合并菌群失调引起的假膜性肠炎，厌氧菌培养有难辨梭状芽孢杆菌生长，真菌性肠炎时可见真菌生长。粪便培养阳性对于腹泻的病原学诊断有重要价值；④结肠镜检查：应用结肠镜可直接观察肠道黏膜的变化，并可活检取材进行病理学诊断。对于假膜性肠炎、出血性结肠炎等有鉴别诊断价值。

（2）AAD 的诊断：AAD 和 CDAD 可能出现在抗生素治疗开始的几天到停止用药后 8 周。CDAD 的患者出现剧烈腹泻少有出血，伴有黏液、发绿、恶臭、水样便、腹痛、腹胀、低热、白细胞增多以及明显的一般状态改变。

内镜检查术是诊断 CDAD 最明确的方法，但是对大多数患者来说极其昂贵并且通常不被用作一线诊断。内镜检查中，艰难梭菌损伤常以覆盖正常结肠黏膜红斑的凸起白色或黄色斑块的形式出现。

CDAD 化验诊断应当首先检测大便样品中的艰难梭菌及其毒素。这项艰难梭菌的实验室诊断标准主要用来检测有特定细胞病变效应的毒素 B 细胞培养物。此外，许多机构还应用酶联免疫法检测毒素 A 或 B。但是，这些试验的准确度不够高，并且毒素 A 或 B 酶联免疫法检测的阴性结果不能排除 CDAD 的可能性。如果初始结果是阴性而腹泻继续存在时，应该将第 2 份或第 3 份样品送至实验室，进行多次检测。

（3）脂肪吸收不良性腹泻的诊断：脂肪吸收不良会导致患者脸色苍白、全身无力以及大量排便，每天的粪便中脂肪含量超过 6g，而每天粪便重量超过 200g。完整的粪便样本对于检测粪便脂肪含量和重量是十分必要的。如有可能，为了减少误差，应首选 3~5 天的样本收集期,因为该收集方法可以鉴定出腹泻患者与脂肪吸收不良无关的粪便脂肪的微小变化。但是由于收集 3~5 天粪便样本的难度较大,实际鉴别诊断中常常使用其他诊断试验。如,苏丹Ⅲ染色(制作粪涂片,用苏丹Ⅲ染色在显微镜下观察脂肪滴是最简单的定性检查方法,粪脂含量在 15% 以上多为阳性)、酸 steatocrit 法和近红外反射分析法为诊断脂肪泻提供了精确而简便的替代方法。

（4）碳水化合物吸收不良性腹泻的诊断:碳水化合物吸收不良易导致水性腹泻和胃肠胀气。鉴别碳水化合物吸收不良的诊断试验包括酸性粪便 pH,粪便渗透压差以及氢呼气试验。D- 木糖吸收试验和乳糖耐受试验也可能被用来鉴别吸收不良和乳糖不耐症。

2. 药源性腹泻的鉴别诊断　鉴别药源性腹泻和非药源性腹泻具有挑战性。医师应该设法辨别药物治疗中近期出现的任何变化,以及患者接触到的任何新的药物(处方药、非处方药、中草药和营养补充剂),同时考虑到可能存在的药物相互作用中的相加作用和协同效应;为了帮助排除非药物因素腹泻的可能性,也必须考虑患者的饮食习惯、酒精和咖啡因摄入、违禁药品的使用及社会心理因素;询问患者家里或工作环境的任何变化,询问患者是否有过暴露在可能的细菌或病毒性病原体中的近期旅行。鉴别诊断药源性腹泻还需考虑的其他疾病有乳糜泻、克罗恩病、憩室炎、胃肠炎、感染性腹泻、旅行者腹泻、弯曲杆菌病、隐孢子虫病、环孢子虫感染、肠毒性大肠埃希菌感染、蓝氏贾第鞭毛虫病、贝氏等孢子球虫病、微孢子虫病、类志贺毗邻单胞菌感染、轮状病毒感染、沙门菌病、志贺菌病、肠易激综合征、缺血性肠病、吸收不良综合征、微生物食源性疾病、精神疾病、社会心理(心理障碍)、溃疡性结肠炎等。

【预防与治疗】

1. 药源性腹泻的预防　腹泻的一般风险因素包括年龄(儿童和老人)、饮食(高脂肪、高纤维)、女性、营养不良、疼痛及不良卫生条件。

医师可实施以下具体的预防措施帮助患者降低药源性腹泻的风险:①根据患者特异性参数调整剂量(如年龄、体重、肝肾功能);②合理使用抗菌药物,将药源性腹泻的发生率降至最低;仅在必要时开具抗生素,且尽可能不使用广谱抗生素;③鉴别患者的药物耐受不良史或药物过敏史;④高山梨醇含量的液体药物尽可能用片剂或胶囊剂型替代;⑤实施微生态制剂疗法;微生态制剂已经被研究用来预防 AAD,一项随机、双盲、安慰剂对照的 meta 分析研究发现微生态制剂对 AAD 的预防是有效的,而对其治疗则无效;⑥建议患者食用低残留饮食(如香蕉、大米、苹果酱、烤面包);⑦建议患者少量多餐:少量多餐可能有益于化疗性腹泻的患者;⑧如果可以获得,尽量使用腹泻风险较低的可替代药物。

药师审核处方时,应询问患者以前发生的任何相关药物的不良反应;给予患者可引起腹泻的药物时,应提示其以注意;建议可能发生过药源性腹泻的患者合理膳食及摄入足量液体,避免食用含山梨醇或甘露醇等甜味剂的"无糖"食物,避免或减少酒精的饮用,因为酒精本身可引起腹泻。如果没有禁忌说明,可嘱咐患者在就餐时服用药物,或先给予小剂量后再逐渐加量;如果患者正在服用奥利司他,建议其食用低脂肪餐。此外,提示患者应当认识到多数药源性腹泻的发生有其自限性并且在几天内终止,不必惊慌或随意停药,有疑惑向医师或药师咨询。

2. 药源性腹泻的治疗　药源性腹泻通常在停药后的几天内自然终止,在某些情况下,甚至在继续使用药物时也会终止。

（1）停用或更换致病药物：当腹泻继续存在时，鉴别致病药物有助于指导合理治疗。医护人员应当具体详尽地询问患者新使用的药物，包括在前4周内服用的抗生素、非处方药、中草药、违禁药物、酒精和咖啡因等。如果不影响患者的治疗，可停用药物或更换其他不太可能引起腹泻的药物，如含山梨醇的液体药物或高张力制剂与腹泻相关，需要考虑改换固体口服剂型。如果更换剂型不可行，另一种选择是用水稀释该液体药物。

（2）合理应用止泻药：止泻药一般不被考虑用作药源性腹泻的一线治疗，但是如果此药不能被更换或停用时，且预防措施不能有效中止腹泻，可以考虑使用止泻药。临床常用的止泻药有地芬诺酯、洛哌丁胺，可提高胃肠张力，抑制肠蠕动，延长肠内容物的通过时间，促进水、电解质和葡萄糖的吸收。

研究显示，化疗性腹泻的患者是可用止泻药进行一线治疗的人群，尤其是不宜停药或减少化疗药物剂量的情况下。化疗性腹泻是公认的需要保证严密监测和积极治疗的一种严重且威胁生命的并发症。无合并症的1级或2级化疗性腹泻（1级：与上一次治疗相比，排便次数增加<4次/日；2级：排便次数增加4~6次/日，中度痉挛，但不影响正常活动）应当使用4mg初始剂量随后每4小时2mg的洛哌丁胺治疗（或每一次腹泻后）。在12~24小时之后应当重新评估患者的病情，如果腹泻继续存在，洛哌丁胺的剂量应当增加到每2小时2mg，并开始口服抗生素（见下文）治疗。患者如用药后12~24小时内腹泻未止，应当停用洛哌丁胺，并且每天3次皮下给予100~150μg的奥曲肽。基于患者的反应，剂量可能根据需要增加到500μg，每天3次。

患者表现出3级或4级的化疗性腹泻（3级：排便次数增加≥7次/日，严重痉挛和失禁，干扰日常活动；4级：排便次数增加>10次/日，严重的出血性腹泻并需要肠道外给药），应当入院治疗并给予静脉输液和抗生素（见下文）。奥曲肽皮下给药剂量如上文所述，或以25~50μg/h的剂量静脉输液给药。所有症状消失之前应当中止细胞毒性化疗，之后再恢复减少剂量的化疗。

（3）抗生素治疗：口服抗生素用于化疗性腹泻是为了预防二重感染，尤其是免疫抑制或中性粒细胞减少的患者。二重感染可通过肠黏膜的直接分泌效应和破坏肠上皮细胞加重腹泻。抗生素治疗应该针对二重感染的条件致病菌，包括艰难梭菌、产气夹膜梭状芽孢杆菌、蜡样芽孢杆菌、蓝氏贾第鞭毛虫、小球隐孢子虫、沙门菌、志贺菌和弯曲杆菌，并遵循局部敏感性和耐药性的模式。

患者口服甲硝唑或万古霉素可治疗艰难梭菌及其引起的CDAD。甲硝唑用作一线治疗药物，应一天4次口服250mg或一天3次口服500mg，治疗7~10天。虽然首选口服甲硝唑，但口服途径无效时可使用静脉输注甲硝唑。万古霉素可用作二线药物或是在危重疾病时的一线用药，口服给药每日3次，每次125mg，严重者每次500mg，每日4次。静脉注射万古霉素不推荐用于治疗CDAD。利福平曾经单独或与口服甲硝唑合用于治疗艰难梭菌相关性腹泻，但一项研究证明利福平和甲硝唑联合治疗的患者比单用甲硝唑的死亡率更高。因此，其二者联用的临床使用率大幅下降。其他用于治疗CDAD的抗生素包括利福昔明（一种类似于利福平但不在胃肠道吸收的抗生素，使用更安全）以及硝唑尼特（一种合成抗生素和抗寄生虫药）。这两种抗生素都被考虑用作艰难梭菌感染复发的辅助治疗。利福昔明一日2~3次口服给药400~800mg，硝唑尼特一日2次口服给药500mg。此外，还可治疗CDAD的其他抗生素包括雷莫拉宁、替考拉宁和奥利万星。

（4）静脉注射免疫球蛋白：静脉注射免疫球蛋白被用来增强对艰难梭菌毒素的免疫反应。尽管有其有效性的报道，但在随机试验中的有效性还未被验证。有研究报告显示艰难梭菌感染的儿童和成人对静脉注射免疫球蛋白的反应率分别为 100% 和 60%。通常静脉注射免疫球蛋白的给药方案为每日 300~500mg/kg 直至治愈或达到 6 倍治疗剂量。静脉注射免疫球蛋白主要是用于危重难治或复发艰难梭菌感染患者抗生素治疗的辅助治疗。

（5）微生态制剂：微生态制剂用于治疗 AAD，尤其对 CDAD 的治疗与日俱增。微生态制剂可直接或间接补充生理菌，降低肠道管腔内的 pH，分泌细菌素（由细菌产生的一种蛋白类抗菌物质，为多肽或多肽与糖和脂的复合物）或其他抗微生物肽来抑制病原体的生长，预防和纠正菌群失调，也可调节和提高机体的免疫应答，从而达到缓解腹泻症状的效果[42]。目前把微生态制剂分为益生菌、益生元和合生元，益生菌所采用的菌种主要来源于宿主正常菌群中的生理性优势菌群、非常驻的共生菌和生理性真菌，在我国通过卫生健康委员会批准应用于人体的益生菌主要有以下种类：①乳杆菌属：德氏乳杆菌、短乳杆菌、纤维素乳杆菌、嗜酸乳杆菌、保加利亚乳杆菌、干酪乳杆菌、发酵乳杆菌、植物乳杆菌、罗特乳杆菌、约氏乳杆菌、格氏乳杆菌、类干酪乳杆菌、鼠李糖乳杆菌等；②双歧杆菌属：青春型双歧杆菌、两歧双歧杆菌、婴儿双歧杆菌、动物双歧杆菌、长双歧杆菌、短双歧杆菌、嗜热双歧杆菌、乳双歧杆菌等；③肠球菌属：粪肠球菌和屎肠球菌；④链球菌属：嗜热链球菌、乳酸链球菌等；⑤芽胞杆菌属：枯草芽胞杆菌、蜡样芽胞杆菌属、地衣芽胞杆菌、凝结芽胞杆菌等；⑥梭菌属主要为丁酸梭菌，此菌也称酪酸梭菌；⑦酵母菌属主要是布拉酵母菌。益生元是一种不被上消化道消化的营养物质，直达结肠，能选择性刺激一种或数种生理性细菌生长繁殖，主要包括低聚果糖、低聚异麦芽糖、大豆低聚糖等数百种低聚糖类以及抗性淀粉，合生元为益生菌和益生元并存起协同作用的制剂。在欧洲，利用微生态制剂治疗急性感染性腹泻已经是公认的有效办法。国内外大量研究表明，使用益生菌能有效减少 AAD 发病率[43]。一项关于微生态制剂对于急性腹泻预防作用的荟萃分析（包括 34 个随机双盲，安慰剂对照临床试验），其中 19 项试验是关于以微生态制剂预防抗菌药引起的腹泻，试验结果有 18 项获得明显的疗效，其中 6 项试验结果显示微生态制剂与安慰剂的疗效差异有统计学意义，前者的腹泻发生率下降了 52%[44]。一项包括了 150 名接受抗菌药物治疗的中老年患者的随机双盲安慰剂对照试验显示，在治疗期间服用乳酸杆菌和双歧杆菌混合微生态制剂的患者与服用安慰剂的患者相比，艰难梭菌的毒素有显著减少，与艰难梭菌相关的腹泻发生率分别为 2.9% 和 7.25%[45]。

（6）应用肠黏膜保护剂：蒙脱石散、碱式水杨酸铋等肠黏膜保护剂可吸附致病菌及其毒素和病毒，对肠黏膜有很强的覆盖保护能力，恢复并保护黏膜屏障的生理功能，减少粪便含水量和排便次数，从而缓解腹泻症状。

（7）口服或静脉补液：严重腹泻的最常见并发症是脱水。轻度或中度脱水患者几乎可以只用口服补液溶液（oral rehydration solution，ORS）来补液。口服补液溶液通常包含钠、钾、氯化物、枸橼酸盐和葡萄糖以解决电解质和 HCO_3^- 的流失问题。轻度脱水患者的补液体积约为 50ml/kg，而中度脱水患者约为 75ml/kg。

严重脱水或禁用口服补液剂的患者推荐用静脉补液。每千克体重可能需要 100ml 或更多体积的补液剂。快速补充液体和电解质的损失对预防休克和继发死亡十分有必要。复方电解质溶液如乳酸盐林格溶液用于给此类患者补液是较好的选择，而用普通盐溶液则效果不甚理想,因为它不能纠正可能由严重腹泻导致的酸中毒或低血钾。

3. 治疗时注意事项 CDAD 的患者禁用可抑制肠蠕动的止泻药物(如地芬诺酯),因为这些药物会增加致病菌和毒素在肠道内的滞留时间,可能延长病程甚至引起严重并发症(中毒性巨结肠症)。如果必须进行止泻治疗,药物如碱式水杨酸铋可优先考虑用于 CDAD。

二、药源性便秘

便秘是一种常见的胃肠道病症并且往往由药物引起。药源性便秘是指药物用于预防、诊断、治疗疾病的过程中,因药物本身作用、药物相互作用以及药物使用引起机体组织或器官发生功能性或器质性损害而出现的排便次数减少,或排便不畅、费力困难、大便干结量少的临床症状。便秘的体征和症状变化范围很广,且妨碍患者日常活动,包括影响情绪(44%)、行动力(37%)、工作(42%)、娱乐活动(47%)和生活(58%)。此外,便秘也可导致患者中止重要的药物治疗甚至出现威胁生命的情况。据报道,宁养院癌症患者与阿片类药物使用相关的便秘发生率高达 50%~60%。所有人,无论是健康人还是患者,都会不时地遭受便秘的困扰,这使得鉴别药源性便秘更具挑战性。

便秘在美国是最常见的消化系统症状,据美国流行病学调查显示,每年有 453 万人患病,大约 250 万人因此病而就医,在普通人群中的患病率为 1.2%。女性便秘的发病率是男性的 3 倍以上,在年龄 65 岁以上人群中便秘显著增加,且其他人种的发病率是白人的 1.3 倍以上。此外,与美国其他地方相比,生活于南方的人群以及低收入或受教育程度较低人群便秘的发生率似乎更高一些。2001 年美国人因便秘在门诊与住院治疗的费用估计超过 2.35 亿美元。轻泻剂作为便秘治疗的主要药物,其每年用于超过 300 万的便秘患者,花费超过 8 亿美元。

【致病机制】[46]

便秘的机制广义上分为两类:器质性便秘和功能性便秘。器质性便秘(如源自肿瘤或肠扭转)一般不是由药物引起的。功能性便秘是由于结肠神经调节和运动功能异常所致,药源性便秘通常与这一功能异常相关。正常情况下,结肠内容物的排出过程不超过 4 天,然而,结肠功能障碍增加了结肠转运时间,结肠内容物可能需要 10 天或更久的时间来排空,肠内容物在肠腔停留的时间越久越容易造成大便干燥,从而导致便秘。药源性便秘可能是多因素的,其致病机制主要有:

1. 抑制或损害肠壁自主神经 药物的副交感神经阻断作用影响胃肠道多部位的神经支配,抑制或损害自主神经的功能,使肠蠕动减慢或排便反应受损,肛门括约肌张力增加,延长粪便在肠道内的停留时间,使水和电解质的重吸收增加,导致大便干结,排便困难。

2. 干扰平滑肌运动 钙通道阻滞剂等可拮抗肠壁钙离子内流,降低平滑肌张力,延缓平滑肌蠕动,肠动力减弱,妨碍粪便的排出,造成便秘。

3. 抑制腺体分泌 阿片类药物作用于胃肠道的阿片受体,抑制胃肠道内腺体分泌,使黏液对粪便的润滑作用丧失,引起粪便硬结和排便困难,甚至会损伤肠黏膜,进一步加重便秘症状。

4. 成团反应 钡剂、铁剂等含有阳离子的制剂大量服用后,与食物纤维发生成团反应导致肠道阻塞,尤其是年老体弱或有习惯性便秘病史的患者更易在体内积结成粪石而难以排出,导致便秘或加剧便秘症状。

5. 改变肠内环境　NSAIDs等有机酸化合物可改变肠道正常的碱性环境,导致黏膜溃烂或溃疡之后继发黏膜下层纤维增生,使得肠腔狭窄,粪便通过肠道困难而产生便秘。

【致病药物和临床表现】[46]

药源性便秘的临床表现主要有腹痛、肛门或肛周疼痛、肛门脱垂(痔)、厌食、口腔异味、腹胀、痉挛、不适、饱胀感、头痛、肠蠕动缓慢、无效紧张、排便少、缺乏肠鸣音、局部压痛(腹胀)、萎靡不振、恶心呕吐、不想排便、排便不尽感或排便困难等。排便的过程需要有便意刺激肠道、引起肠蠕动、再经由肠道黏液的润滑及干湿适宜的大便才能顺利排出,其中任何一个环节出现问题,都可能引起便秘,而影响这些环节的药物就可能导致药源性便秘:

1. 镇痛药　阿片类药物引起的便秘是其最受关注的胃肠道不良反应之一,发生率可达90%~100%,临床上将该类型便秘称之为阿片类药物相关性便秘(opioid-induced constipation, OIC)。阿片类药物通过与阿片受体κ、μ、δ结合产生镇痛、镇静、欣快等作用。除中枢神经系统外,阿片受体还分布在自主神经节、消化道等组织和器官。消化道受到中枢神经系统和肠神经系统的双重支配,故中枢及外周的阿片受体都可能影响胃肠功能。当外源性阿片与受体结合,兴奋性和抑制性神经递质的分泌都受到阻滞,扰乱胃肠道正常的节律性收缩和黏膜的分泌,从而引起胃肠道功能紊乱,使括约肌收缩而使纵向肌张力减弱,肠道对水分的重吸收增加,导致胃肠内容物干燥而产生便秘。因此,阿片类药物在镇痛的同时易引起胃肠道的不良反应:胃肠排空延迟、腹部绞痛、腹胀、恶心、呕吐、大便干结、排便困难、排便疼痛、排便不尽感和梗阻感等。最近研究发现,其与小肠μ₂阿片受体被激活有关。恶心、呕吐的症状随时间延长往往会慢慢缓解,而便秘症状却得不到缓解,持续存在于阿片类药物镇痛治疗的全过程[47]。患者排便艰难,坠胀难忍,坐卧不安,情绪受到很大的影响,心理社会功能产生障碍,如躯体化、焦虑、抑郁及社会角色的感觉受损等。有学者对不同阿片类药物的便秘发生率进行了回顾性队列研究,1836例患者分别接受不同药物治疗(芬太尼透皮贴剂组601例,羟考酮缓释制剂组721例,吗啡组514例),结果发现:芬太尼透皮贴剂、羟考酮缓释制剂和吗啡导致便秘的发生率为3.7%、6.1%和5.1%;排除混杂因素(种族及追加的阿片类药物剂量)后,与芬太尼透皮贴剂相比,羟考酮缓释制剂的便秘发生风险高78%,吗啡的风险高44%。研究表明芬太尼透皮贴剂发生便秘的风险远远低于羟考酮缓释制剂及吗啡[48]。有研究认为芬太尼透皮贴剂与吗啡缓释制剂相比,二者镇痛效果无明显差别,但芬太尼透皮贴剂的便秘发生率偏低。经皮吸收的阿片制剂其便秘的发生率要比其他类型制剂低[48]。

2. 抗胆碱药　阿托品、山莨菪碱等M受体拮抗剂可抑制腺体分泌,松弛平滑肌,大剂量或合并应用时,可引起肠梗阻,常常出现便秘。骆汝涛[49]在研究阿托品与慢传输型便秘大鼠结肠上皮细胞中水通道蛋白3(aquaporin 3, AQP3)之间的关系中发现,AQP3主要表达于近端结肠吸收细胞,便秘大鼠结肠内AQP3表达增高,可能导致对结肠内水分的重吸收增多,引起大便干结,而阿托品具有使AQP3表达升高的作用。

3. 抗精神病药　氯丙嗪、奋乃静等在用药过程中可出现胃肠蠕动缓慢、腹胀和便秘等。药品管理局(Therapeutic Goods Administration, TGA)在《药物安全简报》2011年第1期中指出,氯氮平引起的便秘可导致肠梗阻、肠缺血、肠穿孔等严重甚至致命的并发症。氯氮平相关性便秘主要为其外周抗胆碱作用所致。2008年,澳大利亚和新西兰已发现102例氯氮平所致严重胃肠道不良反应,其中 28 例(27.5%)死亡。截至 2010 年 12 月,TGA 共收到 66 例氯氮平相关严重胃肠道不良反应的病例报告,包括肠梗阻、麻痹性肠梗阻、肠缺血、肠穿孔等,其中 13 例(19.7%)死亡[50]。一项对处方数据库进行的前瞻性研究显示,应用氯氮平可增加便秘导致肠梗阻的风险,尤其是致命性肠梗阻[51]。Dell'Osso 等[52]在研究喹硫平的疗效、耐受性及对情绪障碍患者生活质量的影响时发现,在纳入的 30 例患者中其便秘的发生率为 4.2%。一项多民族、双盲、随机、安慰剂与阳性对照的 Ⅱ 期临床试验研究卡利拉嗪对精神分裂症急性加重期患者的安全性和有效性时发现,便秘是卡利拉嗪最常见的不良反应之一,发生率 ≥5%[53]。

4. 抗抑郁药 三环类抗抑郁药阿米替林、多塞平,单胺氧化酶抑制剂吗氯贝胺等均有不同程度的抗胆碱作用,如合用抗胆碱药物会使便秘症状更为严重,甚至引起麻痹性肠梗阻。于发平等[54]汇总分析了 2000—2006 年国内文拉法辛临床研究的相关文献 121 篇,共涉及病例 4476 例,其中男性 1927 例,女性 2325 例,224 例性别不详,年龄 9~88 岁,平均年龄(38.4 ± 10.6)岁,文拉法辛剂量范围为 37.5~375mg/d,平均(138 ± 49)mg/d,结果显示便秘发生率为 8.49%。

5. 选择性 5-HT$_3$ 受体拮抗剂 选择性 5-HT$_3$ 受体拮抗剂如昂丹司琼、格拉司琼、托烷司琼、阿扎司琼等具有高效的镇吐作用,临床上广泛用于防治癌症化疗、放疗、麻醉、术后所引起的恶心和呕吐。5-HT$_3$ 受体一方面介导肠感觉信息向中枢的传递,另一方面也参与肠道运动、分泌、感知的功能,而 5-HT$_3$ 受体拮抗剂抑制胃肠蠕动,减弱肠运动能力,使肠内容物向肛门方向推进的速度减慢,粪便在大肠内停留时间过长,水和电解质的重吸收增加,减少消化液的分泌使得大便干燥,同时由于其作用于中枢神经系统,使患者排便意识减弱,从而导致便秘。有学者检索了截至 2013 年 6 月 15 日的 PubMed、Cochrane 图书馆数据库和 PsycINFO 中关于 5-HT$_3$ 受体拮抗剂用于抗精神分裂症治疗的文献,并对其进行系统回顾分析后发现,与安慰剂组相比,便秘更常发生在选择性 5-HT$_3$ 受体拮抗剂组中[55]。有文献报道,5-HT$_3$ 受体拮抗剂的便秘发生率为 20%~30%,其中,昂丹司琼、托烷司琼的便秘发生率分别为 36.7% 和 30%,帕洛诺司琼所致便秘发生率为 5%。

6. 含阳离子制剂

(1)铝剂:氢氧化铝具有抗酸和吸附作用,可以在肠内形成不溶性磷酸铝而不被吸收,长期大量使用可导致便秘,还可能与血液凝结成块,阻塞肠道形成梗阻。硫糖铝较常见的不良反应也为便秘,发生率为 4%,与其抑制肠道运动和增加水分吸收有关。

(2)钙剂:碳酸钙中和胃酸快而强,但在碱性肠液内又可形成碳酸钙结块,造成大便干燥,排便困难。

(3)铁剂:铁制剂因为收敛性,常常出现便秘,粪便呈现褐黑色。这是因为铁剂与肠内硫化氢结合形成硫化铁所致。硫化氢为肠蠕动的刺激剂,在肠内的含量减少就会减弱肠蠕动而致便秘。

(4)钡剂:硫酸钡常常用于胃肠道 X 射线检查,进入组织内造成机械刺激和炎症反应,早期引起巨细胞、上皮样细胞异常和单核细胞浸润,之后由于不被吸收,可沉积在肠黏膜上发生纤维化,形成钡结节,引发便秘,甚至导致肠梗阻。

(5)铋剂:不溶性铋剂可以作为黏膜保护剂保护胃肠道黏膜,用于治疗胃肠道溃疡、肠炎等,亦可引起便秘。

7. 抗肿瘤药　长春新碱等抗肿瘤药物具有神经毒性,在某些患者中呈现自主神经病,用药后患者可出现便秘甚至发生麻痹性肠梗阻。有研究报道20例接受静脉注射长春瑞滨治疗经典卡波西肉瘤(Kaposi sarcoma, KS)的患者中,出现1例便秘,为3级或4级毒性反应[56]。

8. 抗高血压药

(1)钙通道阻滞剂:硝苯地平、维拉帕米等可以松弛肠道平滑肌,降低平滑肌张力,从而导致便秘或肠梗阻。硝苯地平的便秘不良反应常出现在常规剂量(10mg,每天3次)服药后的第2天,减量后便秘可消失。维拉帕米的便秘发生率约为7.3%。

(2)中枢性降压药:可乐定使用较少,该药可以减少交感神经冲动和直接作用于肠道平滑肌,导致便秘或假性肠梗阻。

(3)神经节阻滞剂:神经节阻滞剂中除樟磺咪芬外都很少应用。樟磺咪芬、美加明、六烃季铵等具有神经节阻滞作用的抗高血压药同时也可作用于肠壁肌间神经丛,引起小肠失张力性扩大,肠腔扩张,肠壁充血,引起腹胀、便秘,重者并发麻痹性肠梗阻。

9. 利尿药　排钾利尿药如呋塞米、氢氯噻嗪等导致低钾血症,可引起胃肠蠕动减弱,形成便秘,以老年患者尤为突出。

10. 解热镇痛抗炎药　NSAIDs多为有机酸类化合物,大剂量或过度使用,可改变肠道正常的碱性环境,从而引起黏膜糜烂、溃疡,继而发生下层纤维增生,导致便秘、腹胀、梗阻。

11. 抗组胺药　苯海拉明和氯苯那敏等可减缓肠蠕动,使粪便内容物在肠中滞留过久,水分被过度吸收,增加排便困难,引起或加重便秘。

12. 镇咳药　含可待因的镇咳药如复方甘草片可抑制肠神经及排便中枢,影响排便反射,使便意减弱,引起便秘。

13. 抗震颤麻痹药　抗帕金森药物左旋多巴可导致顽固性便秘。

14. 抗生素　青霉素、红霉素、氯霉素等抗生素能破坏肠道菌群平衡,影响排便。

15. 刺激性泻剂　蓖麻油、酚酞、大黄、番泻叶等含有蒽醌苷衍生物的刺激性泻剂长期应用,容易产生依赖性,损害患者的肠神经系统,减少直肠的排便反射而引起迟缓性便秘,甚至导致结肠黑变病,一般停药后可逆转。

16. 其他药物　考来烯胺属于离子交换树脂类降血脂药,其主要在肠道中起作用,应用此药的患者约有50%主诉轻度或中度便秘,甚出现粪便嵌塞,这可能与其成团反应有关。

此外,有报道显示N-乙酰半胱氨酸(NAC)也可导致便秘。有学者在研究NAC和利培酮联用治疗儿童自闭症时发现,NAC和利培酮联用与安慰剂和利培酮合用相比易出现便秘的不良反应,其发生率为16.1%[57]。

【诊断和鉴别诊断】

1. 药源性便秘的分型[58]　根据肠道动力和肛门直肠功能改变特点,将药源性便秘分为4型:

(1)慢传输型便秘(slow transit constipation, STC):结肠传输延缓,主要症状为排便次数减少、粪便干硬、排便费力。

(2)排便障碍型便秘:即功能性排便障碍,主要表现为排便不尽感、排便费时、需手法辅助排便等(如用手指协助排便,骨盆底部支撑)。

（3）混合型便秘：患者同时存在结肠传输延缓和肛门直肠排便障碍。

（4）正常传输型便秘（normal transport constipation，NTC）：便秘型肠易激综合征（constipation-predominant irritable bowel syndrome，IBS-C）多属于这一型，患者的腹痛、腹部不适与便秘相关。

2. 药源性便秘诊断标准

（1）明确的用药史：患者有服用易致便秘药物的用药史，如抗胆碱能药、抗精神病药、镇痛药或滥用泻剂等。

（2）罗马Ⅲ型诊断标准：当患者出现下列情形中的两种或两种以上时，满足功能性便秘罗马Ⅲ型诊断标准：大便时的紧张情绪≥25%；块状便或硬便占排便量≥25%；排便不尽感占排便量≥25%；肛门直肠梗阻（阻塞感）占排便量≥25%；需要手法操作辅助排便占排便量≥25%；每周排便少于3次，或是未使用轻泻剂时很少出现稀便。诊断前，患者的症状出现至少6个月，且近3个月症状符合以上诊断标准。

（3）再激发试验：停用药物配合对症治疗多可缓解，再次用药可重新诱发。

3. 药源性便秘诊断检查

（1）结肠传输试验：随标准餐顿服不透X射线的标志物，于48小时拍摄腹部X射线片，若48小时大部分标志物在乙状结肠以上，可于72小时再拍摄X射线片，根据标志物的分布计算结肠传输时间和排出率，判断是否存在结肠传输延缓、排便障碍。

（2）测压法：肛门直肠测压能评估肛门直肠动力和感觉功能，检测用力排便时盆底肌有无不协调收缩、是否存在直肠压力上升不足、是否缺乏肛门直肠抑制反射、直肠感觉阈值有无变化等。

（3）球囊逼出试验：正常人可在60秒内排出球囊。该试验可反映肛门直肠对球囊的排出能力，作为功能性排便障碍的筛查方法简便易行。

（4）排粪造影：采用X射线法，将一定剂量的钡糊注入直肠，模拟生理性排便活动，动态观察肛门直肠的功能和解剖结构变化。磁共振排粪造影具有能同时对比观察盆腔软组织结构、多平面成像、分辨率高、无辐射等优点。

（5）其他检查：肛门测压结合腔内超声检查能显示肛门括约肌有无局部张力异常；应用阴部神经终末运动潜伏期测定或肌电图检查，能分辨便秘是肌源性还是神经源性。

4. 药源性便秘的鉴别诊断 鉴别药源性便秘和其他常见功能性或解剖性原因的便秘很重要，但十分困难。鉴别诊断药源性便秘要考虑的条件主要包括脱水、肠结构功能紊乱、憩室炎、胃肠道梗阻、胃肠道假性梗阻（假性结肠梗阻）、胃轻瘫、小肠梗阻、疝气、高钙血症、甲状腺功能减退、肠易激综合征、局部缺血性肠病、妊娠、精神病和社会心理障碍。鉴别药源性便秘的具体内容如下：

（1）用药史：由于在治疗方法变化和发病症状之间存在时态关系，医护人员应当完成一份可记录患者使用处方药、非处方药、中草药，以及营养补充剂的详细用药史并定期复查。

（2）药物相互作用：药物相互作用导致的附加或协同效应，医护人员必须考虑到其潜在的可能性并予以排除。

（3）饮食习惯：评估患者的饮食习惯，水的摄入情况和活动状态，有助于排除其他常见便秘原因。

（4）环境因素：社会心理因素，家庭或办公环境的变化，其他疾病过程或基础疾病也可以导致便秘,必须予以辨别。

（5）阿片类药物:长期接受阿片类药物治疗患者的慢性便秘易与其他类型的便秘区别。

【预防与治疗】

增加便秘风险的因素包括年龄（儿童和老人）、合并用药、脱水、女性、行动困难、不能活动或体力活动减少、疼痛、不良饮食以及妊娠等。

1. 药源性便秘的常规预防和治疗

（1）降低药源性便秘风险:可以参考以下方法,鼓励适当的活动和运动（特别是有氧运动）;增加液体和高纤维饮食的摄入（成人 23~25g/d）;建议患者避免延迟排便,不抑制排便欲望;保持规律排便的习惯;根据患者特异性参数调整剂量（如年龄、体重、肝肾功能）;采用可替代的给药途径;鉴别药物耐受不良史;如果有必要,指导患者服用容积性药物（如车前草）;如果可能,交替使用阿片类药物,逐步增加剂量而使患者有较好的耐受性,使用便秘风险较低的可替代药物;尽可能使用药物有效治疗的最低剂量。

（2）停用药物:一旦怀疑为药源性便秘,立即判断并确定致病药物,如果对患者本身疾病没有太大影响,应立即停药或更换药物,并妥善处理便秘症状。

（3）药物治疗:容积性药物、润滑性泻药、渗透性泻药和盐类泻剂可改变大便的性状以增大体积,降低黏稠度,或是使其容易通过消化道和肛门。刺激性泻剂引起推进运动收缩,可减少转运时间并使大便易于从直肠中排出。容积性泻药如甲基纤维素、聚卡波非钙、车前草等可以增加大便重量,改变大便黏稠度（连贯性）,从而改善便秘症状。甲基纤维素每日最多 3 次,每次 6g;聚卡波非钙每日 1.0~2.0g;车前草每日最多 3 次,每次 6g。润滑性泻药如多库酯钠具有表面活性剂性质,可软化大便,刺激小肠分泌,每日 2 次,每次 100mg。渗透性泻药如甘油、乳果糖、磷酸盐以及聚乙二醇可以吸收和保留肠腔水分,增加肠腔压力,发挥渗透作用,刺激肠运动,促进排便。甘油每日需要时使用;乳果糖每日 1~2 次,每次 15~30ml;磷酸盐每日 1 个单位用于灌肠;聚乙二醇每日 227~907g。盐类泻剂如镁盐,促进液体渗透进入肠腔,每日 1~2 次,每次 15~30ml。润滑性泻药如液体石蜡可包裹粪便,以便利其在肠道内的运输,每次 15~30ml。刺激性泻剂如比沙可啶、蒽醌（番泻叶、药鼠李）刺激小肠运动活性和小肠分泌,增加大便体积或重量,产生排便欲望。比沙可啶每周 3 次直肠给药,每次 10mg。

容积性药物和渗透性泻药通常优先使用,但是,当患者对单独使用容积性或渗透性泻药反应不明显时,可能要用刺激性泻剂。基于临床情况,刺激性泻剂可以与足量的用于软化大便的容积性或渗透性泻药联合使用,或单独使用。刺激性泻剂的剂量应当滴定至有效。不同人群适用的泻药种类不同。年老体弱的患者适合润滑性泻药,如液体石蜡;身体强壮者可用容积性泻药,如甘露醇。用药后要大量喝水,防止脱水,有器质性梗阻患者禁止使用。尽管罕见,但是刺激性泻剂可能导致腹部绞痛,如果出现该并发症者应当停药。如果上述措施都无效,可选择灌肠和促动力药。

（4）精神心理治疗:药物治疗的同时,可对合并有精神心理障碍、睡眠障碍的便秘患者给予心理指导和认知治疗等,使患者充分认识到良好的心理状态和睡眠对缓解便秘症状的重要性。

（5）手术治疗:真正需要接受外科手术治疗的便秘患者尚属少数,仅限于所有保守治疗无效的患者或存在直肠穿孔的危险性时应用。当患者便秘症状严重至影响工作和生活且经一段时间严格的非手术治疗无效时,可考虑手术治疗,但必须严格掌握手术适应证。

2. 阿片类药物相关性便秘的预防和治疗　最新 NCCN 成人癌痛指南强调了预防阿片类药物相关性便秘的重要性。只要使用阿片类镇痛药就必须同时采取预防便秘的措施,包括增加液体摄入量、增加膳食纤维、如果条件允许,适当参加运动锻炼,如有必要可遵医嘱预防性用药,使用刺激性泻药,如麻仁、芦荟胶囊、番泻叶等。随着阿片类药物的用量增加,泻药也应相应增加用量。

欧洲姑息治疗组织发布了阿片类药物不良反应的治疗指南,阿片类药物引起的不良反应可以从四方面进行治疗:减少阿片类用量;控制阿片类药物引起的不良反应;更换阿片类药物;改变给药途径[46]。因此,阿片类药源性便秘的治疗也可以从这四方面予以考虑。若已经出现阿片类药物相关性便秘,可使用渗透性导泻药,如聚乙二醇、甘露醇等,效果不理想时可使用温水、甘油、开塞露灌肠。其他可用于接受阿片类药物治疗的患者的方法包括交替使用阿片类药物以及交替更换给药途径。因为阿片类药物的交叉耐药性是不完全的,换成不同阿片类药物的较低等效剂量可使得便秘的潜在性降低而止痛效应不变。此外,用经皮给药或静脉给药方式代替其口服给药可能有助于缓解便秘。

如果阿片类药源性便秘的患者通过常规方法不能缓解,可用阿片受体拮抗剂治疗。非选择性阿片类拮抗剂如纳洛酮、纳美芬,为胃肠道阿片类受体拮抗剂,逆转外周和中枢阿片类药物的作用,从而缓解阿片类药源性便秘的症状,但其有通过血脑屏障并可能逆转阿片类药物镇痛作用的风险。选择性阿片类拮抗剂如阿维莫泮为胃肠道阿片类受体拮抗剂,既不会通过血脑屏障,也不会逆转阿片类镇痛作用。但是,阿片类受体拮抗剂并未被美国 FDA 批准用于治疗便秘。

由于广泛的首关效应,口服纳洛酮的生物利用度约为 2%。理论上,只要不超过肝脏的首关效应,纳洛酮口服给药会选择性阻断小肠阿片受体而不阻断预期的全身效应。低剂量口服纳洛酮已经成功用于缓解便秘症状,但是适宜的起始口服剂量需进行个体剂量滴定,同时避免其引起阿片类药物的戒断症状也是十分必要的。由于其有效性尚不确定且有导致阿片类药物镇痛作用逆转的风险,故不推荐常规使用纳洛酮治疗阿片类药源性便秘。如果传统治疗便秘的方法失效,纳洛酮的使用可能会有所帮助。

相关组织正在研究两种选择性阿片受体拮抗剂——甲基纳曲酮和阿维莫泮在恢复胃肠道松弛的同时避免逆转镇痛作用的应用。甲基纳曲酮是阿片拮抗剂纳曲酮的衍生物。附加的甲基基团可产生对外周阿片受体的高选择性,并且该药物不能通过血脑屏障。一些研究报道甲基纳曲酮有利于缓解阿片类药物副作用的同时,不会影响阿片类药物的镇痛作用。

另一种选择性阿片受体拮抗剂阿维莫泮,曾被报道可逆转阿片类药物引起的胃肠道转运时间减慢,缓解便秘而不会对抗阿片类镇痛剂的镇痛效应,也不会产生戒断症状。

综上所述,治疗药源性便秘选择泻剂时应考虑循证医学证据、安全性、药物依赖性以及效价比。如非必需,避免长期使用刺激性泻药。对于患者来说,最主要的还是改变生活方式和饮食习惯,预防比治疗更重要。临床药师应掌握药物的适应证、禁忌证及正确的给药途径和用药方法,注意药物的配伍禁忌和相互作用,指导其合理用药和合理预防。

(雒馨怡　武新安)

第三节　药源性肝损害

　　肝脏负责来自体内外许多物质如药物、毒物以及体内某些代谢产物的生物转化（即代谢），在药物代谢中起重要作用。药物代谢分为4个时相，0相代谢主要指细胞对药物的摄取，Ⅰ相代谢包括氧化、还原和水解，主要由细胞色素P-450（cytochrome P-450, CYP450）酶系催化；Ⅱ相代谢是结合反应，主要包括药物或其代谢物与葡糖醛酸、硫酸、谷胱甘肽（glutathione, GSH）等结合；Ⅲ相代谢则是将药物或其代谢产物排出胞外。作为体内药物代谢的最大脏器，肝脏易受到药物本身及其代谢产物的"攻击"，造成药源性肝损害（DILI）。DILI往往是药物超剂量服用所致，但正常治疗剂量也可能会引起。DILI是指由各类处方或非处方的化学药物、生物制剂、传统中药（traditional Chinese medicine, TCM）、天然药物、保健品、膳食补充剂（dietary supplements, DS）及其代谢产物乃至辅料等所诱发的肝损伤[1]。DILI是最常见和最严重的药物不良反应，也是导致药物撤市的主要原因，严重者可致急性肝衰竭（acute liver failure, ALF），甚至死亡。

　　由于投入临床使用药物数量的不断增加，DILI发生率逐渐增多。目前各国报道的DILI发病率差异较大，发达国家DILI发病率介于1/100 000~20/100 000或更低[59]。在我国，由于缺乏大规模DILI流行病学调查研究数据，故尚不清楚其确切的发病率，目前的报道主要来自医疗机构，药源性肝炎约占急性肝炎住院患者的10%，丙氨酸氨基转移酶（ALT）升高的成人中10%~50%是由药物引起的[60]。2013年，Zhou等[61]回顾性收集了国内1994—2011年间与DILI相关的报道279篇，系统分析了21 789例DILI患者的流行病学特征，发现其男女比例约为1.2∶1，40岁以上者占总人群的77.9%，此外，肝细胞型DILI约占58%，总病死率为2.9%；在引起DILI的药物中，抗结核药物、中草药及抗生素分别占31.3%、18.6%和9.7%，对乙酰氨基酚（acetaminophen, APAP）占3.8%（占所有解热镇痛药物的50.8%）。

　　根据DILI的机制、病程及受损靶细胞类型进行不同的分型，DILI的临床分型如下[59]：

　　1. 基于致病机制可分为固有型和特异质型　固有型DILI具有可预测性，与剂量相关，潜伏期短，个体差异不显著，相对少见；特异质型DILI（idiosyncratic DILI, IDLIL）具不可预测性，临床上较为常见，个体差异显著，与剂量常无相关性，临床表现多样化。IDILI又可分为免疫特异质型DILI和遗传特异质型DILI，前者有两种表现，一种是超敏性，常见于用药后1~6周，起病较快，表现为发热、皮疹、嗜酸性粒细胞增多等，再次用药可快速导致肝损伤；另一种是药物诱发的自身免疫性损伤，发病过程较为缓慢，体内可出现多种自身抗体，表现为自身免疫性肝炎（autoimmune hepatitis, AIH）或类似原发性胆汁性胆管炎（primary biliary cirrhosis, PBC）和原发性硬化性胆管炎（primary sclerosing cholangitis, PSC）等自身免疫性肝病相关症状，多无发热、皮疹、嗜酸性粒细胞增多等临床表现。遗传特异质型DILI通常无免疫反应特征，起病缓慢，最晚可达1年左右才发生，再次用药未必快速导致肝损伤。

　　2. 基于病程可分为急性DILI和慢性DILI　我国药源性肝损害诊治指南将慢性DILI定义为：DILI发生6个月后，血清ALT、AST、ALP及TBIL仍持续异常，或存在门静脉高压或慢性肝损伤的影像学和组织学证据。在临床上，急性DILI占绝大多数，其中6%~20%可发展为慢性。有研究显示，急性DILI发病3个月后约42%的患者仍存在肝脏生化指标异常,随访 1 年约 17% 的患者仍存在肝生化指标异常。胆汁淤积型 DILI 相对易于进展为慢性 DILI。

3. 基于受损靶细胞类型可分为肝细胞损伤型、胆汁淤积型、混合型和肝血管损伤型　由国际医学组织理事会初步建立、后经修订的前 3 种 DILI 的判断标准为:①肝细胞损伤型 DILI:ALT≥3×ULN(upper limit of normal, ULN, 正常上限值),且 R≥5;②胆汁淤积型 DILI:ALP≥2×ULN,且 R≤2;③混合型 DILI:ALT≥3×ULN,ALP≥2×ULN,且 2<R<5。若 ALT 和 ALP 达不到上述标准,则称为"肝脏生化学检查异常"。R=(ALT 实测值/ALT ULN)/(ALP 实测值/ALP ULN)。在病程中的不同时机计算 R 值,有助于更准确地判断 DILI 的临床类型及其演变情况。

肝血管损伤型 DILI 相对少见,发病机制尚不清楚,靶细胞可为肝窦、肝小静脉和肝静脉主干及门静脉等的内皮细胞,临床类型包括肝窦阻塞综合征(sinusoidal obstruction syndrome, SOS)/肝静脉闭塞性疾病(hepatic veno-occlusive disease, VOD)(SOS/VOD)、紫癜性肝病(purpuric hepatis, PH)、巴德－基亚里综合征(Budd-Chiari syndrome, BCS),可引起特发性门静脉高压症的肝汇管区硬化和门静脉栓塞、肝脏结节性再生性增生等。致病药物包括含吡咯双烷生物碱的草药、某些化疗药、同化激素、避孕药、免疫抑制剂及抗反转录病毒治疗药物等,所靶向的血管内皮细胞各有不同或存在交叉。例如,SOS/VOD 与肝窦和肝脏终末小静脉内皮的损伤有关,临床上主要由大剂量放化疗以及含吡咯双烷生物碱的植物如土三七等引起。土三七等引起的 SOS/VOD 近 10 年来我国已报道 100 余例。应注意感染、免疫紊乱、各种能导致血液高凝、高黏或促血栓形成的因素、微量元素异常及肿瘤等也可引起肝血管损伤,这些因素可单独或共同致病。

【致病机制】

DILI 发病机制极为复杂,一些药物可导致一种或多种类型的损伤,也有一些损伤往往是多种机制先后或共同作用的结果,迄今尚未充分阐明。通常可概括为药物的直接肝毒性和 IDLIL。

1. 直接肝毒性　药物的直接肝毒性是指摄入体内的药物和(或)其代谢产物对肝脏产生的直接损伤,往往呈剂量依赖性,通常可预测,也称固有型 DILI。药物的直接肝毒性可进一步引起免疫和炎症应答等其他肝损伤机制。

对乙酰氨基酚(APAP)是引起直接肝毒性作用的经典代表药物,其肝损伤机制仍未阐明,这也正是说明了 DILI 机制的复杂性。APAP 大约有 90%~95% 在肝脏代谢,主要代谢产物与葡糖醛酸和(或)硫酸形成无活性的代谢产物后经肾脏排出。有 5%~10% 的 APAP 通过 CYP1A2 或 CYP2E1 氧化为毒性代谢产物 N-乙酰-对苯醌亚胺(N-acetyl-p-benzoquinoneimine, NAPQI)。超量的 APAP 使其主要代谢途径饱和,剩余部分就会进入 CYP 代谢途径而产生较多的 NAPQI。NAPQI 是一种亲电体或氧化剂,其可由细胞内的 GSH 结合并迅速代谢。肝脏储备的 GSH 因解毒 NAPQI 而被耗尽时,NAPQI 就会与肝脏细胞内生物大分子(如线粒体蛋白)的半胱氨酸残基形成共价键,致使线粒体破坏和 ATP 缺少,从而会进一步打破体内钙离子的平衡,导致 DNA 的破坏和细胞内蛋白的改变。也有研究表明炎症介质(如干扰素-γ)会扰乱固有免疫系统,进而引起 Kupffer 细胞、非 Kupffer 细胞、中性粒细胞和巨噬细胞的聚集,从而加速肝损害。

2. IDLIL　大多数药物引起肝损害的类型是特异质型的,通常与药物剂量和疗程无关,与个体特异质相关,尽管将其分为遗传特异质型 DILI 和免疫特异质型 DILI,但很大程度上都是由二者共同所致。

(1)遗传特异质型:多与药物代谢酶相关,特征为多在给药后较长时间出现临床症状,不伴过敏症状。Ⅰ相反应和Ⅱ相反应的代谢酶活性在人群中有显著性差异,如 CYP2D6、CYP2C19、N- 乙酰转移酶 -2(N-acetyltransferse, NAT-2)的基因多态性可导致药源性肝损害的发生;此外,很多代谢酶的活性也可以被外源性物质诱导或抑制。另外,肝脏许多转运体的基因多态性也会影响其肝内代谢,这些转运体包括摄入性转运体中的有机阴离子转运多肽、有机阴离子转运蛋白 -2 和有机阳离子转运蛋白以及外排性转运体中的多药耐药相关蛋白和胆盐输出泵等。

当药物或其代谢物与细胞内源性物质(如 GSH)、脱氧核糖核酸共价结合后导致细胞功能破坏时,就会发生代谢性损伤。代谢机制可能涉及自由基的形成、活性氧的种类和亲电自由基所致的氧化压力、细胞膜离子梯度的破坏、肌动蛋白和腺苷三磷酸(adenosine triphosphate, ATP)的生成。然而,另外一些代谢性损伤的机制涉及肝细胞因子的敏化作用,如肿瘤坏死因子。坏死或细胞凋亡是代谢性损伤所致肝细胞死亡的原因,前者以细胞肿胀和细胞溶解为特点,机制是线粒体功能的损伤和 ATP 的消耗;胞浆游离钙的蓄积活化了非特异性水解酶(蛋白酶、核酸酶和磷酸酯酶),进而导致细胞膜破坏和局部炎症。细胞凋亡是细胞核和细胞骨架发生固缩、碎裂,变成许多小碎片并被吞噬细胞快速清除的一种细胞死亡方式,细胞凋亡一般不会发生炎症。在组织学上,细胞死亡可能呈带状或非带状分布,带状损伤意味着坏死或凋亡被肝脏腺泡局限于特定的区域,非带状损伤导致肝小叶塌陷以致使小叶的组织结构消失。大多数特异质反应会产生中央小叶或非带状损伤。

(2)免疫特异质型:免疫介导的细胞毒作用会导致外源性物质生物转化生成加合物或抗原,加合物或抗原可以移行至 Kupffer 细胞膜,通过组织相容性复合物Ⅰ和Ⅱ以激活免疫反应。体液免疫和细胞免疫均会响应天然和获得性免疫引起的炎症和肝脏损伤。一些已被认知的抗体包括抗肝肾微粒体抗体(anti-liver-kidney microsomal, LKM),以肝和肾 CYP2C9 为特异性靶点;抗肝微粒体抗体(anti-liver microsomal, LM),可被卡马西平诱导,以 CYP1A2 为靶点,这是一种不存在于肾脏的同工酶。此外,还有可被异烟肼诱导的抗线粒体抗体、可被石蚕属植物诱导的抗微粒体环氧化水解酶抗体、可被肼屈嗪诱导的抗 CYP1A2 抗体和可被氟烷诱导的抗 CYP2E1 抗体。免疫反应可以被数种炎症细胞因子介导,包括白介素 -1(interleukin-1, IL-1)、TNF、含氮氧化物和干扰素 -γ。其他细胞因子,如 IL-6、IL-10 和前列腺素,具有肝脏保护作用。基因多态性使得所有细胞因子的表达存在差异。有动物模型表明,药物在非毒性剂量所致肝损伤时最初的表现是炎症,这说明炎症状态在最初可以加速或增加免疫介导肝损伤的风险。一些药物可以活化吞噬细胞导致纤维化或形成肉芽肿。免疫介导的肝损伤呈片带状的细胞凋亡(炎症区域是由可延伸至门静脉周围区域的纤维丝围绕的)以致肝细胞死亡。

【致病药物和临床表现】

已知全球超过 1100 种上市药物被认为可导致 DILI。汤浩等[62]进行了 6903 例药源性肝损害的文献分析,结果显示引起 DILI 的药物种类及构成比例分别为中药 28.57%、抗结核药物 22.82%、抗生素 13.98%、解热镇痛药物 9.88%、抗肿瘤药 7.59%、抗甲状腺药 3.88%、神经系统用药 2.64%、免疫抑制剂 2.22%、激素类 1.88%、心血管系统用药 1.62%、降糖药物

1.42%、降脂药物 1.17%、消化系统用药 0.75%、其他 1.58%。

1. 镇痛药物 / 抗炎药物 在 2004 年 9 月至 2014 年 2 月间,美国报道了 30 例非甾体类药物所致 DILI,患者平均年龄为 52 岁（43~54 岁）,80% 为女性患者,通常发生在用药后 67 天;临床症状包括恶心、黑尿和黄疸;ALT、AST 和 ALP 分别平均升高至 1068U/L、898U/L 和 326U/L;病理学结果显示 70% 为肝细胞损伤型[63]。

（1）羧酸类：①甲酸类：国外报道儿童和青少年服用阿司匹林后,偶见瑞夷综合征（Reye syndrome,RS）,表现为急性肝脂肪变性 - 脑病综合征,以肝衰竭合并脑病为突出表现,肝脏病变表现为微泡型脂肪变性和线粒体超微结构的改变,多无黄疸和出血倾向[64]。也有个案报道阿司匹林所致成人的 DILI 不同于 RS 表现,严重肝损伤多见于大剂量应用者[65];成人多表现为肝细胞损伤型,且呈剂量依赖性[66];②乙酸类：a. 双氯芬酸：双氯芬酸是最易引起 DILI 的 NSAIDs,多表现为急性肝炎,少数为慢性肝炎[66]。在 16 例双氯芬酸所致 DILI 的报道中,肝损伤发生在用药后 6~191 天,通常为肝细胞损伤型,ALT、AST 和 ALP 分别平均升高至 1508U/L、1284U/L 和 209U/L;4 例患者出现过敏反应的症状,如发热、皮疹、面部水肿和嗜酸性粒细胞增多症;6 例患者出现自身免疫性肝炎的特征;50% 患者出现 INR>1.5 并伴有黄疸[63]。b. 舒林酸：91 例舒林酸所致 DILI 研究报道显示女性和男性发病率比值为 3.5：1,69% 患者超过 50 岁;43% 患者呈胆汁淤积型肝损伤,25% 为肝细胞损伤型肝损伤,其余为混合型;67% 出现黄疸,2/3 的患者表现为过敏反应,如发热、皮疹和嗜酸性粒细胞增多症[67];③丙酸类。a. 布洛芬：DILI 发生率较低,最常见类型是肝细胞损伤型和胆汁淤积型（包括胆管消失综合征）,但严重肝损伤的报道较罕见[68]。b. 萘普生：所致 DILI 类型多为胆汁淤积型和混合型[66],免疫特异质反应罕见。与其他丙酸类药物如布洛芬有交叉肝毒性,表现为肝细胞损伤型 DILI,并可致暴发性肝衰竭。超剂量应用时并未发现毒性的增加,所致 DILI 通常在停药后 1~5 个月后可恢复正常[69]。

（2）烯酸类：APAP 最大给药剂量为 4g/d,所致 DILI 多为超剂量所致,一项美国的 ALF 多中心前瞻性研究表明,在所有 ALF 患者中,APAP 所致的 ALF 约占 42%;从 1998 至 2003 年的 5 年间,APAP 所致 ALF 的年发生率由 28% 上升至 51%[70]。APAP 所致 DILI 的临床表现通常可分为 4 期,I 期为药物暴露后 24 小时,主要表现为恶心、呕吐、心神不安、嗜睡和出汗等急性症状,但也有部分患者表现为无症状。II 期发生在用药后 24~72 小时,此时 I 期的症状明显缓解或消失,亚临床 AST 和 ALT 升高,部分严重患者表现为右上腹疼痛、肝大、黄疸和凝血酶原时间（prothrombin time, PT）延长。III 期见于用药后 72~96 小时,I 期的症状再次出现,AST 和 ALT 明显升高,通常大于 3000U/L,患者可出现黄疸、肝性脑病、PT 延长和乳酸性酸中毒等症状,分别有 10%~50% 和 0.3%~5% 患者可发展为 ALF 和急性胰腺炎,患者多因多器官功能衰竭而死亡。IV 期用药后 4~14 天,III 期的幸存者进入恢复期,通常需要 1~2 周,严重患者可能需要数周;组织学修复滞后于临床症状的恢复,一般需要 3 个月;尚无发展为慢性肝炎的报道[70]。

（3）磺酰丙胺类：截至 2007 年 7 月,PubMed 和 CNKI 数据库中共 22 例尼美舒利所致 DILI 的临床报道[71],结果显示用药剂量多为正常剂量,发生 DILI 时间从 1 天到 8 个月不等,平均为（57.76 ± 78.86）天;临床表现各异,常表现为不同程度的肝炎,少数为肝衰竭;其中有 12 例接受肝组织病理学检查,不同程度的肝组织坏死有 9 例,肝内胆汁淤积有 3 例。

2. 抗微生物药物 临床上常常很难区别肝损伤是由抗感染药物还是肝脏本身感染引

起,如一些感染或脓毒血症可引起胆汁淤积型黄疸,肺炎球菌引起的感染表现为肝细胞型损伤。国内有学者回顾性分析了 2009—2013 年解放军药品不良反应监测中心数据库中 572 例抗感染药物致 DILI 的报告,引发 DILI 的药物类别及品种分布,抗生素占 55.23%,其中头孢菌素类占 16.08%、β- 内酰胺酶抑制剂及其复方制剂占 10.14%、大环内酯类占 5.59%、头霉素类占 5.42%、碳青霉烯类占 4.37%、糖肽类占 3.67%、林可霉素类占 2.62%、青霉素类占 2.10%、其他 β- 内酰胺类占 1.92%、氨基糖苷类占 1.40%、四环素类占 1.05%、酰胺醇类占 0.35% 和其他占 0.52%;化学合成类抗菌药物占 14.15%,其中喹诺酮类占 11.01%、硝基咪唑类占 1.75%、噁唑酮类占 0.7%、磺胺类占 0.52% 和硝基呋喃类占 0.17%;抗结核药、抗真菌药、抗病毒药和抗麻风病药所占比例分别为 16.43%、11.54%、2.45% 和 0.17%[72]。意大利学者总结了常见抗菌药物所致肝损伤的类型、发生率、潜伏期以及资料来源等,详见表 3-4[73]。

表 3-4　常见抗菌药物所致肝损伤的类型、发生率、潜伏期以及资料来源

药物	肝损伤类型	估计发生率	潜伏期	资料来源
青霉素	肝细胞损伤型或胆汁淤积型	稀少	不详	成人个案报道
阿莫西林克拉维酸	主要为胆汁淤积型(混合型和肝细胞损伤型较少)	9.91/100 000	平均 25.2 天	回顾性研究、成人及儿童个案报道
苯唑西林	胆汁淤积型和肝细胞损伤型	少见	平均 17.7 天	回顾性研究及儿童个案报道
环丙沙星	胆汁淤积型和肝细胞损伤型	稀少	不详	回顾性研究及成人个案报道
左氧氟沙星	胆汁淤积型和肝细胞损伤型	1/1 000 000	2 天 ~3 周	回顾性研究及成人个案报道
诺氟沙星	胆汁淤积型和肝细胞损伤型	不详	不详	成人个案报道
莫西沙星	肝细胞损伤型	稀少	不详	成人个案报道
磺胺甲噁唑	主要为胆汁淤积型(混合型和肝细胞损伤型较少)	1/45 000~1/11 000	不超过 10 天	成人及儿童个案报道
多西环素	胆汁淤积型和肝细胞损伤型	不详	3~56 天	成人个案报道
米诺环素	微泡型脂肪变性,AIH	不详	女性 365 天,男性 730 天	成人个案报道
利奈唑胺	微泡型脂肪变性	不详	50 天	成人个案报道

(1)β- 内酰胺类:①青霉素类:青霉素较少引起 DILI,机制多为过敏反应,主要临床特征是胆汁淤积引起的黄疸和瘙痒,发热和皮疹较为少见。Yazici 等[74]分析了阿莫西林克拉维酸导致严重 DILI 的特点,查阅了 3932 篇文献,共纳入 41 篇涉及 255 例患者,年龄介于 3~88 岁,平均年龄为 60.8 岁;男女比例为 2.6∶1;男性及女性用药时间分别为(15.9±15.1)天和(11.2±6.4)天;男性及女性使用的总剂量分别为(29.2±31.7)g 和(19.3±19.2)g;肝细胞损伤型、胆汁淤积型及混合型所占比例分别为 11.7%、70.3% 和 18%;黄疸持续时间小于 3 个月者占 69.5%,大于 3 个月者占 9.5%。时间不明者占 21%。另外,有西班牙学者[75]报道人类白细胞抗原等位基因的突变也与阿莫西林克拉维酸所致 DILI 有关系,携带

Ⅰ类等位基因 *A*3002* 和 *B*1801* 的患者更易出现肝细胞损伤型 DILI，携带Ⅱ类等位基因 *DRB1*1501–DQB1*0602* 的患者更易出现胆汁淤积型和混合型 DILI；②头孢菌素类：该类药物引起严重 DILI 的较少见，偶见头孢呋辛和头孢氨苄所致胆汁淤积型 DILI[73]。

（2）四环素类：该类药物引起肝损伤的报道首次出现在 20 世纪 50 年代，静脉给予高剂量时可引起微小囊状脂肪沉着，口服给予低剂量时 DILI 发生率较低；其临床表现为恶心、呕吐、腹痛和黄疸，常伴氨基转移酶升高[73]。米诺环素所致 DILI 报道不足 200 例，其主要损伤的类型包括药物直接肝毒性引起的肝细胞型 DILI、过敏反应引起的肝衰竭和特异质反应引起的慢性活动性肝炎[76]。

（3）喹诺酮类药物：诱发肝毒性的发生率不高，但有些较为严重，如曲伐沙星因其肝毒性而撤市。环丙沙星、莫西沙星、左氧氟沙星和加替沙星均可致 DILI，平均在给药后 4 天（1~39 天）即可发生，肝细胞损伤型、胆汁淤积型和混合型 3 种类型均有可能发生，且以超敏反应多见[77]。黄丽贞等[78]检索并分析了国内外医药数据库中 16 例莫西沙星所致的肝损害，结果表明，DILI 发生在用药后 1~21 天，平均为（5.0 ± 4.9）天；年龄在 23~87 岁，平均（63.7 ± 17.9）岁；以胆汁淤积型多见，临床表现具有多样性。

（4）大环内酯类：该类药物所致 DILI 多出现在用药后 1~4 周，再次用药后潜伏期可缩至 24~48 小时[79]。红霉素酯化物引起 DILI 的报道较为多见，以胆汁淤积型为主，也有混合型，表现为瘙痒、腹痛，伴有氨基转移酶和 ALP 升高。机制尚不明确，可能与过敏反应和代谢产物的肝毒性有关[73]。有研究报道了 18 例阿奇霉素所致 DILI 的临床表现，结果显示 72% 为女性患者，一般症状表现为黄疸、腹痛和恶心，伴或不伴瘙痒；服药时间平均为 4 天（2~7 天），ALT 峰值平均为 2127U/L，ALP 峰值平均为 481U/L；其中 10 例为肝细胞损伤型，6 例为胆汁淤积型，2 例为混合型[80]。Ferrer 等[81]系统评价了 1980—2014 年所有关于大环内酯类引起急性 DILI 的研究，结果显示红霉素、克拉霉素和泰利霉素导致急性 DILI 的相对风险性分别为 3.73、2.08 和 1.23。

（5）氨基糖苷类：该类药物很少引起 DILI，也有少数个案报道阿米卡星和庆大霉素可引起氨基转移酶升高，卡那霉素可引起肝细胞型 DILI。

（6）抗结核药物：抗结核药所致 DILI 的临床表现各异且无特异性，以无症状性氨基转移酶升高为主，也以乙肝炎样表现甚至肝衰竭，多发生在用药后 1 周 ~3 个月，分别在 1~2 周和 2 个月左右出现高峰值，其表现形式有肝适应性反应、急性肝炎或肝细胞损伤、急性胆汁淤积表现、超敏反应性肝损伤、ALF 和亚急性肝衰竭（subacute liver failure，SALF）[82]。异烟肼（isoniazid，INH）、利福平、吡嗪酰胺、利福布汀、利福喷丁、丙硫异烟胺和对氨基水杨酸钠等发生 DILI 的频率较高[82]。

INH 引起 DILI 的发生率为 1%~2%，有 10%~20% 服用 INH 的患者在数天或数周内出现氨基转移酶轻度升高，个别患者进展为 ALF 甚至死亡；NAT-2 和 CYP2E1 的基因多态性与其肝毒性有关。按乙酰化速率不同，可将人群分为快乙酰化代谢者和慢乙酰化代谢者，后者更易发生 DILI[78]。有研究分析了由抗结核药物所致 DILI 的印尼患者共 50 例，结果显示慢代谢型等位基因为 *NAT-2*6A*、*NAT-2*7B*、*NAT-2*5B*、*NAT-2*7A* 和 *NAT-2*5C*，且 *NAT-2*6A* 的患者更易出现 DILI[83]。利福平易形成胆汁淤积型肝损害，程度与剂量相关，超大剂量时可引起肝细胞性黄疸及肝脏脂肪变性；利福平为多种肝药酶的诱导剂，可加重药物的肝毒性。吡嗪酰胺引起 DILI 的机制可能为本身的肝毒性和特异质反应，据报道可呈剂量依赖性[79]。

　　也有很多临床报道显示,抗结核药物的联用会增加肝损伤的发生风险。Sun 等[84]进行了一项抗结核药物所致 DILI 的前瞻性队列研究,纳入了 2011 年 3 月至 2012 年 9 月间住院接受抗结核治疗的患者 938 例,随访至 2014 年 2 月,治疗方案为异烟肼、利福平、乙胺丁醇和吡嗪酰胺联合给药;结果显示约 12.9% 患者出现 DILI,平均年龄为（44.0 ± 18.3）岁,男性患者约占 55.4%;ALT、AST、ALP 和 TBIL 分别平均升高至（202.6 ± 236.8）U/L、（167.5 ± 193.4）U/L、（112.3 ± 124.2）U/L 和（13.6 ± 19.2）µmol/L;症状多表现为恶心、呕吐、厌食和腹部症状（腹痛、腹部不适和腹泻）。

　　（7）磺胺类:这类药物所致的 DILI 以磺胺甲噁唑为多,一般出现于用药后 10 天内,表现为氨基转移酶明显升高和黄疸;多为胆汁淤积型,有时为肝细胞损伤型和混合型;机制与过敏反应有关[73]。

　　（8）呋喃类:Yeong 等[85]收集了 2005 年 1 月至 2013 年 10 月间有关呋喃妥因所致 AIH 的病例报道,涉及 4 例患者均为老人,其中女性为 3 例,平均年龄为（76.7 ± 3.9）岁,平均潜伏期为（36.0 ± 9.4）个月,ALT 平均升高至 303U/L,4 例患者 IgG 水平均升高。

　　（9）抗真菌药:该类药物引起的 DILI 临床表现,从轻微的无症状肝功能异常到潜在的致命性暴发性肝衰竭。Raschi 等[86]检索发现 2004—2011 年间美国 FDA 不良事件上报系统（FDA Adverse Event Reporting System, FAERS）中共收录 68 115 例 DILI 报道,其中约有 2.9% 为抗真菌药物所致,其中以特比萘芬、氟康唑和伏立康唑报道居多。而一项 2004—2010 年间共纳入 195 334 例患者的队列研究结果显示,DILI 发生率以及严重急性 DILI 由低到高的次序均为氟康唑、酮康唑、伊曲康唑、伏立康唑和泊沙康唑[87]。伊曲康唑所致 DILI 表现为乏力、右上腹疼痛、黄疸、胆汁淤积和发热等;氟康唑可引起多种肝损伤,通常为无症状或可逆性肝衰竭;灰黄霉素可引起肝癌,表现为上腹部不适、恶心、腹泻等;特比萘芬肝损害多较严重,易致肝衰竭,可致多种类型 DILI,以胆汁淤积型最为常见,主要特点是渐进性加重的黄疸,肝细胞性黄疸与梗阻性黄疸同时存在,且消退很缓慢[88]。

　　（10）抗病毒药物:

　　1）常用抗病毒药物:静脉使用阿昔洛韦、更昔洛韦和阿糖腺苷能够引起氨基转移酶升高,碘苷可引起混合型肝损伤。

　　2）抗艾滋病药物:此类药物多具有肝毒性,严重氨基转移酶升高的发生率不同[89]。核苷类反转录酶抑制剂（nucleoside analogue reverse transcriptase inhibitors, NRTIs）所致 DILI 的症状包括腹痛、呕吐、厌食和右上腹压痛,实验室检查表现为氨基转移酶、γ-GGT 或 ALP 升高[90]。司他夫定被认为是此类药物中最主要的肝损伤药物,严重氨基转移酶升高的发生率为 6%~13%[89]。去羟肌苷以 250~375mg、每日 2 次方案给药并与司他夫定合用时危险性增大。利巴韦林可明显提高去羟肌苷的血药浓度水平,引起致死性的肝细胞性线粒体损伤,因而禁止利巴韦林和去羟肌苷合用[90]。

　　以非核苷类反转录酶抑制剂（non-nucleoside analogue reverse transcriptase inhibitors, NNRTIs）为主的疗法比 NRTIs 或者蛋白酶抑制剂（protease inhibitors, PIs）更容易导致严重 DILI,γ-GGT 升高最为明显,还有其他氨基转移酶、TBIL 和 ALP 的升高,1%~2% 肝损伤是有症状的[90]。奈韦拉平是 NNRTIs 中最有可能引起 DILI 的药物,严重氨基转移酶升高的发生率为 5.3%~14%[89]。

　　PIs 所致 DILI 发生率小于 5%,症状包括腹部疼痛、发热、黄疸、呕吐和瘙痒,氨基转移酶在服药后的 100 天左右开始升高,对症治疗后大多数患者其氨基转移酶恢复正常,约 10% 仍可能维持升高的状态[90]。

3)抗乙肝病毒药物:这类药物相关的肝毒性发生率较低,有报道的为阿德福韦酯,主要表现为氨基转移酶升高。

3. 心血管药物

(1)降压药物:①作用于中枢神经系统的药物:文献报道[66]甲基多巴所致 DILI 可为肝细胞损伤型或胆汁淤积型;可呈急性肝炎、慢性肝炎、脂肪变性或肝肉芽肿;氨基转移酶升高的发生率为 10%~30%。肼屈嗪所致急性肝损伤伴桥接坏死、肉芽肿和胆汁淤积[66];②血管紧张素转化酶抑制剂:该类药物所致 DILI 的报道较少,个案报道多为卡托普利,少见雷米普利、福辛普利、依那普利和赖诺普利等,也有报道卡托普利和依那普利具交叉反应性;常表现为胆汁淤积型,但也有肝细胞型损伤的报道,罕见 ALF;潜伏期长短不一,一周至一年不等[66,91];③β 受体拮抗剂:该类药物很少引起 DILI,据报道普萘洛尔、美托洛尔和醋丁洛尔可致肝细胞损伤型 DILI,阿替洛尔可致胆汁淤积型 DILI,拉贝洛尔引起肝衰竭和慢性肝炎[66];④钙通道阻滞剂:该类药物引起单纯肝细胞损伤型 DILI 更为常见,地尔硫䓬可致胆汁淤积型 DILI、肉芽肿性肝炎和脂肪性肝炎,硝苯地平多引起脂肪性肝炎[66];⑤血管紧张素Ⅱ受体拮抗剂:该类药物引起 DILI 的报道较为少见,坎地沙坦和氯沙坦常致肝细胞损伤型 DILI,厄贝沙坦可引起胆汁淤积型 DILI[66];⑥利尿药:呋塞米引起肝损伤非常少见,多为肝细胞型;氢氯噻嗪可致混合型肝损伤,停药可恢复。

(2)抗心律失常药物:胺碘酮可导致急性肝炎和严重的肝损害,多呈剂量依赖性,停药后可逐渐恢复。毛敏等[92]进行了 60 例静脉滴注盐酸胺碘酮致急性肝损害病例分析,结果显示急性肝损害前患者静脉滴注胺碘酮剂量为 193.2~4310mg,平均值为(1345.7 ± 550.6)mg;用药至发现肝损害的时间为 6~96 小时,平均值为(34.0 ± 17.9)小时;AST 峰值为 122.3~17 471U/L,平均值为(3798 ± 3982)U/L;ALT 峰值为 225~12 426U/L,平均值为(3206 ± 1788)U/L。

4. 抗肿瘤药物　抗肿瘤药物尤其是细胞毒类药物均可不同程度地引起 DILI,主要表现为肝细胞功能障碍、静脉阻塞性肝病和肝纤维化。肝细胞功能障碍多为一过性氨基转移酶升高,病情进展可产生脂肪浸润和胆汁淤积;静脉阻塞性肝病表现为氨基转移酶显著升高、腹水和肝大等[93]。可引起 DILI 的药物有甲氨蝶呤(methotrexate,MTX)、6- 巯基嘌呤(6-mercaptopurine,6-MP)、阿糖胞苷、依托泊苷(etoposide,VP-16)、长春新碱和 L- 门冬酰胺酶(L-asparaginase,ASP)等,可致肝静脉阻塞的药物有达卡巴嗪、6-MP、长春新碱等;引起肝纤维化的药物主要为 MTX[94]。

(1)干扰核酸代谢的药物:大剂量 MTX 可使 60%~80% 的患者出现氨基转移酶升高,组织学表现为脂肪变性[95];小剂量长期使用时可引发肝纤维化乃至肝硬化[96]。阿糖胞苷可致肝细胞损伤型 DILI,氨基转移酶明显升高,也可出现胆汁淤积型 DILI[95]。硫唑嘌呤可致多种类型 DILI,其机制可能是特异质反应,可表现为胆汁淤积、SOS 和 PH 等[95]。6-MP 可引起肝细胞损伤型和胆汁淤积型 DILI,多发生在日剂量 >2.0mg/kg[95] 及用药后第 30 天,最初的表现是黄疸,TBIL 显著升高,并伴有氨基转移酶和 ALP 的轻至中度升高[97]。

(2)直接影响和破坏 DNA 结构及功能的药物:环磷酰胺常规剂量偶可引起 ALT、AST 升高,大剂量可导致肝衰竭或 VOD 等[96]。可能的机制是特异质反应,而非对肝细胞的直接损害。白消安常规剂量较少引起肝功能异常，个案报道显示大剂量可致胆汁淤积。美法仑在大剂量应用时可致氨基转移酶升高[95]。

（3）抑制蛋白质合成的药物：ASP 引起 DILI 的发生率可达 50%~90%，组织特征为脂肪变性[96]；多柔比星和柔红霉素均有特异质反应引起 DILI 的报道[95]。

（4）影响微管蛋白质装配和纺锤丝形成的药物：VP-16 标准剂量即可出现肝细胞损伤；大剂量 3 周左右出现 TBIL、ALT、AST 及 ALP 升高，停药数周后即可恢复正常[97]。其肝毒性及 VOD 的发病率与剂量呈正相关[98]。

（5）抗信号转导药物：甲磺酸伊马替尼可产生较严重的肝毒性，表现为肝细胞局部灶性坏死和炎症细胞浸润，3~4 度氨基转移酶升高发生率为 1%~1.5%，3~4 度胆红素升高发生率 0.4%~3.5%，已有数例患者因严重肝损伤导致死亡[99]。

（6）性激素类：他莫昔芬的肝损伤报告包括非酒精性脂肪肝、紫癜性肝病、急性肝炎和肝细胞癌，非酒精性脂肪肝最为常见。醋酸环丙孕酮也有数例肝损伤的报道，1993—2013 年醋酸环丙孕酮所致肝损伤男性患者共 22 例，年龄介于 54~83 岁，平均年龄为（70±8）岁；给药剂量介于 50~200mg/d，平均剂量为（150±50）mg/d；潜伏期平均为（163±97）天。大多数患者有症状表现，肝细胞损伤型和胆汁淤积型分别占 91% 和 9%。ALT 升高（18±13）ULN，ALP 升高（0.7±0.7）ULN，TBIL 介于（14±10）mg/dl[100]。

5. 内分泌药物

（1）激素类药物：①性激素及其衍生物：性激素及其衍生物可造成多种形式的肝损伤，包括急性胆汁淤积、BCS、再生结节和药物毒性相关脂肪肝等。②糖皮质激素（glucocorticoid, GC）：Davidov 等[101]检索 PubMed 数据库中甲泼尼龙所致肝损伤报道共计 25 例，多为中年女性，年龄介于 11~71 岁，平均年龄为 45 岁；多见于静脉给药，仅 2 例为口服给药；出现肝损伤的中位时间为 4 周；中位累积剂量为 3.5g（范围在 0.224~15.0g）；大多数表现为肝细胞损伤型。

（2）抗甲状腺药物：在临床上甲亢也可引起肝损伤，如甲亢时过多的甲状腺激素（thyroid hormone, TH）可抑制葡糖醛酸转移酶，影响胆红素与其结合，胆红素排泄障碍而出现黄疸。抗甲状腺药物所致肝损伤报道较多，甲巯咪唑所致肝损害较为罕见，至今国外文献报道 20 余例，国内报道 10 余例。DILI 患者多为女性，有观点认为其所致胆汁淤积型肝损伤与用药剂量无关，主要与特异质反应有关，免疫介导的肝细胞损伤或变态反应可能起主要作用[102]。廖彀缪[103]报道丙硫氧嘧啶和甲巯咪唑对肝功能影响的比较研究结果显示，两者诱发肝损伤的发病率分别为 18.55% 和 7.2%，DILI 出现时间分别为（41±26.4）天和（20±8.5）天，且均以 ALT 升高为主。

（3）降糖药物：糖尿病本身也会致肝功能受损，故对此类药物肝毒性的研究存在一定干扰。①磺酰脲类：该类药物引起的肝脏疾病因药物不同而不同，引起肝损伤类型多为胆汁淤积型，氯磺丙脲、格列本脲和甲苯磺丁脲可引起肝脏肉芽肿，前二者还可导致胆管消失综合征[66]；②噻唑烷二酮类：曲格列酮可致严重 DILI 和 ALF，已于 2000 年撤市；罗格列酮可致单纯严重胆汁淤积型肝炎、肝细胞型损伤和 ALF；吡格列酮可致肝细胞损伤型 DILI[66]；③α-葡萄糖苷酶抑制剂：很多病例报道阿卡波糖有肝脏不良反应，潜伏期可能是几个月，通常停药后好转，大多数病例其每日用药剂量在 100mg 以上，且呈剂量相关性；伏格列波糖主要引起胆汁淤积型 DILI[66]；④双胍类：二甲双胍所致 DILI 的报道较为罕见，有数例个案报道,但均同时合用其他可能具有肝损伤的药物。目前仅有 1 例单用二甲双胍的报道,该患者为 70 岁白人女性,无肝病史,服用二甲双胍 500mg 每日 2 次,5 周后出现 DILI,ALT、AST 和 ALP 分别升高至 1093U/L、1152U/L 和 176U/L,停药 2 周后肝功能迅速恢复正常[104]。

（4）降脂药物:①他汀类:该类药物引起肝脏氨基转移酶升高的发生率为 1%~2%,多发生于开始用药的 3 个月之内,呈剂量依赖性,用药剂量降低或停药后恢复正常。2004 年 9 月至 2012 年 11 月间,美国有 22 例他汀类所致 DILI 的报道,患者平均年龄为 60 岁（41~80 岁）,68% 为女性,通常发生在用药后 155 天（34 天 ~10 年）,ALT 和 ALP 分别平均升高至 892U/L 和 358U/L,肝细胞损伤型和胆汁淤积型分别为 12 例和 9 例[105]。有文献报道阿托伐他汀剂量为 10~80mg/d 时引起氨基转移酶异常升高（>3×ULN）的发生率为 0.2%~1.2%,而 80mg/d 时氨基转移酶异常发生率可升至 0.5%~3.3%[106]。西立伐他汀主要引起肝细胞损伤型 DILI,氟伐他汀可引起肝细胞损伤型和混合型 DILI,辛伐他汀主要引起胆汁淤积型 DILI[66];②烟酸类:每日摄入超过 3g 的烟酸制剂均会引起肝损伤,常发生于用药后 1 周 ~48 个月,停药后明显缓解,ALF 非常罕见。其典型表现是氨基转移酶升高及混合型肝损伤。主要与毒性酰胺与嘧啶代谢产物的蓄积有关,因此缓释制剂更易出现肝损伤[107]。

6. 消化系统药物 可引起 DILI 的药物有:阿尔维林、H_2 受体拮抗剂、氨基水杨酸、奥曲肽、质子泵抑制剂、柳氮磺吡啶和英利昔单抗。H_2 受体拮抗剂均有引起多种类型肝损伤的报道,可引起 ALT 和 AST 轻度升高;常用的质子泵抑制剂引起肝损伤发生率相对较低。柳氮磺吡啶导致的肝损伤常表现为发热、皮疹,并伴有淋巴细胞增多以及嗜酸性粒细胞增多症,机制多为免疫反应。美沙拉秦所致肝损害少见,发病率相对较低[108]。英利昔单抗于 2001 年首次报道可致 DILI,至 2015 年共有 26 例个案报道,多出现于用药后 16 周,表现为抗核抗体或抗平滑肌抗体阳性的 AIH,组织病理学检查也呈 AIH 改变[109]。

7. 麻醉剂 地氟烷、恩氟烷、氟烷、异氟烷、七氟烷[110]等麻醉剂结构属于卤代化合物,可引起 DILI。

（1）氟烷:诱发明显肝功能不全的发病率极低,仅为三万分之一至几千分之一。氟烷相关肝损伤患者中女性比例较高,尤其是中老年及肥胖女性,但也有不少并不肥胖的男性发病,还有数例幼儿发生此类肝炎的报道。此外,亦有医护人员因职业原因接触氟烷而发生肝损伤的报道[111]。典型患者的首发症状包括全身乏力、食欲缺乏及非特异性胃肠道症状（恶心和上腹不适）。多数患者表现为迟发性发热,部分伴非特异性皮疹和（或）关节疼痛,继之出现氨基转移酶明显升高和黄疸。黄疸出现时间差异很大,通常较为迁延,可超过 28 天。

（2）其他:其他挥发性麻醉剂（地氟烷、恩氟烷、异氟烷及七氟烷）引起肝损伤的发病率较氟烷性肝炎低得多,因而对其临床表现特征知之甚少[111]。

8. 神经精神系统药物

（1）抗癫痫药:据估计,该类药物所致 DILI 的发生率为 1/100 000~1/10 000,其机制包括免疫反应、直接细胞毒性和特异质反应[112]。①丙戊酸钠:服用丙戊酸钠的患者 10%~15% 会出现氨基转移酶升高,44% 出现高胆红素血症;多发生于用药后 3 个月内,属特异质反应,症状为昏睡、呕吐等,其病理学表现为微泡型脂肪变性、中央区坏死和肝硬化[112];②卡马西平:卡马西平引起的 DILI 约占其所有不良反应的 10%,最常见 GGT 升高;多发生于用药后 2 个月内,中位时间为 5 周;严重肝损伤常过过敏反应所致;病理学表现为胆管缺失、肝脏坏死和肉芽肿性肝炎等[112]；③苯妥英钠：苯妥英钠导致慢性轻度氨基转移酶升高的发生率为 10%~25%，严重的肝损伤较为少见，且多为特异质反应所致；GGT 升高的发生率为 50%~90%，ALP 升高较为少见；常发生于用药后 6 周内，男性和女性发病率相似；组织学多表现为胆汁淤积型和混合型，也可表现为肝细胞损伤型[112]；④苯巴比妥：长期使用苯巴比妥可致氨基转移酶升高，发生率不足 1%，多表现为 ALP 和 GGT 升高不伴临床症状；常呈现混合型肝损伤，也可表现为肝细胞损伤型或胆汁淤积型；停药后可很快恢复[112]；⑤拉莫三嗪：肝毒性较小，氨基转移酶升高的发生率不足 1%，多见于用药后 1 个月内，肝细胞损伤型是典型的损伤类型，与特异质反应有关[112]。

（2）抗精神病药：长期服用非典型抗精神病（atypical antipsychotics，APP）药物，约一半患者发生无症状、一过性氨基转移酶升高，有少数患者产生肝毒性及严重肝衰竭[113]。王家芳等[114]对其所在医院 102 例抗精神病药源性肝损伤患者的临床资料回顾性分析结果显示，DILI 的发生时间多为用药后 1 周 ~2 个月，以乏力、黄疸、氨基转移酶升高为最常见；73.5% 为肝细胞损伤型，13.7% 为胆汁淤积型，12.7% 为混合型；男女发病率比例为 1.32∶1，平均年龄为 44 岁，年龄最大为 79 岁，最小为 15 岁。①氯氮平：服用氯氮平出现肝功能异常的报道有越来越多的趋势，胆汁淤积型 DILI 的发生率为 0.2%~2%，还可引起胆管消失综合征[66]；②奥氮平：奥氮平对肝功能的影响主要表现为早期一过性 ALT/AST 升高。Atasoy 等[115]研究了新型抗精神病药物对氨基转移酶及胆红素的影响，在奥氮平治疗组（33 例）中，2 例出现 AST、ALT 升高至正常值范围上限的 3 倍，需停药；在治疗开始的 1 个月内，10 例（30.3%）出现无症状性氨基转移酶升高，1 种酶升高的发生率为 9%，2 种酶升高的为 3%，3 种酶升高的为 3%，4 种酶升高的为 4%，胆红素升高的发生率为 6%。6 个月后，6 例（18.2%）患者仍可观察到肝酶升高。1 种酶升高的发生率为 15.1%，2 种酶升高的为 3%；③利培酮：侯成业等[116]研究利培酮对肝功能影响的评估结果显示，39 例接受利培酮治疗的患者，35.9% 出现肝功能异常，剂量大于 3mg 更易发生。183 例服用利培酮的精神分裂症患者的肝功能研究结果显示，肝功能异常率达 35.9%，主要表现为 ALT、AST 升高，多出现于服药后 8 周内[117]；④氟哌啶醇：多引起胆汁淤积型 DILI 和胆管消失综合征[66]。

（3）抗抑郁药：多种抗抑郁药均具有肝毒性，临床症状包括无症状的氨基转移酶升高、疲乏、无力、厌食、恶心、呕吐、上腹部疼痛和黄疸等，甚至出现 ALF；可引起胆汁淤积型、肝细胞损伤型和混合型肝炎，见表 3-5[118]，其机制可能为过敏反应和代谢物的毒性反应。2006 年 1 月至 2009 年 9 月，美国有 7 例度洛西汀所致 DILI 的报道，患者平均年龄为 49 岁（43~54 岁），86% 为女性，通常发生在用药 50 天后；症状包括发热、恶心、疼痛、皮疹和瘙痒；ALT 平均升高至 1633U/L，并伴有黄疸出现；病理学结果显示可致多种类型的肝损伤[119]。

表 3-5　常见抗抑郁药物所致 DILI 的类型

肝损伤类型	药物
肝细胞损伤型	氯米帕明、西酞普兰、氟伏沙明、奈法唑酮
胆汁淤积型 / 肝细胞损伤型	吗氯贝胺、丙米嗪、阿米替林、马普替林、文拉法辛、帕罗西汀、曲唑酮
胆汁淤积型 / 肝细胞损伤型 / 混合型	度洛西汀、舍曲林、氟西汀、米氮平

【诊断和鉴别诊断】

DILI 的初步诊断常常是在排除其他可能病因而得到的，与用药时间存在一定相关性，在停用可疑药物后症状和体征可逆转。因此，DILI 的诊断属于排他性诊断，即首先要确认存在肝损伤，其次排除其他肝病，再通过因果关系评估来确定肝损伤与可疑药物的相关程度[59]。

1. 诊断要点

（1）病史、用药史：DILI 发病时间差异很大，与用药的关联性常较隐蔽，缺乏特异性诊断标志物。因此，DILI 诊断，必须全面、细致地追溯可疑药物应用史和除外其他肝损伤病因[59]，了解患者既往用药史、疾病状态、社会习性及环境暴露（职业、家庭及饮食）。既往用药史即要包括患者使用的处方药物、非处方药物、TCM、DS 和非法药物（如可卡因）。医师应在整个治疗过程中寻找症状开始的时间和药物暴露史或药物变化的相关性。免疫功能紊乱、EB 病毒、中暑、肝缺血、白血病/淋巴瘤、妊娠、瑞氏综合征、海葵刺伤、外伤、水痘－带状疱疹病毒、肝炎病毒和 Wilson 病等可引起肝细胞型肝损伤；白塞病、肝硬化、胶原血管病、缩窄性心包炎、高凝状态、感染、炎症性肠病（inflammatory bowel disease，IBD，一种自身免疫性疾病）、骨髓增生性疾病、肉状瘤病、肝脏多发囊肿、妊娠、系统性红斑狼疮、全身放疗、创伤等可引起血管型肝损伤；转移性肿瘤，肝脏、胰腺、胃肠道的原发肿瘤可引起肿瘤型肝损伤[110]。

某些药物引起肝损伤的肝外症状比较明显，过敏反应往往会引起发热、皮疹、关节疼痛、嗜酸性粒细胞增多症。有些药物引起的特殊临床症状可为确定药源性肝损伤的因果关系提供一定的证据（表 3-6）[110]。

表 3-6　一些药物引起肝损伤的肝外症状

药物	症状
氨苯砜	发热、黄疸、皮疹、贫血
氨苯砜、卡马西平、二甲胺四环素、苯妥英、磺胺类药物	发热、皮疹、出汗、淋巴结病（单核细胞增多症）
静脉用四环素类、丙戊酸	厌食、反胃、呕吐、嗜睡、肝性脑病、孕期脂肪肝
阿莫西林克拉维酸、氯丙嗪、红霉素酯化物	阻塞性黄疸
卡马西平、苯妥英	发热、皮疹、淋巴细胞增多症、淋巴结病
氯贝丁酯	肌痛、僵硬、虚弱、肌酐升高
甲基多巴、酚丁	自身免疫性溶血
苯妥英钠、对氨基水杨酸、磺胺类	发热、皮疹、淋巴结病、关节痛、血清病综合征
抗癫痫药物、氯霉素、金制剂、丙硫氧嘧啶、保泰松	骨髓相关损伤
呋喃妥因、胺碘酮	肺相关损伤
金制剂、甲氧氟烷、百草枯、青霉胺	肾相关损伤

（2）甄别：当有基础肝病或存在多种肝损伤病因时，叠加的 DILI 易被误认为原有肝病的发作或加重，或其他原因引起的肝损伤。此时，应仔细甄别肝损伤的最可能原因[59]。

（3）肝组织活检：下列情况应考虑肝组织活检：①经临床和实验室检查仍不能确诊的 DILI，尤其是 AIH 仍不能排除时；②停用可疑药物，肝脏生化指标仍持续上升或出现肝功能恶化的其他迹象；③停用可疑药物 1~3 个月，肝脏生化指标未降至峰值的 50% 或更低；

④怀疑慢性 DILI 或伴有其他慢性肝病时；⑤长期使用某些可能导致肝纤维化的药物，如 MTX 等[59]。

2. 因果关系评估　我国药物性肝损伤诊治指南[59]中采用的 RUCAM 量表评估方法（表 3-7）是目前被实践证明的设计最合理、要素最全面、操作最方便、诊断准确率相对较高的 DILI 诊断工具。

表 3-7　RUCAM 因果关系评估量表

药物：_____　初始 ALT：_____　初始 ALP：_____　R 值＝［ALT/ULN］÷［ALP/ULN］＝_____
肝损伤类型：肝细胞型（R≥5.0），胆汁淤积型（R≤2.0），混合型（2.0<R<5.0）

	肝细胞损伤型		胆汁淤积型或混合型		评价
1. 用药至发病的时间	初次用药	再次用药	初次用药	再次用药	计分
○ 从用药开始					
● 提示	5~90d	1~15d	5~90d	1~90d	+2
● 可疑	<5d 或 >90d	>15d	<5d 或 >90d	>90d	+1
○ 从停药开始					
● 可疑	≤15d	≤15d	≤30d	≤30d	+1

注：若肝损伤反应出现在开始服药前，或停药后 >15d（肝细胞损伤型）或 >30d（胆汁淤积型），则应考虑肝损伤与药物无关，不应继续进行 RUCAM 评分。

	ALT 在峰值和 ULN 之间的变化	ALP（或 TBIL）在峰值与 ULN 之间的变化	
2. 病程			
○ 停药后			
● 高度提示	8d 内下降≥50%	不适用	+3
● 提示	30d 内下降≥50%	180d 内下降≥50%	+2
● 可疑	不适用	180d 内下降 <50%	+1
● 无结论	无资料或 30d 后下降≥50%	不变、上升或无资料	0
● 与药物作用相反	30d 后下降 <50% 或再次升高	不适用	−2
○ 若继续用药			0
● 无结论	所有情况	所有情况	
3. 危险因素	酒精	酒精或妊娠（任意一种）	
○ 饮酒或妊娠	有	有	+1
	无	无	0
○ 年龄	≥55 岁	≥55 岁	+1
	<55 岁	<55 岁	0

续表

4. 伴随用药

○ 无伴随用药，或无资料，或伴随用药至发病时间不相合 0

○ 伴随用药至发病时间相符合 .... −1

○ 伴随用药已知有肝毒性，且至发病时间提示或相合 .... −2

○ 伴随用药的肝损伤证据明确（再刺激反应呈阳性，或与肝损伤明确相关并有典型的警示标志） .... −3

5. 除外其他肝损伤原因

第Ⅰ组（6种病因）

○ 急性甲型肝炎（抗–HAV–IgM+）或乙型肝炎病毒（hepatitis B virus, HBV）感染［HBsAg 和（或）抗–HBc–IgM+］或丙型肝炎病毒（hepatitis C virus, HCV）感染［抗–HCV+和（或）HCV RNA+，伴有相应的临床病史］

○ 胆道梗阻（影像检查证实）

○ 酒精中毒（有过量饮酒史且 AST/ALT≥2）

○ 近期有低血压、休克或肝脏缺血史（发作2周以内）

第Ⅱ组（2类病因）

○ 合并 AIH、脓毒症、慢性乙型或丙型肝炎、PBC 或 PSC 等基础疾病

○ 临床特征及血清学和病毒学检测提示巨细胞病毒（cytomegalovirus, CMV）、EB 病毒（epstein barr virus, EBV）或单纯疱疹病毒（herpes simplex virus, HSV）感染

● 排除组Ⅰ和组Ⅱ中的所有病因 .... +2

● 排除组Ⅰ中的所有病因 .... +1

● 排除组Ⅰ中的5或4种病因 0

● 排除组Ⅰ中的少于4种病因 .... −2

● 非药源性因素高度可能 .... −3

6. 药物既往肝损伤信息

○ 肝损伤反应已在药品介绍中标明 .... +2

○ 肝损伤反应未在药品介绍中标明，但曾有报道 .... +1

○ 肝损伤反应未知 0

7. 再用药反应

○ 阳性	再次单用该药后 ALT 升高2倍	再次单用该药后 ALP（或 TBIL）升高2倍	+3
○ 可疑	再次联用该药和曾同时应用的其他药物后，ALT 升高2倍	再次联用该药和曾同时应用的其他药物后，ALP（或 TBIL）升高2倍	+1
○ 阴性	再次单用该药后 ALT 升高，但低于 ULN	再次单用该药后 ALP（或 TBIL）升高，但低于 ULN	−2
○ 未做或无法判断	其他情况	其他情况	0

RUCAM 量表根据评分结果，将药物与肝损伤的因果相关性分为5级。极可能（highly probable）：>8分；很可能（probable）：6~8分；可能（possible）：3~5分；不太可能（unlikely）：1~2分；可排除（excluded）：≤0分。

3. 诊断流程 DILI 的诊断流程参见图 3–1[59]。

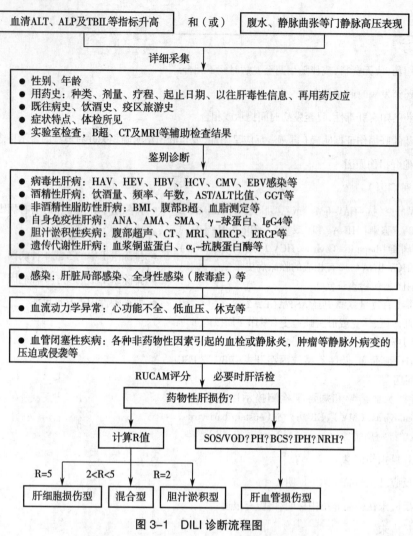

图 3-1　DILI 诊断流程图

注：IPH：idiopathic portal hypertension,特发性门静脉高压症；

NRH：nodular regenerative hyperplasia,结节性再生性增生

【预防与治疗】

1. 预防　合理用药,尽量避免使用或大剂量使用易致 DILI 的药物,随时关注患者肝功能指标的变化。

我国《抗结核药所致药物性肝损伤诊断与处理专家建议》[82]推荐的预防措施如下：①抗结核治疗前应详细询问既往用药史,有无酗酒史和肝病史等,同时应进行较全面的检查,包括肝脏生化指标、肝炎病毒血清免疫标志物检查等,必要时进行肝脏、胆囊影像学检查等；②有高危因素的患者需谨慎选用抗结核药物,尽量少用或慎用肝损伤发生频率较高的抗结核药物；③在抗结核治疗中应严密监测肝脏生化指标的变化：有高危因素者,前 2 个月每 1~2 周监测肝功能 1 次,此后若肝功能正常可每个月监测 1~2 次；无高危因素者,每个月监测肝功能 1 次；出现肝损害可疑症状时应及时监测肝功能；④应尽可能避免同时合用其他损害肝脏的药物；⑤对合并慢性乙型肝炎的患者,如具有抗病毒治疗指征,则应尽快采用核苷类药物抗病毒治疗,同时或稍后进行抗结核治疗；对合并丙型肝炎的患者,可根据其肝功

能状况,决定抗病毒和抗结核治疗顺序,如肝功能状况良好,建议先进行抗结核治疗,再进行抗丙型肝炎病毒治疗;⑥建议对有高危因素的患者给予预防性保肝治疗,对于无高危因素的患者是否常规给予预防性保肝治疗,目前的证据较少,且存在争议。

另外,越来越多的研究表明 HLA、药物转运体以及 Ⅱ 相反应代谢酶的基因多态性也与药物所致 DILI 密切相关,详见表 3-8[120]。

表 3-8　药物等因素所致 DILI 与 HLA、药物转运体以及 Ⅱ 相反应代谢酶基因多态性的关系

药物等因素	肝损伤类型	HLA、药物转运体以及 Ⅱ 相反应代谢酶
阿莫西林克拉维酸	肝细胞损伤型 / 胆汁淤积型	DRB1*1501–DQB1*0602A*0201
希美加群	肝细胞损伤型	DRB1*0701–DQA1*0201
尼美舒利	肝细胞损伤型 / 混合型	DRB1*0708–DQB1*0204　DRB1*0713–DQB1*0206
酮洛芬	肝细胞损伤型	DRB1*0413–DQB1*0306
绿茶	肝细胞损伤型	DRB1*0103–DQB1*0205
西立伐他汀	肝细胞损伤型	药物转运体 SLCO1B1
异烟肼	肝细胞损伤型	NAT2

2. 治疗　DILI 的基本治疗原则是及时停用可疑肝损伤药物,尽量避免再次使用可疑或同类药物;充分权衡停药引起的原发病进展和继续用药导致肝损伤加重的风险;根据 DILI 的临床类型选用适当的药物治疗;ALF/SALF 等重症患者必要时可考虑紧急肝移植[59]。

(1)停药:及时停用可疑药物是最为重要的治疗措施。怀疑 DILI 诊断后立即停药,约 95% 患者可自行改善甚至痊愈;少数发展为慢性,极少数进展为 ALF/SALF。有报道,肝细胞损伤型 DILI 的恢复时间约(3.3±3.1)周,胆汁淤积型 DILI 约(6.6±4.2)周[59]。

机体对药物肝毒性的适应性在人群中比较普遍,ALT 和 AST 的暂时性波动很常见,真正进展为严重 DILI 和 ALF 的情况相对少见,所以多数情况下血清 ALT 或 AST 升高 ≥3×ULN 而无症状者并非立即停药的指征;但出现 TBIL 和(或)INR 升高等肝脏明显受损的情况时,若继续用药则有诱发 ALF/SALF 的危险。对固有型 DILI,在原发疾病必须治疗而无其他替代治疗手段时可酌情减少剂量。

我国《抗结核药所致药物性肝损伤诊断与处理专家建议》[82]推荐:①仅 ALT<3×ULN,无明显症状,无黄疸,可在密切观察下保肝治疗,并酌情停用肝损伤发生频率高的抗结核药物;②ALT≥3×ULN,或总胆红素 >12×ULN,应停用肝损伤发生频率高的抗结核药物,保肝治疗,密切观察;③ALT≥5×ULN,或 ALT≥3×ULN,伴有黄疸、恶心、呕吐、乏力等症状,或总胆红素≥3×ULN,应立即停用所有抗结核药物,积极保肝治疗,严重肝损伤患者应住院采取综合治疗措施,有肝衰竭表现时应积极采取抢救措施。

(2)药物治疗:N-乙酰半胱氨酸(N-acetylcysteine,NAC)是被美国 FDA 批准用来治疗 APAP 引起固有型 DILI 的唯一解毒药物,可清除多种自由基。成人一般用法为 50~150mg/(kg·d),总疗程不低于 3 天,使用时严格控制给药速度,以防不良反应。对于儿童药源性 ALF/SALF,暂不推荐应用 NAC[59]。

临床常用的保肝药物有:①解毒保肝药:还原型谷胱甘肽、硫普罗宁、葡醛内酯等;②肝细胞膜稳定剂:多烯磷脂胆碱;③利胆保肝药:熊去氧胆酸(ursodeoxycholic acid,UDCA)、牛磺熊去氧胆酸、丁二磺酸腺苷蛋氨酸、甲硫氨酸维 B₁;④促进能量代谢类药物:维生素类(维

生素 C、E)、辅酶类(肌苷、ATP、复合辅酶)、门冬氨酸钾镁和复方二氯醋酸二异丙胺;⑤生物制剂:促肝细胞生长素、肝水解肽;⑥中药制剂:抗炎保肝药(甘草酸二铵、复方甘草酸苷、异甘草酸镁)、降酶保肝药(联苯双酯、双环醇)和水飞蓟宾。

有经验表明,轻至中度肝细胞损伤型和混合型 DILI,炎症较重者可试用双环醇和甘草酸制剂;炎症较轻者可试用水飞蓟宾。胆汁淤积型 DILI 可选用 UDCA。有报道称腺苷蛋氨酸治疗胆汁淤积型 DILI 有效。上述药物的确切疗效仍有待严格的前瞻性随机对照研究加以证实。目前无证据显示 2 种或 2 种以上抗炎保肝药物对 DILI 有更好的疗效,因此,尚不推荐 2 种或 2 种以上抗炎保肝药物联用[59]。

GC 对 DILI 的疗效尚缺乏随机对照研究,应严格掌握治疗适应证,宜用于超敏或自身免疫征象明显、且停用肝损伤药物后生化指标改善不明显甚或继续恶化的患者,并应充分权衡治疗收益和可能的不良反应。GC 宜用于治疗免疫反应介导的 DILI,伴有自身免疫特征的 AIH 样 DILI 多对 GC 治疗应答良好,且在停用 GC 后不易复发[59]。

对 SOS/VOD 早期应用低分子量肝素等抗凝治疗有一定效果。妊娠期 DILI 的治疗,除了停用肝损伤药物外,还应关注妊娠结局的改善,注意预防早产,加强胎儿监护以把握终止妊娠时机[59]。

表 3-9 概括了致 DILI 药物的解毒药物及 DILI 常见并发症的治疗措施[110]。

表 3-9 DILI 及其并发症的治疗措施

致 DILI 药物或症状	治疗措施
MTX	叶酸与 MTX 比值为 0.25~0.50mg/mg,静脉或口服,qd,直至缓解
四氯化碳、对乙酰氨基酚或其他细胞毒药物	NAC:15min 静脉给予 150mg/kg,然后每 4 小时静脉给予 50mg/kg,每 1 小时静脉给予 6.25mg/kg,直至缓解
大泡型脂肪变性	泼尼松:口服 40~80mg,qd,4~6 周; 或己酮可可碱:口服 400mg,tid
丙戊酸或大泡型脂肪变性	L-肉毒碱:静脉给予 50~300mg/kg,qd,直至缓解
免疫 IDILI	泼尼松:口服 10~80mg,qd,4~6 周; ± 硫唑嘌呤:口服 50~150mg,qd
胆汁淤积	UDCA:口服 300~600mg,qd,直至缓解
静脉闭塞或静脉血栓	支架植入,或血管成形术 ± 溶栓治疗(阿替普酶)± 抗凝治疗
瘙痒	考来烯胺(口服 4g,bid)± 考来替泊(口服 5g,bid)± 利福平(口服 600mg,qd)± 苯巴比妥(口服 60~120mg,qd)± 氯丙嗪(口服 150~300mg,qd)± 纳洛酮(皮下注射 200mg,qd)± 昂丹司琼(静脉/口服 8mg,qd)
腹水	限制液体量 1~2L/d,限盐 1~2g/d,呋塞米(静脉/口服 40mg,qd)+ 螺内酯(口服 100mg,qd)
原发性细菌性腹膜炎	抗菌药物(头孢菌素类、氟喹诺酮类或广谱青霉素类),5~7d
肝性脑病	乳果糖(口服/直肠给药 30ml,qd,每日保持 2 次软便),限制蛋白摄入量(每日 <1g/kg)± 支链氨基酸(严重肝性脑病患者)± 抗生素(利福昔明:口服 200~400mg,tid;或甲硝唑:口服 500mg,bid/qid)
食管/胃底曲张静脉出血	补充血容量 + 内镜检查 + 奥曲肽(静脉 50U,然后 50U/h,3~5 天)+ 经颈静脉途径肝内支架门体分流术
肝肾综合征	肾脏替代治疗 ± 加压素(0.1U/min)(或米多君:口服 2.5~10mg,tid+ 奥曲肽)

（3）肝移植：对出现肝性脑病和严重凝血功能障碍的 ALF/SALF，以及失代偿性肝硬化，可考虑肝移植[59]。

（张建萍　武新安）

第四节　药源性黄疸

黄疸是由于体内胆红素生成过多或肝细胞对胆红素摄取和（或）外排泄过程及胞内转化发生障碍，致使血中胆红素浓度增高，进而出现的高胆红素血症[121]。胆红素呈金黄色，血浆中胆红素浓度过高时便扩散至组织，导致巩膜、皮肤、黏膜、大部分内脏器官和组织以及体液呈现黄染的临床症状和体征。由药物诱发的黄疸称为药源性黄疸。

【致病机制】

胆红素是血红蛋白代谢的一种内源性产物，正常成人每日平均产生胆红素 250~300mg。80% 来自网状内皮组织的衰老红细胞破坏、降解；15% 由造血过程中骨髓内作为造血原料的血红蛋白或血红素未成为成熟细胞成分之前少量分解，即无效造血所产生；5% 源于组织（特别是肝细胞）非血红蛋白的血红素蛋白质（如肌红蛋白、过氧化氢酶和细胞色素 P-450 酶等）的破坏分解。网状内皮组织细胞合成的胆红素几乎不溶于水，且具有毒性，与血清白蛋白以可逆性的非共价键结合后转运至血液，非结合胆红素（间接胆红素）与白蛋白紧密结合后转运至肝脏。胆红素通过肝细胞基底膜的有机阴离子转运体（organic anion transporter，OATP）摄取进入肝脏[122]，在尿苷二磷酸葡糖醛酸基转移酶（uridine diphosphoglucoronyl transferase，UDP-GT）的介导下，疏水性胆红素转化为利于肝细胞分泌的亲水性胆红素结合物。UDP-GT 由位于 2 号染色体上的 UDP-GT 基因编码，存在多态性，其基因突变可导致先天性未结合型高胆红素血症。急性或慢性肝细胞损伤时，UDP-GT 活性维持不变，但胆汁淤积时 UDP-GT 活性明显增强。结合型胆红素从内质网扩散到上层细胞膜或微管膜，然后经多药耐药相关蛋白 2（multidrug resistance protein 2，MRP2）[123] 分泌至胆管，该排泄过程是胆红素外排的限速步骤，急慢性肝细胞损伤时 MRP2 表达下调，造成肝细胞内结合胆红素升高，此时，仅有小部分结合胆红素经 MRP3 外排入血后经肾脏排出。胆汁的主要成分为胆红素二葡糖醛酸酯（80%~85%）、胆红素单葡糖醛酸酯（15%~19%）和少部分非结合胆红素。胆汁中结合胆红素排入十二指肠，再经空肠到达回肠末端和结肠后，被肠道细菌 β- 葡糖醛酸酶水解为非结合胆红素，进一步被肠道菌群降解为无色的尿胆素原，80%~90% 尿胆素原以原形或氧化成尿胆素或粪胆素排入粪便，其余 10%~20% 的尿胆素原经被动吸收进入肝肠循环。胆红素体内代谢和转运过程见图 3-2 和图 3-3。

药物所致黄疸的发病机制可分为 2 种，分别为干扰胆红素的代谢过程和药源性溶血性贫血引起。干扰胆红素的代谢过程又分为，①竞争性抑制血清白蛋白对胆红素的转运，如有机阴离子水杨酸盐或磺胺类药物与白蛋白竞争性结合，干扰了胆红素与血清白蛋白结合，导致血液中胆红素升高；②干扰肝细胞摄取和结合胆红素，如利福平通过抑制 OATP 干扰肝脏对胆红素的摄取，新生霉素通过抑制胆红素与葡糖醛酸结合，干扰胆红素的结合过程；

③通过破坏细胞膜、细胞器、Na⁺-K⁺-ATP酶活性或与胆汁正常流动有关的小管,影响胆汁的胆管分泌,造成肝内胆汁淤积,从而干扰结合型胆红素的正常分泌,造成胆汁淤积的药物有红霉素、氟氯西林、克拉维酸、氯丙嗪等。以上三方面中,前两方面造成非结合型胆红素水平的升高,第三方面原因造成结合型胆红素水平的增高[124]。另一种是药源性溶血性贫血引起的黄疸。药源性溶血性贫血是指药物通过免疫反应引起红细胞破坏而发生的一种贫血,可导致药源性黄疸的发生。药源性溶血性贫血是药源性血液学反应中较少见的类型,约占10.36%,病死率约6.6%。

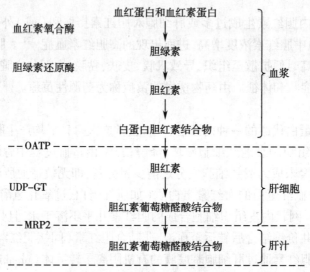

OATP:有机阴离子转运体;MRP2:多药耐药相关蛋白2;
UDP-GT:尿苷二磷酸葡糖醛酸基转移酶

图 3-2 胆红素代谢和转运过程图

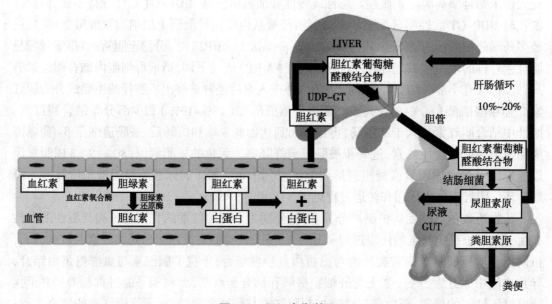

图 3-3 胆红素代谢图

【致病药物和临床表现】

引起黄疸的药物种类繁多,涉及抗微生物药、解热镇痛药、心血管系统药物、降糖药、降脂药、抗肿瘤药物等,或引起肝脏损害,或导致溶血性贫血,或两者兼而有之。

1. 抗微生物药

(1)青霉素类:青霉素类的使用十分广泛,最常见的不良反应是过敏,引起肝损伤的概率很小,仅有极少数报道。半合成青霉素的肝损伤发生率要高于天然青霉素。阿莫西林引起血清氨基转移酶和碱性磷酸酶(ALP)升高的发生率小于1%,未有引起黄疸的报道。但阿莫西林和克拉维酸复方制剂——奥格门汀却能导致胆汁淤积。1998—2004年英国800例黄疸患者中,28例为药源性黄疸,药源性黄疸的发生率为1.27/100 000,阿莫西林克拉维酸和氟氯西林引起药源性黄疸的发生率分别为9.91/100 000和3.6/100 000[125]。1991—1997年,苏格兰西部共发生22例阿莫西林克拉维酸引起的药源性黄疸,黄疸出现在服药后7~17天,持续时间为29~150天,胆红素水平维持在84~598mmol/L[126]。欧洲和美国抗生素引起的肝损伤以阿莫西林克拉维酸引起的比例最高,占8%~22%[127]。一项在英国1600万人的研究[128]表明,阿莫西林克拉维酸钾是导致肝脏疾病最常见的药物,发病率为8.6/100 000。主要临床特征是胆汁淤积所引起的黄疸和瘙痒,发热和皮疹较少见,有的患者出现嗜酸性粒细胞增加。尽管儿童和成人同样使用,但一般不良反应多见于成人,且男性比女性多2~4倍。

(2)磺胺类:磺胺类药物引起肝脏损害的发生率为0.5%~1%[129],常在服药2周内出现发热、皮疹、厌食、恶心、呕吐。一般在用药30天内出现肝损伤表现,尤以14天内为多见,几个月者少见。肝损伤常表现为发热、皮疹和嗜酸性粒细胞增加,与血清病的临床症状类似。黄疸往往出现在发热后的3~6天。典型的病理学改变为肝细胞混合性损伤伴有中性粒细胞浸润,严重者可出现小片或大片状肝细胞坏死。长期或反复服用磺胺类药物可诱发慢性肝损害。孕妇和新生儿尤其是早产儿不宜使用磺胺药,因为磺胺类药物能进入胎儿血液循环,与胆红素竞争血浆蛋白,使游离胆红素浓度增加,引起脑核性黄疸。复方磺胺甲噁唑引起的肝损伤报道至少已有100例,其临床表现为发热、皮疹和嗜酸性粒细胞增多,黄疸和紫癜也可以是首发的临床表现。大多数胆汁淤积病例继全身症状后出现黄疸和紫癜,一般在停药后数周内胆汁淤积综合征即可消失,但黄疸可能还会持续几周。

(3)大环内酯类:红霉素是最早应用的大环内酯类抗菌药物。一项36.6万例服用红霉素患者的回顾性研究发现,药源性黄疸发生率为3.6/100 000[130]。红霉素酯化后作为半抗原物质可引起机体变态反应,诱发以肝内胆汁淤积为特征的肝损害[131]。第一次服用红霉素的患者,一般在首次剂量后10~20天开始出现症状,有时甚至早到1周。再次服用肝损伤迅速出现,48小时内出现血清生化指标改变。黄疸出现之前患者会出现恶心、呕吐、食欲缺乏,其中70%因出现严重的急性上腹部疼痛,被误诊为胆囊炎而接受不必要的手术。胆红素水平中度升高,75%患者血清总胆红素低于85.5μmol/L。50%患者出现高ALP、中度升高的氨基转移酶和阻塞性黄疸。红霉素诱发的黄疸预后良好,但黄疸消退通常需2~5周甚至更长,罕见有达6个月或更长者[132]。尽管大环内酯类因药物肝损伤致死的可能性不大,但严重肝细胞性黄疸也有致死的风险。罗红霉素引起的肝损害主要临床表现为厌食、恶心、发热、黄疸等,多发生在开始治疗后的10~12天。

(4)喹诺酮类:左氧氟沙星耐受性良好,药源性肝损害的发生率低(1/100 000)[133,134]。

尽管 FDA 公布左氧氟沙星不良反应中包括肝损害,但实际极少发生,鲜有文献报道。在发生肝损害的报道案例中[135-137],左氧氟沙星剂量为 250~1000mg/d,用药后 2~21 天出现肝毒性反应,临床表现为黄疸、凝血障碍或无症状氨基转移酶升高。

(5)四环素类:低剂量口服四环素类药物导致药源性肝损害的发生率很低,近 30 年的案例报道表明,肝损害的发生率为 1/1.8 亿,临床表现主要为恶心、呕吐、腹痛及黄疸[138]。多西环素以 50~100μg/d 的剂量静脉注射,一般 3~56 天后出现肝损害症状[139]。米诺环素一般在用药后 3~4 周出现肝损害,伴有发热、皮疹、黄疸、淋巴结肿大、中性粒细胞减少或嗜酸性粒细胞增多[140]。

(6)林可霉素类:磷酸克林霉素静脉注射,初期即引起氨基转移酶升高,继续使用肝功可能恢复正常。但仍有引起肝损伤的报道,其临床表现为疲乏、恶心、呕吐、厌食、瘙痒和黄疸症状[141]。

(7)夫西地酸:使用夫西地酸治疗(尤其是经静脉给药),可导致黄疸或肝功能改变,停止治疗后通常可恢复正常。因此,肝功能不全患者,或胆道疾病或胆道梗阻患者,应谨慎使用。长期大剂量服用夫西地酸的患者需要监测肝功能。112 例使用夫西地酸治疗葡萄球菌感染的患者 34% 出现黄疸,明显高于其他抗生素[142]。

(8)抗真菌药:酮康唑是咪唑类的衍生物,临床上曾用于治疗全身性真菌感染(已停止在我国的生产和使用)。酮康唑可诱发黄疸,发生率为 1/10 000~1/2000,临床常表现为食欲缺乏、乏力、恶心、呕吐和黄疸[143]。米卡芬净所致肝损伤大多表现为氨基转移酶升高和(或)黄疸,发生率约为 2.3%。

(9)抗结核药:异烟肼是一种弱的单胺氧化酶抑制剂,有肝脏毒性。肝损害主要表现为肝小叶性细胞坏死和变性,轻度炎症浸润,偶有胆汁淤积。临床表现为血清氨基转移酶水平升高、黄疸。异烟肼肝损伤性黄疸的发生率为 0.5%~4%,服药到出现黄疸的时间,短则 3 天,长则 8 个月。黄疸出现前可有恶心、呕吐、食欲减退等,出现黄疸时常伴有发热和关节痛。通常反应较轻,停药后血清氨基转移酶迅速恢复正常,黄疸在停药后 1~8 周完全消退,少数患者可发生暴发性肝衰竭而导致死亡。

利福平是一种细胞色素 P-450 酶的强力诱导剂,可致肝损害。肝毒性大小与剂量、肝及肾功能有关。利福平所致肝功能异常的发生率一般为 2%~10%。肝损害可能为中毒性或过敏性,主要临床表现为暂时性天冬氨酸氨基转移酶(AST)及丙氨酸氨基转移酶(ALT)增高,偶有黄疸,发生机制为剂量依赖性影响胆红素的摄取和排泄,作用于肝细胞膜上 OATP 影响胆红素摄取,导致间接胆红素升高。另外,利福平作用于 MRP2,导致 MRP2 发生扭曲、断裂和肝细胞内陷,从而抑制结合胆红素的分泌,导致阻塞性或肝细胞性黄疸。

2. 心血管系统药物　很多心血管药物均可引起肝损伤,且心血管疾病的患者常同时使用多种药物,所以心血管类药物单用或联合使用引起的肝损伤较多见。

(1)抗心律失常药:普罗帕酮,属于 Ic 类抗心律失常药物,临床主要用于治疗室上性及室性心律失常。普罗帕酮可致肝脏酶学指标轻微升高但不伴有临床症状,减少或降低剂量即可改善。大部分患者服药后 2~6 周出现黄疸。肝活检常发现汇管区炎症,有粒细胞和淋巴细胞浸润,可伴少量肝细胞气球样变性和胆管增殖。普罗帕酮可导致胆汁淤积型肝炎,出现黄疸,可使原有肝损害加重,而肝功能正常者服药后一般不会发生肝功能异常。因此,对原有肝功能异常者应慎用普罗帕酮。

（2）降压药：如利尿药、钙通道阻滞剂、血管紧张素转化酶抑制剂（ACEI）及其他降压药物，均有诱发黄疸的报道。

利尿药类药物引发黄疸的报道较多。髓袢利尿药，如呋塞米可引起胆汁淤积型黄疸，依他尼酸偶见黄疸和肝功能异常；噻嗪类利尿药，如氢氯噻嗪、苄噻嗪、氢氟噻嗪、苄氟噻嗪、三氯噻嗪可引起胆汁淤积型黄疸；保钾利尿药，如氨苯蝶啶可引起黄疸和（或）氨基转移酶升高[144]。

钙通道阻滞剂地尔硫䓬偶可引起肝损伤，一72岁男性患者180mg/d口服地尔硫䓬，2天后改为360mg/d，手臂及躯干出现荨麻疹，随后出现尿少、急性肾衰竭和黄疸及严重肝损伤，停药后尽管肾及肝功能有所恢复，但仍死于肺水肿及心源性休克[145]。

ACEI引起的肝损害并不常见，多发生于原有疾病加重或与其他药物合用情形。大部分患者有肝损害的症状和体征，但也有无症状病例的报道。黄疸是最常见的症状，继而出现瘙痒、发热、全身不适、乏力、食欲缺乏等临床症状。依那普利所致肝损伤时常见黄疸，黄疸可出现于服药后几日至几年的任何时间，影像学检查并不能判定其是否诱发肝外胆汁淤积。有报道服用依那普利治疗高血压6周后出现黄疸症状，实验室检查AST、ALP升高，肝组织活检显示药源性肝损伤导致肝内胆汁淤积，停药后好转，3个月后症状完全缓解，且各项实验室检查指标正常[146]。但对于长期服用依那普利引起的肝损伤，即使停药，仍可进展为肝衰竭。一例46岁患者持续服用依那普利治疗高血压，3年后出现黄疸和进行性肝损害，停药后仍继续进展，最后导致了原位肝移植。另有患者服用赖诺普利治疗高血压5周后引起急性重型肝炎[147]，该患者服用赖诺普利2周后出现黄疸、发热、肌痛和血清氨基转移酶显著增高，继续服用3周出现肝性脑病和凝血酶原、凝血因子V水平显著下降。表明赖诺普利可诱发急性肝炎，若黄疸出现后仍继续服药可导致威胁生命的肝衰竭。此外，赖诺普利也有引起数例阻塞性黄疸的报道，其中1例在停药后死亡，其余几例偶见氨基转移酶升高、继发性胆汁淤积。福辛普利有极少数潜在的胆汁淤积型黄疸和肝细胞损害的致死病例报道，出现黄疸或氨基转移酶升高者应停药。

已报道30多例患者服用甲基多巴后出现黄疸，但发生率不到1%[148]，表现为血清氨基转移酶中度上升，肝脏有广泛变性和坏死，患者可死于肝衰竭。另外，帕吉林和胍乙啶也偶见致黄疸和肝细胞损害的报道。

（3）降血脂药物：烟酸是目前临床上最常见导致肝脏损害的药物之一，与用药剂量有关，临床表现为全身不适、厌食和恶心等，可出现黄疸和皮肤瘙痒，多数患者停药后症状和肝功能可改善。他汀类降脂药物是羟甲戊二酰辅酶A还原酶抑制剂，属于特异反应性肝损害药物。极少数患者可出现氨基转移酶中度升高，无临床症状，一般停药后肝功能恢复正常。该类药物与其他药物联合降脂时肝损害风险增加。

（4）抗凝药物：阿司匹林引起肝损伤时很少有明显黄疸症状。噻氯匹定是一种抗血小板聚集药，导致的肝损伤早期多为肝细胞性损伤，后期为混合性肝损伤。临床上表现为用药后1周至3个月出现食欲缺乏、呕吐、瘙痒、发热、寒战、腹痛和黄疸。患者多为老年人，停药后黄疸消退和氨基转移酶正常，可能需几个月甚至1年时间。目前尚未发现致死性或不可逆性肝损伤的病例报道。

肝素易引起短暂的轻度血清氨基转移酶升高，偶见胆汁淤积，但无黄疸的报道。

华法林用于抗凝治疗已40余年，其肝损伤的报道很少见。少数病例有明显的胆汁淤积特点和嗜酸性粒细胞增多,但很少出现黄疸症状。

3. 抗精神病药 氯丙嗪是经典的抗精神病药物,为吩噻嗪类的代表药物,可引起肝细胞毛细胆管型胆汁淤积。其他吩噻嗪类药物如奋乃静、氟奋乃静等均可引起肝损伤,其机制与氯丙嗪基本相似。氯丙嗪及其他吩噻嗪类药物可使 0.5%~1% 的患者在服用 2~5 周后出现肝损害表现,可出现发热、厌食恶心、食欲缺乏、腹痛等症状,之后很快会出现皮肤瘙痒和黄疸[149]。

4. 抗癫痫药 苯妥英钠、卡马西平和丙戊酸等多种抗癫痫药物都具有肝毒性,病理特点是肝小叶中央性胆汁淤积伴汇管区炎症细胞浸润和肝细胞损伤。临床表现类似于急性病毒性肝炎,有数天潜伏期,伴有发热、皮肤瘙痒、深色尿、黄疸等症状。苯妥英钠属于芳香族抗癫痫药物,是最早用于治疗癫痫的药物之一。目前苯妥英钠引起肝损伤的报道已有 100 多例,其发生率为 1/10 000~1/1000。服用苯妥英钠治疗 2~8 周后可引起发热、皮疹、淋巴结肿大,随后几天可出现黄疸和深色尿症状。大多数肝损伤病例在停用苯妥英钠 1~2 个月后可缓解或恢复正常。

5. 解热镇痛药 几乎所有的 NSAIDs 都可引起轻度血清氨基转移酶增高,但少见有明显临床症状的肝损伤,出现黄疸的比例为 0.01%~0.1%。

双氯芬酸属于苯乙酸衍生物,是目前临床上应用较多的治疗关节炎药物。双氯芬酸诱发的肝损伤往往急性起病,临床症状表现同急性病毒性肝炎,可出现黄疸和不同程度的疲乏、厌食、恶心和呕吐。

阿司匹林和吲哚美辛引起的肝损伤常见症状为黄疸、氨基转移酶升高、凝血酶时间延长、恶心、呕吐等。

6. 抗肿瘤和免疫抑制剂 大多数抗肿瘤药物对肝脏都有不同程度的损害,引起肝损害的表现有 ALT 升高、黄疸、凝血酶原时间延长等。这些药物包括:

(1)烷化剂:临床上使用标准剂量环磷酰胺发生的肝损害不多见,仅有几例报道发生伴有黄疸的急性肝损害。服用环磷酰胺后 2~8 周出现血清肝酶指标的升高以及黄疸的发生,这些实验室指标及临床症状在停药后 1~3 个月恢复正常。大剂量使用环磷酰胺并联合放疗或给予白消安,可导致急性肝衰竭,甚至死亡。在开始治疗的 10~20 天可出现腹部疼痛、体重增加、腹水、血清氨基转移酶水平升高,以及随后出现黄疸症状。

(2)抗代谢药:如甲氨蝶呤、硫唑嘌呤、阿糖胞苷。阿糖胞苷大部分经肝脏代谢,其肝损害作用与药物剂量相关,低剂量引起的肝损害常表现为氨基转移酶升高或轻度黄疸,中高剂量引起的肝损害通常表现为肝内胆汁淤积型黄疸。

(3)抗肿瘤抗菌药物:如表柔比星、放线菌素 D、博来霉素。给予多柔比星治疗的患者 40% 会出现短暂的血清氨基转移酶升高,并不需要终止治疗方案。多柔比星有急性肝损害并伴有黄疸症状发生的病例报道,但表柔比星、伊达比星、博来霉素引起的黄疸鲜有报道。

(4)抗肿瘤激素类药物:如他莫昔芬、氟他胺。氟他胺使用 1~2 个月后出现恶心、食欲缺乏、乏力和黄疸,一般停药治疗后 2~4 个月肝功能可恢复正常。

7. 内分泌药物

(1)抗甲状腺药物:硫脲类衍生物很少引起肝毒性反应,少数表现为特异反应性肝毒性,发生率非常低。卡比马唑、甲巯咪唑、甲硫氧嘧啶、丙硫氧嘧啶和硫尿嘧啶均可引起黄疸。除丙硫氧嘧啶外,此类药物引起的黄疸均以胆汁淤积型为主。

（2）口服降血糖药:目前临床上使用的所有磺酰脲类降糖药均有引起肝损害的可能,造成肝细胞性黄疸或梗阻性黄疸。临床症状表现为疲乏无力、恶心、厌食、黄疸等,皮肤和发热少见。氨磺丁脲、甲苯磺丁脲、妥拉磺脲、氯磺氮脲、格列派特、氯磺丙脲等均有诱发黄疸的报道。大部分服用氯磺丙脲后出现胆汁淤积型黄疸的患者可完全恢复。

（3）雄性激素与同化激素:雄激素类药物如睾酮、甲睾酮、丙酸睾酮等,鲜有引发黄疸的报道。同化激素如诺龙、羟甲烯龙等引起的黄疸,可能与同化激素在 C-17 位点有一个烷基基团有关,而非烷基化激素如睾酮、去甲睾酮及其酯化物并不引起黄疸。常规剂量的同化激素常引起肝功能异常,但仅有极少数出现黄疸。大剂量同化激素治疗如再生障碍性贫血等疾病时,黄疸的发生率可达 10% 以上[150]。一般来说,黄疸多在治疗开始后的 2~5 个月甚至更晚才出现,尚未见到在第一个月内出现黄疸的报道。黄疸发生早晚可能与使用的药物种类有关。同化激素诱发的黄疸一般预后良好。

（4）口服避孕药:大部分避孕药含有雌激素和孕激素,大量文献证明了口服避孕药的肝损伤,最常见的是黄疸和肝功能损伤[151]。避孕激素诱发的黄疸大多在用药后的 2~3 个月发生。临床表现并不明显,在黄疸出现前数日至 2 周的时间内可能有不适、乏力、恶心、瘙痒等症状,但很少有呕吐,瘙痒可能出现最早且常较严重,黄疸常常是其唯一重要的阳性特征。黄疸主要是其中的雌激素成分通过影响胆囊动力和胆汁成石性,促进了胆石的形成,从而引起阻塞性黄疸。单独使用孕激素也偶尔引起黄疸。该类药物诱发的黄疸预后良好,病程可短至 2 周,也可能持续 3 个月甚至更长,但大多数患者的相关症状可在停药后数天至数周内消失。

8. 胃肠道药物 H₂ 受体拮抗剂西咪替丁引起的肝损害可能与抑制肝药酶或影响肝血流量有关,其引起的肝损害以氨基转移酶升高为主,大多数患者缺乏典型的肝炎症状,但少数患者可出现乏力、食欲缺乏、肝区痛、黄疸等,这种肝损害是可逆性的。质子泵抑制剂奥美拉唑几乎完全在肝内代谢,增加了其对肝脏损害的毒性。主要表现为腹泻、恶心、腹痛,偶见氨基转移酶升高,一般反应较轻,目前无引起黄疸方面的报道。

【诊断和鉴别诊断】

药源性黄疸诊断首先应对黄疸的病因、发病机制及临床表现进行鉴别诊断,排除外阻塞性黄疸、先天性黄疸,根据患者的服药史、临床症状、实验室检查,以及停药后的效果作出相应诊断。药源性黄疸的诊断依据如下:

1. 用药史 明确的服药史,发病前数日或数个月有连续或间断服用某种可能引起胆红素代谢障碍或肝损害的药物。

2. 临床症状 临床表现以黄疸、皮肤瘙痒、陶土色大便为主,可伴有药物过敏现象,黄疸出现前后可伴有发热、皮疹、皮肤瘙痒、关节痛、肌肉痛、皮肤黏膜损害等;其消化道症状在出现黄疸时伴有上腹部不适、食欲减退、恶心、呕吐、腹胀、腹痛等症状。黄疸加深时肝脏不缩小反而增大,而病情不加重。药源性黄疸应与导致肝细胞性黄疸、溶血性黄疸和阻塞性黄疸的其他疾病相鉴别。溶血性黄疸时,黄疸多不严重,皮肤及巩膜呈柠檬黄。药源性黄疸,因肝脏病理学变化类型不同而临床表现各异,皮肤呈现浅或深黄色,或呈暗黄或褐绿色。

3. 血液学检查 若有间接胆红素升高、红细胞减少、网织红细胞增多、周围血中出现异形红细胞、骨髓象呈增生性贫血且以中晚幼红细胞增生为主等表现,提示溶血性贫血。

4. 药源性黄疸　可在用药后 1~4 周出现肝功能异常,如 AST、ALT 轻至中度升高。药源性肝内胆汁淤积可表现出碱性磷酸酶升高、血清胆固醇升高及"三分离"现象,即黄疸明显而消化道症状轻、氨基转移酶升高幅度不大和凝血酶原时间大致正常。

具有上述 4 项,又可排除肝外阻塞性黄疸者,则可初步诊断为药源性黄疸。为确诊药源性黄疸,可考虑采用药物激发试验,以明确病因药物,但因其危险性大,一般不作为常规试验。

【预防与治疗】

1. 预防　药源性黄疸的预防应针对药源性黄疸的发生机制,从以下几方面着手。

(1)重视询问病史:应用化学合成药物、生物制品、抗生素等易致过敏的药物时,应详细询问药物过敏史,有可疑或明确药物过敏史者应慎用或禁用。尽量避免肝毒性药物的应用,特别是有肝病病史者或老年患者更应避免应用,有葡萄糖 –6– 磷酸脱氢酶(G–6–PD)、丙酮酸激酶(PK)等遗传性红细胞酶缺陷者和不稳定血红蛋白病者应杜绝应用氧化型药物,以防溶血性贫血发生。

(2)合理用药:需要两种或两种以上药物联合应用时,应选用不良反应轻的药物,避免使用增加肝毒性的药物。对于已知具有诱发免疫性溶血性贫血的药物应该禁用。

(3)定期复查实验室指标:对于接受易致肝损害或引起溶血药物的患者,如抗结核药等,均应定期作下列筛选试验:包括肝脏酶学测定、胆红素测定、血细胞比容、血红蛋白浓度和直接抗人球蛋白试验等测定。

2. 治疗　无论药源性肝损害所致黄疸,还是药源性溶血性贫血引起的黄疸,都应及时停用可疑药物或全部药物,这无疑是治疗措施的首选。对于大多数病例来说,早发现,及时停药后能逐渐消退,或仅需一般治疗即可缓解和改善。

(1)支持治疗:补充足够的热量,给予高糖、高蛋白、低脂肪饮食,注意水电解质平衡、酸碱平衡等,这些对于黄疸的治疗非常重要。

(2)保肝治疗:由药物引起的各类型肝损伤重症患者,需要积极护肝治疗,补充维生素 C 及 B 族维生素,出血时加用维生素 K 及其他止血剂。保肝药物可选用腺苷蛋氨酸[152,153]或熊去氧胆酸[154]。腺苷蛋氨酸是通过转硫化通路增加巯基化合物(如 GSH)的供给,起到保护肝脏免于各种肝毒性物质(如药物和毒性化合物)的损害。腺苷蛋氨酸有助于肝细胞恢复功能,促进肝内淤积胆汁的排泄,从而达到退黄、降酶及减轻症状的作用。口服或注射腺苷蛋氨酸可使血清胆红素、肝酶显著降低,并改善瘙痒和乏力等症状,提高舒适程度和生活质量。熊去氧胆酸主要作用机制为促进胆汁分泌、抑制疏水性胆酸的细胞毒作用及其所诱导的细胞凋亡,因而保护胆管细胞和肝细胞。多项大型随机对照研究及荟萃分析结果显示,熊去氧胆酸可以有效地降低血清胆红素、ALP、ALT、AST 及胆固醇等水平[155,156]。推荐剂量为 13~15mg/(kg·d),分 2~3 次或 1 次顿服。

(3)糖皮质激素治疗:激素有稳定溶酶体膜、抗炎、消除黄疸的作用。对于胆汁淤积型肝炎、混合型肝病黄疸的消除有作用,常用泼尼松、地塞米松等,严重者可静脉滴注,但对于伴有高血压的患者应慎用。对于药源性溶血性贫血,一般认为应用激素治疗无效,但对免疫溶血性贫血中的免疫复合物型及重症患者短期应用可能有效。糖皮质激素宜用于超敏或自身免疫征明显、且停用肝损害药物后生化指标改善不明显或继续恶化的患者,但应充分权衡治疗收益和可能的不良反应。

（4）输血治疗：如果药源性溶血与贫血不严重，通常不必输血，停药后1周内可自行恢复。如果溶血迅速，贫血严重，可输注全血或红细胞，并应避免输入G-6-PD缺陷供血者的血液。对于药源性免疫性溶血性贫血患者进行输血则具有一定风险，应权衡利弊，因为自身抗体可与同种异体抗体相混淆，在配血试验中能与所有的正常红细胞起反应，故常干扰交叉配血；其次，自身抗体本身也能引起供体红细胞寿命显著缩短。尽管如此，对严重药源性免疫性溶血性贫血的患者来说，输血可能获益，但对于免疫复合型患者来说，输血可能提供抗体，往往可使溶血加重。因此，输血前应认真选择患者血清与供体红细胞最相合的血液。

（5）对症治疗：黄疸严重可引起患者皮肤瘙痒，发病机制尚不清楚，大多数学者认为瘙痒可能与血清自分泌运动因子活性增加和溶血磷脂酸形成有关。此外，胆汁酸盐、内源性阿片肽、5-羟色胺、感觉神经元的过度兴奋、雌激素和孕激素、肝肠瘙痒原改变、遗传因素等也可能与瘙痒相关[157]。瘙痒的严重度评分有以下3种：①视觉模拟评分（visual analogue scale, VAS）：瘙痒的严重性也可按皮肤抓痕分为：抓痕、斑块、结节和（或）瘢痕，根据轻、中、重程度分别评分0-3（4）级，总分从0分无瘙痒到10分严重瘙痒[158]；②瘙痒严重程度量表（itch severity scale, ISS）：包括频率、睡眠、心情、性欲、性功能、李克特量表（Likert scale）评估瘙痒强度、瘙痒涉及的体表面积7项，总评分范围可以从0分无瘙痒到21分即最严重的瘙痒[159]；③半定量评估瘙痒：根据瘙痒频率分为4个阶段：偶尔瘙痒、无临床症状的每天间断性瘙痒、出现临床症状的每天间断性瘙痒和持续性瘙痒[160]。治疗瘙痒症状可使用炉甘石洗剂，也可口服考来烯胺。考来烯胺是治疗胆汁淤积性疾病所致皮肤瘙痒的一线药物，是一种具有降低血清胆固醇水平作用的不可吸收的阴离子交换树脂，可减少胆汁酸肝肠循环，从而降低血清胆汁酸水平，减轻瘙痒。其推荐剂量为4~16g/d，最大剂量不超过16g/d。考来烯胺有异味，可引起消化道的不良反应，如腹胀、便秘等，也可影响其他药物，如熊去氧胆酸、地高辛、避孕药、甲状腺素的吸收，故与其他药物的服用时间需间隔4小时。熊去氧胆酸和腺苷蛋氨酸对于瘙痒症状也有改善作用。

（6）其他措施：加强观察和护理，尽量防止各种并发症，如感染、出血、脑水肿、急性肾衰竭和呼吸衰竭，对于药源性黄疸者的预后都十分有益。

（成文媛　武新安）

第五节　药源性胰腺炎

胰腺是人体重要的腺体，由内分泌腺和外分泌腺两部分组成。胰腺的内分泌功能是分泌胰岛素、胰高血糖素等物质；胰腺的外分泌功能是分泌胰液，胰液由水、电解质和一些消化酶组成。胰腺分泌的酶主要包括蛋白水解酶（胰蛋白酶原、糜蛋白酶原、弹性蛋白酶原、羧肽酶原A和羧肽酶原B）、淀粉酶、脂肪酶、磷脂酶、DNA酶、核糖核酸酶等。无论是其内分泌还是外分泌都参与人体的基本功能和代谢，在生命过程中扮演着重要的角色。

胰腺炎是胰腺的一种炎症过程,可以分为急性胰腺炎和慢性胰腺炎,发生急性胰腺炎后胰腺功能可以恢复到正常,而慢性胰腺炎则不可逆。药源性胰腺炎是指由于药物本身,或其代谢产物,或机体特异质反应引起的超敏反应而导致的胰腺损伤,与药源性肝损伤一样,都是由药物不良反应所致。大部分情况下药源性胰腺炎都呈急性,极少为慢性。药源性胰腺炎因其缺乏特异的临床表现和检测指标,往往很难与其他疾病或诱因导致的胰腺炎相鉴别,部分药源性胰腺炎会被误认为是特发性胰腺炎,忽视了对相关药物的警惕,致使患者再次发生药源性胰腺炎。目前,药源性胰腺炎的发生机制有很多假设,包括免疫介导、直接胰腺毒物、胰岛管收缩、血栓、代谢效应等[161]。

20 世纪 50 年代已有药源性胰腺炎的相关报道,已发现可诱导胰腺炎的药物种类逐年递增,1968—1993 年,世界卫生组织(WHO)共获得 525 种可能引起胰腺炎的药物的报告,这些药物分属于不同类别。药源性胰腺炎总发病率为 0.1%,胰腺炎患者占 1.4%~2%,儿童胰腺炎患者中药源性胰腺炎占 13%~30%。通常在用药期间出现胰腺炎,停用相关药物后症状缓解或消失,再次用药后又复发,这是药源性胰腺炎确诊的最有力证据。急性和药源性胰腺炎在某些疾病状态下的患者中发病率较高,包括获得性免疫缺陷综合征(acquired immunodeficiency syndrome,AIDS)、肾移植(免疫减弱的患者)及炎症性肠病(inflammatory bowel disease,IBD)(自身免疫疾病)。儿童和肿瘤患者等特殊人群为药源性胰腺炎的高危人群。高钙血症也是引起胰腺炎的高危因素,其诱导的发病率约为 7%;肾移植患者的高钙血症与胰腺炎也有很高的相关性,发病率大约为 11%。

【致病机制】

胰腺以酶原形式分泌蛋白水解酶,这些酶原需要在胰腺外激活。如十二指肠内的肠激酶可以将胰蛋白酶原转化为胰蛋白酶,肠激酶可以激活所有的酶原。胰腺通过分泌酶原和低浓度的胰蛋白酶抑制剂保护自己免遭自体消化。而急性胰腺炎是由于胰腺内的蛋白水解酶被提前激活,引起胰腺组织自身消化、出血甚至坏死的炎症反应。

药物可以通过多种机制来诱导胰腺炎,包括管内外阻塞继发胰岛管高压,增加胰液的黏滞性导致周围导管的破裂使酶原释放。动物实验表明,胰腺内分泌细胞胞吐作用降低及酶原颗粒与溶酶体过早融合可能激活胰腺酶原,导致细胞自溶,药物在这一过程中发挥作用。皮质醇类和其他免疫抑制剂诱导的胰腺炎可能通过免疫抑制的易感性发挥作用。

药源性胰腺炎的机制归纳起来有下列几种:

(1)直接毒性作用:直接作用于胰腺腺泡细胞,造成腺泡细胞空泡变性或破坏其蛋白合成和分泌功能,如丙戊酸钠、解热镇痛抗炎药、利尿药。

(2)免疫反应或变态反应:可导致胰腺充血、水肿,释放激活胰酶的组胺、炎症渗出物等而引发药源性胰腺炎,如磺胺类药物、氨基水杨酸制剂(柳氮磺吡啶、美沙拉秦等)、甲硝唑、硫唑嘌呤及巯嘌呤等。

(3)特异体质反应:少数特异体质患者对某些药物比较敏感也可导致药源性胰腺炎,如西咪替丁、法莫替丁、甲基多巴、胺碘酮及 α- 干扰素。

(4)胰液排泄不畅和胰管阻塞:某些药物可引起胰腺病理组织学改变,影响胰腺的排泄功能,使胰液黏稠度增加,胰管阻塞,如血管紧张素转化酶抑制剂(ACEI)、糖皮质激素、利尿药。

（5）奥迪（Oddi）括约肌痉挛：某些药物能引起胆囊收缩和奥迪括约肌痉挛，胆囊收缩使胆汁排泄增加，奥迪括约肌痉挛使胆管内压力大于胰管内压，导致胆汁反流入胰管，激活胰酶而造成药源性胰腺炎，如奥曲肽、红霉素。

（6）高脂血症：某些药物可引起高脂血症，导致胰管渗透性增加、血液处于高凝状态，胰腺血管被凝聚的脂肪栓塞或形成血栓，胰腺缺血坏死，如异维 A 酸、雌激素。

（7）激活多胺代谢：多胺在胰腺中含量最高，是胰腺腺泡细胞生成和维持正常生理功能的重要物质。某些药物如棉酚能激活多胺代谢，使胰腺中多胺含量降低，血浆淀粉酶升高，导致急性坏死性胰腺炎。表 3-10 列出了药源性胰腺炎的机制[161]。

表 3-10 药源性胰腺炎的机制

药物	机制
ACEI	缓激肽诱导的炎症；自身抗体
5-ASA	免疫介导的反应
门冬酰胺酶	通过水解 L- 天冬酰胺抑制蛋白质合成
硫唑嘌呤、6- 巯基嘌呤	过敏反应、直接毒性效应，或二者兼有
去羟肌苷	过敏或线粒体毒性
雌激素	未知（潜在高脂血症）
呋塞米	直接毒性效应，因血容量减少而引起胰腺缺血相关的胰腺损害
氢氯噻嗪	增加血浆中钙浓度导致胰腺管结石；直接毒性效应而导致甲状旁腺激素浓度或钙浓度升高，加速胰蛋白酶原转化为胰蛋白酶，造成胰腺炎；噻嗪类导致低血压和胰腺缺血
甲基多巴	未知
甲硝唑	经过氧化还原循环反应产生过氧化氢和其他氧自由基来损伤胰腺
喷他脒	对胰腺有直接毒性作用
他汀类	免疫介导的炎症反应，代谢效应和直接的细胞毒性
氨苯磺胺	过敏性
舒林酸	过敏性
四环素	未知（潜在毒性代谢物）
丙戊酸	过敏性

【致病药物和临床表现】

表 3-11 列出了与药源性胰腺炎相关的药物[162,163]。药物一般引起急性胰腺炎，但也有一些药物引起慢性胰腺炎的报道。药物引起的胰腺炎特征与其他原因引起的胰腺炎没有明显区别。有人将可能引起胰腺炎的药物分为确定相关、可能相关和也许相关 3 种。如果某药在治疗期间使胰腺炎进一步发展，撤药后消失，再次给药后胰腺炎重现，则将此药归为与胰腺炎明确相关；如果某药可能符合或不完全符合明确相关的标准，则为可能相关；如果某药引起胰腺炎的证据不完全或自相矛盾，则分为也许相关。

表 3-11　药源性胰腺炎相关药物

明确相关	可能相关	也许相关	
阿片制剂	奥曲肽	阿地白介素	可乐定
阿糖胞苷	对乙酰氨基酚	胺碘酮	克拉霉素
氨基水杨酸	干扰素 α-2b	昂丹司琼	利福平
丙戊酸钠	红霉素	奥美拉唑	考来烯胺
雌激素	卡马西平	丙泊酚	美托拉宗
呋塞米	拉米夫定	丙氧酚	普伐他汀
复方磺胺甲噁唑	氢氯噻嗪	布洛芬	羟布宗
硫唑嘌呤	顺铂	达那唑	塞来昔布
柳氮磺吡啶	依那普利	二氮嗪	舍曲林
门冬酰胺酶	西咪替丁	二甲双胍	他莫昔芬
喷他脒	扎西他滨	泛昔洛韦	紫杉醇
皮质激素	氯氮平	呋喃妥因	酮洛芬
巯嘌呤	依他尼酸	钙制剂	依那西普
去羟肌苷	赖诺普利	格拉司琼	脂肪乳剂
舒林酸	酮咯酸	格列本脲	吲哚美辛
四环素	氟伐他汀	环孢素	茚地那韦
五价锑剂	奥氮平	环丙沙星	英利昔单抗
甲硝唑	普鲁卡因胺	甲芬那酸	
甲基多巴	氯喹酮		

药源性胰腺炎的临床表现与其他原因引起的胰腺炎相似。通常来说,急性胰腺炎患者会有腹痛、恶心、呕吐、腹胀及低热。临床表现也包括疼痛辐射到背部,低血压、心律失常和黄疸。发生率腹痛为 95%、恶心呕吐 80%、腹胀 75%、低热 75%、辐射到背部的疼痛 50%、低血压 30%、心律失常 25%、黄疸 20%。并发症包括胰腺脓肿、假性囊肿形成和皮下脂肪坏死腹壁变蓝色(Grey-Turner 征或 Cullen 征)。药源性胰腺炎的症状从轻度到重度都有,大部分患者可恢复正常,但有 5%~15% 患者会有危及生命的并发症。德国的一项回顾性研究(包括 45 个胃肠病学中心)发现,大部分药源性胰腺炎病例都是良性过程,未出现胰腺假性囊肿或需要机械通风,平均住院天数为 25.5 天(2~78 天)。丹麦药物不良反应委员会报道,1968—1999 年疑似药源性胰腺炎的病例中,68% 需要住院治疗,死亡率 9%。据荷兰报道,药源性胰腺炎的死亡率为 15%。

1. 消化系统药

(1)氨基水杨酸制剂:5- 氨基水杨酸(5-aminosalicylic acid, 5-ASA)和柳氮磺吡啶均可引起药源性胰腺炎。水杨酸类在中毒情况下更易诱发胰腺炎。一项对严重不良事件的回顾性分析指出,美沙拉秦引起的胰腺炎是柳氮磺吡啶的 7 倍。但是在另一项回顾性研究中,炎症性肠炎患者接受 5-ASA 和柳氮磺吡啶治疗并没有显示出增加胰腺炎的风险。柳氮磺吡啶诱导胰腺炎是由免疫介导的反应。1977年报道了112例药源性胰腺炎,其中有1例为服用水杨酸类导致。尽管口服5-ASA后血药浓度很高,但是5-ASA相关胰腺炎的发生与给药方式为口服或者直肠无关。韩国医师Kim[164]等报道1例诊断为溃疡性结肠炎的26岁男性患者,口服美沙拉秦24小时后发生急性胰腺炎,停药后症状消失,改用美沙拉秦栓剂24小时后,患者又出现严重腹痛、发热、淀粉酶升高,立刻停药,48小时后患者症状缓解,排除其他原因后怀疑为美沙拉秦所致。中国也有关于美沙拉秦引起胰腺炎的报道[165],25岁男性患者因慢性复发型全结肠炎(活动期,中度)入院,经结肠镜及病理学等检查后给予美沙拉秦1.0g,每天4次口服治疗,治疗5天后患者出现腹痛,诊断为胰腺炎,停用美沙拉秦后,患者未再发生药源性急性胰腺炎。柳氮磺吡啶是由磺胺吡啶和5-ASA所组成,肠道细菌断裂两者之间的重氮键,释放其中的活性成5-ASA。柳氮磺吡啶诱导的胰腺炎也会出现在再次服用5-ASA之后。

(2)抑酸剂:H_2受体拮抗剂也可诱导胰腺炎,1968—1993年,WHO共收到127个与H_2受体拮抗剂相关胰腺炎的病例报道。有报道认为西咪替丁与胰腺炎很可能相关[166]。H_2受体拮抗剂通过降低胃和十二指肠中的酸度来影响胰腺分泌刺激性物质,这些刺激性物质通过特异质反应导致胰腺炎。一项回顾性队列研究发现,36例患者因服用抑酸药(西咪替丁、法莫替丁、尼扎替丁、雷尼替丁、兰索拉唑、奥美拉唑)发生急性胰腺炎,其中5例是因服用西咪替丁导致的。此外,1例患者服用奥美拉唑2个月后出现胰腺炎,停药后消失,再次给药后再次出现。但有一项包含18万名受试者的回顾性病例对照研究并没有发现抑酸药可以增加胰腺炎的风险[167]。

2. 免疫抑制剂　硫唑嘌呤和巯嘌呤都是有效的免疫抑制剂,二者均与药源性胰腺炎相关。巯嘌呤诱导的胰腺炎发病率约为3.3%,而硫唑嘌呤诱导的胰腺炎发病率为4.4%~5.3%。1564例服用硫唑嘌呤用于治疗不同疾病患者的分析表明[168],不同疾病胰腺炎发病率也不相同。硫唑嘌呤治疗克罗恩病,发病率为4.9%;自身免疫性肝炎,发病率为1.5%;肾脏移植,发病率为0.5%;肝移植,发病率为0.4%。巯嘌呤诱导的胰腺炎约在服药1个月内发生,一般为8~32天。13例再次给药患者,7例患者2周内发生胰腺炎,且多在1~2天内。另有3名患者服用硫唑嘌呤引起了胰腺炎,但改用巯嘌呤后病情好转[169]。

3. 利尿药　氯噻嗪、氢氯噻嗪、氯噻酮等利尿药可导致胰腺炎。一般在开始用药后2周到1年或更长时间出现,其诱导胰腺炎的机制可能有多种。除噻嗪类对胰腺的直接毒性作用外,还可造成高钙血症和低磷血症(也见于原发性甲状旁腺功能亢进患者)。高钙血症和低磷血症可增加胰腺炎风险,血浆甲状旁腺激素的增加也会导致胰腺炎。此外,血钙浓度的增高会导致钙进入胰岛管,这会加速胰蛋白酶原转化为胰蛋白酶,进而引发胰腺炎。噻嗪类会造成高脂血症并使血压下降致使胰腺缺血,这可能是噻嗪类导致胰腺炎的又一原因。

呋塞米诱导胰腺炎的报道较多。剂量为40~1000mg,2~5周内出现相关症状。其中有一例恶性高血压的案例较为典型,该患者使用750mg呋塞米治疗后24小时内出现胰腺炎,停药后胰腺炎消失,再次给药后复发。加拿大医师[170]报道了一位60岁男性患者服用呋塞米治疗下肢水肿,服药5天后出现腹痛等症状,诊断为胰腺炎,停药后症状消退,排除其他可能后认为是呋塞米导致的胰腺炎。此外,其他髓袢利尿药如布美他尼和依他尼酸也有诱发药源性胰腺炎的相关报道。

4. NSAIDs　NSAIDs 极少诱发胰腺炎,一项超过 100 000 个使用吡罗昔康、萘普生或双氯芬酸的大样本人群研究显示,仅 1 例服用吡罗昔康的患者发生胰腺炎。但有些 NSAIDs 并非如此,如有很多关于舒林酸诱发胰腺炎的报道,包括再次给药后复发的案例,其所诱发的胰腺炎一般发生在首次给药后 2 周到 9 个月内,过敏反应是其诱发胰腺炎的原因之一[171]。Wurm 等[172]报道,1 名 16 岁的女孩服用甲芬那酸几小时后出现腹痛、恶心、呕吐,停药 2 天后患者恢复,3 年后该患者再次服用甲芬那酸又出现胰腺炎,停药后康复。丹麦医师[173]报道 1 名 16 岁有精神病病史的女性患者吞服 10g 布洛芬自杀未果,之后出现了胰腺炎,排除其他原因后作者认为可能是布洛芬所致的胰腺炎。一项全台湾的回顾性队列研究(2000—2011 年)的结果表明,对乙酰氨基酚组发生胰腺炎的风险是对照组的 2.4 倍[174]。NSAIDs 诱导胰腺炎的机制可能是抑制前列腺素,而前列腺素可以改善胰腺微循环、抑制胰酶活性且对胰腺组织具有直接保护作用。有研究表明给予实验性胰腺炎小鼠前列腺素 E_2,可明显提高其生存率。前列腺素对胰腺细胞的保护机制也与其对细胞膜的稳定作用相关。

5. 抗微生物药

(1)硝基咪唑类:目前已有 8 篇有关甲硝唑引起胰腺炎的英文文献报道。一般给药 12 小时 ~7 天后出现相关症状,停药后症状消失。此外,以丹麦人群为基础的病例对照研究表明,甲硝唑可使急性胰腺炎发生风险增加 3 倍。一位 46 岁女性患者因服用甲硝唑引起胰腺炎。O'Halloran 等[175]报道,1 例 25 岁的白人女性患者,由于牙周脓肿服用甲硝唑,在服用第 3 剂甲硝唑后出现上腹部疼痛且放射到背部,并伴有恶心、呕吐,诊断为胰腺炎,排除其他诱因后推断胰腺炎由甲硝唑引起。甲硝唑诱导的胰腺炎是由于有氧条件下发生氧化还原循环反应产生的过氧化氢和其他氧自由基,杀伤胰腺 β 细胞所引起的。也有替硝唑引起胰腺炎的报道,Hegazi 等[176]报道,1 例 57 岁女性患者,因阿米巴感染服用替硝唑,每天 2g,服用 3 天,病情好转,但出现上腹部疼痛且伴有恶心、呕吐,入院诊断为胰腺炎。

(2)四环素类:Ober 和 Lecompte 最早报道由四环素诱发的胰腺炎病例,该患者同患孕期急性脂肪肝。另有 1 篇文献报道,使用四环素后引发胰腺炎,且与肝脏疾病相关。但在另外 3 篇报道中,四环素诱导的胰腺炎患者并没有肝脏疾病。四环素诱发胰腺炎的确切机制尚未完全明确,可能与四环素的毒性代谢物有关。此外,也有多西环素、替加环素和米诺环素引起胰腺炎的报道。

(3)抗利什曼原虫药:截至目前,至少有 11 篇喷他脒诱导胰腺炎的报道,由雾化吸入和血管注射喷他脒后诱导产生,患者大多数是 HIV 携带者或 AIDS,且有 1 例再次给药后胰腺炎复发。5 例喷他脒诱导的胰腺炎患者都有低血糖或高血糖发作,其中 4 例罹患败血病。喷他脒诱导的胰腺炎一般出现在治疗的第 2 周,停药后 10 天内病愈。但也有停止使用喷他脒后胰腺炎仍在持续,持续的原因被解释为由于喷他脒的亲脂性或在胰腺中的积累效应,或两者兼有。喷他脒诱导胰腺炎的确切机制同样尚不明确,但动物实验表明喷他脒对胰腺有直接毒性作用。喷他脒可以引起低血糖或高血糖,这可能是由于损伤胰腺 β 细胞所致。服用喷他脒后出现血糖异常、肾功能不全、非特异性腹痛、恶心和(或)呕吐可能是胰腺炎的早期预警,也是该药诱导胰腺炎的特有临床表现。

(4)喹诺酮类:环丙沙星也可引起胰腺炎,韩国学者 Sung 等[177]研究了圣玛丽医院 2007 年 3 月到 2012 年 2 月住院期间服用环丙沙星治疗传染性结肠炎的 227 名患者,采用 Naranjo 评分确诊其中有 7 例胰腺炎由环丙沙星引起,发病率为 3.1%。

（5）磺胺类：1963 年，Barrett 首次报道氨苯磺胺可诱导胰腺炎。也有使用复方磺胺甲噁唑（复方新诺明）引发胰腺炎的报道，这些胰腺炎的发病时间在开始使用该药后 5 天到 10 周之内。

（6）青霉素类：氨苄西林也可诱发胰腺炎。有一案例报道，患者首次使用氨苄西林 6 天后罹患胰腺炎，停药 5 天后恢复，再次给予氨苄西林 4 天后又复发。

（7）抗病毒药：去羟肌苷可引起胰腺炎，并见于某些制药公司的产品说明书，胰腺炎的发生率与是否感染 HIV 密切相关。HIV 阳性患者中去羟肌苷所致胰腺炎的发病率较高，为 7.45%~23.5%。相反，非 HIV 感染患者胰腺炎的发病非常低，仅 1.5%~9%，一项 I 期临床试验显示，去羟肌苷诱导胰腺炎发病率达 9%。核苷酸类似物拉米夫定也有诱导胰腺的报道，Tuon 等[178]报道 1 位 59 岁有 5 年慢性乙肝病史的患者，服用拉米夫定 15 天后出现腹痛、恶心、呕吐、厌食、乏力，入院后诊断为胰腺炎，推断该患者的胰腺炎与拉米夫定有关。

6. 抗高血压药物

（1）ACEI：世界卫生组织收集了 1968—1993 年 2749 篇有关药源性胰腺炎的报道，其中有 209 篇涉及 ACEI。据估计与 ACEI 有关的胰腺炎为 0.3%~1.07%。Lancashire 等[179]报道，有 300 多例药源性胰腺炎与依那普利和卡托普利有关。ACEI 可增加急性胰腺炎风险（约 50%），特别是在服药的前 6 个月。其中一例患者，除服用 10 个月的赖诺普利和略微升高的甘油三酯外再无其他导致胰腺炎的原因，表明 ACEI 可引起胰腺炎。另一患者，54 岁男性，长期患有高血压，每天服用赖诺普利 10mg 后出现胰腺炎，停用赖诺普利后症状得到缓解，淀粉酶水平下降，再次服用赖诺普利后又发生胰腺炎，该患者从 2002 年使用赖诺普利后已出现 3 次胰腺炎，排除其他原因后认为赖诺普利是胰腺炎的诱因[180]。科学家们提出了很多机制解释 ACEI 诱导的胰腺炎。ACEI 可以提高血浆缓激肽浓度，缓激肽作为炎症的媒介导致胰腺管局部血管性水肿和阻塞。此外，缓激肽还可提高蛙皮素诱导的早期胰腺炎血管通透性。缓激肽拮抗剂，如 HOE-140 对胰腺炎有一定的保护作用。给予 ACEI 后迅速罹患胰腺炎可能与其致使局部血管性水肿，引起胰腺管阻塞有关。其他机制可能是 ACEI 引起的低血糖对胰腺产生毒性作用，与其他胰腺毒性物质合用，增加血管转化酶抑制剂的毒性，如 ACEI 和酒精合用。动物实验表明，ACEI 可增加胰腺分泌，可能是 ACEI 引起胰腺炎的另一机制。另一种学说认为，ACEI 诱导形成自抗体，攻击胰腺细胞。科学家们发现卡托普利和依那普利可在多种组织诱导产生自抗体，包括胰腺，尽管胰腺通常不易受到影响。但是，一项关于 174 824 名服用 ACEI 的老年患者的回顾性队列研究表明，胰腺炎的发病率只有万分之九，与接受华法林和钙离子通道阻滞剂（与胰腺炎没有相关性或只有很弱的相关性）的对照组没有明显区别。

（2）血管紧张素受体拮抗剂：该类药物也有诱导胰腺炎的报道，1 名 58 岁的男性患者，患有中度高血压，每天服用 160mg 缬沙坦，因腹痛、恶心、呕吐，诊断为胰腺炎，其他诱因都被排除，由此推断是由缬沙坦诱导的[181]。此外也有其他血管紧张素受体拮抗剂的相关报道，如氯沙坦、替米沙坦和厄贝沙坦等。

（3）其他降血压药：池添雨等报道[182]1 名 32 岁男性患者患扩张型心肌病、高血压 4 个月，规律服用卡维地洛 37.5mg/d，间断应用培哚普利 4mg 每日 2 次、螺内酯 20mg/d，因突发上腹痛 1 天入院。1 天前患者无明显诱因出现中上腹持续性疼痛伴腹胀、恶心、呕吐、大汗、乏力。经液体复苏、脂肪乳、氨基酸营养支持，奥美拉唑抑酸，头孢米诺钠联合奥硝唑预防感染，生长抑素抑制胰腺分泌，乌司他丁抑制胰酶活性，胃肠减压、降压利尿治疗，患者病情逐渐平稳。14 天后复查血淀粉酶、脂肪酶、血常规及胰腺 CT 正常出院。此患者急性胰腺炎排除酗酒、暴饮暴食、高脂血症、胆源性、胰源性或十二指肠疾病等常见原因，但未明确胰腺炎发病的原因。出院后患者继续应用卡维地洛治疗扩张型心肌病，3 个月后再次出现急性腹痛，临床表现及辅助检查均支持急性胰腺炎（轻症），再次住院，经内科保守治疗治愈。综合上述情况，在排除其他常见胰腺炎诱因后，考虑该患者为卡维地洛导致的反复发作的药源性急性胰腺炎。甲基多巴诱导的胰腺炎症状一般出现在使用该药后 1 周内，其诱导胰腺炎的发病率尚未见相关报道。

7. 降血脂药　有很多关于 β- 羟 -β- 甲戊二酸单酰辅酶 A（hydroxy methylglutaryl coenzyme A，HMG-CoA）还原酶抑制剂（他汀类）诱导胰腺炎的文献。荟萃分析结果表明，患者服用他汀类药物引起胰腺炎的优势比为 1.41。服用他汀类药物后，胰腺炎可能在任何时间出现，但最有可能出现在几个月后。急性胰腺炎的发生与服用他汀类药物的时间长短及剂量无明显相关性。有的患者服药当天即出现急性胰腺炎症状，多数患者服用同剂量的他汀类药物数个月甚至数年才出现类似症状。1 名 56 岁男性患者口服普伐他汀 6 个月，无其他诱因出现急性胰腺炎，无饮酒史、胰腺炎家族史与胆系结石史，经治疗后痊愈。停药 5 个月后再次服用普伐他汀，服药 3 天后又出现典型胰腺炎症状，住院治疗 6 天后出院，后改为口服苯扎贝特，未出现明显不良反应[183]。另 1 名 50 岁女性服用普伐他汀 3 天后出现急性胰腺炎症状，其他常见的原因均被排除，推断由该药引起。他汀类诱导胰腺炎的机制尚不清楚，其他机制包括免疫介导的炎症反应，代谢效应或直接细胞毒性。他汀类药物间的安全性主要取决于其细胞色素酶 P-450 抑制作用及亲脂性。

8. 激素类

（1）皮质醇类：20 世纪 50 年代就有皮质类固醇引起胰腺炎的报道，是第一类被发现可引起胰腺炎的药物。据文献报道，截至 1997 年 112 例胰腺炎病例中有 51 例由甾体类和促肾上腺皮质激素（adrenocorticotropic hormone ACTH）引起。最近的一篇报道中，患者使用氢化可的松治疗溃疡性结肠炎，该患者随后罹患胰腺炎，停药后症状消失。此后患者溃疡性结肠炎又加重，再次使用氢化可的松治疗，又罹患胰腺炎。皮质醇类可因本身毒性作用、免疫抑制或增加胰液黏度引起胰腺炎。高剂量甲泼尼龙灌注离体犬胰腺，其分泌物有较高的黏性。甾体类药物既刺激胰腺外分泌也刺激内分泌，这可能会导致药源性胰腺炎的进一步发展。

（2）雌激素：有很多有关雌激素诱导胰腺炎的报道（与或不与黄体酮合用）。雌激素诱导的胰腺炎出现在开始使用雌激素 2~78 周，症状约在停药 10 天后消退。此外也有一篇关于氯米芬（雌激素类似物）诱导胰腺炎的报道。人群病例对照研究不支持停经后的激素治疗与胰腺炎相关。雌激素诱导的胰腺炎可能是由于高脂血症（胰腺炎众所周知的诱因）。12 例伴有高甘油三酯血症的妇女使用雌激素替代疗法，其中 4 例罹患胰腺炎。但也有一些胰腺炎患者血脂并没有升高，表明高甘油三酯血症并不是雌激素诱导胰腺炎的唯一因素。Mary Abraham 等[184]报道 1 例 24 岁的女性服用避孕药（含炔雌醇）且有 9 年用药史，发生高甘油三酯胰腺炎，认为该患者长期服用炔雌醇而导致甘油三酯升高，进一步造成急性胰腺炎。

9. 抗肿瘤药

（1）干扰蛋白质合成的药物：门冬酰胺酶诱导的胰腺炎占 2%~16%，其中儿童占

2%~5%,常危及生命。国内已有 29 例(16 例属急性坏死性胰腺炎,其余 13 例属水肿型胰腺炎)与门冬酰胺酶有关胰腺炎的报道,其中 12 例死亡。药源性胰腺炎最早出现在第 1 次用药后几小时,最迟出现在第 13 次用药后。目前,市场上有两种门冬酰胺酶制剂可供使用,分别为欧文菌源的门冬酰胺酶和聚乙二醇门冬酰胺酶(PEG-门冬酰胺酶,Oncaspar)。欧文菌门冬酰胺酶相关胰腺炎的发病率(0%)比天然的门冬酰胺酶(2%)低,但尚需对此进行深入研究。已有关于门冬酰胺酶引起胰腺炎的死亡或非死亡病例的报道。门冬酰胺酶诱导的胰腺炎一般出现在用药期间,但有些病例则发生在停药后(只要使用门冬酰胺酶达10 周)。PEG-门冬酰胺酶诱导的胰腺炎一般发生在使用该药后几天到 6 周,发病率与天然的门冬酰胺酶相似(0~15%)。门冬酰胺酶是儿童急性淋巴细胞白血病联合化疗方案中的重要药物,其引发的急性坏死性出血性胰腺炎具有起病急、腹部症状明显、病情发展迅速、死亡率高等特点。门冬酰胺酶诱导的胰腺炎由其水解天冬酰胺而抑制蛋白质的合成所致,高效合成蛋白质的器官,如肝脏和胰腺,受到较大影响。由于门冬酰胺酶是从大肠埃希菌中提取所得,谷氨酰胺酶或内毒素可能为其机制之一。随着此药临床应用的范围越来越广,其不良反应的报道也相应增加。

(2)抗肿瘤激素类:他莫昔芬也有引起胰腺炎的报道,1 名 55 岁患有乳腺癌的患者,接受他莫昔芬治疗 5 个月后罹患急性坏死性胰腺炎[185]。

(3)其他抗肿瘤药物:顺铂、阿糖胞苷、异环磷酰胺和长春碱均与胰腺炎相关,但其发病率未知。很多药源性胰腺炎患者都同时在使用阿糖胞苷和门冬酰胺酶。134 例接受阿糖胞苷治疗的急性骨髓性白血病患者,有 7 例在首次使用阿糖胞苷 10 天内出现胰腺炎,6 例再次给药又有 1 例出现胰腺炎。一名患者使用长春新碱、甲氨蝶呤、丝裂霉素 C、氟尿嘧啶和环磷酰胺治疗晚期乳腺癌后出现胰腺炎。另一患者在接受顺铂、博来霉素和长春碱化疗时,在第 2 周期复发胰腺炎。使用环磷酰胺、多柔比星、长春新碱和泼尼松治疗免疫母细胞性淋巴结瘤时,在泼尼松开始使用前罹患胰腺炎。胰腺炎多见于治疗的最后几个疗程,出现无症状的高淀粉酶血症。有 2 例抗肿瘤新药帕唑帕尼引起胰腺炎的报道。Marco Russano 等[186]报道 1 例 68 岁意大利男性转移性肾细胞癌患者,每天服用帕唑帕尼 800mg,6 个月后出现胰腺炎,但并未停药,致血清淀粉酶和脂肪酶继续升高,后停药,一周后血清淀粉酶和脂肪酶迅速下降,淀粉酶恢复正常。患者再次继续帕唑帕尼治疗,血清淀粉酶和脂肪酶又迅速增高。随后减少帕唑帕尼剂量,继续服用,并密切监测患者血清淀粉酶和脂肪酶。

10. 抗癫痫药 1979 年人们首次发现丙戊酸钠与胰腺炎有关,此后有很多丙戊酸钠诱导胰腺炎的报道,包括成人和儿童,发病率约为四万分之一。由于大量丙戊酸钠诱导胰腺炎的报道及其潜在的严重性,2000 年 7 月,美国 FDA 制定新的黑框警告,提示丙戊酸钠诱导胰腺炎的风险。丙戊酸钠诱导的胰腺炎与丙戊酸钠血浆浓度没有直接关系,且胰腺炎可发生在给药后任何时间。尽管丙戊酸钠诱导的胰腺炎大部分会出现在开始使用该药 1 年内,但也有些病例出现在 1 年后。此外也有一些病例显示丙戊酸钠可引起慢性胰腺炎。一项回顾性病例对照研究显示,丙戊酸钠可明显增加罹患胰腺炎的风险,但与其他抗癫痫药没有区别。丙戊酸钠引起胰腺炎的机制可能与过敏反应相关,而且再次给药后会复发。Sukanta Ray 等[187]报道 1 例 10 岁脑瘫患者服用丙戊酸钠后出现腹痛并辐射到左背,且伴有恶心、呕吐等症状,诊断为严重急性胰腺炎并形成假性囊肿。理论上,丙戊酸钠会使自由基清除剂超氧化物歧化酶、过氧化氢酶和谷胱甘肽过氧化物酶耗竭,导致自由基过量,使内皮的通透性增加及脂质过氧化,最终导致组织损伤。

11. 抗抑郁药 目前,至少有 5 篇有关奥氮平诱导胰腺炎的报道。其中一篇文献指出,奥氮平停药后胰腺炎的症状缓解,再次给药后又出现。在另一篇文献中,撤药后胰腺炎治愈,再次给予低剂量奥氮平没有再发生胰腺炎。还有一些文献描述了一种奥氮平诱导的"无症状的"胰腺炎和嗜酸性粒细胞增多,一般情况下无症状的高淀粉酶血症不能诊断为胰腺炎。氯氮平引起胰腺炎的确切机制尚不清楚,可能是因为该药对胰腺有直接毒性效应,或是由于过敏反应而导致的结果。

12. 口服降糖药 卡格列净是降血糖新药,能抑制钠-葡萄糖共转运体(sodium-glucose linked transporter, SGLT),使肾小管中葡萄糖不能顺利重吸收进入血液而随尿液排出,从而降低血糖浓度。目前也有卡格列净诱导胰腺炎的报道,一位 33 岁的美国黑人妇女服用卡格列净治疗糖尿病,2 周后出现恶心、呕吐及腹痛,诊断为胰腺炎,排除其他原因,卡格列净是导致该患者罹患胰腺炎可能的因素。1 例 85 岁的女性糖尿病患者在服用沙格列汀 5 个月后出现上腹部疼痛,诊断为胰腺炎,停药后症状消失,再次给予沙格列汀 18 天后又出现胰腺炎[188]。

13. 其他

(1)甲巯咪唑:目前只有 6 篇关于甲巯咪唑诱导胰腺炎案例的报道,2015 年 Katrina Agito 等[189]报道 1 名 51 岁的白人妇女有轻微的甲状腺功能亢进,每天服用 10mg 甲巯咪唑来治疗。3 个月后,出现上腹部疼痛、腹泻、食欲减退、高热,入院后诊断为胰腺炎,停止使用甲巯咪唑后,患者的临床症状和生化指标迅速恢复,改用普萘洛尔控制甲亢,1 年后由于轻微的甲亢,该患者又开始服用甲巯咪唑,5 天后出现腹部不适,血清淀粉酶为正常值上限的 12 倍,腹部 CT 诊断为胰腺炎,排除其他原因,推断该患者胰腺炎是由甲巯咪唑引起的。

(2)胺碘酮:Yen-Yuan Chen 等[190]报道,1 名 66 岁女性患者服用胺碘酮 200mg/d,服药 1 个月后出现上腹部两侧疼痛,剂量改为 100mg/d,疼痛仍未缓解,后入院治疗。按照一般内科常规治疗,症状仍未得到缓解,排除其他诱发因素后考虑为胺碘酮引起的胰腺炎。停用胺碘酮后采用普罗帕酮替代,疼痛得到缓解,血清脂肪酶逐渐恢复至正常水平,出院后未再出现腹痛。

(3)钙剂:1977 年报道,112 个病例中有 2 个由于服用钙剂而导致胰腺炎。此外有 2 篇有关静脉给予钙剂而引起胰腺炎的报道。高钙血症引起的胰腺炎发病率约为 7%。一项前瞻性研究显示,患者接受心肺转流术,其胰腺损伤的风险与氯化钙的剂量呈正相关,而且氯化钙是胰腺损伤的一个独立预测因子。肾移植患者的高钙血症与胰腺炎有很高的相关性,发病率约为 11%。高钙血症可以改变慢性胰腺外分泌,从而影响导管的上皮。细胞内胰腺酶原颗粒中的钙对于保持颗粒的稳定性有重要作用,一些因素打破这种平衡就会导致胰腺炎。

Ranson 评分可用于评估胰腺炎的严重性,也可用于预测死亡率(表 3-12)。严重急性胰腺炎的急性生理学与慢性健康状况评分系统(APACHE)的评分大于 8,且 Ranson 评分大于 3。由于药物的不同,死亡率数据不同,其中硫唑嘌呤、去羟肌苷、呋塞米和氢氯噻嗪引起的胰腺炎有较高死亡率。肾移植后使用硫唑嘌呤引起胰腺炎的患者死亡率较高;去羟肌苷引起胰腺炎的死亡率在艾滋病患者中最高,而且该类人群中胰腺炎的发病率也较高。在严重的病例中(非艾滋病患者),会出现多种并发症并最终导致死亡。

表 3-12　基于 Ranson 标准对胰腺炎严重性的评价

入院或诊断	入院或诊断后 48 小时
年龄 >55 岁	血细胞比容下降 >10%（绝对百分数）
白细胞数 >16×10⁹/L	血尿素氮升高 >5mg/dl
乳酸脱氢酶 >350U/L	血清钙 <8mg/dl
天冬氨酸氨基转移酶 >350U/dl	动脉氧分压 <60mmHg
	碱缺失 >4mEq/L
	体液隔离 >6L

上述所列每一条 1 分。分数相加得总分。如果总分 ≥3，可能为严重胰腺炎。死亡率预测如下，0~2 分死亡率为 2%；3~4 分死亡率 15%，5~6 分死亡率 40%；7~8 分则死亡率 100%

【诊断和鉴别诊断】

　　首先，急性药源性胰腺炎在同时患有其他特殊疾病的人群中发病率较高，而且会进一步加重这些疾病。这些特殊疾病包括免疫缺陷病毒（human immunodeficiency virus，HIV）携带者、AIDS、肾移植（免疫功能减弱患者）及炎症性肠病（自身免疫疾病）。其次，任何使患者易患高钙血症的疾病，如甲状腺旁腺功能亢进、恶性肿瘤、甲状腺功能亢进或多发性骨髓瘤及环境因素如硬水综合征、肿瘤溶解综合征和维生素 D 过量，都可增加药源性胰腺炎的风险。此外，接受确定或可能导致胰腺炎的药物治疗时会增加罹患胰腺炎的风险。如免疫抑制可增加感染的风险，而感染过程与胰腺炎相关；患有免疫抑制的相关疾病包括肾移植和 HIV/AIDS 可增加药源性胰腺炎的发病率；自身免疫病如炎症性肠病也与胰腺炎相关，在这种情况下使用与胰腺炎确定或可能相关的药物治疗可增加罹患药源性胰腺炎的风险。使用去羟肌苷的艾滋病患者胰腺炎发生率较高，其危险因素有 HIV 疾病加重（CD4 数量 <200cells/μl）、去羟肌苷剂量 >9.6mg/（kg·d）、药物相关的高脂血症、治疗时间超过 10 周、胰腺炎病史、饮酒及服用喷他脒。除喷他脒外，与其他可能引起胰腺炎的药物一起使用，特别是羟基脲和司他夫定都可增加去羟肌苷引起胰腺炎的风险。使用去羟肌苷治疗的患者要特别注意利巴韦林，因为二者合用可导致致命性乳酸性酸中毒和胰腺炎的风险。去羟肌苷与喷他脒合用可增加罹患胰腺炎的危险。

　　诊断一般依据临床表现和实验室数据。药源性胰腺炎患者的实验室数据可能出现异常，包括白细胞增多、高血糖、低蛋白血症、轻度高胆红素、血尿素氮和血清肌酐浓度升高、血红蛋白升高、血细胞比容升高、低血钙、血小板减少及凝血酶原时间和国际标准化比值（INR）延长。症状开始的 24 小时内血清淀粉酶浓度通常会增高并且在 3~4 天恢复正常。持续的升高表明胰腺大面积坏死或有相关并发症，或两者兼有。血清淀粉酶浓度的高低与造成胰腺炎的原因无关。相反，与血清淀粉酶相比，胰腺中脂肪酶为药源性胰腺炎特异性标志物，通常情况下患者血清中脂肪酶升高，且升高后持续时间也比血清淀粉酶长（7~10 天）。CT 可用于测定炎症过程的严重性，评估整体或局部发生并发症的风险。

　　由于药源性胰腺炎的临床表现与其他原因引起的胰腺炎相似，所以药源性胰腺炎一般会在排除其他常见原因后才能准确诊断。详细的用药史有助于其鉴别诊断。急性胰腺炎最常发生于胆石症或摄入酒精之后。不常见因素有腹部创伤、中毒、高脂血症、胰腺癌、手术并发症、感染、血管畸形及其他混杂情况。具有讽刺性的是,诊断胰腺炎的经内镜逆行性胰胆管造影术(endoscopic retrograde cholangiopancreatography, ERCP)诱发的胰腺炎概率高达40%。鉴别诊断药源性胰腺炎应该排除的因素有胆石症、腹部创伤、毒素、高血脂、胰腺癌、手术、ERCP、感染、血管畸形等。

虽然药源性胰腺炎的发病时间因致病药物的不同而不同,但对大多数药物来说其致病时间难以确定,一般在给药后很短的时间到数年之久不等。

【预防与治疗】

1. 预防　预防药源性胰腺炎的主要措施包括:①必须重视对症用药,避免滥用;②合理使用药物,避免大剂量、超剂量使用,用药疗程与药物联用适宜。患者服用去羟肌苷时避免饮酒和服用可以诱发胰腺炎的药物。服用喷他脒或磺胺类药物治疗卡氏肺囊虫肺炎的患者,如果正在服用去羟肌苷则应停止使用1周。体重<60kg的患者服用去羟肌苷时剂量应从400mg降到250mg;③保持饮食稳定。在用药及停药后的一段时间内,应注意选择清淡易消化饮食,避免高脂肪油腻食物对胰腺的刺激,可减少药源性胰腺炎的发生;④用药过程中要密切观察药物的不良反应,加强对药源性胰腺炎的早期识别,重视患者的主诉症状和体征。由于一些患者开始发生胰腺炎时无典型的症状和体征,如腹痛不明显,常规血尿淀粉酶检查正常,或同时伴有胰岛细胞损伤所致的高血糖症或酮症酸中毒等,易出现漏诊;⑤一旦疑似或出现药源性胰腺炎,应立即停药并及时诊治。

患者应在医师和药师指导下服用与胰腺炎相关的药物,一旦发生急性腹痛应立即报告。如果患者出现腹痛、恶心、呕吐,应建议患者立即停止使用可疑药物并寻求医疗协助。如果可能,患者应避免使用曾引起胰腺炎的药物。

2. 监测　药源性胰腺炎是一种非常少见的异质性疾病。对医师来说,在没有其他诱因的情况下,应意识到胰腺炎是由药物引起的。服用可能引起胰腺炎的药物时出现腹痛、恶心、呕吐的患者,应立即检测胰酶浓度并开展其他诊断。美国国家过敏和传染病研究所建议有胰腺炎史患者在使用去羟肌苷治疗之前都必须接受检查。有人建议监测服用ACEI的患者,也有人建议例行监测使用米氮平治疗的患者,特别是高剂量时。对于患者服用可诱发胰腺炎的药物时临床是否应该监测血清中胰腺分泌相关酶的浓度,目前大多数情况下认为是不需要进行常规监测的,除非有胰腺炎的症状。血清淀粉酶浓度监测和超声检查对于服用门冬酰胺酶患者其胰腺炎的早期诊断是没有帮助的,如果患者有胰腺病病史则忌用门冬酰胺酶,因为该药对胰腺有毒性。

3. 治疗　当怀疑为药源性胰腺炎时应立即停药。采取一般的治疗措施,包括通过静脉给予营养及药物、禁食并提供适合的止痛药。静脉输注足够量的液体以防止低血容量和低血压;保持患者禁食状态直至急性炎症的体征和症状消退;一般使用哌替啶作为镇痛剂,因哌替啶很少引起奥迪括约肌收缩,对于某些患者,哌替啶用量超过600mg或肾功能不全时是否需要改用吗啡,目前还有争议,因为吗啡会引起奥迪括约肌收缩。

药源性胰腺炎的发生率有逐年上升的趋势,可能和新药上市数量增大以及医护人员的认知程度提高并予以报道有关。但国内相关报道甚少,从整体看有些药物引起的胰腺炎仅为个例报道,不少药物与胰腺炎之间的相关性仍未明确。此外,药源性胰腺炎的发生也可能与人种或个体差异有关,如个体基因多态性。因此,有必要加强医务人员对药源性胰腺炎的认识,重视并注意收集临床第一手病例资料,以建立药物与胰腺炎发生的关联性,从而实现有效监测,并建立理想的试验模型,以便更深入地揭示药源性胰腺炎的机制。临床药师要在此过程中发挥更加积极的作用,注意收集药源性胰腺炎的相关资料,并告知医师或患者哪些药物存在这方面的风险,此外,临床药师还要对有可能引起药源性胰腺炎的药物使用进行监测,一旦患者出现胰腺炎相关症状时应建议医师或患者及时处理,确保患者生命安全。

(王利军 武新安)

第六节 药源性恶心、呕吐及食欲减退

药源性恶心、呕吐及食欲减退指在临床用药过程中由药物毒副作用而导致的症状,是临床常见的消化道症状。药源性恶心、呕吐带来的消化道不适感造成患者食欲缺乏,体重减轻,其机制常与药物或代谢物对呕吐中枢的刺激及神经冲动传导有关。此外,药物对神经递质及味觉的干扰也能引发食欲减退,其机制及致病药物与药源性恶心呕吐有所差异。故本章内容分为两部分,分别论述药源性恶心、呕吐及药源性食欲减退。

一、药源性恶心、呕吐

药源性恶心、呕吐是使用药物后产生的常见消化道症状。英语中"nausea"这个术语来源于希腊单词"naus",意为船舶,暗指人在晕船时的感受。呕吐是指胃或小肠内容物通过食管逆流经口腔排出体外的过程,是一种保护性反射。恶心和呕吐经由同一反射产生,但恶心不一定会继发呕吐[191]。

常见的药源性恶心、呕吐包括化疗引发的恶心呕吐(chemotherapy-induced nausea and vomiting, CINV)、术后恶心呕吐(postoperative nausea and vomiting, PONV),以及阿片类药物、中枢兴奋药、抗生素等,或某些代谢物诱发的恶心呕吐。药源性恶心、呕吐可降低患者生活质量,剧烈或长期频繁呕吐则导致脱水、电解质紊乱、营养不良、食管撕裂、消化道出血等危害,需及时预防和治疗。药物及其代谢物对呕吐中枢及催吐化学感受区的直接刺激、对前庭器官和内脏等外周的刺激都可发出神经冲动作用于延髓呕吐中枢,是药源性恶心呕吐的主要发生机制。

【致病机制】

恶心和呕吐经复杂的调控反射发生,呕吐反射由感受器、中枢和运动传出三部分构成。受体和相关递质是呕吐反射的媒介,构成呕吐反射的化学和生理学基础[192]。

呕吐调控中枢包括呕吐中枢和催吐化学感受区。①呕吐中枢:是指脑干内控制呕吐的所有神经核团的总称,位于从延髓闩部到面神经核尾端之间的脑干内,主要包括后极区、孤束核、迷走神经背核,以及从孤束核到腹外侧区的弓状结构。其中,后极区、孤束核和迷走神经背核被看作是一个功能单位,成为迷走神经背侧复合体,是化学药物等诱发恶心、呕吐的主要作用区域。其他相关的中枢核团还包括支配消化道和心脏迷走运动神经元的疑核,调节膈神经及呼吸作用的背侧、腹侧呼吸核群以及延髓外侧网状核;②催吐化学感受区(chemoreceptor trigger zone, CTZ):位于延髓背侧面第四脑室底部的后极区,该区域缺乏血脑屏障和脑脊液 - 脑屏障, 血液供应丰富, 对很多大分子蛋白质和多肽类物质具有通透性[192]。因此该部位对血液或脑脊液中的神经递质、化学物质、毒素、药物或代谢物质很敏感, 麻醉剂、化疗药物、麦角衍生物类药物、吗啡和多巴胺激动剂等主要作用于该部位引起呕吐。动物实验发现, 用微电极直接刺激 CTZ 并不引起呕吐, 来自胃肠道、大脑皮质及 CTZ 的神经冲动必须通过延髓呕吐中枢的介导才能引发呕吐。此外, 体内某些多肽物质如甲状腺激素释放素、P 物质、血管紧张素、胃泌素等也可作用于 CTZ, 引起恶心、呕吐。

恶心、呕吐相关的递质和受体: 人体胃肠道存在多种神经递质, 如乙酰胆碱、肾上腺素、去甲肾上腺素、多巴胺、组胺、5- 羟色胺 (5-hydroxytryptamine, 5-HT)、P 物质等。这些神经递质与相应的受体结合, 产生神经冲动传入呕吐中枢引发呕吐。目前认为大部分致吐的药物及化学物质是通过此通路引发恶心呕吐的。与呕吐有关的受体包括多巴胺受体、5-HT 受体、前列腺素受体、阿片受体、大麻素受体、毒蕈碱 M_1 受体、组胺 H_1 受体、神经激肽 NK-1 受体等[192]。

1. 化疗药物引起的恶心、呕吐

（1）急性恶心、呕吐: 指给予化疗药物后 24 小时之内发生的恶心、呕吐, 通常比较严重。在没有进行预防性止吐的情况下, 常在给药后 5~6 小时达到高峰, 但环磷酰胺则在给药后 9~18 小时才出现, 顺铂为极高度致吐药, 在化疗 1~6 小时即出现呕吐, 并能持续 24~72 小时。

发生机制包括: 化疗药物刺激胃和近段小肠黏膜, 致肠黏膜嗜铬细胞释放神经递质, 刺激肠壁上的迷走神经和内脏神经传入纤维, 将信号传入脑干直接刺激呕吐中枢的神经核启动呕吐反射; 化疗药物及其代谢产物直接刺激 CTZ, 传递至呕吐中枢引发呕吐。与化疗所致恶心呕吐关系最密切的神经递质为 5-HT、P 物质和大麻素, 其他还包括多巴胺、乙酰胆碱和组胺等。5-HT 是在 CINV, 特别是急性呕吐中发挥重要作用的递质, 在迷走神经传入纤维、CTZ 及孤束核中均有多种 5-HT 受体。顺铂等药物诱发的急性呕吐多与以上两种机制相关。

（2）延迟性恶心、呕吐: 定义为在化疗开始 24 小时至 120 小时内发生, 40%~50% 的患者延迟性呕吐发生于化疗后 24~48 小时, 有时可持续 5 天, 程度较急性呕吐轻, 但持续时间往往较长, 但顺铂所致延迟性呕吐可能提前至 16 小时。常见的引起延迟性恶心呕吐的药物有顺铂、卡铂、环磷酰胺和多柔比星。延迟性呕吐主要由 P 物质介导, P 物质属于激肽家族的调节多肽, 能够优先结合神经激肽受体 (NK-1), 这种反应症状较弱。

（3）预期性呕吐: 定义为在化疗开始前 24 小时内发生的恶心呕吐, 由条件反射引起, 患者在接受强致吐性抗癌药过程中或既往使用强致吐抗癌药过程中经历了难受的呕吐反应, 因此对下次治疗感到恐惧, 当患者再次见到化疗药物或其他与化疗相关的事物, 包括药物名称、气味, 相似的周边环境、医护人员等, 即出现恶心、呕吐反应, 主要由精神、心理因素等引起, 直接刺激大脑皮质通路导致呕吐。预期性恶心、呕吐是经典的对特定刺激条件反射的结果, 尤易发生在既往化疗时恶心、呕吐控制不良者, 往往伴随焦虑和抑郁, 发生率为 18%~57%。

不同的神经递质在不同呕吐类型中的作用存在差别。如顺铂化疗后 8~12 小时的 CINV 主要由 5-HT 起主导作用, 延迟性 CINV 以 P 物质起主导作用。化疗导致的细胞损伤以及炎症因子的释放, 在延迟性 CINV 发生中有重要的作用, 故临床上常利用糖皮质激素的强大抗炎效应来防治延迟性 CINV。

2. 阿片类镇痛药引起的恶心、呕吐 恶心和呕吐是阿片类药物最常见的不良反应,发生机制可能为:

(1)直接刺激催吐化学感受区,激活呕吐中枢:呕吐中枢接受来自阿片受体、大麻素受体、5-HT$_3$ 受体、5-HT$_4$ 受体、多巴胺 D$_2$ 受体、胆碱能及组胺等多种受体组成的化学感应带的刺激,可能是此类药物导致恶心呕吐的主要原因。

(2)降低肠道的神经活性:导致肠道运动性能降低,诱发恶心呕吐。肠道 5-HT 受体以及阿片受体兴奋导致胃肠运动减少,并且降低食管下端括约肌张力。研究表明阿片 δ 受体或 κ 受体是致呕吐受体,而 μ 受体则介导抗呕作用。

(3)通过组胺及毒蕈碱通路提高前庭敏感性:导致恶心呕吐的发生。

3. 麻醉药引起的恶心、呕吐 麻醉药引发的恶心呕吐与皮质中枢的传入神经元、前庭核相关,吸入麻醉药(氟烷、恩氟烷、乙醚、氧化亚氮等)较易引起 PONV。氧化亚氮能刺激髓质多巴胺的释放,还能扩散至中耳导致耳内压力改变,刺激前庭器官引发呕吐;此外,氧化亚氮阻碍通气引起腹部膨胀,激活疼痛感受器,继发恶心呕吐。在脊髓麻醉过程中,由于抑制了交感神经活性引起迷走神经紧张,同时降低了脑部血液流速继发缺氧而导致血压下降,诱发恶心呕吐。

4. 其他致吐药物 不同药物的致吐机制各不相同,且通常由多种机制共同参与。如红霉素是一种胃动素受体激动剂,能够刺激胃及小肠的收缩,也可能干扰胃及十二指肠近端的移行性复合运动诱发呕吐,在犬模型中,这种效应会持续 3 小时之久[193]。而直接的胃肠道或食管刺激,则是许多药物如维生素类、矿物质、电解质补充剂导致恶心呕吐的机制。

【致病药物和临床表现】

1. 化疗药物[194] 化疗药物引发的恶心、呕吐是其常见的副作用之一,65%~85% 接受化疗的患者会出现恶心、呕吐症状。CINV 的发生与化疗药物种类及剂量有关,随着化疗应用次数的增多,发生频率亦不断增加,程度亦趋加重。恶心、呕吐反应严重时可引起患者体液丧失和电解质失衡、食欲减退、营养不良,影响药物在体内的代谢排泄过程,降低机体对化疗的耐受性,降低患者对治疗的依从性,影响化疗方案实施。

(1)高度催吐药:应用此类药物后呕吐的发生率达 90%~100%。所涉及的给药方式及药物有静脉给药:顺铂、氮芥、多柔比星 >60mg/m^2、表柔比星 >90mg/m^2、大剂量环磷酰胺 ≥1500mg/m^2、异环磷酰胺 ≥2mg/m^2、AC 方案(多柔比星或表柔比星 + 环磷酰胺)、卡莫司汀 >250mg/m^2;口服给药:丙卡巴肼、六甲蜜胺。

(2)中度催吐药:应用此类药物后呕吐的发生率为 30%~90%,药物如下:①静脉给药:白介素 -2>1200 万 ~1500 万 U/m^2、阿米福汀 >300mg/m^2、苯达莫司汀、卡铂、卡莫司汀 ≤250mg/m^2、环磷酰胺 ≤1500mg/m^2、阿糖胞苷 >200mg/m^2、奥沙利铂、甲氨蝶呤 ≥250mg/m^2、多柔比星 ≤60mg/m^2、表柔比星 ≤90mg/m^2、伊达比星、异环磷酰胺 <2mg/m^2、α- 干扰素 ≥1000 万 U/m^2、伊立替康、美法仑、放线菌素 D、柔红霉素;②口服给药:环磷酰胺、替莫唑胺。

(3)低度催吐药:应用此类药物后呕吐的发生率为 10%~30%,药物如下:①静脉给药:阿米福汀 ≤300mg/m^2、白介素 -2 ≤1200 万 U/m^2、卡巴他赛、阿糖胞苷(低剂量)100~200mg/m^2、多西他赛、多柔比星(脂质体)、依托泊苷、氟尿嘧啶、氟尿苷、吉西他滨、α- 干扰素 >500 万 U/m^2、<1000 万 U/m^2、依沙比酮、甲氨蝶呤 50~250mg/m^2、丝裂霉素、米托蒽醌、紫杉醇、白蛋白紫杉

醇、培美曲塞、喷司他丁、普拉曲沙、塞替派、拓扑替康;②口服给药:卡培他滨、替加氟、氟达拉滨、沙利度胺、依托泊苷、来那度胺。

（4）轻微催吐风险:应用这类药物后呕吐的发生率 <10%,药物及给药方式包括静脉给药如门冬酰胺酶、博来霉素（平阳霉素）、克拉屈滨（2-氯脱氧腺苷）、阿糖胞苷 <100mg/m^2、长春瑞滨、地西他滨、右丙亚胺、氟达拉滨、α-干扰素 ≤1000 万 U/m^2;口服给药如苯丁酸氮芥、羟基脲、美法仑、硫鸟嘌呤、甲氨蝶呤等。

2. 阿片类药物　阿片类药物主要作用于中枢神经系统阿片受体而发挥镇痛作用,恶心、呕吐是最常见的不良反应[195]。流行病学数据显示,患者接受阿片类药物治疗后,恶心的发生率为 10%~40%,呕吐的发生率为 15%~40%[191]。这类药物多属于阿片类生物碱,如吗啡及可待因,也包括人工合成品如哌替啶、芬太尼族药物、美沙酮、曲马多、喷他佐辛等。呕吐中枢接受来自阿片受体、大麻素受体、5-HT$_3$ 受体、多巴胺 D$_2$ 受体、胆碱能受体及组胺受体等多种受体组成的化学感应带的刺激,是阿片类药物导致恶心、呕吐的主要原因。阿片类药物导致的恶心、呕吐反应一般发生在治疗初期,低剂量即可发生,会持续数日至 1 周甚至更长时间,但大部分患者在服用 1 周后症状会减弱,且患者通常对药源性呕吐具有耐受性。

阿片受体激动剂均会引起患者恶心和呕吐,等效剂量的阿片类药物所致恶心呕吐的发生率相似,且呈剂量依赖性。常用阿片类镇痛药引发恶心呕吐的概率由高到低依次为:吗啡、可待因、曲马多、羟考酮、丁丙诺啡、芬太尼族药物、哌替啶。吗啡对延髓呕吐中枢化学感受区有兴奋作用,因此恶心、呕吐是吗啡的特征性不良反应。

3. 麻醉药　麻醉药是引起 PONV 的最常见原因之一,PONV 的发生率与患者体质、手术类型、麻醉药种类、给药途径有关。手术中麻醉药的给药途径包括静脉麻醉、吸入性麻醉、椎管内麻醉等。用于静脉注射的麻醉药（丙泊酚、硫喷妥钠、氯胺酮、依托咪酯等）引发 PONV 的概率较低,而吸入麻醉药（氟烷、恩氟烷、乙醚、氧化亚氮等）引发 PONV 的概率则相对较高。一项纳入 5100 名患者的多中心随机对照试验结果表明,使用挥发性麻醉药如氧化亚氮的患者较丙泊酚麻醉患者的恶心呕吐发生率高 19%[196]。

氧化亚氮由英国化学家 Joseph Priestley 于 1775 年首次合成,并作为麻醉剂常规应用于牙科手术、急救等。氧化亚氮能促进中脑导水管周围灰质释放阿片类物质,刺激去甲肾上腺素能抑制性神经元,发挥镇痛作用。而高浓度氧化亚氮导致 PONV 发生率增高的主要原因是刺激中枢阿片受体,兴奋呕吐中枢。在一项纳入 7112 名手术患者的临床研究中,术中使用氧化亚氮作为麻醉剂的严重 PONV 发生率较未使用组高 4%,且氧化亚氮对亚洲患者的影响更为显著。同时,发生严重 PONV 的患者术后恢复状况更差,术后发热概率增加。而术前预防性应用止吐药可以显著降低 PONV 的发生风险[197,198]。恩氟烷、异氟烷、氟烷主要通过扩张脑血管,使颅内压增高而诱发恶心呕吐,恶心的发生率约为 18%,呕吐的发生率为 11%~12%。这 3 种麻醉药与芬太尼联用时 PONV 发生率增高。此外,椎管内麻醉比全身麻醉的 PONV 发生率低,在局部麻醉药中加入肾上腺素可使 PONV 的概率增加。

麻醉药引起的恶心、呕吐通常发生在术后 2 小时内,患者麻醉前联用吗啡、哌替啶、芬太尼等麻醉性镇痛药可使 PONV 发生率增加,其发生率约为未用者的 3 倍。而术后随时发生的恶心、呕吐可能与其他非麻醉因素有关,如肠胃运动、焦虑及疼痛等。

4. 其他药物

（1）强心苷类：强心苷类药物用于治疗慢性心功能不全,包括洋地黄毒苷、地高辛、去乙酰毛花苷等。强心苷类中毒,早期表现有恶心、呕吐、厌食等,机制可能为直接刺激延髓呕吐中枢。强心苷治疗量和中毒量之间相差很小,且每个患者对其耐受性和消除速度差异较大,故需按具体情况调整用量。当地高辛平均血药浓度大于 6ng/ml 时,47% 老年患者会出现恶心和呕吐的症状[199]。

（2）抗感染药物：多种抗感染药物均能引发恶心呕吐、食欲缺乏的消化道不良反应。如青霉素类（苯唑西林钠、磺苄西林钠、阿帕西林钠）、头孢菌素类、多西环素、红霉素、罗红霉素（恶心发生率约 1.3%）、克拉霉素（恶心发生率 3%）、阿奇霉素（消化道不良反应发生率约 9.6%）、地红霉素、林可霉素、替加环素、亚胺培南西司他丁钠、磺胺类、甲氧苄啶类、喹诺酮类、甲硝唑等。甲硝唑主要用于治疗或预防厌氧菌引起的系统或局部感染,以消化道不良反应最为常见,包括恶心、呕吐、食欲缺乏、腹部绞痛。Ohnishi 等[200]的研究纳入 111 名阿米巴病患者,分为多个剂量组给予甲硝唑治疗（750mg/d, 1000mg/d, 1500mg/d, 2250mg/d, 2400mg/d）,结果显示较高剂量组（>2250mg/d）的恶心发生率为 28%（10/36）,较低剂量组（<2250mg/d）其发生率为 4%（3/75）。该研究中 96%（107/111）的患者均获得了良好疗效。虽然指南广泛推荐甲硝唑 2250mg/d（每次 750mg, 3 次 / 日）连续应用 10 天用于阿米巴病的疗法,但以上研究表明,为避免药源性恶心的发生,甲硝唑用于阿米巴病的治疗剂量应为 1000~1500mg/d。

替加环素是第一个被批准的新型静脉注射用甘氨酰四环素类抗生素,有广谱抗微生物活性,常用于特定细菌敏感菌株所致感染的治疗。在临床试验中,替加环素引起的最常见不良反应为恶心和呕吐,其发生时间通常在治疗后的第 1~2 天,且多表现为轻至中度。替加环素治疗组患者恶心的发生率为 26%（轻度占 17%,中度占 8%,重度占 1%）,呕吐的发生率为 18%（轻度占 11%,中度占 6%,重度占 1% ）。

能够引起药源性恶心、呕吐的其他药物还包括：NSAIDs（阿司匹林、吲哚美辛）、抗病毒药物（齐多夫定、利托那韦）、精神系统药物（氟西汀、帕罗西汀）及激素（炔雌醇）等。阿司匹林最常见的不良反应为胃肠道功能紊乱,口服可引起恶心、呕吐、腹痛等症状。服用齐多夫定及炔雌醇后大部分患者仅出现恶心症状,概率为 40%~50%,引发呕吐的概率较低。中枢兴奋药是一类能提高中枢神经系统功能活动的药物,大剂量咖啡因可引起恶心及呕吐,与其药理作用增强有关。多沙普仑临床常用于解救中枢抑制药引起的中枢抑制,具有治疗麻醉后寒战的作用,其不良反应有出汗、震颤、恶心、呕吐等。

【诊断和鉴别诊断】

药物引起的恶心、呕吐在明确用药史的基础上,一般能确定药源性因素。用药过程中或用药后短时间内出现恶心、呕吐是其重要特征。此外,还应与疾病本身引起的恶心呕吐相鉴别,需考虑的其他非药源性因素包括：肠梗阻、胃轻瘫、细菌性或病毒性肠胃炎、消化性溃疡或胃溃疡、肠易激综合征、克罗恩病、肝炎、酗酒、恶性肿瘤、颅内压升高、代谢异常、心肌梗死、暴食症、妊娠、放疗、前庭功能障碍等。明确各类药物诱发恶心呕吐的高危因素,有助于更好地鉴别诊断药源性恶心呕吐。

1. 化疗药物引发恶心呕吐的高危因素 化疗后引发 CINV 的高危因素见表 3-13。化疗药物的自身催吐潜能和患者自身状况是导致 CINV 发生的最重要因素。每一种化疗药物的剂量强度、剂量密度、输注速度和给药途径不同,其催吐潜能也不尽相同。与老年患者相比,年轻患者发生恶心和呕吐的频率较高,呕吐更难控制。女性比男性恶心呕吐的发生风险更高。在以上多种相关因素中,化疗类型、年龄较轻以及女性是发生 CINV 的独立风险因素。其中既往化疗过程中恶心呕吐的控制情况十分重要,可能影响到当次化疗中预期性和延迟性呕吐的发生。

表 3-13   化疗后恶心呕吐(CINV)的高危因素

患者因素	药物因素
• 年龄(<50 岁)	• 使用高致吐药物(顺铂剂量 >90mg/m^2、蒽环类、环磷酰胺、卡铂)
• 性别(女性 > 男性)	• 剂量(高剂量 > 低剂量)
• 非吸烟酗酒	• 输注速度(大剂量 > 持续给药)
• 化疗后忽冷忽热	• 顺铂的昼夜节律(早晨给药 > 晚上)
• 体力不支、焦虑	• 多种抗肿瘤药物合并使用以及多周期化疗
• 既往化疗恶心呕吐控制不良	• 空腹口服

2. 阿片类引发恶心呕吐的高危因素   应用阿片类药物后发生恶心呕吐的高危因素见表 3-14。女性,年轻患者,无阿片类药物用药史,高剂量以及静脉注射是此类药物引发恶心呕吐的主要危险因素。具备上述任一种情况者即为低危患者,具备 2 种情况为中危患者,3 种或以上即为高危患者。

表 3-14   阿片类引发恶心呕吐的高危因素

患者因素	药物因素
• 年轻患者易发生(16~45 岁的患者比 80 岁以上患者处于高风险)	• 给药方式(静脉注射 > 肌内注射 > 皮下注射)
• 性别(女性 > 男性)	• 用药史(无阿片类使用史 > 阿片使用史患者)
• 种族(白色人种 > 黑色人种)	• 剂量(高剂量 > 低剂量)
	• 空腹口服
	• 与其他可能致吐药物同服

3. 引发术后恶心呕吐的高危因素   引发术后恶心呕吐的高危因素见表 3-15。女性,有晕动病或 PONV 病史,不吸烟酗酒,使用阿片类等药物镇痛以及年轻是 PONV 的主要危险因素。具备上述任一种情况者即为低危患者,具备 2 种情况为中危患者,3 种或以上即为高危患者[194]。一项研究分析了 2012—2015 年间施行全身麻醉的 986 例患者发生 PONV 的相关因素,结果表明 50 岁以下患者 PONV 的发生率(23.48%)较 50 岁以上患者的发生率(11.27%)高,同时女性患者使用全麻药品后其发生率是男性的 2 倍。此外,诱导期血压波动较大、曾经有过恶心呕吐病史的患者,是引发使用全麻药品后 PONV 一个重要的危险因素。吸烟降低了全麻药品致 PONV 的发生率,而无吸烟史是 PONV 的危险因素。可能原因是吸烟能通过诱导细胞色素 P-450 酶系统,影响麻醉药的代谢及多巴胺受体的激活[201]。

表 3-15　术后恶心呕吐（PONV）的高危因素

患者因素	麻醉因素	手术因素
• 性别（女性＞男性）	• 普通麻醉＞椎管麻醉＞外周麻醉	• 某些类型手术：腹腔镜检查、开腹手术、乳腺手术、斜视矫正术、外科整形、颌面部手术
• 非吸烟酗酒	• 术前和术后使用阿片类镇痛药	• 手术时间每延长 30 分钟，PONV 风险增加 60%
• 有术后恶心呕吐史	• 使用氧化亚氮、硫喷妥钠、依托咪酯或氯胺酮麻醉	• 术中收缩压下降 35% 以上或诱导麻醉
• 晕动病病史	• 术中缺氧，低血压或容量不足	
• 儿童（6~16 岁）＞成年人＞婴儿（<12 个月）		
• 术前有焦虑或胃瘫者		

4. 其他致吐药物　其他药物引发恶心呕吐的一般危险因素包括剂量增加、患者肝肾功能改变导致药物浓度增加、药物与食物、药物之间及药物与疾病间的相互作用。具有多种药物过敏史或副作用史的患者在接触新药物时，发生恶心呕吐的风险更高。

【预防与治疗】

呕吐是一种保护性反射，大多数呕吐呈自限性，无需特殊治疗。但长期严重呕吐可致脱水、电解质紊乱、消化道黏膜损伤，影响药物治疗效果，需积极处理呕吐反应。

1. 化疗导致恶心呕吐的预防与治疗

（1）预防：联合应用若干种止吐药能够更好地控制恶心和呕吐，特别是应用高度催吐化疗药物时。目前，应用 NK-1 受体拮抗剂联合 5-HT$_3$ 受体拮抗剂能够控制约 90% 的高风险致吐药物引发的急性恶心呕吐。NCCN 止吐临床实践指南中对于高致吐风险药物，主张用 NK-1 受体拮抗剂（阿瑞匹坦 125mg 口服、福沙匹坦 150mg 静脉注射）+5-HT$_3$ 受体拮抗剂（昂丹司琼 16~24mg 口服或 8~16mg 静脉注射、多拉司琼 10mg 口服、格拉司琼 2mg 口服、帕洛诺司琼 0.25mg 静脉注射）+ 地塞米松 12mg 口服 / 静脉注射，必要时可联合劳拉西泮及苯海拉明等药物。美国临床肿瘤实践指南（American Society of Clinical Oncology Clinical Practice Guideline）也建议高致吐风险化疗药物（如蒽环霉素与环磷酰胺联合）的患者应用 NK-1 受体拮抗剂 +5-HT$_3$ 受体拮抗剂 + 地塞米松的三联止吐方案，临床试验证实单剂量静脉注射福沙匹坦及阿瑞匹坦具有生物等效性。对于接受中度催吐化疗药物的患者，推荐应用帕洛诺司琼联合地塞米松；对于接受低度催吐化疗药物的患者，推荐单独应用地塞米松[202]。对于多药联合的化疗方案，应基于催吐风险最高的药物来选择止吐药。一项研究纳入了 398 名接受顺铂化疗的患者，分别给予不同的预防性止吐方案，结果患者对奈妥匹坦 + 帕洛诺司琼 + 地塞米松的耐受性好，是最佳预防方案；阿瑞匹坦 + 昂丹司琼 + 地塞米松疗效较好且价格低廉，对于有打嗝、困倦及延迟性呕吐的患者，罗拉匹坦 + 格拉司琼 + 地塞米松的疗效最佳[203]。

（2）止吐药的选择：主要应基于抗肿瘤治疗药物的催吐风险、既往使用止吐药的经历以及患者自身因素。临床常用的止吐药包括：5-HT$_3$ 受体拮抗剂、糖皮质激素、NK-1 受体拮抗剂、多巴胺受体拮抗药及精神类药物。

1）5-HT$_3$ 受体拮抗剂：5-HT$_3$ 受体分布广泛，化疗药物、麻醉药、手术、放射等各种原因均可使 5-HT 从消化道的嗜铬细胞中释放出来，与 5-HT$_3$ 受体结合，刺激呕吐中枢引起呕吐。5-HT$_3$ 受体拮抗剂如昂丹司琼、格拉司琼、多拉司琼、帕洛诺司琼、雷莫司琼、阿扎司琼等与消化道黏膜的 5-HT$_3$ 受体结合，对肿瘤化疗或放疗引起的恶心呕吐具有止吐作用。各种司琼类药物具有类似的止吐作用和安全性,可以互换。

增加 $5-HT_3$ 受体拮抗剂用药剂量不会增加疗效,但可能增加不良反应,甚至发生严重的不良反应(Q-T 间期延长)。美国 FDA 于 2012 年通报,大剂量昂丹司琼可能引起 Q-T 间期延长,由于考虑到引起心脏问题的风险,32mg 昂丹司琼静脉注射制剂已被撤出市场。2010年 12 月 17 日,FDA 告知患者和医务工作者,甲磺酸多拉司琼的注射剂型不应再用于预防儿童和成人患者因癌症化疗引起的恶心呕吐。有研究报道,多拉司琼注射剂具有增加患者心律失常(尖端扭转型室性心动过速)的风险,有心律异常或潜在心脏疾病的患者发生心律失常的风险较高,可导致剂量依赖型 Q-T、P-R 及 QRS 间期延长,在一些情况下可能是致命的。

大部分 $5-HT_3$ 受体拮抗剂对 CYP2D6 超速代谢型患者效果不良。除了格拉司琼以外,所有的 5- 羟色胺受体拮抗剂都是 CYP2D6 微粒体酶的底物,因而其易受 CYP2D6 超速代谢型的影响被快速清除体外。格拉司琼为高选择性 $5-HT_3$ 受体拮抗剂,主要在肝脏由肝微粒体酶 P4503A 代谢。一项研究[204]纳入 250 名患者,以昂丹司琼预防 PONV,结果显示,静脉注射 4mg 昂丹司琼后,在慢代谢型、中速代谢型、快代谢型及超速代谢型患者中的呕吐发生率分别为 8%(1/12)、17%(5/30)、15%(26/176)、45%(5/11),在超速代谢型中呕吐的发生率远远高于其他 3 种代谢型。而不同代谢型人群中恶心的发生率却无明显差异。提示在临床用药中,对 CYP2D6 的超速代谢者应适当加大昂丹司琼剂量或改用格拉司琼。多拉司琼的活性代谢产物在肝脏中经 CYP2D6 和 CYP3A 进一步代谢,而后随尿液和粪便排出。一项包含 150 名患者的前瞻性随机双盲研究比较了 1mg 格拉司琼及 12.5mg 多拉司琼静脉注射后的止吐效果[204]。结果显示,格拉司琼组的全响应值(54.7%)比多拉司琼组更高(38.7%)。CYP2D6 超速代谢型患者接受多拉司琼治疗(n=6)发生呕吐的概率较接受格拉司琼的(n=4)更高(6 episodes vs 1 episode),这与格拉司琼不通过 CYP2D6 代谢有关。

2)糖皮质激素:地塞米松是一种合成的类固醇类长效糖皮质激素药物,临床研究证明,地塞米松是预防急性呕吐及延迟性呕吐的基本用药。地塞米松与 $5-HT_3$ 受体拮抗剂和 NK-1 受体拮抗剂三药联合,可预防高风险静脉化疗方案所致的急性呕吐;地塞米松与 NK-1 受体拮抗剂两药联合,可预防延迟性呕吐;地塞米松与 $5-HT_3$ 受体拮抗剂两药联合,可预防中度致吐性化疗的急性及延迟性呕吐。一项独立前瞻性研究纳入了 2013 年 1 月至 2014 年 12 月 201 名接受化疗的患者,对接受第一周期化疗的患者给予格拉司琼(day 1)和地塞米松(days 1~3)两药联合的预防性止吐方案,结果急性恶心呕吐的完全抑制率分别为 87.6% 和 95.5%,延迟性恶心呕吐的完全抑制率分别为 68.2% 和 92%,表明地塞米松和 $5-HT_3$ 受体拮抗剂的两药联合方案用于 CINV 的预防是有效的[205]。意大利一项研究[206]评估了接受蒽环类药物、卡铂或环磷酰胺患者应用地塞米松的情况,结果低剂量地塞米松(单剂量 8mg 静脉注射)在预防急性呕吐时的疗效与高剂量(24mg)疗效相当,对于接受顺铂化疗的患者,预防用地塞米松的剂量应在 12mg 以上,20mg/d 最佳。

3)NK-1 受体拮抗剂:阿瑞匹坦(aprepitant)与大脑中的 NK-1 受体高选择性地结合,拮抗 P 物质。P 物质为一种神经激肽,通过与 NK-1 受体结合而发挥作用。阿瑞匹坦可有效预防迟发性呕吐。研究证明,在应用顺铂后的 5 天内,联合应用阿瑞匹坦、昂丹司琼和地塞米松的呕吐发生率比应用昂丹司琼和地塞米松低 20%[207]。但阿瑞匹坦是 CYP3A4 的抑制剂,阿瑞匹坦与主要或部分经 CYP3A4 代谢的化疗药物合用时应谨慎。

4）多巴胺受体拮抗药：吩噻嗪类抗精神失常药物（氯丙嗪、异丙嗪、奋乃静等）、甲氧氯普胺、多潘立酮、丁酰苯类的氟哌啶醇等均属于多巴胺受体拮抗剂类止吐药。主要阻断 CTZ 或孤束核的多巴胺受体而具有较强的止吐作用。

5）抗精神病药物：抗精神病药物可用于不能耐受阿瑞匹坦、5-HT₃ 受体拮抗剂和地塞米松三联方案或呕吐控制不佳的患者，但不推荐单独使用，包括丁酰苯类抗精神药氟哌啶醇、奥氮平、劳拉西泮等。氟哌啶醇阻断脑内多巴胺受体发挥作用，主要具有抗精神病、抗焦虑作用，也有较强的镇吐作用，用于化疗所致恶心呕吐的解救性治疗。克利夫兰诊所的陶西格癌症研究所（Cleveland Clinic Tausig Cancer Institute）推荐以甲氧氯普胺作为癌症晚期恶心呕吐的首选止吐药物，氟哌啶醇作为替换药物[208]。一项 Ⅱ 期临床试验[209]对 51 名接受顺铂化疗的患者预防性给予奥氮平（10mg 口服，days 1-4）联合帕洛诺司琼（0.75mg 静脉注射，day 1）及地塞米松（20mg 静脉注射，day 1），监测化疗后 120 小时内患者恶心呕吐的发生情况。结果呕吐的总发生率为 51% 且大部分反应发生在 24~72 小时。

在预防和治疗呕吐的同时，还应该注意避免止吐药物的不良反应。甲哌氯丙嗪被推荐用于难治性成人 CINV 的治疗，但儿科用药时应适当调整剂量。多伦多一项研究纳入 758 名小于 18 岁的受试者，评价了甲哌氯丙嗪用于儿童的安全性。最常见的不良反应是镇静作用（发生率 10%）及锥体外系反应（发生率 4%~9%），此研究中有 5 例受试儿童死亡。尽管严重不良反应（癫痫、神经抑制性恶性综合征、自主神经衰竭、迟发性运动障碍）在儿童中较少发生，但致命性不良事件及持续的不良反应已被报道，应用中需多加注意[210]。

（3）CINV：CINV 的发生风险与多种患者因素有关，使用可能导致药源性恶心呕吐的药物之前，应根据患者特征、药物因素、评估呕吐发生风险、权衡利弊，尽量避免严重不良反应的发生。呕吐风险评估方法与常规根据医师经验选择治疗方案相比，能更有效地降低急性和延迟性呕吐的发生率，也可避免一些低风险患者的过度止吐治疗。加拿大渥太华医院 Mark Clemons 的临床研究显示，相比于内科医师选择的治疗方案，风险模式导向的预防性止吐方案对 CINV 的控制更佳。一项在 2012 年 4 月 10 日—2014 年 9 月 2 日进行的研究共纳入 324 名接受化疗的早期乳腺癌患者，化疗方案均为环磷酰胺及一种蒽环类药物。患者被随机分为风险模式导向（RMG）组（n=154）及内科医师选择（PC）对照组（n=170）。RMG 组的患者在每周期化疗前按照 CINV 的低危或高危风险进行分类，并对止吐方案作出相应的调整。CINV 低危的患者进行标准的地塞米松和 5-HT₃ 拮抗剂的治疗，对于 CINV 高危的患者，需根据她们的风险等级进行阿瑞匹坦治疗，可以考虑辅以奥氮平。PC 对照组的患者则是根据主治医师的判断服用止吐药进行治疗，主要终点为治疗后急性期（治疗后的第一个 24 小时）及治疗后延迟期（治疗后的第 2~5 天）恶心及呕吐的控制情况。RMG 组总的化疗周期数为 497，PC 对照组为 551。结果显示，PC 对照组在治疗后急性期内出现恶心症状的患者较 RMG 组高 12.1%，出现呕吐症状的患者较 RMG 组高 9.6%。同样，RMG 组对于患者延迟期内恶心及呕吐的控制效果也明显优于 PC 组[211, 222]。

（4）生活方式：良好的生活方式也能缓解恶心呕吐，例如少食多餐，控制食量，不吃生冷或过热的食物等。注意避免可能导致或者加重肿瘤患者恶心呕吐的其他因素：部分或者完全性肠梗阻、前庭功能障碍、电解质紊乱（高钙血症和低钠血症等）、高血糖、尿毒症、与阿片类药物联合使用、其他因素如糖尿病引起的胃轻瘫和心理因素（焦虑、预期性恶心呕吐）等。

（5）其他防治措施：有研究报道，多种中药对 CINV 有效，并指出应以消痰化积和消食导滞为治疗原则。Pillai 等[213]的研究表明,在常规 5-HT$_3$ 受体拮抗剂的基础上使用姜辣素能提高 CINV 控制率。多种非药物手段如心理干预、传统针灸等对改善 CINV 具有重要作用。

2. 阿片类药源性恶心呕吐的预防与治疗　阿片类药物引起的恶心呕吐较为常见,应采取措施提前预防。在治疗前应告知患者可能出现的反应,一旦发生恶心和呕吐,给予适当的止吐治疗。尽量避免可能加剧阿片类胃肠道副作用的因素及药物。

①阿片类药物给药时,初始给予低剂量,逐渐加量有利于防止药源性呕吐,当患者持续接受阿片治疗时,应注意导泻,防止便秘发生;②口服给药时与食物同服可降低胃肠道副作用;③采用肠道外给药途径,如经皮给药,可改善恶心、呕吐的胃肠道副作用,但中枢性呕吐反应仍会发生;④对已发生恶心呕吐反应且无法耐受的患者,可更换另一种阿片镇痛药;⑤目前尚无临床证据支持对所有接受阿片治疗的患者预防性应用止吐药物。使用阿片类药物前应评估致患者呕吐的危险因素,推荐针对不同致吐机制预防性应用止吐药物。《肿瘤治疗相关呕吐防治指南》(2014 年版)推荐以 5-HT$_3$ 受体拮抗剂、地塞米松或氟哌啶醇的一种或两种作为首选预防药(2A)。防治阿片类药物恶心呕吐,不同 5-HT$_3$ 受体拮抗剂的疗效相似。阿瑞匹坦疗效与 5-HT$_3$ 受体拮抗剂、地塞米松及氟哌啶相似。

3. 术后恶心呕吐的药物预防与治疗

(1)综合评估:术前的综合检查可降低术中和术后并发症。应根据外科手术类型、麻醉方案评估患者的特异性 PONV 发生危险。处于 PONV 高风险的患者(如有 PONV 发生史)或 PONV 会显著影响恢复的患者(如接受开腹手术患者),手术前后应避免应用阿片类药物和高 PONV 发生率的麻醉药,尽可能减小麻醉诱导期血压波动。对有必要的患者预防性止吐,并根据危险因素的多少酌情采用 1~3 种止吐药物进行预防,降低患者术后 PONV 的发生率。

(2)预防用药:预防用药应考虑药物起效和持续作用时间,一般应于手术结束前给予静脉负荷量,以后再持续或依据作用时间间断给药。无论是预防或治疗,不同作用机制的止吐药物合用,其作用相加而不良反应无明显叠加,但增加药物剂量或重复使用同作用机制的药物,不能显著提高防治效果。一项纳入 5100 名患者的多中心随机对照试验发现,对于 PONV 高风险患者的患者,实施联合预防止吐药的方案更优。在这项研究中,54% 患者有 PONV 的高危因素如 PONV 史或晕动病;78% 患者发生了恶心或呕吐;使用挥发性麻醉药如氧化亚氮的患者恶心呕吐发生率较丙泊酚麻醉患者高 19%;在不使用止吐药时,PONV 发生率为 52%;而给予一种、两种或三种止吐药后 PONV 发生率分别降为 37%、28% 和 22%;预防性分别给予氟哌利多(静脉注射 1.25mg)、地塞米松(静脉注射 4mg)、昂丹司琼(静脉注射 4mg)后,其在降低 PONV 发生率方面效果相似[196]。

(3)以下几种措施有助于降低患者 PONV 发生的风险:①使用致吐作用较小的药物替代致吐麻醉药。随着新一代吸入麻醉剂、注射用麻醉药及超短效神经肌肉阻滞剂的使用,PONV 的发生率显著降低。丙泊酚是一种短效静脉全麻药,起效快、进入麻醉迅速平稳,不良反应少,与其他传统吸入麻醉药和静脉注射麻醉药相比,导致 PONV 的发生率低,是目前常用的静脉麻醉药,用于全麻诱导和维持[214]。处于 PONV 高风险的患者或术后呕吐严重妨碍恢复的患者,应尽可能少用阿片类药物及氧化亚氮(笑气)。吴高梅等[215]比较了氧化亚氮吸入和丙泊酚静脉无痛胃镜检查的效果,结果表明氧化亚氮镇痛组患者发生恶心呕吐的概率为 64.3%,丙泊酚组为 12.5%。尽管丙泊酚起效快、作用时间短,苏醒迅速,临床使用满意度最高,但其对心血管、呼吸系统均有抑制作用,常表现为血压下降及呼吸抑制。万静洁等[216]选取拟全麻下择期行宫腔镜术的患者120例,探讨了七氟烷或氧化亚氮复合丙泊酚的全麻方案对宫腔镜术后恶心呕吐的影响。结果显示小剂量吸入七氟烷或氧化亚氮复合丙泊酚及单纯丙泊酚的方案均能减少PONV的发生;②嘱患者术前不要进食及饮水,在手术初始8小时内禁食可降低PONV风险;③嘱患者避免术后不必要的运动,突然的移动或体位改变会诱发恶心;④研究表明术前静脉注射营养液,保持血压稳定,提高术中氧供应,有助于降低PONV的发生风险。

4. 其他药源性恶心呕吐　对于金霉素、土霉素、红霉素等药物口服后引起的食欲减退、恶心呕吐,多为药物局部刺激作用所致,故应尽量避免空腹服用。与食物同服或每次剂量减半,增加服用次数,可减轻胃肠反应。

二、药源性食欲减退

食欲减退通常是机体功能紊乱的潜在信号,涉及癌症、痴呆、抑郁症、感染等,但有时外源性药源性因素也可引发食欲减退,大部分药源性食欲减退都属于不良反应。

【致病机制】

药物诱发食欲减退的机制包括影响神经递质及激素的合成、引起味觉障碍等。

（1）影响神经递质及肽类水平:抗抑郁类药物能通过提高下丘脑分泌的神经递质如去甲肾上腺素、多巴胺、5-HT的释放及其再摄取,从而抑制食欲。研究发现,5-HT在抑制食欲过程中发挥重要作用,尤其抑制碳水化合物的摄入。

（2）影响调节食欲相关激素水平:癫痫大鼠经托吡酯治疗后下丘脑增食欲素（orexin-A）表达减少,血清瘦素水平升高（瘦素是肥胖基因 *ob* 的表达产物,能抑制食欲,促进能量消耗,是脂肪分解和合成代谢的主要调节因子）[217,218]。此外,托吡酯还可增加大鼠的胰岛素敏感性,降低肥胖大鼠胰岛素水平,引发厌食[219]。Sakai 等[220]的研究显示,给予氟尿嘧啶的实验组小鼠摄食减弱,血清中胰高血糖素样肽-1（glucagon-like peptide-1,GLP-1）及胃肠道激素多肽 PYY（peptide YY,PYY）水平上升,提示 GLP-1 及 PYY 是调节胃肠道饱腹感的重要信号分子。

（3）引起药源性味觉障碍:药源性味觉障碍是指由药物导致味觉功能异常、减退或丧失。味觉障碍可影响患者食欲,以抗感染药物（克林霉素、四环素、特比萘芬）、心血管药物（卡托普利、氯吡格雷）、神经疾病用药、抗肿瘤药物多见。

【致病药物和临床表现】

引起药源性食欲减退的药物见表3-16。

表3-16　引起药源性食欲减退的药物

类别	药物
抗癫痫药物	托吡酯、唑尼沙胺
抗感染药物	克林霉素、四环素、特比萘芬
抗病毒药物	齐多夫定
抗抑郁药	氟西汀、帕罗西汀、苯丙胺、哌甲酯、安非他酮
心血管系统药物	卡托普利、氯吡格雷
强心苷类	地高辛、去乙酰毛花苷

1. 抗癫痫药物　食欲减退是抗癫痫药物托吡酯的主要不良反应之一,经托吡酯治疗的患者易发生厌食、体重减轻,与其影响食欲及能量摄入有关。一项托吡酯治疗偏头痛的研究发现患者厌食和味觉障碍的发生率相似,提示扰乱味觉可能是托吡酯引发厌食的机制。唑尼沙胺主要不良反应为困倦、食欲缺乏、乏力等,李彩燕[221]对唑尼沙胺添加治疗耐药性部分性癫痫的有效性和安全性做了meta分析,结果表明唑尼沙胺添加治疗的明显不良反应为嗜睡和食欲下降。

2. 抗感染药物　特比萘芬为抗真菌药物,可致味觉障碍,严重时食欲减退、体重减轻,甚至发生持续性味觉损失。2008年报道了1例女性真菌感染患者口服特比萘芬10周后丧失味觉,食欲减退,停用8周后完全恢复。1例女性脊髓炎患者每次静脉注射克林霉素后出现口苦,继之味觉丧失,停药后恢复正常。

3. 抗病毒药物　齐多夫定有骨髓抑制作用,可改变味觉,引起唇、舌肿胀、口腔溃疡,食欲减退的发生率为3%~22%。

4. 镇静催眠药　佐匹克隆不良反应可见口苦、口干,食欲减退等。在104例非老年人中进行的为期6周的研究中,口服佐匹克隆2mg致味觉障碍的发生率为16%,口服3mg的发生率为33%[222]。

5. 抗抑郁药　选择性5-HT再摄取抑制剂氟西汀(fluoxetine)及舍曲林(sertraline)能抑制5-HT转运体,阻断突触前膜对5-HT的再摄取,延长和增加5-HT的作用,使人提早出现饱腹感,降低食欲[223]。苯丙胺及右苯丙胺能促进下丘脑特异性神经递质去甲肾上腺素及多巴胺的释放、抑制多巴胺及5-HT的再摄取,从而抑制食欲。苯丙胺常见不良反应为恶心、呕吐、口干、食欲减退、体重下降。精神兴奋药哌甲酯通过拮抗中枢神经系统内多巴胺转运体,抑制多巴胺再摄取,其最常见的不良反应为食欲减退。一项临床研究显示经哌甲酯治疗后的患者约71%(34/48)食欲减退,体重显著下降,与对照组相比,实验组患者体内瘦素水平升高,胃饥饿素水平下降[224]。

6. 心血管系统药物　抗血小板药物氯吡格雷常见不良反应为消化道出血、腹痛、食欲减退等。

7. 减肥药　西布曲明主要通过抑制去甲肾上腺素和多巴胺的再摄取而抑制食欲,继而降低体重(由于可能增加严重的心血管风险,减肥治疗的风险大于效益,我国已经停止西布曲明在国内的生产、销售和使用)。

【诊断和鉴别诊断】

药源性食欲减退的症状包括:消瘦、恶心、饱腹感、吞咽障碍、疲劳、味觉丧失、口干等。

药源性食欲减退诊断时需排除机体功能紊乱的病因,如周围或中枢神经系统损伤(抑郁症、痴呆)、肝脏及消化系统疾病、癌症、感染等。首先了解服药史,若用药前食欲正常,用药后出现食欲缺乏、味觉异常及体重减轻等则可诊断与药物相关,并参考以往相关报道及药理机制。注意观察停药后症状是否减轻或消失,再次用药是否再现做进一步判断。

具有以下特征的患者更易患药源性食欲减退:情绪低落及有痴呆表现的患者、老年人群及体力活动水平低下的人、癌症及艾滋病患者,化疗药物及反转录抑制剂多导致厌食。接受头部及颈部放疗的患者易发不可逆的味觉丧失,进而导致食欲降低。地高辛、洋地黄毒苷及洋地黄导致的食欲减退在老年患者及血清浓度>2ng/ml的患者中更为典型。

【预防与治疗】

对于易发药源性食欲减退的患者,应尽可能选择抑制食欲作用小的药物。如果药物不可规避,可采取以下措施预防或将危害降至最小:少食多餐、忌生冷或过烫的食物、忌辛辣食物、补充水分和定期体检。如果怀疑发生了药源性食欲减退,应立即停药并注意观察,替换其他药物;接受地高辛类治疗的患者应监测血药浓度并进行对症治疗;对患者提供营养支持及精神方面的引导,都可在一定程度上减少药源性食欲减退的发生。

(魏婷 武新安)

参 考 文 献

1. Singh G, Triadafilopoulos G. Epidemiology of NSAID induced gastrointestinal complications. J Rheumatol Supp, 1999, 26 (56): 18–24.

2. Hawkey CJ, Langman MJ. Non-steroidal anti-inflammatory drugs: overall risks and management complementary roles for COX-2 inhibitors and proton pump inhibitors. Gut, 2003, 52 (4): 600–608.

3. Pusztataszeri MP, Genta RM, Cryer BL. Drug-induced injury in the gastrointestinal tract: clinical and pathologic considerations. Nat Clin Pract Gastroenterol Hepatol, 2007, 4 (8): 442–453.

4. 刘坚,吴新荣,蒋琳兰. 药源性疾病监测与防治. 北京:人民军医出版社,2009:125–129.

5. 张世能,李国成. 消化系统药源性疾病. 广州:中山大学出版社,2008:131–144.

6. Yuan Y, Tsoi K, Hunt RH. Selective serotonin reuptake inhibitors and risk of upper GI bleeding: confusion or confounding? AM J Med, 2006, 119 (9): 719–727.

7. Lanas A, Scheiman J. Low-dose aspirin and upper gastrointestinal damage: epidemiology, prevention and treatment. Curr Med Res Opin, 2007, 23 (1): 163–173.

8. Laine L. Gastrointestinal bleeding with low-dose aspirin what's the risk? Aliment Pharmacal Ther, 2006, 24 (6): 897–908.

9. Stephen Jolles, W. A Carrock Sewell, Carol Leighton. Drug-induced Aseptic Meningitis: Diagnosis and Management. Drug Saf, 2000, 22 (3): 215–226.

10. Cryer B, Bauer D. Oral bisphosphonates and upper gastrointestinal tract problems: what is the evidence? Mayo Clinic Proc, 2002, 77: 1031–1043.

11. Jaspersen D. Drug-induced oesophageal disorders: pathogenesis, incidence, prevention and management. Drug Saf, 2000, 22 (3): 237–249.

12. Fortun P, Hawkey CJ. Drug-induced gastrointestinal disorders. Medicine, 2007, 35 (4): 210–215.

13. Tolstoi LG. Drug-induced gastrointestinal disorders. Medscape Pharmacotherapy, 2002, 4 (1): 1–9.

14. Kikendall JW. Pill-induced esophageal injury. Gastroenterol Clin North Am, 1991, 20 (4): 835–846.

15. 吴潜能. 多西环素致食管溃疡 6 例临床分析. 中国内镜杂志, 2015, 21 (11): 1227–1228.

16. 何新明. 胃十二指肠溃疡穿孔 46 例临床诊治分析. 现代医药卫生, 2010, 26 (11): 1662–1663.

17. 中华消化杂志编委会. 消化性溃疡诊断与治疗规范. 中华消化杂志, 2014, 34 (2): 73–76.

18. 张怡, 李中东, 王大猷. 药源性腹泻的发生机理与防治. 药物不良反应杂志, 2006, 8 (6): 442–446.

19. 詹邵萍. 药源性腹泻的防治. 海峡药学, 2007, 19 (8): 94–95.

20. Lv Z, Peng GL, Su JR. Factors associated with Clostridium difficile diarrhea in a hospital in Beijing, China. Braz J Med Biol Res, 2014, 47 (12): 1085–1090.

21. Poon H, Chang MH, Fung HB. Ceftaroline fosamil: a cephalosporin with activity against methicillin-resistant *Staphylococcus aureus*. Clin Ther, 2012, 34 (4): 743–765.

22. 李自华, 程国平, 汪在华, 等. 细菌性重症肺炎患儿抗生素相关性腹泻发病率及高危因素分析. 临床儿科杂志, 2015, 3 (8): 698–701.

23. 封宇飞, 乔彦. 克林霉素不良反应文献分析. 药物流行病学杂志, 2011, 20 (5): 260–262.

24. 陈辉. 喹诺酮类抗菌药物所致临床不良反应的文献分析. 北方药学, 2015, 12 (4): 158–159.

25. Matsumoto T, Uchino K, Yamaguchi H, et al. Study on the safety and efficacy of sitafloxacin-results of the use-results survey. Jpn J Antibiot, 2011, 64 (5): 319–337.

26. Ito M, Maruyama Y, Murono S, et al. Efficacy and safety of garenoxacin in the treatment of upper respiratory tract infections. Auris Nasus Larynx, 2012, 39 (5): 512–518.

27. 李庆云. 2008—2013 年 103 例抗肿瘤药致不良反应报告分析. 中国医院用药评价与分析, 2015, 15 (1): 123–126.

28. Jirakulaporn T, Endrizzi B, Lindgren B, et al. Capecitabine for skin cancer prevention in solid organ transplant recipients. Clin Transplant, 2011, 25 (4): 541–548.

29. 凌云华, 吴洪斌, 吴薇, 等. 119 例口服卡培他滨片不良反应分析. 中国医院用药评价与分析, 2008, 8 (3): 224–226.

30. Glimelius B, Garmo H, Berglund A, et al. Prediction of irinotecan and 5-fluorouracil toxicity and response in patients with advanced colorectal cancer. Pharmacogenomics J, 2011, 11 (1): 61–71.

31. Goldberg RM, Morton RF, Sargent DJ, et al. N9741: oxaliplatin (oxal) or CPT-11+5-fluorouracil (5FU) /leucovorin (LV) or oxal+CPT-11 in advanced colorectal cancer (CRC). Initial toxicity and response data from a GI Intergroup study. Proc Am Soc Clin Oncol, 2002, 21: 128a.

32. Takahara N, Isayama H, Nakai Y, et al. A retrospective study of S-1 and oxaliplatin combination chemotherapy in patients with refractory pancreatic cancer. Cancer Chemother Pharmacol, 2013, 72 (5): 985–990.

33. Suzuki S, Ozaki Y, Saida S, et al. Retrospective study of gemcitabine plus S-1 versus gemcitabine alone in cases with unresectable advanced pancreatic cancer. Hepato-gastroenterology, 2013, 60 (124): 916–920.

34. Chen X, Zhu Q2, Liu Y, et al. Icotinib is an active treatment of non-small-cell lung cancer: a retrospective study. PLoS One, 2014, 9 (5): e95897.

35. Zheng Y, Wang F, Wu G, et al. The Relationship Between the Adverse Events and Efficacy of Sorafenib in Patients With Metastatic Renal Cell Carcinoma: A Multicenter Retrospective Study from Northwest China. Medicine (Baltimore) , 2015, 94 (49): e2222.

36. Price AB. Pathology of drug-associated gastrointestinal disease. British Journal of Clinical Pharmacology, 2003, (56): 477-482.

37. Andreas Püspök, Kiener HP, Oberhuber G. Clinical, endoscopic, and histologic spectrum of nonsteroidal anti-inflammatory drug-induced lesions in the colon. Diseases of the Colon & Rectum, 2000, (43): 685-691.

38. Mallen SR, Essex MN, Zhang R. Gastrointestinal tolerability of NSAIDs in elderly patients: a pooled analysis of 21 randomized clinical trials with celecoxib and nonselective NSAIDs. Curr Med Res Opin, 2011, 27 (7): 1359-1366.

39. 吴玉姣,朱珊梅,唐风雷. 利福平抗结核致腹泻的临床分析. 药学与临床研究, 2012, 6: 547-548.

40. 李峰. 奥美拉唑致不良反应 120 例分析. 世界最新医学信息文摘, 2013, 13（18）: 29-30.

41. Wilton LV, Key C, Shakir SA. The pharmacovigilance of pantoprazole: the results of postmarketing surveillance on 11541 patients in England. Drug Saf, 2003, 26 (2): 121-132.

42. Meier R, Steuerwald M. Place of probiotics. Curr Opin Criti Care, 2005, 11 (4): 318-325.

43. 中华预防医学会微生态学分会. 中国消化道微生态调节剂临床应用共识. 中国微生态学杂志, 2016, 28（6）: 621-631.

44. Sazawal S, Hiremath G, Dhingra U, et al. Efficacy of probiotics in prevention of acute diarrhoea: a meta-analysis of masked, randomised, placebo-controlled trials. Lancet Infect Dis, 2006, 6 (6): 374-382.

45. Plummer S, Weaver MA, Harris JC, et al. Clostridium difficile pilot study: effects of probiotic supplementation on the incidence of C. difficile diarrhoea. Int Microbiol, 2004, 7 (1): 59-62.

46. 叶国富. 药源性便秘的诊断与治疗. 北方药学, 2013, 10（10）: 21.

47. 董凤良,杜方明,董小芳,等. 阿片类药物导致便秘的机制及治疗. 医学综述, 2014, 20（2）: 288-291.

48. 于翠萍,安建雄. 如何防治阿片类药物引起的便秘. 中国处方药, 2008（8）: 74-76.

49. 骆汝涛. 阿托品对便秘大鼠结肠 AQP3 表达的影响. 南充: 川北医学院硕士学位论文, 2012.

50. TGA. Medicines Safety Update No.1; 2011. Clozapine and severe constipation［EB/OL］. 2011.

51. Nielsen J, Meyer JM. Risk factors for ileus in patients with schizophrenia［EB/OL］. 2011.

52. Dell'Osso B, Arici C, Dobrea C, et al. Efficacy, tolerability, compliance, and quality of life of patients with mood disorders switched from quetiapine immediate release to extended release. Int Clin Psychopharmacol, 2012, 27 (6): 310-313.

53. Durgam S, Starace A, Li D, et al. An evaluation of the safety and efficacy of cariprazine in patients with acute exacerbation of schizophrenia: a phase Ⅱ, randomized clinical trial.

Schizophr Res, 2014, 152 (2–3): 450–457.

54. 于发平, 刘玉珍, 刘炳文. 文拉法辛所致不良反应国内研究概况. 实用药物与临床, 2007, 10（4）: 227–228.

55. Kishi T, Mukai T, Matsuda Y, et al. Selective serotonin 3 receptor antagonist treatment for schizophrenia: meta–analysis and systematic review. Neuromolecular Med, 2014, 16 (1): 61–69.

56. Brambilla L, Recalcati S, Tourlaki A. Vinorelbine therapy in classic Kaposi's sarcoma: a retrospective study of 20 patients. Eur J Dermatol, 2015, 25 (6): 535–538.

57. Ghanizadeh A, Moghimi–Sarani E. A randomized double blind placebo controlled clinical trial of N–Acetylcysteine added to risperidone for treating autistic disorders. BMC Psychiatry, 2013, 13: 196.

58. 中华医学会消化病学分会胃肠动力学组, 中华医学会外科学分会结直肠肛门外科学组. 中国慢性便秘诊治指南. 胃肠病学, 2013, 18（10）: 605–612.

59. 中华医学会肝病学分会药物性肝病学组. 药物性肝损伤诊治指南. 临床肝胆病杂志, 2015, 31（11）: 1752–1769.

60. 沈弢, 段昭君, 庄辉. 药物性肝损伤的流行病学. 肝脏, 2015, 20（10）: 819–823.

61. Zhou Y, Yang L, Liao Z, et al. Epidemiology of drug–induced liver injury in China: a systematic analysis of the Chinese literature including 21, 789 patients. Eur J Gastroenterol Hepatol, 2013, 25 (7): 825–829.

62. 汤浩, 杨晶露, 李磊. 6903 例药物性肝损害文献分析. 华南国防医学杂志, 2014, 28（2）: 172–173.

63. Schmeltzer PA, Kosinski AS, Kleiner DE, et al. Liver injury from nonsteroidal anti–inflammatory drugs in the United States. Liver International, 2016, 36 (4): 603–609.

64. Manov I, Motanis H, Frumin I, et al. Hepatotoxicity of anti–inflammatory and analgesic drugs: ultrastructural aspects. Acta Pharmacologica Sinica, 2006, 27 (3): 259–272.

65. Laster J, Satoskar R. Aspirin–Induced Acute Liver Injury. American College of Gastroenterology Case Reports Journal, 2014, 2 (1): 48–49.

66. Chitturi S, George J. Hepatotoxity of commonly used drugs: nonsteroidal anti–inflammatory drugs, antihypertensives, antidiabetic agents, anticonvulsants, lipid–lowering agents, psychotropic drugs. Seminars in Liver Disease, 2002, 22 (2): 169–183.

67. Tarazi EM, Harter JG, Zimmerman HJ, et al. Sulindac–associated hepatic injury: analysis of 91 cases reported to the Food and Drug Administration. Gastroenterology, 1993, 104 (2): 569–574.

68. Aithal GP, Day CP. Nonsteroidal anti–inflammatory drug–induced hepatotoxicity. Clinics in Liver Disease, 2007, 11 (3): 563–575.

69. 孙搏, 李晓宇, 刘皋林. 非甾体抗炎药相关的药物性肝损伤的研究进展. 世界华人消化杂志, 2015,（19）: 3053–3059.

70. Bunchorntavakul C, Reddy KR. Acetaminophen–related hepatotoxicity. Clinics in Liver Disease, 2013, 17 (4): 587–607.

71. 孙凤霞. 尼美舒利引致的肝脏损害及其临床安全使用. 药物不良反应杂志, 2007, 9（6）:

400–403.

72. 朱曼, 郭代红, 史录文, 等. 抗感染药致药源性肝损伤572例分析. 中国药房, 2015, 26 (26): 3663–3666.

73. Serranti D, Montagnani C, Indolfi G, et al. Antibiotic induced liver injury: what about children? Journal of Chemotherapy, 2013, 25 (5): 255–272.

74. Yazici C, Mutlu E, Bonkovsky HL, et al. Risk factors for severe or fatal drug-induced liver injury from amoxicillin-clavulanic acid. Hepatology Research, 2015, 45 (6): 676–682.

75. Stephens C, Lopez-Nevot MA, Ruiz-Cabello F, et al. HLA alleles influence the clinical signature of amoxicillin-clavulanate hepatotoxicity. Plos One, 2013, 8 (7): e68111.

76. Casella G, Villanacci V, Di Bella C, et al. Acute hepatitis caused by minocycline. Revista Espanola De Enfermedades Digestivas, 2010, 102 (11): 667–668.

77. Orman ES, Conjeevaram HS, Vuppalanchi R, et al. Clinical and histopathologic features of fluoroquinolone-induced liver injury. Clinical Gastroenterology and Hepatology, 2011, 9 (6): 517–523.

78. 黄丽贞, 雷光远, 雷招宝. 莫西沙星致肝损害16例文献分析. 药物流行病学杂志, 2012, 21 (12): 631–633.

79. Leitner JM, Graninger W, Thalhammer F. Hepatotoxicity of antibacterials: Pathomechanisms and clinical. Infection, 2010, 38 (1): 3–11.

80. Martinez MA, Vuppalanchi R, Fontana RJ, et al. Clinical and histologic features of azithromycin-induced liver injury. Clinical Gastroenterology and Hepatology, 2015, 13 (2): 369–376.

81. Ferrer P, Amelio J, Ballarin E, et al. Systematic review and meta-analysis: macrolides and amoxicillin/clavulanate-induced acute liver injury. Basic Clinical Pharmacology Toxicology, 2016, 119 (1): 3–9.

82. 中华医学会结核病学分会. 抗结核药所致药物性肝损伤诊断与处理专家建议. 中华结核和呼吸杂志, 2013, 36 (10): 732–737.

83. Yuliwulandari R, Susilowati RW, Wicaksono BD, et al. NAT2 variants are associated with drug-induced liver injury caused by anti-tuberculosis drugs in Indonesian patients with tuberculosis. Journal of Human Genetics, 2016, 61 (6): 533–537.

84. Sun Q, Zhang Q, Gu J, et al. Prevalence, risk factors, management, and treatment outcomes of first-line antituberculous drug-induced liver injury: a prospective cohort study. Pharmacoepidemiol Drug Saf, 2016, 25 (8): 908.

85. Yeong TT, Lim KH, Goubet S, et al. Natural history and outcomes in drug-induced autoimmune hepatitis. Hepatology Research, 2016, 46 (3): E79–E88.

86. Raschi E, Poluzzi E, Koci A, et al. Assessing liver injury associated with antimycotics: Concise literature review and clues from data mining of the FAERS database. World Journal of Hepatology, 2014, 6 (8): 601–612.

87. Lo RVR, Carbonari DM, Lewis JD, et al. Oral Azole antifungal medications and risk of acute liver injury, overall and by chronic liver disease status. The American Journal of Medicine,

2016, 129 (3): 283-291.

88. 白艳,李悦,刘斌,等. 抗真菌药肝毒性的文献计量学分析. 药物不良反应杂志, 2014, 16
（3）: 134-138.

89. Jones M, Nunez M. Liver toxicity of antiretroviral drugs. Seminars in Liver Disease, 2012, 32 (2): 167-176.

90. 孙丽娜,张欣欣. 抗病毒药物的肝毒性. 肝脏, 2012, 17（5）: 350-353.

91. Hagley MT, Hulisz DT, Burns CM. Hepatotoxicity associated with angiotensin-converting enzyme inhibitors. Annals of Pharmacotherapy, 1993, 27 (2): 228-231.

92. 毛敏,徐小华,赵嘉澍,等. 60 例静脉滴注盐酸胺碘酮致急性肝损害病例分析. 中国药物警戒, 2015, 12（6）: 347-351.

93. 颜士岩,范建高. 抗肿瘤药物对肝脏的影响及其在肝病患者中的应用. 世界临床药物, 2011, 32（9）: 513-517.

94. Floyd J, Mirza I, Sachs B, et al. Hepatotoxicity of chemotherapy. Seminars in Oncology, 2006, 33 (1): 50-67.

95. Bahirwani R, Reddy KR. Drug-induced liver injury due to cancer chemotherapeutic agents. Seminars in Liver Disease, 2014, 34 (2): 162-171.

96. 肖志坚. 急性白血病化疗药物所致肝损害的诊治. 中国实用内科杂志, 2011, 31（12）: 910-911.

97. 马玉花,邹亚伟,陈福雄. 抗血液肿瘤药物的肝损伤. 中国临床新医学, 2012, 5（9）: 898-902.

98. Kroger N, Zabelina T, Sonnenberg S, et al. Dose-dependent effect of etoposide in combination with busulfan plus cyclophosphamide as conditioning for stem cell transplantation in patients with acute myeloid leukemia. Bone Marrow Transplant, 2000, 26 (7): 711-716.

99. Ridruejo E, Cacchione R, Villamil AG, et al. Imatinib-induced fatal acute liver failure. World Journal of Gastroenterology, 2007, 13 (48): 6608-6111.

100. Bessone F, Lucena MI, Roma MG, et al. Cyproterone acetate induces a wide spectrum of acute liver damage including corticosteroid-responsive hepatitis: report of 22 cases. Liver International, 2016, 36 (2): 302-310.

101. Davidov Y, Har-Noy O, Pappo O, et al. Methylprednisolone-induced liver injury: Case report and literature review. Journal Digestive Disease, 2016, 17 (1): 55-62.

102. 杨金玲. 甲巯咪唑致肝损害 1 例临床分析. 中国医药指南, 2015, 11（31）: 195-196.

103. 廖戮缪. 甲巯咪唑和丙硫氧嘧啶对肝功能影响的前瞻性研究. 南宁: 广西医科大学硕士学位论文, 2012.

104. Zheng L. Metformin as a rare cause of drug-induced liver injury, a case report and literature review. American Journal of Therapeutics, 2016, 23 (1): e315-e317.

105. Russo MW, Hoofnagle JH, Gu J, et al. Spectrum of statin hepatotoxicity: experience of the drug-induced liver injury nework. Hepatology, 2014, 60 (2): 679-686.

106. LaRosa JC, Grundy SM, Waters DD, et al. Intensive lipid lowering with atorvastatin in patients with stable coronary disease. The New England Journal of Medicine, 2005, 352 (14): 1425-

1435.

107. 徐岩成,方一杰,阎澜,等. 降脂药物的肝脏毒性及其防治策略研究进展. 药学实践杂志, 2014, 32（6）: 412-416.

108. 罗长琴,贺永锋,郭连斌,等. 美沙拉秦致肝损害 1 例并文献回顾. 湖北医药学院学报, 2015, 34（5）: 496-499.

109. Cheng FK, Bridges EE, Betteridge JD. Drug-induced liver injury from initial dose of infliximab. Miltary Med, 2015, 180 (6): e723-e724.

110. Tisdale JE, Miller DA. Drug-induced diseases: prevention, detection, and management. 2nd ed. Bethesda: American Society of Health-System Pharmacists, 2010: 771-792.

111. 陈成伟. 药物与中毒性肝病. 第 2 版. 上海: 上海科学技术出版社, 2013: 556-557.

112. Au JS, Pockros PJ. Drug-induced liver injury from antiepileptic drugs. Clinic Liver Disease, 2013, 17 (4): 687-697.

113. Macfarlane B, Davies S, Mannan K, et al. Fatal acute fulminant liver failure due to clozapine: a case report and review of clozapine-induced hepatotoxicity. Gastroenterology, 1997, 112 (5): 1707.

114. 王家芳,肖承文. 抗精神病药药物相关性肝损害的临床分析. 中国实用医药, 2012, （30）: 136.

115. Atasoy N, Erdogan A, Yalug I, et al. A review of liver function tests during treatment with atypical antipsychotic drugs: a chart review study. Progressin Neuro-psychopharmacology Biological Psychiatry, 2007, 31 (6): 1255-1260.

116. 侯成业,陈智敏,温乃义,等. 3 种非典型抗精神病药治疗精神分裂症对肝功能影响的对照研究. 中国新药杂志, 2015, 24（8）: 908-911.

117. 黄建飞,计庆明,易天军,等. 利培酮对精神分裂症患者肝功能的影响. 临床精神医学杂志, 2004, 14（3）: 149-150.

118. Voican CS, Corruble E, Naveau S, et al. Antidepressant-induced liver injury: a review for clinicians. The American Journal of Psychiatry, 2014, 171 (4): 404-415.

119. Vuppalanchi R, Hayashi PH, Chalasani N, et al. Duloxetine hepatotoxicity: a case-series from the drug-induced liver injury network. Alimentary Pharmacology Therapeutics, 2010, 32 (9): 1174-1183.

120. Licata A. Adverse drug reactions and organ damage: The liver. European Journal of Internal Medicine, 2016, 28: 9-16.

121. Vidyasagar R, Guruprasad P. Jaundice: applying lessons from physiology. Surgery (Oxford), 2014, 32 (12): 627-634.

122. Cui Y, Konig J, Leier I, et al. Hepatic uptake of bilirubin and its conjugates by the human organic anion transporter SLC21A6. J Biol Chem, 2001, 276: 9626-9630.

123. Keppler D. The roles of MRP2, MRP3, OATP1B1, and OATP1B3 in conjugated hyperbilirubinemia. Drug Metab Dispos, 2014, 42: 561-565.

124. Reenam SK, Diarmaid DH, Philip NN. Investigation of jaundice. Medicine, 2015, 43 (10): 573-576.

125. Hussaini SH, O'Brien CS, Despott EJ, et al. Antibiotic therapy: a major cause of drug-induced jaundice in southwest England. Eur J Gastroenterol Hepatol, 2007, 19 (1): 15-20.

126. O'Donohue J, Oien KA, Donaldson P, et al. Co-amoxiclav jaundice: clinical and histological features and HLA class II association. Gut, 2000, 47 (5): 717-720.

127. Leise MD, Poterucha JJ, Talwalkar JA. Drug-induced liver injury. Mayo Clin Proc, 2014, 89: 95-106.

128. De Abajo FJ, Montero D, Madurga M, et al. Acute and clinically relevant drug-induced liver injury: a population based case-control study. Br J Clin Pharmacol, 2004, 58: 71-80.

129. Zimmerman HJ. Hepatotoxicity: the adverse effects of drugs and other chemicals on the liver. Philadelphia: Lippincott, 1999: 606-609.

130. Derby LE, Jick H, Henry DA, et al. Erythromycinassociated cholestatic hepatitis. Med J Aust, 1993, 158 (9): 600-602.

131. Daniele S, Carlotta M, et al. Antibiotic induced liver injury: what about children? Journal of chemotherapy, 2013, 25 (5): 255-272.

132. Zimmerman HJ. Drug-induced liver disease. Clin Liver Dis, 2000, 4 (1): 73-96.

133. Kahn JB. Latest industry information on the safety profile of levofloxacin in the US. Chemotherapy, 2001, 47 (Suppl 3): 32-37.

134. Carbon C. Comparison of side effects of levofloxacin versus other fluoroquinolones. Chemotherapy, 2001, 47 (Suppl 3): 9-14.

135. Figueira-Coelho J, Pereira O, Picado B, et al. Acute hepatitis associated with the use of levofloxacin. Clin Ther, 2010, 32 (10): 1733-1737.

136. Coban S, Ceydilek B, Ekiz F, et al. Levofloxacin-induced acute fulminant hepatic failure in a patient with chronic hepatitis B infection. Ann Pharmacother, 2005, 39 (10): 1737-1740.

137. Carrascosa MF, Lucena MI, Andrade RJ, et al. Fatal acute hepatitis after sequential treatment with levofloxacin, doxycycline, and naproxen in a patient presenting with acute Mycoplasma pneumonia infection. Clin Ther, 2009, 31 (5): 1014-1019.

138. Bjornsson E, Lindberg J, Olsson R. Liver reactions to oral low-dose tetracyclines. Scand J Gastroenterol, 1997, 32 (4): 390-395.

139. Chavant F, Lafay-Chebassier C, Beauchant M, et al. Doxycycline induced hepatitis. Gastroenterol Clin Biol, 2008, 32 (10): 825-827.

140. Ford TJ, Dillon JF. Minocycline hepatitis. Eur J Gastroenterol Hepatol, 2008, 20 (8): 796-799.

141. Aygun C, Kocaman O, Gurbuz Y, et al. Clindamycin-induced acute cholestatic hepatitis. World J Gastroenterol, 2007, 13 (40): 5408-5410.

142. Vial T, Grignon M, Daumont M, et al. Sideroblastic anaemia during fusidic acid treatment. Eur J Haematol, 2004, 72: 358-360.

143. Moseley RH. Drug-induced liver disease. Amsterdam: Elsevier, 2013: 470-473.

144. 陈成伟. 药物与中毒性肝病. 第2版. 上海：上海科学技术出版社, 2013: 662-666.

145. Shallcross H, Padley SP, Glynn MJ, et al. Fatal renal and hepatic toxicity after treatment with diltiazem. Br Med J (Clin Res Ed), 1987, 295 (6608): 1236-1237.

146. Todd P, Levison D, Farthing MJ. Enalapril-related cholestatic jaundice. J R Soc Med, 1990, 83: 271-272.

147. Larrey D, Babany G, Bernuau J, et al. Fulminant hepatitis after lisinopril administration. Gastroenterology, 1990, 99: 1832-1833.

148. Reuben A, Koch DG, Lee WM. Drug-induced acute liver failure: results of a U. S. multicenter, prospective study. Hepatology, 2010, 52: 2065-2076.

149. Larry D, Ripault MP. Hepatotoxicity of psychotropic drugs and drugs of abuse. Amsterdam: Elsevier, 2013: 447-462.

150. 陈成伟. 药物与中毒性肝病. 第 2 版. 上海：上海科学技术出版社, 2013：607-608.

151. 陈成伟. 药物与中毒性肝病. 第 2 版. 上海：上海科学技术出版社, 2013：611-612.

152. 赵攀, 段光锋, 杜丽, 等. 腺苷蛋氨酸治疗药物性肝损伤效果的系统评价. 胃肠病学和肝脏病学杂志, 2011, 20（4）：341-344.

153. Vincenzi B, Santini D, Frezza AM, et al. The role of S-adenosyl methionine in preventing FOLFOX-induced liver toxicity: a retrospective analysis in patients affected by resected colorectal cancer treated with adjuvant FOLFOX regimen. Expert Opin Drug Saf, 2011, 10 (3): 345-349.

154. 倪鎏达, 谢青, 李捍卫, 等. 熊去氧胆酸治疗药物性肝损伤开放对照临床试验. 肝脏, 2009, 14（4）：278-280.

155. Gong Y, Huang Z, Christensen E, et al. Ursodeoxychlic acid for patients with primary biliary cirrhosis: an updated systematic review and meta-analysis of randomized clinical trials using Bayesian approach as sensitivity analyses. Am J Gastroenterol, 2007, 102 (8): 1799-1807.

156. Shi J, Wu C, Lin Y, et al. Long-term effects of mid-dose Ursodeoxychlic acid in primary biliary cirrhosis: a meta-analysis of randomized controlled trials. Am J Gastroenterol, 2006, 101 (7): 1529-1538.

157. Ruth B, Ronald PJ, Oude E, et al. Advances in pathogenesis and treatment of pruritus. Clin Liver Dis, 2013, 17 (2): 319-329.

158. Kuiper EM, Vaner KJ, Beuer SU, et al. The potent bile acid sequestrant colesevelam is not effective in cholestatic pruritus: results of a double-blind, randomized, placebo-controlled trial. Hepatology, 2010, 52 (4): 1334-1340.

159. Krause K, Kessler B, Weller K, et al. German version of ItchyQoL: validation and initial clinical findings. Acta Derm Venereol, 2013, 93 (5): 562-568.

160. Ackiene J, Beuer SU, Kupcinskas L. Efficacy and safety of ursodeoxycholic acid versus cholestyramine in intrahepatic cholestasis of pregnancy. Gastroenterology, 2005, 29 (3): 894-901.

161. Tisdale JE, Miller DA. Drug-induced diseases: prevention, detection, and management. 2nd ed. Bethesda: American Society of Health-System Pharmacists, 2010: 800-818.

162. 靳松, 刘新月, 朱珠. 药源性胰腺炎及其防治对策. 抗感染药学, 2010, 7（2）：84.

163. 刘坚, 吴新荣, 蒋琳兰. 药源性疾病监测与防治. 北京：人民军医出版社, 2009：138-146.

164. Kim KH, Kim TN, Jang BI. A case of acute pancreatitis caused by 5-aminosalicylic acid

suppositories in a patient with ulcerative colitis. Korean J Gastroenterol, 2007, 50 (6): 379–383.

165. 周雷贵,郭丽霞,肖胜霞. 美沙拉秦致药源性急性胰腺炎 1 例. 临床合理用药,2015,8（5A）: 27, 61.

166. Wilkinson ML, O'Driscoll R, Kiernan TJ. Cimetidine and pancreatitis. Lancet, 1981, 1 (8220 Pt 1): 610–611.

167. Eland IA, Alvarez CH, Stricker BH, et al. The risk of acute pancreatitis associated with acid-suppressing drugs. Br J Clin Pharmacol, 2000, 49 (5): 473–478.

168. Weersma RK, Peters FT, Oostenbrug LE, et al. Increased incidence of azathioprine-induced pancreatitis in Crohn's disease compared with other diseases. Aliment Pharmacol Ther, 2004, 20 (8): 843–850.

169. Alexander S, Dowling D. Azathioprine pancreatitis in inflammatory bowel disease and successful subsequent treatment with mercaptopurine. Int Med J, 2005, 35 (9): 570–571.

170. Chao CT, Chao JY. Case report: furosemide and pancreatitis: Importance of dose and latency period before reaction. Canadian family physician Medecin de famille canadien, 2013, 59 (1): 43–45.

171. Lerche A, Vyberg M, Kirkegaard E. Acute cholangitis and pancreatitis associated with sulindac (clinoril) . Histopathology, 1987, 11 (6): 647–653.

172. Wurm S, Schreiber F, Spindelboeck W. Mefenamic acid: A possible cause of drug-induced acute pancreatitis. Pancreatology, 2015, 15 (5): 570–572.

173. Bruusgaard-Mouritsen ME, Leerhoy B, Hansen MB. Acute pancreatitis after ingestion of ibuprofen in a 16-year-old boy. Ugeskrift for laeger, 2015, 177 (28): 2–3.

174. Chen SJ, Lin CS, Hsu CW, et al. Acetaminophen Poisoning and Risk of Acute Pancreatitis: A Population-Based Cohort Study. Medicine, 2015, 94 (29): e1195.

175. O'Halloran E, Hogan A, Mealy K. Metronidazole-induced pancreatitis. HPB surg, 2010: 1–4.

176. Hegazi MO, Saleh F, John JE. Is it tinidazole-induced pancreatitis? J Clinical Pharm Ther, 2015, 40 (5): 607–608.

177. Sung HY, Kim JI, Lee HJ, et al. Acute pancreatitis secondary to ciprofloxacin therapy in patients with infectious colitis. Gut Liver, 2014, 8 (3): 265–270.

178. Tuon FF, Guastini CM, Boulos MI. Acute pancreatitis associated with lamivudine therapy for chronic B hepatitis. Braz J Infect Dis, 2008, 12 (4): 263.

179. Kanbay M, Selcuk H, Yilmaz U, et al. Recurrent acute pancreatitis probably secondary to lisinopril. South Med J, 2006, 99 (12): 1388–1389.

180. Lancashire RJ, Cheng K, Langman MJS. Discrepancies between population-based data and adverse reaction reports in assessing drugs as causes of acute pancreatitis. Alimentary Pharmacology & Therapeutics, 2003, 17 (7): 887–893.

181. Can B, Sali M, Batman A, et al. Valsartan-induced acute pancreatitis. Internal Med, 2014, 53 (7): 703–705.

182. 池添雨,张玫. 卡维地洛致药源性急性胰腺炎一例. 中华临床医师杂志(电子版),

2013, 7（3）: 1349.

183. Anagnostopoulos GK, Tsiakos S, Margantinis G, et al. Acute pancreatitis due to pravastatin therapy. JOP, 2003, 4 (3): 129–132.

184. Abraham M, Mitchell J, Simsovits D, et al. Hypertriglyceridemic Pancreatitis Caused by the Oral Contraceptive Agent Estrostep. J Intensive Care Med, 2015, 30 (5): 303–307.

185. Czyzykowski R, Polowinczak–Przybylek J, Janiak A, et al. Tamoxifen–induced acute pancreatitis–a case report. Prz Menopauzalny, 2014, 13 (1): 70–72.

186. Russano M, Vincenzi B, Venditti O, et al. Pazopanib and pancreatic toxicity: a case report. BMC, 2015, 8: 196.

187. Ray S, Khamrui S, Kataria M, et al. Valproic acid–induced severe acute pancreatitis with pseudocyst formation: report of a Case. Cureus, 2015, 7 (8): e297.

188. Agito K, Manni A. Acute pancreatitis induced by methimazole in a patient with subclinical hyperthyroidism. J Investig Med High Impact Case Rep, 2015, 3 (2): 1–4.

189. Chowdhary M, Kabbani AA, Chhabra A. Canagliflozin–induced pancreatitis: a rare side effect of a new drug. Ther Clin Risk Manag, 2015, 11: 991–994.

190. Chen YY, Chen CY, Leung KK. Acute pancreatitis and amiodarone: a case report. World J Gastroentero, 2007, 13 (6): 975–957.

191. Tisdale JE, Miller DA. Drug–induced diseases: prevention, detection, and management. 2nd ed. Bethesda: American Society of Health–System Pharmacists, 2010: 819–840.

192. 张世能. 药源性消化系统疾病. 广州：中山大学出版社, 2008: 72–78.

193. Zara GP, Thompson HH, Pilot MA, et al. Effects of erythromycin on gastrointestinal tract motility. J Antimicrob Chemother, 1985, 16 (suppl A): 175–179.

194. 于世英, 印季良, 秦叔逵, 等. 肿瘤治疗相关呕吐防治指南（2014 年版）. 临床肿瘤学杂志, 2014, 03: 263–273.

195. 孙定人. 药物不良反应. 第 3 版. 北京：人民卫生出版社, 2003: 281–285.

196. Apfel CC, Korttila K, Abdalla M, et al. A factorial trial of six interventions for the prevention of postoperative nausea and vomiting. New Engl J Med, 2004, 350 (24): 2441–2451.

197. Myles PS, Chan MTV, Kasza J, et al. Severe nausea and vomiting in the elimination of nitrous oxide in the gas mixture for anesthesia Ⅱ trial. Anesthesiology, 2016, 124 (5): 1032–1040.

198. Van Amsterdam J, Nabben T, van den Brink W. Recreational nitrous oxide use: prevalence and risks. Regul Toxicol Pharm, 2015, 73 (3): 790–796.

199. Wofford JL, Hickey AR, Ettinger WH, et al. Lack of age–related differences in the clinical presentation of digoxin toxicity. Arch Intern Med, 1992, 152 (11): 2261–2264.

200. Ohnishi K, Sakamoto N, Kobayashi K, et al. Subjective adverse reactions to metronidazole in patients with amebiasis. Parasitol Int, 2014, 63 (5): 698–700.

201. 祝苏芳. 全麻药品引发恶心呕吐影响因素分析. 实用药物与临床, 2015, 1811: 1370–1372.

202. Basch E, Prestrud AA, Hesketh PJ, et al. Antiemetics: American society of clinical oncology clinical practice guideline update. J Clin Oncol, 2011, 29 (31): 4189–4198.

203. Shi Q, Li W, Li H, et al. Prevention of cisplatin-based chemotherapy-induced delayed nausea and vomiting using triple antiemetic regimens: a mixed treatment comparison. Oncotarget, 2016, 7 (17): 24402-24414.

204. Janicki PK, Schuler HG, Jarzembowski TM, et al. Prevention of postoperative nausea and vomiting with granisetron and dolasetron in relation to CYP2D6 genotype. Anesthesia & Analgesia, 2006, 102 (4): 1127-1133.

205. Iihara H, Ishihara M, Fujii H, et al. Comparison of the control of nausea and vomiting among several moderately emetic-risk chemotherapy regimens. J Cancer, 2016, 7 (5): 569.

206. Italian G F A R. Randomized, double-blind, dose-finding study of dexamethasone in preventing acute emesis induced by anthracyclines, carboplatin, or cyclophosphamide. J Clin Oncol, 2004, 22 (4): 725-729.

207. Warr DG, Grunberg SM, Gralla RJ, et al. The oral NK 1 antagonist aprepitant for the prevention of acute and delayed chemotherapy-induced nausea and vomiting: pooled data from 2 randomised, double-blind, placebo controlled trials. Eur J Cancer, 2005, 41 (9): 1278-1285.

208. Gupta M, Davis M, LeGrand S, et al. Nausea and vomiting in advanced cancer: the Cleveland clinic protocol. J Support Oncol, 2013, 11 (1): 8-13.

209. Maeda A, URA T, Asano C, et al. A phase II trial of prophylactic olanzapine combined with palonosetron and dexamethasone for preventing nausea and vomiting induced by cisplatin. Asia Pac J Clin Oncol, 2016, 12 (3): 254-258.

210. Lin MLM, Robinson PD, Flank J, et al. The safety of prochlorperazine in children: a systematic review and meta-analysis. Drug Saf, 2016, 39 (6): 509-516.

211. Clemons M, Bouganim N, Smith S, et al. Risk model-guided antiemetic prophylaxis vs physician's choice in patients receiving chemotherapy for early-stage breast cancer: a randomized clinical trial. JAMA Oncol, 2016, 2 (2): 225-231.

212. Balakrishnan VS. Patient risk factors versus physician guidelines for anti-emetics. The Lancet Oncology, 2016, 17 (1): 7.

213. Pillai AK, Sharma KK, Gupta YK, et al. Anti-emetic effect of ginger powder versus placebo as an add-on therapy in children and young adults receiving high emetogenic chemotherapy. Pediatr Blood Cancer, 2011, 56 (2): 234-238.

214. 王建宇. 丙泊酚、地塞米松和甲氧氯普胺预防甲状腺切除术后恶心呕吐的比较. 乌鲁木齐：新疆医科大学硕士学位论文, 2010.

215. 吴高梅, 李茹华, 江丽萍, 等. 笑气吸入和丙泊酚静脉无痛胃镜检查的效果比较. 临床护理杂志, 2015,（2）: 18-20.

216. 万静洁, 李真, 金宁, 等. 小剂量七氟醚或笑气复合丙泊酚对宫腔镜术后恶心呕吐的影响. 中国医科大学学报, 2016,（1）: 77-82.

217. 龙娟. 托吡酯对戊四氮致痫大鼠体重及血清胃泌素和下丘脑增食欲素的影响. 佳木斯：佳木斯大学硕士学位论文, 2008.

218. Husum H, Van Kammen D, Termeer E, et al. Topiramate normalizes hippocampal NPY-

LI in flinders sensitive line 'depressed' rats and upregulates NPY, galanin, and CRH–LI in the hypothalamus: implications for mood–stabilizing and weight loss–inducing effects. Neuropsychopharmacology, 2003, 28 (7): 1292–1299.

219. Picard F, Deshaies Y, Lalonde J, et al. Topiramate reduces energy and fat gains in lean (Fa/?) and obese (fa/fa) Zucker rats. Obes Res, 2000, 8 (9): 656–663.

220. Sakai H, Kai Y, Takase K, et al. Role of peptide YY in 5–fluorouracil–induced reduction of dietary intake. Clin Exp Pharmacol Physiol, 2016, 43 (8): 753–759.

221. 李彩燕. 唑尼沙胺添加治疗耐药性部分性癫痫有效性和安全性的 Meta 分析. 济南: 山东大学硕士学位论文, 2013.

222. 雷招宝. 药源性味觉障碍. 药物不良反应杂志, 2009, 11 (3): 191–195.

223. Samanin R, Garattini S. Neurochemical mechanism of action of anorectic drugs. Pharmacol Toxicol, 1993, 73 (2): 63–68.

224. Gurbuz F, Gurbuz BB, Celik GG, et al. Effects of methylphenidate on appetite and growth in children diagnosed with attention deficit and hyperactivity disorder. J Pediatr Endocrinol Metab, 2016, 29 (1): 85–92.

第四章

药源性呼吸系统疾病

药源性呼吸系统疾病即药物引起的呼吸系统疾病，一般不常见，但可能会发展到很严重的程度，有时甚至威胁生命。其临床表现通常不典型，常见的有咳嗽、喘鸣、呼吸困难、肺功能改变等。相关辅助检查也并无特异性，如肺功能检查、胸部 X 射线检查等。很多药物可以引起呼吸系统疾病，产生机制复杂且各不相同。

本章主要介绍药源性支气管痉挛和哮喘、药源性间质性肺炎或肺纤维化、药源性非心源性肺水肿或毛细血管渗漏综合征、药源性机化性肺炎、药源性肺动脉高压、药源性肺血管栓塞及药源性胸膜病变。

第一节　药源性支气管痉挛和哮喘

哮喘是一种常见的气道慢性炎症性疾病。这种慢性炎症导致气道高反应性，通常出现广泛多变的可逆性气流受限，并引起反复发作性的喘息、气急、胸闷或咳嗽等症状，多数患者可自行缓解或经治疗缓解。最常见的药源性呼吸系统疾病是支气管痉挛和哮喘。

药源性哮喘是指既往无哮喘史的患者应用某些药物后诱发哮喘，或既往有哮喘史的患者用药后出现哮喘或哮喘加剧。临床诊断主要以明确的既往用药史、哮喘发作时及时停药、对症治疗后症状缓解、再次使用相同药物时哮喘复发为标准。药物所致支气管痉挛的机制多样，可以表现为独立事件，也可以表现为免疫性（过敏）反应或非免疫性（类过敏）反应。药物所致支气管痉挛多发于既往有哮喘患者，但也可发生于有其他形式气道高反应或药物过敏的患者。药源性哮喘发作似与给药途径、剂量、剂型、联合用药、用药次数等无直接相关性，但口服、静脉给药发病率较其他给药途径大，可能与临床最常通过这两种给药途径有关。近年来，药源性哮喘不断增多，虽然药源性哮喘在某些患者的表现可能相对轻微，但也有可能致命。

引起支气管痉挛或加重哮喘症状的常见药物包括抗感染药物、解热镇痛抗炎药、抗风湿药、麻醉药、辅助用药、心血管系统药物、呼吸系统药物、消化系统药物等。尽管大多数药物极少导致支气管痉挛，但阿司匹林和其他非甾体抗炎药、β 受体拮抗剂、碘对比剂、乙酰半胱氨酸、亚硫酸盐常导致支气管痉挛。血管紧张素转化酶抑制剂（ACEI）极少引起支气管痉挛，但咳嗽（哮喘的症状之一）是其最常见的不良反应。

【致病机制】

药物导致的哮喘和支气管痉挛可以由多种机制引起。大多数支气管痉挛的报告是单个病例,且致病机制未知。支气管痉挛可由直接刺激气道引起,如乙酰半胱氨酸和亚硫酸盐;也可由 IgE 介导,IgG 参与引起过敏反应,如甲基多巴肥大细胞脱粒类过敏反应;或服用阿司匹林或 β 受体拮抗剂的患者预期或非预期的药理作用。

药源性哮喘的机制主要包括气道炎症机制、气道重构机制、免疫和变态反应机制及气道神经 – 受体调节机制。气道炎症反应涉及众多炎症细胞、炎症介质和细胞因子的相互作用;气道重构机制主要与持续存在的气道炎症和反复的气道上皮损伤/修复有关;免疫和变态反应机制主要与 IgE 抗体介导的 I 型变态反应有关;气道神经 – 受体调节机制包括肾上腺素能神经 – 受体失衡、胆碱能神经 – 受体失衡、非肾上腺素能非胆碱能神经功能失调与神经源性炎症 3 类。不同药物导致的药源性哮喘,其机制不同,可由一种机制主导,也可几种机制同时参与其中,具体药物的致病机制详见下一部分。

【致病药物和临床表现】

药源性支气管痉挛和哮喘的症状及严重程度与该药物的种类有关,多表现为 5~30 分钟内出现咽部瘙痒、咳嗽、胸闷、气促、端坐呼吸、喘息持续状态、口唇发绀等,伴呼吸频率加快、心率加快、双肺布满哮鸣音等,且再次给药后发作时间提前。既往有哮喘史的患者,发作较先前严重,甚至出现哮喘持续状态,个别出现意识丧失、小便失禁、大汗淋漓、手足厥冷,呈濒死状态。应用原先的平喘药物,治疗效果不明显。支气管痉挛是支气管平滑肌的痉挛性收缩,使气管变窄,气道阻力增加,表现为呼气性呼吸困难、缺氧和二氧化碳潴留,严重时引起血流动力学变化、心律失常甚至发生心搏骤停。药源性气道阻塞和痉挛的临床表现为咳嗽、喘鸣,甚至发生严重哮喘,伴有气道峰压增高和呼吸相哮鸣音的通气困难。

1. 抗感染药物

(1)青霉素类:青霉素类(青霉素钠、氨苄西林、哌拉西林、呋布西林)是临床导致药源性支气管痉挛和哮喘最常见的药物之一,常伴发皮疹、瘙痒、血管神经性水肿,甚至过敏性休克。支气管痉挛和严重呼吸困难的发生率为 1/10 000~1/1000。青霉素类诱发的哮喘主要与抗原 – 抗体反应和多种炎症细胞相互作用、介质和细胞因子参与有关,抗原激发后的哮喘分为速发型哮喘反应(immediate asthmatic reaction,IAR)和迟发型哮喘反应(late asthmatic reaction,LAR)或两者兼具的双相型哮喘反应(double asthmatic reaction,DAR)。IAR 几乎在接触变应原的同时立即发生反应,多于 10 分钟内发生,15~30 分钟达高峰[1 秒用力呼气容积(FEV_1)下降 15%~20%],2~3 小时后逐渐恢复正常,除了气道平滑肌收缩引起气道狭窄和哮喘发作外,可同时有炎症反应的临床表现。LAR 常在接触变应原后数小时发病,持续时间长,甚至可达数天,且临床症状较重,常呈持续性、顽固性哮喘表现,严重的气道过敏性炎症和气道高反应性很难恢复,肺功能损害严重而持久。IAR 主要以支气管平滑肌痉挛为特征,炎症反应相对较轻;LAR 则以各种炎症反应为特征,如支气管纤毛上皮脱落、上皮组织内神经末梢暴露、炎症细胞(如嗜酸性粒细胞、中性粒细胞、淋巴细胞、肺泡巨噬细胞等)浸润、黏膜水肿、黏液腺分泌增加、黏膜下血管扩张和渗出、组织水肿等。青霉素类之间存在交叉过敏反应,对某种青霉素过敏的患者很可能也对其他青霉素类药物过敏,尤其在既有哮喘或其他过敏性疾病和过敏体质的患者中容易发生。

(2)头孢菌素类:研究显示青霉素类与头孢菌素类抗菌药物存在交叉过敏反应,发生交叉过敏的反应率为 18%~20%[1]。头孢菌素类(头孢哌酮、头孢曲松、头孢噻肟、头孢克肟、头孢吡肟、头孢美唑)导致药源性支气管痉挛和哮喘作用机制与青霉素类相似。头孢菌素或其降解产物与组织蛋白结合后获得免疫原性,可刺激机体产生特异性抗体与靶细胞结合,使机体呈致敏状态,当再次接触此类抗原与免疫球蛋白(IgG)结合导致肥大细胞或粒细胞脱颗粒,释放内源性活性物质(如组胺、缓激肽、5-羟色胺、前列腺素、白三烯等),引起支气管反应性增高,平滑肌收缩而导致支气管痉挛。

（3）喹诺酮类:喹诺酮类(环丙沙星、加替沙星、诺氟沙星、左氧氟沙星等)均可导致药源性哮喘,临床表现为胸闷、气喘、气促、呼吸困难、痰多、口唇发绀、双肺布满哮鸣音等症状。这可能与喹诺酮类偶有促使组胺释放作用有关,组胺是Ⅰ型变态反应中产生的主要活性物质之一,可使支气管平滑肌收缩,支气管黏膜充血水肿,腺体分泌增多,从而导致哮喘。

（4）大环内酯类:大环内酯类(红霉素、阿奇霉素等)导致药源性哮喘,临床表现为刺激性干咳伴憋喘、呼吸困难、口唇发绀、喉鸣音、荨麻疹等Ⅰ型变态反应症状。其主要机制是大环内酯类进入机体后,使浆细胞产生特异性IgE,附着在支气管黏膜下和皮肤结缔组织中的肥大细胞和嗜碱性粒细胞上,使之处于致敏状态。当再次使用阿奇霉素时,与IgE结合,促进肥大细胞脱颗粒,释放组胺、缓激肽等活性物质,引起过敏性反应,导致支气管痉挛。

（5）林可胺类:克林霉素主要引起过敏性休克、过敏反应、高热、寒战等不良反应,呼吸系统主要表现为喉头水肿、支气管痉挛、呼吸困难等。林可霉素可引起胸闷、呼吸困难、喉中哮鸣、口唇发绀、烦躁不安、双肺布满哮鸣音等临床症状。

（6）硝基咪唑类:甲硝唑、替硝唑患者出现喘息、端坐呼吸、呼吸困难、胸闷、气促、心动过速、咳嗽、咳痰、烦躁不安、双肺布满哮鸣音等临床症状。

（7）硝基呋喃类:呋喃妥因是最易引起肺部病变的药物,可导致急性或慢性肺部综合征,伴有支气管痉挛。其中急性型最常见,多见于40~50岁女性,服用药物后数小时或10天之间可出现发热、气喘、气促、胸闷、呼吸困难、咳嗽和支气管痉挛,又可表现为弥漫性的肺部浸润、胸膜炎及胸腔积液。一般停药后所有症状都会迅速消失。慢性呼吸道反应通常在6个月以上的长期预防性治疗过程中发生,停药后可恢复但不完全,死亡率低于1%。呋喃唑酮亦可引起过敏反应,主要表现为皮疹、药物热和哮喘。

（8）其他抗感染药物:氨基糖苷类(阿米卡星、依替米星、庆大霉素、妥布霉素等)、磷霉素、四环素类(多西环素、米诺环素等)、糖肽类和多黏菌素类(替考拉宁、万古霉素、多黏菌素B等)、磺胺类(磺胺嘧啶)、抗真菌药(两性霉素B)、抗病毒药(阿昔洛韦、利巴韦林等)、抗结核病药(利福平、异烟肼、乙胺丁醇等)均有报道可导致胸闷、气喘、气促、呼吸困难、口唇发绀、双肺布满哮鸣音等临床症状。

2. 解热镇痛抗炎药与抗风湿药　阿司匹林是临床最易诱发药源性哮喘和支气管痉挛的药物,1902年报道了第一例阿司匹林哮喘(aspirin-induced asthma, AIA)[2,3]。有统计显示,临床诊断为哮喘的患者中,阿司匹林哮喘占2.4%~20%。阿司匹林和部分不同结构的非甾体抗炎药(NSAIDs)(如吲哚美辛、对乙酰氨基酚、布洛芬、保泰松、萘普生、吡罗昔康、双氯芬酸、甲芬那酸、氟芬那酸、复方氨基比林)在引起药源性哮喘方面存在交叉过敏性(表4-1)[4],因此NSAIDs所诱发的哮喘也被称为类阿司匹林哮喘。AIA的特征是进行性的气道炎症和高反应性。与服用阿司匹林和其他NSAIDs有关。阿司匹林只是引起急性反应的"触发器",气道炎症和高反应性并不依赖于阿司匹林暴露。AIA最典型的临床表现为阿司匹林三联征,即阿司匹林不耐受引起的特异性反应、鼻息肉和支气管哮喘三联征(Samter综合征)[4,5]。其中急性支气管痉挛伴发症状主要表现为鼻液溢(流鼻涕)、结膜充血,偶有脸部和颈部潮红、荨麻疹、眶周水肿和腹痛加剧等。严重者可出现喘息、胸闷、呼吸困难、甚至出现短暂性呼吸停止的哮喘危象,比一般哮喘发展迅速且预后不良,甚至威胁生命。敏感患者可在服用阿司匹林或其他NSAIDs后数分钟至数小时(一般为0.5~3小时)出现以上症状中的一种或多种。

表4-1 导致阿司匹林哮喘的解热镇痛抗炎药的交叉过敏性

交叉过敏的药物	双氯芬酸、非诺洛芬、甲芬那酸、氟芬那酸、氟比洛芬、布洛芬、吲哚美辛、萘普生、氨基比林(氨基比林咖啡因片和复方氨林巴妥注射液成分)、保泰松、羟布宗、吡罗昔康、舒林酸
不存在交叉过敏性的药物	对乙酰氨基酚、苄达明、氯喹、糖皮质激素、非那西丁(去痛片成分)、水杨酰胺(氨咖柳胺片成分)、水杨酸钠

阿司匹林和其他NSAIDs所致支气管痉挛的发病率较高。报道的AIA发病率为0.6%~44%,如此宽泛的发病率范围可能归因于研究人群和诊断标准的不同。非哮喘患者发生阿司匹林所致支气管痉挛非常少见(发生率<1%)。1项荟萃分析研究成人的AIA发病率(基于阿司匹林口服激发试验),结果显示:哮喘患者(无阿司匹林不耐受史)、哮喘患者(无论阿司匹林是否耐受)、既往AIA史或AIA高危患者的发病率分别为9%、21.1%和29.9%[6]。合并哮喘和鼻息肉的患者,AIA发病率更高,为30%~64.5%。儿童AIA的发病率较低,约为5%。

AIA患者使用NSAIDs也会引起哮喘或支气管痉挛,由于它们都有抑制COX-1相似的药理作用。一项荟萃分析报道阿司匹林不耐受患者使用较低剂量布洛芬、萘普生、双氯芬酸时的交叉过敏发生率分别为98%、100%、93%[6]。弱COX-1抑制剂(对乙酰氨基酚、双水杨酯)或部分选择性COX-2抑制剂(美洛昔康)通常只有在大剂量服用时才会诱发哮喘。阿司匹林不耐受的哮喘患者服用650mg或更低剂量对乙酰氨基酚导致支气管痉挛的发生率约为6%,大多数患者可以耐受500mg的剂量。一项病例对照研究评估阿司匹林不耐受患者使用对乙酰氨基酚中的交叉反应发生率。口服1000mg和1500mg对乙酰氨基酚导致支气管痉挛发生率分别为24%和32%,而阿司匹林耐受的哮喘患者则无人发生支气管痉挛[7]。而且病例对照研究发现,增加对乙酰氨基酚的使用频率与成人发生哮喘具有相关性。美洛昔康随着剂量增加将失去选择性,但阿司匹林不耐受患者可以耐受22.5mg的剂量。特异性COX-2抑制剂导致支气管痉挛也有报告。

根据患者阿司匹林不耐受、鼻息肉和支气管哮喘临床出现的先后顺序,以及是否既往有支气管哮喘史,可将阿司匹林三联征分为4型:①阿司匹林不耐受基础型:服用阿司匹林后首先可能出现鼻炎,出现大量浆液性鼻分泌物,再次口服同一药物出现症状后,则呈常年性发病。常表现为双侧、持续性鼻塞,并有伴嗅觉减退或失嗅,5~10年后可出现鼻息肉和支气管哮喘;②鼻炎基础型:在变态反应性鼻炎基础上,因服用司匹林药后诱发哮喘急性发作;③支气管哮喘基础型:既往有支气管哮喘,继而发生阿司匹林不耐受,哮喘的发作由阿司匹林或其他NSAIDs引起。AIA患者症状较为严重,有即刻引起呼吸困难而致死的报道,荨麻疹、血管性水肿、低血压和晕厥等可同时发生;④支气管哮喘启动型:患者既往无支气管哮喘病史,哮喘首次发作由阿司匹林或其他NSAIDs诱发,此后每次应用该类药物时均可引起哮喘严重发作[5-8]。

阿司匹林和其他 NSAIDs 引起的哮喘可分为药物作用相和非药物作用相两个阶段。药物作用相指服药后引起哮喘持续发作的时间阶段,潜伏期可为 5 分钟~2 小时,持续时间从 2~3 小时至 1~2 天。患者症状一般较急较重,常见明显的大汗淋漓、烦躁不安、端坐呼吸、呼吸困难、口唇发绀,甚至血压下降、意识丧失、脉搏细速、休克和死亡等。非药物作用相指药物发挥作用以外的时间阶段,患者可因各种不同的原因发作哮喘。

阿司匹林哮喘多发生于成年人,女性多于男性,随着年龄的增长,发病率也相应增加。既往有哮喘、鼻窦炎、鼻息肉或急性过敏史的患者更易发生过敏。

白三烯受体拮抗剂,如孟鲁司特和扎鲁司特可以较好地抑制口服阿司匹林导致的哮喘发作。色甘酸钠对由阿司匹林和其他 NSAIDs 引起的过敏反应有保护作用。对 AIA 患者建议使用相对安全的对乙酰氨基酚或阿片类镇痛药(如可待因)。

AIA 的机制尚未完全明确。目前认为患者对阿司匹林表现出的反应不太可能为 IgE 依赖性机制,因为阿司匹林和其他不同化学结构的 NSAIDs 具有交叉反应;不抑制环氧化酶(cyclooxygenase, COX)的 NSAIDs 并不会导致支气管痉挛;阿司匹林脱敏后,其他不同化学结构的 NSAIDs 也会交叉脱敏。AIA 的特征是磷脂代谢产物——半胱氨酸白三烯(cysteinyl leukotrienes, Cys-LTs)产量的增多和嗜酸性粒细胞浸润。一旦磷脂从细胞核膜释放出来,就被磷脂酶 A_2 转化为花生四烯酸,后者被 COX-1 或 COX-2 生物转化为血栓素(thromboxane, TX)和前列腺素(prostaglandin, PG),或被 5- 脂氧合酶(5-lipoxygenase, 5-LOX)和 5- 脂氧合酶激活蛋白(5-lipoxygenase activating protein, FLAP)转化为脂氧素(lipoxins, LX)和 5- 羟过氧化二十碳四烯酸(5-hydroperoxyeicosatetraenoic acid, 5-HETE)。5-HETE 被 5-LOX 和 FLAP 进一步代谢为白三烯 A_4(LTA$_4$),继而被白三烯 A_4 水解酶转化为白三烯 B_4(LTB$_4$)或被白三烯 C_4 合酶转化为白三烯 C_4(LTC$_4$)。白三烯 C_4 被 γ- 谷氨酸转肽酶转化为白三烯 D_4(LTD$_4$),随后被二肽酶转化为白三烯 E_4(LTE$_4$)[9]。Cys-LTs 作为 AIA 最主要的介质贯穿其整个过程,AIA 患者 Cys-LTs 的生物合成相应上调。Cys-LTs 是潜在的炎症介质,导致嗜酸性粒细胞趋化和浸润、毛细血管通透性增加和黏膜水肿、促进黏液腺分泌和支气管狭窄。与阿司匹林耐受的哮喘患者相比,AIA 患者血液循环中的嗜酸性粒细胞携带了大量 LTC$_4$ 合酶——Cys-LTs 合成限速酶,且支气管组织中含有更多的嗜酸性粒细胞,支气管灌洗液中 Cys-LTs 浓度与 AIA 患者支气管组织中嗜酸性粒细胞浸润程度呈正比。此外,AIA 患者支气管黏膜上的 LTC$_4$ 合酶过度表达。已在波兰和日本 AIA 患者中确认一个单核苷酸多态性位点 A(-444C)(rs730012)——LTC$_4$ 合酶的启动基因与重度 AIA 相关,也被视为重度 AIA 的标志物。这个等位基因并非与所有 AIA 相关(轻度 AIA 即与其无关)[10]。

目前认为阿司匹林和其他 NSAIDs 通过抑制 COX 活性,使花生四烯酸经白三烯代谢途径增强。COX 有 3 种异构体:COX-1、COX-2 和 COX-3[5-8]。COX-1 在大多数组织中表达,生成具有生理活性的保护性抗炎 PG;COX-2 通过炎症介质诱导过敏反应生成引起疼痛和发热的病理性促炎 PG;COX-3 是 COX-1 异构体,功能尚不清楚。长期研究显示,气道炎症细胞的 COX 将花生四烯酸代谢为病理性促炎介质前列腺素 D_2(PGD$_2$)、前列腺素 $F_{2\alpha}$(PGF$_{2\alpha}$)和血栓素 A_2(TXA$_2$),而气道上皮及平滑肌细胞的 COX 将花生四烯酸代谢为保护性抗炎介质前列腺素 E_2(PGE$_2$)。促炎介质使支气管收缩和痉挛,抗炎介质使支气管松弛。在正常情况下，两者处于平衡状态，不会引起哮喘发作。使用阿司匹林和其他 NSAIDs 将减少 COX 代谢产物如 PGE_2，而通常 PGE_2 可以抑制 5-LOX，减少白三烯的生物合成；抑制由慢性病毒感染所致的胆碱异常转运；阻止肥大细胞脱颗粒。AIA 患者吸入或口服 PGE_2 和类似物可以避免阿司匹林导致的支气管痉挛，并抑制 AIA 患者尿液中分泌的 LTE_4 升高[11]，AIA 患者的 PGD_2 和 $PGF_{2\alpha}$ 血浆浓度比阿司匹林耐受的哮喘患者更高，而 PGE_2 和血栓素 B_2（TXB_2）血浆浓度更低。AIA 患者脂氧素的合成可能减少，脂氧素 A_4（LXA_4）能减轻 LTC_4 导致的支气管狭窄，而阿司匹林的抗炎作用可能与其生成的 LX 有关。被阿司匹林抑制时，COX-2 能生成 15β- 羟基二十碳四烯酸，后者被 5-LOX 进一步转化为脂氧素差向异构体[12]。这种选择性的 COX-2 调控功能可能和 LX 与 PGE_2 合成的减少有关。因此 PGE_2 与 LX 合成的减少以及白三烯生物合成的增多，可能导致 AIA 患者的支气管痉挛[11]。所以 AIA 的发病机制似乎与类花生酸（类二十烷酸）类介质的促炎和抗炎作用相互之间的平衡有关。

简而言之，阿司匹林哮喘的发病机制可能与阿司匹林抑制呼吸道花生四烯酸的环氧化酶代谢途径，减少 PGE_2（松弛支气管平滑肌）的合成，同时增强花生四烯酸的脂氧酶代谢途径，产生过多的白三烯（收缩支气管平滑肌），导致高敏感性个体（AIA 患者）的呼吸道内前列腺素和白三烯之间的平衡失调有关，从而导致支气管痉挛，诱发哮喘。

3. 麻醉药及辅助用药

（1）全身麻醉药：全身麻醉药作用于中枢神经系统，使机体功能受到广泛抑制，引起意识、感觉和反射消失及骨骼肌松弛。氯胺酮、丙泊酚等静脉麻醉药静脉注射给药，一般适用于吸入性麻醉的诱导和复合全身麻醉。麻醉期间支气管痉挛发生率为 0.6%~0.8%，尤其是气道高反应性患者易发，可为一过性，表现为支气管平滑肌痉挛性收缩、气道狭窄、气道阻力骤增、呼气性呼吸困难；也可导致严重后果，表现为二氧化碳蓄积、低氧血症、甚至心搏骤停。其中呈现明显临床表现的仅占 3%。英国每年因麻醉期间过敏反应死亡的患者约为 100 例，其中 50% 由支气管痉挛导致。有文献报道静脉注射氯胺酮后可立即发生哮喘、肢端和口唇发绀。术后以 1∶1000 氯胺酮做皮试，结果为阳性。其发生机制与组胺等介质的释放或特异性抗体的形成有关。丙泊酚可直接舒张支气管平滑肌，降低气道阻力，改善通气作用，但其中含有的大豆油、卵磷脂等可使过敏性疾病患者气道阻力增加，导致支气管痉挛[13]。

（2）局部麻醉药：利多卡因主要用于阻滞麻醉、硬膜外麻醉和室性心律失常，本身具有较强的抑制反射性支气管痉挛的作用，用于气管内喷雾可减少或降低气管插管反应[13]。但利多卡因在局部注射反而可发生哮喘、胸闷、口唇发绀和呼吸困难。

（3）骨骼肌松弛药：骨骼肌松弛药作用于神经肌肉接头处，使骨骼肌完全松弛以便进行外科手术，主要分为去极化型骨骼肌松弛药和非去极化型骨骼肌松弛药。无论是去极化型（氯化琥珀胆碱）还是非去极化型（阿曲库铵、泮库溴铵、维库溴铵、罗库溴铵、哌库溴铵、米库氯铵等）均可引起气道阻塞或痉挛。50% 的患者对不同的肌肉松弛药存在交叉过敏性。女性、有特应性变态反应和哮喘史的患者、既往麻醉期间出现过并发症的患者易发。肝、肾功能损害者对神经 - 肌肉阻滞剂（即肌肉松弛药）呈特殊的敏感性。肌肉松弛药引起支气管痉挛的机制仍未有定论，主要有两种可能：①骨骼肌松弛药本身不释放组胺，但可抑制组胺 N- 甲基转换酶，影响组胺分解代谢，引起组胺样反应；②与具有肌肉松弛潜在效应的药物可引起呼吸肌麻痹有关。既往麻醉期间曾发生过敏的患者应查清原因,再次使用同种药品时应做皮试。

（4）镇痛药:吗啡由非胃肠道给药途径常引起支气管痉挛,研究显示皮下注射时能释放组胺,兴奋支气管平滑肌,导致支气管痉挛。哌替啶或二氢埃托啡静脉注射或肌内注射亦可引起气管哮喘。

（5）胆碱酯酶抑制剂（抗胆碱酯酶药）:胆碱能神经释放的乙酰胆碱在局部迅速经胆碱酯酶灭活,因此胆碱酯酶抑制剂可通过降低胆碱酯酶活性引起乙酰胆碱灭活减少、局部浓度增加而引起哮喘的发作,如新斯的明、溴吡斯的明、加兰他敏治疗重症肌无力时可能加重哮喘。

4. 心血管系统药物

（1）ACEI:目前,国内常用的 ACEI 有卡托普利、依那普利、贝那普利、福辛普利、赖诺普利、培哚普利、雷米普利、咪达普利、喹那普利等。普通人群 ACEI 导致咳嗽的发病率为10%~20%,不同人群可为 0~44%。服用 ACEI 的高血压患者中 10%~30% 可能发生咳嗽,1.4% 可能发生支气管痉挛,2.6% 可能发生哮喘。ACEI 导致的咳嗽,心力衰竭患者（26%）比高血压患者（14%）高[4]。ACEI 所致咳嗽占慢性咳嗽病因的 1%~3%。ACEI 导致的咳嗽和支气管痉挛的发生率在气道高反应性疾病患者和普通人群中相似。尽管血管紧张素受体拮抗剂（angiotensin II receptor antagonists, ARB）导致的咳嗽和支气管痉挛的发生率较低,经常用于 ACEI 导致咳嗽的患者,但也有导致咳嗽和支气管痉挛的报道（如氯沙坦）。ACEI所致咳嗽表现为一系列的反应,主要症状有咽喉发痒感、口干、咽燥、咽痛、声音嘶哑、无痰或少痰的阵发性或持续性刺激性咳嗽,也可能引起呕吐、睡眠障碍和压力性尿失禁[14]。ACEI引起的咳嗽可能在服用首剂后数小时内出现,也可能在初始治疗后一年才出现,但多于 1 周内发生。夜间和患者仰卧位时,咳嗽可加重。出现咳嗽与用药剂量无关,而与敏感体质有关,肺功能一般不受影响,胸片或 CT 检查无器质性病变。通常在停止服用 ACEI 的 1 周内咳嗽可以得到缓解,但有些患者可能需要 1~3 个月才会明显减轻或消失,再次服用同种或其他 ACEI,咳嗽通常会复现。

ACEI 所致咳嗽的机制尚未完全阐明,一般认为与炎症介质、基因多态性、气道反应性有关。血管紧张素转化酶（angiotensin converting enzyme, ACE）在促进血管紧张素 I 向血管紧张素 II 转化的同时也参与缓激肽、P 物质、神经激肽等炎症介质的分解[2],因此认为 ACEI 所致咳嗽可能与这些炎症介质在肺部的蓄积致浓度升高,增强咳嗽反射有关。缓激肽和 P 物质激活肥大细胞,释放炎症介质。此外,缓激肽也是血管扩张剂,可以提高血管通透性。吸入性缓激肽引起支气管痉挛,可能与缓激肽介导的 TXA_2、前列腺素 I_2（PGI_2）和 PGE_2 合成增加有关,而这些物质除了迅速激活传入神经通路上的受体,刺激咳嗽反射;还直接激活参与咳嗽反射的无髓鞘感觉神经纤维。P 物质作为传入神经元的神经递质（尤其是肺感觉 C纤维受体）,其蓄积能导致支气管狭窄,也参与 ACEI 所致的咳嗽。ACE 的基因多态性和缓激肽 B_2 受体与 ACEI 所致咳嗽具有相关性。

缓激肽与咳嗽的发生有关,给服药后咳嗽组患者进行缓激肽皮内注射试验,出现的皮下硬结较不咳嗽组明显增大,并可诱发患者咳嗽。P 物质与咳嗽的关系尚不确定,一项研究显示,咳嗽组患者的痰液中 P 物质水平比不咳嗽组明显升高,但并未就两者间是否具有因果关系进行分析,而其他两篇研究采用 P 物质进行皮内注射试验或咳嗽阈值测定,与对照组相比均无显著性差异。可能的原因是：与样本含量小有关；ACE 被抑制时 P 物质与缓激肽在气道的分解减少，含量升高，但可能并不参与产生咳嗽的过程。此外一项 RCT 研究显示，给服用 ACEI 后出现咳嗽的 9 例患者服用血栓素拮抗剂后 72 小时，有 8 例咳嗽消失，故认为血栓素在缓激肽、P 物质等物质诱导的咳嗽中产生放大作用。该项研究的不足是交叉对照中没有设计洗脱期，使得结论的可信度受到影响。

目前认为 ACE 基因多态性与服药后是否出现咳嗽相关，纯合子缺失型（II）患者发生咳嗽的概率明显高于纯合子插入型（DD）患者。另外，缓激肽 β_2 受体基因第一外显子的缺陷可能与咳嗽有关，TT 基因型在 ACEI 所致咳嗽患者中比无咳嗽者显著增高。

（2）利尿药：长期使用呋塞米、氢氯噻嗪等利尿药的患者痰液黏稠度增加，易使大量黏液和痰液堵塞在支气管中上部、导致气道狭窄、诱发哮喘。所以哮喘患者使用利尿药时应权衡利弊。

（3）β 受体拮抗剂：目前国内常用的有普萘洛尔、倍他洛尔等，这类药物可干扰内源性儿茶酚胺和肾上腺素对支气管平滑肌的舒张作用，使哮喘或慢性阻塞性气道疾病患者支气管收缩加剧，突然发生支气管痉挛和狭窄，导致肺通气功能障碍，引起哮喘或加重原有呼吸困难，重者可引起猝死。其发生率为 40%~50%，个体差异很大，后果难以预料，有些患者小剂量应用即可诱发严重哮喘，有些患者较大剂量应用时才产生症状，有些患者仅有气道阻力增加、肺功能降低而无临床症状，有些患者则无任何反应。这主要取决于两方面因素：一是β 受体拮抗剂的选择性；二是机体的气道反应性、基础肺功能状态及内在交感依赖活性。因此，对 β_2 受体具有选择性的药物如比索洛尔和阿替洛尔理论上是安全的，但也可能引起通气功能严重降低。对心脏 β_1 受体具有较高选择性的普萘洛尔可能激发支气管痉挛，但普萘洛尔对正常人的呼吸道阻力没有影响。对于病情稳定的哮喘或 COPD 患者，β 受体拮抗剂可从小剂量开始应用，并注意监测不良反应。哮喘或 COPD 患者应尽量避免使用 β 受体拮抗剂，没有其他替代药物，不得不使用的患者可以选择阿替洛尔，因其具有心血管选择性，对于需要使用 β 受体拮抗剂（不稳定型心绞痛）而又有阻塞性气道疾病且病情危重的患者，可选用艾司洛尔，因其具有心血管选择性，且半衰期极短（9 分钟）。抗胆碱酯酶药和色甘酸钠可用于治疗与预防普萘洛尔引起的支气管收缩和痉挛。

对于非哮喘患者，β 受体拮抗剂即使大剂量使用，也很少引起支气管痉挛，但是对于哮喘患者却很常见。非选择性 β 受体拮抗剂导致支气管痉挛的发生率未知，但预计哮喘患者给予单剂量非选择性 β 受体拮抗剂（口服或静脉给药），引起支气管痉挛的发生率为 50%~100%。由于该反应的常见性和严重性，哮喘患者禁用非选择性 β 受体拮抗剂，而心脏选择性 β 受体拮抗剂可以减少但不能消除药源性支气管痉挛的发生。大剂量使用时，这些药物会失去选择性，导致发生支气管痉挛的风险增高。哮喘患者使用心脏选择性 β 受体拮抗剂会降低 FEV_1 和诱发支气管痉挛症状。但一项荟萃分析[15]显示，气道高反应性疾病患者使用心脏选择性 β 受体拮抗剂，临床上不会产生显著的呼吸系统不良反应。但这项研究人群不包括既往有严重疾病的患者，因此研究结果并不适用于这些患者。但对于细胞色素 P-450 混合功能氧化酶 2D6 弱代谢的患者，7%~10% 的患者 β 受体拮抗活性增高。

β 受体拮抗剂竞争性抑制 β 受体，使 β_2 受体激动剂不能在支气管平滑肌效应器上发挥作用，从而导致支气管痉挛，但不影响副交感神经张力。β 受体在心脏、肺、骨骼肌均有分布，β_1 受体主要分布在心脏，β_2 受体主要分布在肺部和支气管——密度为 β_1 受体的 4 倍[2]。

对于健康人群,通常β受体拮抗剂并不会导致支气管痉挛,但对于大多数哮喘患者,非选择性β受体拮抗剂会引起支气管痉挛。此外,非选择性β受体拮抗剂会增加哮喘患者非特异性支气管高反应性。β受体拮抗剂通过眼部给药也可能导致支气管痉挛,其通过眼部局部给药进入鼻泪管,被鼻黏膜吸收,绕过首关效应。0.5%噻吗洛尔滴眼液2滴与口服噻吗洛尔10mg的血清浓度相近。非选择性β受体拮抗剂基本可以替换吸入性$β_2$肾上腺素能受体激动剂的量效曲线,因此吸入性$β_2$受体激动剂对于由非选择性β受体拮抗剂导致的支气管痉挛缓解效果不佳。心脏选择性β受体拮抗剂优先与$β_1$受体结合,但是这种选择性在大剂量时减弱。心脏选择性β受体拮抗剂引起的支气管痉挛使用吸入性$β_2$受体激动剂较易逆转。

（4）双嘧达莫:静脉注射双嘧达莫可引起急性支气管痉挛,口服双嘧达莫诱发支气管痉挛未见报道。其机制尚不完全清楚,可能是由于阻断内源性腺苷的摄取,使其水平暂时升高,增加与腺苷受体的相互作用。外源性吸入腺苷可诱发某些易感者发生支气管痉挛,而这种作用可被抗组胺药和色甘酸钠所阻断。停药后给予注射氨茶碱可缓解。

（5）其他:抗心律失常药有报道可引起支气管痉挛和呼吸困难。胺碘酮导致支气管痉挛,可能与胺碘酮非竞争性抑制β受体有关。普罗帕酮导致支气管痉挛,可能与其对于大多数患者有轻度的β受体拮抗作用有关。

降压药（氯沙坦、甲基多巴等）也有报道可引起支气管痉挛和呼吸困难。

5. 呼吸系统药物

（1）β受体激动剂:目前国内常用的有非选择性β受体激动剂异丙肾上腺素和选择性$β_2$受体激动剂沙丁胺醇、特布他林、沙美特罗、福莫特罗、丙卡特罗、妥洛特罗、班布特罗等。β受体激动剂可缓解哮喘症状,但使用不当却可诱发药源性呼吸系统疾病。长期常规应用β受体激动剂,却忽略抗炎治疗,未及时准确地加用NSAIDs,或在哮喘急性发作后又继续加量使用β受体激动剂,反而使哮喘病情加重,诱发肺闭锁综合征（locked lung syndrome, LLS）,导致致死性哮喘发作。少数患者过量使用或在常用剂量下可出现哮喘病情加重,称为"矛盾性支气管治疗反应"。异丙肾上腺素因不良反应较多,已逐渐被临床淘汰,但由于起效快、价格低廉,故在基层医院仍有广泛应用。

β受体激动剂可以缓解哮喘症状,但长期使用反而导致病情加重,是导致致死性哮喘的重要诱因之一。其作用机制可能有以下3种:①β受体激动剂中间代谢产物的阻断作用:异丙肾上腺素的体内代谢产物3-甲氧基异丙肾上腺素具有β受体拮抗作用,若大剂量使用可使其在体内蓄积,导致支气管平滑肌痉挛,甚至加重哮喘;②$β_2$受体的耐受或减敏:$β_2$受体长期处于高负荷兴奋状态,致使其发生量或质的变化。量变是细胞膜表面的$β_2$受体数量减少甚至消失,称为"下调现象"。质变则是高负荷状态触发$β_2$受体与G蛋白脱偶联而失活所致;③支气管反应性增高:有报道$β_2$受体激动剂可刺激人外周血单核细胞分泌IL-4、IL-5等Th2类细胞因子,抗原和其他炎症介质大量深入支气管,气道慢性炎症持续存在并加重。整个哮喘人群中支气管高反应性加重的后果主要表现为重症哮喘的比例明显增高。对应3种机制,临床可表现为3种类型[16]。

1）反常性支气管痉挛:表现为使用支气管扩张剂后不久即发生支气管痉挛,以异丙肾上腺素代谢产物积蓄最为典型。

2）反跳性支气管痉挛:表现为用药后产生一段时间的支气管扩张,症状一度出现缓解,但继而支气管功能状态较用药前更加恶化,而发生支气管痉挛,可分为急性和慢性两个类型。急性在一次用药后数小时内发生;慢性在长期用药期间(数周或数个月后)发生。

3)肺功能损害:①峰值呼气流速(PEF)昼夜变异率增大,使脆性哮喘患者比例增加,常导致严重发作或猝死;②FEV_1年下降速率增加,导致哮喘患者的基础肺功能状态更趋恶化,对急性发作的耐受能力降低。β受体激动剂诱发的哮喘和LLS一般病情危重,发作持续时间长,且多见于慢性哮喘患者,通常对多种平喘药疗效不佳,死亡率较高,应引起高度警惕。

(2)糖皮质激素:伴有哮喘,特别是阿司匹林不耐受的哮喘患者静脉注射氢化可的松琥珀酸钠会导致支气管痉挛(有研究显示发生率为2%)。甲泼尼龙琥珀酸钠也会导致支气管痉挛。目前尚不清楚支气管痉挛究竟是与糖皮质激素还是与琥珀酸有关。

糖皮质激素引起哮喘或支气管痉挛,甚至LLS可能与糖皮质激素受体(glucocorticoid receptor,GR)、基因表达和热休克蛋白异常等有关,因大剂量或局部高浓度的糖皮质激素药物能使血管扩张,增加微循环血流量,使微循环压升高,促进液体渗出,局部水钠潴留而加重病变区肿胀,从而进一步阻塞气道,支气管痉挛加重而诱发哮喘或LLS。也可能是由于患者支气管黏膜具高反应性,当糖皮质激素大量快速进入时引起超敏反应,诱发支气管痉挛。也可能是由于高浓度的糖皮质激素直接刺激支气管平滑肌导致痉挛,因此,使用糖皮质激素时应避免大剂量快速静脉注射。糖皮质激素可抑制炎症细胞的迁移和活化,诱导炎症细胞的凋亡;抑制细胞因子的生成和黏附分子的表达;抑制炎症介质的生成和释放。治疗糖皮质激素引起的哮喘甚至LLS,肾上腺素、氨茶碱等通常无效,使用其他非致病种类的糖皮质激素仍是不可缺少的有效手段,用药后症状逐渐消失,体征逐渐恢复正常。

(3)祛痰药:乙酰半胱氨酸雾化吸入后可有呛咳、支气管收缩或痉挛反应,与吸入药液浓度有关,减量可缓解。

糜蛋白酶,胰蛋白酶等主要通过IgE介导Ⅰ型变态反应导致支气管痉挛,常伴有过敏性荨麻疹或过敏性休克等症状。

6. 消化系统药物

(1)H_2受体拮抗剂:西咪替丁、雷尼替丁为H_2受体拮抗剂,通过拮抗组胺受体,抑制胃酸分泌。H受体存在于气道平滑肌等各部位,调节气道的收缩与舒张功能,H_2受体兴奋可使血中cAMP水平提高。哮喘患者可能存在气道平滑肌等各部位H_1、H_2受体功能失调,即H_2受体呈功能低下状态,血中cAMP降低。H_2受体拮抗剂因阻断T细胞的H_2受体,减少组胺诱导的抑制因子产生,促进淋巴因子和B细胞增殖,血中cAMP进一步降低,从而诱发及加重哮喘。一般症状为咽部瘙痒、流涕、喷嚏等,继而出现典型的哮喘发作,再次服药可复发,停药后症状消失。

(2)多潘立酮:多潘立酮联合质子泵抑制剂可治疗支气管哮喘合并胃食管反流病患者。国内有个案报道患者服用多潘立酮后出现咳嗽、胸闷、呼吸困难,双肺弥漫性哮鸣音,呼气时为甚。停药后并对症治疗后,症状逐渐缓解。目前致病机制未明。

7. 其他

(1)碘对比剂(碘造影):碘对比剂是为增强影像观察效果而注射(或口服)进入到人体组织或器官的化学制品,目前在国内常用的有碘普罗胺、碘海醇、碘佛醇、碘帕醇、碘克沙醇、碘化油等。碘对比剂可导致支气管痉挛或气道阻塞,通常为全身性过敏反应的一部分,据统计发生率约为 12%,非哮喘患者发生率为 4%,在过敏体质患者中更易发生,有哮喘病史患者发生率可达 15%,引起的哮喘可能持续数天,已发哮喘明显加重,可伴有咳嗽等症状。过敏和变态反应史不甚明确和预先测试阴性的患者,碘对比剂支气管反应发生率约为 5%,有过敏和变态反应史但预先测试阴性的患者,发生率约为 20%,提前给予氯苯那敏可使反应发生率降低至 4%。而预先测试阳性的患者,尽管提前给予氯苯那敏仍有 2/3 患者发生支气管反应。一般给药后 4~5 分钟内哮喘或支气管痉挛发作,30 分钟左右可恢复,与炎症介质释放时间一致。提前给予抗组胺药物或糖皮质激素可发挥一定的保护作用。

(2)抗肿瘤药物:环磷酰胺、甲氨蝶呤、丝裂霉素、铂类(顺铂、卡铂)、长春碱类(长春碱和长春新碱)均有报道可引起支气管痉挛和呼吸困难,尤其是丝裂霉素与长春碱类合用时更易发生。

(3)眼科用药:胆碱能神经受体激活能引起支气管平滑肌收缩、气道痉挛和哮喘发作,可引起神经末梢乙酰胆碱释放或直接激活胆碱能神经受体的药物(如卡巴胆碱、毛果芸香碱)均可以直接影响呼吸道平滑肌的迷走神经张力,引起支气管收缩而导致哮喘。

较重的哮喘患者往往更多依赖内在交感神经张力来维持气道管径的平衡状态,故此类患者应用 β 受体拮抗剂更易诱发显著的支气管痉挛,如噻吗洛尔滴眼液治疗青光眼,在全身血药浓度极低的情况下也能激发严重哮喘,有眼部局部给予噻吗洛尔滴眼液导致致死性哮喘的报道。

(4)药用辅料:药用辅料也能导致敏感个体发生典型的过敏性支气管痉挛。包括酒石酸/柠檬黄、氟氯烃、苯甲酸盐类、苯基汞盐类、对羟基苯甲酸酯类(尼泊金类)、亚硫酸盐类、苯扎氯铵和 EDTA 等。药用辅料引起的过敏反应几乎都发生于既往有哮喘史的患者。

酒石酸/柠檬黄于 1967 年被发现可引起支气管哮喘。但一项双盲、安慰剂对照的肺功能试验研究发现对柠檬黄过敏的患者较少。部分对阿司匹林过敏的患者与柠檬黄存在交叉过敏性。

定量吸入支气管扩张剂的气雾剂和喷雾剂引起反常支气管痉挛的报道非常少见,原因仍未知,被认为可能与抛射剂、防腐剂和其他添加剂有关。哮喘患者使用定量吸入安慰剂的气雾剂(仅含惰性成分),其支气管痉挛的发生率最高可达 6.9%。而使用添加活性药物的气雾剂,支气管痉挛发生率下降至 1.55%~4%。定量吸入器中惰性成分添加剂包括氟氯烃类、山梨糖醇三油酸酯、油酸、卵磷脂。含有氟氯烃递药系统的新型定量吸入器导致支气管痉挛也有报道。然而许多吸入器含有相似的惰性成分,其他相关防腐剂和添加剂包括亚硫酸盐、苯扎氯铵、EDTA。亚硫酸盐和偏亚硫酸氢盐在酒类、食品、药物中广泛使用。亚硫酸盐已不再用于吸入哮喘药物,但仍用于异丙肾上腺素和肾上腺素注射剂。没有气道高反应性的患者很少因亚硫酸盐导致支气管痉挛,而哮喘患者因亚硫酸盐导致支气管痉挛的发生率为 5%~11%。近期研究显示约 5% 的糖皮质激素依赖哮喘患者和 1% 的非糖皮质激素依赖哮喘患者对亚硫酸盐过敏。苯扎氯铵和 EDTA 都被认为是喷雾给药导致支气管痉挛的潜在诱发因素。苯扎氯铵作为抑菌剂,仍用于多剂量给药的沙丁胺醇制剂。吸入苯扎氯铵将会导致剂量相关的蓄积性支气管狭窄。多剂量给药的沙丁胺醇(300μg)所加入的苯扎氯铵会导致 61% 的患者支气管狭窄,并增强组胺吸入后的肺部反应。但无论制剂是否含有苯扎氯铵,患者吸入单剂量的沙丁胺醇,肺功能并未存在差异。所有的吸入气雾剂都可能反射性地激发迷走神经,导致支气管收缩和痉挛,预先给予阿托品或支气管扩张剂能够预防。许多吸入药物制剂包括β受体激动剂、糖皮质激素、异丙托溴铵、色甘酸钠可致反射性支气管收缩或狭窄,可能由药物或辅料对支气管黏膜非特异性的刺激引起。定量压力气雾剂中的氟氯烷烃等抛射剂可引起支气管痉挛,如二丙酸倍氯米松气雾剂可引起轻微的喘息。也可能是由于药物本身引起,如长效支气管扩张剂沙美特罗经定量气雾剂给药较易引起支气管收缩,而干粉吸入器给药则较少发生。但色甘酸钠干粉剂吸入时可能有直接的刺激作用,导致支气管痉挛、气喘、咳嗽、鼻腔充血和咽喉刺激。

异丙托溴铵气雾吸入可引起支气管收缩,其机制是由于哮喘患者的气道有高反应性,雾化吸入低渗性溶液会引起支气管收缩。现在多数喷雾剂将药液配制成等渗性溶液并去除螯合剂 EDTA 和防腐剂苯扎溴铵,可以大大减少这类不良反应的发生。

吸入给药导致的矛盾性支气管治疗反应可能由多种不同机制引起,包括吸入方法不当导致湍流;吸入给药时吸气过深;药物赋形剂(如大豆卵磷脂)所致 IgE 介导的过敏反应;抛射剂(如氟氯烃)所致支气管刺激;定量吸入气雾剂赋形剂(如油酸);高渗或酸性雾化吸入溶液;雾化吸入溶液中的防腐剂[如亚硫酸盐、苯扎氯铵、乙二胺四乙酸(EDTA)]。

亚硫酸盐作为防腐剂和抗氧化剂主要用于食品和饮料,但也用于支气管扩张药物气雾剂的制备。目前有 3 种假设机制来解释亚硫酸盐导致的支气管痉挛。第一种机制认为是 IgE 介导的过敏反应,有亚硫酸盐皮肤试验阳性患者发生过敏反应的报道。第二种机制认为亚硫酸盐在酸性环境下或加热时可以转化为二氧化硫,二氧化硫通过直接作用于气管和支气管受体,引起胆碱能神经反射或增加肥大细胞中介物的释放,从而导致支气管狭窄。目前临床应用的雾化吸入溶液二氧化硫浓度为 $0.1 \times 10^{-6} \sim 6 \times 10^{-6}$,敏感的哮喘患者在吸入浓度仅为 0.1×10^{-6} 时就可能导致支气管痉挛,而 6×10^{-6} 可能导致非哮喘患者发生支气管痉挛。第三种机制认为是亚硫酸盐氧化酶浓度降低引起,亚硫酸盐氧化酶是亚硫酸盐最终氧化为惰性硫酸盐的关键酶,已在亚硫酸盐敏感患者中得到论证[17]。

苯扎氯铵导致支气管痉挛可能是由于直接表面活化作用以及刺激中枢和肺部神经通路,促使肥大细胞非特异性释放组胺引起。反应呈现剂量相关性,随剂量增加而加重,剂量范围处于 0.13~2.0mg/ml 时就可能发生。给予苯扎氯铵 124~159μg 时即出现 1 秒用力呼气容积(FEV$_1$)下降 >20%。当使用含有 0.1mg/ml 苯扎氯铵的多剂量给药剂型时,极易超过以上剂量。

EDTA 作为螯合剂常用于药物制剂(如喷雾器),防止溶液脱色,以增强稳定性。EDTA 只有大剂量吸入时才导致支气管狭窄,常用药物的 EDTA 含量并不会导致严重支气管痉挛的发生。EDTA 相关性支气管狭窄主要与钙离子螯合有关,同时 EDTA 也会增加支气管对组胺的敏感性。

氢化可的松注射液为氢化可的松的稀乙醇溶液(其中含 50% 乙醇)。乙醇进入血液后导致交感神经兴奋性增高,出现心悸、气促,心电图可出现心肌缺血改变。而且乙醇具有刺激性,可能是导致哮喘患者气道反应性增高的一个诱因。

【诊断和鉴别诊断】

药源性支气管痉挛和哮喘的症状与体征不具有特异性,与其他原因引起的哮喘或支气管痉挛的患者相同,且无特异性检查方法(包括胸部 X 射线与组织学诊断),目前仍主要依赖于排除法诊断。药源性哮喘或支气管痉挛的主要症状有呼吸急促、双肺布满哮鸣音、呼吸困难、咳嗽、气促、胸闷、心悸、发汗、发绀、焦虑等。ACEI所致咳嗽的主要症状有喉咙发痒感、口干、咽燥、声音嘶哑、无痰或少痰的刺激性阵发性咳嗽等。药源性支气管痉挛和哮喘需与下列疾病进行鉴别诊断,包括:哮喘、慢性阻塞性肺疾病、过敏性鼻窦炎、上呼吸道感染、气管或支气管异物、声带功能障碍、血管环或喉蹼、喉气管软化/气管狭窄/支气管狭窄、喉头水肿、病毒性支气管炎或闭塞性支气管炎、囊性纤维化、支气管肺发育不良、误吸、胃食管反流、心力衰竭、肺栓塞、肿瘤所致机械性梗阻、急性支气管炎、肺浸润伴嗜酸性粒细胞(嗜伊红细胞)过多、药源性咳嗽。最近服用过相关致病药物或具有其他危险因素的患者通常需要进行鉴别诊断。怀疑药源性呼吸疾病时,应在有专门可以治疗过敏反应的医院进行药物激发试验。

阿司匹林哮喘(AIA)目前仍主要依赖于排除法诊断,对治疗过程中患者出现的哮喘或支气管痉挛,在难以用原有疾病基础解释时,应考虑或排除是否有药源性因素存在。AIA的诊断应从询问患者详细病史开始,特别是阿司匹林或其他NSAIDs应用史(给药剂量、联合用药、应用药物与哮喘或支气管痉挛发生的时间以及病例基础的关系等)。另外要考虑到病史可能不全,因为患者之前服用阿司匹林或其他NSAIDs时并未出现不良反应,所以也未必意识到其间的相关性。应结合临床症状和胸部X射线表现全面分析,并排除其他可能引起哮喘或支气管痉挛的原因后作出正确诊断。阿司匹林三联征的典型特点有:①鼻息肉为双侧、多发性,鼻息肉虽经手术治疗也常有复发趋势,并伴嗅觉异常;②多见于中年人,发病年龄多为20~50岁,女性稍多于男性(约为3:2),如未经正规治疗,病情可进行性加重;③随病程延长,鼻息肉和支气管哮喘发生率增加;④乙酰胆碱和组胺激发试验较普通支气管哮喘患者常表现出更高的气道敏感性;⑤鼻分泌物涂片和痰涂片可见嗜酸性粒细胞增多,末梢血中嗜酸性粒细胞也增多;⑥对某些吸入物或食物变应原皮肤试验表现为阳性,鼻分泌物和血浆中也可能检测到特异性IgE抗体;⑦极少数患者可能有家族性阿司匹林不耐受史;⑧应用鼻减充血剂和抗组胺药常无效,停用阿司匹林和使用糖皮质激素可能有效,当鼻息肉形成和(或)支气管哮喘发作后,停用阿司匹林对症状的改善也常无明显效果。

药源性支气管痉挛和哮喘确诊必须通过支气管激发试验(包括口服、鼻腔、吸入、静脉途径给药)。哮喘患者的气道处于一种异常敏感状态,对某些刺激表现出一种过强和(或)过早的反应,称为气道高反应性。支气管激发试验用于测定气道反应性,应在患者的哮喘缓解期进行激发试验。如果患者就诊时FEV_1或PEF测定值在正常范围内($FEV_1>70\%$预计值且$>1200ml$),无其他禁忌证时,可以谨慎地试行支气管激发试验。吸入激发剂后,FEV_1或PEF的下降$\geq20\%$,即可确定为支气管激发试验阳性。在开始激发试验前,应停止服用抗哮喘维持治疗药物,具体停用时间详见表4-2[18]。之前使用吸入糖皮质激素维持治疗可能导致假阴性结果。

口服激发试验前一天,给予患者安慰剂以评估支气管稳定性,如果FEV_1变化$>15\%$,则不应进行激发试验。试验当天,阿司匹林剂量应逐渐增加,直到FEV_1下降$\geq20\%$,出现明显的支气管外症状或累计剂量达到500mg。每半小时进行一次肺功能检查,并记录支气管痉挛、胸闷、哮鸣音、鼻液溢(流鼻涕)、鼻充血和结膜充血。由于FEV_1下降$\geq20\%$或出现明显的支气管外症状而中止激发试验可视为阳性反应。对于大多数患者来说。30~150mg阿司匹林即可引起阳性反应。

表 4-2　支气管激发试验影响因素及激发试验前药物停用时间

药物	停药时间（小时）
氨茶碱	8
缓释茶碱	24~48
短效吸入 β₂ 受体激动剂（沙丁胺醇、特布他林）	6~8
长效吸入 β₂ 受体激动剂（沙美特罗、福莫特罗）、口服 β₂ 受体激动剂	24~48
中效 M 受体拮抗剂（异丙托溴铵）	8
长效 M 受体拮抗剂（噻托溴铵）	24~48
吸入糖皮质激素（布地奈德、环索奈德、氟替卡松、倍氯米松）	12~24
口服糖皮质激素（泼尼松、泼尼松龙、甲泼尼龙）	48
肥大细胞稳定剂（色甘酸钠）	8
白三烯受体拮抗剂（孟鲁司特、扎鲁司特）、奈多罗米	24
抗组胺药（氯雷他定、酮替芬、西替利嗪、氯苯那敏）	48

　　鼻腔激发试验给每个鼻孔 8mg 赖氨匹林（总剂量 16mg），给药后 2~3 小时内，每 10 分钟进行一次鼻腔测压检查，至少两次检查测得的单侧或双侧鼻气流相比基线下降 >40%，并伴有临床症状 ≥30 分钟，可视为阳性反应。

　　吸入激发试验给予患者生理盐水，如果 FEV₁ 下降 ≤10%，则每 30 分钟赖氨匹林剂量应逐渐增加直至最大累积剂量达到 182mg。每剂吸入给药后 10 分钟、20 分钟和 30 分钟各进行一次肺活量测试，相比基线 FEV₁ 下降 >20% 或出现明显的支气管外症状可视为阳性反应。

　　支气管激发试验的敏感性和口服激发试验一致，但特异性较差。

　　静脉激发试验可使用 NSAIDs 如吲哚美辛和赖氨匹林。

　　β 受体拮抗剂所致支气管痉挛在临床上很难与急性哮喘发作进行鉴别。支气管痉挛可能在局部给药数分钟后发生，口服给药后数分钟至数小时发生，也可能在长期口服药物的过程中出现。当哮喘患者服用 β 受体拮抗剂后出现哮喘 / 哮鸣音症状时，应怀疑药源性的可能。

　　ACEI 引起的咳嗽可能在服用首剂后数小时内出现，也可能在初始治疗后 1 年才出现，但多于 1 周内发生。由于 X 射线胸片或肺部 CT 检查无器质性病变，伴随症状较少，仅以咳嗽为主要症状或唯一症状，误诊、漏诊、误治率较高。应采集详细的病史和进行体格检查；有针对性地由简及繁选择病因导向性辅助检查（包括肺容量检查、肺通气功能检查、支气管舒张试验或支气管激发试验、诱导痰细胞分类学检查、鼻窦或胸部 CT、胃镜和食管钡餐造影检查、24 小时食管或胃 pH 监测等）；根据疑诊进行特异性治疗，根据疗效进一步明确诊断。通常在停止服用 ACEI 的 1 周内咳嗽可以得到缓解，但有些患者可能需要 1~3 个月。如果停止服用 ACEI 的 1~4 周内咳嗽消失，即可确诊为 ACEI 引起的咳嗽。再次服用同种或其他 ACEI，咳嗽通常会复现。

【预防与治疗】

1. 危险因素　药源性支气管痉挛的主要危险因素是既往有哮喘、吸烟、有气道疾病、老人和呼吸系统感染也可能增加药源性支气管痉挛的风险。

AIA 主要发生于成人，并通常在 20~30 岁才有临床表现，随着年龄的增长，发病率也相应增加，40 岁及以上的发病率是 20 岁及以下的 4 倍。女性患病风险通常较男性更高，出现症状更早，疾病进展更严重。而种族或家族遗传性对 AIA 影响较小。部分阿司匹林不耐受的患者并未伴发哮喘或支气管痉挛，而是表现为荨麻疹和胃肠道症状。伴有鼻窦炎、鼻息肉或急性过敏史者更易发生。通常既往哮喘越严重，发生药源性支气管痉挛的风险更高。

ACEI 引起的咳嗽通常在女性、老人、东亚人或非裔美洲人中更多发。有肺部慢性基础疾病或哮喘的患者遭受 ACEI 引起的咳嗽风险并不比其他人群高。既有哮喘并不是一种潜在易感因素。心力衰竭患者有较高的咳嗽发生率，但目前尚不明确究竟是由 ACEI 还是由左心室功能减退所诱发。

有气道高反应性的患者使用 β 受体拮抗剂引起哮喘或支气管痉挛的风险更高。

2. 预防 为预防和减少药源性支气管痉挛与哮喘的发生，最基本的策略是避免使用致病药物。既往有哮喘病史或高度过敏特异性体质的患者，尽量避免使用抑制前列腺素合成的药物如 NSAIDs，如需使用应密切观察患者用药反应；慎用青霉素类或头孢菌素类等抗菌药物及 H_2 受体抑制剂，如需使用应详细了解患者的过敏史；在同时使用多种药物注射剂时，应避免不同的药物加入同一袋/瓶溶媒中混合静脉输注，症状控制后及时停药。β 受体激动剂等平喘药物不可长期常规使用或在哮喘急性发作后又继续加量使用，应严格控制每日给药次数和单次给药剂量，及时准确地加用 NSAIDs，防止引起药源性疾病。

既往阿司匹林过敏和阿司匹林激发试验阳性的患者应该禁用阿司匹林和含有阿司匹林的复方制剂，可使用选择性镇痛药物替代，如对乙酰氨基酚、双水杨酯、倾向性 COX-2 抑制剂美洛昔康和特异性 COX-2 抑制剂塞来昔布[19]。但所有 NSAIDs 包括 COX-2 选择性抑制剂在使用时应谨慎，以防范黑框警告中所警示的风险（严重时可致命），如严重心血管栓塞事件包括心肌梗死、脑卒中和严重消化道不良反应如胃肠出血、溃疡、穿孔的发生率。对乙酰氨基酚和双水杨酯是弱 COX-1 抑制剂，通常只有服用大剂量（对乙酰氨基酚 1~1.5g/d，双水杨酯 2g/d）时才会出现反应。少于 2% 的患者会同时对阿司匹林和对乙酰氨基酚过敏，且即使大剂量使用时，对乙酰氨基酚的反应一般也较阿司匹林为轻。

曾因服用阿司匹林导致药源性支气管痉挛和哮喘，却不得不使用阿司匹林和含有阿司匹林的复方制剂或 NSAIDs 患者的另一种选择是阿司匹林脱敏疗法。患者每间隔一定时间依次服用剂量逐渐提高的阿司匹林水溶液以消除其不良反应，脱敏期间可预防性或在出现过敏症状时服用抗组胺药、白三烯受体拮抗剂或糖皮质激素，患者完成脱敏治疗后每日可安全服用阿司匹林或其他 NSAIDs，如果漏服药物超过 48 小时则需再次脱敏。脱敏疗法除了从使用阿司匹林或其他 NSAIDs 获益外，还可以缩短临床病程、减少糖皮质剂量、提高总体评分，效果可以维持 1~5 年。

慢性鼻炎、鼻窦炎和鼻息肉的患者，慎用阿司匹林和 NSAIDs，高度过敏特异体质者使用上述药物时应严密观察，以防哮喘急性发作。

β 受体激动剂不宜长期、单一使用，也不宜超量使用，否则 β 受体激动剂可造成细胞膜 $β_2$ 受体下调，且 β 受体激动剂无抗炎作用，过分依赖或过量使用，反而掩盖哮喘患者的气道炎症，加重支气管的高反应性，导致严重哮喘乃至死亡。所以应严格控制每日使用次数和单次剂量，推荐联合吸入激素和长效 $β_2$ 受体激动剂气雾剂治疗所有哮喘，两者具有协同的抗炎和平喘作用,尤其适合于中至重度持续哮喘患者的长期治疗,且减少严重不良反应的发生。

对于并发或既往已有心肌梗死、心绞痛、高血压、心律失常或心力衰竭的患者,β受体拮抗剂是必不可少的治疗药物。应选择半衰期短的$β_1$受体拮抗剂(心脏选择性β受体拮抗剂),并从最低剂量开始缓慢逐渐增量使用。尽管$β_1$受体拮抗剂引起哮喘或支气管痉挛的发生率比非选择性β受体拮抗剂低,但重度哮喘患者两者都禁用,轻度哮喘患者可以酌情谨慎使用。需要使用局部滴眼β受体拮抗剂治疗以降低眼压的患者应使用$β_1$受体拮抗剂如倍他洛尔。

雾化吸入疗法时应注意以下4点:①开始吸入药物时雾化吸入量不宜调至最大,吸入不宜过快过猛,应逐步提高雾化吸入量和速度;②不宜选用对呼吸道有刺激性的药物和有过敏性的药物;③吸入时间不宜过长,防止水分吸入过多;④雾化液适当加温,避免因气雾温度过低而诱发支气管痉挛或哮喘。

对于难以耐受ACEI引起咳嗽的患者,可以选择使用血管紧张素Ⅱ受体拮抗剂(ARB)或其他类的抗高血压药物,如利尿药、β受体拮抗剂,钙通道阻滞剂和α受体拮抗剂。

3. 治疗　需要熟悉药物的常见不良反应和药物之间的相互作用,有些药物在说明书中并无诱发或加重药源性支气管痉挛和哮喘的记载,但在临床应用过程中会发现该不良反应。医护人员在使用药物对患者进行治疗的过程中,需要密切观察是否出现药源性哮喘,结合患者的具体情况进行个体化的处理。但无论对于何种药物引起的药源性哮喘患者,最重要的是要立即避免接触和停用可引起哮喘发作的药物或化学物质。保持呼吸道通畅、及时吸氧、吸痰,给予静脉糖皮质激素治疗,糖皮质激素具有抑制气道炎症反应、黏膜分泌以及活性递质释放的作用,通过降低支气管的反应性来减少支气管痉挛发生或减轻其症状。同时根据病情选用合适的支气管扩张剂和(或)抗组胺药进行平喘、抗过敏、抗炎及其他对症治疗,一般初发的药源性哮喘可逐渐缓解。哮喘发作较严重或呈持续状态时,宜保持卧位且不宜过多移动,避免加重缺氧窒息,谨防意外发生。对于哮喘持续不能缓解甚至出现二氧化碳潴留、意识障碍者,应当给予机械通气治疗,以免意外发生。对于一种糖皮质激素引起的哮喘,应使用另一种糖皮质激素进行救治。

基于AIA的一种可能机制,5-脂氧合酶(5-LOX)抑制剂(如齐留通)和半胱氨酸白三烯($cys-LT_1$)受体拮抗剂(如扎鲁司特和孟鲁司特)可用于治疗AIA。多项小样本研究齐留通预防AIA的结果不尽相同,可能与患者疾病严重程度和齐留通的剂量有关,一项研究剂量递增,而另两项则使用预先确定的阈剂量。服用5-LOX抑制剂或$cys-LT_1$受体拮抗剂的患者仍应谨慎使用阿司匹林、NSAIDs和其他有交叉反应的药物,以免引起支气管痉挛。

吸入麻醉药(如七氟烷、地氟烷和异氟烷)在常规浓度下即有明显的扩张气道,降低气道高反应性的作用,被推荐用于哮喘患者的全身麻醉。依托咪酯对气道功能正常的患者有较强的支气管痉挛缓解作用,特别适合伴有循环功能不稳定患者支气管痉挛的预防与治疗。骨骼肌松弛药引起的呼吸肌麻痹可使用新斯的明或钙制剂治疗。

吸入支气管扩张抗胆碱药(如异丙托溴铵和氧托溴铵)对β受体拮抗剂引起的支气管狭窄有效。异丙托溴铵被推荐作为治疗β受体拮抗剂引起的支气管痉挛的首选(每喷17μg,每6小时2~3喷),其他可逆转β受体拮抗剂引起支气管痉挛的药物包括$β_2$受体激动剂、糖皮质激素、阿托品、氨茶碱、异丙肾上腺素和胰高血糖素。

一旦怀疑是 ACEI 引起的咳嗽,应立即停药确认是否为药源性咳嗽。通常 7 天内咳嗽会停止,但可能延续 2~4 周甚至更久。换用另一种 ACEI 通常无法解决问题,因为所有 ACEI 均可能引起咳嗽,且相互具有交叉反应性。可以选择使用 ARB 或其他类抗高血压药物来替代 ACEI。ARB 对于高血压或心力衰竭患者可带来和 ACEI 类似的临床获益,但其不直接抑制血管紧张素转化酶活性或抑制缓激肽降解。随机对照试验显示,既往有 ACEI 引起咳嗽史的患者改用 ARB 后咳嗽发生率更低。镇咳药对这种咳嗽无效,而色甘酸钠、硝苯地平和氢氯噻嗪对这种咳嗽症状有改善的作用。

肥大细胞稳定剂色甘酸钠吸入给药是研究最广泛和作为治疗 ACEI 引起咳嗽药物的首选(每喷 800μg,每次 2 喷,每日 4 次)。其他药物如巴氯芬、茶碱、NSAIDs 等也对 ACEI 引起的咳嗽有效,然而证据来源于小样本研究或病例报告。

ACEI 引起的咳嗽在停药后咳嗽可逐渐减轻,一般 4 周内可恢复正常,不需要药物治疗。如果咳嗽症状较严重,口服吲哚美辛、舒林酸、硫酸亚铁、氨茶碱或吸入糖皮质激素、色苷酸钠都可以明显减轻症状。在不停 ACEI 的情况下加用异丙嗪 12.5~25mg/d 也可缓解咳嗽。

免疫调节药物(环孢素、甲氨蝶呤、静脉注射人免疫球蛋白)也可用于改善哮喘症状,抑制气道炎症。

4. 患者教育 应指导 AIA 患者避免使用强效 COX-1 抑制剂(如阿司匹林、布洛芬和酮洛芬等),弱效外周 COX-1 和 COX-2 抑制剂(如对乙酰氨基酚、双水杨酯)可以使用,但应告知患者,它们可能加重哮喘,当觉得可疑时应立即停止药物治疗。

阿司匹林或 NSAIDs 过敏必须在所有的医疗记录包括药历中记录下来,药师应指导患者选择不会与阿司匹林发生交叉反应的非处方药。因为有些药物的交叉反应与剂量相关,患者应谨遵医嘱服用推荐剂量。

患者应主动告知医师本人是否有呼吸系统基础疾病如哮喘或 COPD,是否服用 β 受体拮抗剂,并不得服用超过医师的处方剂量,以免加重呼吸系统基础疾病。

应指导因 ACEI 引起咳嗽的患者联系医师或药师,不得随意使用非处方药治疗咳嗽。

(吴薇　王春晖　吕迁洲)

第二节　药源性间质性肺炎或肺纤维化

许多药物可引起肺部毒性反应。药物引起的呼吸系统改变从轻度可逆性肺间质损伤到严重慢性肺纤维化均有发生[20-22]。而肺纤维化是药源性肺毒性反应中最常见、最严重的药物毒性反应之一。肺纤维化损伤通常出现在肺间质,也称为间质性肺病(interstitial lung disease, ILD),与肺间质间隙中大量结缔组织相关。当肺中正常的空气间层和血管被纤维组织替代时,肺变小和僵硬,并出现某些反应或损伤,结缔组织增生和进行性堆积引起肺组织瘢痕形成。这种情况可以发生在先前已有或没有间质性肺炎的情况下。药源性肺纤维化严重程度和死亡率高,必须高度重视,及时识别并停用相关药物,给予必要的治疗和处理。

【致病机制】

药物引起 ILD 的确切机制不明。主要可能与药物及其代谢产物引起的变态反应和直接细胞毒性两种情况有关[23,24]。

1. 变态反应　药物引起的变态反应分为Ⅰ-Ⅳ型,但导致ILD者主要是Ⅲ型或Ⅳ型。所用药物或其代谢产物与作为载体的蛋白相结合,成为半抗原-载体复合物并获得抗原性,产生致敏作用。在Ⅲ型变态反应时,此种复合物与B淋巴细胞产生的抗体结合成免疫复合物并在组织中沉着,通过激活补体引起肺组织损害;在Ⅳ型变态反应时,抗原与致敏淋巴细胞反应,导致淋巴因子释放和效应细胞分化,产生组织损害作用。

2. 直接细胞毒性　药物的直接细胞毒性可能与肺泡和支气管上皮细胞受损有关。肺组织更容易达到较高的药物浓度,肺可发生广泛的生物活化,使毒性化合物在肺组织聚集,引起肺泡炎和肺水肿,启动损伤和修复机制,导致肺纤维化。有些药物可引起氧化应激反应,造成氧化和抗氧化失衡,体内储备耗竭。

引起损伤的一些机制包括细胞因子不平衡、细胞外基质重塑和纤维化、内皮细胞凋亡和氧化因子或抗氧化因子的不平衡。肺纤维化早期病变是循环免疫细胞的募集损伤上皮或毛细血管内皮,而且这些细胞还与其他肺细胞释放的细胞因子刺激成纤维细胞合成大量胶原。目前有引起ILD报道的药物中,损伤机制大部分都不详。

博来霉素引起肺纤维化的过程中有炎症细胞的浸润[25]。过度氧耗引起高反应性,部分还原的氧代谢产物包括超氧阴离子、过氧化氢和维生素E羟自由基。肺上皮层包含许多氧化因子和抗氧化因子。博来霉素可通过增加氧化因子的生成产生毒性作用。下呼吸道氧化因子和抗氧化因子的不平衡导致炎症细胞如肺泡巨噬细胞和中性粒细胞的聚集[25,26]。博来霉素在有铁和氧存在的情况下是一种强大的氧化剂。在这一反应中产生的氧化剂可导致细胞凋亡,博来霉素还可以在肺泡间隔产生纤维蛋白。博来霉素会引起特征性闭塞性细支气管炎伴组织肺炎,称闭塞性毛细支气管炎肺炎,或也可表现为嗜酸性超敏反应。闭塞性毛细支气管炎肺炎和超敏反应在药物引起的肺毒性患者中较不普遍,但是更有可能表现为间质性肺炎,其可进展成为肺纤维化[26]。

胺碘酮是一种双极性分子,包含高度非极性芳香环系统和具有正极性氮原子的侧链,对肺组织的亲和力高。胺碘酮半衰期长,长期治疗过程中,药物堆积在肺并干扰内源性磷脂的处理,磷脂也会堆积在肺,最终导致细胞直接受到损伤和死亡。载满磷脂的巨噬细胞功能破坏接着导致肺部炎症和纤维化[27]。此外,胺碘酮的一种活性代谢产物单去乙基胺碘酮,表现出细胞毒作用。胺碘酮还产生可导致组织损伤的毒性氧类[28]。

甲氨蝶呤导致肺损伤的确切机制尚不明确。甲氨蝶呤诱发肺炎可能是过敏性肺疾病,表现为发热、嗜酸性粒细胞增多、支气管肺泡灌洗液中CD4+ T细胞增多,以及肺部单个核细胞浸润伴肉芽肿性炎症。但也可能是甲氨蝶呤对肺组织的直接毒性作用,研究显示有肺泡上皮细胞的损伤、凋亡和肺纤维化[29]。甲氨蝶呤引起肺毒性的患者再次给药时很少再次发生肺毒性,认为甲氨蝶呤可以使患者更易发生机会性感染,特别是耶氏肺孢子菌肺炎,这可能是肺毒性的潜在因素。

吉非替尼导致间质性肺炎的确切机制尚不明确,可能为药物直接在肺内代谢造成肺毒性损害,也可能为药物引起的免疫反应。表皮生长因子(epidermal growth factor, EGF)是维持气道上皮更新和修复的重要调节,能抑制肺泡巨噬细胞的趋化性,从而调控炎症反应和免疫反应,吉非替尼与EGFR结构域中高度保守的ATP结合位点竞争性结合EGFR,选择性抑制EGFR酪氨酸激酶活性,阻断EGFR信号转导系统,将位于下游的ras-raf-MAPK系统功能封闭,从而阻断EGF诱导的体外肿瘤细胞的生长,促进凋亡,同时抗血管生成。吉非替尼对EGFR酪氨酸激酶的抑制作用加重了肺部损伤,它在抑制肿瘤组织EGFR活性的同时,也抑制气管上皮细胞的生长,抑制其损伤的修复,并使免疫炎症反应失控,这可能是导致急性间质性肺炎的原因之一,原有肺部并存疾病及曾经有过放射性肺炎者,即使病情稳定,但因有肺泡损伤基础,使用吉非替尼可诱发间质性肺炎。

虽然不同药物可能通过不同机制引起肺纤维化,但是药物引起肺纤维化的患者肺部组织病理学改变与特发性肺纤维化患者相似,持续的炎症病变导致肺泡、毛细血管或肺实质细胞损伤,异常的修复导致间质细胞增生、结缔组织生成,正常的肺组织被粗大纤维组织分割的囊性空间代替,即"蜂窝肺"[30]。

【致病药物和临床表现】

ILD主要是由于药物对血管内皮细胞、间质和肺泡上皮的直接损害,使细胞变性、坏死和肺泡毛细血管壁通透增加所致。早期表现为间质性肺炎、肺血管炎,如病程迁延发展为肺间质纤维化。间质性肺炎比肺间质纤维化有较多的炎症细胞,较少纤维,但两者无明显界限。根据用药后发病时间的长短,临床上大体分为急性型和慢性型。一般认为细胞毒药物(如抗肿瘤药物,免疫抑制剂)发病较迟,而过敏性反应药物(如抗生素)则发病较快。

间质性肺炎,是一组主要累及肺间质、肺泡和细支气管的肺部弥漫性疾病,属于弥漫性实质性肺疾病,间质性肺炎的主要临床表现为活动性呼吸困难,肺功能检查出现限制性通气障碍及弥散功能降低,伴低氧血症,患者可出现胸闷、干咳、发绀等症状。影像学检查示双肺弥散性浸润性阴影及蜂窝状间质影,主要以渗出性改变为主,表现为双侧中下肺的外周散在分布的实质性病变阴影及磨玻璃阴影;随后渗出性病变迅速进展,由肺的外周向中轴水平、由中下肺向上肺扩展,且肺的间质系统均有明显改变,小叶间隔、小叶内间隔及中轴间质的增厚。许多药物可导致间质性肺炎和肺纤维化,其中常见的有20余种,主要为抗肿瘤药物,心血管药物,解热镇痛抗炎药、抗微生物药等。

1. 抗肿瘤药物　抗肿瘤药物引起的药源性间质性肺炎非常复杂,而且病情较重,致死率高;其次,其临床症状,如发热和影像学改变与肺部感染性等其他疾病表现相似,临床上不易鉴别。自1961年首次报道白消安引起肺纤维化之后,细胞毒药物引起的肺部病变逐渐被重视,对于博来霉素、甲氨蝶呤和环磷酰胺等药物引起肺损伤更是如此。诊断抗肿瘤药物引起的肺疾病时,应该从药物接触史、肺损伤的组织学证据和除外其他病因引起的肺损伤三方面考虑。在除外诊断中首先应该考虑到抗肿瘤药物具有免疫抑制作用,患者容易合并各种机会性感染,其次还应该考虑到是否还有肺部原发疾病复发的可能。传统细胞毒性药物[31]如烷化剂、影响核酸合成类、蒽环类药物、拓扑异构酶抑制剂、紫杉类、长春生物碱类等单独或联合应用均可引发粒细胞减少;新型分子靶向类抗肿瘤药物则引起粒细胞减少症发生率较低,但仍有发生,如用于治疗急慢性白血病的选择性酪氨酸激酶抑制剂伊马替尼、达沙替尼、尼罗替尼可引起粒细胞减少症,患者伴发其他更严重疾病时更易发生。

(1)白消安:白消安出现肺部并发症的发生率约6%(2.5%~43%),起病比其他细胞毒药物引起的药源性肺疾病更隐匿,临床表现为发热、咳嗽、呼吸困难,甚至可以在停药几个月以后才出现临床症状。在使用白消安8个月至10年之内均可以发生药源性肺部疾病,甚至报道6周后即出现相关症状,平均时间是3年半。胸部X射线表现为双肺弥漫性间质性病变,以双下肺明显。与其他细胞毒药物相比,更易同时发生肺泡损害。这大概与肺泡上皮细胞易脱落有关。病理显示间质性肺炎、Ⅱ型肺泡上皮细胞增生、脱落,成纤维细胞增生,胶纤维沉积和纤维化。也有报道应用白消安可引起肺泡蛋白沉积症,进行肺泡灌洗治疗效果差,不如原发性肺泡蛋白沉积症治疗效果好。白消安引起肺部并发症时患者预后差。各报道对糖皮质激素反应不一,一部分可以缓解病情,但是大多数患者疗效差,病死率高达50%~80%。

（2）环磷酰胺:环磷酰胺引起肺部疾病的临床表现包括发热、咳嗽、呼吸困难以及肺部浸润影和胸膜肥厚。一般按时间分为两种类型,于用药后 1~6 个月早期出现临床症状的,多为可逆性肺损伤,停药后好转。用药后数个月或数年后发生,多表现为肺间质纤维化和胸膜肥厚,停药或应用激素治疗后无明显改变。目前研究表明环磷酰胺的肺毒性与药物剂量有关,与其他药物之间无明显协同作用。

（3）博来霉素[32]:博来霉素应用后对患者进行肺功能检测和影像学检查,发现 20% 左右的患者出现肺部并发症,病死率约 1%。博来霉素的毒性作用与累积剂量有关,总剂量 >450U 的患者发病率明显增加,而总剂量 >550U 的患者病死率高达 10% 左右。在应用博来霉素 6 个月以内应该避免高浓度吸氧,否则易引起成人急性呼吸窘迫综合征（acute respiratory distress syndrome, ARDS）。偶有对博来霉素高敏者用药后立即出现发热、嗜酸性粒细胞增多,停药和应用激素后即好转。另有一小部分患者影像学显示类似转移瘤的肺部结节状阴影,病理证实为闭塞性细支气管炎伴机化性肺炎（bronchiolitis obliterans with organizing pneumonia, BOOP）。

（4）丝裂霉素:丝裂霉素引起肺损伤的具体机制尚不明了,各家报道其发生率不同,分别为 8%、12% 和 39%。其临床表现、影像学和组织学改变同其他烷化剂细胞毒药物引起的肺损伤大致相同,区别在于临床症状出现之前未发现弥散功能下降,丝裂霉素引起的肺损伤除了肺纤维化、急性间质性肺炎和支气管痉挛外,还可以引起一些少见并发症,即微血管溶血性贫血综合征,并合并急性肾衰竭、ARDS 和肺泡出血,如果出现呼吸衰竭,则病死率高达 95%。

（5）甲氨蝶呤:甲氨蝶呤引起肺损伤的发生率约 7%。一般在用药几天或几周后出现发热、干咳、呼吸困难等临床症状,个别患者可能会在用药几个月或几年后出现症状。近一半患者出现嗜酸性粒细胞增多症,停药或应用激素后症状消失。影像学检查显示双肺弥漫性间质浸润影,约 10% 患者有肺门淋巴结肿大,15% 患者出现胸腔积液。将近 1/3 患者形成肉芽肿,但不同于其他细胞毒药物的是病变中无不典型细胞。甲氨蝶呤引起的肺损伤者病情缓解后再次给予甲氨蝶呤治疗,无相关肺损害出现。

（6）吉非替尼:文献回顾性分析[33]接受吉非替尼治疗的 1976 例非小细胞肺癌（NSCLC）患者的临床资料,结果显示有 70 例（3.5%）发生间质性肺炎,其中 31 例（1.6%）死亡,所有患者均有胸部反射治疗史。有学者总结了 2300 例使用吉非替尼患者的临床资料,发现间质性肺炎在日本的发生率为 2.0%,在美国为 0.3%,约有 1/3 的患者死于间质性肺炎。资料显示,在世界范围内吉非替尼所致间质性肺炎的发生率和病死率分别为 0.4% 和 0.12%,在日本分别为 1%~2% 和 0.4%~0.5%,间质性肺炎在日本发病率较高的原因可能是日裔或者亚裔具有特异的敏感性基因。

（7）吉西他滨:为细胞周期特异性药物,其单药或联合用药对非小细胞肺癌、胰腺癌、晚期乳腺癌、卵巢期癌、膀胱癌等均有较好的疗效。国外有散在病例报道吉西他滨引起的急性肺损伤,或与该药相关的呼吸困难致死病例,吉西他滨还可引起急性 ILD。

（8）硫唑嘌呤:硫唑嘌呤的肺损害发生率较低,多表现为肺间质纤维化。

2. 心血管药物

（1）胺碘酮:胺碘酮于 1962 年就开始用于治疗心律失常,其肺部副作用发生率为 4%~6%,男性较多见。胺碘酮的全身副作用与药物血清浓度有关,但是肺毒性似乎与血清浓度无明显相关性。患者起病隐匿,通常至少在用药后 1 个月甚至几年内发病,主要表现为干咳、呼吸困难,有时伴有低热,约 10% 的患者可能会出现胸痛等症状;初期影像学改变较轻,病变不对称或仅限于肺上叶,如果继续用药则会引起弥漫性肺泡或间质病变,但胸膜受累少见。实验室检查无特殊性,白细胞正常或轻度增高,一般不伴有嗜酸性粒细胞增多,抗核抗体检测阳性或阴性;肺功能测定显示肺总量和弥散功能下降,但是有时心力衰竭也可以引起相同改变,故不能依据肺功能作出诊断。用药后出现肺功能和影像学同时改变时应考虑胺碘酮的副作用。患者除了弥散性肺泡性病变和弥散性间质病变外,还可以表现为过敏性肺炎、BOOP 等病变。

（2）ACEI:ACEI 如卡托普利常因咳嗽停药,发生率为 0.7%~16.7%,多见于女性(约占 83%),且症状轻重与用药剂量无关,临床表现顽固性、阵发性干咳为主,常于卧位时加重,少部分由 ILD 引起,而后者属于变态反应的一种表现。

3. 抗菌药物　几乎所有的抗菌药物,包括青霉素类、头孢菌素类、喹诺酮类、大环内酯类、四环素类、磺胺类、克林霉素,以及抗结核药物、抗真菌药物两性霉素 B、抗病毒药物阿昔洛韦和治疗泌尿系感染的呋喃妥因等均可引起 ILD。

（1）呋喃妥因[31]:呋喃妥因的肺部并发症发生率小于 1%,女性发生率高。究其原因可能是由于女性泌尿系统感染较多使用之故。分为急性反应和慢性反应,其中急性反应较多见,为常见的药源性肺损伤,慢性反应相对发生率低。呋喃妥因引起的肺损伤约 71% 患者需住院治疗,但病死率只有 1%,其中慢性反应者多见。

1）急性反应:约占呋喃妥因副作用的 43%,具体机制不明,多于用药后几小时或几天内发生,其中一半以上发生于既往应用呋喃妥因出现过非肺部并发症的患者。临床多表现为发热、呼吸困难,2/3 患者出现咳嗽,1/3 伴胸痛,严重时出现低氧血症,大部分患者可以闻及湿性啰音。实验室检查 1/3 出现白细胞增多症或嗜酸性粒细胞增多症。X 射线胸片显示肺泡病变、间质病变或二者兼而有之,多为单侧病变或双侧不对称病变,基底部多见。1/3 患者合并胸腔积液,多为单侧。病理检查显示肺组织内成纤维细胞增生,淋巴细胞、浆细胞浸润,有时肺泡内可见细胞脱落物质,嗜酸性粒细胞少见。治疗多采用停药和支持疗法,激素是否有效尚不确定。也有报道呋喃妥因引起系统性红斑狼疮(systemic clupuseryth ematosus,SLE)病变,但是具体机制不明。

2）慢性反应:慢性反应较急性反应少见,多于用药后 6 个月乃至几年内发生,起病隐匿,多为干咳、呼吸困难,发热和嗜酸性粒细胞增多少见。X 射线胸片示双肺弥散性间质病变;肺功能改变为限制性通气障碍;病理学检查显示炎症细胞浸润和纤维化。患者的临床表现和特发性肺间质纤维化相似,有长期呋喃妥因用药史。一般在停药后观察 2~4 个月,如果无好转可加用激素治疗。但各家报道对激素疗效不同。

（2）柳氮磺吡啶[34]:柳氮磺吡啶为磺胺类抗生素,主要用于治疗炎症性肠病,一般于用药后 1~8 个月发病。会出现两种反应,即肺浸润伴阴影伴外周血嗜酸性粒细胞增高症和

BOOP,临床以咳嗽、呼吸困难起病,约一半患者伴有发热等症状。X射线胸片可见上叶肺泡浸润影、弥散性间质病变等各种浸润影。虽然一半患者外周血液中嗜酸性粒细胞增高,但是肺内无游走性阴影。一般患者于停药后1周至6个月好转,必要时可予以激素治疗。除此之外,炎症性肠病本身也可能并发肺部相关疾病,包括气道炎症和各种间质性疾病,需要鉴别诊断,多数情况应用激素治疗有效。

4. 免疫抑制剂 现已明确,吗替麦考酚酯、来氟米特等免疫抑制剂均可导致ILD。

(1)吗替麦考酚酯:主要用于预防和治疗肾、肝、心脏及骨髓移植到排异反应。也可用于不能耐受其他免疫抑制剂或疗效不佳的类风湿关节炎、系统性红斑狼疮、原发性肾小球肾炎、银屑病等自身免疫性疾病。文献报道,肾移植术后3~4个月是间质性肺炎的高发阶段,目前认为肾移植术后发生间质性肺炎多与人巨细胞病毒(HCMV)感染有关。肾移植术后大量免疫抑制剂的连续应用,使得患者在3个月左右免疫力降至最低。由于机体抵抗力的过度下降,HCMV和免疫细胞相互作用,从而引起炎症反应,并造成感染间质性肺炎。而间质性肺炎是肾移植术后早期最主要的感染并发症之一,若患病初期未采取有效的治疗,易发展为ARDS,并造成多器官功能衰竭,预后极差,其病死率可高达65%~90%。

(2)来氟米特:主要用于治疗风湿性关节炎,系统性红斑狼疮等自身免疫性疾病,亦用于器官移植抗排异反应。口服后在肠道和肝脏迅速转化为活性代谢产物。国内外有报道[35]来氟米特引起ILD的病例,具体机制不详。

5. 其他药物

(1)抗疟药:氯喹主要对疟原虫的红内期起作用,其作用机制在于药物与核蛋白有较强的结合力,插入到DNA的双螺旋股之间,与DNA形成复合物,从而阻止DNA复制与RNA转录。主要用于治疗疟疾急性发作,控制疟疾症状。还可用于治疗肝阿米巴虫病、华支睾吸虫病、肺吸虫病、结缔组织病。国外有报道氯喹引起ILD的报道,可能机制主要与药物与肺部细胞结合,破坏细胞结构有关。

(2)抗胸腺免疫球蛋白(anti-thymus immunglobulin, ATG):主要用于治疗耐激素性急性排斥反应,即经激素冲击治疗未逆转的排斥反应。除此之外,若活组织检查证实为急性血管性排斥反应(Banff 2级或3级)、SCr迅速增高或出现无尿,也是考虑选用的指征;部分移植中心将其作为抗急性排斥反应的初始治疗;与其他免疫抑制剂联合应用可以推迟首次急性排斥反应的发生时间或减少药物肾毒性(如CsA)对移植肾功能恢复的影响。国外有报道ATG引起ILD的病例,但发病率非常罕见。

(3)聚乙二醇干扰素α-2a:聚乙二醇干扰素α-2a是聚乙二醇(polyethylene glycol, PEG)与重组干扰素(interferon, IFN)α-2a结合形成的长效IFN,与天然或普通的人α-IFN相似,具有体外抗病毒和抗增殖活性。干扰素α-2a致多发性肌炎合并间质性肺炎目前尚为罕见,其机制推测可能与其生物特性及制剂纯度和个体体质有关,甚至可能与其PEG部分的结构有关。

【诊断和鉴别诊断】

药源性ILD的临床表现多为咳嗽、呼吸困难、发热,与其他原因所致呼吸系统疾病无异,同一种药物可引起不同的影像学及病理改变,不同药物又可表现为类似的影像学及病理改变,因此诊断困难[36]。临床上需根据病史(用药史)、临床特点、影像学、肺功能检查、组织病理学及治疗效果综合考虑,可遵循与其他原因所致ILD相同的诊断路径,同时还需除外感染、原发病进展、放射性肺炎、心功能不全、肺栓塞、肺出血等常见疾病。最重要的是可靠、详细的用药史和对药源性肺病的高度警惕,结合临床经过,排除感染因素、肺部肿瘤复发或肺转移以及放射损伤等因素,才能确立正确的诊断。可疑病例及时停药后症状消失有助于诊断。

目前药源性 ILD 尚缺乏客观、统一的诊断标准,目前临床常用的诊断标准为:①明确药物因素:应详细询问患者的用药史,包括正在使用或已停用的处方药、中药、饮食成分、违禁药品及放射性治疗史;②识别可疑药物:当患者使用多种药物时,应根据每种药物的肺损害发生率及常见肺损害类型来评价其致病的可能性;③相关入选条件:使用特定药物后出现症状及影像学表现(应明确使用该药物前无 ILD),停用特定药物后症状改善(肺纤维化除外),再次使用特定药物后症状改善(肺纤维化除外),再次使用特定药物后病情再发(有发生不可逆损伤甚至致死风险);④具有与使用特定药物相关的典型临床、影像学、支气管肺泡灌洗液及组织病理学特征;⑤除外其他可导致 ILD 的原因。

1. 病史采集　病史采集主要包括:①临床症状与用药之间的关系:明确药物因素,应详细询问患者的用药史,包括正在使用或已停用的处方药、中药、饮食成分、违禁药品及放射性治疗史;②发作时的临床症状及种族史、家族史、年龄、性别;③其他合并的基础疾病,尤其是免疫性、变态反应性疾病或慢性感染,放射性物质、化学物质或药物接触史;④给药剂量及疗程,停药后反应;⑤临床停药试验,既是治疗手段又有利于诊断,一般临床症状、体征及血细胞计数常于数日至 2~3 周内恢复。

2. 影像学检查　发病早期 X 射线胸片可正常。随疾病进展,X 射线表现为双侧中下肺对称性分布的网格状影和斑片状磨玻璃影,病变以下叶大支气管血管周围受累为主,胸膜下区域相对正常。有时还可见到小片实变、支气管血管纹理增厚及牵拉性支气管扩张,而蜂窝样变则很少见。片状磨玻璃改变是非特异性间质性肺炎(nonspecific interstitial pneumonia,NSIP)的显著特点,见于 50%~100% 病例,表明炎症和纤维化对肺泡间隔的浸润。2011 指南对普通型间质性肺炎(usual interstitial pneumonia,UIP)高分辨率 CT(high resolution CT,HRCT)和组织病理学定义提出了详细分级诊断标准。该指南强调根据 HRCT 的 UIP 型特点可作为独立的特发性肺纤维化(idiopathic pulmonary fibrosis,IPF)诊断手段,典型 UIP 型的 HRCT 表现为网状影,病变较重部位通常伴有牵拉性支气管和细支气管扩张,和(或)蜂窝样改变,磨玻璃影虽然常见但范围少于网状影。其中蜂窝影对 IPF 的诊断有重要意义。

3. 肺功能检查　主要表现为通气功能障碍及不同程度的肺弥散功能障碍。少数有轻度的气流受限,2/3 以上的患者有不同程度的运动后低氧血症。肺功能检测可以被认为是一项有利的工具。肺功能检测可能最初无明显变化,但是之后显示受限制的损伤及减弱的 CO 扩散能力。

4. 支气管肺泡灌洗(bronchoalveolar lavage,BAL)[37]　BAL 是应用纤维支气管镜进行支气管肺泡灌洗,采取肺泡表面衬液进行炎症可溶性物质检查的方法。急性间质性肺炎是一组异质性疾病,病变呈弥漫性分布,主要累及肺间质,同时也常累及肺实质。急性间质性肺炎在综合治疗的基础上,早期给予支气管镜肺泡灌洗,能有效改善患者的临床症状,提高临床缓解率,改善预后,降低病死率,BAL 的常规检查包括细胞计数和分类计数,灌洗获得的细胞可作细胞学和免疫组化分析,对灌洗液的非细胞成分也可进行生化等检查。NSIP 患者支气管肺泡灌洗液(bronchoalveolar lavage fluid,BALF)细胞总数明显增多,平均

（4.4~4.5）×10^8/L。其中中性粒细胞、嗜酸性粒细胞及淋巴细胞比例均有不同程度的升高，但以淋巴细胞增多明显，且以 CD8 淋巴细胞为主，CD4/CD8 比例明显下降，在以炎症成分为主而纤维化较少的病例中，更可降至 0.3；而在 UIP 这一比例平均值为 1.65。

5. 病理诊断 2011 年美国胸科学会 / 欧洲呼吸学会发布的《IPF 诊断和治疗指南》[38] 将 IPF 定义为原因不明、出现在成人、局限于肺、进行性纤维化的间质性肺炎，其组织病理学和放射学表现为 UIP。与 2000 年 IPF 的定义相比较，2011 指南在 IPF 的定义中仍保留组织学表现为 UIP 型的定义，强调了识别 HRCT 的表现在 UIP 型中的重要性[39]。药源性 ILD 的临床类型千差万别，囊括了从单纯影像学肺部浸润影到威胁生命的急性呼吸窘迫综合征。根据用药后发病时间的长短，临床上大体分为急性型和慢性型。一般认为由变态反应引起者（如抗生素）发病较快，数日或数周发病，若及时停药，预后较好。而由细胞毒反应引起者（如抗肿瘤药物）发病较缓慢，常需数个月甚至数年，预后较差。

药物所致间质性肺炎的病理学改变可按特发性间质性肺炎的组织病理型标准来分类。较为常见的类型是 UIP、NSIP、嗜酸性粒细胞性肺炎及肺纤维化；而机化性肺炎（organized pneumonia, OP）和脱屑型间质性肺炎相对少见。临床观察发现，某些药物所致 ILD 的组织病理学类型较为固定，例如呋喃妥因通常引起 NSIP；而另外一些药物却可引起不同组织病理类型的 ILD，例如胺碘酮可引起 UIP、NSIP、OP、弥漫性肺泡损伤及肺纤维化多种类型。

6. 排除其他疾病 药源性肺纤维化的诊断应当排除其他原因引起的肺纤维化，包括机化性肺炎、特发性间质性肺炎、放射性肺炎等。特发性间质性肺炎（idiopathic interstitial pneumonia, IIP）与药源性间质性肺炎在临床症状和影像学表现方面十分类似，但 IIP 缺乏明确的外源性致病因素，停药试验有助于两者鉴别。IIP 是一组病因不明的 ILD。该病表现为弥漫性肺泡炎和肺泡结构紊乱，并最终导致肺纤维化。绝大多数患者描述的是逐渐或隐匿的劳力性呼吸困难，并且干咳较少伴有发热。对镇咳药治疗无效的干咳，隐匿性疾病可能会持续数周至数月。肺纤维化发病前药物的治疗时间是多变的，并且多数患者伴有 6 个月以上症状。

【预防与治疗】

1. 危险因素 药物引起 ILD 的危险因素可能有很多，主要包括以下几方面，临床用药中应注意识别和尽可能减少或避免[20, 21, 40]。

（1）剂量和疗程：药物在组织中的沉积和蓄积是药源性间质性肺病的发病机制之一，并增加发病的危险。因此一般药物剂量和疗程与肺毒性的发生具有正相关性。胺碘酮引起肺毒性的危险性与药物的日剂量（>400mg/d）和疗程（累积剂量）有关。博来霉素的毒性作用与累积剂量（>400mg）有关。卡莫司汀引起肺毒性并不显示有剂量临界点，但是危险性和剂量呈线性增加关系。虽然许多药物引起肺纤维化的发展过程与高剂量相关，但也有一些药物如环磷酰胺、甲氨蝶呤等肺毒性的危险性与高剂量和长疗程无相关性，肺毒性的发生具有不可预测性和特异反应性，低剂量药物也会引起肺纤维化。

（2）年龄：细胞损害性药物引起肺炎与活性氧有关。抗氧化能力下降的高龄患者容易发生肺炎，而且一旦发病预后不良。例如博来霉素，年龄可能增加肺纤维化的风险，可能是抗氧化防御机制减弱的结果。博来霉素引起肺纤维化的发生率随年龄增长而增加，>70 岁的老年人的发生率约为 15%。另外推测不仅单纯是由于抗氧化能力降低，而且是随着年龄增长，药物代谢酶的活性、抗炎症反应以及修复能力等都降低的缘故。也有一些药物如卡莫司汀引起肺毒性的发生率与年龄呈负相关,<7 岁的患者发生风险更高。

（3）联合治疗:联合治疗也可增加毒性发生率,特别是与细胞毒药物联合使用。目前对癌症化疗多采用多药联合的方法,多种细胞损害性药物合用不仅增加肺炎的发生率,而且较小剂量也可引起发病。如吉西他滨与博来霉素、多西他赛、紫杉醇合用,紫杉醇与卡铂合用,博来霉素与环磷酰胺合用。另外联合治疗可能影响细胞色素 P-450 或解毒途径或改变所用药物的药动学,从而增加毒性风险。

（4）放射疗法和氧疗:放射线照射通过在局部生成活性氧损害肺而引起放射性肺炎。放射线照射与细胞毒性药物有协同作用,引起间质性肺炎,尤其是既往有间质性肺炎急性加重患者。氧疗增加危险的机制相似,是因为较高浓度的氧产生了活性代谢物,而后与氧化和抗氧化防御机制产生相互作用的结果。例如使用博来霉素之前或当中是否联合应用胸部放疗,使用期间是否吸入高浓度氧,均与肺毒性有关。

（5）基础疾病:有呼吸系统基础疾病、呼吸功能低下时,即使轻度肺炎也可致死。很多药物对于有肺基础疾病的患者引起急性加重的可能性较高。另外有肾脏疾病的患者,一些药物如博来霉素的排泄时间延长,引起肺纤维化的风险可能也较高。

（6）其他:环境和遗传因素也可能增加药源性间质性肺病的风险。如暴露于石棉和香烟烟雾可增加风险。先前发生过某种特定药物或相关化合物相关的肺部不良反应是否会增加肺毒性的风险,这方面的资料较少。乙酰化过程或人类白细胞抗原表型与药物活化和解毒途径之间可能有基因学联系,从而引起个体差异。

2. 预防

（1）慎用药物,密切随访:预防药物引起的肺疾病需要谨慎选用有潜在致病可能的药物,并对服用可能引起肺纤维化药物的患者密切随访。为减少药源性肺病,应谨慎选用致病药物的剂量、加强药学监护等。具体措施有[21,28,40]:使用最低有效剂量;避免联合使用已知增加肺毒性风险的药物;密切随访监测是否有劳累性呼吸困难和干咳的症状;每 2 周一次到每 2~4 个月一次监测一氧化碳弥散量;对接受高风险的药物如胺碘酮和细胞毒性药物的患者,每 3~6 个月随访胸部 X 射线和高分辨率 CT;对接受卡莫司汀治疗的患者预防性使用抗生素（甲氧苄啶和磺胺甲噁唑）和吸入糖皮质激素治疗（氟替卡松 880μg,每 12 小时一次）。

（2）早期诊断,早期识别:在预防或减少风险的策略方面,早期诊断很重要。例如对使用博来霉素的患者,如果能够早期发现博来霉素引起的肺部病变并及时停药,给予激素治疗,可最大限度地减少肺毒性,病变可以恢复。但是如果已经出现明显间质纤维化,停药或者应用激素都不能阻止病情发展[25]。对于肺纤维化的患者,肺功能检查可能对肺毒性的发展有预测性,但是通常只有在发病后才能起到明显作用。整个药物治疗期间推荐测定一氧化碳弥散量,虽然并不清楚这种方法是否能减少药源性肺纤维化的发生或为更快速的诊断提供帮助[23]。因此,仅对服用药源性肺纤维化高致病率药物的患者推荐一氧化碳弥散量监测。服用有潜在药源性肺纤维化风险的药物者监测频率应个体化并根据所用药物而决定,推荐一氧化碳弥散量的监测频率是每 2 周一次到每 2~4 个月一次。如果发现一氧化碳弥散量下降 15%~20%,需进一步检测肺功能。如果肺功能检查正常并且患者的临床表现没有相关肺纤维化症状,药物治疗可继续并继续监测[23]。对胺碘酮引起肺纤维化者,一氧化碳弥散量监测和呼吸量测定的预测值是 21%。即使检测值低,也推荐服用胺碘酮维持治疗的患者每 3~6 个月进行胸部 X 射线检查和肺功能 / 一氧化碳弥散量监测[28]。但是一氧化碳弥散量和肺功能检查对服用肺纤维化相关性较不常见的药物如甲氨蝶呤的患者不灵敏。对有高度危险性的患者如有呼吸系统疾病、肺气肿和先前有过肺切除术的患者应密切监测。高分辨率 CT 是更敏感的监测手段，但对于使用高分辨率 CT 预防胺碘酮引起的肺炎并没有开展广泛研究。

用于早期识别 ILD，包括药源性和特发性的监测指标如循环血浆中人 II 型肺泡细胞表面抗原 KL-6 的浓度已有研究。KL-6 是一种糖蛋白，被归类为人类黏蛋白 1，已发现在各种间质性肺病中有表达。已有一些个案报道，胺碘酮、米索前列醇和甲氨蝶呤引起的肺毒性患者血清 KL-6 浓度增加[41]。然而，KL-6 检测药源性肺炎的灵敏度只有 53.3%，比检测非药源性 ILD 的灵敏度低。研究显示，与较不常见的药源性 ILD 相比，血清 KL-6 浓度对检测特异性药源性模型，弥漫性肺泡损伤和慢性间质性肺炎的灵敏度最高（88.9%）[22]。

（3）预防性使用药物：对于卡莫司汀治疗乳腺癌期间是否有必要使用糖皮质激素预防肺毒性已建立了一套临床评分系统[21,30]，包括：肺部听诊湿啰音（2 分）；校正的一氧化碳弥散量比基线减少 >10%（3 分）；2 分钟步行氧饱和度下降≥4%（3 分）；胸部 X 射线显示肺间质纤维化（3 分）。评分≥6 分的患者对泼尼松反应好，而评分 <6 分的患者需根据临床指标继续每周监测一次。泼尼松的剂量是 60mg，每天 2 次，服用 10 天，接着 30mg/d，服用 1 周，然后 20mg/d 服用 1 周，接着逐渐减量为 5mg，每周一次直至停药。治疗开始后的 72 小时内出现临床改善。卡莫司汀治疗期间，泼尼松的另一种推荐剂量为 1mg/（kg·d）治疗 1~2 周，接着 8 周的减量期。也有使用吸入糖皮质激素预防卡莫司汀肺毒性的研究。吸入氟替卡松 880μg，每 12 小时一次，已显示能明显保护肺功能并减少肺毒性的发生。在使用卡莫司汀治疗期间，耶氏肺孢子菌肺炎发生率高，有推荐预防性使用甲氧苄啶和磺胺甲噁唑。

一些实验性研究显示人体表皮生长因子受体 2 联合重组单克隆抗体可减少博来霉素引起的肺毒性危险[42,43]。当用于预防肺毒性时，大鼠研究取得了有利的结果，包括增加生存率。沙利度胺对白介素 -6 依赖的细胞生长有抑制作用，也显示可预防博来霉素引起的肺毒性[42]。有必要进行关于肺纤维化患者基因表达的研究，可能用于预防性治疗。

3. 治疗　药源性 ILD 的治疗目标是抑制炎症反应和防止肺纤维化[40]，治疗策略取决于疾病的严重程度。高度怀疑药物所致时，应立即停药，缓解肺部症状，在缓解症状的同时应进行支持治疗。药物引起的肺部急性病变，通常在停药后 24~48 小时消失，慢性改变可能需要更长的时间。肺损害严重的或有进展趋势的患者，尽管已经停药，仍需激素治疗[40]。另外，药物引起肺损伤的患者再用同样药物，症状往往复发，因此最好使用替代性药物。

糖皮质激素治疗被认为是一种标准治疗方法，但还没有实质性证据证明其有效性，一些药物引起的 ILD 对糖皮质激素的治疗效果不确定。目前已进行过研究的用于药源性肺纤维化治疗的药物有：泼尼松（起始剂量可变，长期减量标准 0.75~1mg/kg）或氟替卡松（880μg 吸入，每天 2 次）[23,40]。

在大多数药源性肺纤维化的个案报道中，在停用致病药物并开始糖皮质激素治疗的最初 7~10 天内，可观察到积极的临床反应。有利的反应表现为症状的缓解，特别是劳力性呼吸困难或咳嗽频率减少或严重程度减轻，以及高分辨率 CT 提示实质性病变缩小[40]。此外，生理性改善是指具有以下 2 种或更多种情况：肺总容量或肺活量增加 >10%；一氧化碳弥散量改善 >15% 或至少 3ml/（min·mmHg）；正规的心肺运动测试结果显示氧饱和度改善或正常化（增加 >4%）或氧分压（比先前测量 >4mmHg）。

目前在常见的药源性 ILD 治疗方面已积累了一些临床经验。例如,高度怀疑博来霉素诱发肺损伤的患者均应停用博来霉素。仅对有肺毒性症状的患者进行糖皮质激素治疗。糖皮质激素治疗博来霉素引起肺损伤的最佳剂量和持续时间尚不清楚[29,40]。通常用泼尼松以 0.75~1mg/（kg·d）的剂量开始治疗,一日最大剂量为 100mg。4~8 周后,可根据患者的病情和临床反应,在之后的 4~6 个月内逐渐减少泼尼松的剂量。患者可能对糖皮质激素治疗有反应,但症状缓解后肺功能障碍常仍存在。发生细胞毒性药物相关的药源性肺纤维化患者也可能因为纤维化的肺复张较差而反复发作气胸。处于研究中的其他治疗药物包括沙利度胺、姜黄素、雾化吸入肝素和雾化吸入尿激酶[21,43]。

对胺碘酮引起 ILD 的患者,症状轻微且氧饱和度正常者,可在停用胺碘酮且不应用糖皮质激素的情况下进行观察[40]。但胺碘酮消除半衰期较长,尽管停药,肺毒性在初期仍可能进展。对于大多数症状严重（如轻至中度劳力时有呼吸困难）且有呼吸功能受损证据的患者,进行全身性糖皮质激素治疗。例如 0.75~1mg/（kg·d）的泼尼松龙,在临床和 X 射线检查改善后,根据患者耐受情况,糖皮质激素可在 6 个月内缓慢逐渐减量至停药。如果患者没有反应,可增加剂量。胺碘酮引起肺纤维化的复发与早期停用泼尼松治疗有关[28]。在糖皮质激素逐渐减量过程中肺毒性的复发,可能是由于较大体重指数和（或）体脂量导致胺碘酮体内储存较多所致。如果症状和体征复发,则将糖皮质激素的剂量恢复到最近的有效剂量,随后的减量要更慢,在大约 12 个月期间逐渐减量至停药[40]。

对甲氨蝶呤引起 ILD 的患者,首先停用甲氨蝶呤。大多数患者在停药数日内即可出现临床改善,随后数周内出现放射影像学改善[21,29]。支持性治疗包括辅助供氧和机械通气。肺毒性严重者的患者（如静息时呼吸困难、氧饱和度下降至 90% 以下,或较基线值降低 4%以上）或尽管停用甲氨蝶呤但临床状态仍然恶化的患者应使用糖皮质激素治疗[40]。通常以口服泼尼松 1mg/（kg·d）开始。如果患者病情严重,则静脉给予糖皮质激素（如甲泼尼龙 1mg/kg）,一日 1~2 次,待病情平稳后转为口服泼尼松[2]。糖皮质激素治疗的逐渐减量至停药应根据临床反应来决定,临床反应可通过临床、生理学和放射影像学参数的改善来评估,随后在数周时间内逐渐减量至停药。

另外,除糖皮质激素外,对特发性间质性肺炎/肺纤维化有效的一些其他治疗药物,如秋水仙碱、硫唑嘌呤、环磷酰胺、吡非尼酮、干扰素、N- 乙酰半胱氨酸、白三烯 B_4、前列腺素 E_2 等,对药源性肺纤维化的有效性和安全性尚待更多更进一步的研究。

4. 患者教育　患者教育对预防和治疗药源性 ILD 的重要性不容忽视。应让患者了解所服用的致病药物相关的肺纤维化和间质性肺炎的危险。对患者进行治疗益处和风险的教育。应鼓励患者在开始潜在致病药物治疗前戒烟。患者应了解相关危险因素,以及常见症状如干咳、进行性呼吸困难,以识别早期毒性症状。应教育患者如果出现这些症状应立即就医。

患者一旦被诊断为药源性 ILD,应让其了解疾病的进程。由于使用糖皮质激素可增加体重,需指导患者进行身体康复训练,包括运动计划和营养指导。处理药源性肺纤维化和间质性肺炎时,由于可供选择的治疗措施很少,而疾病的死亡率又很高,应与患者加强沟通。

（李静　范琳琳　吕迁洲）

第三节　药源性非心源性肺水肿或 毛细血管渗漏综合征

非心源性肺水肿是临床常见的药源性肺疾病之一,是药物在肺部的不良反应表现之一,是隐性肺损伤的一种类型,常导致气体交换障碍和动脉低氧血症,严重者可导致死亡。其临床特征与影像学表现与其他原因导致的肺水肿并无二致。药物引起肺水肿可发生在任何年龄组,儿童及中年人较多。

药源性肺水肿具有非心源性肺水肿的特点,一般表现为呼吸窘迫、低氧血症及肺广泛渗出征象。在一些病情严重的患者,可能会发生肺泡毛细血管膜损害,随着富含蛋白质的液体渗入肺泡壁和肺泡内而导致肺硬化,并且损害气体交换。随着水肿液的聚积,肺顺应性和肺容量减少,导致肺内(特别是底部)小气道阻塞,致使肺下叶可闻及细啰音。可发生多种器官衰竭,其死亡率通常为80%~90%。因肺水肿可能发生于因大量失血而补充电解质后,以及成人 ARDS 时,故本病诊断时应注意与心源性及其他非药源性肺水肿相鉴别,测定肺动脉压和肺楔压有助于诊断。除心脏因素外,肺血管渗透性增加、体液过量、多胎妊娠和产后感染等均是易感因素。老年患者也易发生药源性肺水肿。

【致病机制】

药物导致肺水肿的机制并不明确。大多数药源性肺水肿是特异性反应,而非常见的不良反应,且与药物剂量及疗程无关。可能的解释有毛细血管渗漏综合征、高血容量或者过敏反应。心血管疾病史可能是药源性肺水肿的高危因素,同时也需要在诊断时加以鉴别。

药源性肺水肿主要与药物变态反应、细胞外液增加、外周血管阻力增高和严重缺氧等相关。常由于肺血管的通透性增加,体液和蛋白质类物质渗入肺泡所致。常在用药数小时至数日内出现严重的咳嗽、咯血、呼吸困难、低血氧、心动过速等。胸部听诊有大量湿性啰音,胸片显示弥漫性肺泡浸润和网状浸润。

【致病药物和临床表现】

可能引起药源性肺水肿的药物涉及种类广泛,较为常见的有抗肿瘤药物、免疫抑制剂、神经系统药物等,其他还有心血管药物、呼吸系统药物、泌尿系统药物、镇痛药物、产科用药、造影剂等。本文所涉药物均为有文献或个案报道。

药物所致非心源性肺水肿的临床表现与心源性肺水肿相似,其典型的表现包括在用药后数分钟至数日出现严重呼吸困难、胸部不适、呼吸急促、低氧血症、发绀、咳大量白色或粉红色泡沫痰、心动过速,双肺可闻及湿啰音和哮鸣音。肺部影像学常表现为肺间质以及肺泡浸润。不同于心源性肺水肿,药源性肺水肿无心脏异常体征,并不出现心脏肥大以及肺部血流重分布。

急性肺水肿的发作较为突然,一般在用药数小时至数日内出现严重的咳嗽、咯血、呼吸困难、低血氧、发绀、呼吸增快、鼻翼翕动、心动过速等。患者呈焦虑、恐惧状态,不能平卧。胸部听诊有大量湿啰音,X 射线检查可见两侧肺部弥漫性肺泡阴影,左肺门区显著呈扇形或蝶形,由肺门伸向肺野,两肺野普遍模糊,心影增大。

1. 抗肿瘤药物与免疫抑制剂

(1)阿糖胞苷:是一种影响 DNA 合成的抗肿瘤药物,用于多种淋巴瘤的治疗,如急性非淋巴细胞白血病。阿糖胞苷引起肺水肿的机制可能是阿糖胞苷增加了肺泡毛细血管通透性。Haupt 等[44]回顾了霍普金斯医院确诊淋巴瘤并使用阿糖胞苷的 181 例患者后,发现 43 例患者(24%)出现了严重肺水肿,59 例(32%)出现了中度肺水肿,79 例(44%)出现了轻度或没有出现肺水肿。值得注意的是,有 51 例患者在接受阿糖胞苷治疗后的 30 天内死亡,在这些患者中,肺水肿的发生率大幅度升高。

（2）吉西他滨:是一种同阿糖胞苷具有相似药物结构与药理作用的抗肿瘤药物,其通过影响 DNA 合成而具有细胞毒性作用。肺水肿是吉西他滨治疗中罕见的并发症。

（3）丝裂霉素:是一种可以通过阻碍 DNA 合成的抗肿瘤抗生素。文献报道[45],有两位非小细胞肺癌患者在接受了长春碱和丝裂霉素治疗后,产生了肺水肿进而出现致死性急性肺衰竭。另一例病例报道[46]一位 49 岁女性患者在使用长春碱和丝裂霉素治疗转移性乳腺癌后,出现了急性肺水肿。

（4）白介素 -2(interleukin-2, IL-2):是一种用于治疗转移性肾癌以及黑色素瘤的抗肿瘤药物。IL-2 免疫治疗的不良反应是液体潴留、水肿、咳嗽、呼吸困难以及胸腔积液。文献报道[47],在接受静脉注射重组 IL-2 治疗的 8 名患者中,5 名患者出现了轻到重度的肺水肿,肺水肿的严重程度并不与药物剂量相关。IL-2 相关性肺水肿可能是由于毛细血管渗漏综合征以及 IL-2 的心脏毒性导致的。

（5）甲氨蝶呤:是一种免疫抑制剂且具有抗肿瘤作用。一个患有急性淋巴细胞白血病的女孩在使用甲氨蝶呤及环磷酰胺 10 小时后死于肺水肿。她一周前接受过鞘内注射甲氨蝶呤。医师认为上一周的鞘内注射激发了患者对甲氨蝶呤产生超敏反应,当本次服用甲氨蝶呤后诱发了神经性的肺水肿[48]。

（6）莫罗单抗 -CD3(OKT-3):是一种可以抑制 T 淋巴细胞活性的免疫抑制剂,主要用于抑制免疫排斥作用。在 100 例使用 OKT-3 的原位肝移植患者中,肺水肿的发生率约为 41%[49]。在使用药物时,液体过量有增加肺水肿的风险。移植术前肺动脉高压史也是风险因素之一。OKT-3 相关性肺水肿可能与 T 淋巴细胞破坏后释放的血管活性物质有关。

（7）喷司他丁:是一种嘌呤类似物,用于治疗毛细胞白血病,其主要毒性包括肺水肿。文献报道[50],11 例使用喷司他丁治疗复发性淋巴细胞增生性疾病的患者中,有 5 例出现了肺水肿。

（8）维 A 酸:维 A 酸综合征是维 A 酸的一种致命性不良反应。维 A 酸综合征通常在开始治疗后的 1~11 天内出现。临床表现包括发热、呼吸功能紊乱、肺渗出、体重增加以及水肿。大多数出现维 A 酸综合征的患者影像学检查会有特征性表现,提示肺水肿,如心胸比值增加、血管蒂宽度增大、肺血流量增加、支气管套袖征、磨玻璃影、肺实变、肺结节、支气管充气征以及胸腔积液。尽管常见白细胞计数升高,但与维 A 酸综合征没有明确的关系。无论是初始白细胞计数还是白细胞增高比例都与维 A 酸的肺毒性无关。CD13(氨肽酶,一种细胞表面的酶)的基线水平与维 A 酸综合征高度相关。早期使用大剂量激素可能会有利于患者的转归。文献报道,接受维 A 酸治疗的慢性粒细胞白血病患者以及接受阿利维 A 酸与他莫昔芬联合治疗的乳腺癌患者中,会出现非心源性肺水肿[51]。

2. 心血管药物

（1）钙通道阻滞剂:例如尼非地平,通常用于高血压、心绞痛、偏头痛以及雷诺病。有文献报道[52]，一位患有原发性肺高压的患者,在接受了口服尼非地平初始治疗后,出现了致死性肺水肿。氨氯地平结构与药理作用同尼非地平相似,具有抗高血压以及稳定心绞痛的作用。在 PRAISE 试验中, 1153 例射血分数 <30% 的严重慢性心力衰竭患者使用氨氯地平或安慰剂治疗 6~33 个月,肺水肿在氨氯地平组内发生率高于对照组。维拉帕米可用于治疗高血压、房性心律失常以及心绞痛。有报道[53]在使用维拉帕米治疗的患者中,出现肺水肿。原因可能是非心源性的因素,因为在出现肺水肿的患者中,心脏超声、心排出量以及肺动脉闭塞压均为正常。

（2）肾上腺素:是一种强效拟交感神经药物,具有升高血压、扩张支气管以及激动心肌作用。有文献报道在使用肾上腺素的患者中出现肺水肿。

（3）去氧肾上腺素:也是一种强效的拟交感神经药物,具有潜在的血管收缩作用,且较少影响心脏的 β 受体。静脉使用去氧肾上腺素常用来增加血管外周阻力以及血压,眼科手术中使用去氧肾上腺素来增加眼压。局部使用去氧肾上腺素也可能会引起肺水肿。在一篇报道中,术中局部使用去氧肾上腺素或黏膜下注射肾上腺素的 12 例患者中, 10 例出现了严重的肺水肿以及高血压。这可能是由于血管收缩作用引起了高血压,增加了左心室负荷,降低了左心房的依从性,或者降低了心排出量。

（4）普萘洛尔:是一种非选择性 β 受体拮抗剂,常用于治疗高血压、心肌梗死后、心绞痛以及心律失常。有报道[54]两例使用普萘洛尔治疗嗜铬细胞瘤的患者,在用药后出现肺水肿。患有代偿性充血性心力衰竭患者,使用普萘洛尔或其他 β 受体拮抗剂时,具有出现肺水肿的较高风险。

3. 呼吸系统药物

（1）前列环素:是一种潜在的血管加压剂,常用于治疗原发性或继发性肺动脉高压。Farber 等[55]报道了一例肺动脉高压(pulmonary hyperfension, PH)合并局限性硬皮病患者在使用了前列环素后出现了致死性的肺水肿。患有肺静脉阻塞性疾病的患者在使用前列环素时应谨慎注意[56]。

（2）一氧化氮:是一种选择性扩张肺血管的吸入性气体,用于肺高压患者提高氧合能力。Preston 等[57]报道了 9 例患有肺动脉高压以及 CREST 综合征(钙质沉着、雷诺现象、食管运动功能障碍、指端硬化、毛细血管扩张)的患者,在接受急性 NO 吸入试验后, 2 例患者出现肺水肿。与此不同的是, 46 例患有其他不同类型肺动脉高压的患者,在接受 NO 吸入试验后无一例出现肺水肿。

4. 泌尿系统药物

（1）乙酰唑胺:是一种非选择性碳酸酐酶抑制剂,通过增加尿液中钠和碳酸氢钠的排泄,对水肿以及充血性心力衰竭有中效的利尿作用。乙酰唑胺也用于降低青光眼的眼压、预防急性高山病以及癫痫的辅助治疗。文献报道,乙酰唑胺可能引起肺水肿。

（2）氢氯噻嗪:是一种噻嗪类利尿药,可阻滞远端肾小管对钠与氯的重吸收。Steinberg 等[58]在 1968 年率先报道了使用氢氯噻嗪引起致命性的急性肺水肿。此后,有不少文献报道[59-61]氢氯噻嗪可引起非心源性肺水肿。患者经常出现急性呼吸困难以及低氧血症,其他症状还包括发热、低血压、心动过速以及消化系统症状。出现肺水肿的 1~2 天后临床症状就会消失,但再次用药依然可能会再度诱发症状。除了没有颈静脉怒张、S3 奔马律或者足部水肿外,其他检查结果与心源性肺水肿无异[62]。对氢氯噻嗪引起肺水肿的患者,血流动力学监测显示患者有心排出量降低以及肺毛细血管楔压正常或轻微升高的现象。在使用氢氯噻嗪的患者中开展的免疫学研究发现患者体内的血清 IgG_1、IgG_4 下降,血清 IgM、IgE 升高,抗核抗体以及淋巴细胞转化试验阴性,血淋巴细胞总数及比例正常[63]。氯噻嗪 / 氢氯噻嗪引起肺水肿的机制尚未明确,可能与免疫系统介导的粒细胞肺内隔离以及肺泡细胞表面 IgG 沉积有关。

5. 神经系统药物

(1)吩噻嗪:Li 和 Gefter[64]报道 3 例精神分裂症患者在服用大剂量吩噻嗪后出现急性肺水肿。在所有的病例中,肺水肿出现 18~40 小时后缓解。报道者认为肺毒性可能是神经源性的,与下丘脑 – 垂体 – 性腺功能紊乱有关。

(2)三环类抗抑郁药:Shannon[65]前瞻性地纳入了 56 名使用三环类抗抑郁药物患者,其中 17 名患者(30%)出现了胸部影像学异常改变,包括 8 例肺水肿。在急诊就诊时所表现出的低血压征象是唯一与肺水肿相关的因素。这意味着三环类抗抑郁药引起的肺水肿可能是因为其低血压作用导致的。

国内亦有较多神经系统药物所致药源性肺水肿的文献报道。有文献汇总分析 1990—2010 年 20 年内有关药物引起肺水肿的报道[66],共计 181 例病例中涉及神经系统药物,占 27%,包括氯氮平、氯丙嗪、地西泮、阿普唑仑、艾司唑仑、氯硝西泮、卡马西平等品种。

6. 镇痛药

(1)阿司匹林:属于非甾体抗炎药,具有解热镇痛作用,此外对暂时性脑缺血和冠状动脉综合征有治疗作用。非心源性肺水肿是水杨酸中毒的典型表现。水杨酸中毒引起的肺水肿可以从无需辅助通气的轻度肺水肿到需要机械通气的重度肺水肿。Heffner[67]分析了 36 例患者,这些患者血清水杨酸浓度超过了 30mg/dl,其中有 8 例患者出现了肺水肿。相比于未出现肺水肿的患者,这些出现肺水肿患者的年龄更大,且具有长期水杨酸服用史和吸烟史,而且更可能出现神经精神障碍、蛋白尿,血清水杨酸浓度可能也容易超过 40mg/dl。肺水肿随着血药浓度降低而消失。肺水肿的出现可能是多重原因导致的,但最有可能的是血管通透性的改变。在条件允许的情况下,建议监测水杨酸的血药浓度。

(2)吗啡:是一种阿片类镇痛药。使用麻醉剂的患者,尤其是大剂量使用的患者,会出现非心源性肺水肿。这种现象可能是因为免疫球蛋白和补体介导的肺毛细血管渗透增多导致的,也可能是与脑干神经源性反射有关。

(3)右丙氧芬:也是一种阿片类药物,大剂量口服或静脉注射时会导致肺水肿。

7. 产科用药

(1)麦角新碱:是麦角碱类药物的一种,能够收缩子宫平滑肌,用于预防和治疗产后大出血。有报道孕妇在分娩前使用了 56 小时的沙丁胺醇来避免早产,分娩之后停用了沙丁胺醇并开始使用麦角新碱后,出现了肺水肿。

(2)催产素:因为催产素可以收缩子宫平滑肌,因此其可用于催产并预防产后出血。文献报道,静脉使用催产素后可能会诱发急性肺水肿。

(3)保胎药:β_2 受体激动剂常作为支气管舒张剂来治疗支气管哮喘,此外,其还可以放松子宫肌肉、骨骼肌以及血管平滑肌,从而有助于避免早产。静脉使用 β_2 受体激动剂作为保胎药可能会引起肺水肿。Nimrod 等[68]回顾了 1407 例使用了异克舒令的患者,发现肺水肿发生率达 0.5%。患者出现呼吸困难、咳嗽、胸痛、肺部啰音、心动过速、呼吸急促以及高血压。实验室检查显示出现换气过度引起的低氧血症,以及肺泡-动脉氧梯度增加。尿和电解质(包括钠和钾)的排泄减少,尿渗透压明显增加。当给予大剂量等渗溶液时,$β_2$受体激动剂可能引起血细胞比容、血红蛋白以及总蛋白的减少。胸部影像学常显示双侧肺间质和肺泡渗出或胸腔积液。血流动力学特征包括心排出量、射血分数以及平均肺动脉压升高,肺血管阻力、肺血管舒张压以及舒张末期的容量降低。肺毛细血管楔压可能是正常的,但也可能进行性升高,超过一定值后会出现肺充血[69]。异克舒令、特布他林、沙丁胺醇、利托君以及非诺特罗均有可能引起保胎药相关性肺水肿[70]。

　　静脉使用保胎药后出现肺部症状的高危因素包括过度使用保胎药、静脉补充液体、超过24小时输注、贫血、双胎或多胎妊娠、糖皮质激素的使用、低血钾、持续心动过速(超过140次/分)以及未明确诊断的心肺疾病。

　　引起肺水肿的病理学机制可能是非心源性的。超声心动图和血流动力学监测未能证明任何左心室功能障碍。与水钠潴留相关的血容量增多可能是一个关键原因,在大多数情况下,合并使用糖皮质激素会使得情况恶化[71,72]。$β_2$受体激动剂具有抗利尿作用。向兔体内注射大剂量非诺特罗和等渗溶液后,兔出现尿量减少,体重增加,中心静脉压升高,血细胞比容、血红蛋白以及总蛋白水平下降等现象,同时伴有肺间质和肺泡内水肿,肺部液体量增加,心脏和腹部血气参数异常。β受体激动剂引起肺水肿的另一个原因可能是诱发围生期无症状心肌病。其他可能机制还包括降低胶体渗透压和毛细血管渗漏。

　　治疗保胎药引起的肺水肿,需要停用保胎药、吸氧并限制液体,必要时使用利尿药,纠正酸碱平衡。患者应该保持直坐位。如果可以,应该继续分娩。密切观察液体量、生命体征、氧合状态、电解质水平。患者出现严重呼吸衰竭时,使用右心导管以及呼吸末正压通气可能有利于患者。应该排除其他引起肺水肿的原因,如心源性肺疾病。通常临床症状在12~24小时内会得到改善。

　　尽可能使用低剂量的保胎药,逐步增加剂量,使心率保持在120次/分以下。连续使用保胎药不超过48小时,可降低其引起肺水肿的风险。使用β受体拮抗剂,如美托洛尔可逆转非诺特罗的肾脏作用,减少水钠潴留,使得肌酐清除率、尿量、血红蛋白浓度、血细胞比容以及钠排出量恢复正常。

　　8. 造影剂　静脉注射造影剂造成的肺水肿可伴有或不伴有过敏症状[73]。肺毒性的表现可能依据药物种类、给药剂量、注射速率不同而不同。肺水肿发生率因造影剂渗透压不同而不同。

　　造影剂的给药剂量对肺水肿至关重要。可以通过减少造影剂的用量来减少肺水肿的风险,尤其是对于有心肌梗死病史、心功能不全、心肌缺血或高血压疾病史的患者。但并没有一个确定的最小安全剂量。造影剂输注时的水化状态也可以改善肺水肿的风险。在近似脱水的老鼠中,大剂量造影剂(碘海醇和泛影葡胺)可以造成明显水肿。

　　造影剂引起肺水肿的机制并不明确,可能与超敏反应、造影剂过量、水钠潴留或者急性心肌梗死无关。在造影剂相关的非心源性肺水肿患者早期发病时,血清中免疫复合物水平增高,但血清IgE、C3、C4是正常的。这意味着造影剂强化了内源性前列环素的形成,前列环素化学刺激了肺内皮细胞,最终导致肺部毒性。

　　糖皮质激素常用于预防造影剂相关性肺水肿。在静脉注射非离子型造影剂之前的24小时和0.5小时,使用甲泼尼龙琥珀酸钠(40mg/kg)能够有效减少大鼠模型中的肺水肿。

9. 其他药物　国内外有文献报道使用可卡因、海洛因后出现致死性或非致死性肺水肿。其他亦可见美沙酮、纳洛酮、鱼精蛋白、链激酶、TMP-SMZ 等药物引起肺水肿的病例报道。

【诊断和鉴别诊断】

药源性肺水肿是一种排除诊断,需要排除其他可能引起肺水肿的原因,如充血性心力衰竭、弥漫性肺出血、呼吸系统感染。必要时需要进行肺活检。实验室检查与呼吸功能测试对药源性肺水肿的诊断特异性差。

因肺水肿可能发生在因大量失血而补充电解质后,以及 ARDS 时,故本病诊断时应注意与心源性及其他非药源性肺水肿相鉴别,测定肺动脉压和肺楔压有助于诊断。

过敏性肺水肿不同于心源性肺水肿,临床上两者的鉴别诊断尤为重要,其中病史(用药史)、X 射线表现、血气分析为鉴别要点。

【预防与治疗】

尽管药源性肺水肿致死并不罕见,但是大多数药源性肺水肿是轻度的,且具有自限性。再次使用可疑药物后,患者会再次出现药源性肺水肿。通常停药后可以迅速恢复,且少有长期后遗症。氧疗以及利尿药通常可以用于药源性肺水肿的治疗,但利尿药过量可能会不利于肺水肿的治疗。有时,呼气末正压机械通气可能有利于患者恢复。在若干文献报道中提到糖皮质激素的使用,但其治疗作用并未明确。

1. 预防　详细询问患者药物过敏史及心肺疾病史,在用药过程中注意观察,都有助于预防药物引起肺水肿的发生。而初期诊断和开始抢救的时间对药源性肺水肿的有效控制亦具有重要作用。①易感患者慎用并避免超剂量使用易感药物,妇女在使用子宫收缩剂时,严格控制水的摄入;②应高度重视老年人静脉摄入钠盐对其心功能的影响。一般情况下输液尽量不用氯化钠注射液,并注意输液速度。肺水肿一旦发生,更要严格限钠。

2. 治疗原则

(1)停用可疑致病药物:按非心源性肺水肿治疗,包括吸氧、补液及清除气道分泌等常规处理,促使毒物排泄。呼吸机加呼气末正压、高潮气量(15ml/kg)以辅助呼吸是治疗肺水肿的重要措施之一。

(2)不主张使用强效利尿药:由于肺水肿时血管充盈压并不增高,强力利尿可能使低血压加重,故一般不主张使用强效利尿药。是否输入白蛋白尚有不同看法。

(3)中毒性肺水肿:①早期给予大剂量糖皮质激素,具有消炎、稳定肺泡与毛细血管膜、减少通透性、促进肺水肿吸收、抑制组胺释放作用,用法:氧化可的松 200~400mg/d 或地塞米松 10~20mg/d,静脉滴注;或雾化吸入地塞米松,3~4 次 / 天;②静脉输入 10%~20% 血清蛋白溶液,200~400ml/d;③内源性中毒可行血液透析;④氧疗法或辅助呼吸;⑤小剂量肝素(10~20U/d)皮下注射,可改善血液循环;⑥抗菌药物防止感染;⑦积极纠正酸碱及电解质失衡。

(许青　李文思　吕迁洲)

第四节 药源性机化性肺炎

机化性肺炎是肺实质的一种病理状态,不属于独立性疾病,而是由多种疾病在肺部的共同表现。其特征性病理表现为远端气腔内出现由纤维素、炎症细胞和成纤维细胞构成的芽状突起并与肺泡壁融合纤维化。

药物引起的机化性肺炎(以下简称药源性机化性肺炎)的发生率较其他药源性肺病低,确切发生率尚不十分明确,主要以个案报道为主。文献报道机化性肺炎的发病率为(6~7)/100 000,药物引起的机化性肺炎发生率约占机化性肺炎的11%。用药至起病时间不等,多与致病药物相关,同时也存在个体差异,用药后数天甚至数年均可引起药源性机化性肺炎。常见的临床表现为咳嗽、咳痰、发热、呼吸困难等,与普通肺炎症状极为相似,故发病早期极易被误诊为肺部感染性疾病。机化性肺炎对激素治疗反应性较好,而抗菌药物的治疗效果很差甚至无效。此外,某些抗菌药物本身还可能引起机化性肺炎,大大增加了诊断与治疗药源性机化性肺炎的难度。因此,熟练掌握药源性机化性肺炎的特点及防治方法在临床用药过程中具有极为重要的意义。

【致病机制】

药物引起的机化性肺炎的致病机制至今尚未明确。一般认为,药物导致细支气管和肺泡损伤,在组织修复过程中,气道内肉芽组织过度增生和肺泡渗出物的机化是本病的主要机制。机化过程概述如下:①在药物作用下,细支气管、肺泡管及肺泡上皮细胞坏死脱落,基底膜通透性改变,富含纤维蛋白原等物质的渗出液进入终末呼吸单位;②成纤维细胞和炎症细胞向肺泡内游走;③成纤维细胞在淋巴细胞、巨噬细胞和嗜酸性粒细胞释放的细胞因子的作用下形成胶原纤维等细胞外基质,并与渗出物一起完成机化过程,形成同心圆样交替排列的板层小体即马松小体(Masson bodies)、机化物和息肉状肉芽结缔组织;④终末呼吸单位表面因脱落的上皮细胞被纤维组织替代而变厚、细支气管平滑肌层肥厚致使管腔狭窄。

上述机化过程可能与药物对肺部的直接毒性及其引起的机体免疫反应有关,此外,某些细胞与细胞因子也参与了机化性肺炎的致病机制。

1. 药物的直接毒性 某些药物在肺中高度浓集时可对肺泡和支气管上皮细胞产生直接毒性,触发损伤和修复机制启动,肺泡和支气管内形成纤维素样炎症细胞群,并进一步形成纤维炎性肉芽组织,引起机化性肺炎。

2. 免疫反应 某些药物与细胞表面的特殊受体结合后,启动一系列的细胞内过程,如:抑制细胞增殖、增加淋巴细胞对靶细胞的细胞毒作用、增强巨噬细胞的吞噬活性,调控机体免疫反应,并进一步触发机化过程。

3. 细胞与细胞因子 肥大细胞位于疏松结缔组织内,胞质内可见大量嗜碱性颗粒,颗粒内含组胺、慢反应物质、嗜酸性粒细胞趋化因子和肝素等活性物质,主要参与某些变态反应。Pesci 等[74]研究发现,机化性肺炎患者的肥大细胞数量远高于对照组,肥大细胞的激活与脱颗粒在机化过程中起重要作用。Ditschkowski 等[75]研究表明,执行特异性细胞免疫应答的T细胞可能也参与了机化性肺炎的发病机制。

巨噬细胞移动抑制因子(macrophage migration inhibition factor, MIF)是由活化的淋巴

细胞产生,为第一个被发现的淋巴因子,作用于巨噬细胞,使其移动受到抑制。主要参与调控巨噬细胞的黏附、扩散、迁移、吞噬和抑制细胞凋亡等过程。Grinblat 等[76] 报道了一例由头孢氨苄引起的机化性肺炎,在发病机制研究中,患者的淋巴细胞与头孢菌素培养后产生MIF,提示 MIF 可能与头孢氨苄引起的机化性肺炎相关。

【致病药物和临床表现】

1. 心血管系统药物

(1)抗心律失常药:胺碘酮是抗心律失常的常用药,主要用于治疗房性及室性心律失常。早在 20 世纪 80 年代就出现了关于胺碘酮具有肺毒性的报道,发生率为 5%~10%。胺碘酮肺毒性致机化性肺炎的发病机制较为复杂,可能是通过自由基的直接毒性损伤肺泡细胞,或间接通过炎症机制产生肺损伤。胺碘酮引起的机化性肺炎通常与长期累积用药相关,一般于 200~400mg/d 连续服药 2~4 年后发生。临床表现主要包括咳嗽、气促、体重减轻,胸部 X 射线主要表现为斑片状浸润影,胸部 CT 多数为实变影和磨玻璃影,肺部活组织检查结果均显示机化性肺炎,少数伴肺纤维化。多数患者预后较好,在糖皮质激素治疗后病情缓解,约 1/3 患者对激素治疗反应较差,最终死于呼吸衰竭。因呼吸衰竭而死亡的患者通常还伴有进行性的肺纤维化和间质性肺炎。

决奈达隆是一种新的抗心律失常药,主要用于治疗心房颤动和心房扑动,以减少高危心房颤动患者的住院率与死亡率。作为胺碘酮的衍生物,决奈达隆在结构上以甲磺酰胺基团代替胺碘酮的碘,保留抗心律失常作用的同时也减轻了甲状腺方面的副作用。但近来有研究显示,决奈达隆的肺毒性可能与胺碘酮相仿甚至更大。Siu 等[77] 在 2012 年首次报道了两例服用胺碘酮抗心律失常的患者分别在换服决奈达隆 9 个月和 4 天后被确诊为机化性肺炎。Hernández 等[78] 也报道了一例由决奈达隆引起的机化性肺炎,患者在未接受任何治疗并仅停用决奈达隆的情况下,病情即有所好转。虽然上述患者在服用决奈达隆前均有短期或长期胺碘酮用药史,但机化性肺炎的发生与决奈达隆用药间的时间关系提示其在诱发机化性肺炎的过程中起重要作用。因此,决奈达隆在治疗心律失常过程中产生的肺毒性也不容忽视,尤其是曾经有胺碘酮用药史的患者换服决奈达隆后,更应密切监护。

(2)抗高血压药:随着抗高血压药的普遍使用,其可能引起的肺毒性也备受关注。某些 β 受体拮抗剂已被报道可能与药源性机化性肺炎相关。1989 年 Camus 等[79] 首次报道一例高血压患者,因服用醋丁洛尔 200mg/d,一个月后出现咳嗽、气促、发热、体重减轻等症状,经支气管肺活组织检查结果显示为机化性肺炎,并在停用醋丁洛尔后发热迅速好转,肺部病灶也在几个月内消失并痊愈。此前,已有研究[80] 显示醋丁洛尔可能会引起胸膜炎与肺肉芽肿,结合该病例提示,醋丁洛尔可能会引起机化性肺炎。此外,多项回顾性研究显示,倍他洛尔、索他洛尔及噻吗洛尔均可引起机化性肺炎。

(3)调脂药:他汀类药物即 β- 羟 -β- 甲戊二酸单酰辅酶 A(β-hydroxy-β-methylgluteryl-CoA,HMG-CoA)还原酶抑制剂,通过竞争性抑制内源性胆固醇的合成,降低肝细胞内胆固醇的含量,并刺激低密度脂蛋白(low density lipoprotein,LDL)受体的合成,提高 LDL 微粒摄取,降低血浆总胆固醇。近来研究显示,除肌病及肝功能损伤等常见的不良反应外,他汀类药物还可引起某些肺部疾病。2004 年,Naccache 等[81] 首次报道了一例因服用氟伐他汀(60mg/d,1 年)引起机化性肺炎的案例,口服泼尼松 1mg/(kg·d)治疗后患者病情逐渐好转,1 年后又因激素减量至 7mg/d 引起肺部症状复发,并被确诊为继发于氟伐他汀引起机化性肺炎的普通型间质性肺炎（usual interstitial pneumonia, UIP）。他汀类药物引起机化性肺炎的发病机制可能与其导致的免疫异常相关。抗 JO1 抗体是一种抗氨基酰 –tRNA 合成酶的肌病特异性自身抗体，研究发现，50%~100% 的间质性肺病（ILD）相关肌病患者抗 JO1 抗体为阳性，且他汀类药物引起的 ILD 对免疫抑制剂治疗反应良好。可引起机化性肺炎的他汀类药物还包括辛伐他汀、普伐他汀及洛伐他汀。他汀类药物引起的机化性肺炎的发生率远低于肌病，且预后较好，但如存在继发于机化性肺炎的 ILD 则预后较差。

2. 抗肿瘤药

（1）烷化剂：烷化剂属于细胞毒药物，通过使细胞中生物大分子失活或 DNA 分子断裂，导致肿瘤细胞死亡。烷化剂相关的肺部疾病报道以环磷酰胺和白消安居多，但与之相关的机化性肺炎报道多以影像学特征为主，故其发病机制尚未明确[82]。而当机化性肺炎患者对激素治疗反应较差时，环磷酰胺则可作为辅助治疗药物改善预后。Kalambokis 等[83]于 2004 年首次报道了一例慢性淋巴细胞白血病患者因服用苯丁酸氮芥引起机化性肺炎。新型烷化剂替莫唑胺也被报道与数起药物引起的机化性肺炎相关，通常于用药 4~6 个月后起病，推测该类机化性肺炎的发生可能与替莫唑胺剂量增加相关。

（2）抗代谢药：抗代谢药甲氨蝶呤是可能引起机化性肺炎的常见药之一，经糖皮质激素和环磷酰胺联合治疗预后良好。阿扎胞苷引起的机化过程可能是通过引起中性粒细胞弹性蛋白酶过表达从而导致胶原含量增加及纤维化逆转，其中的肺损伤机制可能还与强大的免疫重建相关，并提示该过程呈时间依赖。Battistini 等[84]报道了 3 例白血病患儿经阿糖胞苷和蒽环类药物治疗 10~20 天后引起机化性肺炎，其机制可能包括：①化疗药的细胞毒性导致远端气道重构；②对化疗药的过敏反应；③由不明药物引起的局部感染导致的修复过程。此外，氟达拉滨、克拉屈滨、羟基脲等抗代谢药也与药物引起的机化性肺炎相关。

（3）抗生素类药物：含博来霉素的化疗药引起的肺毒性发生率为 6%~40%，但死亡率低于 1%。高龄（>70 岁）、高累积剂量（>450mg）、肾功能损伤、吸烟、与其他抗肿瘤药联用等因素均可增加博来霉素引起肺毒性的风险。Santrach 等[85]报道了 3 例骨源性肉瘤患者接受累积剂量低于 200mg 博来霉素治疗后引起局灶型机化性肺炎，患者均无明显呼吸道症状的表现。其他抗生素类化疗药如多柔比星、丝裂霉素等也可能与药物引起的机化性肺炎相关。

（4）分子靶向类药物：厄洛替尼、克唑替尼等小分子酪氨酸激酶抑制剂（tyrosine kinase inhibitor, TKI）对于一线治疗失败的非小细胞肺癌患者具有一定的抗肿瘤活性。2007 年，Yoneda 等[86]首次报道一例药物引起的机化性肺炎可能与 TKI 的使用相关，该患者经厄洛替尼治疗 5 天后出现气促、发热、胸痛等症状，并于 20 天后被确诊为机化性肺炎。Asai 等[87]通过激发试验成功验证了克唑替尼可引起机化性肺炎的猜测。可疑药物激发试验常需慎重权衡利弊，故多数分子靶向药物相关的机化性肺炎病例鲜有激发试验，其中的相关性仍需进一步研究。

（5）单克隆抗体类药物：单克隆抗体类药物如纳武单抗（nivolumab）、潘布陆利珠单抗（pembrolizumab）及易普利姆玛单抗（ipilimumab）引起免疫相关性肺炎的发生率分别为 1.3%~3%、0.4%~4% 和 0.4%~4.3%。主要用于治疗黑素瘤的 nivolumab 引起的机化性肺炎对糖皮质激素治疗反应良好。Soubrier 等[88]报道显示，利妥昔单抗（rituximab）在风湿性关节炎和卡斯尔曼病患者中引起机化性肺炎的发生率为 8%，而在血液肿瘤患者中引起机化性肺炎的报道较少。其肺损伤机制可能与补体激活、B 淋巴细胞溶解、肿瘤坏死因子

α（tumor necrosis factor-α，TNF-α）释放相关，某些患者还可能是由于利妥昔单抗引起的过敏反应继发肺部疾病。Radzikowska 等[89]于 2003 年首次报道一例乳腺癌患者使用曲妥珠单抗（trastuzumab）引起机化性肺炎。随后，另一例乳腺癌患者在曲妥珠单抗撤药后机化性组织病变消失，也进一步证实了两者的相关性。此外，英利昔单抗（infliximab）、西妥昔单抗（cetuximab）及 ipilimumab 等均有诱发机化性肺炎的报道。

（6）其他抗肿瘤药物：其他抗肿瘤药物如硼替佐米、来那度胺、尼鲁米特、拓扑替康、替吉奥（替加氟、吉美嘧啶及奥替拉西钾复方制剂）、mTOR 抑制剂等均有引起机化性肺炎的报道。除单药外，某些化疗方案也与药物引起机化性肺炎相关，如：FOLFOX（奥沙利铂、氟尿嘧啶、亚叶酸钙）、R-CHOP（利妥昔单抗、环磷酰胺、多柔比星、长春新碱、泼尼松）、CMF（环磷酰胺、甲氨蝶呤、氟尿嘧啶）、NAC-VBP（长春新碱、博来霉素、顺铂）等方案。

3. 抗微生物药　呋喃妥因被广泛用于敏感菌所致的泌尿系统感染，可于持续用药 6 个月至 3 年后引起机化性肺炎。其产生肺毒性的机制可能通过非剂量依赖的免疫反应介导的损伤引起，或是通过羟基产生的氧自由基对肺泡细胞产生直接毒性引起，该毒性呈剂量依赖。呋喃妥因所致机化性肺炎通常可逆，及时撤药即可缓解大部分呼吸道症状，后续 30~40mg/d 泼尼松持续治疗 6 周至 16 个月可基本治愈，仅少数患者预后不良。

达托霉素使用时间较长（如达 4 周）可在肺泡表面蓄积，从而产生直接毒性损伤肺泡上皮细胞，诱发机化过程。此外，达托霉素与表面受体的相互作用可导致肺泡中产生异常脂质，从而刺激炎症过程，引起机化性肺炎，并可伴嗜酸性粒细胞浸润。

头孢类抗生素引起机化性肺炎的相关报道较少，Grinblat 等[90]曾报道一例因使用头孢氨苄引起的机化性肺炎，通过患者淋巴细胞与头孢菌素培养后产生 MIF 的试验，推测 MIF 可能与头孢氨苄引起的机化性肺炎相关，但也可能与患者的选择性 IgA 缺陷相关，具体机制仍不明确。

此外，两性霉素 B 也可能与药源性机化性肺炎相关。

4. 免疫抑制剂　西罗莫司和依维莫司同属增殖信号抑制剂（proliferation signal inhibitors，PSI）类免疫抑制药，具有抗增殖及抗纤维化的作用，故除用于实体器官移植后免疫抑制治疗外，还用于抗肿瘤治疗。

西罗莫司相关肺病的发生率在肝移植患者中至少为 2%~4%，而在肾移植患者中则高达 11%。西罗莫司产生肺毒性可能的危险因素包括高龄、男性、高剂量、肾功能损伤等。肾移植患者因使用西罗莫司引起的最常见的肺部并发症是机化性肺炎，通常于开始用药后 1~51 个月起病。研究发现，心脏移植者为减轻钙调神经磷酸酶抑制剂引起的神经毒性及冠状动脉病变而换用西罗莫司后，引起机化性肺炎的发生率高达 24%。部分患者在西罗莫司减量后肺部症状明显减轻，提示发病机制可能与药物的直接毒性相关；而另有部分患者在应用治疗剂量西罗莫司的情况下也可引起机化性肺炎，提示发病机制也可能是由 T 细胞介导的对西罗莫司蛋白复合物的免疫应答引起的肉芽肿形成过程。

依维莫司是西罗莫司的衍生物，两者结构高度相似，前者在后者的基础上多一个羟乙基，亲水性更强。与西罗莫司相比，依维莫司引起机化性肺炎的发生率更低，甚至有研究显示，西罗莫司引起的肺部症状在换用依维莫司替代治疗后逐步好转，可能与依维莫司的亲水性可减轻过敏反应相关。Carreño 等[91]报道了一例肾移植患者在服用依维莫司继发机化性肺炎后，并未停服依维莫司，仅加大激素治疗剂量即控制住了机化性肺炎。但也有研究指出,虽然依维莫司引起的机化性肺炎较西罗莫司罕见,如未及时停药并施以激素治疗,其引起的肺毒性可继发严重的呼吸衰竭甚至死亡。与药物累积毒性相比,依维莫司引起机化性肺炎的机制可能与免疫反应的相关性更大。2013 年,Sakamoto 等[92]首次报道了一例使用依维莫司药物洗脱支架(everolimus-eluting stents, EES)防止冠状动脉球囊成形术后再狭窄的患者引起的机化性肺炎。虽然 EES 释放出的依维莫司剂量较低,但其持续释放依维莫司 120 天的作用对产生肺毒性具有潜在风险,所以在临床应用中应对患者实施密切监护,一旦发现可疑的机化性肺炎相关症状,应及时予以激素治疗。

其他免疫抑制剂如他克莫司和硫唑嘌呤也有引起机化性肺炎的报道。

5. 抗炎抗风湿药 金制剂常用于类风湿关节炎及银屑病关节炎的治疗。银屑病关节炎患者使用金制剂引起的肺部不良反应鲜有报道;类风湿关节炎患者使用金制剂引起的肺毒性相关不良反应主要表现为间质性肺炎、机化性肺炎和闭塞性细支气管炎。金制剂引起机化性肺炎的发生率较低,通常于用药后 2~6 个月起病。口服及肌内注射金制剂均可能引起机化性肺炎。此外,Ribeiro 等[93]报道了一名宗教艺术品修复工作者所患机化性肺炎可能与工作中吸入的金粉相关。金制剂引起的机化性肺炎通常预后良好,患者经激素治疗后呼吸道症状可迅速改善。

研究发现,用于治疗炎症性肠病(IBD)的药物如柳氮磺吡啶和美沙拉秦可产生某些肺部不良反应,肺部症状可具体表现为机化性肺炎、非特异性间质性肺炎和嗜酸性粒细胞肺炎。而 IBD 本身也可引起类似肺病,虽然发生率仅 0.4%,也常易与柳氮磺吡啶或美沙拉秦等药物引起的肺病混淆。区分两者的关键是观察停药后呼吸道症状及肺部影像学结果是否改善,如改善,则药物引起机化性肺炎的可能性较大;如未见改善甚至症状加重,则 IBD 引起机化性肺炎的可能性较大。

服用柳氮磺吡啶引起肺毒性的日剂量为 1~8g(平均 3g),平均服药时间约 17.8 个月。Ulubas 等[94]于 2004 年报道了首例血清阴性类风湿关节炎患者在服用柳氮磺吡啶 4 个月后引起机化性肺炎,除常见呼吸道症状外,还伴皮肤瘙痒。停用柳氮磺吡啶并予以激素治疗后,症状迅速好转。

美沙拉秦相关的机化性肺炎通常于服药后 2~6 个月起病,偶见长期用药后引起机化性肺炎。Shindoh 等[95]曾报道一例溃疡性结肠炎患者服用美沙拉秦长达 7.5 年后引起的机化性肺炎,该患者美沙拉秦的药物淋巴细胞刺激试验结果为阳性,提示长期服用美沙拉秦也可导致肺部不良反应。除口服制剂外,美沙拉秦栓剂小剂量使用也可引起机化性肺炎。Kim 等[96]报道了一例使用美沙拉秦栓剂(1g/d)治疗溃疡性结肠炎的患者,在用药 19 天后引起机化性肺炎伴嗜酸性粒细胞肺炎。小剂量栓剂的使用引起机化性肺炎及淋巴细胞刺激试验结果均提示美沙拉秦引起肺损伤的机制可能与免疫介导的肺泡炎相关。

柳氮磺吡啶和美沙拉秦引起的机化性肺炎在停药并经激素治疗后均预后良好。即使该类药物引起机化性肺炎的发生率极低,仍需在临床应用中谨慎观察,及时发现可能出现的呼吸道不良反应并予以治疗。

青霉胺可改善淋巴细胞功能、降低血清和关节囊液中的 IgM 类风湿因子和免疫复合物的水平等,常被用于治疗类风湿关节炎,常见的不良反应有肾病综合征、膜性肾小球肾炎、粒细胞缺乏及肺损伤,其中间质性肺炎是最常见的不良反应。研究发现,在类风湿关节炎的治疗过程中,青霉胺可增加引起机化性肺炎的风险。

布西拉明是一种结构与青霉胺类似的用于缓解病情的抗风湿药(disease modifying antirheumatic drug, DMARD),其不良反应也与青霉胺类似。2001年Lee等[97]首次报道了一例类风湿关节炎患者服用布西拉明(200mg/d)21天后引起机化性肺炎。随后,Kajiya等[98]通过淋巴细胞刺激试验证实了布西拉明可引起机化性肺炎。

依那西普是一种用于治疗类风湿关节炎和强直性脊柱炎的DMARD,属于TNF抑制剂。据报道[99],依那西普在日本患者中引起机化性肺炎的发生率为0.04%。因使用依那西普引起机化性肺炎的患者在撤药后,不经激素治疗呼吸道症状也可自行缓解,使用激素治疗效果更佳。目前为止,仅亚洲地区有依那西普引起机化性肺炎的报道,欧美地区暂无相关报道,依那西普引起的机化性肺炎是否有种族差异尚不明确。

其他具有抗炎抗风湿作用的药物如托珠单抗(tocilizumab)、来氟米特和洛索洛芬钠也均有可引起机化性肺炎的报道。

6. 神经精神系统药物

(1)抗癫痫药:卡马西平是治疗癫痫的常规用药。1997年首次报道该药可能与药物引起的机化性肺炎相关,卡马西平引起的机化性肺炎除典型的呼吸道症状外,通常还伴皮疹或狼疮等皮肤症状。Tamada等[100]研究显示,卡马西平可能通过干扰免疫球蛋白的合成导致除IgE外的所有免疫球蛋白数量显著减少,而低丙种球蛋白血症引起的呼吸道反复感染将进一步继发机化性肺炎。约2/3的患者对激素治疗反应较好,相关症状一般可在几周内完全消退。少数患者对激素反应欠佳,甚至可能出现激素抵抗,该类患者在激素的基础上联用环磷酰胺治疗后病情即可迅速缓解。

苯妥英钠也可引起机化性肺炎,1997年Angle等[101]首次报道了一名患者在服用苯妥英(300mg/d)4周后引起了严重的苯妥英过敏综合征(phenytoin hypersensitivity syndrome, PHS),症状主要表现为发热、咳嗽、气促、皮疹,经肺活检被诊断为机化性肺炎。该患者除表现为机化性肺炎外,还伴有冷凝集素病。经高剂量激素治疗后,症状得以迅速好转。

(2)抗抑郁药:三环类抗抑郁药丙米嗪、氯米帕明等也有引起机化性肺炎的报道。

7. 其他

(1)干扰素   干扰素是一种细胞因子,具有抑制细胞分裂、调节免疫、抗病毒、抗肿瘤等多种作用。1994年Ogata等[102]首次报道了一例丙肝患者使用干扰素治疗后引起机化性肺炎。随后,慢性丙肝患者使用聚乙二醇干扰素和利巴韦林联合治疗过程中出现机化性肺炎的病例也被相继报道。目前为止,暂无利巴韦林单药治疗引起机化性肺炎的报道,故联合治疗引起的机化性肺炎可能是由干扰素引起,但两药联用也可能增加肺毒性。干扰素引起机化性肺炎的机制尚不明确,推测可能的机制如下:①干扰素可下调内皮生长因子和基质金属蛋白酶,从而诱发机化过程;②聚乙二醇干扰素的免疫活性、药动学与半衰期长的特性可能共同作用并触发机化性肺炎的病理机制。干扰素很可能是通过介导肺部特异性免疫应答引起机化性肺炎的。干扰素引起的机化性肺炎通常是可逆的,在停药并经激素治疗后预后良好,但也有少数病例恢复情况欠佳,需要激素长期治疗。Kalambokis等[83]曾报道一例联用干扰素和阿糖胞苷治疗的费城染色体阳性慢性粒细胞白血病患者,在用药48小时后出现急剧加重的呼吸衰竭,经激素治疗无效后死亡。其肺部组织病理学结果显示为机化性肺炎,提示干扰素引起的机化性肺炎可能导致严重的呼吸衰竭,临床应用中应提高警惕。

(2)噻氯匹定   噻氯匹定是一种血小板聚集抑制剂,广泛用于治疗慢性血栓闭塞性脉管炎、闭塞性动脉硬化、心肌梗死及脑缺血等。常见的不良反应包括血液疾病、胃肠道疾病及肝损,肺部不良反应较为罕见。1998 年,Alonso Martinez 等[103]报道了首例由噻氯匹定引起的机化性肺炎,并推测可能是噻氯匹定引起的 CD8 淋巴细胞数量增加及人类呼吸道中性粒细胞新陈代谢旺盛导致了该患者的肺损伤。该患者在停用噻氯匹定并经激素治疗 5 个月后,肺部症状好转。

（3）毒品 毒品滥用也可引起许多肺部不良反应,如可卡因可引起肺水肿、间质性肺炎、机化性肺炎。1987 年报道了首例因使用可卡因引起机化性肺炎的患者,该患者对激素治疗反应较好。而另一名患者因吸食可卡因引起机化性肺炎后进一步发展为成人呼吸窘迫综合征,最终因激素治疗无效死亡。除可卡因外,海洛因也可引起机化性肺炎。Bishay 等[104]报道了一例静脉注射海洛因引起机化性肺炎,在停用海洛因但未经激素治疗的情况下,症状即有所好转。

除上述药物外,沙利度胺、L- 色氨酸、丙硫氧嘧啶、利塞膦酸钠、奎宁、季节性流感疫苗、甲磺烟肼、百草枯等均有引起机化性肺炎的报道。

【诊断和鉴别诊断】

1. 诊断 机化性肺炎的确诊需要肺活检组织病理学资料,其组织病理学表现为机化性肺炎时,结合实验室检查结果及影像学表现等多方面信息综合判断,方可考虑机化性肺炎的临床诊断。由于本病对糖皮质激素治疗反应良好,若治疗效果显著则更支持机化性肺炎的诊断。药物引起的机化性肺炎的确诊还应仔细问诊患者的病史、用药史和过敏史,明确患者用药与机化性肺炎的因果关系,并排除隐源性机化性肺炎（cryptogenic organized pneumonia,COP）及由其他原因（如感染、结缔组织疾病、器官移植、放疗、环境因素等）引起的继发性机化性肺炎（secondary organized pneumonia,SOP）等易混淆疾病。

（1）病史采集:仔细问诊患者病史、用药史和过敏史,回顾患者的完整病程。病史采集主要包括:①患者发病时的临床表现;②既往用药与类似发作史、药物过敏史;③患者组织病理学特征显示为机化性肺炎与开始用药的时间关系;④撤药反应:可疑药物减量或停药后病情是否有好转;⑤再激发试验（如有）:再次使用可疑药物是否再次发病;⑥是否有可能引起 SOP 的其他因素,包括自身免疫性疾病、感染、器官移植、放疗、恶劣环境（纺织染料、房屋失火）接触史等。

可疑致病药物与机化性肺炎之间的因果关系判定可采用国家药品不良反应监测中心推荐的评分法（根据相关程度分为:肯定、很可能、可能、可疑、不可能）或 Naranjo 的药品不良反应评分表（根据相关程度分为:肯定、很可能、可能、可疑）。两者的考察内容基本一致,主要区别在于两者对各项考察细则的权重分配不同,前者较强调药品已知不良反应的地位,它在确定可疑药物与不良反应的因果关系时起重要作用,而 Naranjo 法的权重分配则较为平均。

（2）临床表现:药源性机化性肺炎的临床表现与普通机化性肺炎基本相似,患者发病年龄跨度较大,20~80 岁均可发生。无明显性别差异,与吸烟无明显相关性。用药至起病时间不等,多与致病药物相关,同时也存在个体差异,用药后数天甚至数年均可引起机化性肺炎。常见的症状有咳嗽、咳痰、发热、呼吸困难、肺部 Velcro 啰音,部分患者还伴有气道分泌物增多、盗汗、咯血、胸痛、关节痛、发绀、体重减轻等症状,常无杵状指。上述表现缺乏临床特征性,难以与其他呼吸系统疾病区分,而最具特征的表现是对激素治疗反应好,对抗生素治疗无效。考察患者对激素与抗生素的治疗反应可作为诊断机化性肺炎的辅助手段，但仍需综合考虑其他检查结果进行全面诊断。

（3）辅助检查

1）实验室检查：几乎所有患者的红细胞沉降率（erythrocyte sedimentation rate，ESR）增快，约 1/3 的患者可超过 60mm/h；多数患者的 C- 反应蛋白（C-reactive protein，CRP）增加。ESR 和 CRP 在予糖皮质激素治疗或临床无症状时下降，病情复发时又升高，且 ESR 可先于临床表现和影像学复发前增快。因此，ESR 和 CRP 也可作为判断疗效和复发的监测指标。支气管肺泡灌洗液（bronchoalveolar lavage fluid，BALF）检查有助于排除其他肺部疾病，如活动期感染、支气管肺泡细胞癌等。BALF 白细胞分类可见细胞总数增加，淋巴细胞计数增高（20%~40%），并伴有中性粒细胞（10%）及嗜酸性粒细胞（5%）增高；T 淋巴细胞亚群显示 $CD8^+$ 上升，$CD4^+/CD8^+$ 比值降低，淋巴细胞水平高于嗜酸性粒细胞，也可伴有肥大细胞、浆细胞轻微升高。

2）肺功能检查：肺通气功能测定主要表现为限制性通气功能障碍和弥散功能降低，合并吸烟或慢性阻塞性肺疾病的患者可表现为阻塞性通气功能障碍或混合性通气功能障碍。多数患者动脉血气分析呈低氧血症。

3）影像学检查：胸部 X 射线影像学主要有以下表现：①多发性斑片状肺炎型：机化性肺炎最常见且最具特征的影像学表现，单侧或双侧（通常为双侧）多发性斑片状浸润影，边缘不清，靠近胸膜周边分布，多有迁徙性或游走性，阴影大小不等，可从数厘米至整个肺野；②弥漫性间质性肺炎型：双肺弥漫性不对称浸润影还可表现为网状、结节状或网状结节状。肺间质阴影中偶见小肺泡影，但无蜂窝肺；③孤立局灶性肺炎症：孤立的局灶性肺浸润阴影多发于肺上野，边缘清楚，呈叶段分布，病灶内常见支气管气象，偶有空洞。其他影像学表现相对较少见，包括：小结节影、不规则条索和线状影，有时可见胸膜下弧形线、支气管壁增厚、肺泡扩张、结节内多发空腔，有时可见反晕征（即中心为毛玻璃影，外周为新月型的实变环绕）或指环征，偶有气胸或纵隔气肿。

胸部 CT 检查在了解机化性肺炎的病变密度、范围、分布特点等方面均优于胸部 X 射线检查，特别是高分辨率 CT（high resolution CT，HRCT）对机化性肺炎的诊断正确率可达 79%，对机化性肺炎的诊断具有高度提示性。胸部 CT 影像学主要有以下表现：①肺泡实变影：约 90% 的患者表现为单侧或双侧肺泡实变影，呈大片或斑片状，其中约 50% 分布于肺周边、胸膜下及支气管血管束周围，多发生于下肺。部分实变区可见空气支气管征，实变区周围可见牵拉性支气管扩张。局限性肺泡实变可出现空洞，多发生于上肺。病灶大小与形状均可变。约半数斑片状影呈游走性，此为机化性肺炎胸部 CT 影像学最重要的特征之一；②磨玻璃影：约 60% 的患者可出现单侧或双侧大小不等、不规则状磨玻璃影，多分布于胸膜下和支气管血管束；③结节影：约 50% 的患者可见单侧或双侧结节影，结节直径一般 <1cm，边界清楚，沿支气管血管束分布或呈粟粒状弥漫性分布；约 15% 的患者可见多发不规则结节影伴空气支气管征。结节可单独存在，亦可与胸膜牵连征、毛刺征、胸膜增厚和肺实质内带状影等其他类型共存；④线状影和网状影：均较少见；线状影常呈粗线状实变影，多沿支气管血管束分布，可外延与胸膜相连；网状影多分布于肺野外带，常伴有牵拉性支气管扩张或细支气管扩张，并提示有纤维化可能；⑤罕见蜂窝肺及胸腔积液等胸膜渗出征象。

4）肺组织病理学检查：肺活检组织病理学检查是确诊机化性肺炎的重要手段，包括经纤维支气管镜肺活检（transbronchial lung biopsy, TBLB）、经皮肺活检（percutaneous transthoracic needle biopsy, PTNB）、胸腔镜下肺活检（thoracoscopic lung biopsy, TLB）、开胸肺活检（open lung biopsy, OLB）和病理学诊断。

组织病理学主要表现为[105]：①细支气管、肺泡管、肺泡腔内的机化性炎症。小气道和肺泡管内过多的肉芽组织增殖，形成马松小体。肺泡腔内肉芽组织呈息肉状，由疏松结缔组织将成纤维细胞包埋而构成，可通过肺泡孔从一个肺泡扩展到邻近的肺泡，形成典型的"蝴蝶形"结构。病灶以小气道为中心向远端延伸；②病灶呈片状分布，病变均匀一致；③不破坏原有的肺组织结构；④可伴有轻度的间质慢性炎症、Ⅱ型上皮细胞化生和肺泡腔内泡沫样巨噬细胞增加。

2. 鉴别诊断　需要与药源性机化性肺炎鉴别的疾病主要包括：其他病因引起的SOP、COP、UIP、慢性嗜酸性粒细胞性肺炎（chronic eosinophilic pneumonia, CEP）、外源性过敏性肺泡炎（extrinsic allergic alveolitis, EAA）等。

（1）其他病因引起的SOP：不同病因的SOP在临床表现与影像学特点上无明显差异，鉴别诊断主要依赖病因的区分。可能引起SOP的诱因包括：药物、感染、结缔组织疾病、器官移植、放疗、环境因素等。诊断前需仔细问诊患者是否存在除药物以外的诱因，排除其他已知病因的SOP。

（2）COP：COP属于特发性间质性肺炎的一种，其临床表现和影像学特点与药源性机化性肺炎无明显差别，为病因不明的机化性肺炎。鉴别诊断的关键在于可疑药物与机化性肺炎的因果关系判断，如无法明确患者用药与机化性肺炎的相关性，并排除已知病因的SOP，就能确立COP诊断。

（3）CEP：多数患者末梢血嗜酸性粒细胞增高，BALF中嗜酸性粒细胞比例明显增高，典型胸部X射线影像学表现为"负性肺水肿"。少数患者还可出现咳黏液痰及咯血等药源性机化性肺炎较少见的症状。

（4）UIP：多数UIP患者年龄大于60岁，少见发热，多见杵状指。BALF中以中性粒细胞增加为主。胸部CT通常表现为网状影，于双肺基底、胸膜下分布，有明显蜂窝肺。病理学表现为间质内大量成纤维细胞灶，气腔内肉芽组织少见。临床上，对糖皮质激素治疗反应极差。

（5）EAA：急性期时，可根据患者有明确的抗原吸入史，病变主要位于双侧中上肺野，并结合吸入抗原激发试验、皮肤抗原试验和血清沉淀抗体检查等结果进行鉴别。慢性期时，患者胸部CT主要表现为弥漫性网状阴影，并可伴有肺容积缩小和蜂窝肺。

（6）影像学表现与药源性机化性肺炎相似的疾病：药源性机化性肺炎还需与一些影像学表现与其相似的疾病鉴别。①多发性斑片状阴影：如细菌性肺炎、吸入性肺炎、阻塞性肺炎、肺栓塞、肺泡细胞癌、原发性肺淋巴瘤、肺泡蛋白沉积症、Wegener肉芽肿等；②孤立性局灶性致密影：球形肺炎和肺癌；③两肺弥漫性间质阴影：弥漫性间质性肺疾病[106]。

【预防与治疗】

1. 预防

（1）合理用药：尽量避免使用可能会诱发机化性肺炎的药物，特别是已确证可诱发机化性肺炎的药物，如胺碘酮、博来霉素、呋喃妥因等。如不能避免，则应严格掌握适应证，权衡利弊，慎重用药，避免不必要的联合用药，尤其是两种或两种以上可能诱发机化性肺炎的药物联用。用药前详细询问患者的用药史、家族史和过敏史,如存在药源性机化性肺炎高危因素(过敏体质、免疫功能紊乱、其他药源性肺病史等),应在用药期间予以密切监护。

(2)药学监护:如应用可能引发机化性肺炎的药物,应保持高度警惕,用药期间应予以密切监护,定期监测 ESR、CRP 等指标,仔细观察患者用药后的所有临床表现,一旦有疑似咳嗽、咳痰、发热、呼吸困难、肺部 Velcro 啰音等机化性肺炎常见症状出现,应尽早停用可疑药物,必要时行 BALF、胸部影像学及肺组织病理学检查。一旦确诊机化性肺炎,应尽早予以相关治疗。

2. 治疗

(1)及时停药:药源性机化性肺炎早期临床表现主要包括:咳嗽、咳痰、发热、呼吸困难、肺部 Velcro 啰音、ESR 增快及 CRP 升高。如怀疑药源性机化性肺炎可能,应立即停用可疑药物,并通过肺部影像学及组织病理学结果确诊机化性肺炎后,尽早予以对症治疗。

(2)糖皮质激素:糖皮质激素是治疗机化性肺炎的有效药物,能迅速改善症状,清除肺部病灶,改善氧合,病灶吸收后一般不留瘢痕。药源性机化性肺炎的治疗与其他机化性肺炎类似,通常在停用可疑药物后予以糖皮质激素治疗。关于机化性肺炎的糖皮质激素治疗剂量和疗程目前尚缺乏公认的统一标准,临床常用方案如下:①初始非重症患者可采用如下方案:以口服泼尼松 0.75mg/(kg·d)开始,4 周左右;然后 0.5mg/(kg·d),4~6 周;再 20mg/d,4~6 周;此后可根据病情的稳定情况逐渐减至维持剂量 5~10mg/d,总疗程一般为 6~12 个月;②对于病情较重的患者,可先用甲泼尼龙 2mg/(kg·d),静脉注射 3~5 天,之后改为泼尼松 0.75mg/(kg·d)口服,疗程及减量方案同上。一般糖皮质激素治疗 48 小时后可出现临床症状的改善,肺部浸润影在治疗数周后吸收、消散。应注意当剂量减至 20mg/d 以下时易复发,应加强随访。复发并不影响生存率和肺功能。因复发多在减量至 20mg/d 以后,因此复发时的治疗多从 20mg/d 开始,2~3 个月后缓慢减量。激素的治疗原则是早期、足量、足疗程,以减少并发症,降低复发率和病死率。但切忌盲目过度治疗,以防出现激素治疗的各种并发症影响预后,治疗时应兼顾有效和激素副作用最小化。

(3)大环内酯类:临床上,少数机化性肺炎患者可自行缓解,对于一些无症状或症状较轻的机化性肺炎患者,单用大环内酯类药物如红霉素、克拉霉素、阿奇霉素等治疗即可改善症状。大环内酯类药物的机化性肺炎治疗方案主要包括:①临床症状轻微的患者可单独使用大环内酯类药物;②作为糖皮质激素的辅助用药,在激素减量时应用大环内酯类药物以减少复发;③对于糖皮质激素治疗不耐受者,可单独使用大环内酯类药物;④糖皮质激素治疗后病情无改善或进行性恶化的患者,可单独使用大环内酯类药物,或与糖皮质激素联合应用。大环内酯类药物改善机化性肺炎病情的机制尚不明确,但多项研究表明大环内酯类药物具有抗炎作用,机化性肺炎属于肺部的一种炎症性疾病,因而推断大环内酯类药物治疗机化性肺炎的机制主要是通过发挥抗炎作用。此外,大环内酯类药物的分子结构也与抗炎作用密切相关,14 元环和 15 元环大环内酯类药物均被认为具有有效的抗炎作用。

(4)细胞毒药物:细胞毒药物如环磷酰胺和硫唑嘌呤,有时也用于机化性肺炎的治疗。如患者对糖皮质激素反应欠佳或不能耐受激素治疗,可应用低剂量的糖皮质激素联合细胞毒药物治疗。但由于细胞毒药物通常与糖皮质激素联用,故其具体疗效尚难评估。

(5)预后:药源性机化性肺炎预后良好,复发并不增加病死率。在停用致病药物后,少数患者可自行缓解,大多数患者经糖皮质激素治疗后可获得治愈或明显改善,仅极少数患者经积极治疗后病情仍持续进展,最终死于呼吸衰竭。及时停用致病药物并尽早应用治疗药物如糖皮质激素、大环内酯类等,合理调整药物剂量与疗程,均可改善药源性机化性肺炎的预后。

(叶晓芬　陆蕴红　吕迁洲)

第五节　药源性肺动脉高压

肺动脉高压(pulmonary arterial hypertension, PAH)是不同病因导致的、以肺动脉压力和肺血管阻力升高为特点的一组病理生理综合征,主要病理机制是血管收缩、血管重塑和原位血栓形成,最终导致右心负荷增加,右心衰竭[107]。临床上超声心动图为无创性检查肺动脉高压常用的方法,在不合并肺动脉口狭窄、肺动脉闭锁及右室流出道梗阻时,肺动脉收缩压等于右室收缩压(right ventricular systolic pressure, RVSP),可通过多普勒超声心动图测量收缩期右室与右房压差估测 RVSP。按照改良伯努利公式,右房、室压差大约等于 $4V^2$,V 是三尖瓣最大反流速度(m/s)。RVSP=$4V^2$+ 右房压(right atrial pressure, RAP),右房压可以用标准右房压 5~10mmHg 计算[108]。

右心导管检查不仅是确诊药物引起 PAH 的"金标准",也是指导制订科学治疗方案必不可少的手段。通过右心导管检查可获得以下参数:心率、体循环血压和动脉血氧饱和度;上下腔静脉压力、血氧饱和度和氧分压;右心房、右心室压力和血氧饱和度;肺动脉压力和混合静脉血氧饱和度;肺毛细血管楔压;心排出量和心指数;全肺阻力、肺动脉阻力和体循环阻力。临床诊断 PAH 的标准为肺动脉平均压≤25mmHg 以及肺毛细血管楔压≤15mmHg[109]。

大规模流行病学资料显示部分药物或毒素与肺动脉高压的发病有关,其中在服用食欲抑制剂的人群中,肺动脉高压的发病率比普通人群要高 25~50 倍[110]。目前已经明确和 PAH 具有相关性的物质包括:中枢性食欲抑制剂(阿米雷司、苯氟雷司、芬氟拉明和右芬氟拉明);而具有显著相关性的物质包括:苯丙胺、L- 色氨酸和去氧麻黄碱。

药源性 PAH 仍然是一个临床难题。在全世界敲响食欲抑制剂的警钟后,许多药物被怀疑是 PAH 的风险因子。然而证实药物对 PAH 的影响仍然是一个巨大的挑战,因为 PAH 是在一小部分患者(1%)中发生的罕见综合征。国家药品监管机构,国家 PAH 网络平台和 PAH 患者之间的密切联系可能对监测新的潜在的药物诱发的 PAH 和发布全球警报提供一种解决途径。

【致病机制】

药物相关的 PAH 发生机制主要包括体内 5- 羟色胺(5-hydroxytryptamine, 5-HT)的表达增加、肺动脉平滑肌增殖 / 抗增殖平衡的改变。

在 PAH 的患者中,升高的 5-HT 水平可作为肺动脉平滑肌细胞中的一种生长因子,在 PAH 的进程中发挥着重要的作用,它将导致血管平滑肌细胞生长因子的释放,最终导致肺血管阻力增加。肺动脉平滑肌细胞上的 5-HT 转运体可能是这一过程的决定因素,肺中

5-HT 的表达远远高于大脑。除了与 5-HT 相互作用,这些导致肺动脉高压的药物还能促进吲哚胺的释放,吲哚胺可增加 5-HT 的浓度。

血管生成是一个非常复杂的过程,其病理生理机制主要通过存在的微血管生长形成新生血管,这一过程涉及内皮细胞的迁移、侵袭和增殖。血管生长因子或细胞因子与血管内皮细胞上的受体结合后,受体被激活,然后引发一系列下游信号,诱导细胞增殖和迁移,最终导致血管形成,肺循环阻力增加。

【致病药物和临床表现】

肺动脉高压本身没有特异性临床表现,根据我国特发性和家族性 PAH 注册登记研究结果显示,患者就诊时最常见的症状有活动后气短和乏力、胸痛、晕厥、咯血、心悸,其他症状有下肢水肿、胸闷、干咳、心绞痛、腹胀及声音嘶哑等,气短往往标志 PAH 患者出现右心功能不全。而当发生晕厥或黑矇时,则往往标志患者心排出量已经明显下降。

药物引起的 PAH 的诊断需排除先天性心脏病、结缔组织病、HIV 感染史、肝病等相关性危险因素导致的 PAH,同时需要注意有无危险因素接触史,如印刷厂和加油站工人接触油类物品等。

许多药物可导致 PAH,其中常见的主要有 10 余种,主要为减肥药、酪氨酸酶抑制剂、干扰素等。

1. 食欲抑制剂　食欲抑制剂会破坏 5- 羟色胺转运系统,导致肺动脉血管细胞生长失衡,刺激内皮素分泌增加而导致肺动脉高压。在服用食欲抑制剂的人群中,肺动脉高压的发病率比普通人群要高 25~50 倍[110],食欲抑制剂是第一类确认可导致肺动脉高压进展的药物。减肥类药物应用广泛,且滥用现象严重,更应引起关注。在服用减肥药前必须首先了解药物中的成分,不要轻易冒险。

(1)阿米雷司:抑制食欲类药物阿米雷司于 1967 年在瑞士上市,随后于德国和奥地利上市。流行病学调查[111]结果显示:大约有 60% 的 PAH 患者都有阿米雷司用药史[112,113]。临床主要表现包括:患者突发劳力性呼吸困难、胸痛及劳力性虚脱,这些 PAH 患者通常没有常见的肺血管方面疾病,但最终却出现肺动脉高压并最终死亡。这类患者的肺毛细血管压较高,并且预后很差,在随后 10 年的流行病学研究中发现有一半服用阿米雷司导致的 PAH,最终因右心衰竭而死亡。2 年后,该药被撤出市场[112]。

(2)芬氟拉明:20 世纪 80 年代,一些个案报道[114]揭示了芬氟拉明及其衍生物与 PAH 之间可能存在联系,同时一项回顾性研究进一步支持了芬氟拉明可能是 PAH 进展的主要危险因素[115]。国际基础肺动脉高压研究会的报告证实了 PAH 和食欲抑制药(主要是芬氟拉明衍生物)之间存在着紧密的联系[116]。

在一项法国的临床研究中,Simooeau 等[117]发表了一篇 62 例因服用芬氟拉明而引起 PAH 的荟萃病例分析。大多数患者使用芬氟拉明衍生物至少 3 个月,其中有大约一半的患者单独使用右芬氟拉明;27% 的患者联合苯丙胺和芬氟拉明;11% 的患者单独使用芬氟拉明。与那些没有使用芬氟拉明的 PAH 患者相比,芬氟拉明诱导的 PAH 临床诊断结果和血流动力学与其基本一致,两组患者的预后(3 年总体生存率为 50%)基本相同。

Souza 等[118]的研究证实,芬氟拉明诱导 PAH 的患者可能是骨形态蛋白受体类型 2(bone morphogenetic protein receptor 2, BMPR2)突变体的携带者。研究还发现,携带 BMPR2 突变体的患者对芬氟拉明的耐受度比不携带突变体的患者明显降低。芬氟拉明诱导产生的

PAH 和先天性 PAH 患者之间的生存中位线之间没有显著性差异,均为 6.4 年。由于芬氟拉明及其衍生物易导致 PAH,在 1997 年这类药物被禁止生产。

（3）苯氟雷司:苯氟雷司与芬氟拉明类药物具有相似的药物化学结构——苯酸盐酯,因此其药理作用也较为相似。该药于 1976 年上市,在法国其临床适应证主要包括治疗糖尿病和代谢综合征（当时有约 5 000 000 名患者使用）。由于当时苯氟雷司具有中枢性食欲抑制作用,因此其在临床也被用于治疗代谢性疾病,尤其适用于体重超重患者。

2009 年,不断有病例报道苯氟雷司可导致心脏毒性。除此之外,一项病例对照研究[119]证实苯氟雷司与心脏瓣膜疾病和早产儿死亡存在相关性。最近,法国 PAH 监测网[120]报告了 1998—2011 年间有 85 例苯氟雷司相关的肺高压（pulmonary hypertension,PH）病例。其中有 70 名患者为毛细血管前性 PH,从使用苯氟雷司到诊断出肺高压的平均时间间隔是 108 个月,药物使用的时间中位数是 30 个月,因此苯氟雷司极有可能引发 PAH。

（4）苯丙胺:有病例对照研究显示苯丙胺、苯丙醇胺和可卡因可导致 PAH[121-124]。2002—2004 年,Chin 等[125]对苯丙胺进行回顾性分析 340 名先天性 PAH、慢性血栓栓塞性 PAH 和其他危险因子相关的 PAH 患者使用刺激性药物（苯丙胺、苯丙醇胺、可卡因）的比例。结果发现 28.9% 诊断为先天性 PAH 的患者使用过刺激性药物,慢性血栓栓塞性 PAH 患者中使用刺激性药物的百分比是 4.3%。

调整年龄差异后,使用这类刺激性药物可导致 PAH 发生风险的比例增加 10 倍。目前这类药物导致 PAH 的机制仍不清楚。苯丙醇胺和苯丙胺更多的是作用于去甲肾上腺素和多巴胺受体,而几乎不影响 5-HT 受体[126]。然而,多巴胺和去甲肾上腺素对平滑肌细胞都有血管收缩和生长调节的作用,在 PAH 的发展当中可能与去甲肾上腺素和多巴胺受体有关[127,128]。

（5）苯丁胺:苯丁胺是作为短效减肥药使用的食欲抑制剂,通过刺激中枢神经系统中去甲肾上腺素的分泌,调节 β 受体而抑制食欲[129]。在 20 世纪 80 年代,芬氟拉明和苯丁胺联用是治疗肥胖的"金标准"。1997 年,芬氟拉明衍生物被 FDA 禁止使用,但苯丁胺在特殊情况下仍然是处方药。Rich 等[130]认为苯丁胺不是 PAH 潜在的危险因素。然而,与芬氟拉明的长期使用不能完全排除其是否在诱导 PAH 进展中发挥了作用。目前苯丁胺是否导致PAH 还有待于进一步验证。

2. 酪氨酸酶抑制剂　酪氨酸酶抑制剂（tyrosinase inhibitor,TKI）,特别是达沙替尼的发现改变了慢性髓性白血病的药物治疗[131]。在动物实验模型中证实了酪氨酸酶抑制剂与PAH 密切相关[132]。

达沙替尼是一种与 BCR/ABL 酶有较高亲和力的 TKI,它能抑制许多种酶的活性,其中包括血清肌酐激酶。法国有报道[133] 9 例达沙替尼诱导的 PAH,患者以女性居多。所有的PAH 都发生在达沙替尼治疗期间,从使用达沙替尼到诊断患有 PAH 的时间间隔中位线是34 个月（8~48 个月）。其中大多数患者有严重的血流动力学损伤,一些患者甚至需要血管活性药物长期治疗。在停止使用达沙替尼后通常会观察到其血流动力学发生改善,然而一些患者还是需要特殊治疗,其中有 2 名患者在随访时期死亡。

该研究没有检测到任何跟达沙替尼相关联的毒性预测因素（包括 *BMPR2* 基因位点）。这说明达沙替尼诱导的 PAH 可能跟某种分子相关,这一现象背后有许多猜想,但是目前都没有明确的答案。

目前有这样的假说,即达沙替尼通过抑制血清肌酐(平滑肌细胞增殖和血管扩张作用),从而改变内皮和肺动脉平滑肌增殖/抗增殖平衡。除此之外,所有其他达沙替尼的分子靶点都可能参与其中,但是仍然需要更多的研究来了解其中的确切机制。

3. 干扰素 干扰素是一类分泌蛋白家族,其在多种反应中作为细胞外信使,发挥维持宿主防御的体内平衡、抗病毒、抗增殖,免疫调节的作用[134]。干扰素可根据他们的物理和功能特性归类为Ⅰ型或Ⅱ型。Ⅰ型干扰素包括 a(白细胞),b(成纤维原细胞),t 和 v 亚型,都可能来自共同的遗传基因。

(1)干扰素 α:干扰素 α 广泛应用于肝炎病毒的治疗,也用于治疗血液、肾脏、皮肤的恶性肿瘤。干扰素 α 和利巴韦林近几十年被认为是丙肝的标准治疗方案[135,136]。干扰素相关副作用也有报道,包括短暂性流感样症状以及如心律失常,心肌病,肾、肝衰竭,多发性神经病及骨髓抑制等严重不良反应。严重的肺部副作用也有报道,包括哮喘加重、胸腔积液、肉状瘤病、原因不明肺炎以及双肺浸润[137]。Dhillon 等[138]报道了 4 例使用干扰素 α 治疗丙肝而引起的 PAH 病例,其中 3 个是非肝硬化患者,并且其中两人进行了肝脏移植手术。

动物实验[139,140]显示干扰素 α 能够刺激血栓烷瀑布反应,导致瞬时的 PAH,但是其他因素(如人类疱疹病毒-8,丙肝病毒或无法识别的基因易感性导致的前述亚临床现象)也可能是潜在的致病机制。干扰素 α 导致产生的 PAH 目前还不清楚。

(2)干扰素 β:干扰素 β 是一种调节宿主防御和体内平衡的细胞外蛋白。干扰素 β 确认有抗病毒,抗增殖和免疫调节作用。重组的干扰素 β 可用于治疗复发多发性硬化症,有文献报道[141,142]了两例多发性硬化患者在使用干扰素 β 后患上了 PAH。

干扰素 α 和干扰素 β 可能与 PAH 发病的风险增加相关,未来的研究需要阐明它们在肺血流动力学上的影响。

【预防与治疗】

对于药物导致的 PAH 高危人群定期进行超声心动图或者右心导管筛查,以便于早期发现其中的 PAH 患者并及早进行干预治疗,同时停止服用可能导致肺动脉压力增高的药物。

对药物相关性 PAH,应选择腺苷或伊洛前列素进行急性肺血管扩张试验,以判断是否能从大剂量钙通道阻滞剂中受益;当急性肺血管扩张试验为阴性时,需用肺动脉靶向药物(内皮受体拮抗剂、前列环素类似物以及磷酸二酯酶抑制剂)。由于 PAH 是一种慢性致死性疾病,一般治疗包括运动和康复训练、避孕、绝经期激素替代治疗、旅行、心理治疗、预防感染及择期手术指导等多方面。

建议对药物导致的 PAH 患者进行病情严重程度的评价,病情稳定的患者应每 3~6 个月随访一次,制定以目标为导向的治疗策略。

目前已明确了服用减肥药人群是 PAH 危险人群,在开始服用这类药物之前,应当告知患者此类药物可导致肺动脉高压的风险,当发生不良反应后,应当及早进行干预治疗。

临床和血流动力学指标是评价患者病情严重程度与指导治疗的重要参数,PAH 病因是决定患者预后的最重要因素,患者可通过随访心脏超声和右心导管检查评估预后。WHO 心功能分级(表 4-3)是预后预测的重要因素,研究表明,未治疗的特发性和遗传性 PAH 平均生存时间与 WHO 心功能分级密切相关,Ⅳ级仅为 6 个月,Ⅲ级为 2.5 年,Ⅰ-Ⅱ级为 6 年。另外有晕厥或右心衰竭病史的患者均提示右心功能失代偿,病情严重。

表 4-3 WHO 心功能分级评价标准

Ⅰ级	患者体力活动不受限,日常体力活动不会导致气短、乏力、胸痛或黑矇
Ⅱ级	患者体力活动轻度受限,休息时无不适,但日常活动会出现气短、乏力、胸痛或近乎晕厥
Ⅲ级	患者体力活动明显受限,休息时无不适,但低于日常活动量时即出现气短、乏力、胸痛或近乎晕厥
Ⅳ级	患者不能进行任何体力活动,有右心衰竭的征象,休息时可有气短和(或)乏力,任何体力活动都可加重症状

6 分钟步行距离试验(6-minute walk test,6MWT)是评价 PAH 患者运动耐量最重要的检查方法,具有设备要求简单、经济、重复性好及便于规范化操作的优点,是美国 FDA 和欧洲药品监督管理局认可的评价 PAH 相关临床试验的主要观察重点。首次住院的 6MWT 与预后有明显相关性,也是评价治疗是否有效的关键方法。

患者入院时 BNP 和 NT-proBNP 水平是进行 PAH 危险分层的重要指标,也是评价疗效的重要参数,保持较低的血清水平或明显下降提示 PAH 病情稳定或好转。

(李晓烨 吕迁洲)

第六节 药源性肺血管栓塞

肺血管栓塞(pulmonary embolism,PE)是指肺外的栓子经静脉系统回流到右心,在肺动脉中堵塞而引起的以肺循环障碍为基础的一系列临床病理生理综合征,包括肺血栓栓塞症、脂肪栓塞综合征、羊水栓塞、空气栓塞等。急性肺血管栓塞导致肺动脉管腔阻塞,血流减少或中断,引起不同程度的血流动力学和气体交换障碍。轻者几无任何症状,重者因肺血管阻力突然增加,肺动脉压升高,压力超负荷导致右心室衰竭,从而导致死亡。

在临床中,肺血栓栓塞最为常见,纵观致病危险因素,不仅包括抗凝血酶缺乏、蛋白 C 或 S 缺乏、凝血酶原基因突变、异常纤维蛋白原血症等先天性因素,还包括患者活动减少、高龄、肿瘤、手术、外伤、妊娠和产褥期、使用某些药物等获得性因素[143]。使用药物引起的肺血管栓塞,我们称之为药源性肺血管栓塞。

【致病机制】

肺血栓栓塞症(以下简称肺栓塞)是来自静脉系统或右心的血栓阻塞肺动脉或其他分支所致的疾病,并且常为深静脉血栓症的并发症。导致血栓形成的三要素是血液高凝状态、血管内膜损伤和血流淤滞。一旦药物导致其中某一因素形成,容易引起血栓形成,即导致药源性肺栓塞。另外除了血栓性栓塞,药品来源的异物栓塞也可能导致肺血管栓塞。

1. 血液高凝状态 一般由血液成分改变引起,例如人工雌激素及其雌激素受体拮抗剂可增加纤维蛋白原,凝血酶原,凝血因子Ⅶ、Ⅷ、Ⅹ浓度和活性增加;肝素可与血小板因子 4 发生一系列抗体 – 抗原反应导致血小板微颗粒的释放;使用华法林初期会导致抗凝血蛋白 C、蛋白 S 的水平下降等。

2. 血管内膜损伤 许多抗肿瘤药物可对血管内皮细胞产生破坏作用,例如沙利度胺使内皮细胞层处于血管内皮生长因子饥饿状态,无法从损伤恢复,从而促使血小板黏附、血栓形成。

3. 血流淤滞　例如孕激素能增加静脉容积和扩张性,降低血流量。

4. 异物栓塞　静脉注射粉剂时,作为激活剂混入的滑石和淀粉、滤过不纯物和使用的棉花纤维等进入静脉内,可促使肺血管栓塞和周围的血栓形成,由内皮增生和血管硬化产生肉芽肿反应[144]。以及含油甾体制剂中的油脂会造成肺油微栓塞(pulmonary oil microembolism, POME)。

【致病药物和临床表现】

1. 口服激素类避孕药　口服激素类避孕药是一些人工合成雌、孕激素的复合制剂或者单一孕激素制剂。1960年第一个避孕药物Enovid在美国上市,它含有5mg异炔诺酮和75μg美雌醇,尽管避孕效果显著,可达100%,但是不良反应众多。1961年柳叶刀杂志上报道了第一例因服避孕药发生肺栓塞致死的病例。随后人们逐渐降低雌激素含量,并且新合成了不同的孕激素来降低药物不良反应。产品按雌激素含量分为等同炔雌醇30μg以上及以下的;按所含孕激素种类分为几代,第一代有炔诺酮和异炔诺酮,第二代有炔诺孕酮、左炔诺孕酮,第三代有去氧诺孕酮、孕二烯酮、诺孕酯等,第四代有屈螺酮[145]。

近年来据统计,世界上约有10亿妇女口服短效复合激素避孕药。其中在西欧最为普及,约半数已婚女性都在使用,美国约17%,而在亚洲使用率较低,根据我国2007年数据[146],已婚育龄妇女中使用率仅为1.7%,然而我国人口基数大,使用总人数仍然可观。由于短效复合激素避孕药使用的普遍性以及需要长期使用,其与静脉血栓形成的关系一直被医学界关注。育龄妇女发生静脉血栓的概率是0.5~1/(10 000人·年)[147],而多篇荟萃分析文章一致统计出服用这些药物将导致静脉血栓风险增加2~4倍[148-151]。其中有一些数据认为第三代避孕药风险略高,而含有第二代孕激素左炔诺孕酮的复合避孕药则风险最低[147-149]。其次,随着雌激素含量降低,静脉血栓的风险降低,但30μg以下的超低剂量随搭配的孕激素不同而表现不同。再者,随着服药时间的增加,静脉血栓的风险降低,研究显示在刚服药到1年间发生静脉血栓的频率最高。最终,未发现单一孕激素避孕药与静脉血栓形成有关[151, 152]。

短效复合避孕药中的雌激素和孕激素通过不同途径影响凝血系统功能,促凝作用主要经雌激素作用于凝血系统,增加肺血管栓塞发生风险。雌激素可增加纤维蛋白原,凝血酶原,凝血因子Ⅶ、Ⅷ、Ⅹ浓度和活性,降低纤溶酶原激活物抑制物-1和抗凝血酶Ⅲ,增加血小板黏附和聚集,增加血液黏度,促进凝血,而AT-Ⅲ和纤溶酶原活化物的活性降低,亦与雌激素相关。再者,雌激素能引起脂质代谢变化和糖耐量异常。而孕激素则能增加静脉容积和扩张性,降低血流量,起到"协同作用"。

虽然使用避孕药与静脉血栓形成有关,但是绝对发生率非常低,此类药物对大多数妇女是比较安全的。服用药物的妇女应当更加注意避免久卧久坐、肥胖、外伤及大型手术。若无法避免大型手术者,需停药1个月以上或者采用低分子量肝素预防栓塞[153]。由于避孕药物是非处方药物,药店药师应当询问用药者有无家族静脉血栓病史、是否处于产褥期等情况,帮助权衡利弊。并另外告知,还有单一孕激素避孕药品、非激素类避孕药品、非药品类避孕用具可以替代,尽管使用方法、避孕有效率各不相同。

2. 激素替代治疗(hormone replacement therapy, HRT)　绝经后的激素替代疗法指以雌激素为基础的、添加或不添加孕激素的药物治疗,用于控制更年期综合征潮热、汗出等症状。因为循证医学依据显示单雌激素疗法会增加子宫内膜癌风险，所以目前的制剂包含雌、孕两种激素。单雌激素疗法一般只用于子宫切除术后的妇女。

使用 HRT 的妇女比不使用者发生静脉血栓的风险高 2~5 倍[154]。不同于 HRT 的当前使用者，过去使用者并未显示出与静脉栓塞或肺栓塞风险有关。和口服避孕药类似，在治疗的第一年，静脉血栓发生的风险最高。雌孕激素复合制剂相对于单雌激素制剂对静脉血栓的风险更高。雌激素的用量越高，风险越高。

HRT 的处方人群是中老年女性，该人群随年龄增长而基础疾病增多。除了评估血栓形成倾向，还需考虑患者有无脑梗死及糖尿病等病史，这类患者若发生深静脉血栓则更容易导致肺栓塞[155]。

3. 抗肿瘤药及辅助用药　诊断为恶性肿瘤本身就是深静脉血栓或肺栓塞强有力的危险因素之一，涉及的肿瘤部位包括胰腺的、胃和食管的、肺部的和脑部的，但不仅是这些部位。这与其自身高凝状态有关。恶性肿瘤患者多有凝血机制异常，表现为纤维蛋白降解产物增高、血小板增多、血小板聚集功能亢进、纤维蛋白溶解低下和高纤维蛋白原血症等。据统计，与普通人相比，肿瘤患者罹患静脉血栓的风险是 4~7.5 倍。另一项关于转移性乳腺癌的统计发现，在多种药物联合治疗（环磷酰胺、甲氨蝶呤、氟尿嘧啶、长春新碱和泼尼松）的患者中，有 17.6% 在治疗时发生血栓（绝大多数是静脉血栓），而非治疗组是 2%。可见除了疾病本身，药物也起到了促进静脉血栓形成的作用，以下分类列举。

（1）顺铂：早在 1978 年它被 FDA 批准用于睾丸和卵巢的肿瘤治疗后不久，人们就注意到含顺铂治疗方案所增加的血管毒性和血栓事件。在名为 REAL-2 的随机试验中，ECF组（表柔比星 – 顺铂 – 氟尿嘧啶）治疗期间发生血栓事件的比例是 15.1%，而 EOX 组（表柔比星 – 奥沙利铂 – 氟尿嘧啶）则为 7.6%。另一项回顾性调查研究中发现，使用了含顺铂方案的患者有 18.1% 在治疗期间到治疗结束后头 4 周内发生了血栓事件，其中 90% 是静脉血栓[156]。然而顺铂导致高凝的确切机制至今未明，有人测得它能升高血管假性血友病因子，有人在体外证明顺铂可导致内皮细胞凋亡，使得促凝内皮微粒释放，通过这一独立的组织因子途径最后激发血栓形成。

（2）门冬酰胺酶：该药参与成人及儿童的急性淋巴细胞白血病的诱导治疗，在成人和儿童中均可引发血栓或出血的不良反应。有回顾性资料[156]显示 1547 名儿童中有 18 人发生了严重的血栓或出血，而成人中的血栓发生率可达 4.2%。尽管典型的门冬酰胺酶所致血栓表现为颅内静脉窦血栓，以及肢体末端静脉血栓，但它与凝血途径的关键蛋白耗尽相关，有研究显示，治疗开始后蛋白 C 和 S 显著下降，严重影响了纤溶酶原和抗凝血酶的合成，因此也可能导致肺栓塞，需警惕。

（3）他莫昔芬与雷洛昔芬：一项为高危患者预防乳腺癌的研究中，他莫昔芬组肺栓塞的发生率是 0.75/（1000 人 · 年），而安慰剂组是 0.25/（1000 人 · 年）[157]。另一项研究中，绝经前妇女同时接受他莫昔芬和化疗将升高静脉血栓的风险，与单独使用化疗的妇女相比分别为 2.8% 和 0.8%。雷洛昔芬与他莫昔芬同属雌激素拮抗剂，但不用于肿瘤而用于绝经后妇女骨质疏松症的预防，而在诱发静脉血栓的表现上与他莫昔芬类似。雷洛昔芬所致深静脉血栓形成和肺栓塞病例发生于用药后数天至 8 个月，大多数发生于用药几个月以后，有患者因血栓导致死亡。应特别注意服用含有雷洛昔芬的雌激素复合物增加静脉血栓栓塞的危险性。另外用于促排卵的雌激素受体调节剂氯米芬也有导致肺栓塞的报道，机制可能是这些药物在体内也会发挥类雌激素样作用,包括骨骼系统、子宫内膜和血脂等。

（4）沙利度胺:人们发现这种用于肿瘤患者的免疫调节剂单独使用时并不会增加静脉血栓的比例,而和其他药物联合应用时才提升静脉血栓的发生率,例如和蒽环类或糖皮质激素合用时。第二代药物来那度胺也具有相似的特性,而泊马度胺则缺乏数据。沙利度胺类药物致血栓的机制尚未明了,有学者认为它使内皮细胞层处于血管内皮生长因子饥饿状态,无法从损伤恢复,从而促使血小板黏附、血栓形成;也有人认为这与它增加了蛋白酶激活受体1的表达有关;还有人发现与它能够导致糖蛋白 IIb/IIIa 的构型改变有关。

（5）皮质激素类:额外添加皮质激素与血栓的关系早在非肿瘤领域被发现,如库欣综合征的患者具有相对高的肺栓塞发生率。近来的研究显示,使用外源皮质激素的患者(包含肿瘤患者)深静脉血栓或肺栓塞的相对发病率指数为 2.31[156]。尤其值得注意的高危患者是:皮质激素联合免疫调节剂的骨髓瘤患者和用高剂量皮质激素(≥80mg 地塞米松/疗程)止吐的患者。从机制上来说,皮质激素能够升高健康者循环凝血因子 VII、VIII、XI 和纤维蛋白原。库欣综合征患者除了有这些凝血因子的升高,还升高了纤维蛋白溶酶原和 α_2- 抗纤维蛋白溶酶这类降低纤溶的因子。

（6）促红素:近期一项 Cochrane 的综述显示促红素诱发静脉血栓形成的相对危险度是 1.52[156]。其机制并不是因为血红蛋白的升高,而是多因素的;研究显示促红素能降低蛋白 C 和 S,升高组织型纤溶酶原激活物抑制剂(PAI-1)和血小板活力。

（7）博来霉素:该药也具有血管毒性,对内皮细胞的增长抑制和诱导细胞凋亡具有剂量依赖性的作用,同时会导致动静脉血栓[158]。

既然静脉栓塞是肿瘤患者重要并发症之一,往往会危及生命,那么是否有必用药物来预防呢?在一些临床对照试验中使用了低分子量肝素来预防实体瘤患者化疗期间的静脉血栓,尽管预防组的静脉血栓发生率相比对照组下降了,但是对照组的静脉血栓发生率并不是很高(<5%),因此受益人群比例太低,再者预防与否不影响最终存活率,而且会有出血风险,所以 FDA 未批准任何药物的适应证用于预防实体瘤患者在化疗期间可能发生的静脉血栓。然而,有一种情况例外,那就是正在接受含沙利度胺或来那度胺化疗方案治疗的骨髓瘤患者,这些患者的静脉血栓大多发生在接受化疗的最初 6 个月内,美国临床肿瘤学会推荐阿司匹林或低分子量肝素预防血栓,并且有研究认为年龄大于 60 岁,并发多种疾病,临床表现更差,且治疗方案中不包括硼替佐米的患者有更高的深静脉血栓风险。尽管低分子量肝素相比阿司匹林使用麻烦,需要注射,但在这些高风险患者中显示出了更好的预防效果。

4. 抗精神病药   20 世纪 90 年代后期,研究使用氯氮平的患者死亡率的报道发现,当前使用氯氮平的患者比曾经使用者发生肺栓塞的死亡率增加。之后有关氯氮平和静脉血栓有关的报道和研究不断出现。有大型对照试验得出正在使用第一代抗精神病药物(氯丙嗪、硫利达嗪、氟哌啶醇、奋乃静、舒必利)的患者发生静脉血栓的风险是非使用者的 7 倍[159]。

特别值得注意的药物是氯氮平和第一代低效能抗精神病药(氯丙嗪、硫利达嗪),而风险较小的药物是奥氮平、利培酮和第一代高效能抗精神病药(氟哌啶醇),其他第二代抗精神病药(如喹硫平、阿立哌唑、齐拉西酮)只有个案报道或缺乏数据。使用抗精神病药物的静脉栓塞风险在治疗开始前 3 个月最高。

目前没有单独机制能够完整地解释使用抗精神病药物相关升高的静脉栓塞风险。学者们提出的致病因素有:抗精神病药引发的镇静作用、肥胖、抗磷脂抗体升高、血小板凝聚增加、高同型半胱氨酸血症和高催乳素血症。同时患者本身的精神紊乱状态和被物理束缚也是造成静脉血栓的原因之一，因此很难将疾病因素和药物因素剥离开来。

目前也没有数据关于使用低分子量肝素等抗凝药物预防精神病药物初始治疗的患者可能发生的静脉血栓，但是对于一些情况可以考虑，比如使用氯氮平和第一代低效能抗精神病药物的患者，被长期物理束缚的患者以及手术或骨折患者。在患者治疗期间密切观察有无早期肺栓塞或静脉栓塞症状发生，若有，应当暂停治疗或更换风险较低的药物。

5. NSAIDs NSAIDs 对环氧化酶（COX）两种构型的亲和性各不相同，选择性 COX-2 抑制剂有罗非昔布、塞来昔布、帕瑞昔布、依托考昔等，其中罗非昔布因可增加心血管事件而于 2004 年退市。

据文献报道，NSAIDs 相关肺栓塞的相对危险度是 2.39，并在使用的前 30 日内风险更高，且呈剂量相关性，高剂量人群更易发生[160]。另有荟萃分析得到 NSAIDs 相关静脉血栓风险与非使用者相比，升高了 1.8 倍，其中使用选择性 COX-2 抑制剂的患者，风险则升高到 1.99 倍[161]。因 NSAIDs 使用非常广泛，而且部分不需要处方，这些数据对公众健康可能有一定意义。

选择性 COX-2 抑制剂可影响血栓素 A_2（TXA_2）和前列环素的平衡。前列环素能够抑制血小板聚集，血管平滑肌细胞增殖，血管收缩以及白细胞 - 内皮细胞相互作用，并且，前列腺素还能刺激人类平滑肌细胞内的凝血调节蛋白的表达，该蛋白能够有力抑制血液凝固。而选择性 COX-2 抑制剂阻止前列环素的合成，导致天平向血栓形成的方向倾斜。同时，阿司匹林是 COX-1 的不可逆抑制剂，可用于预防静脉血栓，进一步为选择性 COX-2 抑制剂可能导致血栓提供证据。但是至今无法确定 NSAIDs 是否直接导致静脉血栓以及确切机制，也有可能风险来源于患者本身疼痛、炎症等的疾病状态。

6. 抗凝药

（1）肝素：肝素用于治疗静脉血栓的同时，可导致肝素相关性血小板减少症（heparin-induced thrombocytopenia, HIT），其中 20%~50% 的患者会伴血栓形成。普通肝素 HIT 发生率是低分子量肝素的 10 倍，未见有磺达肝癸钠相关 HIT 的报道。外科手术的患者 HIT 发生率较高，尤其是整形外科[162]。

在肝素作用下，血小板释放血小板因子 4（PF4），后者与肝素具有高亲和力，与肝素形成 H-PF4 复合物，引起 PF4 发生构象改变，暴露出新的抗原决定基，其作为免疫原产生 H-PF4 抗体。抗体以其 Fab 段与复合物结合，再以 Fc 段与血小板表面的受体结合；进一步激活血小板使之发生一系列的变化，包括血小板微颗粒的释放、纤维蛋白原表达受体上调、凝血酶水平增高、血小板之间发生聚集，从而大量血小板被消耗，导致血小板减少或血小板减少症伴血栓形成。另外，抗体也能连接和激活血管内皮细胞、单核细胞和巨噬细胞，使它们表达组织因子，从而启动凝血过程。这一系列的变化最终导致血栓形成，引起重要脏器的栓塞。H-PF4 抗体还可以通过 Fab 段与微血管内皮细胞直接结合，激活大血管内皮细胞，引起内皮细胞的免疫性损伤、组织因子表达和炎症介质释放，促进血管损伤部位血栓形成。

患者一般在用药后 5~10 天后发生 HIT，但是若在近期（100 天内）使用过肝素并在血液中能检测到 H-PF4 抗体，则血小板计数的下降可立即发生。血小板计数一般在肝素停药后 4~14 天恢复，而血栓风险在停药后几天乃至几周仍居高不下，即使血小板计数已恢复正常。临床症状可表现为肝素相关性皮肤坏死,肢体静脉坏疽和大剂量肝素进入静脉后的过敏表现。

为防治 HIT 后血栓形成,HIT 后应当使用直接凝血酶抑制药物,如重组水蛭素、比伐卢定、阿加曲班或者达那肝素(硫酸乙酰肝素和硫酸软骨素 B 的混合物)。此时应禁止使用其他肝素类及低分子量肝素类的药物,因为它们与 H-PF4 抗体有交叉反应性。同时禁忌单独使用华法林治疗,因为有报道其也可导致皮肤坏死和肢体静脉坏疽。当血小板计数恢复后,才可启用华法林口服治疗维持 3~6 个月,并且在治疗初始需要和静脉药物重叠使用几天。

(2)华法林:华法林可用于治疗先天性或获得性血栓栓塞性疾病,血栓栓塞为较为少见但严重的并发症。一项前瞻性研究发现,血栓栓塞事件在停用华法林后复发率高,尤其是初发血栓栓塞事件后的最初几个月。肖云彬等[163]报道一名患者初始被给予高剂量华法林(15mg 口服,每日 1 次)以期快速达到抗凝效果,3 天后减量至 10mg,再 3 天后减至 5mg,患者即发生胸痛、咯血,确诊为肺栓塞。

华法林的抗栓作用有赖于凝血酶原的明显下降,其半衰期约为 72 小时,因此口服华法林真正起作用至少需要 3 天,此时体内原有的凝血酶原水平才会明显减低。由于抗凝因子蛋白 C、蛋白 S 的半衰期短(6~8 小时),应用华法林会导致蛋白 C、蛋白 S 的水平很快下降,突然停药或逐渐减量都可加剧这一过程,此时凝血酶原未被充分抑制,因此加剧血液高凝状态。

初始高剂量不能加快华法林的抗凝作用,反而加强凝血倾向,因此急性抗栓应首先使用肝素或低分子量肝素,两者重叠应用至少 4 天后才可停用肝素,最好维持国际标准化比值(INR)于治疗范围 2 天以上,以便停用肝素后华法林能达到有效抗栓水平。如果疑似蛋白 C 缺乏,亦应在抗凝之初常规同时应用肝素,以避免可能的高凝状态带来的危害。

7. 含油注射剂　应用油性造影剂或脂肪乳剂静脉注射(特别是新生儿)也可引起肺栓塞[144]。泛影葡胺等造影剂可导致血管内皮细胞损伤和血小板黏附性增加,作用强度取决于造影剂的种类以及给药剂量和速度。高渗型造影剂较低渗型或等渗型造影剂更易诱导内皮细胞形态和功能改变,导致血栓形成;快速注射造影剂可导致血管壁剪切力增加,加速血栓形成。国外用于男性睾酮替代治疗的含油甾体缓释注射剂(商品 Aveed,十一烷酸睾酮注射剂)有报道发生严重 POME 反应,然而大多数 POME 反应一般主要表现为突发短暂咳嗽,属轻微不良反应,可以自愈,发生率为 0.7%(1.24 例 /1000 支注射剂)[164]。

对于油性造影剂,应当减低剂量和减缓注射速度来预防肺栓塞。

【诊断和鉴别诊断】

1. 诊断　药源性肺血管栓塞患者临床表现与普通肺栓塞一样,无明显特异性,表现多种多样,涉及呼吸、循环和神经系统等多个系统。呼吸困难、胸痛和咯血为经典的肺栓塞"三联征",但是临床上只有不到 30% 的患者出现。血液检查可发现 D- 二聚体升高、低氧血症、低碳酸血症,胸片可提示斑片状浸润、肺不张、膈肌抬高、胸腔积液等,心电图可出现 V_1-V_4 的 T 波改变和 ST 段异常等,超声心动图提示肺动脉高压、右室高负荷和肺源性心脏病,深静脉超声或磁共振成像提示深静脉血栓。目前一线的确诊检查是 CT 肺动脉造影,直接发现肺段以上肺动脉内栓子。有可疑用药史的病例应当记录药品名称、剂量及服用时间;药物服用时间与药源性肺栓塞的关系见表 4-4。

表 4-4 药物服用时间与药源性肺栓塞的关系

怀疑药物	药源性肺栓塞一般发生时间（根据流行病学）
口服复合激素避孕药和激素替代治疗	初始服药到 1 年间,药物使用时间越长则风险越低
雷洛昔芬	用药后数天至 8 个月
抗精神病药物	治疗开始前 3 个月
选择性 COX-2 抑制剂	治疗开始前 1 个月
使用肝素的 HIT 发生者	停药后几天乃至几周
华法林	停药或减量后几天内
含油注射剂	注射结束后即刻

2. 鉴别诊断

（1）注意与非药源性病因的鉴别:比如抗精神病患者被长期制动、肿瘤患者肺部癌栓以及患者先天性抗凝血酶缺乏,蛋白 C 或 S 缺乏,凝血因子 V 基因 Leiden 突变,活化蛋白 C 抵抗,凝血酶原基因突变等原因造成的静脉栓塞,以及右侧心内膜炎导致的败血症性肺栓塞。

（2）注意与一些药物过敏症状鉴别:例如含油甾体注射剂诱发的急性突发性咳嗽、呼吸困难,多汗症、喉咙紧缩、胸痛,大多比较轻微并且可以自愈,不需临床过多干预。而青霉素等过敏造成喉头水肿所导致的呼吸困难,低氧血症,同为急性发作但不可自愈,后果严重,需要立即使用肾上腺素等药物救治。

【预防与治疗】

药源性肺栓塞发生后应当及时停用可疑药物,后续治疗和普通肺栓塞一致。主要是药物治疗,有抗凝、溶栓、降低肺动脉压力以及病因治疗。只有 POME 不需要治疗,患者可自行恢复。

1. 抗凝治疗

（1）低分子量肝素:各种低分子量肝素的具体用法见表 4-5,需按体重给药,尤其推荐合并恶性肿瘤的患者,建议首选低分子量肝素治疗 3~6 个月,相对普通肝素半衰期长,出血风险低,HIT 发生率低,且还可能抑制肿瘤细胞的增殖。

表 4-5 各种低分子量肝素的具体用法

名称	剂量	单次剂量不超过
达肝素钠	200U/kg, s.c, qd	18 000U
依诺肝素钠	100U/kg, s.c, bid	18 000U
	150U/kg, s.c, qd	
那曲肝素钙	100U/kg, s.c, bid	17 100U
	150U/kg, s.c, qd	

（2）普通肝素:在大面积肺栓塞和严重肾功能不全者,推荐使用普通肝素。首先给予负荷剂量 2000~5000U 或 80U/kg 静脉注射,继之以 18U/(kg·h)持续静脉滴注。抗凝必须充分,否则将严重影响疗效,增加血栓复发率。在初始 24 小时内需每 4~6 小时测定活化部分凝血活酶时间(activated partial thromboplastin time, APTT)1 次,并根据 APTT 调整普通肝

素的剂量（表 4-6），尽快使 APTT 维持于正常值的 1.5~2.5 倍。应用普通肝素可能会引起 HIT，在使用的第 3~5 天必须复查血小板计数。若需较长时间使用普通肝素，应在第 7~10 天和第 14 天复查血小板计数，普通肝素使用 2 周后则较少出现 HIT。若患者出现血小板计数迅速或持续降低 >50%，或血小板计数 $<100 \times 10^9/L$，应立即停用。

表 4-6 　根据 APTT 监测结果调整静脉肝素剂量的方法

APTT	初始剂量及调整剂量	下次 APTT 测定间隔时间（h）
治疗前测基础 APTT	初始治疗：静脉注射 80U/kg，然后静脉滴注剂量 18U/（kg·h）	4-6
<35s（<1.2 倍正常对照值）	静脉注射 80U/kg，然后静脉滴注剂量增加 4U/（kg·h）	6
35~45s（1.2~1.5 倍正常值）	静脉注射 40U/kg，然后静脉滴注剂量增加 2U/（kg·h）	6
46~70s（1.5~2.3 倍正常值）	无需调整	6
71~90s（2.3~3 倍正常值）	静脉滴注剂量减少 2U/（kg·h）	6
>90s（>3 倍正常值）	停药 1h，然后静脉滴注剂量减少 3U/（kg·h）后恢复静脉滴注	6

　　（3）口服抗凝药：华法林起效缓慢，不适用于肺栓塞的急性期抗凝，需要和肝素类药物重叠使用，在 INR 达标后才可单独使用，中国人群起始剂量一般为 2.5mg，维持剂量平均 3mg。该药价格便宜，口服方便，成为急性期过后长时间治疗的首选药物。

　　目前，新型口服抗凝药可替代华法林用于初始抗凝治疗，其使用方法见表 4-7。新型口服抗凝药相比华法林起效快，药动学稳定，与其他药物相互作用少，但是使用经验少，价格较贵。利伐沙班和阿哌沙班可作为单药治疗（不需合用静脉抗凝药），但急性期治疗的前 3 周（利伐沙班）或前 7 天（阿哌沙班）需增加口服剂量。达比加群必须联合静脉抗凝药应用。以上新型口服抗凝药均不能用于严重肾功能损害患者。

表 4-7 　新型口服抗凝药的使用方法

药品	方　法
利伐沙班	15mg，每天 2 次，3 周；继以 20mg，每天 1 次
阿哌沙班	10mg，每天 2 次，7 天；继以 5mg，每天 2 次
达比加群（需联合静脉抗凝药物）	150mg，每天 2 次

　　2. 溶栓治疗 　主要适用于急性大面积肺栓塞，即出现因栓塞所致休克或低血压的病例。对于非大面积肺栓塞溶栓存在争论。我国临床上使用的溶栓药物有尿激酶或阿替普酶（rt-PA）。尿激酶用法是 20 000U/kg，2 小时静脉滴注。rt-PA 为 50~100mg 持续静脉滴注 2 小时。

（潘雯　吕迁洲）

第七节　药源性胸膜病变

胸膜病变是以胸膜与胸膜腔的解剖结构和生理功能异常为特征的一系列疾病。与药源性肺实质疾病相比,药源性胸膜病变并不常见。随着新药不断出现,药物导致的胸膜病变的发生率可能会有所升高。药源性胸膜病变可以只累及胸膜,也可以伴发于肺实质疾病,临床表现各异。详细采集用药史对确诊药物导致的胸膜病变至关重要,任何药物都可能是导致未确诊的渗出性胸腔积液的潜在因素。

目前药源性胸膜病变多为个例报道,大约有30种药物可能导致胸膜病变,包括心血管药物,如米诺地尔、普拉洛尔、胺碘酮和辛伐他汀等;麦角碱类药物,如美西麦角和溴隐亭等;癫痫治疗药物丙戊酸钠;精神分裂症治疗药物氯氮平;抗肿瘤药物,如博来霉素、丝裂霉素、环磷酰胺、甲氨蝶呤、多西他赛和丙卡巴肼等;抗感染药物,如呋喃妥因、阿昔洛韦和伊曲康唑;内分泌系统药物,如格列齐特和丙硫氧嘧啶;以及硬化治疗药物,如鱼肝油酸钠和无水乙醇。药物引起的胸腔积液可能与药物导致狼疮样病变有关。药源性胸膜病变的整体发病率难以确切估计,只能进行排除性诊断,需要临床医师和药师对这类疾病保持高度警惕。

胸腔积液中嗜酸性粒细胞增多(嗜酸性粒细胞计数>10%有核细胞)可能对药物导致胸膜疾病的诊断有提示作用,但因为导致嗜酸性粒细胞性胸腔积液的因素有很多,所以特异性不高。已知有8种药物与胸腔积液嗜酸性粒细胞增多有关,患者通常没有全身嗜酸性粒细胞增多的表现。

【致病机制】

除了药源性狼疮胸膜炎发病机制比较明确以外,大多数药物导致的胸膜病变的发病机制尚不明确,仅限于推测。这些可能的发病机制包括:①过敏反应;②直接毒性作用;③增加氧自由基的产生;④抑制抗氧化防御;⑤化学药品诱导的炎症反应。

【致病药物和临床表现】

1. 心血管系统药物

(1)米诺地尔:米诺地尔是扩张外周血管的降压药,用于治疗顽固性高血压,其主要不良反应是头发过度生长、恶心、血小板减少、白细胞减少、乳房胀痛、皮疹。有个例报道患者使用米诺地尔3个月发生双侧胸腔积液,胸腔穿刺显示胸腔积液是淡黄色液体,总蛋白含量4.3g/dl[165]。另有一例报道[166]患者使用米诺地尔6个月发生左侧胸腔积液,胸腔积液是含糖量110mg/dl的渗出液。停止给药后胸腔积液可吸收,随着再次给药症状复发,停药后积液逐渐消失。排除其他可能导致胸腔积液的因素,米诺地尔的再激发试验基本可以确定胸腔积液为药物所致。

(2)β受体拮抗剂:普拉洛尔、氧烯洛尔是β受体拮抗剂,可引起胸膜、肺病变。随着普拉洛尔的广泛使用,该药导致的疾病也逐渐引起注意,其轻微不良反应是黏膜干燥、听力受损以及皮疹,较为严重的不良反应为硬化性腹膜炎、耳聋、肾病综合征、胸膜、肺纤维化和胸腔积液。胸膜、肺病变通常发生在用药后的12~36个月,给药日剂量为300~600mg,胸腔积液是介于淡黄色到血色的渗出液。停药以及给予糖皮质激素可改善胸腔积液的症状,但胸膜、肺纤维化不能很快逆转。另一种β受体拮抗剂氧烯洛尔也能引起胸膜增厚及纤维化,停药后患者病情仍有进展。这 2 种 β 受体拮抗剂引起胸膜、肺纤维化的机制尚未明确。除此 2 种 β 受体拮抗剂，目前暂未有报道其他 β 受体拮抗剂也可引起胸膜病变。

（3）胺碘酮：胺碘酮是碘化苯并呋喃衍生物，属于Ⅲ类抗心律失常药物，用于治疗室上性和室性心律失常，不良反应较多，涉及心脏、肝、肺、皮肤等。约 6% 的患者发生肺部病变，包括肺泡和间质浸润、胸膜增厚，肺结节和胸腔积液比较罕见。药物毒性呈剂量依赖性，如果日剂量 >400mg，常在给药后 2~30 周出现肺部病变。临床表现为呼吸困难、干咳、体重减轻及发热。在胺碘酮引起肺毒性的患者中，胸片显示肺部结节性、弥漫性或间质性浸润表现，肺功能检查示伴一氧化碳弥散量降低的限制性通气障碍。

胺碘酮引起的胸腔积液通常还伴发间质性肺炎，仅导致胸腔积液的病例较为罕见[167,168]。胸腔积液表现为渗出性改变，支气管肺泡灌洗液中可见泡沫细胞、巨噬细胞。在有胺碘酮暴露的患者中出现胸腔积液时，上述表现可以提示药源性可能，但并不能作为确诊的依据。通常不使用再激发试验进行确诊。回顾患者用药史，如果使用胺碘酮后出现过同样或类似症状的情况，基本可判断病变由药物引起，但其确切致病机制尚未确定。治疗包括停药以及经验性给予病情较严重的患者糖皮质激素治疗。

（4）辛伐他汀：辛伐他汀是 HMG-CoA 还原酶抑制剂，用于治疗胆固醇升高，肝炎是该药最严重的不良反应，曾有 1 例文献报道[169]了辛伐他汀可导致胸腔积液。患者为 61 岁男性，每日服用辛伐他汀 10mg，6 个月后出现胸腔积液和肺间质病变，支气管肺泡灌洗液检查示嗜酸性粒细胞增多，胸部影像学检查结果示右侧大量胸腔积液，左侧胸膜增厚，胸腔镜检查可见暗褐色胸腔积液，胸膜活检除外感染可能。予以停药和激素治疗后，患者症状数日内明显好转。

（5）华法林：华法林是临床应用最广泛的抗凝药物之一。Yong-Min Jo 及其团队[170]报道了一例华法林导致嗜酸性粒细胞性胸腔积液的病例。患者为 29 岁男性，因右肺主动脉及右肺中下叶动脉栓塞而使用华法林 5mg/d，一个月后患者出现呼吸困难，胸部 X 射线片示右侧大量胸腔积液。停用华法林并予以胸腔闭式引流后，胸腔积液减少。随着每日胸腔积液引流量逐渐减少，患者重新服用华法林 2mg/d。第 9 天，患者胸腔引流液再次增加，并再无减少趋势。再次停用华法林后患者胸腔引流液再次减少，呼吸困难症状消失，于置管后第 16 天拔除引流管。该患者的胸腔积液基本可以确定与华法林使用有关。

2. 神经精神系统药物

（1）麦角碱类药物：一项回顾性研究显示[171]，8 名长期接受常规剂量麦角碱类药物治疗的中年患者出现了胸膜、肺病变，4 例使用的是尼麦角林，3 例双氢麦角汀，1 例双氢麦角胺。除使用双氢麦角汀的患者其中 2 例发展成为可逆性间质性肺炎，其余 6 例患者胸部 X 射线片及 CT 可见胸膜增厚，部分伴有胸腔积液，大多红细胞沉降率偏高。4 例患者进行了支气管肺泡灌洗，灌洗液呈现出不具一致性的异常表现，且多数患者存在肺限制性通气障碍。停药后症状明显好转，除间质性肺炎的患者，其余 6 例累及胸膜病变的患者 5 例仍存在轻微的胸膜增厚。

1）美西麦角（二甲麦角新碱）：美西麦角是 5- 羟色胺受体拮抗剂，用于预防偏头痛，但对偏头痛急性发作无效。常见不良反应为恶心、腹痛等胃肠道反应和嗜睡、失眠、共济失调等神经系统反应，长期使用可出现胸膜纤维化。20 世纪 60 年代随着该药使用的增加，多份文献报道美西麦角导致胸膜、肺纤维化。

使用美西麦角发生胸膜、肺病变的患者不到 1%,在用药后的 1~4 年里出现发热、呼吸困难、体重减轻、胸膜炎性胸痛[172]。胸腔积液介于澄清液至血性黏稠液,胸腔积液中蛋白含量为 2.0~4.4g/dl,同时伴有核细胞计数减少。胸膜活检见组织呈慢性胸膜炎伴单核细胞、成纤维细胞浸润。美西麦角引起胸膜纤维化的致病机制可能是 5-羟色胺刺激了成纤维细胞的活性,停药是主要的治疗方法,但有的病例无法恢复。

2）溴隐亭:溴隐亭是对多巴胺受体具有强效激动作用的麦角衍生物,可以改善帕金森病患者的运动障碍,同时也用于治疗垂体催乳素瘤和肢端肥大症。长期服用溴隐亭和多巴胺受体激动药(美舒麦角、麦角乙脲、卡麦角林)可引起胸膜、肺病变[173,174]。约 6% 服用溴隐亭的患者出现胸膜增厚或者胸腔积液,同时伴有实质浸润。胸膜纤维化可能和剂量有关,通常发生在用药后的 9~48 个月,日剂量为 22~50mg,胸腔积液以淋巴细胞为主的渗出液居多,曾有 2 例病例报道[173]患者出现胸腔积液伴嗜酸性粒细胞增多。停药可改善胸腔积液的症状,然而胸膜纤维化以及间质实质的病变不能完全好转,使用激素进行治疗,胸膜增厚、胸腔实质损伤可逆转。

（2）丙戊酸钠:丙戊酸钠是治疗癫痫的常用药物,常见不良反应包括胃肠道不适、肝毒性以及脱发。Savvas[175]报道过一例服用丙戊酸 20 天后出现伴嗜酸性粒细胞增多的右侧胸腔积液病例。胸腔积液检查显示:白细胞计数 $3.5 \times 10^9/L$,其中嗜酸性粒细胞占 40%,乳酸脱氢酶 651U/L,蛋白含量 4.1g/dl,白蛋白含量 2.5g/dl。患者停药 1 周后病情仍有所进展,出现气促,胸片可见双侧胸腔积液,血液和胸腔积液中嗜酸性粒细胞继续增多,使用糖皮质激素治疗 2 周后胸腔积液吸收,嗜酸性粒细胞百分比恢复正常。丙戊酸钠导致的单侧或双侧胸腔积液,一般是一种渗出液,嗜酸性粒细胞百分比不低于 40%,既往报道过 4 例病例中其中 3 例胸腔积液 pH>7.56。致病机制尚不确定,可能是:①急性过敏反应;②剂量相关的药物毒性作用;③药物引起的胸腔炎症;④抑制抗氧化防御。一般停药后数个月胸腔积液即可吸收。

（3）氯氮平:氯氮平用于治疗精神分裂症,其常见不良反应有:流涎、粒细胞缺乏(定期监测血常规)、肝毒性和血糖增加。已有多例氯氮平致胸腔积液的报道[12-15],Daly[176]报道了第 1 例氯氮平致胸腔积液的病例,该病例中一位精神分裂症患者在使用氯氮平 16 天后出现发热和双侧胸腔积液,胸腔积液为中性粒细胞为主的渗出液。停药 9 天后,体温恢复正常,双侧胸腔积液吸收。该患者再次尝试使用氯氮平时又出现发热及胸腔积液,B 超显示患者有中等量心包积液。停药后 7 天胸腔积液吸收,14 天后心包积液吸收。Chatterjee[177]报道了另一例由氯氮平导致胸腔积液的病例。患者停药后胸腔积液消失,当患者从最低起始剂量 25mg 开始重新服用该药,在逐渐加量至 100mg 时,再次出现左侧胸腔积液,停药后胸腔积液再次消失。

1998 年,Thompson[178]报道了一例 48 岁的患者,用药早期出现双侧胸腔积液、外周血嗜酸性粒细胞升高、高血糖、血尿及肝细胞损伤;1999 年,Stanislav[179]报道了一例 37 岁患精神分裂症的白人女性患者,用药 1 周后出现发热、头痛、颈僵直、吸气时胸痛,后突发全身性皮疹,胸部 X 射线片可见心影增大及双侧胸腔积液,2 例患者均未行胸腔积液检查。停药后包括胸腔积液在内的全部症状都逐渐消失,患者均未再使用该药。

3. 抗肿瘤药物

（1）博来霉素:博来霉素是抗生素类抗肿瘤药,来源于发酵的轮枝链霉素,主要用于治疗头颈部癌、睾丸癌、霍奇金以及非霍奇金淋巴瘤,较少用于治疗复发性癌性胸腔积液。6%~10% 的患者发生胸膜、肺不良反应,死亡率为 1.6%[180,181]。通常博来霉素引起的肺病变为间质性肺炎和 ARDS,这些病变可发展成肺以及胸膜纤维化,辅助吸氧、接受辐射以及使用其他化疗药病变将会加重。胸膜及肺毒性和剂量、年龄有关,常发生在 70 岁以上患者以及接受累积剂量为或超过 395mg/m^2 的患者中,少数患者出现胸腔积液。停用博来霉素,给予糖皮质激素可以改善症状。

(2)丝裂霉素:丝裂霉素是烷化剂类化疗药,用于治疗肺、乳腺及胃肠道恶性肿瘤,主要不良反应是皮炎、肾衰竭、骨髓抑制及胃肠功能紊乱。与博来霉素类似,有报道称丝裂霉素也可引起胸膜、肺纤维化。主要的胸膜病变还是胸腔积液及胸膜增厚。Ozols[183]报道 5 例接受丝裂霉素治疗卵巢癌的患者发生了弥漫性肺实质浸润,两名患者出现双侧胸腔积液,没有对胸腔积液进行检验分析。Orwoll[182]报道了一例患者使用丝裂霉素,出现胸膜增厚及胸膜纤维化,伴随淋巴细胞和嗜酸性粒细胞增多。多数患者停用丝裂霉素,使用糖皮质激素进行治疗可消除症状,部分影像学异常可以改善。

(3)环磷酰胺:环磷酰胺是免疫抑制烷化剂,用于治疗各种良性和恶性疾病。一般不良反应包括骨髓抑制、出血性膀胱炎、膀胱癌以及胃肠道不适。1967 年 Andre 等[184]报道了第一例环磷酰胺引起的肺损伤。环磷酰胺导致的肺毒性按出现时间可分为急性和迟发性两类[185]。急性肺毒性主要表现为急性肺炎,一般发生在用药后 1~6 个月,通常患者出现一些短期症状如咳嗽、呼吸困难、发热或者乏力,胸部 CT 可见双肺网状或结节状弥散性浸润,上肺周围出现明显毛玻璃样的不透明阴影。急性肺毒性也可以表现为急性肺水肿。迟发性肺毒性表现为进展性肺纤维化伴呼吸衰竭,发生在给药后的数个月甚至数年,最迟发生在停药后的第 6 年。患者表现为发病隐匿的呼吸困难和咳嗽,胸部 CT 典型特征是双肺网状或结节状弥散性浸润,肺的中上部有较多纤维化的表现,而影像学上胸膜增厚提示患者可能发生迟发性肺毒性。Schaap 等[186]报道了一例 37 岁患慢性粒细胞白血病的男性患者在未能进行骨髓移植前,使用大剂量环磷酰胺,治疗 2 天后出现了大量胸腔积液,经分析胸腔积液是蛋白含量 2.68g/dl、乳酸脱氢酶 32U/L 的渗出液。心肌损伤和进展性充血性心力衰竭也是大剂量使用环磷酰胺的并发症,这个也许可以解释渗出性胸腔积液的形成。

环磷酰胺导致的早发性肺毒性,其症状及影像学异常通常在停药及使用糖皮质激素后逆转;而迟发性肺毒性即使停药并使用糖皮质通常也不可逆转。

(4)甲氨蝶呤:甲氨蝶呤是抗代谢类抗肿瘤药,用于治疗恶性肿瘤,同时作为免疫调节剂以及减少类固醇使用的药物,用于治疗自身免疫性疾病和银屑病。主要不良反应是骨髓抑制、黏膜炎、肺纤维化、肝炎以及胃肠道不适[187]。大剂量使用甲氨蝶呤的患者其中 3%~4% 发生胸膜、肺病变。Walden[188]报道,317 例使用甲氨蝶呤的患者,其中 14 例(4%)在治疗后 4 周内发生了胸膜炎性胸痛,胸痛急性发作并且疼痛剧烈,再次给药胸痛复发,14 例患者中 4 例(29%)进一步发展成胸腔积液。

甲氨蝶呤引起的胸膜、肺病变并非因为大剂量用药,使用低剂量甲氨蝶呤也可引起发热、咳嗽、呼吸困难、间质性浸润、胸膜增厚或者胸腔积液[187]。甲氨蝶呤诱发胸膜病变的致病机制尚不清楚,有试验证明甲氨蝶呤在肺中优先聚集,可能发生了直接毒性,也有推测是过敏反应。但通常胸膜病变具有自限性,即使继续用药也极少发展成严重的呼吸损害。大部分患者使用糖皮质激素治疗,症状较快得以改善,然而影像学上的异常并不能很快改善。

（5）多西他赛：多西他赛又称多西紫杉醇，是以欧洲紫杉树中的化学物质为基础合成的化疗药，主要用于治疗乳腺癌和卵巢癌。使用这种药物可以引起过敏反应、周围神经病变和骨髓抑制。Wohlrab[189]报道了 5 例多西他赛引起胸腔积液的病例，胸腔积液是渗出液，平均 pH 7.52（7.48~7.60），平均葡萄糖含量 112mg/dl（103~122mg/dl）。胸腔积液的 pH 数值可能有偏差，因为这是漏出液的 pH 范围。胸腔积液细胞学检查可见反应性间皮细胞，嗜酸性粒细胞并不多见。从使用多西他赛到发生胸腔积液平均时间长度为 19 周，平均停药后 20 周胸腔积液好转。

（6）白介素 –2：重组人白介素 –2 用于治疗肾细胞癌和黑色素瘤，不良反应为发热、寒战、胃肠道不适、贫血、血小板减少、嗜酸性粒细胞增多以及毛细血管渗漏综合征（主要表现为低血压，肝、肾功能不全及甲状腺功能异常）。一项回顾性研究发现，54 例大剂量使用白介素 –2 的患者约 72% 发生胸膜、肺病变，胸部 X 射线片可见双肺弥散性浸润、局灶性浸润及胸腔积液[190]；另有报道称约 50% 使用该药的患者出现肺水肿伴胸腔积液[191]。产生胸腔积液的原因可能是药物引起毛细血管通透性增加，导致液体在压力作用下渗漏至胸腔的间皮细胞，但目前尚没有对胸腔积液的分析描述。停药后大部分患者的胸腔积液很快好转，但 23% 的患者停药 4 周后胸腔积液仍旧存在。

（7）丙卡巴肼：丙卡巴肼是用于治疗霍奇金病的甲基肼剂。和其他抗肿瘤药类似，主要不良反应包括骨髓抑制、胃肠道不适以及眩晕、嗜睡等中枢神经系统毒性。胸膜、肺的不良反应比较罕见，主要表现为发热、咳嗽、嗜酸性粒细胞增多以及呼吸困难，有些伴有实质浸润的单侧或双侧胸腔积液。停药数日后症状和影像学异常得以改善。丙卡巴肼的再激发试验可出现包括胸腔积液在内的类似临床症状，目前未有关于胸腔积液的相关分析。

（8）粒细胞集落刺激因子（granulocyte colony–stimulating factor, GCSF）：GCSF 是一种造血生长因子，用于刺激化疗导致的骨髓抑制的恢复。Busmanis 及其团队[192]报道了一例 43 岁乳腺癌女性患者，在使用 GCSF 10 天后出现胸腔积液，胸腔积液细胞学检查示成熟和不成熟的骨髓细胞数增多，排除了感染和恶性肿瘤的可能，患者停药后胸腔积液缓慢吸收。

4. 抗感染药物

（1）呋喃妥因：呋喃妥因是一种抗菌药物，常用于治疗尿路感染。该药的不良反应较多，包括皮炎、荨麻疹、血管炎、胃肠道不适、神经系统不良反应、肝毒性和肺反应。硝基呋喃类药物在体内由敏感菌还原成短效的活性中间产物，能损伤 DNA 并干扰细菌核糖体蛋白。呋喃妥因的作用机制或许可以解释由其导致的肺实质和胸膜的超敏反应。

在呋喃妥因的用药过程中可能出现急性、亚急性和慢性的胸膜、肺反应。自 1962 年 Isreal 和 Diamond 报道第一例呋喃妥因导致的胸膜、肺反应以来，已有超过 2000 例类似报道出现。

使用呋喃妥因的患者中，5%~25% 会出现急性的胸膜、肺反应，这些急性反应通常出现在用药后的 1 个月以内。患者可能出现发热、呼吸困难和咳嗽，影像学异常表现为双侧基底段肺泡或间质渗出。有至少 1/3 的病例出现胸腔积液，极少病例不伴有肺实质病变。Holmberg 等[193]报道了 447 例使用呋喃妥因后出现肺反应的病例，其中 232 例（52%）只表现为渗出，68 例（15%）同时有渗出和胸腔积液，14 例（3%）只有胸腔积液，70 例（16%）胸部影像正常。外周血嗜酸性粒细胞百分比升高是呋喃妥因常见的毒性反应，有时甚至可高达 83%。呋喃妥因导致的胸腔积液通常是双侧的，治疗包括立即停药。如果症状严重，使用糖皮质激素能帮助较快地缓解症状。

慢性疾病表现为渐进性呼吸困难、无痰干咳、间质性肺炎和纤维化。长期使用呋喃妥因极少会导致胸腔积液。胸膜增厚是呋喃妥因导致的慢性胸膜、肺疾病[194]。慢性胸膜、肺反应的严重程度与用药剂量和时间相关。一旦形成纤维化，肺功能损伤就是永久性的，甚至会继续恶化，即使停药也不能逆转。

（2）阿昔洛韦：阿昔洛韦是一种核苷类似物，可干扰病毒复制，主要用于疱疹病毒感染的治疗，其主要不良反应包括：胃肠道不适、肾功能损害和发热。Puasteri 等[195]曾报道一例71 岁老年男性患者使用阿昔洛韦治疗眼部带状疱疹，4 天后出现双肺实质性渗出、发热、咯血及左侧胸腔积液。患者行纤维支气管镜排除了感染可能，通气灌注扫描排除了肺栓塞可能。用药第 6 天停药后，体温迅速恢复正常，停药 10 天后，胸腔积液和实质性渗出均吸收。

（3）伊曲康唑：伊曲康唑是三唑类抗真菌药物。Gunther 等[196]报道过一例伊曲康唑导致胸腔积液的病例。患者 49 岁，使用伊曲康唑 200mg，一天 2 次，用药 8 周后出现胸腔积液，胸腔积液检查示蛋白含量为 4.3g/dl。胸膜组织活检排除了感染和恶性肿瘤。一周后出现心包积液，需行心包穿刺术。6 周后患者再次使用该药时，又出现了肺部实质性渗出和心脏扩大（无心包积液）。

5. 内分泌系统药物

（1）格列齐特：一例 52 岁中年男性，在口服降糖药格列齐特 2 周后出现中等量的单侧胸腔积液和实质性渗出[197]。胸腔积液嗜酸性粒细胞占有核细胞总数的 80%。停药 1 个月后患者症状消失，外周血嗜酸性粒细胞恢复正常，胸部影像学检查示胸腔积液完全吸收。

（2）丙硫氧嘧啶：丙硫氧嘧啶是抗甲状腺药物，用于治疗各种类型的甲状腺功能亢进。Middleton 等[198]报道了一例患者使用丙硫氧嘧啶治疗 3 周后，出现了胸膜炎性胸痛以及伴嗜酸性粒细胞增多的胸腔积液，胸腔积液检查可见渗出液中嗜酸性粒细胞所占比例从初始的 16% 上升到后来的 45%。胸膜活检见组织呈慢性胸膜炎伴嗜酸性粒细胞浸润，未见实质异常及血中嗜酸性粒细胞增多。停药 3 个月后胸腔积液吸收。

6. 硬化剂　鱼肝油酸钠和无水乙醇是用于治疗食管静脉曲张的血管硬化剂，这些药物经常引起胸腔积液。使用鱼肝油酸钠患者的胸腔积液发生率为 40%~50%，使用无水乙醇的患者为 19%[199]。血管硬化剂引起的胸腔积液往往发生在右侧，但也可能发生在左侧或双侧，取决于硬化剂注射部位。因静脉曲张，使用这些化学药品所导致胸腔积液的机制可能是从食管向胸腔纵隔扩散的炎症。24 小时内积液有影像学表现，7 天可以自然吸收。脓胸是内镜下注射硬化剂罕见的并发症。

7. 其他　丹曲林和呋喃妥因结构类似，是种骨骼肌松弛剂。常见不良反应为腹泻、肌无力、嗜睡。已有 6 例报道丹曲林导致胸腔积液，日剂量为 100~400mg。胸膜、肺病变主要表现为胸膜炎性胸痛、发热及胸腔积液。丹曲林给药 2 个月至 12 年，晚期肺毒性表现为胸腔积液和胸膜纤维化。通常为单侧胸腔积液，胸腔积液中可见嗜酸性粒细胞，占成核细胞的33%~66%[200]。渗出液含糖量正常，外周血嗜酸性粒细胞也有所增高，实质性浸润不常见。停药后症状和积液可显著改善。

【诊断和鉴别诊断】

胸膜病变主要有 3 类：①以液体为主的胸膜病变，即胸腔积液；②以气体为主的胸膜病变，即气胸；③胸腔内含有以固体为主的疾病。药物导致的胸膜病变主要表现为渗出性胸腔积液。临床诊断大多依靠影像学检查,如 X 射线、B 超、CT 等。胸腔积液性质则需通过胸腔穿刺术抽取胸腔积液做常规检查、生化分析、酶活性测定、免疫学检查、微生物学检查、细胞学检查等确定。

1. 病史采集　建立诊断前,应当排除其他的原发性和继发性胸膜病变,收集并分析包括食物药物过敏史、既往史、现病史、用药史、给药方案等在内的临床资料。如接受化疗的恶性肿瘤患者,可能会忽略自己长期间断使用呋喃妥因治疗尿路感染的用药史,因此详细采集患者用药史,对可疑药物同出现症状进行因果关系的判断至关重要。

2. 辅助检查　胸膜病变主要依靠影像学检查来诊断。X 射线少量胸腔积液可见肋膈角模糊或消失,患者卧位摄片可进一步确认,并与胸膜增厚鉴别。大量胸腔积液时,患侧胸腔全部为致密均匀阴影,纵隔和气管向健侧移位。胸部 B 超可探查到无回声或低回声区,与产生回声的脏层胸膜或肺组织形成界限,易于鉴别,对判断胸腔积液的准确性优于 X 射线检查。胸部 CT 检查除了具有可以显示少量胸腔积液的优点外,CT 能够揭示被胸腔积液遮盖、在 X 射线平片不能显示的肺内病灶和胸膜病变。同时胸部增强 CT 可以清晰显示纵隔、气管和淋巴结情况,有助于胸腔积液的病因诊断。此外,还有 MRI 和 PET/CT 也是用于诊断的影像学手段。

药源性胸膜病变很少引起全身的嗜酸性粒细胞升高,胸腔积液嗜酸性粒细胞增多(嗜酸性粒细胞计数 >10% 有核细胞)对疾病诊断有一定意义,但特异性不高,需要首先除外导致胸腔积液嗜酸性粒细胞增多的疾病,如气胸、血胸、良性的石棉胸腔积液、真菌病、霍奇金淋巴瘤、肺栓塞以及寄生虫感染等。

3. 诊断和鉴别诊断　患者在用药后可出现胸闷、气急、胸痛等临床症状,结合胸部影像学检查和胸腔积液检查结果,除外原发疾病进展,如肿瘤、心功能不全、肺部感染等,以及其他可能导致胸膜病变的疾病,如肺结核、脓胸、气胸和胸膜间皮瘤等,根据时间顺序排查出可疑的致病药物,及时停药,停药后,患者临床症状缓解,就可疑诊为药源性胸膜病变。再次用药症状重复出现则是确诊药源性胸膜病变的最重要证据。但因为再激发试验有一定的风险,诊断药源性胸膜病变主要还是依靠排除性诊断和因果关系判断。

【预防与治疗】

目前对于药源性胸膜病变主要的预防措施包括:在制订药物治疗方案前,详细询问患者的药物过敏史、药物不良反应史,对于既往因使用某些药物导致胸膜病变的患者,尽量避免再次使用这类药物。

胸膜病变发生后,对于可疑药物应立即停药,对症处理,以免造成严重后果。从现有的有限病例报道来看,单纯的药源性胸膜病变患者停药后症状基本都能缓解甚至消失,部分患者使用糖皮质激素有助于迅速改善症状,病情大都可逆。

药源性胸膜疾病不常见,不如药源性肺实质病变受医师重视。药物导致的胸膜病变可以表现为胸痛、胸腔积液、胸膜增厚或者胸膜纤维化。医师、药师需要对药源性胸膜疾病保持足够的警惕性,详细的用药史、症状出现和开始用药的时间关系以及胸腔积液中嗜酸性粒细胞增多,对诊断药源性胸膜疾病有提示作用。

(金知萍　石晓萍　吕迁洲)

参 考 文 献

1. 张洁, 欧阳爱军, 王鹏. 120 例使用 β- 内酰胺类抗菌药物交叉过敏反应相关性研究. 中国医药指南, 2012, 10（34）: 36-39.

2. Covar RA, Macomber BA, Szefler SJ. Medications as asthma triggers.Immunol Allergy Clin North Am, 2005, 25 (1): 169-190.

3. National Center for Health Statistics. Asthmaprevalence, health care use and mortality: United States, 2003-2005.［Accessed April 3, 2008］http://www.cdc.gov/nchs/products/pubs/pubd/hestats/ashtma03-05/asthma03-05.htm.

4. Hengameh H Raissy, Michelle Harkins, Patricia L Marshik. Drug-induced pulmonary diseases// DiPiro JT, Talbert RL, Yee GC, et al.Pharmacotherapy: A Pathophysiologic Approach. 8th ed. New York: McGraw-Hill Publishing, 2011: 235-249.

5. 徐红冰, 刘皋林. 阿司匹林性哮喘的发病机制与药物治疗进展. 世界临床药物, 2007, 28（1）: 14-18.

6. Jenkins C, Costello J, Hodge L.Systematic review of prevalence of aspirin induced asthma and its implications for clinical practice. BMJ, 2004, 328 (7437): 434.

7. Settipane RA, Schrank PJ, Simon RA, et al. Prevalence of cross-sensitivity with acetaminophen in aspirin-sensitive asthmatic subjects. J Allergy Clin Immunol, 1995, 96 (4): 480-485.

8. 杨瑞红, 何权瀛. 药源性哮喘. 药物不良反应杂志, 2006, 8（1）: 45-49.

9. Kim SH, Park HS. Pathogenesis of nonsteroidal anti-inflammatory drug-induced asthma.Curr Opin Allergy Clin Immunol, 2006, 6 (1): 17-22.

10. Szczeklik A, Sanak M. The broken balance in aspirin hypersensitivity. Eur J Pharmacol, 2006, 533 (1-3): 145-155.

11. Obase Y, Matsuse H, Shimoda T, et al. Pathogenesis and management of aspirin intolerant asthma. Treat Respir Med, 2005, 4 (5): 325-326.

12. Picado C. Mechanisms of aspirin sensitivity.Current Allergy & Asthma Reports, 2006, 6 (3): 198-202.

13. 陈蕙. 围术期支气管痉挛的防治. 中国医药指南, 2009, 7（1）: 47-49.

14. Luque CA, Vazquez OM. Treatment of ACE inhibitor-induced cough.Pharmacotherapy, 1999, 19 (7): 804-810.

15. Salpeter SR, Ormiston TM, Salpeter EE. Cardioselective beta-blockers in patients with reactive airway disease: a meta-analysis. Acc Current Journal Review, 2003, 12 (2): 15-16.

16. 李文朴. 药源性肺闭锁综合征. 医师进修杂志, 2005, 28（2A）: 4-6.

17. R Beasley, P Rafferty, ST Holgate. Adverse reactions to the non-drug constituents of nebuliser solutions.Br J Clin Pharmacol, 1988, 25 (3): 283-287.

18. 钟南山, 刘又宁. 呼吸病学. 第 2 版. 北京: 人民卫生出版社, 2014: 228-231.

19. Knowles SR, Drucker AM, Weber EA, et al. Management options for patients with aspirin and

nonsteroidal antiinflammatory drug sensitivity.Ann Pharmacother, 2007, 41 (7): 1191-1200.

20. Camus P, Fanton A, Bonniaud P, et al. Interstitial lung disease induced by drugs and radiation. Respiration, 2004, 71 (4): 301-326.

21. Green FHY. Overview of pulmonary fibrosis. Chest, 2002, 122 (6): 334-339.

22. Ohnishi H, Yokoyama A, Yasuhara Y, et al. Circulating KL-6 levels in patients with drug induced pneumonitis. Thorax, 2003, 58 (10): 872-875.

23. Matsuno O. Drug-induced interstitial lung disease: mechanisms and best diagnostic approaches. Respir Res, 2012, 13 (1): 39-47.

24. 王晓芳,张运剑,夏国光. 药源性间质性肺疾病. 药物不良反应杂志,2012,（14）4: 224-227.

25. White DA, Stover DE. Severe bleomycin-induced pneumonitis. Clinical features and response to corticosteroids. Chest, 1984, 86 (5): 723-728.

26. Azambuja E, Fleck JF, Batista RG, et al. Bleomycin lung toxicity: who are the patients with increased risk? Pulm Pharmacol Ther, 2005, 18 (5): 363-366.

27. Schwaiblmai M, Berghaus T, Haeckel T, et al. Amiodarone-induced pulmonary toxicity: an under-recognized and severe adverse effect? Clin Res Cardiol, 2010, 99 (11): 693-700.

28. Pitcher WD. Amiodarone pulmonary toxicity. Am J Med Sci, 1992, 303 (3): 206-212.

29. Kim YJ, Song M, Ryu JC. Mechanisms underlying methotrexate-induced pulmonary toxicity. Expert Opin Drug Saf, 2009, 8 (4): 451-458.

30. Aronchick JM, Gefter WB. Drug-induced pulmonary disease: an update. J Thorac Imaging, 1991, 6 (1): 19-29.

31. Livanios K, Karampi E, Sotiriou A. Nitrofurantoin-induced acute pulmonary toxicity. Respirology Case Reports, 2016, 4 (1): 25-27.

32. Della Latta V, Cecchettini A, Del Ry S. Bleomycin in the setting of lung fibrosis induction: from biological mechanisms to counteractions. Pharmacological Research, 2015, 97: 122-130.

33. Takamochi K, Suzuki K, Bashar A. Readministration of gefitinib in a responder after treatment discontinuation due to gefinitib-related interstitial lung disease: a case report. Journal of Medical Case Reports, 2007, 1 (1): 138.

34. Parry SD, Barbatzas C, Peel ET. Sulphasalazine and lung toxicity. European Respiratory Journal, 2002, 19 (4): 756-764.

35. Comarmond C, Crestani B, Tazi A. Pulmonary fibrosis in antineutrophil cytoplasmic antibodies (ANCA) -associated vasculitis. Medicine, 2014, 93 (24): 340-349.

36. 钟南山,刘又宁. 呼吸病学. 北京:人民卫生出版社,2012: 677-682.

37. 林志滔,陈必桂,杨奕尤,等. 支气管肺泡灌洗液在急性间质性肺炎中的诊断价值分析. 现代诊断与治疗, 2014, 25（19）: 4332-4333.

38. Raghu G, Collard HR, Egan JJ, et al. An official ATS/ERS/JRS/ALAT statement: Idiopathic pulmonary fibrosis: evidence-based guidelines for diagnosis and management. Am J Respir Crit Care Med, 2011, 183 (6): 788-824.

39. 易祥华,李惠萍,何国钧,等. 普通型间质性肺炎的临床病理特征及其与特发性非特异性间质性肺炎的鉴别诊断. 中华病理学杂志, 2004, 33（2）: 100-104.

40. Schwaiblmair M, Behr W, Haeckel T, et al. Drug induced interstitial lung disease. Open Respir Med J, 2012, 6: 63-74.

41. Miyata M, Sakuma F, FukayaE, et al. Detection and monitoring of methotrexate-associated lung injury using serum markers KL-6 and SP-D in rheumatoid arthritis. Intern Med, 2002, 41 (6): 467-473.

42. Tabata C, Tabata R, Kadokawa Y, et al. Thalidomide prevents bleomycin-induced fibrosis in mice. J Immunol, 2007, 179 (1): 708-714.

43. Punithavathi D, Venkatesan N, Babu M. Curcumin inhibition of bleomycin-induced pulmonary fibrosis in rats. Br J Pharmcol, 2000, 131 (2): 169-172.

44. Drault Haupt HM, Hutchins GM, Moore GW. Ara-C lung: oncardiogenic pulmonary edema complicating cytosine arabinoside therapy of leukemia. Am J Med, 1981, 70 (2): 256-261.

45. Rao SX, Ramaswamy G, Levin M, et al. Fatal acute respiratory failure after vinblastine-mitomycin therapy in lung carcinoma. Arch Intern Med, 1985, 145: 1905-1907.

46. Lagler U, Gattiker HH. Acute dyspnea following intravenous administration of vinblastine/mitomycin C. Schweiz Med Wochenschr, 1989, 119 (9): 290-292.

47. Conant EF, Fox KR, Miller WT. Pulmonary edema as a complication of interleukin-2 therapy. AJR Am J Roentgenol, 1989, 152 (4): 749-752.

48. Lascari AD, Strano AJ, Johnson WW, et al. Methotrexate-induced sudden fatal pulmonary reaction. Cancer, 1977, 40 (4): 1393-1397.

49. Golfieri R, Giampalma E, Lalli A, et al. Pulmonary complications from monoclonal antibody (OKT3) immunosuppression in patients who have undergone an orthotopic liver transplant. Radiol Med (Torino) , 1994, 87 (1-2): 58-64.

50. Koller CA, Mitchell BS. Alterations in erythrocyte adenine nucleotide pools resulting from 2V-deoxycoformycin therapy. Cancer Res, 1983, 43 (3): 1409-1414.

51. Lawrence JA, Adamson PC, Caruso R, et al. Phase I clinical trial of alitretinoin and tamoxifen in breast cancer patients: toxicity, pharmacokinetic, and biomarker evaluations. J Clin Oncol, 2001, 19 (10): 2754-2763.

52. Packer M, O'Connor CM, Ghali JK, et al. Effect of amlodipine on morbidity and mortality in severe chronic heart failure. Prospective Randomized Amlodipine Survival Evaluation Study Group. N Engl J Med, 1996, 335 (15): 1107-1114.

53. Brass BJ, Winchester-Penny S, Lipper BL. Massive verapamil overdose complicated by noncardiogenic pulmonary edema. Am J Emerg Med, 1996, 14 (5): 459-461.

54. Wark JD, Larkins RG. Pulmonary oedema after propranolol therapy in two cases of phaeochromocytoma. BMJ, 1978, 1 (6124): 1395-1396.

55. Farber HW, Graven KK, Kokolski G, et al. Pulmonary edema during acute infusion of epoprostenol in a patient with pulmonary hypertension and limited scleroderma. J Rheumatol, 1999, 26 (5): 1195-1196.

56. Palmer SM, Robinson LJ, Wang AD, et al. Massive pulmonary edema and death after

prostacyclin infusion in a patient with pulmonary veno-occlusive disease. Chest, 1998, 113: 237-240.

57. Preston IR, Klinger JR, Houtchens J, et al. Pulmonary edema caused by inhaled nitric oxide therapy in two patients with pulmonary hypertension associated with the CREST syndrome. Chest, 2002, 121 (2): 656-659.

58. Steinberg AD. Pulmonary edema following ingestion of hydrochlorothiazide. JAMA, 1968, 204 (9): 825-827.

59. Bowden FJ. Non-cardiogenic pulmonary oedema after ingestion of chlorothiazide. BMJ, 1989, 298: 60.

60. Mas A, Jordana R, Valles J, et al. Recurrent hydrochlorothiazide-induced pulmonary edema. Intensive Care Med, 1998, 24 (4): 363-365.

61. Hoegholm A, Rasmussen SW, Kristensen KS. Pulmonary oedema with shock induced by hydrochlorothiazide: a rare side effect mimicking myocardial infarction. Br Heart J, 1990, 63 (3): 186.

62. Shieh CM, Chen CH, Tao CW, et al. Hydrochlorothiazide-induced pulmonary edema: a case report and literature review. Zhonghua Yi Xue Za Zhi (Taipei) , 1992, 50 (6): 495-499.

63. Bernal C, Patarca R. Hydrochlorothiazide-induced pulmonary edema and associated immunologic changes. Ann Pharmacother, 1999, 33 (2): 172-174.

64. Li C, Gefter WB. Acute pulmonary edema induced by overdosage of phenothiazines. Chest, 1992, 101 (1): 102-104.

65. Shannon M, Lovejoy Jr FH. Pulmonary consequences of severe tricyclic antidepressant ingestion. J Toxicol Clin Toxicol, 1987, 25 (6): 443-461.

66. 张艳丛. 181 例药源性肺水肿文献分析. 中国现代应用药学, 2011, 28（3）: 273.

67. Heffner JE, Sahn SA. Salicylate-induced pulmonary edema. Clinical features and prognosis. Ann Intern Med, 1981, 95 (4): 405-409.

68. Nimrod C, Rambihar V, Fallen E, et al. Pulmonary edema associated with isoxsuprine therapy. Am J Obstet Gynecol, 1984, 148: 625-629.

69. Russi EW, Spaetling L, Gmur J, et al. High permeability pulmonary edema (ARDS) during tocolytic therapy- a case report. J Perinat Med, 1988, 16 (1): 45-49.

70. Fenske M, Grospietsch G, Dietrich B, et al. Fenoterol-induced changes of urine excretion, body weight, blood hematocrit, hemoglobin, total protein values and serum electrolyte levels in pregnant rabbits. Gynecol Obstet Invest, 1982, 14 (4): 273-282.

71. Drault JN, Kaidomar S, Schaub B, et al. Acute pulmonary edema caused by tocolytic therapy with salbutamol. Presse Med, 2001, 30 (3): 112-114.

72. Armson BA, Samuels P, Miller F, et al. Evaluation of maternal fluid dynamics during tocolytic therapy with ritodrine hydrochloride and magnesium sulfate. Am J Obstet Gynecol, 1992, 167 (3): 758-765.

73. Mare K, Violante M, Zack A. Pulmonary edema following high intravenous doses of diatrizoate in the rat. Effects of corticosteroid pretreatment. Acta Radiol Diagn (Stockh) , 1985, 26 (4):

477-482.

74. Pesci A, Majori M, Piccoli ML, et al. Mast cells in bronchiolitis obliterans organizing pneumonia. Mast cell hyperplasia and evidence for extracellular release of tryptase. Chest, 1996, 110 (2): 383-391.

75. Ditschkowski M, Elmaagacli AH, Trenschel R, et al. T-cell depletion prevents from bronchiolitis obliterans and bronchiolitis obliterans with organizing pneumonia after allogeneic hematopoietic stem cell transplantation with related donors. Haematologica, 2007, 92 (4): 558-561.

76. Grinblat J, Mechlis S, Lewitus Z. Organizing pneumonia-like process: an unusual observation in steroid responsive cases with features of chronic interstitial pneumonia. Chest, 1981, 80 (3): 259-263.

77. Siu CW, Wong MP, Ho CM, et al. Fatal lung toxic effects related to dronedarone use. Arch Intern Med, 2012, 172 (6): 516-517.

78. Hernández Voth AR, Catalán JS, Benavides Mañas PD, et al. A 73-year-old man with interstitial lung disease due to dronedarone. Am J Respir Crit Care Med, 2012, 186 (2): 201-202.

79. Camus P, Lombard JN, Perrichon M, et al. Bronchiolitis obliterans organising pneumonia in patients taking acebutolol or amiodarone. Thorax, 1989, 44 (9): 711-715.

80. Leggett RJ. Pleurisy and pulmonary granulomas after treatment with acebutolol. Br Med J (Clin Res Ed) , 1982, 285 (6352): 1425.

81. Naccache J. Relapse of respiratory insufficiency one year after organising pneumonia. European Respiratory Journal, 2004, 24 (6): 1062-1065.

82. Rossi SE, Erasmus JJ, McAdams HP, et al. Pulmonary drug toxicity: radiologic and pathologic manifestations. Radiographics, 2000, 20 (5): 1245-1259.

83. Kalambokis G, Stefanou D, Arkoumani E, et al. Bronchiolitis obliterans organizing pneumonia following chlorambucil treatment for chronic lymphocytic leukemia. Eur J Haematol, 2004, 73 (2): 139-142.

84. Battistini E, Dini G, Savioli C, et al. Bronchiolitis obliterans organizing pneumonia in three children with acute leukaemias treated with cytosine arabinoside and anthracyclines. European Respiratory Journal, 1997, 10 (5): 1187-1190.

85. Santrach PJ, Askin FB, Wells RJ, et al. Nodular form of bleomycin-related pulmonary injury in patients with osteogenic sarcoma. Cancer, 1989, 64 (4): 806-811.

86. Yoneda KY, Shelton DK, Beckett LA, et al. Independent review of interstitial lung disease associated with death in TRIBUTE (paclitaxel and carboplatin with or without concurrent erlotinib) in advanced non-small cell lung cancer. J Thorac Oncol, 2007, 2 (6): 537-543.

87. Asai N, Yokoi T, Yamaguchi E, et al. Successful crizotinib rechallenge after crizotinib-induced organizing pneumonia in anaplastic lymphoma kinase-rearranged non-small cell lung cancer. Case Rep Oncol, 2014, 7 (3): 681-684.

88. Soubrier M, Jeannin G, Kemeny JL, et al. Organizing pneumonia after rituximab therapy: Two

cases. Joint Bone Spine, 2008, 75 (3): 362–365.

89. Radzikowska E, Szczepulska E, Chabowski M, et al. Organising pneumonia caused by transtuzumab (Herceptin) therapy for breast cancer. European Respiratory Journal, 2003, 21 (3): 552–555.

90. Grinblat J, Mechlis S, Lewitus Z. Organizing pneumonia-like process: an unusual observation in steroid responsive cases with features of chronic interstitial pneumonia. Chest, 1981, 80 (3): 259–263.

91. Carreño CA, Gadea M. Case report of a kidney transplant recipient converted to everolimus due to malignancy: resolution of bronchiolitis obliterans organizing pneumonia without everolimus discontinuation. Transplantation Proceedings, 2007, 39 (3): 594–595.

92. Sakamoto S, Kikuchi N, Ichikawa A, et al. Everolimus-induced pneumonitis after drug-eluting stent implantation: a case report. Cardiovasc Intervent Radiol, 2013, 36 (4): 1151–1154.

93. Ribeiro PA, Girao F, Henriques P. A rich and blessed professional illness – organizing pneumonia due to gold dust. Rev Port Pneumol, 2011, 17 (4): 182–185.

94. Ulubas B, Sahin G, Ozer C, et al. Bronchiolitis obliterans organizing pneumonia associated with sulfasalazine in a patient with rheumatoid arthritis. Clin Rheumatol, 2004, 23 (3): 249–251.

95. Shindoh Y, Horaguchi R, Hayashi K, et al. A case of lung injury induced by long-term administration of mesalazine. Nihon Kokyuki Gakkai Zasshi, 2011, 49 (11): 861–866.

96. Kim JH, Lee J, Koh E, et al. Acute eosinophilic pneumonia related to a mesalazine suppository. Asia Pacific Allergy, 2013, 3 (2): 136.

97. Lee YH, Kim YR, Ji JD, et al. A case of BOOP developed during bucillamine treatment for rheumatoid. Korean J Intern Med, 2001, 16 (1): 36–39.

98. Kajiya T, Kuroda A, Hokonohara D, et al. Radiographic appearance of bronchiolitis obliterans organizing pneumonia (BOOP) developing during Bucillamine treatment for rheumatoid arthritis. Am J Med Sci, 2006, 332 (1): 39–42.

99. Sakaida H, Komase Y, Takemura T. Organizing pneumonia in a patient with rheumatoid arthritis treated with etanercept. Mod Rheumatol, 2010, 20 (6): 611–616.

100. Tamada T, Nara M, Tomaki M, et al. Secondary bronchiolitis obliterans organising pneumonia in a patient with carbamazepine-induced hypogammaglobulinaemia. BMJ Case Rep, 2009: 2009.

101. Angle P, Thomas P, Chiu B, et al. Bronchiolitis obliterans with organizing pneumonia and cold agglutinin disease associated with phenytoin hypersensitivity syndrome. Chest, 1997, 112 (6): 1697–1699.

102. Ogata K, Koga T, Yagawa K. Interferon-related bronchiolitis obliterans organizing pneumonia. Chest, 1994, 106 (2): 612–613.

103. Alonso Martinez JL, Elejalde Guerra JI, Larrinaga Linero D. Bronchiolitis obliterans-organizing pneumonia caused by ticlopidine. Ann Intern Med, 1998, 129 (1): 71–72.

104. Bishay A, Amchentsev A, Saleh A, et al. A Hitherto Unreported Pulmonary Complication in an IV Heroin User. Chest, 2008, 133 (2): 549–551.

105. 钟南山,刘又宁. 呼吸病学. 北京：人民卫生出版社, 2012：644-646.

106. 陈灏珠,林果为,王吉耀. 实用内科学. 第 14 版. 北京：人民卫生出版社, 2013：1780-1782.

107. Rubin LJ. Primary pulmonary hypertension. N Engl J Med, 1997, 336（2）：111-117.

108. 魏丽群. 超声心动图对肺动脉压力、肺血管阻力评估价值的初步研究. 中国人民解放军医学院, 2014, R445, 1.

109. McLaughlin VV, Archer SL, Badesch DB, et al. ACCF/AHA 2009 expert consensus document on pulmonary hypertension. J Am Coll Cardial, 2009, 53 (17): 1573-1619.

110. Abenhaim L, Moride Y, Brenot F, et al. Appetite-suppressant drugs and the risk of primary pulmonary hypertension. N Engl J Med, 1996, 335 (9): 609-616.

111. Gurtner HP. Aminorex and pulmonary hypertension: a review. Cor Vasa, 1985, 27 (2-3): 160-171.

112. Gurtner HP. Chronic pulmonary hypertension of vascular etiology, plexogenic pulmonary arteriopathy and the appetite depressant Aminorex: lessons from an epidemic. Schweiz Med Wochenschr, 1985, 115 (24): 818-827.

113. Loogen F, Worth H, Schwan G, et al. Long-term follow-up of pulmonary hypertension in patients with and without anorectic drug intake. Cor Vasa, 1985, 27 (2-3): 111-124.

114. Douglas JG, Munro JF, Kitchin AH, et al. Pulmonary hypertension and fenfluramine. Br Heart J (Clin Res Ed), 1981, 283 (6296): 881-883.

115. Brenot F, Herve P, Petitpretz P, et al. Primary pulmonary hypertension and fenfluramine use. Br Heart J, 1993, 70 (6): 537-541.

116. Abenhaim L, Moride Y, Brenot F, et al. Appetite-suppressant drugs and the risk of primary pulmonary hypertension. International Primary Pulmonary Hypertension Study Group. N Engl J Med, 1996, 335 (9): 609-616.

117. Simonneau G, Fartoukh M, Sitbon O, et al. Primary pulmonary hypertension associated with the use of fenfluramine derivatives. Chest, 1998, 114: Suppl. 3, 195S-199S.

118. Souza R, umbert M, Sztrymf B, et al. Pulmonary arterial hypertension associated with fenfluramine exposure: report of 109 cases. Eur Respir J, 2008, 31 (2): 343-348.

119. Boutet K, Frachon I, Jobic Y, et al. Fenfluramine-like cardiovascular side-effects of benfluorex. Eur Respir J, 2009, 33 (3): 684-688.

120. Savale L, Chaumais MC, Cottin V, et al. Pulmonary hypertension associated with benfluorex exposure. Eur Respir J, 2012, 40 (5): 1164-1172.

121. Van Wolferen SA, Vonk Noordegraaf A, Boonstra A, et al. Pulmonary arterial hypertension due to the use of amphetamines as drugs or doping. Ned Tijdschr Geneeskd, 2005, 149 (23): 1283-1288.

122. Collazos J, Martı́nez E, Fernandez A, et al. Acute, reversible pulmonary hypertension associated with cocaine use. Respir Med, 1996, 90 (3): 171-174.

123. Yakel DL Jr, Eisenberg MJ. Pulmonary artery hypertension in chronic intravenous cocaine users. Am Heart J, 1995, 130 (2): 398-399.

124. Schaiberger PH, Kennedy TC, Miller FC, et al. Pulmonary hypertension associated with long-term inhalation of "crank" methamphetamine. Chest, 1993, 104 (2): 614-616.

125. Chin KM, Channick RN, Rubin LJ. Is methamphetamine use associated with idiopathic pulmonary arterial hypertension? Chest, 2006, 130 (6): 1657-1663.

126. Tseng YT, Padbury JF. Expression of a pulmonary endothelial norepinephrine transporter. J Neural Transm, 1998, 105 (10): 1187-1191.

127. Marcos E, Fadel E, Sanchez O, et al. Serotonin-induced smooth muscle hyperplasia in various forms of human pulmonary hypertension. Circ Res, 2004, 94 (9): 1263-1270.

128. Salvi SS. Al-adrenergic hypothesis for pulmonary hypertension. Chest, 1999, 115 (6): 1708-1719.

129. Wellman PJ, Maher TJ. Synergistic interactions between fenfluramine and phentermine. Int J Obes Relat Metab Disord, 1999, 23 (7): 723-732.

130. Rich S, Rubin L, Walker AM, et al. Anorexigens and pulmonary hypertension in the United States: results from the surveillance of North American pulmonary hypertension. Chest, 2000, 117 (3): 870-874.

131. Druker BJ, Talpaz M, Resta DJ, et al. Efficacy and safety of a specific inhibitor of the BCR-ABL tyrosine kinase in chronic myeloid leukemia. N Engl J Med, 2001, 344 (14): 1031-1037.

132. Ghofrani HA, Morrell NW, Hoeper MM, et al. Imatinib in pulmonary arterial hypertension patients with inadequate response to established therapy. Am J Respir Crit Care Med, 2010, 182 (9): 1171-1177.

133. Montani D, Bergot E, Gunther S, et al. Pulmonary arterial hypertension in patients treated by dasatinib. Circulation, 2012, 125 (17): 2128-2137.

134. Dusheiko GM, Roberts JA. Treatment of chronic type B and C hepatitis with interferon-a: an economic appraisal. Hepatology, 1995, 22 (6): 1863-1873.

135. Davis GL, Balart LA, Schiff ER, et al. Treatment of chronic hepatitis C with recombinant interferon alfa. N Engl J Med, 1989, 321 (22): 1501-1506.

136. Brillanti S, Garson J, Foli M, et al. A pilot study of combination therapy with ribavirin plus interferon alfa for interferon alfa-resistant chronic hepatitis C. Gastroenterology, 1994, 107 (3): 812-817.

137. Anderson P, Hoglund M, Rodjer S. Pulmonary side effects of interferon-alpha therapy in patients with hematological malignancies. Am J Hematol, 2003, 73 (1): 54-58.

138. Dhillon S, Kaker A, Dosanjh A, et al. Irreversible pulmonary hypertension associated with the use of interferon alpha for chronic hepatitis C. Dig Dis Sci, 2010, 55 (6): 1785-1790.

139. Hanaoka M, Kubo K, Hayano T, et al. Interferon-alpha elevates pulmonary blood pressure in sheep-the role of thromboxane cascade. Eur J Pharmacol, 1999, 370 (2): 145-151.

140. Jochmann N, Kiecker F, Borges AC, et al. Long-term therapy of interferon-alpha induced pulmonary arterial hypertension with different PDE-5 inhibitors: a case report. Cardiovasc Ultrasound, 2005, 3 (1): 26.

141. Caravita S, Secchi MB, Wu SC, et al. Sildenafil therapy for interferon-b-1a-induced

pulmonary arterial hypertension: a case report. Cardiology, 2011, 120 (4): 187–189.

142. Ledinek AH, Jazbec SS, Drinovec I, et al. Pulmonary arterial hypertension associated with interferon beta treatment for multiple sclerosis: a case report. Multiple sclerosis, 2009, 15 (7): 885–886.

143. 陈灏珠,林果为,王吉耀. 实用内科学. 第 14 版. 北京:人民卫生出版社,2013:1809-1812.

144. 向培斌. 药物引起的肺血栓肺、栓塞、肺脉管炎、肺出血和肺动脉高压症. 国外医学·呼吸系统分册, 1991, 11（1）: 55.

145. Christin-Maitre S. History of oral contraceptive drugs and their use worldwide. Best Practice & Research Clinical Endocrinology & Metabolism, 2013, 27（1）: 3–12.

146. 黄紫蓉,吴尚纯. 口服避孕药的发展和使用现状. 国际生殖健康 / 计划生育杂志, 2009, 28（3）: 139–144.

147. Martinez F, Ramirez I, Perez-Campos E, et al. Venous and pulmonary thromboembolism and combined hormonal contraceptives. Systematic review and meta-analysis.Eur J Contracept Reprod Health Care, 2012, 17 (1): 7–29.

148. Bastos MD, Stegeman BH, Rosendaal FR, et al. Combined oral contraceptives: venous thrombosis. Cochrane Database Syst Rev, 2014, 3 (3): CD010813.

149. Baratloo A, Safari S, Rouhipour A, et al. The risk of venous thromboembolism with different generation of oral contraceptives；a systematic review and meta-analysis.Emerg (Tehran), 2014, 2 (1): 1–11.

150. Urrutia RP, Coeytaux RR, McBroom AJ, et al. Risk of acute thromboembolic events with oral contraceptive use: a systematic review and meta-analysis. ObstetGynecol, 2013, 2 (122): 380–389.

151. Lidegaard O, Lokkegaard, E, Svendsen, AL, et al. Hormonal contraception and risk of venous thromboembolism: national follow-up study. BMJ, 2009, 339: b2890.

152. Vasilakis C, Jick SS, Jick H. The risk of venous thromboembolism in users of postcoital contraceptive pills. Contraception, 1999, 59 (2): 79–83.

153. 中华医学会心血管病学分会肺血管病学组. 急性肺栓塞诊断与治疗中国专家共识（2015）. 中华心血管病杂志, 2016, 44（3）: 197–211.

154. Wu O. Postmenopausal hormone replacement therapy and venous thromboembolism. Gender Medicine, 2005, Supplement A (2): S18–S27.

155. 何华斌,陈群,肖喜风. 下肢深静脉血栓患者致肺栓塞的危险因素分析. 中国医师杂志, 2015, 17（4）: 588–589.

156. Oppelt P, Betbadal A, Nayak L. Approach to chemotherapy-associated thrombosis. Vascular Medicine, 2015, 20 (2): 153–161.

157. Wooltorton, E. Tamoxifen for breast cancer prevention: safety warning. CMAJ, 2002, 167 (4): 378–379.

158. Cameron AC, Touyz RM, Lang NN. Vascular complications of cancer chemotherapy. Canadian Journal of Cardiology, 2016, 32 (7): 852–862.

159. Gg SH, Nsson AJ, Spigset O. Risk of venous thromboembolism due to antipsychotic drug therapy. Expert Opin Drug Saf, 2009, 5 (8): 537–547.

160. Biere–Rafi S, Di Nisio M, Gerdes V, et al. Non–steroidal anti–inflammatory drugs and risk of pulmonary embolism.Pharmacoepidemiol Drug Saf, 2011, 20 (6): 635–642.

161. Ungprasert P, Srivali N, Wijarnpreecha K, et al. Non–steroidal anti–inflammatory drugs and risk of venous thromboembolism: a systematic review and meta–analysis. Rheumatology, 2015, 54 (4): 736–742.

162. Arepally GM, Ortel TL. Heparin–induced thrombocytopenia. The New England Journal of Medicine, 2006, 8 (355): 809–817.

163. 肖云彬,罗继名,张永东. 华法林致肺栓塞及下肢静脉血栓形成 1 例. 中南药学, 2007, 5（2）: 192.

164. Meyer RJ, Mann M. Pulmonary oil micro–embolism (POME) syndrome: a review and summary of a large case series. Curr Med Res Opin, 2015, 31 (4): 837–841.

165. Webb DB, Whale RJ. Pleuropericardial effusion associated with minoxidil administration. Postgrad Med J, 1982, 58 (679): 319–320.

166. Palomar R, Morales P, Sanz DCS, et al. Pleural effusion secondary to minoxidil in a peritoneal dialysis patient. Nephrol Dial Transplant, 2004, 19 (10): 2688.

167. Carmichael LC, Newman JH. Lymphocytic pleural exudate in a patient receiving amiodarone. Br J Clin Pract, 1996, 50 (4): 228–230.

168. Stein B, Zaatari GS, Pine JR. Amiodarone pulmonary toxicity. Clinical, cytologic and ultrastructural findings. Acta Cytol, 1987, 31 (3): 357–361.

169. De Groot RE, Willems LN, Dijkman JH. Interstitial lung disease with pleural effusion caused by simvastin. J Intern Med, 1996, 239 (4): 361–363.

170. Jo YM, Park TH, Jeong IH, et al. Warfarin–induced eosinophilic pleural effusion. Korean Circ J, 2011, 41 (2): 109–112.

171. Pfitzenmeyer P, Foucher P, Dennewald G, et al. Pleuropulmonary changes induced by ergoline drugs. European Respiratory Journal, 1996, 9 (5): 1013–1019.

172. Gefter WB, Epstein DM, Bonavita JA, et al. Pleural thickening caused by Sansert and Ergotrate in the treatment of migraine. AJR Am J Roentgenol, 1980, 135 (2): 375–377.

173. McElvaney NG, Wilcox PG, Churg A, et al. Pleuropulmonary disease during bromocriptine treatment of Parkinson's disease. Arch Intern Med, 1988, 148 (10): 2231–2236.

174. UK Rinne, P Krupp, P Lewitt, et al.Pleuropulmonary changes during long–term bromocriptine treatment for Parkinson's disease. Lancet, 1981, 1 (8210): 44–45.

175. Savvas SP, Dimopoulou E, Koskinas J. Valproic acid–associated eosinophilic pleural effusion treated with corticosteroids. European Journal of Internal Medicine, 2006, 17 (1): 71.

176. Daly JM, Goldberg RJ, Braman SS. Polyserositis associated with clozapine treatment. Am J Psychiatry, 1992, 149 (9): 1274–1275.

177. Chatterjee A, Safferman AZ. Cellulitis, eosinophilia, and unilateral pleural effusion associated with clozapine treatment. J Clin Psychopharmacol, 1997, 17 (3): 232–233.

178. Thompson J, Chengappa KN, Good CB, et al. Hepatitis, hyperglycemia, pleural effusion, eosinophilia, hematuria and proteinuria occurring early in clozapine treatment. Int Clin Psychopharmacol, 1998, 13 (2): 95-98.

179. Stanislav SW, Gonzalez-Blanco M. Papular rash and bilateral pleural effusion associated with clozapine. Ann Pharmacother, 1999, 33 (9): 1008-1009.

180. Pascual RS, Mosher MB, Sikand RS, et al. Effects of bleomycin on pulmonary function in man. Am Rev Respir Dis, 1973, 108 (2): 211-217.

181. Bauer KA, Skarin AT, Balikian JP, et al. Pulmonary complications associated with combination chemotherapy programs containing bleomycin. Am J Med, 1983, 74 (4): 557-563.

182. Orwoll ES, Kiessling PJ, Patterson JR. Interstitial pneumonia from mitomycin. Ann Intern Med, 1978, 89 (3): 352-355.

183. Ozols RF, Hogan WM, Ostchega Y, et al. MVP (mitomycin, vinblastine, and progesterone): a second-line regimen in ovarian cancer with a high incidence of pulmonary toxicity. Cancer Treat Rep, 1983, 67 (7-8): 721-722.

184. Andre R, Rochant H, Dreyfus B, et al. Diffuse interstitial fibrosis of the lung in Hodgkin's disease treated by high doses of endoxan. Bull Mem Soc Med Hop Paris, 1967, 118 (12): 1133-1141.

185. Malik SW, Myers JL, DeRemee RA, et al. Lung toxicity associated with cyclophosphamide use. Two distinct patterns. Am J Respir Crit Care Med, 1996, 154 (6 Pt 1): 1851-1856.

186. Schaap N, Raymakers R, Schattenberg A, et al. Massive pleural effusion attributed to high-dose cyclophosphamide during conditioning for BMT. Bone Marrow Transplant, 1996, 18 (1): 247-248.

187. Everts CS, Westcott JL, Bragg DG. Methotrexate therapy and pulmonary disease. Radiology, 1973, 107 (3): 539-543.

188. Walden PA, Mitchell-Weggs PF, Coppin C, et al. Pleurisy and methotrexate treatment. Br Med J, 1977, 2 (6091): 867.

189. Wohlrab J, Liu M, Anderson E, et al. Docetaxel induced pleural effusions. Chest, 2002, 122: 94S-95S.

190. Vogelzang PJ, Bloom SM, Mier JW, et al. Chest roentgenographic abnormalities in IL-2 recipients. Incidence and correlation with clinical parameters. Chest, 1992, 101 (3): 746-752.

191. Saxon RR, Klein JS, Bar MH, et al. Pathogenesis of pulmonary edema during interleukin-2 therapy: correlation of chest radiographic and clinical findings in 54 patients. Ajr Am J Roentgenol, 1991, 156 (2): 281-285.

192. Busmanis IA, Beaty AE, Basser RL. Isolated pleural effusion with hematopoietic cells of mixed lineage in a patient receiving granulocyte-colony-stimulating factor after high-dose chemotherapy. Diagn Cytopathol, 1998, 18 (3): 204-207.

193. Holmberg L, Boman G. Pulmonary reactions to nitrofurantoin. 447 cases reported to the

Swedish Adverse Drug Reaction Committee 1966–1976. Eur J Respir Dis, 1981, 62 (3): 180–189.

194. Geller M, Flaherty DK, Dickie HA, et al. Lymphopenia in acute nitrofurantoin pleuropulmonary reactions. J Allergy Clin Immunol, 1977, 59 (6): 445–448.

195. Pusateri DW, Muder RR. Fever, pulmonary infiltrates, and pleural effusion following acyclovir therapy for herpes zoster ophthalmicus. Chest, 1990, 98 (3): 754–756.

196. Gunther J, Lode H, Raffenberg M, et al. Development of pleural and pericardial effusions during itraconazole therapy of pulmonary aspergillosis. Eur J Clin Microbiol Infect Dis, 1993, 12 (9): 723–724.

197. Tzanakis N, Bouros D, Siafakas N. Eosinophilic pleural effusion due to gliclazide. Respir Med, 2000, 94 (1): 94.

198. Middleton KL, Santella R, Couser JJ. Eosinophilic pleuritis due to propylthiouracil. Chest, 1993, 103 (3): 955–956.

199. Parikh SS, Amarapurkar DN, Dhawan PS, et al. Development of pleural effusion after sclerotherapy with absolute alcohol. Gastrointest Endosc, 1993, 39 (3): 404–405.

200. Chyatte SB, Basmajian JV. Dantrolene sodium: long-term effects in severe spasticity. Arch Phys Med Rehabil, 1973, 54 (7): 311–315.

第五章

药源性内分泌系统疾病

内分泌学是研究与机体内激素调节相关的学科,激素的基因表达、合成、分泌、转运以及作用受体、靶器官任何环节出现异常均会导致内分泌系统疾病。而机体的各种生命活动受神经、体液和免疫的调节,因此内、外环境的变化均能影响内分泌系统、影响机体正常的生理活动,其中药物的影响最多见,也最容易导致内分泌功能紊乱。这些不同的药物可作用于激素调节的不同环节,引起各种类型的内分泌疾病。由于篇幅所限,本章主要介绍药源性甲状腺疾病、药源性肾上腺功能障碍、药源性高催乳素血症、药源性血管升压素分泌紊乱综合征、药源性高尿酸血症、药源性血糖异常包括药源性高血糖及药源性低血糖,以及药源性血脂紊乱。

第一节 药源性甲状腺疾病

甲状腺疾病是常见的内分泌代谢性疾病,其功能分型和病因分类多样。由于某些药物的应用干扰了甲状腺激素(thyroid hormone,TH)的合成,或引发甲状腺自身免疫性疾病,称为药源性甲状腺疾病。由于不同药物作用机制不同,引发甲状腺疾病的临床表现不同。有些药物引起甲状腺功能亢进(甲亢),有些药物引起甲状腺功能减退(甲减)。有些药物引起甲状腺功能改变是一过性的,而有些药物则引起永久性的甲状腺功能异常。传统含碘元素的药物制剂,如胺碘酮、含碘造影剂对甲状腺的影响已被我们熟知,而近年来一些新型药物,如生物制剂、靶向治疗药物引发的甲状腺疾病也逐步受到人们的高度重视。

【致病机制】

不同药物通过不同的机制作用于甲状腺,对甲状腺结构和功能造成影响,主要包括以下四方面:①影响垂体促甲状腺素(thyroid stimulating hormone,TSH)分泌;②影响 TH 合成、分泌、转运和代谢过程中的一个或多个环节;③干扰甲状腺的自身免疫调节,诱发自身免疫反应;④通过细胞毒性作用直接作用于甲状腺细胞;也有的药物通过多种机制共同作用于甲状腺,影响其功能。现将药物对甲状腺的致病机制分述如下:

1. 干扰垂体 TSH 的合成与分泌 垂体分泌 TSH 主要受下丘脑分泌的促甲状腺素 释放素(thyrotropin releasing hormone,TRH)和外周血中 TH 水平的双重调节。TRH 对腺垂体的正向调节作用与外周血中 TH 的负反馈抑制作用相互影响,从而维持外周血液中 TH 的稳态。一些药物如多巴胺受体拮抗剂甲氧氯普胺通过调节 TRH 水平而促进腺垂体释放 TSH;一些药物如雌激素,通过增加腺垂体对 TRH 的敏感性,使 TSH 合成分泌增加。TSH 通过

cAMP 途径促进钠 – 碘转运体的表达,进而使 TH 分泌增加。还有一些药物是抑制 TSH 分泌的,如糖皮质激素(GC)。GC 是下丘脑 – 垂体 – 肾上腺轴(HPA)激活的终产物,是机体主要的应激激素。当机体遇到应激时,HPA 轴的激活可在下丘脑和垂体水平抑制下丘脑 – 垂体 – 甲状腺轴(HPT)功能,使 TSH 分泌减少。此外,生长抑素类似物如奥曲肽、多巴胺及其受体激动剂也可抑制 TSH 分泌。但长期接受糖皮质激素、奥曲肽或多巴胺治疗的患者 TSH 并不会持续下降,也不会发生甲减,提示在这些效应以外存在着生理性的代偿机制,使垂体代偿分泌 TSH 增加。

2. 干扰 TH 的合成和代谢环节　TH 由滤泡上皮细胞合成,以碘为原料,其过程主要包括以下 3 个环节:①滤泡聚碘:即滤泡上皮细胞通过主动转运机制选择性摄取和聚集碘,再通过钠 – 碘同向转运体将碘转运到滤泡腔;②酪氨酸碘化:滤泡中的碘在甲状腺过氧化物酶(thyroid peroxidase,TPO)催化下迅速氧化为活化碘,并结合于甲状腺球蛋白(TG)分子上的酪氨酸残基,生成一碘酪氨酸残基(MIT)和二碘酪氨酸残基(DIT);③碘化酪氨酸缩合:MIT 和 DIT 在 TPO 作用下缩合成甲状腺素(T_4)和三碘甲腺原氨酸(T_3)。TH 在甲状腺腺泡上皮细胞内合成后,以胶质形式贮存于处于细胞外的滤泡腔中,其贮存量可供机体利用 50~120 天。体内约 50% 的 TH 存在于甲状腺外,并主要以结合形式存在于循环血液中,血浆中与 TH 结合的蛋白质主要有甲状腺素结合球蛋白、甲状腺素结合前白蛋白和白蛋白。结合形式的 TH 为储运形式,只有其与结合蛋白解离后成为游离状态的 TH 时才可发挥生物学活性。凡是干扰以上 TH 合成与分泌途径的任何环节的药物均可影响甲状腺的功能,引发甲状腺疾病。

　　碘元素是 TH 合成的必要原料,甲状腺能根据血碘水平,通过自身调节改变摄取碘与合成 TH 的能力。血碘开始增加时(1mmol/L)即可诱导碘的活化和 TH 合成(Job-Basedow 效应);但当血碘升高到一定水平(10mmol/L)后反而抑制碘的活化过程,使 TH 合成减少,这种过量碘抑制 TH 合成的效应称为碘阻滞效应(Wolff-Chaikoff 效应)。当碘过量持续一定时间后,TH 的合成又重新增加,即发生"脱逸现象",这种对碘的调节机制可避免过度抑制效应。当甲状腺自身调节摄碘的能力失效,可致甲状腺功能异常。碘剂、含碘造影剂、次氯酸盐可抑制甲状腺细胞对碘的摄取并抑制 TH 的分泌,引起甲状腺素水平降低,甚至出现原发性甲状腺功能减退表现。另一方面,短时大量服用碘剂或含碘丰富食物,可以使 TH 原料过度供给,也会发生一过性的碘致甲亢。甲巯咪唑和丙硫氧嘧啶通过抑制 TPO 活性,减少 TH 的合成,导致血浆 T_4 和 T_3 水平下降,血浆 TSH 水平升高,临床上用于甲状腺功能亢进的治疗。性激素及其类似物通过影响甲状腺结合球蛋白(TBG)水平,干扰 TH 转运,进而影响血浆中总 T_4 和总 T_3 水平,但不会影响游离 T_4(FT_4)和游离 T_3(FT_3)水平,临床上也不会出现甲亢或甲减的表现。雌二醇、炔雌醇环丙孕酮(达英 35)可增加 TBG 合成,而雄激素可抑制 TBG 水平。阿片类药物亦可使 TGB 升高。另外,一些抗癌药物可影响血中 TBG 浓度,如氟尿嘧啶、L- 天冬酰胺酶,其影响远大于性激素对 TBG 的作用,常常导致甲减。还有一些药物可影响 TBG 功能,如肝素、非甾体抗炎药和大剂量呋塞米能抑制 T_4、T_3 与 TBG 的结合,这些化合物与 TBG 的亲和力较碘化甲状腺原氨酸弱,但由于它们在血浆中浓度高,可与 T_4、T_3 竞争性结合 TBG,减少总 TH 的水平,但 FT_4 仍可正常。苯巴比妥钠、利福平影响 TH 的代谢,增加 TH 的代谢率和清除率,直至引发原发性甲状腺功能减退症。在外周组织 80% 的 T_4 经脱碘酶的作用而脱碘,生成 T_3 和反转三碘甲腺原氨酸(rT_3),T_4 脱碘转化为 T_3 实际是 TH 的进一步活化,而某些药物如肾上腺皮质激素、胺碘酮、β 受体拮抗剂等可抑制脱碘酶,使外周或垂体组织中 T_4 向 T_3 的转化减少,从而导致 TH 活性下降。生长激素则可激活脱碘酶,故生长激素缺乏的患儿在进行激素替代过程中,血 T_3 可以升高。

3. 诱发甲状腺自身免疫反应　一些免疫调节剂药物可诱导甲状腺自身抗体的产生和甲状腺自身免疫炎症,诱发 Graves 病、桥本甲状腺炎、无痛性甲状腺炎,可表现为甲状腺功能亢进或减退症。此类药物的代表为干扰素 α、阿仑单抗和白介素 -2(IL-2)。干扰素的免疫调节机制可在多基因转录、多因子、多免疫细胞的调节下致甲状腺疾病,同时也可直接对甲状腺发挥毒性作用,抑制 TH 分泌,诱发滤泡细胞凋亡[1]。

4. 药物对甲状腺滤泡的直接毒性作用　药物对甲状腺滤泡细胞产生直接毒性作用,引起破坏性甲状腺炎,此类药物的代表为胺碘酮。胺碘酮对甲状腺细胞的破坏,可加剧自身免疫反应,引发慢性淋巴细胞甲状腺炎(桥本甲状腺炎),导致甲减。此外,破坏滤泡上皮细胞后因大量 TH 释放入血可导致甲亢[2]。锂对下丘脑 – 垂体 – 甲状腺轴的功能有一定影响,同时锂对甲状腺也有直接抑制作用。锂和肉芽肿性甲状腺炎、慢性淋巴细胞甲状腺炎及非特异性甲状腺炎相关。

【致病药物和临床表现】

药源性甲状腺疾病根据药物对甲状腺致病机制不同而发生不同性质的甲状腺疾病,包括结构和功能的改变,其中以功能性疾病居多,即药源性的甲亢和甲减。鉴于不同药物引起的症状可能类似,先概述常见的临床表现,再结合药物具体说明。

1. 甲状腺肿及甲状腺结节　由于此类甲状腺肿大是逐渐发生的慢性过程,且甲状腺血供并不丰富,因此甲状腺通常Ⅰ或Ⅱ度肿大,往往双叶对称性、弥漫性肿大,质地偏韧,可触及单个或多个结节。

2. 药源性甲状腺功能亢进　临床表现与一般的甲亢相似,表现为心慌、怕热、多汗、食欲亢进、体重减轻、肌无力、甲状腺肿大伴或不伴有血管杂音。眼球突出程度较轻,恶性突眼罕见。可引起甲状腺毒症的药物主要有干扰素、胺碘酮、碘等。实验室检查 TH 水平升高,TSH 下降,但通常症状与激素变化均为轻度或中度,而与 Graves 病不同。

3. 药源性甲状腺功能减退　典型的临床表现主要有疲乏、精神不振、怕冷、胸闷、脱发、体重增加、皮肤干燥、黄染、畏寒、嗜睡、记忆力下降、手足肿胀等。实验室检查结果为血清 TSH 升高,FT_4 下降或正常,致甲减的常见药物是锂剂和含碘药物。

(1)碘及含碘药物:碘元素是合成 TH 的主要原料,在甲状腺功能的调节上是柄“双刃剑”,碘缺乏和碘过量均会影响甲状腺的形态和功能。当碘摄入过多时,碘在甲状腺细胞内可抑制过氧化物酶的活性,从而阻碍 TH 的合成与分泌,导致甲减。此外,同位素扫描中应用的放射性碘进入血液后,约 70% 存于血浆中,30% 快速转移到体内各组织器官,且呈不均匀分布,大部分选择性地富集于甲状腺,从而造成甲状腺辐射损伤,提前口服碘剂可有效避免其发生[3]。流行病学资料显示,在缺碘地区补充碘剂后,甲亢发生率升高,这些患者在补充碘剂前本身处在亚临床甲亢状态,补充足够的碘剂后,患者表现为临床甲亢,这种碘致甲亢在补充碘剂 4~6 年后甲亢的发生率才能恢复到正常水平。

胺碘酮是含碘苯呋喃衍生物,为抗心律失常药物,用于心房纤颤及器质性心脏病治疗。每 100mg 胺碘酮含有 37.5mg 碘。治疗心律失常的胺碘酮剂量是 200mg/d,共含有 75mg 碘,在脱碘后大概有 6mg 游离碘进入血液。这个碘剂量是平素日推荐剂量 150μg 的 40 倍,且半衰期长达 20~100 天。胺碘酮对甲状腺的药理学作用复杂,包括:①减少 TH 脱碘,抑制 T_4

向 T_3 转化,使 T_4 升高,T_3 正常;②减少 T_3 和核受体结合,在胺碘酮治疗后,引起 TSH 暂时升高,上述作用可导致甲状腺功能减退,如短期用药,可能是一过性影响;③细胞毒作用,诱发破坏性甲状腺炎,此种情况可诱发破坏性甲状腺毒症;④大量碘可抑制碘摄取和 TH 的释放,引发甲状腺功能减退症或碘过量引发甲状腺功能亢进症。

胺碘酮对甲状腺致病机制是多方面的,使用胺碘酮者有 20% 的患者会出现甲状腺功能异常,分为胺碘酮引起的甲状腺功能减退症和甲状腺毒症两种情况。10%~20% 的短期接受胺碘酮治疗的患者,可在给药后 6~18 个月内即呈现 AIH 的临床表现,且多见于高摄碘地区,男女性发病率为 1:1.5;接受胺碘酮治疗较久(≥1 年)者,甲状腺功能减退症的发病数降至 5%~10%,系甲状腺自身调节机制对过量碘适应所致。甲状腺自身抗体阳性者发生甲状腺功能减退症的风险高,且具有性别差异,自身抗体阳性的女性患者演变为甲状腺功能减退症的危险比甲状腺自身抗体阴性的男性患者高 14 倍。胺碘酮致甲状腺毒症好发于缺碘地域的患者,发病率 5%~10%,男性多发,男女比例为 3:1。与甲状腺功能减退症比较,甲状腺毒症发病时间无法预测,可于胺碘酮给药全过程的任何时间发生,并在停药后持续长达 6~9 个月之久,与药物半衰期较长以及该药相关的碘负荷有关。胺碘酮引起甲状腺毒症又分为 I 型和 II 型。I 型是胺碘酮导致碘过量,引起甲状腺合成 TH 增加所致的甲状腺功能亢进症。II 型是胺碘酮导致甲状腺损伤,引起损伤性的甲状腺炎[4,5]。

(2)干扰素(interferon, IFN):IFN 是一类具有生物活性的糖蛋白,具有抗病毒、抗肿瘤和免疫调节功能,临床常用于各种病毒感染性疾病(尤其是乙型和丙型肝炎)、恶性肿瘤、血液病等的治疗。以 IFN 治疗慢性病毒性肝炎能诱发甲状腺功能障碍,慢性丙肝患者相对于慢性乙肝者更易发生甲状腺疾病,表明丙肝病毒(HCV)对干扰素致甲状腺疾病有协同作用,HCV 可使 IFN 在甲状腺集聚,并参与它的自身免疫过程[6,7]。IFN-α 是临床常用的干扰素,具有免疫调节作用,可诱发机体产生甲状腺自身抗体,从而导致甲状腺炎(interferon induced thyroiditis, IIT)。IFN 诱发的甲状腺炎是其治疗慢性丙型肝炎过程中产生的最主要副作用,IIT 的发生可以迫使治疗的中断,也可能导致疾病的延迟诊断,或产生一些更严重的并发症。单用 IFN-α 治疗丙型肝炎期间,总体新发甲状腺功能异常率 2.7%,新发甲状腺自身抗体阳性率 20.6%(1.9%~40.0%);IFN-α 联合利巴韦林等药物治疗 3442 例患者,新发甲状腺功能异常达 12.8%(4.6%~100%),新发甲状腺自身抗体阳性率 5.0%(0.9%~11.3%)[8]。IIT 分为自身免疫性和非自身免疫性甲状腺疾病。自身免疫性甲状腺疾病(autoimmune thyroid disease, AITD)表现为桥本甲状腺炎、Graves 病以及无临床症状的甲状腺抗体阳性。非自身免疫性甲状腺疾病表现为破坏性甲状腺炎、非自身免疫性甲状腺功能减退。前者是以甲状腺反应性 T 细胞生成、浸润甲状腺腺体为特征,而后者是由于药物对甲状腺细胞的直接毒性作用所致。IFN 诱发的 IIT 的发生与性别、慢性病毒性肝炎的类型及干扰素使用疗程均有关。根据干扰素的致病机制,由 IFN-α 诱发的甲状腺异常通常表现为以下几方面:①甲状腺自身抗体的产生;②甲状腺自身免疫炎症;③Graves 病的发生;④导致甲状腺功能减退症;⑤非自身免疫性、损伤性甲状腺炎。

(3)阿仑单抗(alemtuzumab):阿仑单抗是抗 CD52 人源性、非结合型单克隆抗体,用于治疗 B 细胞和 T 细胞来源的恶性肿瘤,也可作免疫抑制剂用于系统性硬化症、类风湿关节炎和干细胞移植免疫重塑中。在阿仑单抗治疗随诊中位时间 57.3 个月时,33% 的患者发生甲状腺异常,其中 22% 表现为 Graves 病,7% 表现为甲状腺功能减退,4% 表现为亚急性甲状腺炎[9]。阿仑单抗引起 Graves 病,好发于系统性硬化症治疗的患者。Graves 病的临床表现与普通 Graves 病的临床表现无显著差异。需要抗甲状腺药物治疗,少数患者需要手术或放射碘治疗[10]。导致 Graves 病发生的机制未完全阐明,可能与遗传易感性有关[11]。

（4）锂盐:锂剂在临床被广泛应用于治疗双相情感障碍及粒细胞减少等多种疾病,锂对下丘脑 – 垂体 – 甲状腺轴的功能有一定影响,对甲状腺有直接抑制作用。锂剂引起的甲状腺异常主要是甲减和甲状腺肿,前者的发生率为 5%~15%,后者则高达 37%[6,12]。故在应用锂剂前应检测甲状腺功能及甲状腺抗体,应用后 6 个月应监测一次甲状腺功能。

碳酸锂对甲状腺功能的影响表现在:①甲减和亚临床甲减:甲减和亚临床甲减是碳酸锂治疗过程中最常见的不良反应,发生率因研究不同而差异较大,大多数研究结果在 30% 以下,其中女性高于男性,为男性的 3~5 倍。不同的发病率可能与地区人群、检测指标定义以及基础甲状腺自身免疫状况的差异有关;②甲亢及甲状腺毒症:长时间锂治疗引起的甲亢及甲状腺毒症发病率很低。锂诱导甲亢的主要原因是引起短暂的无痛性甲状腺炎;③甲状腺肿:甲状腺肿的原因是锂抑制 TH 的合成和释放,可能与 Wolff-Chaikoff 效应(碘阻滞效应)类似。锂使甲状腺细胞内碘含量增加,细胞内高碘抑制 TH 的释放,经过一段时间后,甲状腺滤泡高度扩张,滤泡腔明显肿大,滤泡内胶质明显增多,导致甲状腺肿大的发生[13],同时锂具有直接刺激甲状腺细胞增殖的作用,从而导致甲状腺肿大。

（5）酪氨酸激酶抑制剂:酪氨酸激酶抑制剂是指小分子激酶抑制剂(kinase inhibitors,KIs),通过阻断与 ATP 的结合抑制激酶的活性,用于多种肿瘤的靶向治疗。常用药物包括索拉非尼(sorafenib)、舒尼替尼(sunitinib)、阿西替尼(axitinib)、伊马替尼(imatinib)、尼罗替尼(nilotinib)和达沙替尼(dasatinib)。酪氨酸激酶抑制剂引发的甲状腺疾病,表现为新发甲状腺功能减退症或原甲状腺功能减退症状加重、一过性甲状腺毒症和持续性甲状腺功能亢进症,其中临床性甲状腺功能减退发生率为 32%~85%,亚临床甲状腺功能减退达 100%,一过性甲状腺毒症 24% 左右,持续性甲状腺功能亢进可达 5%[14]。不同药物之间诱导甲状腺功能减退的发生率差异不大,如索拉非尼诱导甲状腺功能减退症的发生率是18%,舒尼替尼是 20%~85%,阿西替尼是 19%,伊马替尼、尼罗替尼和达沙替尼是 25%~75%[15,16]。酪氨酸激酶抑制剂引起甲状腺功能异常原因有几方面:①药物引发损伤性甲状腺炎;②药物对甲状腺细胞的直接毒性作用;③抑制甲状腺对碘主动摄取;④抑制甲状腺过氧化物酶的活性;⑤抑制甲状腺内血管生成,通过与血管表皮生长因子受体 1~3、血小板来源生长因子受体结合,引发甲状腺血管床退缩,毛细血管改变,导致甲状腺内血流量减少,出现缺血性甲状腺炎。在甲状腺多普勒超声检查上能发现甲状腺血流减少和甲状腺体积缩小;⑥影响垂体细胞 MCT8 介导的碘化甲状腺素转导,抑制了垂体和下丘脑对甲状腺素的反馈调节[17]。

（6）糖皮质激素:包括氢化可的松、泼尼松、地塞米松等,其中地塞米松对 TSH 的抑制作用是最强的。在医源性糖皮质激素应用或库欣综合征患者中,TSH 的分泌反应对 TRH作用的敏感性降低,导致 TH 分泌减少,这种情况下,暴露于寒冷环境中的机体基础代谢率(BMR)降低,御寒能力也随之下降,但一般不引起中枢性甲状腺功能减退,而在早产儿可能引起外周血 T_4 的下降。当早产儿静脉使用 GC 后,可出现血浆 TSH 水平下降,同时伴有 FT_4下降。因此,对早产儿进行甲状腺功能评价时,需要考虑到 GC 对甲状腺功能的影响,是否需要补充甲状腺素需认真评估后决定[18]。也有 GC 可使 TSH 升高的研究报道[19]。

（7）生长抑素及其类似物：生长抑素类似物，包括奥曲肽、兰瑞肽，既可抑制下丘脑TRH 的释放，也可直接作用于垂体 TSH 细胞，抑制 TSH 的分泌和脉冲频率，导致血浆 TSH和血浆 FT_4 水平下降。生长抑素类似物对 TSH 分泌的这种抑制作用可见于正常人、垂体生长激素（GH）分泌瘤和 TSH 分泌瘤患者。这种抑制作用对正常人和 GH 分泌瘤患者多为一过性的，极少出现中枢性甲减，停药后可快速恢复。对 TSH 分泌瘤患者，可抑制垂体 TSH 分泌，控制中枢性甲亢，治疗垂体 TSH 分泌瘤。

（8）利福平：结核病患者或正常志愿者服用利福平后，出现血浆甲状腺素水平的降低，重者出现血浆 TSH 水平升高，停药后甲状腺功能恢复正常，如需持续使用利福平，则需要甲状腺素替代治疗。利福平导致甲状腺功能减退的原因是由于增加肝脏对 TH 的代谢和胆汁中的分泌所致。

（9）咪唑类和硫脲类抗甲状腺药物：咪唑类和硫脲类抗甲状腺药物由于抑制甲状腺过氧化物酶活性而抑制 TH 合成，临床上用于治疗甲状腺功能亢进。正常人使用可导致甲状腺功能减退症，停药后甲状腺功能减退症消失，不会产生永久性甲状腺功能减退。

（10）多巴胺及其受体激动剂：通过活化多巴胺受体抑制垂体 TSH 的分泌，导致成人或婴儿出现血浆 TSH 水平降低，伴有血浆游离甲状腺素（FT_4）水平下降，但这种作用随着多巴胺及其类似物的停止应用而消失，一般不会出现临床型中枢性甲状腺功能减退症，不需要补充甲状腺素。多巴胺受体拮抗剂如甲氧氯普胺，可阻断多巴胺受体，调节 TRH 的合成及释放，提高血浆基础 TSH 水平[20, 21]。

（11）类维生素 A 药物：类维生素 A 药物是维生素 A 衍生物，通过与维生素 A 受体和TH 受体在内的多种核受体结合，调节多种靶基因功能，调控细胞的生长和增殖。目前临床上批准使用的类维生素 A 的药物为贝沙罗汀（bexarotene），用于皮肤型 T 淋巴瘤等肿瘤的治疗。贝沙罗汀可直接作用于垂体 TSH 细胞上的 TSHβ 亚单位基因，抑制该基因启动子活性实现抑制垂体 TSH 的分泌[22]。它对垂体 TSH 分泌抑制性强，临床使用中发现贝沙罗汀治疗 2 周，40% 以上的患者出现血清 T_4 和 T_3 水平低于正常，血清 TSH 水平降低，伴有临床甲减表现，需要补充甲状腺素治疗。

（12）其他：甲状腺片或左甲状腺片分别是由动物甲状腺组织提纯和重组技术生产的TH 制剂，均为甲减的补充治疗用药。因此，在甲减治疗中应根据患者的甲状腺功能水平调整药物用量，如用量过多可导致药源性甲亢。另外，早些年还有一些减肥药物加用甲状腺素的成分，而此种情况是属于非生理性替代，会导致心血管系统异常，目前已被禁用。近期国外的研究表明二甲双胍可能与 TH 制剂有药物 - 药物间相互作用，提示二甲双胍可抑制服用 TH 患者的 TSH 水平[23, 24]，但其作用机制和临床意义尚不完全明了，而二甲双胍药物本身不会影响 TSH 水平的测定。另外，IL-2、肿瘤坏死因子 -α、苯妥英钠及抗 CTLA-4（细胞毒性 T 淋巴细胞抗原 4）单克隆抗体等，均可抑制 TSH 分泌。

【诊断和鉴别诊断】

常见药源性甲状腺疾病为甲状腺肿、甲亢、甲减、甲状腺炎，上述疾病诊断主要依靠病史尤其是服药史、症状和体征、实验室等辅助检查进行诊断。由于不同药物对于甲状腺影响机制不同，同种药物也可从多种机制影响甲状腺的结构和功能，因此在药源性甲状腺疾病中需要注意甲亢和甲减的病因鉴别诊断。表现为甲亢者需要与以下疾病进行鉴别诊断：Graves病、中枢性 TH 不敏感综合征、甲状腺炎、Plummer 病、毒性结节性甲状腺肿；表现为甲减者需与以下疾病鉴别：桥本甲状腺炎、先天性克汀病、碘缺乏所致甲减、垂体性甲减。上述病因的鉴别诊断需要结合以下辅助检查：

1. TH 测定 血清总三碘甲腺原氨酸（TT_3）和总四碘甲腺原氨酸（TT_4）测定是反映甲状腺功能状态的最佳指标，它们在甲亢时增高，甲减时降低。凡是能引起血清 TBG 水平变化的因素均可影响测定结果，尤其对 TT_4 的影响较大，如妊娠、病毒性肝炎、遗传性球蛋白增多症和某些药物（雌激素、口服避孕药、他莫昔芬等）可使 TBG 增高而导致 TT_3 和 TT_4 测定结果增高；低蛋白血症、遗传性 TBG 缺乏症和多种药物（雄激素、GC、生长激素等）则可降低 TBG，测定结果出现降低。

理论上讲，血浆 FT_3 和 FT_4 测定不受 TBG 浓度变化的影响，具有更好的敏感性和特异性；但因血中 FT_3 和 FT_4 含量甚微，测定方法学上许多问题尚待解决，测定结果的稳定性不如 TT_3 和 TT_4。药物也可影响 FT_3 和 FT_4 测定，如胺碘酮、肝素等可使血浆 FT_4 增高；苯妥英钠、利福平等可加速 T_4 在肝脏代谢而使 FT_4 降低。所以，临床需要联合测定血清 TT_3、TT_4 和 FT_3、FT_4，从而准确地判断甲状腺功能指标。

2. 血清促甲状腺素（TSH）测定 TSH 检测的临床意义如下，并有助于原发性和中枢性甲亢或甲减的鉴别诊断。药源性甲状腺疾病绝大多数为原发性甲状腺疾病，即功能异常出现在靶腺器官，因此 TSH 应为下降状态。

3. 甲状腺相关抗体测定 临床常用的是甲状腺过氧化物酶抗体（TPOAb）、甲状腺球蛋白抗体（TgAb）和 TSH 受体抗体（TRAb）。

TPOAb 测定的临床意义：①诊断自身免疫性甲状腺疾病，如自身免疫性甲状腺炎、Graves 病等；②TPOAb 阳性是干扰素或锂治疗期间出现甲减的危险因素；③TPOAb 阳性是胺碘酮治疗期间出现甲状腺功能异常的危险因素；④TPOAb 阳性是 Down 综合征患者出现甲减的危险因素。

TgAb 是一组针对甲状腺球蛋白（Tg）不同抗原决定簇的多克隆抗体，一般认为其对甲状腺无损伤作用。TgAb 测定的临床意义在于自身免疫性甲状腺疾病的诊断：其意义与 TPOAb 基本相同，抗体滴度变化也具有一致性。

TRAb 包括 3 种类型：①TSH 受体抗体（狭义 TRAb）：也称为 TSH 结合抑制免疫球蛋白（TBII）。TRAb 阳性提示存在针对 TSH 受体的自身抗体，但是不能说明该抗体具有什么功能，Graves 病患者存在 TRAb 一般视为甲状腺刺激抗体（thyroid stimulating antibodies，TSAb）；②TSAb：是 TRAb 的一个类型，具有刺激 TSH 受体、引起甲亢的功能，是 Graves 病的致病性抗体；③甲状腺刺激阻断抗体（TBAb）：是 TRAb 的另一类型，其占据 TSH 受体、阻断 TSH 与受体结合而引起甲减，是部分自身免疫甲状腺炎发生甲减的致病性抗体。部分自身免疫性甲状腺疾病患者可以有 TSAb 和 TBAb 交替出现的现象，临床表现甲亢与甲减的交替变化。TRAb 测定的临床应用：①初发 Graves 病 60%~90% 阳性，"甲状腺功能正常的 Graves 眼病"可以阳性；②对预测抗甲状腺药物治疗后甲亢复发有一定意义，抗体阳性者预测复发的特异性和敏感性约为 50%，但抗体阴性的预测意义不大；③对于有 Graves 病或病史的妊娠妇女，有助于预测胎儿或新生儿甲亢发生的可能性，因为该抗体可以通过胎盘，刺激胎儿的甲状腺产生过量 TH。Tg 由甲状腺滤泡上皮细胞分泌，是 TH 合成和储存的载体。血浆 Tg 水平升高与以下 3 个因素有关：甲状腺肿、甲状腺组织炎症和损伤以及 TSH、人绒毛膜促性腺激素（HCG）或 TRAb 对甲状腺刺激有关。药物对甲状腺的影响常常会导致 TPOAb

和 TgAb 升高,用药前后的抗体水平有助于判断药物对甲状腺抗体的影响,而 TRAb 升高对 Graves 病相对具有特异性,TH 结合甲状腺自身免疫抗体的检测,有助于判断甲亢的原因是 Graves 病(即自主性甲状腺功能亢进)还是药物引起的甲状腺细胞毒性,或自身免疫损伤所致的甲状腺细胞破坏性改变。

4. 超声　高分辨率超声显像技术有助于发现触诊不能触及的小结节,观察其形态及大小,甲状腺组织及结节的血供,有助于判断甲亢的原因和甲状腺结节的性质。

5. 甲状腺摄 ^{131}I 功能率测定　评估甲状腺功能的方法,临床意义是鉴别甲亢和破坏性甲状腺毒症以及非毒性甲状腺肿。空腹口服的 ^{131}I 经胃肠吸收后随血液进入甲状腺,迅速被甲状腺滤泡上皮摄取、摄取的量和速度与甲状腺功能密切相关,利用间接测定不同时间甲状腺摄 ^{131}I 率来评估甲状腺功能状态,绘制出摄 ^{131}I 曲线。患者在检查前需停用富含碘的食物如海带、紫菜等 2 周,停用含碘药物 2~8 周,停用抗甲状腺药物及甲状腺素 2~4 周。破坏性甲状腺毒症表现为"分离现象",即血清 TH 水平升高临床表现为甲亢而甲状腺摄碘功能减低的现象。非毒性甲状腺肿与 Graves 病区别是前者因缺碘而摄碘率升高但高峰不前移,Graves 病呈现高峰前移。

6. 甲状腺核素静态显像　可分为锝扫(^{99}TcO$_4$)和碘扫(^{123}I 或 ^{131}I),用于鉴别甲状腺结节是否具备自主功能,前者仅显示甲状腺摄取能力,后者可反映甲状腺对放射性碘摄取和有机化能力,通过显像可显示甲状腺位置、大小、形态及放射性分布情况。

7. 细针抽吸细胞学检查(fine needle aspiration cytology,FNAC)　FNAC 是目前指南推荐的简单、微创、敏感性和特异性均比较高的检查方法,主要用于甲状腺结节的鉴别诊断以及诊断淋巴细胞甲状腺炎和亚急性甲状腺炎。建议使用超声引导下的细针穿刺,因此并发症少见且其症状较轻,少数患者可出现出血、局部疼痛、感染等。个别者穿刺可能误入气管或血管,应及时拔针及局部压迫止血。其他如迷走神经反射少见。但在穿刺进行前仍需与患者说明注意事项。

药源性甲状腺疾病的诊断思路:首先根据患者用药史、相关临床症状体征以及上述辅助检查手段进行甲状腺功能判断,然后进行病因诊断,必要时进行细针穿刺,根据细胞学手段进行病理诊断。

【预防与治疗】

药源性甲状腺疾病的预防关键在于在治疗原发疾病前应充分评估患者的甲状腺功能状态,熟悉药物对甲状腺致病的特点,权衡利弊选择治疗药物。如必须使用可能影响甲状腺功能的药物,则需在使用过程中严密监测甲状腺功能变化,并早期发现药物引起的甲状腺功能异常,及时处理,酌情调整药物。以下分述常见致病药物引起的药源性甲状腺疾病的治疗。

1. 抗甲状腺药物引起的甲减　咪唑类和硫脲类是 Graves 病的治疗药物,在治疗过程中如未按时减量可能出现药源性甲减,此时通常需要立即减量,有时需暂时辅以甲状腺素联合治疗,以便纠正一过性的药源性甲减,待甲减纠正后以更小剂量的抗甲状腺药物继续治疗 Graves 病。

2. 服用甲状腺素片引起的甲状腺功能亢进　甲减患者服用甲状腺素片治疗时,由于药物过量引起药源性甲亢,可通过减少甲状腺素片剂量调整甲状腺功能,每次调整剂量后 3~4 周需复查甲状腺功能,如稳定达标,需每年 1~2 次监测甲状腺功能,以使 TH 水平长期处于稳态。

3. 胺碘酮引起甲状腺损害防治　预防胺碘酮引起的甲状腺损伤,一定要在用药期间监测甲状腺功能。北美的心脏起搏和电生理学会建议每 6 个月检验 TSH 和 T_4,其他指南要求检测更加频繁且要加入 TPO 抗体的检测。胺碘酮引发甲状腺疾病的治疗依类型而定。

胺碘酮引起的甲亢的治疗:①停药观察:Ⅰ型甲状腺毒症患者一般停药 6 个月,而Ⅱ型 AIT 患者停药 3~5 个月即可恢复正常的甲状腺功能。Ⅱ型甲状腺毒症病程常呈自限性,如无明显症状可考虑随访而不予以药物干预,停用药物后,甲状腺毒症通常会逐渐消退,但受药物半衰期的影响,故病症可能持续一段时间,因此,如症状明显或 TH 水平较高,可给予药物治疗;②抗甲状腺药物通常对胺碘酮引起的甲亢疗效欠佳,需要使用大剂量硫脲类药物控制甲状腺毒症,硫脲类药物治疗效果不好时,可考虑联合应用其他辅助药物;③糖皮质激素:泼尼松对Ⅰ型甲状腺毒症治疗意义不大,而对Ⅱ型甲状腺毒症有一定帮助,有些患者呈两种类型的混合型状态或临床上难以区分二者时,需要硫脲类和糖皮质激素联合治疗;④次氯酸盐:可以抑制甲状腺碘摄取,增加甲状腺对硫脲类药物敏感性。每天 1000mg,口服 15~45 天,服药时间不宜超过 4~6 月;⑤锂剂:丙硫氧嘧啶可联合锂剂用于胺碘酮停药后的甲亢治疗,对于部分Ⅱ型甲状腺毒症有效;⑥碘番酸:临床研究结果表明,碘番酸对于甲状腺毒症治疗效果欠佳;⑦严重的甲状腺毒症以及内科治疗效果欠佳者可考虑同位素治疗或手术切除,但同位素治疗剂量要远大于常规甲亢的同位素治疗剂量,一般为常规甲亢治疗剂量的 3~4 倍。

胺碘酮引起的甲减的治疗:胺碘酮引起的甲减通常发生在用药后的 5~8 个月,对于甲状腺功能正常但抗体阳性的患者需临床随访,尽早发现甲状腺功能减退症。治疗上选择与一般的甲状腺功能减退相同,替代治疗药物优选左甲状腺素片(L–T_4),剂量根据 TH 测定结果和患者心血管功能状态决定,并定期随访,调整药物剂量。

尽管少数甲状腺功能减退症患者的病情可自行缓解,但确诊者仍以停止胺碘酮治疗为宜。轻症或亚临床型甲状腺功能减退症患者,如血清 TSH>10mU/L,即使无临床症状,也应予以治疗。L–T_4 为其常用药物。初始按 12.5~50μg/d 给药,继后视病情及实验室指标的改变,每 4~6 周逐次少量递增。为确保安全,于药物治疗的全过程,应在心脏专科医师密切监测下给药,并定期监测甲状腺功能。常于给药后 2~4 周检测血清 TH 及 TSH 的水平,直至指标正常,后期每 3~6 个月复查,如 TH 和 TSH 水平稳定达标,可在之后每 6 个月检查 1 次,包括停药后的第 1 年也须按此定期检查。基于 L–T_4 对胺碘酮的抗心律失常药理特性无影响,故对于停止胺碘酮治疗可能引发致死性心律失常的高危患者,可在严密监测下增用甲状腺素制剂并同时继续胺碘酮治疗。

4. 干扰素　IIT 可发生在干扰素 α 治疗的任何阶段,可早在治疗后的第 4 周或结束治疗后的 12 个月,因此在治疗期间应常规检测甲状腺功能和甲状腺自身免疫抗体尤其是 TPOAb 和 TgAb,此两种抗体不仅是 IIT 发生发展的预测因素,而且在干扰素 α 治疗过程中抗体的变化趋势也提示抗病毒治疗的效果。当抗体水平逐渐下降时提示抗病毒治疗有效,当抗体水平呈逐渐上升趋势时,可能提示干扰素 α 抗病毒的作用弱于诱导自身免疫作用,这时应密切注意观察合并症的发生,必要时终止干扰素 α 治疗。如果 TSH 水平正常而甲状腺自身免疫抗体阳性,可继续用药,但应密切监测甲状腺功能。如有轻度甲状腺功能异常,无明显临床症状,可以继续应用干扰素 α,但应酌情使用药物干预,如出现严重的甲状腺功能异常,应立即停药,并予以相应甲状腺药物治疗。当检查结果提示为破坏性甲状腺炎时可使用 β 受体拮抗剂[25],并监测是否进展为永久性的甲状腺功能减退。如果发生 Graves 病,当肝功能损害较轻时可以考虑使用抗甲状腺药物,但同时需严密监测肝功能。一般对于肝脏原有基础疾病的患者推荐使用同位素或手术治疗 Graves 病,以免加重肝损害的风险。干扰素 α 治疗期间,当出现甲状腺功能减退需要补充甲状腺素治疗,而无需停用干扰素,由于甲减的进展可能导致左甲状腺素片剂量增加,因此需每 2 个月复查甲状腺功能。

IIT 通常具有一过性和可逆性,干扰素 α 体内清除时间为 4~6 周,因此常常在停用干扰素 4~6 周后逐渐好转至消失,IIT 轻者仅表现为激素异常,重者有明显的临床症状,无论停药与否,约 60% 患者可自行缓解。但如果干扰素治疗结束时检测到高滴度的甲状腺自身免疫抗体,则提示有发生持续性甲状腺疾病的风险。IIT 更具有波动性和变异性,甲状腺功能可能变化很快,约 2% 合并永久性甲减,需要终身药物替代治疗。

5. 锂剂 碳酸锂引起的甲减在女性、年龄大于 50 岁、有甲状腺疾病家族史及存在甲状腺自身抗体患者中发病率较高,鉴于如此高的发生率,有必要在锂治疗前评估患者的甲状腺功能、大小、抗体情况及家族史。在使用碳酸锂最初几个月即可发生甲减,但最常出现甲减的平均时间为 18 个月,故建议用药期间至少每 3~4 个月复查一次甲状腺功能,如出现甲减,左甲状腺素片替代治疗可取得较好疗效。相对于甲减,长时间锂剂治疗引起的甲亢及甲状腺毒症发病率很低。锂诱导甲亢的主要原因是引起短暂的无痛性甲状腺炎导致一过性甲状腺毒症。因此对于此种甲状腺毒症,仅需停用锂剂及对症处理即可。

甲状腺肿治疗和正常人群类似,如伴发甲减常用左甲状腺素片治疗,对于年轻患者可考虑调整剂量至血清 TSH 不完全抑制(即 TSH 控制在 0.4~0.6μU/ml)且 T_3 和 T_4 在正常范围,但对于年长患者并不建议 TSH 抑制治疗。因为甲状腺组织纤维化的改变,TH 治疗对于长期的甲状腺肿通常效果不佳。如甲状腺肿明显且出现颈部压迫症状明显,可采取手术治疗。

6. 酪氨酸激酶抑制剂 有关酪氨酸激酶引起甲状腺疾病的防治目前尚无统一的方案[26,27]。因为甲状腺功能异常多发生在最初的几个治疗周期中,故有建议分别在头 4 个治疗周期的第 1 天和第 28 天监测甲状腺功能,当出现甲状腺功能减退时,需要补充甲状腺素替代治疗,当出现 Graves 病时,给予甲状腺功能亢进的治疗,包括药物、同位素或者手术治疗。

7. 其他药物引起药源性甲状腺疾病治疗 其他药物如糖皮质激素、生长抑素类似物、二甲双胍等,对于甲状腺功能器质性影响很少,多数表现在 TH 测定水平的轻度异常,多数情况可不予处理。在用药期间需定期检测甲状腺功能和抗体指标,如发生功能异常并伴有临床症状时,可先评估原发病药物使用的必要性,如引起甲状腺功能异常的药物不能停用或无替代药物,可选择对症处理,如出现甲减,可考虑加用甲状腺素替代,并在原发病治疗药物和甲状腺素同时使用的前提下继续监测甲状腺功能,以便及时调整药物剂量。多数情况下,这些药物在停用后甲状腺功能即能恢复正常。

(冯晓云 彭永德)

第二节 药源性肾上腺功能障碍

肾上腺是人体十分重要的内分泌腺体,分泌的多种激素调控着人体中一些最基本和重要的生理过程。肾上腺包括髓质和皮质两部分,其中皮质又包括球状带、束状带、网状带三部分,球状带分泌盐皮质激素(醛固酮),它主要负责调控人体水、电解质平衡;束状带分泌糖皮质激素（皮质醇），它主要负责调控人体糖、脂类、蛋白质代谢；网状带分泌性激素（雌激素和睾酮），它们主要负责人体第一性征和第二性征的分化和发育。肾上腺髓质主要分泌儿茶酚胺类激素，这些激素主要参与机体应激、压力的调控过程。肾上腺皮质功能受下丘脑分泌的促肾上腺皮质释放激素（corticotropin-releasing hormone，CRH）和垂体分泌的促肾上腺皮质激素（adrenocorticotropin，ACTH）调控，而皮质醇（cortisol）可负反馈而抑制下丘脑和垂体的功能，即抑制 CRH 和 ACTH 的合成、分泌和释放，这个完整并受精密调控的环路就组成了人体重要的下丘脑 - 垂体 - 肾上腺轴，即 HPA 轴。

药源性肾上腺功能障碍分为药源性皮质醇增多和药源性皮质醇减少，前者称为药源性库欣综合征（drug-induced Cushing syndrome），主要发生在相关药物治疗的初始阶段，是由治疗的外源性药物过量蓄积所致；后者称为药源性继发性肾上腺皮质功能不全（drug-induced secondary adrenal insufficiency），主要发生在相关药物治疗的维持阶段，与外源性药物对 HPA 轴中下丘脑和垂体功能的负反馈抑制和（或）突然停药（包括迅速减量）导致的 HPA 轴功能暂时性紊乱相关。

一、药源性库欣综合征

库欣综合征（Cushing syndrome）又称皮质醇增多症，是由于多种病因引起肾上腺长期分泌过量皮质醇产生的一组综合征，最早由美国神经外科医师 Harvey Williams Cushing 描述，后来以他名字来命名此类综合征。引起库欣综合征的临床因素有内源性和外源性之分，其中由外源性因素导致的库欣综合征又称为类库欣综合征[28-31]。

药源性库欣综合征是类库欣综合征的主要组成部分，由长期使用糖皮质激素类药物或其他相关药物所引起，药源性库欣综合征在总人群中的发病率目前尚未知，但由于临床上糖皮质激素的使用范围不断扩大（肾病综合征、哮喘、风湿性疾病等），越来越多的药源性高皮质醇血症被发现和报道，并引起了医务工作者的重视[32]。药源性库欣综合征的发生率取决于药物使用的剂量和疗程。目前市场上糖皮质激素的种类繁多，包括可的松、氢化可的松、泼尼松、泼尼松龙、曲安奈德、甲泼尼龙、倍他米松、地塞米松等，而且临床使用糖皮质激素有多种给药途径，包括口服、滴鼻、吸入、纳肛、外用、局部注射等。总之，无论采取何种给药途径，任何类型的糖皮质激素都是药源性库欣综合征的潜在致病因素[33,34]。

【致病机制】

药源性库欣综合征的产生与口服、吸入、滴鼻、外用、眼、关节内、皮内、肌内、椎旁注射等途径使用糖皮质激素直接相关。外源性糖皮质激素的使用可让血液循环中出现超生理浓度的皮质醇或其类似物，因外源性糖皮质激素的结构与天然存在的糖皮质激素（皮质醇）结构相似，它可以和分布在全身组织中的糖皮质激素受体（glucocorticoid receptor，GR）呈高亲和力结合，外源性糖皮质激素与体内受体结合后可从转录水平上对下游蛋白形成进行修饰，从而改变蛋白质谱的合成，这些改变最终可导致不利于机体的生物学效应[35-45]。

机体对外源性糖皮质激素的敏感性增加是产生药源性库欣综合征的又一机制，一些特殊的给药途径（如吸入）虽可减少全身性吸收，但其他组织对这些药物的敏感性明显增加。例如，长期吸入具有高首关效应的吸入型糖皮质激素（inhaled glucocorticoid，IGC，如氟替卡松、布地奈德和糠酸莫米松等）可能会增加药源性库欣综合征的发生[46,47]。孕激素类药物（醋酸甲羟孕酮（depot medroxyprogesterone acetate，DMPA）和醋酸甲地孕酮）也可诱导库欣综合征，因为醋酸甲羟孕酮（medroxyprogesterone acetate, MPA）和醋酸甲地孕酮结合的类固醇受体与 GRs 结构十分相似，MPA 和醋酸甲地孕酮可通过交叉结合 GRs 而具有糖皮质激素样活性，即有促进皮质醇合成分泌的作用[48-50]。另外，ACTH 或有刺激垂体释放 ACTH 合成分泌的药物（如 γ- 羟基丁酸）可通过提高 ACTH 促进肾上腺皮质醇的合成而导致库欣综合征[51,52]。

【致病药物和临床表现】

引起药源性库欣综合征的常见药物包括不同类型的糖皮质激素（包括口服、吸入、鼻用、外用、注射用等），孕激素类及其他药物（ACTH 和 γ- 羟基丁酸）。具体见表 5-1。

表 5-1　引起药源性库欣综合征的药物

类别	药　　物
口服糖皮质激素	地塞米松、可的松、醋酸泼尼松（泼尼松）、甲泼尼龙、氢化可的松
吸入糖皮质激素	丙酸氟替卡松、丙酸倍氯米松、布地奈德、曲安奈德、糠酸莫米松
外用糖皮质激素	曲安奈德、丙酸氯倍他索、地塞米松、丁酸氢化可的松、倍他米松、醋酸泼尼松龙
鼻用糖皮质激素	丙酸氟替卡松
注射用糖皮质激素	曲安奈德、孕激素、MPA、醋酸甲地孕酮
其他	ACTH、γ- 羟基丁酸

药源性库欣综合征产生的症状和体征是由持续性高皮质醇血症所引起的，因此药源性库欣综合征往往与其他形式的库欣综合征（如库欣病）不易相鉴别。库欣综合征可对全身各系统产生明显的病理生理变化，如脂肪合成分布异常、蛋白质分解亢进、肌肉分解和代谢异常、糖异生和糖原合成异常、胰岛素分泌紊乱、骨重建平衡被破坏、性激素分泌紊乱、中枢神经递质改变、血管内皮功能异常等，这些病理生理改变可导致库欣综合征的典型表型，即满月脸、水牛背、中心性肥胖、多毛症、脊柱后凸畸形、皮肤瘀斑、高血压、高血脂、近端肌无力和肌肉萎缩、精神情绪变化、葡萄糖不耐受或糖尿病、月经过少或闭经、骨量减少或骨质疏松症、皮肤变薄、痤疮、紫纹、儿童发育迟缓等[28-31]。

【诊断和鉴别诊断】

从生化水平上诊断库欣综合征就是对高皮质醇血症的诊断，通过检测 24 小时尿游离皮质醇、午夜血清皮质醇、深夜唾液皮质醇等来明确。同时，小剂量地塞米松抑制试验的结果可提供重要的证据来帮助诊断和鉴别诊断。但任何一项检测都不是完美的，因为不同检测项目的敏感性和特异性不同，诊断采用的切点也不尽相同，诸多临床因素可干扰诊断过程，这些都容易导致对库欣综合征的漏诊和误诊。为了增加生化诊断高皮质醇血症的准确性，临床要求反复多次进行生化检测，包括多次检测患者的血、尿及唾液腺标本中的皮质醇水平。临床支持库欣综合征的诊断标准包括：尿游离皮质醇值升高超过 4 倍正常上限；深夜唾液皮质醇 >250ng/dl，午夜血清皮质醇 >7.5μg/dl（1μg/dl=27.7nmol/L），小剂量地塞米松抑制试验后的清晨皮质醇 >1.8μg/dl。临床应重视检测患者午夜血清皮质醇水平，不仅简便易操作，而且入院 48 小时前检测午夜血清皮质醇可避免出现假阳性病例，这可减少误收入院的可能。另一项确诊试验是测定血清 ACTH 水平，当 ACTH<5pg/ml 时可支持诊断为药源性库欣综合征[28-31]。

由于临床表现相类似,药源性库欣综合征很可能被误诊为另一种更常见的皮质醇增多症——库欣病。另外,应激、肾功能不全、饮酒、肥胖、妊娠、2 型糖尿病、代谢综合征、睡眠障碍及精神疾病均可干扰皮质醇分泌,造成一过性或非持续性高皮质醇血症。药源性库欣综合征需同这些疾病进行鉴别,目前主要根据上述生化检测的结果进行鉴别,但需反复检测,同时需结合检测 HPA 完整性的动态功能试验结果进行综合分析,由于各项试验的特异性及敏感性不一,切点的选择十分关键,如何提高诊断灵敏度和符合率是临床面临的主要挑战。

由于内源性库欣综合征与药源性库欣综合征从临床症状及体征上无法完全被鉴别,故在临床诊断过程中应该仔细询问患者的具体用药史,特别是糖皮质激素及相关药物的使用情况。详细的病史采集和生化指标及动态试验的反复检测对正确诊断和鉴别诊断药源性库欣综合征至关重要,其他的实验室检查包括血药浓度、血脂水平、电解质检测和骨密度等测量[30]。

【预防与治疗】

药源性库欣综合征发生的危险因素主要是不合理地使用糖皮质激素,具体表现为:

1. 过量的糖皮质激素   使用大剂量糖皮质激素是导致药源性库欣综合征的已知危险因素,虽然选择吸入、鼻喷和局部外用等途径使用糖皮质激素是为了规避全身性组织的吸收,但当给药剂量过大时同样可引起全身性药物吸收,导致药源性库欣综合征。

2. 高效能的糖皮质激素   高效能糖皮质激素是指可呈高亲和力结合 GRs 的糖皮质激素,这也是一个已知的引起库欣综合征的危险因素。IGCs 中的丙酸氟替卡松被认为是效能最高的糖皮质激素。丙酸氟替卡松拥有独特的药理学和药动学特性,可牢固结合血液和全身组织中的 GRs,导致药物滞留体内的时间明显延长。丙酸倍氯米松软膏就是外用最强效的代表之一,已有报道长时间使用高剂量丙酸倍氯米松软膏可引起库欣综合征[53]。

3. 过量的糖皮质激素样活性药物   大量孕激素(200~400mg MPA 或 160mg 醋酸甲地孕酮)可提高与 GRs 的结合能力,导致皮质醇分泌增多,从而引起药源性库欣综合征[48-50]。

4. 抑制糖皮质激素代谢的药物   细胞色素 P-450 酶(CYP450 3A4)可代谢糖皮质激素为无活性产物,CYP450 3A4 的强效抑制剂可减少对糖皮质激素的代谢,导致结合的GRs 增加,引起血清皮质醇分泌增加,造成库欣综合征。已有报道,吸入常规剂量氟替卡松的同时服用利托那韦和伊曲康唑(后者可抑制氟替卡松代谢)可引起库欣综合征表现。另外,一些对 IGCs 代谢不佳的个体,即使使用常规剂量的 IGCs 亦可引起库欣综合征样改变[54,55]。

5. 外用的糖皮质激素   在婴幼儿或破损萎缩的皮肤病患者中局部使用糖皮质激素,也是导致药源性库欣综合征产生的危险因素[56]。

针对上述危险因素,预防药源性库欣综合征的方法包括:使用最低有效剂量的糖皮质激素;规范疗程,避免长时间使用;避免药物之间相互作用增加糖皮质激素血药浓度的可能;改变用药途径,以尽量减少全身性吸收的使用途径为最佳。尤其对一些潜在的药源性库欣综合征患者,医务人员应该尽一切努力做到使用最低有效剂量和最短有效疗程。此外,联合用药时应考虑到药物之间相互作用所造成的糖皮质激素代谢受到抑制的可能。

吸入和鼻内糖皮质激素给药可以最大限度地减少全身性吸收,并有助于防止库欣综合征的产生,局部使用糖皮质激素可以在产生预期药理作用的同时减少全身性吸收后的不良反应,但在婴幼儿和有皮肤破损、萎缩的患者中,即使外用糖皮质激素也应需警惕药源性库欣综合征的发生。另外,以灌肠形式应用糖皮质激素可减少炎症性肠病患者的全身性吸收,预防库欣综合征的发生。医务工作者应该意识到采取这些给药途径可明显减少糖皮质激素相关副作用,是优于全身性糖皮质激素治疗的有效途径。

虽然药源性库欣综合征的死亡率尚未被研究统计,但其心血管并发症一直被认为是导致这些患者死亡的主要因素。然而,如果不及时纠正 IBD 皮质醇增多症,药源性库欣综合征患者发生骨质疏松症、骨折、血栓栓塞事件、精神疾病等也很普遍[28,57]。

一旦一种药物被认定为是导致药源性库欣综合征的原因,首先应该停止继续使用这种药物,根据需要可更换为另一种适当的替代药物。如果患者已经接受超生理剂量的糖皮质激素,应该在数个月内逐渐减少剂量至生理剂量范围内,同时必须避免突然停药导致的肾上腺皮质功能不全。泼尼松的生理剂量为 5~7.5mg/d,醋酸可的松片为 25~37.5mg/d,醋酸氢化可的松为 20~30mg/d。如果成功减量至生理替代剂量,接下来可切换为隔日晨起服用或继续递减药物并采取维持剂量满 1 年,直到患者 HPA 轴功能完全恢复、结构完整。清晨血清皮质醇浓度可以用来反映 HPA 轴功能是否正常,当停止糖皮质激素替代治疗后,患者清晨血清皮质醇浓度超过 20μg/dl,这提示患者 HPA 轴功能已基本恢复正常,此时可考虑完全停止使用糖皮质激素。如果在一些患者中使用非生理剂量的糖皮质激素治疗是必需的,这时应该采取一些措施以减少外源性糖皮质激素对 HPA 轴的过度抑制,这些措施包括尽可能使用替代剂量、选择一个效能较弱的糖皮质激素、选择非全身性给药途径等。

需定期对患者及家属进行健康教育,无论采用何种给药途径,长期接受糖皮质激素治疗的患者应该学会识别一系列库欣综合征相关症状和体征,如果出现类似表现,应鼓励患者及时到内分泌科门诊就诊,详细提供患者病史、服用药物情况和病情变化等。长期使用糖皮质激素患者的 HPA 轴功能呈抑制状态,为了避免肾上腺皮质危象发生,应反复告诫患者不能突然停药[28]。

二、药源性肾上腺功能不全

肾上腺功能不全的特点是皮质功能不全,即皮质醇合成、分泌、释放减少,根据病因可分为两类:原发性肾上腺皮质功能不全和继发性肾上腺皮质功能不全。原发性肾上腺功能不全(primary adrenal insufficiency)又常被称为艾迪生病(Addison disease),病变部位为肾上腺,是由于肾上腺皮质的球状带、束状带和网状带合成分泌醛固酮、皮质醇、性激素的能力丧失或明显下降,但 HPA 轴中下丘脑和垂体功能一般正常,低皮质醇血症减少了肾上腺对下丘脑和脑垂体的负反馈抑制,导致 CRH 和 ACTH 的血清浓度升高。药源性肾上腺功能不全属于继发性肾上腺功能不全(secondary adrenal insufficiency,SAI),最常见的原因为长期使用外源性糖皮质激素。长期使用糖皮质激素能显著抑制 HPA 轴的功能,导致下丘脑和垂体功能下降,CRH 和 ACTH 分泌减少,进一步导致肾上腺分泌功能下降,主要表现为皮质醇和性激素合成分泌减少,而盐皮质激素 – 醛固酮的生成基本上是正常的[58,59]。

原发性肾上腺功能不全和 SAI 虽然具有很多类似的临床特征,但两者之间的不同点十分明显。原发性肾上腺功能不全患者中的 CRH 浓度一般升高,高 CRH 可刺激黑色素细胞分泌表皮黑色素(melanin),导致皮肤色素沉着。此外,原发性肾上腺功能不全更常见的特点是盐皮质激素 – 醛固酮分泌减少,故常导致水、电解质紊乱,主要表现为高钾、低钠血症。而药物导致的 SAI 患者中 HPA 轴被抑制,长期 CRH 和 ACTH 分泌减少可导致肾上腺分泌糖皮质激素减少,伴性激素分泌不足,但盐皮质激素的分泌一般不受影响,一般无电解质紊乱出现[33]。

【致病机制】

据估计,每 100 万人群中 SAI 的发病人数为 150~280 人[60],常见原因为使用外源性糖皮质激素。药源性 SAI 常常发生在服药期间或停药后,通常患者有长时间(超过 3 周)、超生理剂量(每天泼尼松超过 7.5mg 或等剂量的其他类型糖皮质激素)的糖皮质激素使用史,因不同患者对外源性糖皮质激素的反应变异性大,任何剂量、不同疗程、不同给药途径的外源性糖皮质激素均有可能引起库欣综合征发生的风险,但同时也可能因抑制 HPA 轴功能而导致 SAI。一般认为,糖皮质激素初始治疗阶段因糖皮质激素蓄积作用,一般造成药源性库欣综合征的发生,而肾上腺皮质功能不全主要发生在糖皮质激素维持阶段[33]。

药源性 SAI 的发生是由于长期使用的一些特殊外源性药物,这些药物可持续而显著地抑制 HPA 轴的不同部位,造成下丘脑及垂体功能下降,皮质醇分泌减少,最终导致 SAI 发生。导致药源性 SAI 的外源性药物包括糖皮质激素、孕激素类药物、肾上腺激素合成抑制剂、CYP3A4 酶诱导剂、阿片类药物和苯二氮䓬类药物,不同药物的致病机制略有不相同[61-67]。

1. 糖皮质激素 长期使用外源性糖皮质激素可持续刺激表达在下丘脑和腺垂体组织上的 GRs,外源糖皮质激素产生的负反馈抑制作用可长期抑制下丘脑和垂体功能,导致 CRH 和 ACTH 分泌减少,进一步抑制肾上腺分泌皮质醇的功能。在 HPA 轴整体功能被抑制的前提下,如能维持补充生理剂量的糖皮质激素,这时 SAI 一般不会发生,但当出现无故停药或快速停药以及突发应激时,被抑制的 HPA 轴不能分泌出足够量的皮质醇以满足机体需要,导致 SAI 出现,故关键的致病因素为外源性糖皮质激素对自身 HPA 轴的整体抑制。

虽然口服糖皮质激素是 SAI 发生的最常见原因,但大量的研究表明,吸入和鼻滴糖皮质激素也有抑制患者 HPA 轴功能的作用,尤其是选择高剂量或者联合服用 CYP450 3A4 抑制剂时(P-450 3A4 抑制剂可抑制糖皮质激素代谢)。一般认为,高剂量糖皮质激素对 HPA 轴的抑制作用明显强于常规推荐剂量的糖皮质激素。外用、关节内、皮内、椎旁、肌内注射糖皮质激素也可能诱导 SAI。同样,外用糖皮质激素也有明显的对 HPA 轴的抑制作用,尤其在婴幼儿或一些皮肤受损或萎缩的患者中使用高效能的外用糖皮质激素(如丙酸氯倍他索)也有诱发 SAI 的风险[61-64]。

2. 孕激素 孕激素和孕激素类似物也有上述抑制 HPA 轴的能力。MPA 和醋酸甲地孕酮因具有糖皮质激素样活性(与 MPA 和醋酸甲地孕酮结合的类固醇受体和 GRs 之间有交叉反应),大剂量 MPA 和醋酸甲地孕酮具有和大剂量外源性糖皮质激素相似的作用,即同样可抑制 CRH 和 ACTH 分泌,造成内源性皮质醇分泌减少,最终可诱发 SAI。

3. 抑制皮质醇合成酶类的药物 酮康唑、依托咪酯和用于治疗库欣病的相关药物也被证明可以通过干扰皮质醇的合成而诱发 SAI。酮康唑通过抑制 17α- 羟化酶、11α- 羟化酶、胆固醇侧链裂解酶和 P-450 酶等,达到抑制皮质醇合成的作用。米托坦是通过抑制 11α- 羟化酶、18- 羟化酶、3α- 羟化酶和胆固醇侧链裂解酶而发挥降低皮质醇合成的作用。

4. CYP3A4 诱导剂 利福平、苯妥英钠、苯巴比妥、伊曲康唑、利托那韦等是通过干扰皮质醇代谢而诱导 SAI 的发生。糖皮质激素主要在肝脏 CYP3A4 的作用下转换为无活性的复合物,再经肾脏最终排泄。这些药物可通过改变糖皮质激素代谢过程而影响体内最终糖皮质激素的水平,进一步可抑制 HPA 轴的功能,导致皮质醇分泌减少,所以这类药物同样具有诱导 SAI 的风险。

5. 安眠镇静类药物　米氮平抑制肾上腺皮质功能是通过拮抗中枢 5-羟色胺受体 2 和(或)组胺受体 1 的功能,而中枢 5-羟色胺受体 2 和组胺受体 1 具有刺激 HPA 轴的功能,所以拮抗 5-羟色胺受体 2 和(或)组胺受体 1 可减少下丘脑和垂体分泌 CRH 和 ACTH,抑制皮质醇分泌。阿片类药物(氢吗啡酮)是通过结合 δ- 和 κ- 阿片受体起到抑制下丘脑 CRH 分泌的作用。某些苯二氮䓬类药物(氟硝西泮)因可抑制垂体对下丘脑 CRH 的反应能力,具有诱发 SAI 的风险。

【致病药物和临床表现】

可能诱发 SAI 的药物包括:糖皮质激素、孕激素、抑制皮质醇合成的药物、CYP3A4 诱导剂和抑制剂、镇静催眠类药物等。与药源性库欣综合征相似,糖皮质激素类药物是诱发药源性 SAI 的最主要药物,不同给药途径和不同类型的糖皮质激素均可能诱导 SAI,尤其在长期大量使用糖皮质激素的患者中,SAI 发生风险更高。发生 SAI 的原因是外源性糖皮质激素对 HPA 轴具有持续的抑制作用,尤其突发停药和过快减药、突发应激等诱因可增加 SAI 发生的风险。具体药物见表 5-2。

表 5-2　引起 SAI 的药物

类别	药物
口服糖皮质激素	地塞米松、泼尼松、可的松、氢化可的松
吸入糖皮质激素	丙酸氟替卡松、丙酸倍氯米松、布地奈德、曲安奈德、糠酸莫米松
外用糖皮质激素	曲安奈德、丙酸氯倍他索、地塞米松、丁酸氢化可的松、倍他米松、醋酸泼尼松龙
鼻用糖皮质激素	丙酸氟替卡松、丙酸倍氯米松
注射用糖皮质激素	曲安奈德、孕激素、MPA、醋酸甲地孕酮
其他	酮康唑、依托咪酯、米托坦、氨鲁米特、利福平、米氮平、氢吗啡酮、芬太尼、氟硝西泮

药源性 SAI 的症状和体征包括无力疲劳感、体重下降、食欲缺乏或厌食、肌肉疼痛和关节痛、低血压(直立性低血压)、胃肠道症状(腹部绞痛、恶心、腹泻、呕吐)、白癜风、轻度正细胞性贫血、淋巴细胞及嗜酸性粒细胞增多、低血糖、低钠血症等,这与原发性肾上腺皮质功能不全的症状体征十分相似。虽然药源性 SAI 出现急性肾上腺皮质功能不全的风险较原发性肾上腺功能不全患者少,但临床仍有出现严重低血压或低血容量性休克的风险,常伴低血糖、急性腹痛、呕吐和发热等变化,并可能会有生命危险。如果出现上述临床迹象,可提示患者病情出现变化或加重,此时临床医师需及时提供防治措施,并警惕肾上腺皮质危象的发生[60,68]。

【诊断和鉴别诊断】

诊断肾上腺皮质功能不全的试验包括:早晨血清皮质醇测定、肾上腺皮质功能动态试验。首先需明确患者是否存在肾上腺皮质功能不全,这可通过检测清晨 7~9 点的血清皮质醇浓度,如果清晨血清皮质醇浓度 <3μg/dl(83nmol/L)则高度提示肾上腺皮质功能不足;如

果血清皮质醇浓度 >18μg/dl（500nmol/L）则基本排除了肾上腺皮质功能不足的诊断。如果清晨血清皮质醇浓度波动在 3~18μg/dl（83~500nmol/L），则需要进行下一步的动态功能试验，这对明确肾上腺功能不全的病因十分关键。肾上腺皮质功能动态测试包括胰岛素低血糖兴奋试验、美替拉酮试验、ACTH 刺激试验以及 CRH 刺激试验。

胰岛素低血糖兴奋试验是诊断 SAI 的"金标准"，在正常人中，低血糖可快速激活 HPA 轴的功能，促进 CRH 及 ACTH 释放，造成皮质醇分泌锐增以抵抗低血糖。但在 SAI 患者中，因其 HPA 轴功能下降，肾上腺皮质储备功能不足，机体不能够合成足够需要的皮质醇，即皮质醇储备。因为试验过程中要求患者血糖需降至 2.22mmol/L（40mg/dl）以下，故胰岛素低血糖诱发试验要求在专科医师持续监督下才能进行，如有低血糖症状需快速检测血糖和抽取血样，及时终止试验并进食，采取血样可以在低血糖时和进食后 10~15 分钟。

不适于行胰岛素低血糖兴奋试验的患者包括：超过 60 岁并有心血管疾病的患者、癫痫患者。在这些患者中，ACTH 兴奋试验往往是首选，一步法 ACTH 兴奋试验易于操作，其试验结果与胰岛素低血糖兴奋试验的结果相关性较高。ACTH 兴奋试验要求患者一次性静脉注射 250μg 的人工合成 ACTH，收集注射前及注射后 60~90 分钟的血样来检测基线及刺激后的血皮质醇水平。有些研究表明，为增高可疑的 SAI 患者或轻度不典型 SAI 患者的检出率，建议将 ACTH 剂量减少为 0.5μg 或 1μg，此剂量已被证明是刺激皮质醇释放的有效剂量；并建议检测刺激后 30~60 分钟的血皮质醇水平，结果发现低剂量的 ACTH 兴奋试验异常与早期、症状性 SAI 表现的轻度异常相关，这可大幅提高诊断不典型 SAI 的敏感度。CRH 兴奋试验可用来评估垂体 ACTH 的储备功能，但因 CRH 不易获得，现很少用来诊断 SAI[69,70]。

由于临床症状相似，药源性 SAI 需与艾迪生病、慢性疲劳综合征、神经虚弱、肌病、慢性心力衰竭、肝脏疾病、抗利尿激素综合征、贫血、色素沉着症等疾病相鉴别，主要需从病史特点、生化检测结果、肾上腺皮质功能动态试验结果等进行综合分析和鉴别。

【预防与治疗】

引起药源性 SAI 的危险因素包括：大剂量使用相关药物、疗程过长、使用高效能的糖皮质激素、使用改变内源性糖皮质激素代谢的药物（CYP3A4 酶诱导剂）、机体应激（紧张的情况、手术、感染、创伤等）等。由于引起药源性 SAI 的主要药物仍为外源性糖皮质激素，所以导致药源性 SAI 和药源性库欣综合征的风险因素非常相似，在某些情况下甚至相同。

口服糖皮质激素引起的肾上腺皮质功能抑制较为常见。一般情况下，外用、滴鼻、IGCs 引起的肾上腺功能抑制较少发生，容易被忽视，与标准剂量的糖皮质激素相比，大剂量的吸入型或滴鼻用的糖皮质激素均能提高肾上腺功能被抑制的发生风险。当 IGCs（如丙酸倍氯米松、布地奈德、曲安奈德）的剂量较大（这些药物的使用剂量 >1.5mg/d 或丙酸氟替卡松剂量超过 0.75mg/d）时，均可导致肾上腺功能的明显抑制。同样，使用大剂量的外用糖皮质激素与肾上腺皮质功能抑制的发生风险增加亦明显相关[71]。

造成全身性吸收是外源性糖皮质激素抑制肾上腺功能的一个已知危险因素，CRH 被抑制的程度与血液循环中皮质醇和皮质醇样物的浓度成正比。由于口服糖皮质激素可引起全身性快速和广泛的吸收，所以无论口服糖皮质激素的剂量大小，长期（超过 3 周）使用口服糖皮质激素对肾上腺功能的抑制作用十分明显。IGCs 旨在通过药物的肺部沉积和吸入药物具有的高首关效应来限制全身性的糖皮质激素吸收，然而 60%~90% 剂量的 IGCs 被吞服入胃肠道内，造成胃肠道黏膜吸收的糖皮质激素超量。另外，小颗粒状态的 IGCs 药物可以通过肺泡渗出而被全身性组织吸收。因此,一些具有高首关效应的 IGCs 也是药源性 SAI 的风险因素(如氟替卡松、糠酸莫米松),尤其当长期联合 CYP3A4 酶诱导剂或抑制剂(如酮康唑、伊曲康唑、利托那韦)时,肾上腺功能被抑制的发生风险会明显增加。选择附带有间隔板的吸入装置可增加肺组织中糖皮质激素的吸收沉积。当病情好转、肺部气流阻塞和炎症缓解时,应该及时减少糖皮质激素用量,否则过量糖皮质激素可增加诱导 SAI 发生的风险[60-63]。

使用高效能的糖皮质激素亦增加药源性 SAI 的发生。表 5-3 列出了常用糖皮质激素类型及其相对抗炎效价、剂量当量和半衰期等数据。与吸入型丙酸倍氯米松、布地奈德、曲安西龙相比,吸入型氟替卡松明显能导致更多剂量相关的肾上腺皮质功能抑制。与氟替卡松相似,中、高剂量的莫米松乳膏(mometasone,又称艾洛松)也有明显抑制肾上腺功能的作用,高效能外用糖皮质激素(丙酸氯倍他索)同样也有轻度、可逆性抑制肾上腺功能的危险。另外,外用糖皮质激素的疗程过长,尤其在较薄和损坏萎缩的皮肤上,或给儿童和婴幼儿使用糖皮质激素均可提高诱发 SAI 的风险。

表 5-3　不同糖皮质激素的药理学特征

糖皮质激素	相对抗炎效价	剂量当量(mg)	近期半衰期(min)
低效价			
可的松	0.8	25	30
氢化可的松	1	20	90
中等效价			
泼尼松	3.5	5	60
泼尼松龙	4	5	200
曲安奈德	4	4	300
甲泼尼龙	5	4	180
高效价			
倍他米松	25	0.6	100~300
地塞米松	30	0.75	100~300

大多数情况下,慢性 SAI 患者中出现肾上腺皮质危象的诱因多为无故大幅减少糖皮质激素的使用剂量,或是在应激状态下没有及时增加糖皮质激素的用量。同时,一些伴随疾病(如甲状腺功能减退症、获得性免疫缺陷综合征等)也会损害中枢性组织对应激的反应能力,导致 HPA 轴反应不足,ACTH 分泌下降引起皮质醇分泌减少,这也是肾上腺功能不全发生的危险因素。慢性肾上腺皮质功能不全患者因病情加重导致肾上腺危象,需入院的总体估计风险为 3.3/(100·年),但原发性肾上腺皮质功能不全患者中出现肾上腺危象风险要比 SAI 患者明显增高,其中女性发生的风险为 4.4/(100·年),男性发生风险为 3.8/(100·年),女性发生率高于男性[69,70]。

药源性 SAI 的症状一开始多为非特异性、无生命危险的症状,如疲劳、食欲缺乏、乏力、消瘦、腹痛、恶心、呕吐等,因此容易被忽视或误诊误治,如果无法及时识别和正确诊治,病情常被延误,并有发生肾上腺皮质危象的风险,加上 SAI 相关的心血管事件高风险,这些都可能使 SAI 成为一个潜在的致命性疾病。

针对引起 SAI 的危险因素,对药源性 SAI 的预防是尽可能减少引起 SAI 发生的风险因素,故预防药源性 SAI 的措施包括:使用最低有效剂量的相关药物;尽量减少口服糖皮质激素,而选择通过其他途径(吸入、鼻用、外用等)使用糖皮质激素以减少糖皮质激素的全身性吸收;间隔定量吸入糖皮质激素,尽量减少吞服的糖皮质激素比例;在肺梗阻和炎症消退后逐步减少使用的吸入糖皮质激素剂量[67-70]。

因吸入、滴鼻、外用糖皮质激素有助于减少全身性糖皮质激素的吸收,这样可减少肾上腺功能被抑制的风险;使用连接有隔板的糖皮质激素计量吸入器可以减少因吞入而被胃肠道黏膜吸收的糖皮质激素,因此能降低胃肠道吸收糖皮质激的可能性,这种吸入装置对具有较低首关效应的 IGCs 更为重要。而对于高效能的 IGCs(如氟替卡松),适当的给药模式、使用间隔板、采取最低维持剂量等措施均有助于减少 SAI 发生的可能性。为了降低肾上腺皮质被抑制的风险,外用糖皮质激素同样需要选择一些低效能、采取低剂量、限制治疗时间、尽量缩小涂抹的皮肤表面区域,不可用于损伤、萎缩或变薄的皮肤表面。

如何科学、合理地治疗药源性 SAI?首先要做的是仔细采集患者使用外源性糖皮质激素的详细病史,及时停止不合适的糖皮质激素治疗,如病情允许,及时找到合适的替代药物,其他措施包括:改变糖皮质激素药物的给药途径,以限制糖皮质激素的全身性吸收;选择使用效价较低的糖皮质激素,以减轻对 HPA 轴的抑制程度;或选择的策略可兼顾两方面。对慢性 SAI 患者或者必须使用糖皮质激素的患者来说,选择糖皮质激素替代治疗当然是其首选,如氢化可的松通常剂量为 15~20mg/d,泼尼松为 5~7.5mg/d。

平均来说,健康的成年人每天产生 10~30mg 皮质醇,皮质醇峰值浓度出现在上午 8:00左右,这一浓度相当于每天 15~20mg 氢化可的松或 7.5mg 泼尼松,全日替代剂量的 1/2~2/3需要在早上给予,以模仿人体正常的皮质醇昼夜变化节律。因其相对较长的半衰期,氢化可的松和泼尼松是糖皮质激素替代治疗方案的首选,泼尼松、曲安奈德、倍他米松是次选,同时这些药物对 HPA 轴的抑制较弱,这样可以让 HPA 轴获得更多的机会来恢复功能,可以根据机体皮质醇释放需求适当地增加 CRH 和 ACTH 的释放。当出现发热性疾病或机体受到损伤时,须及时指导 SAI 患者服用 2 倍或 3 倍于平日替代的糖皮质激素剂量,并指导患者如何正确使用氢化可的松肌内注射剂,以防止病情加重出现肾上腺皮质危象。当患者出现恶心呕吐,但病情并不严重的情况下,无需增加糖皮质激素剂量,此时可指导患者停用口服糖质激素,改为糖皮质激素直肠栓剂。

在一些轻症、不典型的肾上腺皮质功能不全患者中,肾上腺皮质功能动态试验有利于发现患者肾上腺皮质功能轻微的异常,明显增加诊断的灵敏度。肾上腺动态功能试验适合于任何临床可疑的 SAI 患者,或生长速度出现减慢、发育迟缓的儿童患者。糖皮质激素治疗应采用最小有效剂量,根据病情变化,如根据患者症状变化(如疲劳、乏力、食欲缺乏、低钠血症等症状)的轻重程度及时调整糖皮质激素的剂量。

在停止使用糖皮质激素之前,临床医师必须关注的问题是:停用糖皮质激素之前,外源性糖皮质激素对 HPA 的抑制是否已解除? HPA 轴功能是否恢复正常?各级医务人员需避免采取突然停药和过快减药的方式来停止患者的糖皮质激素替代方案。当患者应用超时、超生理剂量的糖皮质激素(如泼尼松片超过 7.5mg/d,疗程超过 3 周)时,外源性糖皮质激素会因抑制 CRH 和 ACTH 分泌导致肾上腺皮质萎缩,这样 HPA 轴功能完全恢复至少需要 14 天,大部分情况下需要数个月,有的甚至需要 1 年。所以,临床医师须根据患者 HPA 轴恢复的需要逐步减药,适当延长停药过程。目前有多种糖皮质激素的逐渐减量方案,但是仍没有达成共识的最佳方案。在一般情况下,长期服用糖皮质激素治疗的患者,需数个月的减量过程才能逐渐达到生理剂量的替代,减量过程中需定期检查患者 HPA 轴的恢复情况。检测 HPA 轴的完整性功能试验包括 ACTH 兴奋(或抑制)试验、清晨血清皮质醇水平。在清晨血清皮质醇浓度 >20μg/dl 和 ACTH 兴奋试验正常的情况下,提示患者 HPA 轴功能正常,这时可停止糖皮质激素替代治疗;如果清晨皮质醇浓度在 3~20μg/dl,ACTH 兴奋试验或 CRH 刺激试验对评估垂体 – 肾上腺皮质功能是有益的;如果清晨皮质醇浓度 <3μg/dl,这提示需要持续糖皮质激素替代治疗。在糖皮质激素的减量过程中,应警惕并预防病情的恶化,及时中止停药并选择另一个高剂量的糖皮质激素进行治疗。根据前述,在大多数患者中,通常在停用糖皮质激素 14 天后肾上腺功能恢复正常。少数患者中,肾上腺功能恢复正常化需要数个月,甚至长达 1 年[33,70]。

根据第 12 版的威廉姆斯《内分泌学》推荐,糖皮质激素减至生理剂量后需更缓慢的减量,如泼尼松减量至 7.5mg/d 后,应每 2~4 周减少 1mg/d,或更换为氢化可的松片 20mg/d,按照每周减少 2.5mg/d 直至减至 10mg/d。为避免抑制清晨 ACTH 分泌,建议糖皮质激素不宜在晚上服用,当药物减少到最小维持剂量时,可维持 2~3 个月后再行 ACTH 兴奋试验或胰岛素低血糖兴奋试验(停用糖皮质激素 12~24 小时后进行试验),如皮质醇反应正常(刺激后皮质醇超过 20μg/dl)时可撤药,否则继续维持剂量补充。

虽然肾上腺皮质功能抑制也可以发生在接受吸入、鼻内、外用糖皮质激素的患者中,但这些患者在应激期间以及停药前的减量过程中并不需要额外补充糖皮质激素。

长期接受吸入、外用和口服糖皮质激素的患者应接受与 SAI 相关的健康教育课程,让患者了解并警惕 SAI 早期发生的临床迹象,并叮嘱他们及时就诊,以防病情加重危及生命。患者应随身携带病情信息卡,信息卡上应该填写包括他们病情、当前治疗内容和急救处理细节,还应该随身携带 1 倍或 2 倍于平常剂量的糖皮质激素,以防突发发热性疾病或损伤,如果患者出现呕吐而不能正常口服药物,应及时改变给药途径。对于长期吸入糖皮质激素的患者,为尽可能减少副作用(鹅口疮、声音嘶哑)和全身性吸收,应叮嘱患者在吸入糖皮质激素后应该及时漱口。为减少外用糖皮质激素的全身性吸收,应教育患者不要在较薄的皮肤黏膜(如眼睑、阴囊)、破损或萎缩的皮肤黏膜以及较大的皮肤表面涂抹糖皮质激素。

同样,突然停用 MPA 和醋酸甲地孕酮也会增加诱发肾上腺皮质功能不全的风险,甚至有导致肾上腺皮质危象的风险,因此建议服用此类药物的患者,医师在停药时也必须采用递减方式,并告诫患者勿自行中断治疗或自行减药。

(陈霞　彭永德)

第三节　药源性高催乳素血症

高催乳素血症是由持续的血浆催乳素(prolactin,PRL)升高引起的一系列病理生理改变,临床特征在女性主要表现为月经异常、溢乳和不孕,男性则有性欲下降、阳痿和乳房女性化。生理性、药源性和病理性的因素皆可引起高 PRL 血症。生理状态下 PRL 释放主要受到下丘脑多巴胺能神经的紧张性抑制。PRL 细胞拥有雌激素受体,对雌激素高度敏感,PRL 合成和释放受雌激素的密切影响。生理性高 PRL 血症主要与雌激素升高有关,如妊娠和分娩后 PRL 处在高水平,月经过程中 PRL 也随雌激素有波动。药源性和病理性的高 PRL 血症主要与多巴胺有关。许多药物可引起高 PRL 血症,这些药物大多数是由于拮抗下丘脑 PRL 释放抑制因子(PIF,多巴胺是典型的内源性 PIF)或增强兴奋 PRL 释放因子(PRF)而引起的,少数药物可能对 PRL 细胞也有直接影响。药物引起的高 PRL 血症患者一般在用药开始后血 PRL 水平缓慢升高,停药 3 天后才会恢复到正常。停药后内源性多巴胺功能恢复正常,故呈一过性 PRL 升高;若药物作用持久,引起的长期 PRL 水平升高亦可有相应的临床症状,成为病理性 PRL 升高。药物引起的高 PRL 血症患者部分可以无临床症状,女性患者可能出现溢乳和闭经,男性患者出现性欲减退和勃起功能障碍。也有报道称女性患者的骨量流失风险升高。

【致病机制】

PRL 生理性分泌受到中枢或外周的 PRF 和 PIF 的调控。正常状态下,下丘脑多巴胺能神经元分泌的多巴胺起主导作用,抑制垂体 PRL 的释放。运动、应激、24 小时生物周期、性别、妊娠、产褥期、疼痛、性交和性高潮、乳头刺激等均可引起 PRL 变化。下丘脑激素通过垂体门静脉系统输送神经内分泌因子控制 PRL 释放,当垂体柄受到影响,下丘脑和垂体之间出现功能性分离,多巴胺对 PRL 细胞的抑制作用减小,临床表现为 PRL 释放增多。多数药源性 PRL 升高原因为多巴胺功能受抑制,停药后内源性多巴胺功能恢复正常,故呈一过性 PRL 升高;若药物作用持久则引起病理性 PRL 升高。导致药源性 PRL 血症的药物如下。

1. 精神病药物和胃肠动力药物　精神病药物[72]和胃肠动力药物的机制为抑制内源性多巴胺的合成和(或)阻断其作用。吩噻嗪类(氯丙嗪、奋乃静)、丁酰苯类(氟哌啶醇)、硫杂蒽类和硫必利类(舒必利)均为中枢多巴胺受体的阻断剂,减少下丘脑释放 PRF,引起脑垂体分泌和释放 PRL 增加;新一代抗精神病药苯丙异噁唑衍生物利培酮,对中枢系统的 5-羟色胺和多巴胺拮抗作用亦可引起高 PRL 血症,并可加重三环类抗抑郁药的不良反应[73]。在胃肠动力药物中,甲氧氯普胺(胃复安)、多潘立酮(吗丁啉)、西沙必利等则用于阻断胃肠多巴胺受体以促进胃肠蠕动。制酸药西咪替丁和雷尼替丁通过阻断中枢组胺 H_2 受体而刺激 PRL 分泌。

2. 降血压药物　一些常用的降血压药物也可引起 PRL 升高。利血平和甲基多巴在大量口服时可出现溢乳、性欲减退、阳痿等不良反应,因其可干扰下丘脑合成和释放多巴胺,主要作用是耗尽在下丘脑中贮存的儿茶酚胺,使可利用的多巴胺释放量减少,导致脑垂体对 PRL 释放的增加。钙通道阻滞剂,如维拉帕米亦引起 PRL 增高,血管紧张素转化酶抑制剂可以减少血管紧张素 II 的合成,因此能降低后者刺激 PRL 释放,但也有资料提示依那普利可导致高 PRL 血症。

3. 三环类抗抑郁药　三环类抗抑郁药是紧接单胺氧化酶抑制剂之后的另一类抗抑郁药,以丙米嗪为代表,主要通过干扰 5-羟色胺的再摄取或影响突触后 5-羟色胺受体的敏感性,从而引起高 PRL 血症。血清素摄取抑制剂:属 5-羟色胺再摄取抑制药,是新型抗抑郁药,近年来这类药物发展迅速,目前已达 30 多种,主要应用的有氟西汀、帕罗西汀、氟伏沙明、舍曲林及西酞普兰 5 种。以氟西汀为例,此药不仅有抗抑郁、振奋情绪的作用,对治疗强迫症也有效。

4. 其他药物 如雌激素、吗啡、美沙酮、苯二氮䓬类和维拉帕米也可引起高 PRL 血症和溢乳,但确切机制尚不清楚。使用维拉帕米的患者有 8.5% 出现高 PRL 血症,可能与其阻断了下丘脑的多巴胺有关。阿片制剂和可卡因通过其受体可引起轻度高 PRL 血症。雌激素造成高 PRL 血症的作用尚存争议,12%~30% 服用含有较多雌激素的口服避孕药,可以使得血浆 PRL 轻度升高,但无需治疗。更年期小剂量雌激素替代治疗一般不会引起 PRL 的异常增高。

【致病药物和临床表现】

PRL 的功能主要与妊娠和哺乳有关,其他还具有影响生殖和代谢的作用,与乳房发育、黑色素合成、觅水行为等有关。药源性高 PRL 血症多数血清 PRL 水平在 100μg/L。以下,但也有报道长期服用一些药物如甲氧氯普胺、利培酮、吩噻嗪类药物使血清 PRL 水平升高达 500μg/L,而表现典型的临床症状和特征,如溢乳、闭经、不孕、男性乳腺发育和阳痿等。

生理状态下,在女性血浆 PRL 通过促卵泡激素(follicle-stimulating hormone,FSH)、黄体生成素(luteinizing hormone,LH)促进卵巢合成雌激素以维持卵巢正常的排卵和性功能状态,高 PRL 症状如下:①月经改变和不孕不育:高 PRL 血症可引起女性月经失调和生殖功能障碍。当 PRL 轻度升高时(<100~150μg/L)可因引起黄体功能不足发生反复自然流产;而随着血清 PRL 水平的进一步升高,可出现排卵障碍,临床表现为功能失调性子宫出血、月经稀发、闭经及不孕症;②溢乳:在妇女产后的哺乳期结束后持续 6 个月后无分娩的情况下,乳房持久地流出乳汁样物质称为溢乳。停用致病药物后,药源性高 PRL 血症和溢乳症状可在数周内消失。只有口服避孕药后的乳溢-闭经综合征者在停药后常不能自愈,而需调经,如能恢复正常排卵月经,溢乳症状亦常逐渐消失;③其他:高 PRL 血症通常存在体重增加。长期高 PRL 血症可因雌激素水平过低导致进行性的骨痛、骨密度减低、骨质疏松。少数患者可出现多毛、脂溢及痤疮,这些患者可能伴有多囊卵巢综合征等其他异常。

男性通常可引起:①男性勃起功能障碍:勃起功能障碍常常是高 PRL 血症的最早临床表现之一,高 PRL 血症亦是导致男性勃起功能障碍的常见原因之一。其机制尚未完全阐明,目前认为血睾酮水平降低为其原因之一。但不少患者血睾酮水平即使完全正常,却仍表现出明显的勃起功能障碍。此外,若不将血 PRL 水平降至正常,补充睾酮治疗临床效果并不明显,说明高 PRL 血症对阴茎勃起功能可能有直接作用。不能射精和性高潮障碍等也是高 PRL 血症常见的男性功能障碍的表现;②性欲减退:高 PRL 血症时下丘脑分泌促性腺激素释放激素(gonadotropin-releasing hormone)的频率和幅度均明显减低,使垂体分泌 LH 与 FSH 的频率和幅度也减退,睾丸合成雄激素的量明显下降,而引起性欲减退,表现为对性行为兴趣下降甚至消失;③生精减退、男性不育:高 PRL 血症可导致生精作用减退。当垂体分泌 LH 与 FSH 的频率和幅度减退时,精子生成的功能就明显下降;④第二性征减退:长期明显的高 PRL 血症可导致男性第二性征的减退。可表现为胡须生长速度变慢,发际前移,阴毛稀疏、睾丸变软、肌肉松弛等。此外,尚有不少患者出现男性乳腺发育。乳腺是性激素依赖性器官,雌激素刺激乳腺组织的增生和发育,而雄激素则起抑制作用,两者共同维持乳腺组织细胞分化和增殖的平衡。甲氧氯普胺、舒必利、利血平、多潘立酮、三环类抗抑郁药、甲基多巴、氟哌啶醇等药物引起 PRL 水平增高,而 PRL 水平增高可抑制下丘脑-垂体促性腺激素分泌,形成继发性睾丸功能减退,睾酮合成减少,雌激素/雄激素比值增高而发生男性乳腺发育症。男性患者也可出现溢乳,但少见;⑤其他:长期高 PRL 血症导致雄激素水平减低可能会造成骨量减少、骨质疏松,心血管疾病发生的危险性增加。

非肿瘤性高 PRL 血症的最常见病因是药物,最易引起溢乳和男性乳房发育症的药物为中枢神经系统、消化系统和循环系统药物。血 PRL 水平升高是一些抗精神病药物的潜在不良反应,但随着 PRL 水平升高所致泌乳、月经失调、性功能障碍等问题日益显现,许多患者往往选择拒绝药物治疗,从而导致病情反复发作。①抗精神病药物分为第一代、第二代和第三代,这种命名与该药物上市的时间没有关系,而与它的抗精神病机制有关。抗精神病药物都是通过阻断脑内多巴胺而发挥作用。脑内的多巴胺通路属于中脑系统,它们与抗精神病药物的疗效和不良反应有关。结节漏斗的多巴胺通路阻滞会导致 PRL 水平升高。第一代抗精神病药物如氟哌啶醇、氯丙嗪、舒必利,常引起 PRL 水平升高及高 PRL 血症相关症状如闭经和溢乳、性功能改变,舒必利多见,治疗日剂量为 600~1400mg。女性服用后,往往引起月经异常。服用吩噻嗪类或丁酰苯类药物的患者,40%~90% 出现高 PRL 血症。第二代抗精神病药物利培酮、齐拉西酮可导致 PRL 升高及相关障碍;有研究表明,利培酮(维思通)比市场上其他非典型抗精神病药物导致的 PRL 水平升高的程度更高,患者 50%~100% 出现高 PRL 血症。绝经前妇女服用利培酮后,其 PRL 水平可达 100μg/L 甚至 200μg/L。多数研究认为[74,75]血 PRL 浓度随着利培酮血药浓度的升高而升高,也有研究认为 PRL 升高与是否服用利培酮有关,而与服用剂量无关。利培酮在人体主要经 CYP2D6 代谢,由于 CYP2D6 存在多态性,与种族、环境有关,受性别、年龄影响,因此利培酮相同剂量不同人群中血药浓度存在差异,这也可能就是导致以上两种截然不同结论的原因。第三代抗精神病药物奥氮平治疗的最初几周,患者的 PRL 可能会有短暂升高(呈剂量依赖性),但总体水平基本保持在正常范围内,随后就恢复到了基础水平甚至更低[76];氯氮平、喹硫平则对血浆 PRL 水平无明显影响,因为它们很少阻滞结节 - 漏斗部的多巴胺通道;②三环类抗抑郁药如阿米替林、丙米嗪和氟西汀,有微弱的多巴胺受体拮抗作用,可抑制 5- 羟色胺的再摄取,使 PRL 水平升高。如氟西汀,治疗方法简便,每日早餐后服 1 粒。主要的副作用在服药后 1 周内明显,以后逐渐适应。表现为:胃肠道反应,如恶心、呕吐、厌食、腹泻。其他副作用亦有性功能障碍;③消化系统药物,如止吐药多潘立酮、甲氧氯普胺、氯丙嗪等是一种多巴胺受体拮抗药,通过阻断多巴胺受体的作用,PIF 减少、PRF 升高,使 PRL 分泌增多,引起乳房胀大和溢乳;抗溃疡药 H_2 受体拮抗药西咪替丁、法莫替丁等主要通过抑制组胺而引起高 PRL 血症,另外考虑为具有拮抗雄激素受体的作用。一般停药后,高 PRL 血症可自行消失;④抗高血压药如利血平、甲基多巴、维拉帕米、血管紧张素转化酶抑制剂等,可阻碍下丘脑 PIF 的作用,垂体 PRL 分泌增多;⑤其他,阿片类镇痛药如美沙酮、吗啡,苯二氮䓬类可引起高 PRL 血症;雌激素类通过下丘脑抑制 PIF 的作用,直接刺激垂体 PRL 细胞分泌 PRL,但是大量的雌激素防止 PRL 充分发挥作用可能是通过影响 PRL 与其受体结合;口服避孕药后的乳溢 - 闭经综合征者在停药后常不能自愈,而需调经,如能恢复正常排卵月经,溢乳亦逐渐消失;抗结核药物如异烟肼可抑制 PIF 而使 PRL 的分泌增加。

【诊断和鉴别诊断】

临床中应首先确认高催乳素血症的存在,然后对众多病因进行鉴别。由于 PRL 并非常规的筛查项目,所以医师通常通过特异的临床表现或其他疾病检查过程中检查 PRL 水平而发现可疑患者。诊断主要依赖临床表现和实验室检查,需认真询问用药史(包括非处方药)

并进行体格检查。血清 PRL 测定技术已很成熟，女性 PRL 水平高于男性，但一般均 <25μg/L。初次催乳素测定应避免过多的静脉刺激，可以在一天中的任意时间采血，依据单次测定通常即可确立诊断。出现疑似情况时，可以改天且间隔 15~20 分钟重复采血测定，以避免催乳素脉冲分泌的影响。促性腺激素水平的测定，可了解垂体的促性腺功能状态。虽然性激素检测简便易行，但由于性激素受检测时期以及激素呈脉冲式分泌，故可能需要多次检测，必要时做其他辅助检查以协助诊疗。

1. 病史采集　病史采集要详尽，主要包括：①发作时的临床症状；症状与用药之间的关系，包括时间关系、剂量关系；给药剂量及疗程，停药后反应。药源性男性乳腺增生除了注意患者的年龄、病程、乳腺大小，单侧性或双侧性，发展速度，是否伴疼痛或溢液；服用药物史，工作环境或接触特殊物质史。是否有性欲减退、胡须和阴毛脱落、勃起功能障碍等睾丸功能减退的症状，家族中是否有类似情况的发病倾向；②基础疾病，包括肝病、肾病、肿瘤、精神疾病以及自身免疫性疾病等病史，放射性物质、化学物质或药物接触史；③既往用药与类似发作史；④临床停药试验，既是治疗手段又有协助诊断。药物引起者，血 PRL 一般在 80μg/L 以内，停药 36 小时后可降至正常，雌激素引起者，停药数个月后 PRL 可明显下降。

2. 体格检查　除了仔细检查乳腺病理情况外，还要检查患者第二性征和生殖器的发育是否正常，有无水肿和贫血等体征。男性乳腺增生首先要确定是否为真的乳腺组织。男子乳腺发育应是一块可触及的乳晕下坚实的乳腺组织，底端游离，直径 >2cm。乳房脂肪沉积常见于肥胖男子，外观上很像乳腺发育，但是并无腺体组织。如果仔细的触诊仍不能作出判断，乳房 X 射线检查或超声波检查可以区别脂肪和乳腺组织。

3. 实验室检查　①常规性项目：血常规、尿常规、肝肾功能、血清 LH、FSH、TT、E_2 和 PRL 等测定。由于 PRL 水平受许多生理因素和应激影响，各种应激状态（如手术、创伤等）、药物、运动、睡眠、进食等情况都可影响其分泌，因此测定血 PRL 水平有严格的采血要求（应于安静清醒状态下、上午 8~10 时取血测定），PRL 水平显著高于正常者一次检查即可确定，当 PRL 测定结果在正常上限 3 倍以下时至少检测 2 次，以确定有无高 PRL 血症；②选择性项目：甲状腺功能测定、血清 β-hCG、乳房 B 超、乳房钼靶、垂体 CT、MRI 等，根据病史选择进行；③高 PRL 血症除检测基础值外，必要时需行 PRL 分泌功能的动态试验，以明确垂体病变与 PRL 升高的关系。多巴胺激动剂抑制试验：常用的多巴胺激动剂包括溴隐亭、左旋多巴、多巴胺注射剂。使用左旋多巴亦可加用卡比多巴，因后者不能通过血脑屏障，可抑制前者在外周转变为多巴胺，既可减少外周副作用，又可加强其中枢作用。偶尔使用多巴胺再摄取抑制剂如诺米芬新，来刺激 PRL 释放。溴隐亭为长效制剂，口服 2.5mg 后要求观察 8 小时，每 2 小时测定 1 次 PRL。使用多巴胺注射液的注射剂量为 4μg/(kg·min)，左旋多巴为 500mg 口服，均在 120 分钟内每 30 分钟采血 1 次。试验前应当有 2~3 次基础值的测定，用药后谷值与基础平均值对照，下降 50% 为可以抑制，试验为阴性。PRL 瘤患者有时不受多巴胺激动剂的抑制。多巴胺受体拮抗剂兴奋试验：常用的制剂为甲氧氯普胺（胃复安）、多潘立酮（吗丁啉）和舒必利。方法是，口服或静脉注射甲氧氯普胺 10mg，或者多潘立酮 10mg，或静脉注射舒必利 50mg 后，在 120 分钟内每 15~30 分钟检查 1 次 PRL。与 3 次基础值的平均值比较，峰值超过基础值 2 倍为可兴奋，试验阴性；小于 2 倍者为不能兴奋，试验阳性。PRL 瘤的可兴奋性较差。

鉴于引起 PRL 升高的药物在临床中使用广泛，在考虑病理性 PRL 升高之前应排除药源性 PRL 升高。通过了解病史、服药史和检查 PRL 当时的生理状况,可以明确相当一部分患者 PRL 升高的病因,或为生理性,或为药源性,或继发于肝、肾功能异常。引起 PRL 升高的生理因素包括妊娠、哺乳、应激、运动和睡眠。肾功能不全患者 PRL 降解受损,中枢 PRL 调控状态改变,可以出现中等程度的 PRL 升高,1/3 的肾病患者因 PRL 的清除减少和生成增加而出现高 PRL 血症。透析并不能改善血清 PRL 的水平,肾移植后 PRL 则可恢复正常。慢性肾病造成的高 PRL 血症可以引起性腺功能减退,溴隐亭治疗可以恢复月经周期。

PRL 分泌受下丘脑分泌的多巴胺调控,非分泌 PRL 的垂体瘤或鞍区周围肿瘤如果压迫垂体柄,也可造成高 PRL 血症。垂体巨大无功能瘤、颅咽管瘤,或下丘脑炎症细胞浸润压迫垂体柄,或使下丘脑分泌多巴胺神经元受损,均可导致高 PRL 血症。多巴胺受体激动剂对垂体柄受压迫患者可以有效降低 PRL 水平,改善临床症状,对无功能垂体瘤患者却未必有效。不到 10% 的特发性高 PRL 血症患者可以找到垂体微腺瘤,但极少会发展成大腺瘤。约 30% 的特发性高 PRL 血症患者的 PRL 可以自发恢复到正常水平。高 PRL 患者应排除肢端肥大症,50% 的生长激素腺瘤可以伴有高 PRL 血症。行垂体影像学检查及 PRL 分泌功能的动态试验可协助诊断。部分原发性甲状腺功能减退症患者可出现中度的高 PRL 血症,病程长而未治疗或未充分治疗的患者可以引起垂体增生,进而形成垂体瘤,由此引起的高 PRL 血症和垂体增生可以通过左甲状腺素($L–T_4$)的治疗减轻 TRH 的刺激而恢复正常。

【预防与治疗】

在患者使用致病药物前,患者有权知道药物的副作用,应告知可能发生的药物不良反应,注意观察、随访。某些患者不会主动报告药物带来的不良反应,因此临床医师在临诊时应询问患者有关溢乳、乳房发育、性功能障碍等方面的问题。在选择基础疾病治疗药物时,临床医师应该考虑到 PRL 升高的短期和长期影响,因为它对患者的短期和长期健康问题、治疗依从性等方面都有潜在的影响。治疗目标:控制高 PRL 血症、恢复女性正常月经和排卵功能、减少乳汁分泌及改善其他症状。

1. 对有症状的、疑为药物引起的高 PRL 血症患者　应停药 3 天或换用其他药物后再测定 PRL。一过性药物治疗产生的 PRL 增高在停药后可消退。停用或换用抗精神病药物前应征询患者的治疗医师。如果无法停用药物,或发生高 PRL 血症时间与药物治疗无明确关系,建议作垂体磁共振以排除垂体或下丘脑占位。一些需要长期服用的药物,如抗精神病药、抗抑郁药,如果 PRL 轻至中度升高且没有明显的临床症状,可以进行观察;如果有明显症状或 PRL 水平明显升高,实在不能停药或换用药物时,则需要给予药物拮抗治疗。

2. 药物治疗　多巴胺受体激动剂能够有效治疗高 PRL 血症,且耐受性良好,包括麦角碱类和非麦角碱类。麦角碱类最常用者为溴隐亭,1971 年进入临床使用,是第一个在临床应用的多巴胺受体激动剂;其次还有培高利特、卡麦角林,这几个药物在国内已有使用。非麦角碱类主要是 quinagolide(CV–205–502)(诺果宁),国内也曾上市。这些药物作用于 PRL 细胞的多巴胺 D_2 受体,通过 Gi 蛋白(抑制性 G 蛋白)偶联抑制腺苷酸环化酶活性,降低 cAMP 水平,K^+ 通道活化,细胞内游离钙减少,进而抑制 PRL 基因转录和细胞的有丝分裂。溴隐亭治疗高 PRL 血症可使 60%~100% 的患者 PRL 水平恢复正常,溢乳消失,月经和排卵恢复;男性患者在 PRL 正常之前性功能就有明显好转,女性的骨密度增高。用法:溴隐亭可从小剂量 0.625mg/d 开始,根据患者胃肠道耐受和 PRL 指标逐渐加大到最佳剂量,常规剂量为 2.5mg,每天 3 次,大多数患者对多巴胺激动剂耐受良好,常见副作用主要为胃肠道反应,如厌食、恶心、呕吐、腹胀等,部分患者出现鼻塞和直立性低血压。在治疗过程中这些反应会逐渐减轻,仅有少数患者副作用持续存在,或者反应严重,需要停药。培高利特、卡麦角林为高选择性的多巴胺 D_2 受体激动剂,溴隐亭的换代药物,抑制 PRL 的作用更强大而副作用相对减少,作用时间更长。溴隐亭抵抗(每天 15mg 溴隐亭效果仍不满意),改用新型多巴胺激动剂如卡麦角林仍有 50% 以上有效。尚不清楚卡麦角林疗效优于溴隐亭的原因,已经发现卡麦角林与多巴胺受体的亲和力更高,而且使用卡麦角林造成的不良反应发生率较低,用药依从性更佳。推荐使用卡麦角林主要依据其疗效和改善性腺功能减退的效果,而非其治疗花费。

对于抗精神病药物引起的高 PRL 血症,能否加用多巴胺激动剂尚存争议。研究指出多巴胺激动剂只能使不超过 75% 的患者 PRL 降至正常,而且可能加重原有精神疾病。权衡利弊,首先考虑避免停用这些治疗方案可能造成的后果,如精神病发作,其次才是药物引起的高 PRL 血症的症状和加用多巴胺激动剂治疗。

另外,维生素 B_6 可预防多潘立酮致溢乳作用。用法:10~20mg,每天 3 次。作用机制可能为:作为多巴羧酶的辅酶,维生素 B_6 使下丘脑神经元中多巴转化为多巴胺,刺激 PIF 作用,从而抑制 PRL 分泌,预防溢乳。

3. 其他治疗方法 近年来,中药在高 PRL 血症治疗中的作用得到临床医师的关注。如疏肝解郁中药能直接作用于腺垂体,刺激多巴胺受体,抑制 PRL 的分泌;生麦芽为健脾胃之品,麦芽中含麦角类化合物,具有拟多巴胺激动剂作用,抑制 PRL 分泌作用。中药二陈汤有显著降低血浆 PRL 及睾酮水平,提高血浆雌二醇水平的作用,且安全性较好,是一种治疗抗精神病药源性内分泌紊乱较为理想的方药。针灸、推拿等均有一定疗效。此外,对于男性乳腺增生患者,因病情需要确实不能停用致高 PRL 药物者,应尽可能减少剂量,并可予乳腺组织照射以及吸脂、内镜乳腺切除术、开放性乳腺成形术等创伤性治疗。

(徐浣白 彭永德)

第四节 药源性血管升压素分泌紊乱综合征

血管升压素分泌紊乱综合征(syndrome of inappropriate antidiuretic hormone secretion,SIADH),又称为抗利尿激素不适当分泌综合征,是指内源性血管升压素分泌异常增多或活性作用超常,导致水潴留、尿排钠增多以及稀释性低钠血症等临床表现的一组综合征,最初由 Schwartz 于 1957 年首次报道[77]。低钠血症通常是指血钠浓度低于 135mmol/L,根据体钠总量分为 3 个临床类型:①低容性低钠血症;②高容性低钠血症;③正常容量性低钠血症,其中正常容量性低钠血症约占 60%;SIADH 为最常见正常容量性低钠血症。

血管升压素(antidiuretic hormone,ADH,即精氨酸加压素 AVP),又称抗利尿激素,是由下丘脑视上核和室旁核的神经元分泌的一种激素,主要受血液渗透压变化刺激而释放。当血浆的渗透压增加时,如在机体脱水时,ADH 的释放量增加。ADH 主要对肾小管中远曲小管和集合管的 V_2 受体起作用,引起肾小管对水的重吸收增加,使尿液浓缩,尿量减少。某些药物可刺激 ADH 释放或加强 ADH 对肾小管的作用,从而产生药源性 SIADH。常见药物有升压素及其类似物、催产素、长春新碱、环磷酰胺、氯磺丙脲、卡马西平、氯贝丁酯、三环类抗抑郁药、单胺氧化酶抑制剂[78]。

【致病机制】

由于 ADH 释放过多,且不受正常调节机制所控制,肾远曲小管与集合管对水的重吸收增加,尿液不能稀释,游离水不能排出体外,如摄入水量过多,水分在体内潴留,细胞外液容量扩张,血液稀释,血清钠浓度与渗透压下降。同时,细胞内液也处于低渗状态,细胞肿胀,当影响脑细胞功能时,可出现神经系统症状。本综合征一般不出现水肿,因为当细胞外液容量扩张到一定程度,可抑制近曲小管对钠的重吸收,使尿钠排出增加,水分不致在体内潴留过多。加之容量扩张导致心钠肽释放增加,使尿钠排出进一步增加,因此,钠代谢处于负平衡状态,加重低钠血症与低渗血症。同时,容量扩张,肾小球滤过率增加,以及醛固酮分泌受到抑制,也增加尿钠的排出。由于 ADH 的持续分泌,虽然细胞外液已处于低渗状态,但肾仍不能达到最大尿液稀释水平。

已知多种原因与 SIADH 的发病有关,与 SIADH 有关的主要伴发疾病可归纳为五大类:肿瘤、药物、神经疾病、肺部疾病及其他各种原因等。手术后立即输注过量的液体(5% 葡萄糖或 5% 葡萄糖生理盐水)是常见的导致 SIADH 的原因;颅脑手术或大脑内出血导致的低钠血症多由于 SIADH 或脑性盐耗综合征(cerebral salt wasting syndrome, CSWS);老年人易发生 SIADH,可能与老年人抗利尿激素分泌的渗透压调节的敏感性增高有关;获得性免疫缺陷综合征(acquired immune deficiency syndrome, AIDs)是导致 SIADH 急性发生的重要原因之一;与 SIADH 发生有关的药物众多,包括抗抑郁药、抗精神病药、糖尿病药、肿瘤化疗药、抗癫痫药等。药物不良反应中,SIADH 虽不常见,但可严重威胁患者生命安全,合并严重慢性疾病时临床表现常被基础疾病症状掩盖,容易漏诊、误诊,应引起医务工作者重视。

【致病药物和临床表现】

SIADH 基本呈现为正常容量性低钠血症的临床表现,患者血钠降低,无血容量降低的临床表现;尽管体液总量增加,但患者无水肿,此系在细胞内外均有水分分布之故,患者的尿渗透压通常不超过 600mmol/L。低钠血症症状的严重性与血钠降低的速度及血钠水平有关,血钠水平降低越快,比如每小时降低的速度 >0.5mmol/L,血钠的浓度越低,症状就越严重,主要表现为神经系统的症状。当血钠水平 >120mmol/L 时,多数患者可无临床症状。低钠血症的临床症状无特异性,当血钠水平 <120mmol/L 时,可出现疲倦、厌食、恶心、呕吐、神经过敏、头痛、肌肉无力和痉挛等;血钠浓度 <110mmol/L 时,患者可出现困倦、迷糊、反射抑制、抽搐,甚至昏迷、死亡。

人体水分的调节主要依靠下丘脑神经垂体所分泌的 ADH、正常的肾脏排水功能和肾上腺皮质功能。各种原因引起 ADH 分泌过多或肾功能不良,即可引起体内水分潴留,水与电解质比例失常,细胞外液增加,出现过多的水进入细胞内,引起一系列临床病理症状,称为水中毒。药物引起水中毒的机制主要指药物影响 ADH 的分泌而致水中毒。不同药物引起 SIADH 的机制也不相同:

1. 引起 SIADH 的药物 乙酰胆碱可直接作用于下丘脑,使 ADH 分泌增加。摇头丸(二亚甲基双氧苯丙胺)可直接刺激神经垂体分泌 ADH,食用摇头丸同时过量饮水可导致严重的低钠血症。镇静剂吗啡、哌替啶,调脂药氯贝丁酯,各类化疗药长春新碱、环磷酰胺、顺铂、秋水仙碱,三环类抗抑郁药和单胺氧化酶抑制剂主要通过促进 ADH 的分泌发挥作用,从而产生 SIADH。氯磺丙脲、甲苯磺丁脲和卡马西平不仅促进 ADH 的分泌,同时也增强肾脏对 ADH 的反应。噻嗪类利尿药具有排钠利尿作用,且可造成肾小球滤过率(glomerular filtration rate, GFR)下降,同时触发 ADH 分泌,远曲小管对水分再吸收增加,造成水清除率明显下降。

2. 医源性的抗利尿激素不适当分泌增多　抗利尿激素不适当分泌增多系由于抗利尿制剂剂量过大,例如 AVP、醋酸去氨加压素(DDAVP)、催产素通过直接的效应引起 SIADH。缩宫素(催产素)与 ADH 的作用类似,但较弱。催产素以 20ml/min 输注只有微小的抗利尿作用,但若剂量超过 45ml/min 时,则抗利尿作用显著;若同时静脉滴注大量液体,即有发生急性水中毒的危险。急性水中毒时会导致嗜睡与躁动交替、精神失常、共济失调、肌肉抽搐、昏迷及惊厥伴低钠血症、脑水肿,甚至死亡。

【诊断和鉴别诊断】

SIADH 主要诊断依据:①血钠降低(常 <130mmol/L);②尿钠增高(常 >30mmol/L);③血浆渗透压降低(常 <275mOsm/kgH$_2$O);④尿渗透压大于血浆渗透压,尿渗透压 / 血渗透压 >1(正常 <1);⑤无低血容量临床表现(血尿素氮、肌酐、尿酸下降);⑥除外甲状腺功能减退、肾上腺皮质功能减低等基础疾病。有条件者可直接测定 ADH,以期早发现、早诊治。

SIADH 是一种正常容量性低钠血症,必须与其他类型的低钠血症——高容性低钠血症、低容性低钠血症相鉴别,因为它们各自的发病机制不一样,水钠代谢的异常表现也不同,治疗处理也有区别。高容性低钠血症有细胞外液容量增加的病史和体征,如由于患有充血性心力衰竭、肝硬化、肾病。低容性低钠血症患者的细胞外液容量降低,往往有出血、胃肠炎、大量应用利尿药、醛固酮缺乏症等病史。高容性和低容性的低钠血症都存在有效血容量的降低,两者均有继发性的血浆 ADH 水平升高,因此测定 ADH 水平对 SIADH 的诊断无意义。药源性 SIADH 主要鉴别其他可引起低钠血症与低渗血症的情况,主要鉴别如下。

1. 高容性低钠血症　①肾失钠所致低钠血症特别是肾上腺皮质功能减退症、失盐性肾病、醛固酮减少症、范科尼综合征、利尿药治疗等均可导致肾小管重吸收钠减少,尿钠排泄增多而致低钠血症。常有原发疾病史及失水表现,血尿素氮常升高。而 SIADH 患者血容量常正常或增高,血尿素氮常降低;②顽固性心力衰竭、晚期肝硬化伴腹水或肾病综合征等可出现稀释性低钠血症,但这些患者各有相应原发病的特征,且常伴血容量增高、明显水肿、腹水;③甲状腺功能减退症有时也可出现低钠血症,可能由于 ADH 释放过多或由于肾不能排出稀释尿所致。但甲状腺功能减退症严重者伴有黏液性水肿等表现,结合甲状腺功能检查不难诊断;④精神性烦渴患者由于饮水过多,也可引起低钠血症与血浆渗透压降低,但尿渗透压和尿比重明显降低,易与本病鉴别。

2. 低容性低钠血症　①胃肠消化液丧失如腹泻、呕吐,及胃肠、胆道、胰腺造口或胃肠减压等都可失去大量消化液而致低钠血症,常有原发疾病史及失水表现。临床上有明显的低容表现,低渗表现可不严重;②脑性盐耗综合征(cerebral salt wasting syndromes, CSWS):本症是颅内疾病的过程中肾不能保存钠而导致进行性尿钠自尿中大量流失,并带走过多水分,从而导致低钠血症和细胞外液容量的下降。主要临床表现为低钠血症、尿钠增高和低血容量;而 SIADH 是正常血容量或血容量轻度增加,这是与该病的主要区别。此外,该病对钠和血容量的补充有效,而限水治疗无效,反而使病情恶化。

【预防与治疗】

在患者使用致病药物前,患者有权知道药物的副作用,应告知可能发生的药物不良反应,注意观察、随访。因该病多为等容量型,临床上缺乏血容量增高(如腹水、外周水肿等),或血容量不足(如皮肤弹性下降、直立性低血压等)的表现,患者常以原发疾病症状为首发症状就诊,极易被忽视,因此临床医师应提高对本病诊断的重视程度,及早发现异常变化,提高患者的治愈率和生存率。治疗的主要目的是纠正低钠血症。

1. 病因治疗　至为重要,药物引起者需立即停药,停药后 SIADH 可迅即消失。使用可能引起 SIADH 的药物,尤其是抗精神病药和卡马西平时,应在治疗前和治疗后进行血清钠浓度的测定,严格控制该不良反应的发生。

2. 对症治疗　停用致病药物的同时,限制水的摄入对控制症状十分重要,对于一般轻度患者液体摄入量限制在 500~1000ml/24h,即可使症状消除。出现严重的甚至威胁生命的 SIADH 症状时,应使用高渗氯化钠溶液,以 1~2mmol/(L·h)的速率增加血清钠的浓度,直到血清钠浓度增至 125mmol/L。也有人推荐使用 3% 氯化钠溶液。但必须注意的是,患低钠血症超过 2 天的患者,如果超速补钠可能引起脱神经鞘综合征,出现延髓麻痹、四肢瘫痪、昏迷甚至死亡。所以,高渗氯化钠溶液仅仅用于有生命危险的患者。渗透性脱神经鞘综合征通常不发生于急性和严重的低钠血症患者。一般补钠的速率在 48 小时内不要超过 24mmol/L。

3. 其他　慢性 SIADH 用上述方法无效时,需采用降低 ADH 肾脏作用的药物。①广谱抗生素去甲金霉素(demeclocycline),别名地美环素,作用主要是抑制 ADH 对肾脏的影响,剂量为 900~1200mg/d,通常可在用药后 1~2 周内出现效果,应逐渐减少用药剂量直到足以维持血清钠浓度为止。地美环素毒性较锂制剂低,副作用包括氮质血症、光过敏、恶心、呕吐等。碳酸锂副作用大,慎用;②加压素受体拮抗剂是一类新型药物[79],包括托伐普坦(tolvaptan,美国 Otsuka 制药)、考尼伐坦(vaprisol,安斯泰来)、利希普坦(lixivaptan,Cornerstone Therapeutics)、莫扎伐普坦(mozavaptan,别名 OPC-31260,日本 Otsuka 公司),以及沙他伐坦(satavaptan,赛诺菲)。上述药物已批准用于治疗 SIADH,但是,2012 年美国 FDA 拒绝了利希普坦的审批,2008 年沙他伐坦的欧盟市场许可证被撤销。其中较具代表性的国内使用较多的托伐普坦片(商品名苏麦卡)可选择性拮抗位于肾脏集合管细胞的基底侧膜 II 型 AVP 受体(V$_2$R),调节集合管对水的通透性,提高对水的清除,促使血钠浓度提高[80,81]。每日 1 次,起始剂量 15mg,服药 24 小时后可酌情增加剂量。服药期间不必限制患者饮水,同时应注意监测血电解质变化,避免血钠过快上升。常见不良反应为口干、眩晕、恶心、低血压等。

(徐浣白　彭永德)

第五节　药源性高尿酸血症

高尿酸血症是一组嘌呤代谢紊乱和(或)尿酸排泄障碍所致的疾病,由此引发痛风性急性关节炎反复发作、痛风石沉积、痛风石性慢性关节炎和关节畸形,常累及肾脏,引起慢性间质性肾炎和尿酸性肾结石形成[82]。高尿酸血症包括原发性高尿酸血症和继发性高尿酸血症。继发性高尿酸血症是由于肾脏疾病、血液病及某些药物等多种原因导致。由特定药物诱发的继发性高尿酸血症可以称为药源性高尿酸血症,在发病机制、临床表现、实验室检查和治疗预防方面与其他原因的高尿酸血症存在共性与特性。

【致病机制】

嘌呤与尿酸的代谢异常是高尿酸血症最重要的生物化学基础。嘌呤在机体内主要以嘌呤核苷酸的形式存在,包括腺嘌呤核苷酸、鸟嘌呤核苷酸、次黄嘌呤核苷酸和黄嘌呤核苷酸等。嘌呤核苷酸在体内氧化分解,最终代谢产物是尿酸。机体嘌呤主要有两个来源,一是来源于含嘌呤的食物,另一方面是体内细胞通过多种途径自行合成。目前普遍认为食物来源的嘌呤主要生成尿酸,很少被机体利用。而参与各种重要生命活动的嘌呤碱基主要由人体自行合成。人体内尿酸的含量是尿酸代谢动态平衡的结果。正常人体内尿酸池平均为1200mg,每天产生约750mg,排出500~1000mg,其中30%~75%从肾脏排出,其余30%从肠道排出或分解后以其他代谢产物形式排出。凡是导致尿酸生成增多或使尿酸排泄减少的任何因素,包括遗传缺陷疾病、药物以及饮食习惯等,都可导致高尿酸血症甚至痛风[82,83]。

药物诱发高尿酸血症的致病机制主要包括药物导致嘌呤或尿酸产生过多,和药物导致肾脏排泄尿酸异常两条途径。多种细胞毒性药物可以短时间内大量破坏细胞,导致细胞核裂解,核酸分解加速,尿酸生成增加。肾脏在排泄尿酸的过程中涉及肾小球的滤过、肾小管的重吸收、肾小管的分泌以及肾小管分泌后的重吸收等一系列复杂过程。药物影响到尿酸的滤过、重吸收、分泌时均可以导致血尿酸升高[84]。

【致病药物和临床表现】

药源性高尿酸血症均有明确的相关药物使用史。询问病史可以发现呋塞米(速尿)、氢氯噻嗪、吡嗪酰胺、青霉素、胰岛素、汞剂、乙胺丁醇、小剂量阿司匹林、维生素 B_1、维生素 B_{12}、左旋多巴、环孢素、大剂量泻药等抑制尿酸排泄药物或细胞毒性药物如环磷酰胺、氟尿嘧啶等多种药物使用史。根据发病机制可以分为两大类药物。

1. 导致嘌呤或尿酸产生过多的物质　流行病学显示饮酒量与血尿酸水平呈显著正相关关系,酒精可促进腺嘌呤核苷酸转化分解,增加尿酸生成。果糖大量摄入可影响肝脏对嘌呤核苷酸的代谢,导致嘌呤分解加速,尿酸生成增多。细胞毒性药物如环磷酰胺、环孢素、氟尿嘧啶、雷公藤总苷等可在短时间内大量破坏细胞,导致细胞核裂解,核酸分解加速,尿酸生成增加。肿瘤化疗后,短时间内可使大量细胞被破坏,释放出大量游离嘌呤或嘌呤核苷酸,导致嘌呤补救合成途径明显加速,从而出现高尿酸血症。据文献报道,80% 左右的肿瘤化疗患者可出现高尿酸血症、尿酸性肾结石或痛风肾病。其他一些药物如烟酸、华法林、硫唑嘌呤类抗肿瘤药物等可以促进 ATP 分解而加速尿酸的合成[84]。

2. 导致肾脏排泄尿酸异常的物质　很多药物或化学物质都可以降低肾脏对尿酸的排泄作用并最终导致高尿酸血症。某些药物如呋塞米、氢氯噻嗪、吡嗪酰胺、青霉素、胰岛素、汞剂、乙胺丁醇、小剂量阿司匹林、维生素 B_1、维生素 B_{12}、左旋多巴、环孢素、大剂量泻药等均能抑制肾小管对尿酸的分泌,引起血尿酸升高。某些化学物质或毒物如铅、铍、甲氧氟烷等也能抑制尿酸的分泌。利尿药是影响尿酸排泄的最常见药物,目前临床上常用的利尿药中,噻嗪类利尿药和袢性利尿药作用最明显。痛风患者在使用利尿药后可以加重病情或诱发痛风性关节炎发作。长期大量使用利尿药诱发继发性高尿酸血症的原因主要是由于利尿引起钠大量丢失,肾小管对尿酸钠的重吸收增加,同时利尿引起细胞外液不足,组织灌流减少,血乳酸生成增多,导致尿酸在肾小管的分泌受到抑制。其他利尿药如醛固酮拮抗剂螺内酯和碳酸酐酶抑制剂乙酰唑胺也可通过抑制尿酸分泌而减少其排泄,但程度相对较轻。此外,不恰当地使用泻药可以使体内水分大量丢失,细胞外液不足,肾小管对尿酸的重吸收增加和分泌减少引发高尿酸血症。阿司匹林对尿酸排泄的影响与剂量有关,小剂量阿司匹林(100mg/d)可抑制尿酸在肾小管的分泌,大剂量阿司匹林则可明显抑制尿酸的重吸收,反而促进尿酸的排泄。抑制尿酸排泄的临床常用药物还有维生素 B_1、维生素 B_{12}、抗结核药物(吡嗪酰胺和乙胺丁醇)、青霉素、胰岛素、抗震颤麻痹药物(左旋多巴)、血管紧张素、免疫抑制剂环孢素等。这些药物主要是通过竞争性抑制肾小管对尿酸的分泌而诱发高尿酸血症。此外,有些药物在抑制肾小管对尿酸分泌的同时还促进核苷酸的分解并加速尿酸的生成,如烟酸及其衍生物烟酸肌醇、烟酰胺等[84]。

3. 临床表现　药源性高尿酸血症发展过程一般可分为以下 4 个阶段。

(1)高尿酸血症期:在这一期患者可无痛风的临床症状,仅表现为血尿酸升高。

(2)痛风早期:此期由高尿酸血症发展而来。突出的症状是急性痛风关节炎的发作。在急性关节炎发作消失后关节可完全恢复正常,亦不遗留功能损害,但可反复发作。此期一般无皮下痛风石的形成,亦无明显的肾脏病变如尿酸性肾病及肾结石的形成,肾功能正常。急性痛风关节炎,典型发作为急性起病,常夜间发作,受累关节局部肿胀、充血、发热、剧烈疼痛,关节活动受限,严重者伴有发热、头痛等全身症状。初期发病者多侵犯单个关节,多累及蹞趾关节和第一跖趾关节,其次易受累的关节分别是足弓、踝、跟、膝、腕、指、肘关节。如反复发作,往往会累及多个关节。

(3)痛风中期:此期痛风性关节炎由于反复急性发作造成的损伤,使关节出现不同程度的骨破坏与功能障碍,形成慢性痛风性关节炎。可出现皮下痛风石,也可有尿酸性肾病及肾结石的形成,肾功能可正常或轻度减退。尿酸性肾病,主要病变为间质性肾炎和尿酸结石,早期仅表现轻到中度蛋白尿,有或无镜下血尿、血尿酸增高,常伴有肾功能不全及尿酸性肾结石,同时合并高血压及肾盂肾炎也很常见。

(4)痛风晚期:由于尿酸盐在关节及其周围组织中沉积引起慢性炎症反应,受累关节呈非对称性肿胀和进行性强制、僵硬,以致关节持续疼痛,广泛破坏并有较大皮下结节形成,终致病变关节畸形而丧失功能,出现明显的关节畸形及功能障碍,皮下痛风石数量增多、体积增大,容易破溃流出白色尿酸沉淀,若伤口经年不愈,只能进行截肢手术。尿酸性肾病结石有所发展,肾功能明显减退,可出现氮质血症及尿毒症。

【诊断和鉴别诊断】

血尿酸测定是诊断高尿酸血症的先决条件。患者出现特征性关节炎表现、尿路结石、痛风石或皮下痛风结节合并高尿酸血症,询问病史发现特殊药物使用史,应诊断为药源性高尿酸血症。

高尿酸血症可以导致痛风发作。慢性痛风性关节炎须与类风湿关节炎、急性化脓性关节炎、软组织蜂窝织炎、骨性关节炎、强直性脊柱炎、假性痛风、银屑病关节炎等鉴别。药源性高尿酸血症应与其他原因引起的继发性高尿酸血症鉴别诊断。

(1)血尿酸测定:正常男性和女性在儿童期血尿酸的平均值是 $214\mu mol/L$(3.6mg/dl),在青春期后男性开始增高,而女性尿酸增高主要在更年期。我国人群中正常值为男性 150~380μmol/L

（2.5~6.4mg/dl），女性 100~300μmol/L（1.6~3.2mg/dl），一般男性 >420μmol/L（7.0mg/dl），女性 >370μmol/L（6.0mg/dl）确定为高尿酸血症。患者血尿酸水平与临床症状的严重程度不完全平行，甚至少数痛风性关节炎急性发作的患者，其血尿酸水平正常。

（2）尿酸水平测定：正常人经过 5 天限制嘌呤饮食后，24 小时尿酸排泄低于 3.57mmol/L（600mg）。24 小时尿酸测定对于痛风诊断价值不大，但可以帮助鉴别诊断痛风性肾病。临床多用于指导用药，如果 24 小时尿酸排泄增多，可以选择抑制尿酸形成药物；相反，如果 24 小时尿酸排泄减少，宜选用促尿酸排泄药物。

（3）影像学检查：X 射线检查关节改变，特别是第 1 跖趾关节。早期急性关节炎发作仅表现为周围软组织肿胀，关节显影正常。随着病程进展可以出现骨质缺损，关节软骨破坏，关节面不规则。慢性关节炎期出现关节腔隙变窄，关节软骨下骨质穿凿样损害。关节腔穿刺滑囊液检查，偏振光显微镜下可见尿酸盐结晶。泌尿系彩超了解有无泌尿系结石。肾脏同位素检查了解肾功能。

（4）其他检查：痛风关节炎急性发作期血常规白细胞总数升高，血沉加快。痛风性肾病影响肾功能时，血清肌酐、尿素氮等肾功能指标升高。

【预防与治疗】

药源性高尿酸血症首先需要停止抑制尿酸排泄和增加尿酸合成相关药物的使用，其治疗目的在于纠正高尿酸血症，预防尿酸性肾结石的形成，尽快终止急性痛风性关节炎的发作。

1. 一般治疗策略　对于药源性高尿酸血症，除了降尿酸治疗外，病因治疗非常重要。防止药物影响尿酸的排泄，如氢氯噻嗪、依他尼酸、呋塞米、吡嗪酰胺、小剂量阿司匹林等均能抑制尿酸的排泄而导致高尿酸血症，因此应尽量避免使用抑制尿酸排泄的药物，降低高尿酸血症的发生概率，防止痛风的发生。在治疗原发病时，应仔细分析、比较后选择药物和治疗手段，尽量避免或减少使用可能引发或加重高尿酸血症的药物，如慢性肾病患者以及肿瘤化疗、放疗后尽量少用或不用可抑制尿酸排泄的药物，肿瘤、恶性血液病患者应尽量减少使用果糖、维生素 B_{12} 等促进核苷酸分解的药物。一般首选抑制尿酸合成的药物，尤其是肿瘤、血液病化放疗后应尽早使用，降低高尿酸血症和高尿酸尿症。一般不提倡使用促尿酸排泄药物，因为患者尿尿酸排出常明显增加，尤其是化疗、放疗后，如果使用可加重肾脏负担，并引发急性肾内梗死和急性肾功能不全。

2. 健康教育　减少富含嘌呤食物的摄入，在痛风的防治上十分重要。让患者了解日常食物中嘌呤含量的高低，指导患者对高嘌呤类食物在急性期与缓解期均应禁忌。除尽量避免摄入高嘌呤类食物外，注意保持理想体重也十分重要。如有肥胖及超体重者应适当减轻体重，坚持三低饮食，即低热量、低脂肪、低盐饮食，养成一日三餐定时定量，不吃零食的良好习惯。鼓励患者多饮白开水，使每日有充足的尿量，以促进尿酸排泄。

患者应保持规律的生活制度，注意劳逸结合。饮酒可诱发痛风发作，尤其是啤酒在发酵过程中可产生大量嘌呤，对痛风患者很不利，因此需要戒酒。常年坚持有规律的体育锻炼如散步、打网球、健身运动等，心情要乐观，养成良好的生活习惯。在药物治疗中如使用秋水仙碱等，需告知可能出现的副作用，服药注意事项，为何要遵医嘱服药以及定期复查的意义等，从而使患者主动配合治疗。注意避免诱发因素如外伤、过度劳累、感染、失血、手术和精神过度紧张等。

3. 饮食治疗

（1）避免高嘌呤饮食：如动物内脏、肉类和贝壳类、火锅中的肉类、海鲜和青菜等混合涮食汤汁含有极高的嘌呤。虽然外源性嘌呤不是高尿酸血症发病的根本原因，但高嘌呤饮食可使血尿酸浓度升高，诱发痛风急性发作，因此减少富含嘌呤食物的摄入在痛风的防治上十分重要。根据日常食物嘌呤含量的高低，指导患者对高嘌呤类食物在急性期与缓解期均应禁忌。患者可进食的普通食物是牛奶、奶制品、豆浆、豆腐、鸡蛋、各类水果、各种谷物制品、大部分蔬菜、糖、果酱和蜂蜜、植物油等。另外，禁用辣椒、咖喱、生姜等刺激性调味品。

（2）素食为主的碱性食物：选食碱性食品可使体内碱量增加，尿 pH 升高，从而增加尿酸在尿中的可溶性，促进尿酸的排出，防止形成尿酸结石。这些食物主要有油菜、白菜、胡萝卜与瓜类。海藻、紫菜、水果等富含微量钾的菜果可以有效地抑制尿酸沉积。另外，进食蛋制品、粗糙食物、豆类、花生、芝麻、核桃等可补充人体蛋白质和微量元素、维生素。

（3）多饮水：喝水可增加尿量，促使尿酸排出，应鼓励患者多饮水，但不要喝饮料和酒精饮料，可饮富含维生素和钾的蔬菜汁、水果汁和豆乳。不喝酒，合理摄入营养物质。高尿酸血症和痛风的发病与高蛋白、高脂肪膳食等不良膳食习惯密切相关。如富含嘌呤类食物摄入过多使核酸分解增加，脂肪摄入增加可使血酮体浓度升高而抑制肾脏排泄尿酸等。因此通常要求总热量不超过标准。

4. 药物治疗

如果因为原发疾病而不能停用造成高尿酸血症的药物，可根据病情选择相关药物治疗。药物治疗原则是早期用药，以免贻误治疗时机，影响治疗效果。尽快控制急性发作，但不宜过早停药，以防复发。急性关节炎发作期忌用抑制尿酸生成和促进尿酸排泄的药物，防止延长发作期。

（1）禁用影响尿酸排泄和增加嘌呤合成的药物：许多药物可因降低尿酸排泄而导致继发性高尿酸血症，诱发痛风急性发作。

（2）促尿酸排泄药物：促尿酸排泄药物可以有效地降低血尿酸水平，这类药物适用于高尿酸血症期及发作间歇期、慢性期。促尿酸排泄药物主要是通过抑制肾小管对尿酸的重吸收而促进尿酸排泄。因此当肾小球滤过率降低，内生肌酐清除率 <30ml/min 时基本无效。有尿路结石及每日尿酸排出量 >600mg 以上时也不宜使用此类药物，因为可能促进尿酸性结石形成和痛风性肾病发生。促尿酸药物大都有不同程度的消化道不良反应，因此应在餐后或餐时服用，同时大量饮水，合用碳酸氢钠等药物碱化尿液，并避免使用利尿药等抑制尿酸排泄的药物。此类药物一般使用时间比较长，可持续用药 12~18 个月，直至血尿酸水平平稳。临床上常用的为以下几种：

1）苯溴马隆：于 1972 年投入临床，在欧美、日本等国已使用多年。近年来在我国使用广泛，是目前临床上最常用的促尿酸排泄药物之一。苯溴马隆是苯并呋喃的衍生物，是一种强有力的促尿酸排泄药，不影响肾小球滤过率，主要通过抑制近端肾小管对尿酸的重吸收，增加尿酸排泄，从而降低血尿酸水平。研究表明治疗剂量的苯溴马隆对正常人和高尿酸血症患者均可明显增加尿酸盐的排出量和降低血尿酸水平。与丙磺舒相比，该药作用更快、更强，一般初始剂量为每次 25~50mg，每天早餐时口服，服药后 1~3 周如血尿酸无明显下降，可每天增加 25~50mg，一般维持量为 50mg 左右，早餐时一次口服。对有痛风结节的患者，剂量可偏大，用到每天 50~100mg，当血尿酸降低至 297μmol/L（5.0mg/dl）以下后，给予 50mg 维持剂量。该药副作用较少，有时有胃肠道反应及过敏性皮炎，但均较轻，一般可耐受。少数患者可有腹泻、肾绞痛和转移性痛风。小剂量阿司匹林可降低其促尿酸排泄作用。由于苯溴马隆可降低双香豆素的代谢,增强其抗凝作用,因此冠心病、心脏瓣膜置换术后等需同时服用苯溴马隆和双香豆素时,应注意减少剂量和定期检查凝血功能。

2）丙磺舒:是磺胺的衍生物,为最早使用的一种有效的促尿酸排泄药,该药具有抑制近端肾小管对尿酸盐的重吸收,增加尿酸排泄的作用,对肾小球滤过率和肾血流量无明显影响。适用于重度高尿酸血症或慢性痛风性关节炎的长期治疗,对痛风石也有缩小作用。对急性痛风性关节炎无效。研究表明,每天 1g 丙磺舒可使痛风患者肾排尿酸量增加 50%,血尿酸水平平均下降 1/3。开始剂量为每次 0.25g,每天 2 次,1 周后可增至每次 0.5~1g,每天 2 次。丙磺舒安全性较高,不影响电解质代谢,代谢产物主要由胆汁排泄。该药的主要副作用为胃肠道反应、过敏性皮炎、发热,停药后可恢复。餐时或餐后服药可减少胃肠道反应。该药与吲哚美辛、萘普生同时使用可使血药浓度升高,毒副作用增大,并可增强磺脲类口服降糖药的作用。小剂量阿司匹林可以降低该药的效果。此外,对磺胺过敏、有活动性溃疡以及葡萄糖 –6– 磷酸脱氢酶缺乏症患者禁用此药。

3）磺吡酮:为保泰松的衍生物,有明显的促尿酸排泄作用,但无抗炎镇痛作用。其结构与丙磺舒不同,但作用机制相同且作用更强。对丙磺舒过敏或不能耐受的患者可用其替代。在急性痛风性关节炎控制 2 周后才开始使用本药。开始剂量为每次 50mg,每天 2 次。以后 7~10 天增加 50~100mg,最大剂量为每天总量 800mg,常用维持剂量是每次 100~200mg,每天 2 次。副作用为胃肠道反应、血小板减少和粒细胞减少、皮炎、过敏等,停药后可恢复。因该药有抗排钠利尿作用,心功能不全患者慎用。该药不可与阿司匹林同服,因可能诱发哮喘患者的支气管痉挛。对双香豆素的抗凝作用是先增强后拮抗。

促尿酸排泄药适用于肾功能正常、无肾石病、年龄小于 60 岁、尿酸排泄每 24 小时低于 600~800mg 的高尿酸血症者。由于促进尿酸排泄的药物可能导致或加重尿路结石的形成,故每天摄水量应在 2500~3000ml 或以上,并服用碳酸氢钠等药物碱化尿液,使尿 pH 维持在 6.0~6.6,以防止、减少尿酸结石的形成。

（3）抑制尿酸生成的药物

1）别嘌醇:为尿酸生成抑制剂。别嘌醇是次黄嘌呤的同分异构体,其与黄嘌呤氧化酶的亲和力远超过次黄嘌呤和黄嘌呤。别嘌醇首先在该酶的催化下氧化生成别黄嘌呤,后者与黄嘌呤氧化酶的亲和力更强,从而竞争性抑制黄嘌呤氧化酶,使黄嘌呤、次黄嘌呤不能转化为尿酸,进而限制尿酸的生物合成。别嘌醇在体内还可以反馈性抑制嘌呤和核苷酸的从头合成途径,最终减少嘌呤的合成以及尿酸的产生。临床上,别嘌醇除了可以显著降低血尿酸外,还对尿酸盐和草酸钙肾结石的形成有预防作用,适用于原发性和继发性痛风的治疗,包括 24 小时尿酸排出过高（600~1000mg 或以上）,合并尿酸盐肾病、反复发作性尿酸结石、肾功能不全以及对促尿酸排泄药物效果差、不能耐受或过敏的患者。在白血病或肿瘤化疗、放疗前使用别嘌醇可以防止急性高尿酸性肾病。但该药对急性痛风性关节炎无效,甚至可能加重或延长急性期炎症。为减少诱发急性发作,可从小剂量开始,每天 100mg,一周后加量,直至尿酸降至正常范围。一般每天 300~600mg,分 3 次口服,即可取得较好的作用,严重病例每天可达 1000mg,维持量一般是 300mg,儿童剂量为 8mg/（kg·d）。主要不良反应为过敏性皮疹、发热、氨基转移酶升高等肝损害以及白细胞减少、血小板减少等骨髓抑制表现,个别患者可以出现严重的上皮溶解或剥脱性皮炎,致死率可达 70% 以上,应密切注意。还有极少数患者可出现急性肝细胞坏死,甚至需要肝移植治疗。别嘌醇可降低双香豆素的代谢,增强其抗凝作用,冠心病、心脏瓣膜置换术后等患者需同时服用别嘌醇和双香豆素时,应注意减少剂量和定期检查凝血功能。此外,由于别嘌醇可抑制黄嘌呤、次黄嘌呤代谢,导致尿液中黄嘌呤含量增加,而黄嘌呤在尿液中的溶解度很低,长期使用别嘌醇有可能引起黄嘌呤肾病和结石形成。别嘌醇与巯嘌呤等其他嘌呤类抗代谢药合用时还应减少剂量,以减轻毒副作用。

2)非布司他:为黄嘌呤氧化酶抑制剂,作用机制类似别嘌醇,但安全性较高,与别嘌醇无交叉过敏。非布司他主要在肝脏代谢,对肾功能不全患者使用安全性高于别嘌醇。推荐剂量 40~80mg,每天 1 次。常见的不良反应有腹泻、疼痛、背痛、头痛和关节痛。非布司他使用过程中也应注意避免诱发急性痛风发作,痛风关节炎急性期避免使用。

(4)碱性药物:尿酸在酸性溶液中溶解度很低,尿液 pH 越低,尿酸越容易沉积,尿酸性肾结石的发生率越高。研究表明,痛风和高尿酸血症患者的尿 pH 普遍偏低,而尿尿酸水平普遍高于正常,因此容易罹患尿酸性肾结石。故痛风患者在大量饮水稀释尿液的同时,还要使用药物以碱化尿液,使尿液 pH 维持在 6.0 以上,以促进尿酸排泄,防止尿酸性结石形成或增大。常用的碱性药物是碳酸氢钠、碱性合剂和乙酰唑胺。碳酸氢钠常用剂量为每日 3~6g,分 3 次服用,该药口服吸收良好,不仅可以碱化尿液,还可以抑制有机酸从肾小管重吸收。主要不良反应是消化道反应,长期使用可能导致碱血症,严重溃疡、心力衰竭、肾衰竭患者慎用。碱性合剂成分为枸橼酸 40g、枸橼酸钠 60g、枸橼酸钾 66g、橙皮浸膏 6g,加入糖浆和水至 600ml,混匀即可。每天 30~45ml,分 3 次口服。一般无明显不良反应。乙酰唑胺是碳酸酐酶抑制剂,能减少碳酸生成,从而使尿液碱化,同时还有利尿作用。痛风患者使用该药,不仅可以通过碱化尿液促进尿酸排出,还有助于患者伴发的高血压、心力衰竭等的治疗。剂量为 0.25g,每天 2~3 次。长期使用由于大量碱性物质从尿液排出,有可能引起代谢性酸中毒。此外也可使用陈皮、青皮、金钱草等中药碱化尿液。

(5)高尿酸血症的急性痛风性关节炎期的药物治疗:常用药物有 3 类:秋水仙碱、非甾体抗炎药和肾上腺皮质激素类。

1)秋水仙碱:是治疗急性痛风性关节炎的特性药物。该药使用历史悠久,同时具有诊断和治疗两方面的价值,但对慢性痛风性关节炎以及其他关节炎无效。秋水仙碱是有丝分裂抑制剂,能与微管蛋白结合形成二聚体,阻止有丝分裂纺锤体的形成,同时可抑制微管蛋白合成而影响胞内细胞器移动和物质转运,阻止超化因子的释放以及细胞的变形和移动。作用机制可能是抑制局部组织的中性粒细胞、单核细胞释放白三烯、趋化因子、白细胞介素 –1 等炎症因子,抑制炎症细胞的变形和趋化缓解或终止炎症反应。秋水仙碱主要用于治疗痛风急性发作,疗效显著,对其他急性关节炎则基本无效。常见的用法包括口服法,初始口服剂量为 1mg,随后每小时 0.5mg 或 1mg,直到症状缓解,或出现恶心、呕吐、水样腹泻等胃肠道副作用,或 24 小时用至最大剂量 6mg 而症状无明显改善时应及时停药。如果一开始口服秋水仙碱即出现明显的胃肠道反应,可考虑静脉用药。一般将 1~2mg 秋水仙碱溶于 20ml 生理盐水中,5~10 分钟内缓慢静脉注射。如病情需要,可在 4~5 小时后重复注射 1mg,24 小时总剂量不超过 4mg。静脉注射时须注意避免药液外漏,否则可引起剧烈疼痛和局部组织坏死。目前以口服法使用最广泛。患者口服秋水仙碱后 24 小时内疼痛缓解,静脉法 12 小时即达到最大效果,明显止痛。症状缓解后可继续给予每次 0.5mg,每天 2~3 次,维持数天后停药。胃肠道副作用可先于或与临床症状缓解同时发生。受累关节局部使用敷贴秋水仙碱贴膜,可使关节局部炎症明显改善,对关节以外组织则影响不大,可减少口服秋水仙碱的剂量。秋水仙碱的不良反应最常见的是胃肠道反应,一般以恶心、呕吐、厌食、腹胀和水样腹泻多见,发生率高。此外该药还可以引起白细胞减少、血小板减少等骨髓抑制表现以及脱发、肝肾功能损害、精神抑郁等,个别患者可以出现上行性麻痹、呼吸抑制等严重不良反应,甚至引起死亡,在老年患者使用时尤应谨慎。

2)非甾体抗炎药:这类药物对急性痛风性关节炎治疗没有特异性,效果不及秋水仙碱,发作超过48小时也可应用。非甾体抗炎药共同的作用机制为抑制花生四烯酸代谢中的环氧化酶活性,进而抑制前列腺素的合成而达到消炎镇痛的作用。常用药物中吲哚美辛(消炎痛)为最广泛应用,初始剂量75~100mg,随后每次50mg,6~8小时1次,症状缓解后减量。双氯芬酸(双氯灭痛、扶他林)每次口服50mg,每天2~3次。关节皮肤无溃破患者可用乳胶剂外用,有利于炎症消退。为减少胃肠道刺激作用,可使用针剂(奥尔芬)肌内注射,每次75mg,4~6小时可重复1次。一般在注射后2小时起效,使用2~3天后改口服,维持至症状消失。布洛芬每次0.3~0.6g,每天2次。舒林酸每次200mg,每日1次。应用非甾体抗炎药治疗痛风性关节炎时开始应给予最大剂量,症状缓解后维持24小时,随后逐渐减至维持量,维持用药最少1周,然后考虑停药。不应长期使用或同类药物联合应用。

非甾体抗炎药常见的副作用为胃肠道刺激,有活动性消化性溃疡、消化道出血时应禁用。骨髓抑制作用包括粒细胞减少、再生障碍性贫血等。禁用于支气管哮喘、肾功能不全、孕妇、精神病患者。

3)肾上腺皮质激素或促肾上腺皮质激素:此类药物治疗急性痛风性关节炎疗效迅速,在常规治疗无效或因其他情况不能使用秋水仙碱和非甾体抗炎药时可考虑使用。该类药物的特点是起效快、缓解率高,但容易出现症状反跳现象。临床经验认为促肾上腺皮质激素较糖皮质激素作用为好。泼尼松每次10~20mg,每天2~3次。琥珀酸氢化可的松200~300mg静脉滴注,每天1次。促肾上腺皮质激素50U溶于葡萄糖注射液中缓慢肌内注射或静脉滴注,用药前需进行皮试。症状缓解后第2天开始减量,维持3~4天,可同时每天口服秋水仙碱1~2mg防止症状反跳。还可应用确炎舒松加普鲁卡因局部封闭治疗,能迅速消炎止痛,不易出现反跳现象,可作为急性痛风的补充治疗。

明确为药源性高尿酸血症患者,应避免诱发药物使用,可以有效预防高尿酸血症和痛风的发作。流行病学研究显示高尿酸血症患者往往伴有其他代谢紊乱、心血管疾病和肾脏疾病,但临床对于无症状性高尿酸血症的治疗存在争议。已知服用可以导致高尿酸血症药物的患者,需要高度警惕痛风相关症状,以便及早治疗。

(孙海燕　彭永德)

第六节　药源性血糖异常

机体各组织细胞活动所需要的能量大部分来自葡萄糖,所以血糖必须保持在一定水平才能满足机体各个组织器官的需求,维持正常的生理活动。正常人体血糖浓度维持在一个相对恒定的水平,空腹血糖维持在3.9~6.0mmol/L,餐后2小时血糖维持在4.4~7.8mmol/L。

机体血糖的稳定是由各种激素、肝脏及外周组织相互作用共同维持的。机体血糖浓度过高时,会刺激胰岛素分泌,促进肝脏、肌肉、脂肪组织对葡萄糖的摄取,促进糖原、脂肪、蛋白质的合成,抑制脂肪分解和糖异生。当血糖浓度偏低时,机体内的升糖激素,如胰高血糖素、肾上腺素、生长激素和糖皮质激素等会分泌增加。这些升糖激素通过促进糖异生,促进糖原和脂肪分解,抑制胰岛素的分泌和外周组织对葡萄糖的摄取来升高血糖[85]。当机体的这种平衡被打破后就会出现血糖异常,即高血糖或低血糖。很多药物可能通过影响胰岛素的分泌和糖异生或者直接对胰岛 β 细胞产生细胞毒作用来引起血糖异常,导致糖尿病、严重的低血糖,从而导致昏迷,甚至死亡。因此深入研究药物作用机制,合理使用药物,以及进行密切观察,将有效降低这些药物对人体所造成的伤害。

由于缺乏临床对照试验,多数药物引起高血糖或低血糖的发生率都不明确。这些药物引起高血糖或低血糖事件大多是通过药物不良事件所获得的,这就很难确定药物与血糖异常之间的因果关系。有些药物引起血糖异常的发生率与药物的剂量、使用频率、使用时间、合并用药以及患者的疾病状态有关。例如,在 DCCT(diabetes control and complications trial)研究中,强化治疗组(胰岛素泵或每天至少注射 3 次胰岛素)中胰岛素引起严重低血糖的比率是传统治疗组(每天注射 1~2 次胰岛素)的 3 倍。在同一类药物中,不同药物引起血糖异常的比率也不相同。比如,非典型抗精神病药物中的奥氮平和氯氮平引起高血糖或糖尿病的比率比其他非典型抗精神病类药物的比率要高。存在糖尿病危险因素的患者,如肥胖或有糖尿病家族史,其用药物治疗而发生糖尿病的概率也会较高。长效类降糖药(如氯磺丙脲和格列本脲)比短效类降糖药(甲苯磺丁脲)更易引起低血糖。此外,药物的活性代谢产物、药物的清除方式及存在其他低血糖的危险因素都会影响药源性低血糖的发生率。最后,用药途径及药物的生物利用度也会影响药源性低血糖或高血糖的发生率。比如,吸入性糖皮质激素或喷他脒引起糖代谢紊乱的概率要小于口服或其他胃肠外途径。以下分别从药源性高血糖和药源性低血糖两方面来具体阐述药物对于血糖的影响。

一、药源性高血糖

老年患者,2 型糖尿病高危人群,抑郁症患者,高剂量使用噻嗪类利尿药、糖皮质激素等药物者,以及多种影响糖代谢药物的联用等,都是药源性高血糖的危险因素。其中 2 型糖尿病高危人群(如肥胖、代谢综合征患者)尤易出现药源性糖代谢异常,这与药物加重胰岛素抵抗及胰岛功能下降密切相关。另外,患有高血压、抑郁症等疾病的个体也是药源性高血糖的高危人群,在这种情况下出现的药源性糖尿病较难与 2 型糖尿病相鉴别。除上述高危人群外,服药的剂量及持续时间(如糖皮质激素服用超过 2~3 周)也是导致药源性糖代谢异常的重要危险因素。研究发现,长期服用抗精神病药物引起血糖异常还与性别、年龄及种族密切相关。Jin 等[86]报道在非典型抗精神病药物治疗有关的糖尿病患者中,男性占 87%~93%,可能与雄性激素有关。Henderson 等[87]报道 50 岁时接受氯氮平治疗引起糖尿病的风险是 30 岁时的 3.52 倍。唐武军等[88]研究发现,体重指数、血脂、年龄、家族史是抗精神病药物氯氮平致糖尿病的危险因素,而与用药时间、剂量、性别等无显著相关。

【致病机制】

药物通过多种机制诱导高血糖发生,包括影响胰岛素的分泌或清除,直接作用于胰岛素受体或间接通过影响体重变化改变胰岛素的敏感性、影响糖代谢的过程,或直接对胰岛 β 细胞产生细胞毒作用。不同药物具有不同的作用机制,而且有些药物同时具有多种作用机制,作用于糖代谢的多个环节引起血糖异常。

1. 破坏胰岛 β 细胞导致胰岛素绝对缺乏　药物直接破坏胰岛 β 细胞,致胰岛 β 细胞数量减少,从而造成胰岛素绝对缺乏,使血糖明显升高。此类药源性高血糖的特点是:具有 1 型糖尿病的特征,需要依赖胰岛素治疗。症状较重,严重时会引起糖尿病酮症。典型的药物有抗寄生虫药物喷他脒,其主要用于治疗黑热病、早期锥虫病、艾滋病患者合并卡氏肺孢子虫感染。该药对胰岛 β 细胞的作用是不可逆的,最初由于破坏胰岛 β 细胞释放大量的胰岛素可引起低血糖,随后因胰岛 β 细胞的大量破坏造成胰岛素绝对缺乏,引起高血糖,甚至糖尿病、糖尿病酮症。

2. 影响胰岛素的生物合成与分泌　此类药物导致的高血糖症状较轻,但能加重原有糖尿病患者的高血糖状态。停用治疗药物后血糖可下降。影响胰岛素生物合成的典型药物有抗肿瘤药门冬酰胺酶,作用机制为抑制胰岛素分子中的门冬酰胺残基,使胰岛素生成过程受损,从而抑制胰岛素的合成。其他如环孢素也可影响胰岛素的合成。影响胰岛素分泌的药物种类很多,根据其抑制胰岛素的分泌与释放的不同,可分为:①通过降低胰岛 β 细胞 cAMP 水平,从而减少胰岛 β 细胞胰岛素的分泌,如血管扩张药二氮嗪;②药物引起低血钾、低血镁导致胰岛素分泌减少,如噻嗪类利尿药;③增加儿茶酚胺的敏感性,直接抑制胰岛素分泌。影响前列腺素 E 的合成也有可能造成胰岛素分泌减少。

3. 导致胰岛素抵抗或影响胰岛素在靶组织的利用　药物可通过促进肝糖原异生,增加葡萄糖的合成,产生胰岛素抵抗来升高血糖。典型代表药物为糖皮质激素类药物。有些药物则通过影响葡萄糖转运体的活性,使葡萄糖利用障碍,产生胰岛素抵抗来升高血糖,典型代表药物为奥氮平、氯氮平等,此类药物还可通过拮抗 5- 羟色胺受体的作用抑制胰岛 β 细胞对血糖的反应,导致胰岛素分泌减少,从而引起高血糖。有些药物也可使组织对胰岛素的敏感性下降,影响葡萄糖的利用来升高血糖。

4. 其他机制　①刺激胰岛 α 细胞分泌胰高血糖素,如糖皮质激素;②诱导胰岛细胞抗体(islet cell antibody, ICA)或谷氨酸脱羧酶抗体(glutamic acid decarboxylase antibody, GADA)的生成,导致胰岛 β 细胞破坏,发生糖尿病,如干扰素;③诱发胰腺炎,如核苷反转录酶抑制剂等。其他如通过增加体重,增加肾小管对葡萄糖的重吸收等影响糖代谢。

【致病药物和临床表现】

药物诱发的高血糖或糖尿病,轻到中等程度者临床可表现为视物模糊、烦渴、疲劳/乏力、多饮、多食、多尿和不能解释的体重减轻。严重者可表现为腹痛、昏迷、脱水、低钾血症、低血压、呼吸深快(Kussmaul respiration)、呼气有烂苹果味、昏睡、代谢性酸中毒、肌肉痉挛、恶心、呕吐和反应迟钝等。

不同的药物诱发高血糖的持续时间可以从几小时到几个月不等,严重的也可引起糖尿病酮症酸中毒和高血糖昏迷。药源性高血糖的特点,是在诱发药物停用后,血糖通常恢复正常或得到明显改善。

1. 抗精神病药物　长期服用抗精神病药物的精神病患者,可以表现为血糖、血脂升高,糖尿病发病率远比一般人群高。抗精神病类药物分为两代,第一代称为典型抗精神病药物,包括吩噻嗪类(如氯丙嗪)、丁酰苯类(如氟哌利多)和硫杂蒽类(如氟哌噻吨);第二代为非典型抗精神病药物,包括氯氮平、奥氮平、利培酮、喹硫平、齐拉西酮和阿立哌唑等。不同类型的抗精神病药物诱发高血糖的风险不同,最易诱发糖尿病的药物为奥氮平和氯氮平,其次为吩噻嗪类和喹硫平;而利培酮、齐拉西酮、氟哌啶醇和阿立哌唑则不易诱发糖尿病[88]。但是,无论何种类型的抗精神病类药物均可诱发糖尿病,严重的甚至可发生糖尿病酮症酸中毒。服用氯氮平治疗 1 年的患者,发生糖尿病的风险是未用抗精神病药物治疗患者的 7.44 倍。精神病患者在氯氮平治疗 5 年的过程中,糖尿病发病率为 30%。应用抗精神病药物诱发的糖尿病通常发生在药物开始治疗的 6 个月内,一般在停用相关药物后,较快的血糖可在 2~3 天内恢复正常,较慢的也可在 2~3 周内明显改善或恢复正常。但在药物重新应用后,血糖可再次升高。

2. β 受体拮抗剂　β 受体拮抗剂可通过抑制胰岛素的分泌与释放,导致非糖尿病患者发展为糖耐量受损或 2 型糖尿病,还可使本身为 2 型糖尿病的患者血糖难以控制。β 受体拮抗药亲脂性越强,对 β 受体选择性越低,则对胰岛素分泌的抑制作用越强,越易诱发高血糖,即非选择性 β 受体拮抗剂引起高血糖的概率更高。卡维地洛具有阻断 α 和 β 受体的双重特性,与美托洛尔和阿替洛尔相比,有增加胰岛素敏感性的作用,这可能是因为卡维地洛的 α 受体拮抗作用可引起外周血流量增加,有利于骨骼肌葡萄糖的摄取。

3. 钙通道阻滞剂　治疗剂量的维拉帕米可以引起血糖升高,硝苯地平和地尔硫䓬对糖代谢影响较小。既往试验证明胰岛素的释放依赖于细胞内钙离子浓度的增加,钙通道阻滞剂可以呈剂量依赖性地抑制胰岛素的分泌,曾用于胰岛素瘤的治疗。这些药物临床使用中一般不会引起严重的高血糖。

4. 免疫抑制剂　器官移植后使用的免疫抑制剂,如他克莫司、环孢素的高血糖发生率明显增加。其引起高血糖的机制与胰岛 β 细胞受损和胰岛素抵抗相关,且高血糖的发生与剂量相关,剂量越大,发生高血糖风险越大。他克莫司是一种与环孢素作用机制相似但效果更强的免疫抑制剂,所以他克莫司比环孢素更易引起血糖升高,特别在与糖皮质激素联合使用时。使用环孢素的肾移植患者新发的移植后糖尿病的比率为 4%~11%。环孢素可通过抑制胰岛素的合成及分泌,减少胰岛 β 细胞的数量,削弱胰岛 β 细胞的功能和增加胰岛素抵抗促进高血糖的发生。而环孢素常与糖皮质激素联合使用,后者本身也可致高血糖,二者联合使用起到了一定程度的累积或协同效应。而他克莫司除抑制胰岛素分泌,降低胰岛素敏感性外,尚可对胰岛 β 细胞产生细胞毒作用。不同器官移植患者使用他克莫司发生高血糖或糖尿病的比率也不相同,肾移植者中有 20% 会发生需要胰岛素治疗的糖尿病,发生高血糖的比率为 22%;而肝移植患者中发生需要依赖胰岛素治疗的糖尿病比率为 11%~18%,发生高血糖的比率为 33%~47%。

5. 二氮嗪　二氮嗪为血管扩张剂,曾常用于治疗恶性高血压。二氮嗪能抑制胰岛 β 细胞分泌胰岛素,升高血糖。短期应用二氮嗪后即可引起严重高血糖,甚至发生高渗性昏迷。大剂量静脉注射二氮嗪可使非糖尿病患者出现糖尿病酮症酸中毒,停药可恢复。

6. 核苷反转录酶抑制剂　引起高血糖的该类药物大多为司他夫定、齐多夫定、去羟肌苷。该类药物通过增加胰岛素抵抗升高血糖,也可诱发胰腺炎而导致血糖升高。而去羟肌苷除以上机制外,尚可通过引起低钾血症来抑制胰岛素分泌。

7. 利尿药　利尿药可使非糖尿病患者出现糖耐量异常,使 2 型糖尿病患者的血糖难以控制。噻嗪类利尿药引起高血糖,其导致糖耐量异常的发生率因疗程长短而异。该类药物诱发高血糖的风险也与剂量相关,剂量越大,发生高血糖的风险越大。当药物用量相当于或小于 25mg 氢氯噻嗪的剂量时,高血糖发生率很低。

8. 鱼油　通常发生在有糖耐量异常或糖尿病的患者。通常使用剂量 >3g/d 时有发生高血糖的风险。

9. 糖皮质激素类药物　在自身免疫疾病及炎症性疾病中广泛应用糖皮质激素治疗,使类固醇糖尿病的发病率明显增加,需引起临床医师的关注。长期应用糖皮质激素治疗患者,糖耐量异常或糖尿病的发生率为 14%~28%。众多临床研究结果显示类固醇糖尿病的发生主要与糖尿病家族史、年龄、体质指数、药物剂量、使用时间以及用药途径相关。吸入型用药发生高血糖的风险较低,而全身用药则较易引起高血糖。该类药物应用后血糖升高与否还与患者胰岛 β 细胞的代偿能力有关。随着年龄增长,胰岛 β 细胞功能逐渐下降,血糖升高的风险就逐渐增加。糖皮质激素引起糖尿病的特点:①起病较快,病情较轻,多无明显糖尿病症状;②空腹血糖升高不明显,尤以午餐后和晚餐后血糖升高明显;③酮症酸中毒罕见;④对胰岛素治疗反应不一,部分患者有拮抗现象,需要胰岛素剂量较大;⑤血糖变化与糖皮质激素剂量增减有关,停用糖皮质激素后糖尿病缓解或消失。所以降血糖治疗时应考虑这些特点。

10. 生长激素　生长激素为拮抗胰岛素的激素,主要通过增加胰岛素抵抗如促进肝脏糖原分解,抑制细胞内葡萄糖的磷酸化,使血糖升高。肢端肥大症依病程长短的不同,临床表现各异,约有 60% 的患者表现为糖耐量异常,30% 的患者发生糖尿病,10% 的患者需要应用胰岛素治疗。动物实验表明,注射 0.10U/kg 的生长激素 40 分钟后可观察到血糖升高。临床试验也发现,应用生长激素治疗的儿童发生 2 型糖尿病的概率为不用生长激素的 6 倍。

11. 干扰素　有些患者应用干扰素后,可以诱发 ICA 或 GADA 的生成,导致胰岛 β 细胞破坏,发生 1 型糖尿病。

12. 抗肿瘤药　如门冬酰胺酶,通过抑制胰岛素的合成升高血糖。

13. 性激素及口服避孕药物　性激素对糖代谢影响复杂,且观点不一致。天然雌激素能够改善糖代谢,增加胰岛素敏感性。黄体酮单独应用产生类似作用,但与雌激素合用时可以拮抗其作用。睾酮对糖代谢影响较小,但在高雄激素血症女性,脱氢表雄酮与睾酮的比例决定胰岛素的敏感性。

曾有报道长期应用口服避孕药者有 4%~35% 发生糖耐量异常,提示口服避孕药可能诱发高血糖,且与药物剂量相关,一般使用小剂量避孕药对血糖影响较小,停用药物后,糖耐量恢复正常。不同避孕药中所含孕激素种类有差异,去甲睾酮衍生的孕激素要比黄体酮衍生物对血糖的影响更大。

14. 烟酸　烟酸治疗脂代谢紊乱,可诱导高血糖发生。短期应用烟酸可降低游离脂肪酸(free fatty acid, FFA)进入肝脏,减少糖异生。但是烟酸的药效非常短暂,停药后血 FFA 浓度会升高至基础浓度的 50%~100%,导致进入肝脏的 FFA 数量增多,引起 FFA 的氧化反应增加,消耗了细胞内的烟酰胺腺嘌呤二核苷酸,抑制糖原合成,使糖异生增加,肝糖输出增多。长期每日服用 1~4.5g 烟酸者,因血 FFA 升高导致胰岛素抵抗,正常人可代偿性增加胰岛素分泌,使糖耐量维持正常;而胰岛素储备减少的患者可出现糖耐量受损甚至 2 型糖尿病,在糖耐量异常患者更易诱发血糖升高,而 2 型糖尿病患者服用烟酸后可致血糖控制不良。烟酸对血糖的影响与剂量及产品剂型相关,其分为速效、缓释、长效 3 种类型,速效和缓释类型可能引起血糖升高,但长效型烟酸衍生物能够改善糖代谢。阿昔莫司为人工合成的烟酸类衍生物,在糖尿病患者短期使用能明显改善血糖水平,但长期使用对血糖水平的影响不明显。

15. 抗寄生虫病药物 如喷他脒。该药直接破坏胰岛 β 细胞,使胰岛素绝对缺乏,引起糖尿病,甚至糖尿病酮症。该药也能引起胰腺炎。

16. 蛋白酶抑制剂类 蛋白酶抑制剂是一种抗反转录病毒的药物,被用于治疗 HIV 感染,同时可以使高血糖、高血脂等糖、脂代谢紊乱的发生率增加。该药通过直接或间接增加胰岛素抵抗;引起脂代谢障碍;减少胰岛素分泌来引起高血糖。其可引起 5% 使用患者出现新发糖尿病,40% 使用患者出现糖耐量异常。

17. β 受体激动剂 大剂量沙丁胺醇静脉应用可以诱发糖尿病酮症酸中毒发生。口服特布他林可以通过促进糖异生和糖原分解,降低外周胰岛素的敏感性而引起血糖升高。选择性 $β_2$ 肾上腺素受体激动剂利托君可通过增加肝糖异生升高血糖。

18. 其他 如苯妥英钠,可能通过减少胰岛素分泌,或者降低胰岛素敏感性升高血糖。利福平,可能通过增加肠内葡萄糖吸收来升高血糖。沙利度胺,可能是通过减少葡萄糖摄取和糖原合成升高血糖。

【诊断和鉴别诊断】

诊断药源性高血糖的依据为有明确的用药史(该药物可以升高血糖),使用该药后可以使血糖正常者出现糖耐量异常或糖尿病,可以使原本就存在高血糖患者的血糖恶化,甚至使原本存在糖尿病患者的治疗更加棘手,及时停药后,血糖升高一般会得到一定程度的缓解甚至恢复正常。糖尿病和糖耐量异常的诊断,目前我国采用 WHO 1999 年提出的诊断标准:①有糖尿病症状(口干、多饮、多尿、多食及不能解释的体重下降),且随机血糖 ≥ 11.1mmol/L;或②空腹血糖 ≥ 7.0mmol/L;或③口服 75g 葡萄糖耐量试验(oral glucose tolerance test, OGTT)2 小时血糖 ≥ 11.1mmol/L,若无典型症状,再重复一次上述任一项,仍达以上值者,可以诊断为糖尿病;④空腹血糖受损(impaired fasting glucose, IFG):空腹血糖为 6.1~7.0mmol/L,OGTT 2 小时血糖 <7.8mmol/L;⑤糖耐量减低(impaired glucose tolerance, IGT):空腹血糖 <7mmol/L,OGTT 2 小时血糖 7.8~11.1mmol/L。

药源性高血糖应注意与非药源性糖尿病相鉴别,如 1 型糖尿病、2 型糖尿病,其他特殊类型糖尿病包括内分泌疾病如肢端肥大症、Cushing 综合征、胰升糖素瘤、甲状腺功能亢进症、嗜铬细胞瘤和生长抑素瘤等,胰腺外分泌疾病如胰腺炎、创伤 / 胰腺切除术后、肿瘤、囊性纤维化病、血色病、纤维钙化性胰腺病所致糖尿病,各种应激如手术、感染或外伤等情况下出现的糖尿病。此外,还要与其他情况如肝硬化、肾衰竭、代谢综合征、代谢性酸中毒、肠外营养(静脉输入右旋糖酐)等引起的高血糖相鉴别。

【预防与治疗】

药源性糖代谢异常可以是暂时的,随着药物的停用而血糖恢复正常。而在另一些情况,药源性糖代谢异常也可以是长期的过程。与其他原因引起的糖尿病类似,长期的药源性高血糖同样可引起一系列并发症的发生,如微血管病变、大血管病变、酮症酸中毒、高渗状态等。对肾移植术后出现糖尿病的患者进行长期随访(平均 9.3 年)后发现,部分患者出现糖尿病周围神经病变、心肌梗死、脑卒中、酮症酸中毒、高渗状态等并发症,并且其肾功能下降水平较未出现糖尿病的肾移植患者更加显著。但也有研究发现,药源性高血糖未必导致大血管病并发症风险的增加。ALLHAT（antihypertensive and lipid-lowering treatment to prevent heart attack trial）研究作为一项大型随机对照的临床试验,比较了不同降压药对高血压患者新发糖尿病及心脑血管事件的影响。研究发现,虽然与应用赖诺普利和氨氯地平降压的患者相比,服用氯噻酮（一种利尿降压药）的患者发生糖尿病的风险明显增加,但冠心病、卒中、终末期肾病以及致死性冠心病和非致死性心肌在各组之间并没有显著差异,提示药源性血糖异常对心脑血管等大血管事件的影响有限[89]。

因药源性高血糖或低血糖导致的住院或急诊诊治的医疗费显著增加,药源性血糖紊乱给患者带来沉重的经济负担。在这些医疗费用中,不仅包括直接治疗费用,也包括为明确低血糖原因等产生的费用。因此,早期预防药源性血糖异常的发生,及时给予相应治疗显得尤为重要。

对药源性高血糖或糖尿病患者早期诊断和及时治疗是影响预后的关键,故应用药物过程中应及早发现糖尿病,早期采取对策。

1. 合理选用药物　临床医师对于引起药源性糖尿病的药物,应有全面的了解,加强合理用药是有效预防药源性糖尿病的根本措施。对于高危患者,尽量避免或减少影响糖代谢药物的应用,尤其是多种影响糖代谢药物的联用。如无法避免,则尽可能小剂量、短时程应用。

2. 用药期间密切监测血糖变化　患者在应用可疑药物之前应检测基础血糖,应用药物之后要观察患者有无糖尿病的症状并监测血糖、尿糖,以期能早期诊断并予及时治疗,出现糖尿病或已控制的糖尿病血糖恶化时,原则上停用可疑药物;如果确实需继续用药,应审慎考虑其剂量或更换类似药物,没有适宜的替代药物而必须继续用药时应权衡利弊并加强防护,在饮食、运动治疗的基础上选用口服降糖药物或胰岛素进行治疗。

3. 个体化治疗

（1）类固醇性糖尿病治疗:类固醇性糖尿病发生的平均时间在糖皮质激素治疗后2~3周,以餐后高血糖为主,而且午餐和晚餐后血糖更高,很多患者并没有明显症状,或症状不典型,往往是经血糖筛查才得以发现,此外患者肾脏排糖阈值降低,血糖值和尿糖值不成比例,因此使用糖皮质激素类药物的患者,应注意监测血糖,尤其是餐后血糖,对于高龄、肥胖及有糖尿病家族史的患者更应加强监测,以便及时发现类固醇性糖尿病,及时治疗,防止急慢性并发症的发生发展,同时应注意规范糖皮质激素使用的方法及疗程。由于糖皮质激素类药物主要引起胰岛素抵抗,因此治疗应优先选择二甲双胍、噻唑烷二酮类药物等,严重高血糖可使用胰岛素,值得注意的是,类固醇糖尿病患者对胰岛素治疗反应不一,部分患者有拮抗现象,需要较大剂量的胰岛素方可有效控制血糖。

（2）疑有精神疾病患者的治疗:由于抗精神病类药物存在诱发糖尿病的危险,所有患者在用药前要评估发生糖尿病的风险,合理选用抗精神病药物,如患者偏胖或已有代谢方面的问题,应尽量选用对代谢影响不大的药物。建议用药前对患者的血糖、血脂、血压、体重进行评估,药物治疗后12周,对上述指标再次评估,以后每年检测一次,观察动态变化。当体重增加大于基础体重的7%时,要建议患者调整饮食结构及生活方式,制订个体化饮食管理和持续的体育锻炼方法,减轻体重。当体重增加大于基础体重的10%时,需考虑是否更换目前治疗方案,鼓励患者减重,必要时药物干预。研究表明二甲双胍能在一定程度上减轻抗精神病药物引起的体重增加和改善胰岛素抵抗,有meta分析证据建议:不改变原有抗精神病药物的使用同时加用二甲双胍,可作为众多干预方案的首选方案[90]。由于精神病患者的特殊性,在治疗过程中为减少低血糖发生的风险,通常建议的血糖控制标准相对宽松。总之,精神病患者的高血糖需要精神科医师和内分泌科医师共同协作,尽可能选用对血糖影响较小的抗精神病类药物和选择合理的降糖治疗方案,使患者达到较好的治疗效果和依从性。

（3）器官移植术患者的治疗：对于实施器官移植术的患者,均应在术前对患者进行血糖、血脂的检查,对于具有糖尿病高危因素的患者,术后应选择对血糖影响小的免疫抑制剂如环孢素,术后患者应常规监测血糖。北欧移植学会建议肾移植术后的初期,至少1天4次监测血糖,患者术后至少5年内每年行空腹血糖筛查。糖尿病风险更高的患者,需进行更久的血糖监测。推荐的血糖控制目标为：住院患者晨间空腹血糖为4~7mmol/L,餐后和夜间血糖为4~10mmol/L。移植术后新发糖尿病的治疗原则与2型糖尿病相同,但应避免使用损害移植器官的口服降糖药物。在众多口服降糖药中,瑞格列奈是多项指南或共识推荐的、唯一在各期慢性肾功能不全患者中无需调整剂量或停用的口服降糖药,也是唯一在慢性肾功能不全全程,包括肾衰竭或肾移植患者都可使用的口服降糖药[91]。美国肝脏疾病和移植学研究协会2012年实践指南建议肝移植后糖尿病的治疗目标是糖化血红蛋白<7%,可采用改变生活方式和给予适当降糖药物达到目标[92]。当大剂量应用糖皮质激素时,胰岛素治疗是最有效和最安全的降糖药物。然而随着肝移植术后时间延长,术后新发的糖尿病患者胰岛素使用量会减少,若移植物功能正常,采用口服降糖药可能更为适当。血糖控制不佳的移植受者可以考虑将他克莫司转换为环孢素。

二、药源性低血糖

除了高血糖,有些药物可以导致药源性低血糖。高龄、碳水化合物摄入减少或消耗增加、肝肾功能异常、既往低血糖病史等是其重要的危险因素。此外,药物相互作用也是导致药源性低血糖不可忽略的原因。比如磺脲类降糖药物与非甾体类药物合用容易引起低血糖的发生,原因在于非甾体类药物可将已与蛋白结合的磺脲类药物从结合部位置换出来,使游离的口服降糖药物浓度升高,导致低血糖的发生。

【致病机制】

药物通过多种机制诱导低血糖的发生,有些药物既可引起高血糖也可引起低血糖,如喷他脒,β受体拮抗剂等。药物引发的低血糖,较常见于应用磺脲类降糖药或使用胰岛素的糖尿病患者中。还有些药物,无论是否为糖尿病患者,应用该药后也可引起低血糖的发生。有时临床对部分引发低血糖的药物认识还不足,致使低血糖反复发作,严重时可引起昏迷和不可逆性脑损害。

1. 促进胰岛素分泌　磺脲类及非磺脲类促泌剂均是通过直接刺激胰岛β细胞分泌胰岛素来发挥降血糖作用。丙吡胺也可使胰岛素大量分泌而引起低血糖。艾塞那肽则是通过葡萄糖依赖的胰岛素释放来降低血糖。加替沙星由于关闭了胰岛β细胞ATP敏感钾通道,促进胰岛素的分泌导致低血糖。奎宁和奎尼丁可能通过抑制电压敏感性钾离子通道,激活钙离子通道从而促进胰岛素分泌发挥降血糖作用。阿司匹林可促进胰岛β细胞释放胰岛素,同时又抑制前列腺素合成,间接导致胰岛素分泌增加。磺胺甲噁唑、乙醇等可通过促进胰岛素分泌而致低血糖。

2. 抑制糖异生,糖原消耗增加 β 受体拮抗剂,水杨酸盐等可通过抑制糖异生,增加外周葡萄糖的摄取来降低血糖。乙醇可使肝糖原衰竭、中毒剂量的水杨酸也可使肝和肌糖原耗竭而导致低血糖。

3. 抑制胰高血糖素的分泌 如艾塞那肽、普兰林肽和普萘洛尔等,均可通过抑制胰高血糖素的分泌降低血糖。

4. 增加胰岛素的敏感性 血管紧张素转化酶抑制剂等可增加胰岛素的敏感性,加强胰岛素介导的葡萄糖的利用和清除而诱发低血糖。

5. 药动学相互作用 阿司匹林、保泰松等解热镇痛抗炎药物,由于蛋白结合率高,与口服降血糖药物合用时,可从蛋白结合部位将后者置换出来,使游离的口服降血糖药物浓度升高而导致低血糖。乙醇可加重胰岛素引起的低血糖。

6. 其他机制 西格列汀通过抑制肠促素葡萄糖依赖的促胰岛素分泌多肽(glucose-dependent insulinotropic peptide, GIP)和胰高糖素样肽 –1(glucagon like peptide–1, GLP–1)的降解降低血糖。有些药物如 β 受体拮抗剂可通过抑制交感神经兴奋掩盖低血糖症状,从而延误诊治,出现严重低血糖甚至昏迷。有些药物如氯霉素可抑制肝脏代谢酶的活性,从而使肝脏对口服降糖药的代谢能力减弱,使降糖药的半衰期延长,增强其降血糖作用而导致低血糖。

【致病药物和临床表现】

低血糖的症状个体之间各有差异,轻度到中等程度低血糖症状可表现为头晕、头痛、饥饿感、发抖、出汗、心动过速和乏力等症状。重度低血糖症状可出现行为改变,如焦虑和易怒、视物模糊、昏迷、精神混乱、思想不易集中、意识丧失及癫痫等症状。患者短期内反复发作低血糖可导致中枢神经系统受损,无典型的低血糖症状,从而意识不到低血糖的发生,无法进行正确处理。严重低血糖会导致认知障碍,精神状态改变,昏迷甚至死亡。值得注意的是老年人发生低血糖时临床表现可不典型,可以无任何先兆地出现脑血管意外而延误抢救。

胰岛素,磺脲类药物和乙醇均可引起低血糖。1940—1989 年报道的 1418 例严重低血糖事件中,70% 以上是由这些药物引起的。而 2 岁及以下的婴幼儿出现的低血糖大部分则是由于水杨酸类药物引起的[93]。

1. 胰岛素 1 型糖尿病患者发生低血糖的比率高于 2 型糖尿病患者。胰岛素诱发低血糖的临床表现与糖尿病患者血糖控制程度、糖尿病病程、胰岛素治疗时间、发生严重低血糖反应的既往史及低血糖发生频率等都有关。

2. 口服降糖药 磺脲类口服降糖药降血糖能力与其生物半衰期和代谢特点相关。该类药物每年发生低血糖比率为 4%~20%。氯磺丙脲和格列本脲发生低血糖比率较高。其中氯磺丙脲主要由肾脏排泄,是磺脲类中生物半衰期最长的药物,因此在肾功能不全的患者中应用要十分谨慎。非磺脲类促泌剂如瑞格列奈和那格列奈,与磺脲类降糖药相比低血糖发生率较低,与其他降糖药物联用时易诱发低血糖。DPP–4 抑制剂如西格列汀,单独使用一般低血糖风险低,当与磺脲类联用时发生低血糖的风险较高。

3. GLP–1 受体激动剂 一般认为 GLP–1 受体激动剂单独使用不会增加发生低血糖的风险,当与磺脲类降糖药联用时低血糖发生率较高。

4. 血管紧张素转化酶抑制剂 糖尿病患者应用血管紧张素转化酶抑制剂后可出现低血糖,这是由于使用该类药物后可以使缓激肽水平增高,而缓激肽可以增加胰岛素的敏感性。因此,糖尿病患者使用该类药物后,可以减少口服降糖药或胰岛素剂量。

5. β受体拮抗剂 该药除可引起血糖升高外,也可引起低血糖,其机制可能为药物增加胰岛素敏感性,导致外周葡萄糖摄取增加以及抑制脂肪分解,抑制糖异生等。低血糖较常发生于非选择性β受体拮抗剂,选择性β受体拮抗剂较少引起低血糖。接受该药治疗的糖尿病或非糖尿病患者都会引起低血糖。该类药物还可以抑制交感神经兴奋性,钝化肾上腺素的反馈调节作用,从而掩盖低血糖症状,延缓低血糖的恢复。

6. 丙吡胺 一种抗心律失常药物,具有奎宁样活性,现今为非抗糖尿病药物中诱导低血糖发作的重要药物之一。

7. 乙醇 引起低血糖常见原因之一。见于长期饮酒者,也可见于偶尔饮用者。胰岛素治疗的糖尿病患者,饮用乙醇较易引起低血糖。当糖原储备低时乙醇也易引起低血糖。非糖尿病患者在非进食或进食少的情况下大量饮酒较易发生低血糖,且可能会发生较严重的低血糖。儿童饮酒更易发生低血糖。进食后,乙醇较少引起低血糖。

8. 喹诺酮类抗菌药物 喹诺酮类抗菌药引起的低血糖多见于应用加替沙星的过程中,其他抗菌药物引起的低血糖报道较少。加替沙星通过促进胰岛素的分泌而导致低血糖。文献报道中加替沙星致低血糖病例,多是正在应用口服降糖药或胰岛素治疗的糖尿病患者;或见于肾功能不全或老年患者,这可能与加替沙星主要在肾脏代谢有关。

9. 抗寄生虫病药物 如喷他脒,是双胍类的衍生物,该药开始可能通过对胰岛β细胞的细胞毒作用,破坏胰岛β细胞,使胰岛素大量释放引起低血糖。该药的静脉或者肌内注射制剂引起低血糖发生率为6%~40%,喷雾制剂引起低血糖的发生率小于1%。后期,药物直接破坏胰岛β细胞,使胰岛素绝对缺乏,最终导致血糖升高。

10. 普兰林肽 单独使用该药不会引起低血糖,当和胰岛素联用时低血糖风险增加。1型糖尿病患者(0.9%~16.8%)使用该药发生低血糖的比率高于2型糖尿病患者(0.4%~8.2%)。当开始使用普兰林肽时,将餐前胰岛素剂量减少50%会减少低血糖的发生(0.9%~5.7%)。

11. 抗疟药 奎宁及其立体异构体奎尼丁可以诱导低血糖发生。通常在使用较大剂量或静脉输入较快时会引起低血糖的发生。

12. 水杨酸盐 一般情况下,阿司匹林较少引起低血糖。该药引起的低血糖在儿童中更常见,严重的低血糖大部分发生在2岁及以下的儿童。无论糖尿病或非糖尿病患者,大剂量应用水杨酸药物(4~6g/d)时均可能诱发低血糖。

13. 磺胺甲噁唑 其结构与磺酰脲药物类似,在敏感个体通过增加胰岛素的分泌诱发低血糖。该药较少发生低血糖,一般发生在肾功能不全和(或)使用较大剂量时。

【诊断和鉴别诊断】

诊断药源性低血糖前一定要明确是否应用了可以降低血糖的药物,该药应用以后可以使血糖正常者出现血糖减低,甚至可以使原本使用降血糖药物的糖尿病患者出现低血糖,当停用该药后,血糖一般会恢复正常。此外,当考虑是否是药物引起的低血糖时,还需排除有无故意使用降糖药物(通常是胰岛素或磺脲类药物)和是否存在医源性因素(如药物使用错误等)。低血糖症指发作时血糖低于2.8mmol/L,给予葡萄糖后低血糖症状迅速缓解。出现低血糖症状时的个体血糖阈值也有差异,一般血糖低于3.3mmol/L时会出现低血糖症状。但是,很多因素,如长时间的高血糖,使用咖啡因,频繁发作的低血糖都可能影响出现低血糖症状的阈值。

此外,药源性低血糖需要与严重的获得性肝病、肾上腺皮质功能不全(如 Addison 病和肾上腺危象)、酒精中毒、贝 - 维综合征(Beckwith - Wiedemann syndrome)、肉毒碱缺乏、婴儿先天性高胰岛素性低血糖、充血性心力衰竭、大脑中 I 型葡萄糖转运体缺陷、胎儿成红细胞增多症、人为的或医源性低血糖、半乳糖血症、糖原累积症、肝衰竭、遗传性果糖不耐受、垂体功能低下、胰岛素瘤、胰岛细胞增生、孤立的生长激素缺乏症、孤立的促肾上腺皮质激素缺乏症、乳酸性酸中毒、非胰岛素瘤胰源性低血糖综合征、婴儿持续性高胰岛素血症性低血糖症、嗜铬细胞瘤手术后、肾衰竭、瑞氏综合征、脓毒血症、宫内生长迟缓儿等疾病引起的低血糖相鉴别。

【预防与治疗】

相对于药源性高血糖,药源性低血糖持续时间一般较短,大部分症状较轻。尽管如此,仍有部分患者会出现不适感,甚至影响生活质量,以至于部分患者停用相关药物。另外,在少数严重低血糖情况下,患者可出现精神异常、意识障碍以及永久性的神经损失,甚至死亡。研究表明,磺脲类药物引起的低血糖中有 5% 的患者出现永久性神经损伤。另外,在 1 型糖尿病患者当中,胰岛素引起的低血糖所导致的死亡数占 1 型糖尿病患者总死亡数的 2%~4%。与之类似,在 2 型糖尿病患者中,ACCORD(the action to control cardiovascular risk in diabetes trial)研究发现,严格的血糖控制不仅不能减少心、脑血管事件的发生,甚至适得其反,导致总死亡率的增加,而这可能与严格血糖控制引起低血糖的增加有关。

低血糖的危害远远大于高血糖,其可大大增加心、脑血管意外的危险性。一次严重的低血糖事件由此诱发的心血管事件可能会抵消一生维持血糖在正常范围内所带来的益处。药源性低血糖较常见于糖尿病患者在使用磺脲类口服降糖药物或注射胰岛素治疗过程中。但在少数情况下,无论是糖尿病或非糖尿病患者,其他类药物也可引起低血糖的发生。如果对于药源性低血糖能够早期诊断,及时监测血糖,则可能避免严重后果。

1. 加强合理用药,及时调整药物用量　低血糖是糖尿病患者药物治疗最常见的急性并发症之一。临床医师要严格执行糖尿病诊治以及降糖药的使用原则,充分了解药物的作用机制、个体差异等,由小剂量开始,逐渐增加剂量,谨慎调整剂量,摸索出维持量。药物引起的低血糖症与患者年龄、性别、肝肾功能状态、基础病、合并用药等多种因素有关。老年 2 型糖尿病患者合并肝、肾功能不全时,极易使降糖药物蓄积而发生低血糖,在临床用药时,需适当减少药物剂量,慎用格列本脲等作用时间长的强力降糖药物。长期应用降糖药物的患者当身体应激状况(如重度感染、脑血管以外等)解除后要及时调整降糖药的剂量,避免发生低血糖。患者不能进食或日间进食量减少时,要相应减少药物用量。此外,临床医师还需对其他导致低血糖的药物有充分认识,识别特殊药物所致低血糖,及时停用可疑药物,尽量避免这类药物与降糖药的联用。

2. 患者教育　医师首先应向患者及其亲友传授低血糖的早期症状,教育患者识别低血糖,以便及早发现和进食含糖食品,从而消除症状。为此,患者应备好葡萄糖或含糖食品,一旦发生低血糖,立即食用。患者需随身携带卡片,标注姓名、地址、疾病及紧急联系人,以备突发严重低血糖昏迷时利于旁人的施救。对于昏迷的患者,应使患者头偏向一侧,并及时就医。此外患者要在医师的指导下,严格遵医嘱使用药物,特别要注意用药时间与进食的匹配,避免未按时进食、进食过少或运动过度导致低血糖的发生。酒精能直接导致低血糖,应避免酗酒和空腹饮酒。医师需向患者及家属详细介绍降糖药的制剂、种类、药物作用的时间,此外要了解中西药复方制剂的成分,避免使用自购降糖药。

3. 监测血糖　血糖监测可帮助糖尿病患者更好地了解自己的疾病状态,按需调整行为及药物干预,是预防低血糖的积极手段。使用口服降糖药者可每周监测 2~4 次空腹或餐后 2 小时血糖,或在就诊前一周内连续监测 3 天,每天监测 7 点血糖(早餐前后、午餐前后、晚餐前后和睡前)。使用胰岛素治疗患者可根据胰岛素治疗方案进行相应的血糖监测,使用基础胰岛素的患者应监测空腹血糖,使用预混胰岛素的患者应监测空腹和晚餐前血糖;使用餐时胰岛素者应监测餐后或餐前血糖,根据血糖调整胰岛素的剂量[94]。

4. 低血糖的治疗　糖尿病患者血糖≤3.9mmol/L 时,即需补充葡萄糖或含糖食物,对于严重低血糖患者,应尽快静脉补充葡萄糖,将血糖浓度升高到正常水平,并防止低血糖的复发。特别注意磺脲类药物或中、长效胰岛素导致的低血糖不易纠正,且持续时间较长而致低血糖症的反复发作,可能需要长时间葡萄糖输注,并观察数天。必要时也可以考虑应用升血糖的药物(如胰高血糖素、氢化可的松等)。值得注意的是 β 受体拮抗剂能抑制儿茶酚胺对糖原的分解导致低血糖,同时它也会掩盖低血糖时出现的出汗和心率加快等症状,使发生的低血糖不易被察觉,造成严重的后果。因此在这类药物应用时更要密切监测血糖,早期诊断、及时治疗。

(王育璠　彭永德)

第七节　药源性血脂紊乱

血脂的来源分为外源性和内源性。外源性血脂是指由食物摄取的脂类经消化系统吸收进入血液的部分;内源性血脂是指由肝、脂肪细胞以及其他组织合成后释放入血液的部分。脂类代谢包括胆固醇(total cholesterol, TC)、甘油三酯(triglyceride, TG)和脂蛋白的代谢,是一个在酶及受体介导下互相转换的动态过程,该过程复杂并受诸多因素影响。

【致病机制】

由药物引起的继发性血脂异常称为药源性血脂紊乱,能导致药源性血脂异常的药物有数十种,其致病机制因药而异,故将部分药物的致病机制在各类具体药物中阐明。

心血管疾病的危险因素中,高血压、向心性肥胖、胰岛素抵抗、糖代谢异常、血脂紊乱常常共存并互为因果,而肥胖是胰岛素抵抗主要的驱动力,脂肪组织释放的游离脂肪酸在引发胰岛素抵抗中起重要作用,另外脂肪组织分泌许多脂肪因子,引起胰岛素抵抗,加重糖、脂代谢紊乱,脂肪细胞还分泌肾素、血管紧张素等,也参与高血压的发生机制。Gustafson 等[95]提出一个“脂外溢”的概念,即当皮下脂肪储藏的 TG 达到上限,仍有多余的 TG 无法储存,可能会引发脂肪细胞的功能障碍,“外溢”到其他非脂肪组织来存储,如内脏和肌肉。脂肪重新分布导致肝脏血脂含量增高、肌肉内脂肪堆积,这些都与腹型肥胖及胰岛素抵抗有关,而肝脏脂肪的堆积更会加重胰岛素抵抗,引起恶性循环。

早在 20 世纪 80 年代,人们就注意到典型抗精神病药可引起血脂增高,但这一不良反应较轻,当时未引起足够重视。真正关注却是非典型抗精神病药物大量使用后,相对于传统抗精神病药而言,非典型抗精神病药对精神分裂症的阴性症状有效,而且基本克服了经典抗精神病药物常有的锥体外系不良反应,然而却存在其他副作用。一些新型抗精神病药使糖、脂代谢紊乱更加严重,胆固醇和血糖明显升高,体重增加,代谢综合征的发生率增加,这些变化增加 2 型糖尿病和心血管疾病的发生。其他药物引起血脂异常将在具体药物中阐述。

【致病药物和临床表现】

1. 抗高血压药物

（1）利尿药:噻嗪类利尿药（如氢氯噻嗪）及袢利尿药能使血脂代谢异常、胰岛素抵抗增加,其中以噻嗪类利尿药最为明显[96],长期应用者有约 30% 发生糖耐量异常,而且可以升高血清总胆固醇（TC）、低密度脂蛋白胆固醇（low density lipoprotein,LDL-C）、TG 和尿酸的水平。噻嗪类利尿药引起脂代谢异常主要机制可能是增加胰岛素抵抗及对脂肪储存的再分布,特别是在高血压和腹型肥胖患者中。氢氯噻嗪还能激活 RAS 系统,增加血管紧张素Ⅱ的分泌,抑制脂肪细胞对胰岛素的敏感性,即增加胰岛素抵抗,使得初期体内胰岛素分泌代偿性增多,而胰岛素又抑制游离脂肪酸释放,导致脂肪分解减少。利尿药引起的血脂水平表现为轻度增加,对年轻高血压患者的危险大于老年病例,同时 TG 升高在男性较女性明显。

（2）β 受体拮抗剂:β 受体拮抗剂是抗高血压基本药物之一,广泛用于高血压患者治疗,疗效可靠,可作为第一阶梯药物。临床发现,在正常剂量下,β 受体拮抗剂的药效学特点不同,对血脂的影响也不同[97-100]。

1）不具内源性拟交感活性的非选择性 β 受体拮抗剂:普萘洛尔是第一代非选择性 β 受体拮抗剂,作用于 $β_1$ 和 $β_2$ 受体,能引起血脂非常显著的改变,引起血浆 TG、TC、极低密度脂蛋白（very low density lipoprotein,VLDL）显著升高,而血清高密度脂蛋白（high density lipoprotein,HDL）显著降低,使总胆固醇/HDL 胆固醇比值升高,普萘洛尔与噻嗪类利尿药合用会加重对血脂的不良影响。心肌梗死后的大样本普萘洛尔试验证明,普萘洛尔组 TG 比对照组高 17%,HDL-C 则低 6%,LDL-C 无差别。心肌梗死后普萘洛尔治疗虽然引起血脂变化,但治疗组的病死率和并发症仍见减少 20%。β 受体拮抗剂影响血脂的机制尚未完全明确,推测非选择性 β 受体拮抗剂治疗后,α 受体相对占主导地位,抑制脂蛋白脂酶,降低其活性,减少脂类的分解,以致 VLDL 和 TG 分解减少,VLDL 分解产物 HDL 也相应减少。

卡维地洛和阿罗洛尔是第三代 β 受体拮抗剂,对 β 受体亦为非选择性阻断,但它们同时阻断 $α_1$ 受体,产生周围血管扩张作用,抵消 β 受体拮抗对血糖、血脂的影响及冠状动脉痉挛的不良反应。卡维地洛和阿罗洛尔对脂质 TC、TG、HDL-C 均无显著影响,卡维地洛还可能对糖、脂代谢有益,这与其 $α_1$ 受体拮抗作用以及升高脂蛋白脂酶的活性,调节紊乱的脂质、糖代谢作用有关。

2）不具内源性拟交感活性的高选择性 β 受体拮抗剂:选择性作用于 $β_1$ 受体,包括美托洛尔、比索洛尔和阿替洛尔,对血脂的不良影响弱于第一代非选择性 β 受体拮抗剂。有内源性拟交感活性的 $β_2$ 受体拮抗剂可能与其内在对 β 受体的激动有关,对蛋白脂酶抑制作用较弱。美托洛尔和比索洛尔均降低 HDL-C,也同样使 TG 和 LDL-C 升高,在停止治疗 4 周后,又恢复到原来的基础水平。中国人在应用阿替洛尔治疗高血压时对血清 TC 和 HDL-C 不利影响较小[99],原因有以下几方面:①人种差异,使阿替洛尔对血脂影响产生了不同的结果;②剂量可能对血脂影响较大,国内应用阿替洛尔日剂量较国外小得多;③不同的膳食结构:中国人与西方人比较,在膳食结构上有较大不同,会使阿替洛尔对血脂产生不同的影响。

3）钙通道阻滞剂：钙拮抗药长期应用可升高血清 HDL-C 及降低 TG 水平,可改善脂质代谢。钙通道阻滞剂通过减少心肌细胞内钙离子浓度,减轻钙超载,可抑制脂酶促使脂肪动员而降低血脂水平;而且有抑制 TC 和脂蛋白在动脉壁的聚集、防止动脉硬化的作用。但硝苯地平服用后,反而使血清 TG 和 TC 上升,对 HDL-C 影响不大,在临床用药时应特别注意。

2. 抗精神病药物[101]

（1）氯氮平：氯氮平的临床应用较广泛,对阳性症状和阴性症状临床疗效比较肯定,但氯氮平的严重副作用也备受关注,如肥胖及体重增加,糖、脂代谢异常等。氯氮平[102]对血脂影响显著,男性患者影响更大,其 TG、LDL 的升高较女性更为明显。不同剂量的氯氮平对血脂的影响也有差异,低剂量氯氮平可引起 TC 和 TG 水平升高,高剂量氯氮平引起 HDL 下降和 LDL 水平明显升高,同时氯氮平高、中、低剂量均可引起体重不同程度增加。一项荟萃分析[103]研究了氯氮平对精神分裂症患者血脂的影响,发现服用常规剂量氯氮平的精神分裂症患者在 4 周时 TC、TG 较服药前增高;在治疗 8 周时,TC、TG 继续升高,HDL 在用药 4 周后与用药前比较有所降低。

（2）奥氮平：奥氮平对血脂的影响也较大,一些研究发现奥氮平可引起血中 TC、TG 增高及 LDL-C 增高或者 HDL-C 降低。而且,有研究发现其引起的血脂升高独立于其体重升高之外。Birkenaes 等[104]比较了在非住院条件下单用奥氮平或氯氮平治疗及未用药物治疗患者的血脂水平,发现在相同体重指数下,奥氮平组和氯氮平组有较高的血脂异常发生率,表现为 TG 增高、HDL-C 降低。

（3）利培酮：利培酮对血脂的影响报道较少,一般认为利培酮对血脂的影响不明显。赵峥等[105]研究发现利培酮可导致女性首发精神分裂症患者的血脂异常,但利培酮对血脂影响较氯氮平明显减小。

（4）齐拉西酮：Kingsbury 的一项多中心研究[106]发现,以齐拉西酮代替原先使用的其他抗精神病药物后 6 周,患者的 TG 和 TC 水平均有较大幅度的下降。而体重和血糖下降不明显,因此作者认为 TG、TC 的变化不能归结于体重的变化。但该研究亦存在不足,如患者在用齐拉西酮之前均使用过其他抗精神病药物,不排除血脂的变化是停用其他药物所致,国内尚无有关研究。

（5）喹硫平：喹硫平对血脂的影响为中度,一般认为其介于奥氮平、氯氮平与利培酮之间。Atmaca M 等[107]比较利培酮、奥氮平、喹硫平、氯氮平 4 组药之间的体重、瘦素和 TG 水平,结果显示奥氮平和氯氮平明显升高体重、瘦素和 TG,而喹硫平组能中度改变这些参数,利培酮则影响最小。

抗精神病药导致血脂代谢紊乱的机制尚不明确,可能为抗精神病药使患者的活动减少,睡眠增多,能量相对过剩,体内的脂肪储存增加引起的体重增加、食欲增加、胰岛素抵抗以及神经内分泌改变等多种因素的综合结果。药源性肥胖易引起血清游离脂肪酸升高,总之,非典型抗精神病药和典型抗精神病药对血脂的影响取决于所选择的具体药物[108,109]。非典型抗精神病药中以氯氮平和奥氮平血脂异常风险最高,使 TC 和 TG 明显升高。由于它们具有较强的抑制 5- 羟色胺（5-HT）受体的能力,除了抑制 $5-HT_{1A}$ 受体引起胰岛素分泌减少,发生高血糖同时导致血脂尤其是 TG 升高外,还通过抑制 $5-HT_{2C}$ 受体引起血脂升高,故氯氮平和奥氮平对糖代谢及脂代谢的影响较大。而且,氯氮平和奥氮平对血脂影响存在性别差异,男性 TG 升高程度大于女性,TC 升高程度小于女性。非典型抗精神病药中喹硫平、利培酮和舒必利表现为中度血脂异常风险,风险小于典型抗精神病药中的吩噻嗪类,其中舒必利对血脂影响的性别差异正好与氯氮平相反,女性 TG 升高的程度显著大于男性患者,可能是由于舒必利对女性患者的内分泌影响相对较大。舒必利是一种强多巴胺受体拮抗剂,能引起雌鼠的催乳素及体重明显升高,而对雄鼠无明显影响,催乳素及体重的变化也会引起女性胰岛素分泌等内分泌稳态发生明显变化,导致血脂代谢紊乱。非典型抗精神病药中阿立哌唑、齐拉西酮的血脂异常风险最小,甚至有些患者在齐拉西酮治疗后 TG 下降。

3. 性激素类药物

(1)雄激素和同化激素:雄激素类药物包括睾酮、丙酸睾酮、甲睾酮等,主要应用于男性激素替代或乳腺癌的治疗。雄激素可使脂蛋白脂酶活性增强,从而加速 TG 的清除而使血浆 TG 水平下降。同时,雄激素还使 HDL-C 降低而 LDL-C 升高。雄激素对血脂影响的可能机制包括:①增加肝甘油三酯脂肪酶活性,促使 HDL-C 的降解加快,同时促进中间密度脂蛋白向 LDL-C 转化,导致血浆 LDL-C 增加;②降低卵磷脂胆固醇酰基转移酶活性,胆固醇酯化减慢,HDL-C 生成减少。雄激素还可以降低 LDL-C 的清除,降低 α 脂蛋白。

同化激素是由天然来源的雄性激素经结构改造,降低雄激素活性,提高蛋白同化活性而得到的半合成激素类药物,如苯丙酸诺龙、司坦唑、羟甲烯龙等。这类药物稍许减少 TC,但明显减少 HDL-C(尤其 HDL2-C),稍许增加 apoB。临床上可见到苯丙酸诺龙大剂量应用使 HDL-C 降低、LDL-C 升高。口服司坦唑醇后[110],肝脏甘油三酯脂肪酶首先增加,然后 HDL 和 HDL2-C 下降。透析患者在大剂量使用羟甲烯龙后,可引起潜在致命性高甘油三酯血症。

(2)雌性激素:雌性激素包括雌激素和孕激素。雌激素类药物包括雌二酮、雌二醇、雌三醇及其衍生物如雌二醇苯甲酸酯、戊酸雌二醇、炔雌醇、己烯雌酚、己烷雌酚等。孕激素类药物包括黄体酮、甲羟孕酮、甲地孕酮、炔诺酮、高诺酮、米非司酮等。

雌激素可用于替代治疗或前列腺癌及晚期绝经后乳腺癌的治疗。雌激素增加肝细胞膜 LDL 受体的活性,增加乳糜微粒在肝脏的清除,加速胆酸分泌,促进 TC 的代谢。总体上雌激素可升高血浆 HDL-C 浓度,降低 TC 和 LDL-C 水平,但可能升高 TG。孕激素用于替代治疗或治疗晚期乳腺癌和子宫内膜癌,它倾向于降低 TG 和 HDL-C,其作用方向正好与雌激素相反。临床上经常将二者联合使用,用作避孕药或者绝经后妇女的激素替代疗法。

避孕药是由雌激素和孕激素按不同比例配制的人工合成甾体类激素。长期口服避孕药可引起血脂代谢异常[111],血浆 LDL-C 和 TG 水平明显升高,而对 HDL-C 水平的影响则取决于口服避孕药中所含雌激素和孕激素的比例,雌激素占优势时增加 HDL-C 水平;而孕激素比例占优势者,则减少 HDL-C 水平,增加 LDL-C 水平。目前共有三代口服避孕药,服用第一代避孕药女性可发现 TC、TG、HDL-C 水平升高,其第二代避孕药将孕激素更新为左炔诺孕酮,但服用后女性血清各项脂质水平升高更加明显,TC、LDL-C、脂蛋白 a、apoAⅠ 均显著升高,在连续服用 15 年后对 TC、LDL-C 作用强于 HDL-C,血清脂蛋白 a 的升高更显著。第三代避孕药采用去氧孕烯或孕二烯酮,是目前孕激素活性最强和剂量最小的一种避孕药,第三代避孕药对 TC、TG、LDL-C、HDL-C 水平和 apoB 的不利影响要小于第二代避孕药。另外,避孕药中选用天然的雌四醇也可减轻 TG 水平的升高。长效醋酸甲羟孕酮是一种人工合成的避孕注射液,含甲羟孕酮 150mg,每 3 个月注射一次,在美国约 1/5 有性生活的青少年和成年女性使用该药进行避孕,醋酸甲羟孕酮抗生育的主要机制是抑制排卵,使用 1 年后发现 TC 和 HDL-C 水平均明显下降,但第 2 年有所回升,对 LDL-C 无影响[112]。

4. 抗艾滋病病毒药 抗艾滋病病毒药分为核苷类反转录酶抑制剂(nucleoside reverse transcriptase inhibitors)、非核苷类反转录酶抑制剂、蛋白酶抑制剂和融合抑制剂。抗艾滋病病毒药物对血脂代谢均有不同程度的影响[113]。核苷类反转录酶抑制剂,包括齐多夫定、去羟肌苷、司他夫定和拉米夫定等。此类药物的不良反应较多,除一般性反应外,其特殊反应是代谢障碍,以脂肪代谢障碍最多,表现为高 TG 血症、高 TC 血症、脂质营养不良和糖代谢受损。

蛋白酶抑制剂常与两种或多种药物联合治疗,称为高效抗反转录病毒疗法(highly active antiretroviral therapy, HAART)。该疗法在控制病毒复制、重建免疫功能等方面疗效显著。蛋白酶抑制剂可能结合和干扰 LDL 受体相关蛋白和细胞质视黄酸结合蛋白,它们是脂质调节蛋白,参与脂肪储存和脂质释放,肝脏 TG 合成增加,血浆 VLDL、TG 和 LDL-C 水平升高,而 HDL-C 水平低,这些血脂异常容易导致动脉粥样硬化,与 AIDS 患者存在的其他因素(如胰岛素抵抗和血管炎)一起发挥作用,更增加了 AIDS 患者发生心血管疾病的危险。抗艾滋病病毒药引起的代谢障碍是一种代谢综合征[114],包括血脂异常、胰岛素抵抗和骨量丢失加速。主要临床表现是周围脂肪(面部、肢体、臀部)减少,腹部、胸部和心包、心肌的脂肪积聚,故用高效抗反转录病毒疗法治疗增加患冠心病的风险。在日本,Epzicom(阿巴卡韦 + 拉米夫定)[115]上市后 6 年观察发现血脂异常在 Epzicom 各种副作用中为最常见(发生率 9.5%),其中以高 TG 血症(发生率 3.4%)为主要血脂异常。

5. 其他药物

(1)糖皮质激素:糖皮质激素主要应用于肾上腺皮质功能不全的替代治疗、自身免疫性和变态反应性疾病的抗炎治疗、抑制器官移植时的排异,用于淋巴瘤、多发性骨髓瘤等肿瘤的化疗、预防抗肿瘤药物引起的过敏、恶心、呕吐等。过量的糖皮质激素引起向心性肥胖、胰岛素抵抗等代谢综合征表现[116],能增加血浆 TC、TG 和 LDL-C,降低 HDL-C。最常用的泼尼松可使 TC 水平轻度增加,LDL-C 轻度增加,HDL-C 中度增加,使女性 TG 水平轻度增加。泼尼松通过增加脂质从头合成,增加内脏脂肪和胰岛素抵抗,增加 VLDL 和 HDL 形成,虽然 HDL-C 增加,但 HDL 的主要蛋白成分 apoA I 和 apoA II 不增加。

(2)免疫抑制剂:环孢素是目前器官移植中临床上使用广泛的高效抗免疫排斥药。环孢素的脂溶性很高,40% 与脂蛋白结合。接受环孢素治疗的肾移植患者在血脂方面有非常明显的改变[117],单纯的高 TC 血症的发生率 >50%,高 TG 血症 >50%。肾移植患者术后经常使用的他克莫司对脂质代谢也有不利影响。患者的他克莫司血液浓度超过正常浓度范围,并且随着使用时间越长,越容易引起药源性高脂血症,表现为 TC 和 TG 水平都有所增加,HDL-C 水平有所下降,但 LDL-C 水平变化不大。西罗莫司是一种大环内酯抗生素类免疫抑制剂,已证实其具有较强的抗排斥作用以及延长移植物存活的能力,然而高脂血症是西罗莫司的主要副作用[118],血浆 TC、TG、ApoB-100 和 LDL-C 均增加。

(3)抗癫痫药:抗癫痫药对血脂代谢的影响早已有报道。Vyas 等[119]系统分析了 31 项研究共 4126 例抗癫痫药治疗患者,研究显示丙戊酸、苯妥英钠和卡马西平治疗的癫痫病例中,血浆 TC 和 LDL-C 水平明显升高,但苯妥英钠和卡马西平治疗患者中 HDL-C 也升高。丙戊酸治疗患者 HDL-C 无改变。HDL-C 升高的机制目前认为可能与肝脏微粒酶的诱导有关,苯妥英钠刺激肝脏网状内皮细胞并促使其增生,促进 HDL-C 生成。

（4）抗雌激素药物：乳腺癌细胞的生长可依赖于雌激素的存在,抗雌激素药物是乳腺癌内分泌治疗最常用的药物,主要包括他莫昔芬（与雌二醇竞争雌激素受体,阻止染色体基因活化,抑制肿瘤细胞生长）,依西美坦和阿那曲唑（高选择性非甾体类芳香化酶抑制剂,通过抑制芳香化酶来阻止肾上腺和卵巢中的雄激素转化为雌激素,明显降低绝经妇女血液循环中的雌激素水平）。

Hozumi 等[120]在日本多中心 RCT 研究中发现,他莫昔芬治疗者 TC 和 LDL-C 较依西美坦和阿那曲唑组明显下降,但他莫昔芬组血清 TG 明显高于依西美坦。HDL-C 水平在依西美坦组轻度下降,而在阿那曲唑组无明显改变。故推测抗雌激素药物对血脂的影响中,他莫昔芬优于依西美坦和阿那曲唑。

【诊断和鉴别诊断】

高脂血症的临床表现较少,故其诊断主要依赖实验室检查,一般测定 TC、TG、HDL-C 及 LDL-C 四项指标即可诊断。高脂血症分为 4 类：①高胆固醇血症：血清胆固醇水平增高, TC>6.22mmol/L；②高甘油三酯血症：血清 TG 水平增高, TG>2.26mmol/L；③混合型高脂血症：血清 TC 与 TG 水平均增高；④低高密度脂蛋白血症：血清 HDL-C 平减低, HDL-C<1.04mmol/L。

药源性血脂紊乱系继发性血脂异常,与用药有关,需认真询问用药史,仔细回顾患者目前用药情况、近期用药变动情况、非处方药和中草药的使用等。病史采集主要包括：①血脂异常与用药之间的关系,包括时间关系；②既往用药与类似病史；③基础疾病,尤其是心脑血管疾病、糖尿病、肥胖等病史；④给药剂量及疗程,停药后反应；⑤临床停药试验,既是治疗手段又有利于诊断,一般血脂异常常于停药后恢复。

药源性血脂紊乱为继发性血脂代谢异常,需与继发于其他疾病的血脂紊乱鉴别,鉴别重点为排除肾病综合征、肾衰竭、肝脏疾病、胰腺疾病、糖尿病、甲状腺功能减退、甲状腺功能亢进、痛风、库欣综合征等引起血脂异常的其他疾病。药源性血脂紊乱较容易与家族性高脂血症、原发性高脂血症鉴别,鉴别诊断主要根据病史和用药情况。依据用药史及实验室检查结果,药源性血脂紊乱不难诊断。但较多患者由于原发疾病需要长期用药,而且不能随便停药,无法临床停药诊断。另外,高脂血症患者多为老年人,常同时服用多种药物,故明确特异药物与疾病的因果关系十分困难。因此,对常见致病药物保持高度警惕性,仔细询问病史对于诊断非常关键。

【预防与治疗】

1. 加强患者教育

（1）教育患者合理饮食：血浆脂质主要来源于食物,饮食结构可直接影响血脂水平的高低。血浆胆固醇水平易受饮食中胆固醇摄入量的影响,进食大量饱和脂肪酸也可增加胆固醇的合成,故食用油应以植物油为主,每人每天用量以 25~30g 为宜。通过控制饮食,可使血浆胆固醇水平降低 5%~10%,并使降脂药物发挥出最佳的效果。同时控制饮食有助于减肥,肥胖人群的平均血浆胆固醇和 TG 水平显著高于同龄的非肥胖者,中心型肥胖者更容易发生高脂血症。肥胖者的体重减轻后,血脂紊乱亦可恢复正常。高脂血症的饮食治疗是通过控制饮食的方法,在保持理想体重的同时降低血浆中的 LDL-C 水平。

（2）教育患者合理运动、锻炼：体育运动不仅可以增强心肺功能、改善胰岛素抵抗和葡萄糖耐量,而且还可减轻体重、降低血浆 TG 和胆固醇水平,升高 HDL-C 水平。适宜的运动强度一般是运动后的心率控制在个人最大心率的 80% 左右。运动形式以中速步行、慢跑、游泳、跳绳、做健身操、骑自行车等有氧活动为宜。运动完后最好再进行 5~10 分钟的放松活动。每周至少活动 3~4 次,运动时应注意安全保护。

（3）教育患者戒烟:吸烟可升高血浆胆固醇和 TG 水平,降低 HDL-C 水平,一定教育患者戒烟。停止吸烟后,血浆 HDL-C 可上升至不吸烟者的水平,冠心病的危险程度可降低,甚至接近于不吸烟者,这点必须反复向患者强调。

2. 合理用药

（1）尽量选用对血脂无影响的药物:例如选择抗高血压药物时尽量应用对血脂有益或者无不良影响的药物。临床抗高血压药物种类繁多,可以选择血管紧张素转化酶抑制剂、血管紧张素受体拮抗剂和钙通道阻滞剂等对血脂代谢无不良影响的药物。在选择 β 受体拮抗剂时,建议选用具有内源性拟交感活性的非选择性 β 受体拮抗剂或者同时阻断 α_1 受体的第三代 β 受体拮抗剂。对已经有血脂紊乱的高血压患者,选用 α 受体拮抗剂降压明确对脂代谢有益[121]。由于利尿药会诱发脂质和脂蛋白紊乱,在高血压患者中加重动脉粥样硬化危险,应该尽量避免。同样在有血脂紊乱的精神病患者中尽量选择一些血脂异常风险小的抗精神病药,例如阿立哌唑、齐拉西酮等。

（2）更换对血脂有较大影响的药物:高血压患者伴有水肿时往往选用利尿药,而噻嗪类利尿药及袢利尿药对血脂影响明显,这时可以考虑选用吲哒帕胺代替氢氯噻嗪。吲哒帕胺是新一代类噻嗪类利尿药[122],属二氢吲哚类利尿降压药,具有轻度利尿、钙拮抗作用,而且对前列腺素系统有良好的影响,其降压作用缓和、持久且价廉,长期应用不仅不影响血糖及血脂代谢,反而有改善趋势,并可能减少微量白蛋白尿,故对高血压伴有水肿患者特别有益。骨髓移植术后环孢素治疗常常引起血脂紊乱,甚至使 TG 升高到 3000mg/dl 以上,临床上可伴有头痛、视物模糊和神经学紊乱,必须严格预防与及时处理。由于使用他克莫司患者血脂增高的比例明显低于环孢素,故术后使用他克莫司代替环孢素能减少高脂血症的发病率。另外,联合环孢素和泼尼松的肾移植术患者,血脂紊乱重于那些接受硫唑嘌呤和泼尼松治疗者,故将环孢素更换为硫唑嘌呤,能较明显地改善高脂血症。由于心血管疾病是肾脏移植术后患者死亡的主要原因,减少环孢素引起的血脂显著紊乱对提高人 / 肾存活率具有十分重要意义。

（3）减少用药剂量:在不明显影响疗效的情况下尽量减少用药剂量,对减轻药源性血脂紊乱有一定效果。临床应用发现噻嗪类利尿药对脂代谢的影响与剂量相关,长期使用大剂量噻嗪类利尿药（≥25mg/d,平均 50mg/d）会导致血浆 TC 浓度升高,但小剂量利尿药对胆固醇水平无明显不良影响,而且小剂量噻嗪类利尿药能减少脑卒中及心血管事件的发生及减少心血管事件的再发生率,故临床推荐应用小剂量噻嗪类利尿药。同时,血管紧张素受体拮抗剂药物能抑制 RAS 系统和血管紧张素Ⅱ,可能提高胰岛素敏感性,减少脂质聚集,用于中和噻嗪类利尿药带来的副作用[123],故推荐血管紧张素受体拮抗剂联合小剂量噻嗪类利尿药,更有互补优势。同样发现在肾脏移植患者中,减小泼尼松的剂量也可改善高脂血症。

（4）选择针对性的调脂药物

1）HMG-CoA 抑制剂:此类药物有洛伐他汀、辛伐他汀、普伐他汀等。此类药物以降胆固醇为主,降脂作用强,起效快。

2）贝特类:此类药物有非诺贝特、吉非贝齐等。此类药物降血脂作用强,降 TG 的作用比降胆固醇的作用强,起效快。

3)烟酸类:阿昔莫司较常用,降低血浆 TG 的作用比降低胆固醇强。

4)泛硫乙胺:为辅酶 A 的衍生物,有降低血浆胆固醇、TG 和升高 HDL-C 的作用。

5)多不饱和脂肪酸类:包括各种植物种子油和海鱼的制剂。这类药物有降血脂和降低血黏度的作用,但作用比较温和。

6)藻酸双酯钠:是以海藻为原料的类肝素海洋药物。有改善血黏度、扩张血管和降低血脂,升高 HDL 水平的作用。

（黄云鸿　彭永德）

参 考 文 献

1. Akeno N, Tomer Y. Dissecting the mechanisms of interferon induced thyroiditis (IIT): direct effects of interferon alpha on thyroid epithelial cells. The 89th Meeting of the Endocrine Society, Toronto , CA. 2007.

2. Gassanov N, Dietlein M, Caglayan E, et al. Amiodarone-induced thyroid gland dysfunctions. Dtsch Med Wochenschr, 2010, 135 (16): 807-811.

3. Quach A, Ji L, Mishra V, et al. Thyroid and hepatic function after highdose ^{131}I-metaiodobenzylguanidine (^{131}I-MIBG) therapy for neuroblastoma. Pediatr Blood Cancer, 2011, 56: 191-201.

4. Bogazzi F, Bartalena L, Martino E. Approach to the patient with amiodarone-induced thyrotoxicosis. J Clin Endocrinol Metab, 2010, 95 (6): 2529-2535.

5. Padmanabhan H. Amiodarone and thyroid dysfunction. South Med J, 2010, 103 (9): 922-930.

6. Itoh M. Drug-induced metabolic and endocrine disorders. Nihon Rinsho, 2012, 70 (Suppl 6): 117-126.

7. Tran HA, Jones TL, Ianna EA, et al. The natural history of interferon-alpha induced thyroiditis in chronic hepatitis C patients: a long term study. Thyroid Res, 2011, 4 (1): 2.

8. Nair Kesavachandran C, Haamann F, Nienhaus A. Frequency of thyroid dysfunctions during interferon alpha treatment of single and combination therapy in hepatitis C virus-infected patients: a systematic review based analysis. PLoS One, 2013, 8 (2): e55364.

9. Daniels GH, Vladic A, Brinar V, et al.Alemtuzumab-related thyroid dysfunction in a phase 2 trial of patients with relapsing-remitting multiple sclerosis. J Clin Endocrinol Metab, 2014 , 99 (1): 80-89.

10. Weetman AP.Graves' disease following immune reconstitution or immunomodulatory treatment: should we manage it any differently. Clin Endocrinol (Oxf), 2014, 80 (5): 629-632.

11. Aranha AA, Amer S, Reda ES, et al. Autoimmune thyroid disease in the use of alemtuzumab for multiple sclerosis: a review. Endocr Pract, 2013, 19 (5): 821-828.

12. Barbesino G. Drugs affecting thyroid function. Thyroid, 2010, 20 (7): 763-770.

13. Ran AS, Kremenevskaja N, Resch J, et al. Lithium stimulates proliferation in cultured thyrocytes by activating Wnt/beta-catenin signalling. Eur J Endocrinol, 2005, 153 (6): 929-938.

14. Francesco Torino, Agnese Barnabei, Rosamaria Paragliola, et al. Thyroid dysfunction as an unintended side effect of anticancer drugs. Thyroid, 2013, 23 (11): 1345-1366.

15. Makita N, Iiri T. Tyrosine kinase inhibitor-induced thyroid disorders: a review and hypothesis. Thyroid, 2013, 23 (2): 151-159.

16. Wolter P, Stefan C, Decallonne B, et al. The clinical implications of sunitinib-induced hypothyroidism: a prospective evaluation. Br J Cancer, 2008, 99 (3): 448-454.

17. Braun D, Kim TD, le Coutre P, et al. Tyrosine kinase inhibitors noncompetitively inhibit MCT8-mediated iodothyronine transport. J Clin Endocrinol Metab, 2012, 97 (1): E100-105.

18. Shimokaze T, Toyoshima K, Shibasaki J, et al. TSH suppression after intravenous glucocorticosteroid administration in preterm infants. J Pediatr Endocrinol Metab, 2012, 25 (9-10): 853-857.

19. Haugen BR. Drugs that suppress TSH or cause central hypothyroidism. Best Pract Res Clin Endocrinol Metab, 2009, 23 (6): 793-800.

20. 连小兰. 药源性甲状腺疾病. 药品评价, 2014, 11（11）: 18-21.

21. 谷秀莲, 窦京涛. 药源性甲状腺功能异常. 药品评价, 2013, 10（15）: 17-22.

22. Theodoropoulou M, Stalla GK. Somatostatin receptors: from signaling to clinical practice. Front Neuroendocrinol, 2013, 34 (3): 228-252.

23. Díez JJ, Iglesias P. Relationship between serum thyrotropin concentrations and metformin therapy in euthyroid patients with type 2 diabetes. Clin Endocrinol (Oxf), 2013, 78 (4): 505-511.

24. 高蕾莉, 纪立农. 二甲双胍对糖尿病患者血清促甲状腺激素水平的影响. 中国糖尿病杂志, 2008, 16（9）: 560-562.

25. 张方洁, 姜崴. 干扰素 -α 诱发的甲状腺炎的研究进展. 中国临床医师, 2013, 7（19）: 8916-8918.

26. Weetman AP. Graves' disease following immune reconstitution or immunomodulatory treatment: should we manage it any differently? Clin Endocrinol (Oxf), 2014, 80 (5): 629-632.

27. Ahmadieh H, Salti I. Tyrosine kinase inhibitors induced thyroid dysfunction: a review of its incidence, pathophysiology, clinical relevance, and treatment. Biomed Res In, 2013: 725410.

28. Arnaldi G, Angeli A, Atkinson AB, et al. Diagnosis and complications of Cushing's syndrome: a consensus statement. J Clin Endocrinol Metab, 2003, 88 (12): 5593-5602.

29. Gross BA, Mindea SA, Pick AJ, et al. Diagnostic approach to Cushing disease. J Neurosurg Focus, 2007, 23 (3): 1-7.

30. Finding JW, Raff H. Screening and diagnosis of Cushing's syndrome. Endocrinol Metab Clin N Am, 2005, 34 (2): 385-402.

31. Vilar L, Freitas Mc, Faria M, et al. Pitfalls in the diagnosis of Cushing's Syndrome. Arq Bras Endocrinol Metab, 2007, 51 (8): 1207-1216.

32. McEvoy GK. American Hospital Formulary Service (AHFS) Drug Information. American Society of Hospital Pharmacist. London: Palgrave Macmillan UK , 2005.

33. Hopkins RL, Leinung MC. Exogenous Cushing's syndrome and glucocorticoid withdrawal. Endocrinol Metab Cli North Am, 2005, 34 (2): 371-384.

34. Vassiliadi D, Tsagarakis S. Unusual causes of Cushing's syndrome. Arg Bras Endocrinol Metab, 2007, 51 (8): 1245-1252.

35. Pessanha TM, Campos JMS, Barros ACM, et al. Iatrogenic Cushing's syndrome in a adolescent with AIDS on ritonavir and inhaled fluticasone: case report and literature review. AIDS, 2007, 21: 529-538.

36. Gen R, Akbay E, Sezer K. Cushing syndrome caused by topical corticosteroid: a case report. Am J Med Sci, 2007, 333 (3): 173-174.

37. Tsuruoka S, Sugimotoe K, Fujimura A. Drug-induced Cushing syndrome in a patient with ulcerative colitis after betamethasone anema: evaluation of plasma drug concentration. Ther Drug Monit, 1998, 20 (4): 387-389.

38. Chiang MYM, Sarkar M, Koppens JM, et al. Exogenous Cushing's syndrome and topical ocular steroids. Eye, 2006, 20 (6): 725-727.

39. Ozerdem U, Leve L, Cheng LY, et al. Systemic toxicity of topical and periocular corticosteroid therapy in a 11-year-old male with posterior uveitis. Am J Ophthalmol, 2000, 130 (2): 240-241.

40. Iglesias P, Gonzalez J, Diez JJ. Acute and persistent iatrogenic Cushing's syndrome after a single dose of triamcinolone acetonide. J Endocrinol Invest, 2005, 28 (2): 1019-1023.

41. Stephens MB, Beutler AI, O'Connor FG. Musculoskeletal injections: a review of the evidence. Am Fam Physician, 2008, 78 (8): 971-976.

42. Berthelot JM, Le Goff B, Maugars Y. Side effects of corticosteroid injections: what's new? Joint Bone Spine, 2008, 80 (4): 363-367.

43. Pekarek B, Osher L, Buck S, et al. Intra-articular corticosteroid injections: a critical literature review with up to date findings. The Foot, 2011, 21 (2): 66-70.

44. Maviki M, Cowley P, Marmery H. Injecting epidural and intra-articular triamcinolone in HIV positive patients on ritona-vir: beware of iatrogenic Cushing's syndrome. Skeletal Radiol, 2013, 42 (2): 313-315.

45. Marsland D, Mumith A, Barlow IW. Systemic review: the safety of intra-articular corticosteroid injection prior to total knee. arthroplasty. Knee, 2014, 21 (1): 6-11.

46. Bolland MJ, Bagg W, Thomas MG, et al. Cushing's syndrome due to interaction between inhaled corticosteroids and itraconazole. Ann Pharmacother, 2004, 38 (1): 46-49.

47. Vassiliadi D, Tsagarakis S. Unusual causes of Cushing's syndrome. Arg Bras Endocrinol Metab, 2007, 51: 1245-1252.

48. Grenfell A, Rudenski A, Watts M, et al. Cushing's syndrome and medroxyprogesterone acetate.

Lancet, 1990, 336 (8709): 256.

49. Dux S, Bishara J, Marom D, et al. Medroxyprogesterone acetate–induced secondary adrenal insufficiency. Ann Pharmacother, 1998, 32 (1): 134–140.

50. Mann M, Koller E, Murgo A, et al. Glucocorticoid–like activity of megestrol: a summary of Food and Drug Administration experience and a review of the literature. Arch Intern Med, 1997, 157 (157): 1651–1656.

51. Dipiro JT, Talbert RL, Yee GC, et al. Pharmacotherapy: a pathophysiologic approach. 6th ed. Stamford, CT: McGraw–Hill, 2005.

52. Razenberg AJ, Elte JW, Rietveld AP, et al. A smart type of Cushing's syndrome. Eur J Endocrinol, 2007, 157 (6): 779–781.

53. Hengge UR, Ruzicka T, Schwartz RA, et al. Adverse effects of topical glucocorticosteroids. J Am Acad Dermatol, 2006, 54 (1): 16–18.

54. St. Germain RM, Yigit S, Wells L, et al. Cushing syndrome and severe adrenal suppression caused by fucitasone and protease inhibitor combination in an HIV–infected adolescent. AIDS Patient Care STDs, 2007, 21 (6): 373–377.

55. Pessanha TM, Campos JMS, Barros ACM, et al. Iatrogenic Cushing's syndrome in a adolescent with AIDS on ritonavir and inhaled fluticasone: case report and literature review. AIDS, 2007, 21 (4): 529–538.

56. Halverstam CP, Vachharajani A, Mallory SB. Cushing syndrome from percutaneous absorption of 1% hydrocortisone ointment in Netherton syndrome. Pediatr Dermatol, 2007, 24 (1): 42–45.

57. Newell–Price J, Bertagna X, Grossman AB, et al. Cushing's syndrome. Lancet, 2006, 367 (9522): 1605–1617.

58. Hameed R, Zacharin MR. Cushing syndrome, adrenal suppression and local corticosteroid use. J Pediatr Child Health, 2006, 42 (6): 392–394.

59. Krueger RB, Hembree W, Hill M. Prescription of medroxyprogesterone acetate to a patient with pedophilia resulting in Cushing's syndrome and adrenal insufficiency. Sex Abuse, 2006, 18 (2): 227–228.

60. Arlt W, Allolio B. Adrenal insufficiency. Lancet, 2003, 361 (9372): 1881–1893.

61. Levin C, Maibach HI. Topical corticosteroid–induced adrenocortical insufficiency: clinical implications. Am J Clin Dermatol, 2002, 3 (3): 141–147.

62. Licata AA. Systemic effects of fluticasone nasal spray: report of 2 cases. Endocr Pract, 2005, 11 (3): 194–196.

63. Sizonenko PC. Effects of inhaled or nasal glucocorticosteroids on adrenal function and growth. J Pediatr Endocrinol Metab, 2002, 15 (1): 5–26.

64. Lglesias P, Gonzalez J, Diez JJ. Acute and persistent iatrogenic Cushing's syndrome after a single dose of triamcinolone acetonide. J Endocrinol Invest, 2005, 28 (2): 1019–1023.

65. Zollner EW. Hypothalamic–pituitary–adrenal axis suppression in asthmatic children on inhaled corticosteroids: Part 1. Which test should be used? Pediatr Allergy Immunol, 2007, 18 (5): 401–

409.

66. Müssig K, Knaus-Dittmann D, Schmidt H, et al. Secondary adrenal failure and secondary amenorrhoea following hydromorphone treatment. Clin Endocrinol (Oxf), 2007, 66 (4): 604–605.

67. Oltmanns KM, Fehm HL, Peters A. Chronic fentanyl application induces adrenocortical insufficiency. J Intern Med, 2005, 257 (5): 478–480.

68. Dorin RI, Qualls CR, Crapo LM. Diagnosis of adrenal insufficiency. Ann Intern Med, 2003, 139: 194–204.

69. Salvatori R. Adrenal insufficiency. JAMA, 2005, 294 (19): 2481–2488.

70. Asare K. Diagnosis and treatment of adrenal insufficiency in the critically ill patient. Pharmacotherapy, 2007, 27 (11): 1512–1528.

71. Zollner EW. Hypothalamic-pituitary-adrenal axis suppression in asthmatic children on inhalded corticosteroids: Part 2. The risk as determined by gold standard adrenal function tests: a systemic review. Pediatr Allergy Immunol, 2007, 18 (5): 469–474.

72. Montejo ÁL, Arango C, Bernardo M, et al. Spanish consensus on the risks and detection of antipsychotic drug-related hyperprolactinaemia. Rev Psiquiatr Salud Ment, 2016 , 9 (3): 158–173.

73. Findling RL, Daneman D. Prolactin levels during long-term risperidone treatment in children and adolescents: a reanalysis of data. J Clin Psychiatry, 2016, 77 (2): e155–170.

74. Kinon BJ, Gilmore JA, Liu H, et al. Prevalence of hyperprolactinemia in schizophrenic patients treated with conventional antipsychotic medications or risperidone. Psychoneuroendocrinology, 2003, 28 Suppl 2: 55–68.

75. Konarzewska B, Wołczyński S, Szulc A, et al. Effect of risperidone and olanzapine on reproductive hormones, psychopathology and sexual functioning in male patients with schizophrenia. Psychoneuroendocrinology, 2009, 34 (1): 129–139.

76. Peuskens J, Pani L, Detraux J, et al. The effects of novel and newly approved antipsychotics on serum prolactin levels: a comprehensive review. CNS Drugs, 2014, 28 (5): 421–453.

77. Schwartz WB, Bennett W, Curelop S, et al. A syndrome of renal sodium loss and hyponatremia probably resulting from inappropriate secretion of antidiuretic hormone. Am J Med, 1957, 23 (4): 529–542.

78. Esposito P, Piotti G, Bianzina S, et al. Management and new therapeutic options. Nephron Clin Pract, 2011, 119 (1): c62–73.

79. Lee JJ, Kilonzo K, Nistico A, et al. Management of hyponatremia. CMAJ, 2014, 186 (8): E281–286.

80. Gheorghiade M, Gottlieb SS, Udelson JE, et al. Vasopressin V_2 receptor blockade with tolvaptan versus fluid restriction in the treatment of hyponatremia. Am J Cardiol, 2006, 97 (7): 1064–1067.

81. Schrier RW, Gross P, Gheorghiade M, et al. Tolvaptan, a selective oral vasopressin V2-receptor antagonist, for hyponatremia. N Engl J Med, 2006, 355 (20): 2099–2112.

82. 陈灏珠,林果为,王吉耀. 实用内科学. 第 12 版. 北京:人民卫生出版社,2005:2602-2609.

83. 廖二元. 内分泌学. 北京:人民卫生出版社,2001:1722-1732.

84. Tisdale JE, Miller DA.Drug-induced diseases: prevention, detection, and management. 2nd ed. Bethesda: American Society of Health-System Pharmacists, 2010: 1005-1018.

85. Tisdale JE, Miller DA.Drug-induced diseases: prevention, detection, and management. 2nd ed. Bethesda: American Society of Health-System Pharmacists, 2010: 569-585.

86. Jin H, Meyer JM, Jeste DV.Phenomenology of and risk factors for new-onset diabetes mellitus and diabetic ketoacidosis associated with atypical antipsychotics: an analysis of 45 published cases. Ann Clin Psychiatry, 2002, 14 (1): 59-64.

87. Henderson DC, Cagliero E, Gray C, et al. Clozapine, Diabetes Mellitus, Weight Gain, and Lipid Abnormalities: A Five-Year Naturalistic Study. Am J Psychiatry. 2000, 157 (6): 975-981.

88. 唐武军,李向荣. 药源性糖尿病的研究. 神经疾病与精神卫生,2004,4(1):39-40.

89. ALLHAT Officers and Coordinators for the ALLHAT Collaborative Research Group. Major outcomes in high-risk hypertensive patients randomized to angiotensin-converting enzyme inhibitor or calcium channel blocker vs diuretic: the antihypertensive and lipid-lowering treatment to prevent heart attack trial (ALLHAT). JAMA, 2002, 288 (23): 2981-2997.

90. Choi YJ. Efficacy of adjunctive treatments added to olanzapine or clozapine for weight control in patients with schizophrenia: a systematic review and meta-analysis. Scientific World Journal, 2015, 2015: 970730.

91. Hornum M, Lindahl JP, von Zur-Mühlen B, et al. Diagnosis, management and treatment of glucometabolic disorders emerging after kidney transplantation: a position statement from the Nordic Transplantation Societies. Transpl Int, 2013, 26 (11): 1049-1060.

92. 周霞,苏海滨,张敏,等. 成人肝移植术后长期管理:美国肝脏疾病和移植学研究协会 2012 实践指南. 中国肝脏病杂志(电子版),2013,(3):41-44.

93. Seltzer HS. Drug-induced hypoglycemia. A review of 1418 cases. Endocrinol Metab Clin North Am, 1989, 18 (1): 163-183.

94. 中华医学会糖尿病学分会. 中国血糖监测临床应用指南(2015 年版). 中华糖尿病杂志,2015,7(10):603-613.

95. Gustafson B, Hammarstedt A, Andersson CX, et al. Inflamed adipose tissue: a culprit underlying the metabolic syndrome and atherosclerosis. Arterioscler Thromb Vase Biol, 2007, 27 (11): 2276-2283.

96. 郁飞宇,孙福生. 噻嗪类利尿剂对高血压病患者代谢的影响. 中国处方药,2012,10(1):36-39.

97. Fonseca VA. Effects of beta-blockers on glucose and lipid metabolism . Curr Med Res Opin, 2010, 26 (3): 615-629.

98. Fogari R1, Zoppi A, Pasotti C, et al. Effects of different beta-blockers on lipid metabolism in chronic therapy of hypertension . Int J Clin Pharmacol Ther Toxicol, 1988, 26 (12): 597-604.

99. 陈广华,胡仁欣,李金亮,等. 阿替洛尔治疗高血压对甘油三酯及高密度脂蛋白的影响. 桂林医学院学报,1997,10(4):426-427.

100. Kasiske BL, Ma LZ, Kalil RS, et al. Effects of antihypertensive therapy on serum lipids. Ann Intern Med, 1995, 122 (2): 133-141.

101. Wu X, Huang Z, Han H, et al. The comparison of glucose and lipid metabolism parameters in drug-naïve, antipsychotic-treated, and antipsychotic discontinuation patients with schizophrenia. Neuropsychiatr Dis Treat, 2014, 10 (7): 1361-1368.

102. Wu RR, Zhao JP, Zhai JG, et al. Sex difference in effects of typical and atypical antipsychotics on glucose-insulin homeostasis and lipid metabolism in first episode schizophrenia. J Clin Psychopharmacol, 2007, 27 (4): 374-379.

103. 邱海棠, 蒙华庆, 李革, 等. 服用氯氮平对精神分裂症患者血脂影响的系统评价. 中国卫生统计, 2007, 24（6）: 618-620.

104. Birkenaes AB, Birkeland KI, Engh JA, et al. Dyslipidemia independent of body mass in antipsychotic-treated patients under real-life conditions. J Clin Psychopharmacia, 2008, 28 (2): 132-137.

105. 赵峥, 何艳, 陈慧敏. 利培酮与氯氮平对女性首发精神分裂症患者血脂的影响. 中国健康心理学杂志, 2007, 15（4）: 359-360.

106. Kingsbury SJ, Fayek M, Trufasiu D, et al. The apparent effects of ziprasidone on plasma bids and glucose. J Clin Psychiatry, 2001, 62 (5): 347-349.

107. Atmaca M, Kuloglu M, Tezcan E, et al. Serum leptin and triglyceride levels in patients on treatment with atypical antipsychotics. J Clin Psychiatry, 2003, 64 (5): 598-604.

108. Roohafza H, Khani A, Afshar H, et al. Lipid profile in antipsychotic drug users: A comparative study. ARYA Atheroscler, 2013, 9 (3): 198-202.

109. 吴仁容, 赵靖平. 四种抗精神病药对糖代谢及脂代谢的不良影响. 中华精神科杂志, 2005, 38（3）: 130-133.

110. Carson P, Hong CJ, Otero-Vinas M, et al. Liver enzymes and lipid levels in patients with lipodermatosclerosis and venous ulcers treated with a prototypic anabolic steroid (stanozolol): a prospective, randomized, double-blinded, placebo-controlled trial. Int J Low Extrem Wounds, 2015, 14 (1): 11-18.

111. Mawet M, Maillard C, Klipping C, et al. Unique effects on hepatic function, lipid metabolism, bone and growth endocrine parameters of estetrol in combined oral contraceptives. Eur J Contracept Reprod Health Care, 2015, 20 (6): 463-475.

112. Rabeya S, Muttalib MA, Mia AR, et al. Lipid profile in women receiving depot medroxyprogesteron acetate as contraceptive. Mymensingh Med J, 2014, 23 (1): 114-120.

113. da Cunha J, Maselli LM, Stern AC, et al. Impact of antiretroviral therapy on lipid metabolism of human immunodeficiency virus-infected patients: Old and new drugs. World J Virol, 2015, 4 (2): 56-77.

114. Diaz-Zamudio M, Dey D, LaBounty T, et al. Increased pericardial fat accumulation is associated with increased intramyocardial lipid content and duration of highly active antiretroviral therapy exposure in patients infected with human immunodeficiency virus: a 3T cardiovascular magnetic resonance feasibility study. J Cardiovasc Magn Reson, 2015, 17 (10):

91-97.

115. Kurita T, Kitaichi T, Nagao T, et al. Safety analysis of Epzicom® (lamivudine/abacavir sulfate) in post-marketing surveillance in Japan. Pharmacoepidemiol Drug Saf, 2014, 23 (4): 372-381.

116. Geer EB, Islam J, Buettner C. Mechanisms of glucocorticoid-induced insulin resistance: focus on adipose tissue function and lipid metabolism. Endocrinol Metab Clin North Am, 2014, 43 (1): 75-102.

117. 袁进, 赵树进, 季波, 等. 环孢素对肾移植术后病人血脂的影响. 广东药学院学报, 2002, 18（3）: 239-240.

118. Morrisett JD, Abdel-Fattah G, Kahan BD. Sirolimus changes lipid concentrations and lipoprotein metabolism in kidney transplant recipients.Transplant Proc, 2003, 35 (Sl): 143S-150S.

119. Vyas MV, Davidson BA, Escalaya L. Antiepileptic drug use for treatment of epilepsy and dyslipidemia: Systematic review. Epilepsy Res, 2015, 113 (7): 44-67.

120. Hozumi Y, Suemasu K, Takei H, et al. The effect of exemestane, anastrozole, and tamoxifen on lipid profiles in Japanese postmenopausal early breast cancer patients: final results of National Surgical Adjuvant Study BC 04, the TEAM Japan sub-study. Ann Oncol, 2011, 22 (8): 1777-1782.

121. Reid JL, Elliott HL, Vincent J, et al. Clinical pharmacology of selective alpha blockers. Hemodynamics and effects on lipid levels.Am J Med, 1987, 82 (1A): 15-20.

122. Barrios V, Escobar C. Which thiazide to choose as add-on therapy for hypertension? Integr Blood Press Control, 2014, 30 (7): 35-47.

123. Guo Q, Mori T, Jiang Y, et al. Losartan modulates muscular capillary density and reverses thiazide diuretic-exacerbated insulin resistance in fructose-fed rats. Hypertens Res, 2012, 35 (1): 48-54.

第六章

药源性泌尿系统疾病

泌尿系统包括肾脏、输尿管、膀胱、尿道等器官,主要功能是形成和排泄尿液,并以此排泄人体代谢废物,调节内环境和水、电解质及酸碱平衡。同时,肾脏还有某些内分泌功能,在调节血压、红细胞生成和骨骼生长等方面起重要作用。随着抗生素等化学药物和中药的广泛应用或滥用,由药物引起的泌尿系统疾病日益增多。其中肾脏由于解剖生理上的特点,是人体内最容易受到药物毒副作用影响的器官之一,药物可能通过直接或间接的毒性或免疫学反应的影响而对肾脏产生损害。药源性泌尿系统疾病发病隐匿,临床表现复杂多样,给临床诊治带来一定的困难。本章主要介绍常见药源性泌尿系统疾病及其防治措施,以期提高医务人员对药物泌尿系统毒性的认识,促进临床合理用药。

第一节 药源性肾功能障碍

肾小球滤过、肾小管的重吸收与分泌以及肾内各种细胞的内分泌与生物代谢活动是肾脏发挥排泄与调节作用的基本环节,其中任何一个环节发生异常都可导致肾功能障碍甚至衰竭。药源性肾功能障碍包括由于肾小球滤过率(glomerular filtration rate, GFR)急剧下降的肾小球滤过功能障碍及肾小管功能障碍但未引起形态学改变者。

一、药源性肾小球滤过功能障碍

肾小球滤过率是反映肾小球滤过功能的客观指标,肾小球滤过功能障碍即由于肾小球正常滤过功能受抑制所导致的肾小球滤过率急剧下降。药物引起的肾小球滤过功能障碍临床上并不少见。

【致病机制】

肾小球是位于入球小动脉和出球小动脉之间的一团经分支又再吻合的毛细血管网,毛细血管网汇合,形成出球小动脉,毛细血管壁由有孔的内皮细胞、肾小球基底膜和足细胞构成。肾小球是肾脏结构的一部分,具有滤过功能,肾小球滤过是代谢产物排泄的主要形式,其中含氮类废物如尿素、肌酐等多由肾小球滤过排出,部分有机酸如马尿酸、苯甲酸、各种胺类及尿酸等也有一部分经肾小球滤过排出。肾小球滤过功能障碍是导致肾功能障碍的主要发病环节。肾小球滤过率是反映肾小球滤过功能的客观指标,其大小取决于有效滤过压和超滤系数,即肾小球滤过率 = 有效滤过压 × 超滤系数。超滤系数代表肾小球的通透能力,与肾小球滤过膜的面积及膜的通透状态有关。如果肾小球有效滤过压下降和(或)肾小球滤过膜通透性发生改变,均可导致肾小球滤过功能障碍。药物引起的肾小球滤过功能障碍临床上并不少见,有些药物能导致肾小球有效滤过压降低,有些药物能损伤肾小球滤过膜功能,使 GFR 下降,导致药物排泄变慢,引起蓄积中毒和电解质紊乱,从而导致药源性肾病。

1. 肾小球有效滤过压降低 肾小球有效滤过压是决定肾小球滤过率的主要因素,有效滤过压下降,可引起肾小球滤过率降低。肾小球有效滤过压 = 肾小球毛细血管内压 −(血浆胶体渗透压 + 肾小球囊内压)。据估计,肾小球毛细血管内压约为平均动脉压的 60%,即 66mmHg 左右。一般情况下,当全身动脉血压波动于 80~180mmHg 范围内时,通过肾血管的自身调节可维持肾血流量和肾小球滤过率的恒定。但当大量失血、脱水等原因引起血容量减少和(或)平均动脉压下降时,肾小球毛细血管内压随之下降,因而可导致肾小球有效滤过压下降。肾小球毛细血管内压亦受入球小动脉和出球小动脉的相对舒缩状态影响,入球小动脉张力主要受前列腺素的调节,而出球小动脉则主要由肾素 – 血管紧张素 – 醛固酮系统调节。前列腺素可使入球小动脉舒张,而血管紧张素 Ⅱ 则使出球小动脉收缩。因此,有些药物可通过影响肾小球入球小动脉和出球小动脉的相对舒缩状态直接影响肾小球内毛细血管内压,从而导致肾小球有效滤过压和 GFR 的改变。肾血流量减少会使肾小球毛细血管内压降低及血浆胶体渗透压升高,从而导致肾小球有效滤过压降低,GFR 下降。由药物引起的肾脏血液灌注障碍,及时停药,血液灌注可恢复,肾功能通常也可恢复正常。然而,如果这种情况不能及时得到改善,也可能发展为急性肾小管坏死。

2. 超滤系数降低 超滤系数降低与肾小球滤过面积减少和肾小球滤过膜通透性的改变有关。一般在生理情况下,由于肾脏具有较大的代偿储备功能,较少发生肾小球超滤系数改变。但在不少疾病中,如急、慢性肾小球肾炎病情进行性发展时,由于病变破坏了大量有效滤过面积,可使超滤系数降低致肾小球滤过率降低,出现肾衰竭。而肾小球滤过膜由肾小球毛细血管内皮细胞、基膜和肾小球囊脏层上皮细胞 3 层结构组成。一般来讲,在肾小球发生急性炎症时,内皮细胞的肿胀和炎症渗出物的堆积可降低滤过膜的通透性,引起超滤系数降低从而导致 GFR 降低。肾小球滤过膜通透性增高是引起蛋白尿甚至血尿的重要原因[1]。

【致病药物和临床表现】

1. 非甾体抗炎药(NSAIDs) 目前,NSAIDs 已成为全球使用最多的药物种类之一,被广泛应用于骨关节炎、类风湿关节炎等风湿免疫性疾病的治疗以及多种发热和疼痛症状的缓解。然而,伴随 NSAIDs 的广泛应用,相关的副作用问题也日益凸显。这类药物几乎都可能引起肾小球滤过功能障碍,所引起的药源性急性肾衰竭占所有急性肾衰竭患者的 7%,占药源性急性肾衰竭的 36%。

肾脏合成的前列腺素(PG)可扩张血管,增加肾血流量,从而维持肾功能。NSAIDs 通过抑制环氧化酶活性而使肾脏 PG 的合成减少,尤其是具有血管舒张作用的前列腺素 E_2、前列腺素 D_2 和前列环素等肾脏局部血管舒张因子,上述舒张因子减少导致肾血管收缩,肾血流量减少,使得肾小球有效滤过压降低,从而导致肾小球滤过功能障碍。正常血容量情况下,PG 对维持肾血流量作用很小,但当伴有某些危险因素如充血性心力衰竭、低血压、肾病综合征、肝硬化腹水及使用利尿药等有效循环血容量不足导致的肾脏低灌流状态或原有慢性肾功能不全以及老年人等情况下,PG 成为肾血流动力学的决定因素。伴有这些情况的患者使用 NSAIDs 能加速 GFR 的急性下降。临床表现为尿潴留、蛋白尿、血尿素氮和肌酐升高,严重者致肾小管坏死,也可发生急性肾衰竭。这种急性肾功能损害多为可逆性,停药后肾功能多在数天内恢复。尽管选择性 COX-2 抑制药发生肾毒性的报道少些,但在对肾功能方面的影响与非选择性 NSAIDs 相似。血管紧张素转化酶抑制剂(ACEI)和血管紧张素受体拮抗剂也能引起肾损伤,在与 NSAIDs 合用时更要引起注意[2,3]。

2. 环孢素 环孢素是目前肾移植后应用最广泛的免疫抑制剂之一。环孢素可能损害肾功能,导致肾功能障碍,开始用药后即可很快出现,常表现为无症状的血清肌酐和尿素氮升高。该反应与药物血浆浓度相关,通常调整药物剂量或停药后可迅速改善。环孢素所致的肾功能障碍可能与肾血管收缩和舒张失衡相关,环孢素可刺激血管紧张素 II、血栓素 A_2、白三烯和内皮素的产生,抑制内皮源性 NO 的产生和释放,促进血管收缩,肾血流量减少继而导致肾小球有效滤过压下降,引起肾前性氮质血症。对于肾移植受者来说,由药物所致的肾毒性与移植物排斥反应的区别往往较困难。

3. 四环素类抗生素 四环素类药物是抑制细菌蛋白质合成的一大类广谱抗生素,广泛用于多种细菌及立克次体、衣原体、支原体等所致的感染。四环素有引起肾功能障碍的报道,特别是已有肾功能损害者易造成肾功能恶化,除多西环素和米诺环素外,应避免用于肾功能不全患者。四环素对肾功能的影响主要是其肾前性的抗同化作用,常用治疗剂量时四环素类抑制蛋白质合成、加快分解,从而加重肾脏对氮质代谢产物的排泄负荷,导致肾前性氮质血症。四环素的抗同化作用虽可逆,但会加重肾功能受损患者尿毒症的严重性,同时伴有酸中毒和高磷酸酯酶血症。四环素类引起的急性肾衰竭和间质性肾炎罕见。多西环素抑制蛋白合成的作用较弱,不会引起氮质血症。地美环素可损害肾集合管,导致抗加压素的肾性尿崩症及急性肾衰竭[2]。

4. 白介素-2 白介素-2 是一种淋巴因子,具有抗病毒、抗肿瘤和增加机体免疫功能等作用。白介素-2 可导致肾功能障碍,临床症状有低血压、少尿、体液潴留、氮质血症。白介素-2 能刺激其他细胞因子的释放,引起血管内皮通透性增加,血浆外漏,导致血容量降低及低血压;其亦能抑制肾脏 PG 释放,阻断血容量降低时机体的正常代偿途径,这些都可能是其引起肾功能障碍的机制。由于吲哚美辛可能通过影响肾内前列腺素产物产生肾功能损伤,因此合并使用吲哚美辛治疗发热和寒战时肾功能障碍更容易发生。治疗前血清肌酐值较高的患者,尤其是超过 60 岁和以前进行过肾切除术的患者,肾功能改变的严重性和长期性的风险更大。去甲肾上腺素可部分对抗白介素-2 引起的肾小球滤过率下降。

5. ACEI 和 AT_1 受体拮抗剂 这两类药物对肾脏的影响很复杂,它们有保护肾脏的作用,但在一些患者中也会造成肾功能急性恶化,表现为使血液中尿素氮和肌酐的浓度增加。在已患有肾或肾血管功能障碍或心力衰竭患者中,该不良反应最为常见,而低血容量会加剧这种不良反应。肾素-血管紧张素-醛固酮系统在维持正常肾血流和肾功能上有重要作用,肾血流灌注的减少会激活此系统并增加血管紧张素 II 的释放。血管紧张素 II 可以激活位于出球动脉上的 AT_1 受体,增加肾小球灌注压和 GFR。在肾血流量不足的情况下,血管紧张素 II 的激活功能会更强。ACEI 和 AT_1 受体拮抗剂可以通过抑制肾素-血管紧张素-醛固酮系统,引起肾小球灌注压和 GFR 的下降,继而导致肾前性氮质血症。严重的肾动脉硬化和进展性的肾脏疾病、血容量减少及有效血容量不足等会加重 ACEI 和 AT_1 受体拮抗剂导致急性肾衰竭的危险性。心力衰竭患者在长期的 ACEI 治疗中也可能出现肾功能降低。卡托普利所致肾功能损害的典型特征为出现于治疗任何时间的肾功能减退、无症状性血清肌酐升高,可有高氯血症性代谢性酸中毒,常伴高钾血症,合并使用利尿药时常伴有钠离子的丢失,尿常规检查可能正常,停用或减少 ACEI 及利尿药,肾功能损害能控制或恢复正常。

6. 两性霉素 B 两性霉素 B 属于多烯类深部抗真菌药,对多种深部真菌如白念珠菌、新型隐球菌等有较强的抑制作用,高浓度有杀菌作用。临床使用可迅速引起可逆性的急性肾衰竭,主要是肾血管收缩,使肾皮质缺血、肾小球有效滤过压降低导致 GRF 降低。肾毒性是静脉滴注两性霉素 B 最常见的不良反应,多出现在用药后 4~6 周,表现为蛋白尿、管型尿、尿中出现红细胞和白细胞、尿素氮和肌酐升高、肌酐清除率降低。一般认为两性霉素 B 的肾毒性是剂量依赖性和可逆性的,停药数天后肾功能大多数恢复正常,蛋白尿逐渐消失,此时仍可减量继续用药。

7. 甘露醇 甘露醇为己糖结构,临床主要用 20% 的高渗溶液静脉注射,提高血浆渗透压,产生组织脱水作用。甘露醇低剂量可使肾血管扩张,而高剂量可使肾血管收缩。如果在短期内给予大剂量甘露醇,则极有可能会出现急性肾衰竭。老年人、脱水及原有肾功能损害者,急性肾衰竭的发生更为常见。其机制可能是由于大剂量甘露醇引起肾血管收缩、肾血流量减少、肾小球有效滤过压降低导致 GFR 减低合并球管反馈所致。甘露醇引起的急性肾衰竭是以无尿为特征的临床过程,临床可见蛋白尿、红细胞尿、白细胞尿及管型尿。

8. 左旋咪唑 其引发的肾功能障碍发病机制可能为左旋咪唑使肾脏血管 α 受体兴奋,发生缩血管反应,肾血流量减少,肾小球有效滤过压降低,GFR 下降所致。

【诊断和鉴别诊断】

药源性肾功能损害的诊断在于对这类疾病有高度的警惕性。对于出现肾功能障碍的患者,要考虑到是否有药源性肾损害的可能性,了解患者的病史、用药史、过敏史、体格检查、实验室检查及影像学检查等,必要时还需要进行肾穿刺活检病理检查,然后综合分析各项结果,排查可疑药物,及时停药。排查药源性肾小球滤过功能障碍,需要留意用药与出现肾功能障碍是否有时间先后关系,有时再次用药导致症状重现也是诊断证据之一。肾小球滤过功能障碍主要表现为肾小球滤过率减少,可引起血中的肌酐和尿素氮含量升高;排尿量的改变如少尿或多尿具有重要的临床意义。尿液的常规检查是药源性肾病诊断中的基本依据。

【预防与治疗】

对于出现有肾损害表现的患者,要立即停用可疑的肾毒性药物,必要时以肾毒性较小的药物代之。需经肾排泄的药物,肾功能障碍时会在体内潴留,增加其不良反应。因此,应根据药物代谢与排泄途径、内生肌酐清除率等因素决定药物的使用剂量。按照常规对症处理,如积极纠正水、电解质与酸碱平衡,控制氮质血症,防治感染、出血、高血压及心力衰竭等并发症。如果情况严重,要采取透析治疗,可根据不同的患者选择血液透析或腹膜透析。

对于药源性肾小球滤过功能障碍的预防,首先应重视药源性肾小球滤过功能损害的危险因素,应尽量避免使用可能造成肾小球滤过功能损害的药物。严格掌握肾毒性药物的应用,尤其是对原有肾病或者老年人等具有高危因素的人群,应避免使用肾毒性药物。同时使用具有肾毒性的药物,可显著增加肾损害的发生率,在制订治疗方案时应避免合用肾毒性药物。药物剂量过大或者疗程过长是药源性肾损害的常见原因。药物滥用,尤其是 NSAIDs 的滥用,应引起临床医护人员的高度重视。如必须使用可能造成肾功能损害的药物,应该密切注意肾功能是否改变,并且做好预防措施,患者应多喝水以促进有毒物质的排出[3,4]。

二、肾小管功能障碍

肾小管具有重吸收、分泌和排泄的功能。在肾缺血缺氧、感染及某些药物的作用下,可以发生肾小管上皮细胞变性甚至坏死,从而导致肾小管功能障碍。此外,在醛固酮、抗利尿激素(antidiuretic hormone, ADH)及甲状旁腺激素作用下,也会发生肾小管的功能改变。引起肾小管功能障碍的因素有很多,其中药物引起肾小管功能障碍并不少见。临床上药源性肾小管功能障碍主要表现为三大综合征,分别为范科尼综合征、肾性尿崩症和抗利尿激素不适当分泌综合征。

(一)范科尼综合征

范科尼综合征(Fanconi syndrome, FS)是一种先天遗传性或后天获得性近端肾小管复合转运缺陷病,主要表现为近端肾小管对多种物质重吸收障碍而引起的全氨基酸尿、葡萄糖尿、不同程度的磷酸盐尿、碳酸氢盐尿和尿酸等有机酸尿。也可同时累及近端和远端肾小管,伴有肾小管性蛋白尿和电解质失衡,以及由此引起的各种代谢性并发症,如低血钾、高氯性代谢性酸中毒、高尿钙和骨代谢异常等。多种原因可致 FS,而药物是导致 FS 的主要原因之一。

【致病机制】

近年来药源性范科尼综合征有明显增多的趋势,其机制主要通过不同的途径损伤肾小管而引起。肾小管对磷酸盐、硫酸盐及糖等物质的重吸收依赖于 Na^+–K^+–ATP 酶产生钠浓度和电化学梯度以及特殊的钠通道相关转运蛋白,因此,改变细胞膜通透性、损伤转运蛋白的功能、减少 ATP 合成或抑制 Na^+–K^+–ATP 酶的活性,均可能影响肾小管重吸收。动物实验研究表明,肾小管功能异常与近曲小管 Na^+–K^+–ATP 泵的直接损伤及 ATP 产生减少有关。因此,药物及其代谢产物通过肾小管分泌或重吸收,可通过直接损伤肾小管上皮细胞或损伤转运蛋白的功能、减少 ATP 的合成,导致近曲小管转运功能障碍,造成磷酸盐、碳酸氢盐、糖、钙、尿酸及氨基酸等从肾脏丢失而引起范科尼综合征。

【致病药物和临床表现】

1. 抗肿瘤药物

(1)异环磷酰胺:异环磷酰胺是一种烷化剂,其活性代谢产物具有广谱抗肿瘤作用,尤其是某些实体肿瘤。异环磷酰胺的肾脏损害主要集中于肾脏近曲小管,主要临床表现为 FS。异环磷酰胺引起的儿童 FS 病例报道较多,而引起成人 FS 较少。有研究报道[5]一组儿童患者使用异环磷酰胺治疗后,28% 出现氨基酸尿,17% 出现尿磷酸盐排出增加,其中表现为亚临床 FS 和临床 FS 的患者分别占 9%~15% 和 1%~7%。主要表现为糖、氨基酸、碳酸盐吸收障碍,氨基酸尿常出现在磷酸盐重吸收障碍前。异环磷酰胺引起的 FS 多数是可逆性的,但少数患者出现永久性肾损害,并可导致儿童生长发育迟缓和佝偻病。异环磷酰胺引起的 FS 与多种因素有关,如异环磷酰胺的累积剂量超过 $50g/m^2$、伴有基础肾脏病或曾行一侧肾切除、治疗时年龄 <5 岁等。

(2)阿扎胞苷:阿扎胞苷为胞嘧啶核苷类药物,能直接掺入 DNA 中,抑制 DNA、RNA 和蛋白质的合成,杀伤处于 S 期的肿瘤细胞。有报道[6]22 例患者给予 33 次阿扎胞苷联合化疗,阿扎胞苷的剂量为 $200mg/(m^2 \cdot d)$,连用 3~7 天,出现多尿、酸中毒、肾性糖尿、低磷血症者分别为 21%、27%、73% 和 66%。出现多尿的平均时间为化疗后 3~4 天,尿量最多达

4.2~16.5L/d。酸中毒在化疗后 2~3 天出现,平均持续 9 天。22 例中约 2/3 的患者出现低磷血症与低碳酸盐血症,7 例患者尿氨基酸增加了 2~10 倍。阿扎胞苷治疗期间可出现低镁、低钾、低钙等电解质紊乱。因此,在用药时需密切关注肾功能的变化。

2. 抗微生物药

(1)四环素:四环素是一种广谱抑菌剂,它的体内代谢产物可引起 FS,表现为多尿、烦渴、糖尿、氨基酸尿、高磷酸盐尿和高钙尿。患者在服药 2~8 天即可引起近端肾小管损伤,并需要 9 周 ~1 年方可恢复正常。

(2)氨基糖苷类:氨基糖苷类问世已有 50 年,属于广谱抗菌药物,可导致蛋白尿、糖尿、氨基酸尿、尿酶升高和肾脏浓缩功能下降。毒副作用的轻重与使用的药物剂量、时间长短、患者的营养状况和是否合用其他肾毒性药物有关。氨基糖苷类在近端肾小管内通过低亲和性高容量系统吸收。当阳离子和带负电荷的磷脂膜结合,从而使磷脂膜受损,ATP 合成障碍,这些结果最终抑制能量合成,损伤正常细胞膜的转运,破坏细胞膜顶部功能,造成细胞损伤。因此,氨基糖苷类引起的 FS 与肾小管损伤后细胞膜能量转化受损有关。出现氨基酸尿是氨基糖苷类药物肾损害最早、也是最敏感的指标。在氨基糖苷类引起 FS 的个案报道中,庆大霉素报道较多,其次是阿米卡星和妥布霉素,近端肾小管功能在 1~6 周恢复。FS 持续1 个月以上可能由于药物在肾脏皮质内积聚所致。庆大霉素并不能抑制肾小管内的氨基酸重吸收,因此庆大霉素大鼠模型出现氨基酸尿可能是肾小管损伤的结果。尽管庆大霉素模型大鼠 24 小时后即出现氨基酸尿,但在显微镜下肾小管直到 3~4 天才出现明显异常。

(3)西多福韦:西多福韦是一种核苷类似物抗病毒药物,其抗巨细胞病毒活性是更昔洛韦的 10 倍。但肾毒性限制了其使用,主要表现为近端肾小管损害、血肌酐升高和 FS,其中约 1% 的用药患者出现 FS。个案报道[7]1 例 55 岁的男性艾滋病患者出现巨细胞病毒性视网膜炎复发,行 3 次西多福韦注射治疗后出现急性肾衰竭,同时伴有代谢性酸中毒、糖尿、低尿酸血症、尿磷酸盐增加。病检提示肾脏近曲小管坏死、刷状缘脱落,部分小管有基膜裸露。4 个月后患者仍有肾功能不全、轻度糖尿和蛋白尿。

西多福韦的 Ⅱ/Ⅲ 期临床试验发现,约 12% 的患者出现蛋白尿,约 16% 的患者血清碳酸氢盐下降至 16mmol/L,采用每周 10mg/kg 的西多福韦治疗可导致严重的肾小管坏死。长期使用西多福韦可导致 FS 或急性肾衰竭,少数患者需透析治疗。在水化充分的情况下,丙磺舒可抑制大剂量西多福韦(>5mg/kg)时肾小管对药物的分泌,而在小剂量西多福韦(3mg/kg)时对其药动学无影响。因此,减少西多福韦的剂量、避免同时使用其他肾毒性药物、缩短用药时间(<7 天)、间歇用药,并充分水化、预防性使用丙磺舒等,均可减轻西多福韦的肾毒性。

(4)阿德福韦:阿德福韦是腺嘌呤核苷类似物,通过抑制病毒 DNA 合成起抗病毒作用。阿德福韦超过一定剂量(文献报道为 60mg/d)后可引起近端肾小管损害、血肌酐升高和 FS。有随机双盲对照试验研究发现,阿德福韦(120mg/d)治疗 24 周,17.2% 的患者有近端肾小管损害,而对照组仅 0.4%。出现肾小管损害的平均时间为 15 周,约 16% 的患者在肾小管功能受损 41 周后仍未完全恢复。随着治疗时间的延长,其肾毒性也明显增加,用药 48 周后低磷血症仍占 50%,而 72 周则占 72%。然而,小剂量(10mg/d)阿德福韦并无肾毒性,有研究发现 HIV 合并 HBV 感染患者采用阿德福韦(10mg/d)治疗超过 52 周并未引起血清肌酐或血清磷酸盐改变。

3. 丙戊酸钠 丙戊酸钠为一种不含氮的广谱抗癫痫药,可作为治疗原发性大发作和失神小发作的首选药物。动物实验及临床研究均发现丙戊酸可导致近端肾小管损伤。成年小鼠经治疗剂量的丙戊酸给药后,出现肾小管刷状缘脱落和溶菌酶活性增加,电镜可见肾小管细胞内脂肪滴、线粒体肿胀、溶酶体增加,进一步观察发现小鼠近端肾小管内有丙戊酸钠积聚。

【诊断和鉴别诊断】

FS 的诊断主要根据患者的临床表现和病理学检查结果。FS 的临床表现分为肾脏和肾外两部分,不同原因引起者肾外表现不同。肾脏表现主要由近端肾小管对多种物质的转运异常所致,包括氨基酸尿、葡萄糖尿、磷酸盐尿以及低钠血症、低钾血症、烦渴多饮、蛋白尿、高尿钙、低尿酸血症、骨病和肾衰竭等。结合病理学检查基本可诊断,如缺钾时可引起肾小管上皮细胞空泡样变性、小管管壁变薄、上皮变平、管腔变窄;在电镜下可看到细胞器形态发生改变。在浆细胞病引起的 FS 中,光镜下可观察到典型的近端肾小管上皮细胞肿胀和退行性改变如细胞空泡变性、管腔刷状缘丢失等,特征性改变是轻链降解中间产物在近端肾小管上皮细胞内沉积。药物导致 FS 的临床诊断并不困难,但临床上容易被忽视。首先应从病因入手,询问患者的用药史,了解患者既往使用的药物种类、给药途径、疗程以及合并用药等,排查可疑药物,及时停药;其次分析患者的临床表现是否符合 FS;再者根据用药与出现 FS 是否有时间先后关系、停药后症状是否减轻等情况,可基本诊断为药源性 FS。

药源性 FS 要注意与原发性 FS 相鉴别。原发性 FS 主要为婴儿型 FS 和成人型 FS。成人型 FS 综合征 10~20 岁以后起病,有多种肾小管功能障碍,如全氨基酸尿、葡萄糖尿、磷酸盐尿、高血氯性酸中毒、低钾血症等。突出的症状是软骨病,少数病例可有酮症晚期,可出现肾衰竭。婴儿型 FS 多于 6~12 个月发病,多尿、烦渴、脱水、便秘、无力、拒食、发热、生长发育迟缓、肾性氨基酸尿,可有抗维生素 D 佝偻病及严重营养不良现象。慢性起病者多于 2 岁以后发病,症状较轻,突出表现为侏儒和(或)抗维生素 D 佝偻病。

【预防与治疗】

一旦发生药源性 FS,首先应停用或减量可疑药物,并及时予对症治疗。①酸中毒:根据碳酸氢盐的丢失情况补充碱剂 2~10mmol/(kg·d),可用碳酸氢盐、枸橼酸钠或乳酸盐等,分 4~5 次/日给予,以血中碳酸氢盐的水平恢复正常为标准;②低钾:伴低血钾者应同时注意补钾 2~4mmol/(kg·d),注意补钠和纠正酸中毒可加重低血钾;③多尿:祛除病因如低血钾等,可酌情补足含盐液体(钾、钠和钙等),一定要防止发生脱水;④低血磷和骨病:给予中性磷酸盐 1~3g/d,分 5 次口服,如有腹泻或腹部不适可减量;补磷会加重低血钙及骨病,应合用维生素 D 以防治骨病,从小剂量开始逐渐加至足量;为防止肾钙化,应监测血钙和尿钙排出量,尿钙以不超过正常排出量为妥;低尿酸血症、氨基酸尿、葡萄糖尿一般无需治疗;⑤发生肾衰竭者需予透析或肾移植治疗。

预防药源性 FS 应正确掌握用药的适应证和禁忌证,对高龄、有肾脏疾病史、肝功能不全、合并使用其他肾毒性药物的患者应慎重。服用期间应注意大量饮水,以促进药物的排泄。用药期间密切监护患者,定期做尿常规和肾功能测定。

(二)肾性尿崩症

肾性尿崩症是一种肾小管对水重吸收功能障碍的疾病,表现为多尿、烦渴及持续性低比重尿。病因可为遗传性和继发性,遗传性为伴性遗传性肾小管疾病,又称为遗传性或原发性抗垂体后叶素性尿崩症,也可称为家族性肾性尿崩症。继发性者可发生于各种慢性肾脏病(如梗阻性肾病、间质性肾炎、慢性肾盂肾炎、高钙血症、失钾性肾病、肾结核、肾髓质囊性病等)、多发性骨髓瘤、肾淀粉样变、药物损害等。后天性患者由于肾脏和肾外疾病的抗 ADH 作用和(或)破坏了肾脏髓质间液的高渗状态,使尿液浓缩受到一定影响,故又称为继发性或不完全性抗 ADH 性尿崩症。

【致病机制】

肾脏对水的重吸收和排泄功能受下丘脑神经元合成及分泌的精氨酸加压素(arginine vasopressin, AVP)的调节。AVP 由神经垂体释放入血,到达肾脏后,与肾集合管管周膜上的 V_2 受体结合,通过 G 蛋白激活腺苷酸环化酶,使细胞内的环磷酸腺苷(cyclic adenosine monophosphate, cAMP)增加,继而激活蛋白激酶 A,使微丝微管磷酸化,从而改变水通道在细胞内的位置和功能,使肾集合管管周膜对水的通透性增加,尿液浓缩。药物导致肾性尿崩症与药物损害肾小管细胞、降低其对血管升压素的反应有关,导致肾髓质高渗状态破坏,引起肾小管浓缩尿液功能障碍。

【致病药物和临床表现】

1. 锂制剂　可用于治疗狂躁症,也用于肿瘤化疗或硫脲类抗甲状腺药物引起的白细胞减少。长期接受锂治疗会引起中毒性肾损害,表现为肾源性尿崩症、多尿、低血钾性肾病等。大剂量锂中毒时可引起急性肾小管坏死,出现少尿、蛋白尿、血尿,并可导致急性肾衰竭;治疗剂量中毒时,主要引起肾性尿崩症(10%~30%);慢性接触可导致远端肾小管功能障碍,如多尿、酸化功能障碍,后进展为慢性间质性肾炎直至慢性肾衰竭[2]。

2. 抗微生物药　大剂量四环素类抗菌药物可导致肾性尿崩症。用药剂量越大,肾浓缩尿的能力越低。另外,还有抗菌药物导致肾性尿崩症的临床报道,如链霉素、庆大霉素、卡那霉素和诺氟沙星。患者的主要临床表现为多尿、烦渴及低比重尿,且给予外源性血管升压素无明显反应。

【诊断和鉴别诊断】

根据患者有多尿、烦渴、间歇性发热、体重不增的病史,以及高度稀释的尿液、高血钠、血清肌酐浓度和肌酐清除率均正常的实验室检查特点,并在输注精氨酸加压素后尿渗透压不增高,可确诊肾性尿崩症。目前进一步简化的诊断步骤是当一个脱水患者出现多尿和高血钠时,常为肾浓缩力有缺陷的尿崩症证据。为了将肾性尿崩症与中枢性尿崩症区别开来,需做抗利尿激素试验。而诊断药源性肾性尿崩症前需要明确患者的用药史、原发疾病是否可能累及肾脏、可疑药物是否有肾性尿崩症的报道,这些信息对诊断药源性肾性尿崩症十分必要。另外用药与出现尿崩症是否有时间先后关系、停药后症状是否减轻等,而再次用药后导致症状重现是诊断的重要证据之一。

肾性尿崩症需与垂体性尿崩症、神经性多饮多尿及糖尿病相鉴别。垂体性尿崩症系由缺乏 ADH 引起,血 ADH 水平低,尿 cAMP 低,在注射 ADH 后多饮多尿症状明显改善,尿 cAMP 增加,尿渗透压提高。垂体性尿崩症多于青年期发病,起病突然,多尿、烦渴症状较重,可有下丘脑 – 神经垂体损害征象,对加压素试验反应良好。神经性多饮多尿多发生在成年女性,常有精神创伤史,先有烦渴多饮后出现多尿,尿量波动大且与精神因素有密切关系;对加压素试验有反应,对高渗盐水试验反应迅速;血浆渗透压轻度降低,尿量在夜间不饮水的情况下可自然减少。糖尿病亦可出现多饮、多尿,但其血糖升高及糖耐量异常可与本病相鉴别。

【预防与治疗】

药源性肾性尿崩症者首先应停用或减量可疑药物。主要治疗是提供足量的水以防止脱水,同时减少糖、盐等溶质的摄入。治疗药物主要有氢氯噻嗪和吲哚美辛。氢氯噻嗪是肾性尿崩症有效的治疗药物,可以减少肾小管对钠和氯的重吸收,降低肾小管滤过率,减少尿量,提高尿比重。可给予氢氯噻嗪 25~50mg, 3 次 / 天,可减少尿量约 50%。吲哚美辛可用于辅助治疗肾性尿崩症,其机制为肾性尿崩症患者的前列腺素合成增加,它减少 ADH 与受体的结合,而吲哚美辛抑制前列腺素合成酶,从而间接增加 ADH 与受体的结合,起到抗利尿的作用。这两种药物联合应用效果更好,但必须与严格的限钠饮食相结合,否则效果欠佳。

预防药源性 FS 应积极治疗原发病,对症处理并发症,对症状严重者争取早诊断、早治疗,以防急性脱水引起电解质紊乱;对高龄、有肾脏疾病史、肝功能不全、合并使用其他肾毒性药物的患者,应慎用可致肾源性尿崩症的药物。服药期间应注意大量饮水,以促进药物的排泄。用药期间密切监护患者,定期做尿常规和肾功能测定。

(三)抗利尿激素不适当分泌综合征

抗利尿激素不适当分泌综合征(SIADH)是指由于多种原因引起的内源性 ADH 分泌异常增多,血浆 ADH 浓度相对于体液渗透压而言呈不适当的高水平,从而导致水潴留、尿排钠增多以及稀释性低钠血症等有关临床表现的一组综合征,于 1957 年被首次报道。SIADH 的致病原因很多,其中药源性 SIADH 在临床上容易被医务工作者忽略,却是 SIADH 重要的致病原因。

【致病机制】

药物主要通过三大途径导致药源性 SIADH:直接或间接刺激下丘脑 - 垂体的 ADH 分泌和释放;提高肾脏集合管对 ADH 的敏感性;重置 ADH 分泌的渗透压调定点。ADH 分泌增加或敏感性增加使肾小管重吸收水分增加,引起水潴留和稀释性低钠血症。由于血浆容量增加,醛固酮分泌受抑制,尿钠排出增多,加上细胞外液量增加,抑制促尿排钠激素,使肾近曲小管对钠的重吸收减少,促进尿钠更大量地排出,加重低钠血症及血浆渗透压减低,从而导致药源性 SIADH。

【致病药物和临床表现】

1. 缩宫素 缩宫素是一种哺乳动物激素,可以在大脑下丘脑"室旁核"与"视上核"神经元自然分泌,具有促进子宫收缩、刺激乳汁分泌的作用,故临床上常用于药物流产。然而缩宫素对肾脏集合管具有 ADH 样的作用,因此大剂量、长时间使用时,容易引发药源性 SIADH。

2. 噻嗪类利尿药 噻嗪类利尿药是一种降压药,可单独用于治疗早期高血压,或与其他降压药联合治疗中至重度高血压。噻嗪类利尿药尚用于治疗肾性尿崩症和特发性高钙尿症。此类药物可通过减少肾脏自由水清除,抑制肾脏远端小管对 Na^+ 的重吸收而引起药源性 SIADH。一般停药 10~14 天可纠正水、电解质紊乱。若患者合并使用保钾利尿药(尤其是阿米洛利)时更易出现 SIADH,机制可能为噻嗪类药物的影响主要发生在远端肾小管,阿米洛利的保钾作用使得肾脏远端小管的 Na^+-K^+ 交换更为频繁,因此这种组合必然加重肾脏钠流失,从而导致 SIADH 的发生。此外,高龄和女性也是此类药物发生 SIADH 的危险因素,具体机制不详,可能与低体质指数有关。

3. 抗癫痫药物　抗癫痫药物卡马西平和奥卡西平可引起 SIADH。卡马西平常用于治疗癫痫和三叉神经痛,有研究显示其主要通过增加内源性 ADH 释放,增强肾脏远端小管对 ADH 的敏感性,下调 ADH 分泌阈值而引起 SIADH。高龄、合并使用利尿药的患者更易发生低钠血症,此外卡马西平的血药浓度也会影响低钠血症的发生。奥卡西平是卡马西平的类似物,接受奥卡西平治疗的患者比接受卡马西平治疗的患者更易发生低钠血症。

4. 抗抑郁药　抗抑郁药主要用于治疗以情绪抑郁为突出症状的精神疾病。目前认为情感障碍和精神病患者使用抗抑郁药物后发生的低钠血症与药物增加内源性 ADH 分泌,重置 ADH 分泌的渗透压调定点有关。此外,另一些因素也值得考虑:①患者本身合并精神性烦渴;②疾病发作时,伴随 ADH 一过性的释放;③抗精神病药物本身具有抗胆碱作用,渴觉增强,饮水量增加等[8]。

5. 抗肿瘤药物

(1)长春新碱:长春新碱是夹竹桃科植物长春花中提取出的生物碱,因抗肿瘤作用良好,目前其制剂作为临床常用的抗肿瘤药物。该药对神经垂体及下丘脑系统有直接的毒性作用。患者使用长春花类生物碱相关药物导致 SIADH 的间接证据是出现周围神经病变。

(2)环磷酰胺:环磷酰胺是目前广泛应用的抗癌药物,对恶性淋巴瘤、急性或慢性淋巴细胞白血病、多发性骨髓瘤有较好的疗效。环磷酰胺大剂量静脉滴注给药时易引起 SIADH,与其增加内源性 ADH 分泌、增强 ADH 的作用相关。

6. NSAIDs　NSAIDs 如布洛芬、双氯芬酸钠和吡罗昔康等能够抑制前列腺素 E_2 的合成,增强集合管对 ADH 的敏感性而引起 SIADH。高龄、合并存在高容量性低钠血症风险(如充血性心力衰竭、肾衰竭、肝衰竭)的患者在使用 NSAIDs 时更易出现药源性 SIADH。此外,马拉松运动员使用 NSAIDs 也易发生 SIADH,具体机制不详。

7. 他克莫司　他克莫司为一种强力的新型免疫抑制剂,主要通过抑制白介素 -2 的释放,全面抑制 T 淋巴细胞的作用,较环孢素有更强的免疫抑制作用。有报道[9]1 位 20 岁的男性患者使用他克莫司预防急性移植物抗宿主病时开始出现低钠血症,治疗第 2 周其血钠低于 120mmol/L,在排除其他可能导致血钠降低的原因后诊断为药源性 SIADH,经药物减量合并限水、补钠后血钠恢复正常。此外,也有报道[10]1 位系统性红斑狼疮患者使用他克莫司后出现了药源性 SIADH。

【诊断和鉴别诊断】

药源性 SIADH 的临床表现没有特异性,与其他原因所导致的共同临床病理状态均为正常血容量性或低血容量性低钠血症。临床上大多数药源性 SIADH 进展缓慢,轻至中度低钠血症(血钠 >125mmol/L)多数患者无症状,有些患者表现为头痛、恶心、呕吐、反应迟钝、注意力难以集中、记忆力下降;重度低钠血症(血钠 <125mmol/L)较少见,表现为定向障碍、构音障碍、抽搐、昏迷,属于急危重症,病死率高,需紧急治疗。

另外,诊断中应特别注意以下关键问题,对于病情判断和明确病因非常重要:①低钠血症是急性还是慢性、有无症状等,如发病 48 小时以内者为急性低钠血症,而出现眩晕、头痛、反应迟钝、恶心、呕吐等临床表现者称为症状性低钠血症,急性症状性低钠血症需立即进行抢救;②询问病史:有无恶性肿瘤,有无原发性或继发性肾上腺皮质功能不全及甲状腺功能减退症,有无颅脑损伤、脑部放射治疗病史,有无垂体或甲状腺手术病史;③询问用药史:以前是否使用糖皮质激素,新近有无使用可致 SIADH 的药物,用药与出现 SIADH 是否有时间先后关系,停药后症状是否减轻等;④寻找有无急性疾病的证据:急性胃肠炎、呕吐、腹泻或急性感染;⑤寻找有无已存在疾病(如充血性心力衰竭、肝硬化、肾衰竭)继续恶化的证据。

SIADH 需与肾小管病变、肾上腺皮质功能低下、慢性心力衰竭、肝硬化腹水、高渗利尿药的应用以及甲状腺功能低下等所致的水潴留和(或)低血钠相鉴别。

【预防与治疗】

药源性 SIADH 者首先应停用或减量可疑药物。严格限制水的摄入、补充钠盐和(或)联合使用利尿药是传统常用的手段。大多数无症状或仅有轻度症状的患者在限制水的摄入后症状即可改善;中至重度患者应同时给予高渗盐水,必要时给予利尿药。值得注意的是,血钠的纠正不宜过快,否则容易发生渗透性脱髓鞘综合征(osmotic demyelination syndrome, ODS),ODS 会对大脑造成持续性永久性损害。鉴于此,使用高渗盐水纠正严重低钠血症必须在病房进行,且需密切监测。尤其注意,营养不良、酗酒及合并严重疾病的患者是出现ODS 的高危人群。既往地美环素和碳酸锂也被用于治疗低钠血症,但由于具有潜在的肾毒性作用,应用受到一定局限[8]。

预防药源性 SIADH 应正确掌握用药的适应证和禁忌证,对高龄、有肾脏疾病史、肝功能不全、合并使用其他肾毒性药物的患者应慎重。服用期间应注意大量饮水,以促进药物的排泄。用药期间密切监护患者,定期做尿常规和肾功能测定[3]。

(郑巧玲　柳汝明　张峻)

第二节　药源性急性肾损伤

急性肾损伤(acute kidney injury,AKI)是影响肾脏结构和功能的疾病状态之一,特征为肾功能的急性减退,包括急性肾衰竭(acute renal failure,ARF)。其定义为以下任一情况:血肌酐 48 小时内升高达 ≥0.3mg/dl(26.5μmol/L);或血肌酐在 7 天内升高达基础值的 ≥1.5倍;或尿量 <0.5ml/(kg·h),持续 6 小时[11]。

近年来,药物相关性肾衰竭的发生率逐渐升高,在 20 世纪 90 年代以后已成为内科性急性肾衰竭的重要病因之一,某些地区已超过感染,成为肾性急性肾衰竭的首要病因。根据病变部位不同,药物相关性急性肾损伤可分为间质性肾炎和肾小管坏死。

一、间质性肾炎

急性间质性肾炎(acute interstitial nephritides,AIN)又称急性肾小管间质肾炎,是一组由多种病因引起、发病多与超敏反应相关、临床表现为急性肾衰竭、病理以肾间质的炎症细胞浸润、肾小管呈不同程度的变性为基本特征的临床病理综合征[11,12]。根据病因可分为药物过敏性急性间质性肾炎、感染相关性急性间质性肾炎和特发性急性间质性肾炎,其中药物过敏性急性间质性肾炎最常见。

【致病机制】

药物过敏性 AIN 发病与机体免疫系统超敏反应有关,确切机制不清,不同药物很可能通过不同机制致病。多数超敏反应可能系药物作为半抗原与机体组织蛋白(载体)结合后引起,包括细胞免疫反应(迟发型过敏反应)及体液免疫反应(肾原位免疫复合物形成或循环免疫复合物沉积致病)。部分药物因具有直接或间接的肾毒性,还可同时导致 AIN 和急性肾小管坏死[13]。

过敏性间质性肾炎的病理呈现淋巴细胞、浆细胞、嗜酸性粒细胞及偶尔的多形核中性粒细胞弥漫或局限的间质浸润。药物引起的 AIN 常见肉芽肿和肾小管上皮细胞坏死。致病机制为一种过敏性的高敏反应,抗体介导机制偶尔也参与,出现药物伴抗肾小管基底膜复合物抗体、低浓度的血清补体抗体及肾小管基底膜内 IgG 和补体的沉积。更常见的是细胞介导的免疫机制,存在伴辅助细胞与抑制细胞比例升高的 T 淋巴细胞浸润为主。

【致病药物和临床表现】

AIN 肾脏损伤的临床表现缺乏特异性。绝大部分患者出现在应用致病药物 2~3 周后,可自 1 天 ~2 个月。表现为迅速发生的少尿型或非少尿型急性肾衰竭,除肾小球功能损伤(血肌酐、尿素氮迅速升高)外,肾小管功能损害也常十分明显,常出现肾性糖尿及低渗透压尿,并偶见 Fanconi 综合征或肾小管酸中毒。因肾间质水肿、肾脏肿大而牵扯肾被膜,患者常有双侧或单侧腰痛,血压一般正常,无水肿表现。尿检查常见血尿(肉眼血尿占 1/3,其余为镜下血尿)、无菌性白细胞尿、蛋白尿(多为轻度蛋白尿,但 NSAIDs 可引起大量蛋白尿直至肾病综合征)。B 超等影像学检查可发现患者双肾大小正常或轻度增大。另 AIN 的全身表现包括:①药物热,特征为用药后 3~5 天出现;②药疹,常呈多形性红色斑丘样疹或脱皮样皮疹;③外周血嗜酸性粒细胞增高。少数病例还可出现轻微的关节痛和淋巴结肿大[14]。

1. 抗微生物药

(1)青霉素类:青霉素类药物是一类重要的 β- 内酰胺类抗生素,临床上主要用于革兰阳性、阴性球菌,嗜血杆菌及各种致病螺旋体等病原菌感染的治疗。此类抗生素具有抗菌作用强、毒副作用低、适应证较广、临床疗效好等优点。该类药物常见的不良反应为过敏反应,对泌尿系统的影响不大,一直被认为相对较安全。大部分青霉素类药物在常规使用时较少发生间质性肾炎,主要见于大剂量使用时,包括青霉素 G 钠盐、阿莫西林等。青霉素大部分以原形由肾脏排泄,主要由肾远曲小管分泌,肾髓质间质和肾小管中具有较高浓度,因此青霉素肾损害既有青霉素的直接毒性作用,又有免疫机制参与。主要临床表现为尿素氮轻度升高、血尿、蛋白尿,并可引起肾区绞痛,基于变态反应的机制,个别患者伴有发热、水肿和皮肤过敏等症状。阿莫西林引起的间质性肾炎多发生在大剂量应用的 7~12 天,其主要机制可能与变态反应以及药物的直接毒性作用有关,临床症状与青霉素类似。

(2)头孢菌素类:头孢菌素的抗菌活性较青霉素强,对青霉素酶稳定,较少发生过敏反应。第一代头孢菌素对革兰阳性菌有较强的抗菌活性,对革兰阴性菌的作用较差,对 β- 内酰胺酶不稳定,血浆半衰期短,对肾脏有一定的毒性。第二代头孢菌素对革兰阳性菌的作用与第一代头孢菌素相似,对 β- 内酰胺酶稳定,肾毒性较少。第三、第四代头孢菌素对革兰阳性菌的作用较第一和第二代弱,对革兰阴性菌有强大的抗菌活性,对 β- 内酰胺酶稳定,基本无肾毒性。第一代的头孢拉定、头孢唑林容易发生间质性肾炎,两者间质性肾炎的发生均与药物的直接毒性或药物免疫变态反应有关。头孢拉定在体内基本不被代谢,90% 以上以原形药由尿排泄。肾脏组织中的浓度为血药浓度的 8 倍,肾脏聚集高浓度的头孢拉定可增加肾小球通透性或析出结晶,损害毛细血管导致血尿,并且集中于肾间质,容易直接导致间质细胞损害,引起间质性炎症。主要临床表现为血尿,儿童由于生理结构特点,对药物的耐受性较差而占多数,并且发生血尿的时间较短,为数分钟至数小时,不超过 2 周,部分患者伴皮疹、发热、腰腹痛等。头孢拉定的肾损害与药物剂量有关,停药后可逆转。

头孢唑林的肾毒性发生机制包括免疫变态反应引起急性间质性肾炎和药物中毒性急性肾小管坏死。该药物在肾小管中的浓度高,损害肾小管上皮细胞,造成重吸收障碍,肾球旁器释放肾素引起肾入球血管收缩,GFR 降低,坏死脱落的肾小管上皮细胞和炎症渗出物阻塞肾小管腔造成少尿。头孢唑林的肾毒性不良反应主要发生于用药后 1~10 天,出现少尿或无尿,伴发热、水肿、乏力,实验室检查示尿蛋白、红细胞、透明管型阳性,肌酐和尿素氮升高[15]。

（3）阿米卡星:阿米卡星在体内外均具有较强的抗菌活性,对其他氨基糖苷类耐药的菌株,尤其是对铜绿假单胞菌有很强的抗菌活性,是治疗严重革兰阴性杆菌感染的重要药物。阿米卡星引起的间质性肾炎主要临床表现为尿素氮、血肌酐升高、血中及肾间质嗜酸性粒细胞增多,其发生的主要机制可能与人体肾脏的耐受性有关,老年人和儿童的发生率较高。

（4）四环素类:口服或静脉注射四环素类药物均有可能引起急性间质性肾炎。四环素主要抑制细菌蛋白质的合成,增加细胞膜的通透性而杀菌,临床主要用于立克次体、支原体、衣原体引起的感染性疾病。四环素及其代谢物作为抗原与机体发生免疫反应,引起急性间质性肾炎,主要表现为发热、皮疹、瘙痒、血尿等,严重时导致肾功能不全。米诺环素是半合成四环素,具有高效、长效等特点,抗菌活性比四环素强,对耐药菌有效。肾功能正常者应用不良反应较少,肾功能不全者可加重肾损害,部分患者出现急性间质性肾炎、血肌酐及尿素氮升高[16]。

（5）喹诺酮类:喹诺酮类是一类较新的合成抗菌药,具有抗菌谱广、抗菌活性强、结构简单、给药方便、与其他常用抗菌药物无交叉耐药性等优点,广泛应用于治疗各种感染性疾病,其最常见的不良反应是胃肠道、皮肤和中枢神经系统反应,对肾脏毒性的报道较少见,但较严重,可致血尿及急(慢)性间质性肾炎,包括诺氟沙星、环丙沙星、左氧氟沙星及莫西沙星等。主要临床表现为血尿症状,可能与药物结晶引起患者尿路黏膜损伤有关,或药物结晶作用于肾小球毛细血管的直接损害或过敏性血管炎所引发,并且有急性间质性肾炎的病理特征,如嗜酸性粒细胞增多等。除此之外,还有结晶尿、蛋白尿、一过性血肌酐和尿素氮升高,少数可致急性肾衰竭而造成死亡[17]。

（6）抗病毒药物:抗病毒药物的常见肾脏不良反应包括急性肾小管毒性、晶体肾病和急性间质性肾炎,其中涉及引起急性间质性肾炎的药物有阿昔洛韦和干扰素。阿昔洛韦是化学合成的广谱抗病毒药,主要用于防治单纯疱疹病毒 HSV_1、HSV_2 的皮疹和黏膜感染及带状疱疹病毒感染。阿昔洛韦主要由肾脏排泄,其原形的 62%~91% 经肾小管分泌排出,在尿中的溶解度低,在生理 pH 条件下的最大溶解度为 2.5mg/ml,因此在一次性大剂量静脉用药或因容量不足导致尿量减少的情况下,阿昔洛韦易在肾小管形成结晶并引起梗阻,进而导致肾内梗阻性肾衰竭,通常多见于高龄、容量不足、存在基础肾脏病等危险因素的患者,并常发生于药物治疗后的 24~48 小时,可有恶心、呕吐、腰痛甚至少尿症状。尿常规分析可见有少量蛋白尿,部分病例可有血尿、白细胞尿,甚至可见针状阿昔洛韦结晶。病理表现可为急性间质性肾炎或急性肾小管炎[18]。

干扰素所致肾损害的肾脏病理类型呈多样化,包括以肾小球、肾小管、间质性病变为主。干扰素肾毒性的机制仍不清楚,目前认为可能与免疫机制参与、药物对肾小球和肾小管细胞的直接毒性或干扰基底膜的合成及降解过程有关。干扰素肾毒性发生的时间长短不一,较短者可见于用药后 3~4 个月,较长者可见于用药后 8~12 个月,与用药剂量及疗程无明显关系,危险因素尚不清楚。多数病例停药后尿蛋白减少,肾功能的恢复与肾脏病理有关。对以急性间质性肾炎或急性肾小管炎为主要表现或肾小球病变较轻者,停药后肾功能可明显恢复;肾小球病变程度较重者临床预后差,可能进展为慢性肾衰竭。

（7）抗结核药:利福平为利福霉素类半合成广谱抗菌药,对多种病原微生物均有抗菌活性,包括结核分枝杆菌和部分肺结核分枝杆菌,在宿主细胞内外均有明显的杀菌作用。临床上主要与其他抗结核药联合用于各种结核病的治疗。利福平作为小分子化合物,与血浆蛋白结合后具有抗原性,间歇服药或中断服药者机体可产生抗利福平抗体,当利福平进入体内,可以形成利福平抗原 – 抗体复合物,从而引发体内变态反应,以肾小管坏死和急性间质性肾炎为主。因此利福平首次用药出现肾损害少见,大多数出现在间歇用药或停药后再次服用时。大多数患者合并流感样全身症状,常见发热、皮疹,还有恶心、呕吐、头痛、腹痛、腹泻、肌肉和关节疼痛等。实验室检查提示利福平抗体阳性,血管内溶血指标阳性。肾脏表现为少尿、无尿、腰痛。尿常规检查见蛋白尿、管型尿、轻链尿,以及尿中红细胞、白细胞或嗜酸性粒细胞。除利福平外,乙胺丁醇作为二线抗结核药,其肾毒性也可能是其引起的过敏性肾小球肾炎或过敏性间质性肾炎。服用乙胺丁醇后个别患者出现头晕、少尿、颜面和四肢水肿、血压升高、蛋白尿和管型尿等表现。

2. 心血管系统药物

（1）抗高血压药物:抗高血压药物中易引起急性间质性肾炎的药物是 ACEI,ACEI 的降压机制为抑制血管紧张素转化酶活性、降低 AT Ⅱ 水平、舒张小动脉,用于治疗各种类型的高血压。临床中卡托普利容易引起急性间质性肾炎,主要表现为免疫细胞浸润,以及细胞因子（IL–1、IL–2、TNF–α）释放引起炎症反应,导致患者出现蛋白尿、肾性糖尿、皮疹及血中的嗜酸性粒细胞增多,严重者引发急性肾功能不全,与血流动力学改变导致急性肾功能不全时的表现不同,过敏性急性间质性肾炎大多伴有蛋白尿,停药后蛋白尿消失或减少,肾功能可完全恢复[19]。

钙拮抗剂是广泛用于治疗高血压和缺血性心脏病的药物,若高龄、慢性肾功能不全或心功能不全的高危人群初始用药量过大,除容易出现肾前性急性肾损伤外,也可以引起间质性肾炎,主要表现为蛋白尿、无症状性肌酐升高,停药后蛋白尿消失。

（2）抗凝药:华法林和链激酶在治疗时不仅可能导致一过性血尿和蛋白尿,还可能诱发免疫反应而导致 AIN,部分患者还可出现血管炎、紫癜性肾炎或新月体肾炎的表现。

（3）抗血小板药:噻氯匹定和氯吡格雷近年有部分报道了出现 AIN 的案例,严重者可引起溶血性尿毒综合征,主要表现为蛋白尿、少尿或无尿、肌酐升高。

（4）利尿药:氢氯噻嗪主要作用于肾小管髓袢升支的皮质段和远曲小管的前段,抑制 Cl^- 及 Na^+ 的重吸收,增加 K^+ 的排泄,属于中效利尿药。主要用于各种水肿,如肝硬化腹水、心力衰竭、肾病综合征等水肿。肾病综合征患者应用氢氯噻嗪后出现典型的 AIN 症状,如发热、皮疹、关节痛、嗜酸性粒细胞增多等药物过敏反应的表现,并出现嗜酸性粒细胞尿,随后进展为急性肾功能不全。另外,呋塞米可引起急性肾小管 – 间质性肾炎,临床上可有发热、皮疹、嗜酸性粒细胞增多及肾损害表现。长期应用者个别患者也可发生慢性肾小管 – 间质性肾炎及远端型肾小管性酸中毒[20]。

3. 消化系统药物 H_2 受体拮抗剂是消化内科最常用的抑酸药物,主要用于缓解胃酸过多引起的胃痛、胃灼热感、反酸。西咪替丁、雷尼替丁、法莫替丁均可导致急性间质性肾炎,并且发生率在某些研究中已达总数的 11%。H_2 受体拮抗剂导致急性肾功能不全的发生时间为用药后 1 天 ~11 个月,约 55% 的病例发生于用药后 2 周之内。临床表现可有发热、乏力、全身不适、肌痛、恶心、食欲缺乏等非特异性症状,而通常药物性 AIN 典型的发热、皮疹、关节痛三联征均较少见。尿检异常最为常见,可为无菌性白细胞尿,轻至中度蛋白尿,偶见微量血尿和嗜酸性粒细胞尿,而达肾病水平的蛋白尿未见报道。外周血检查可有白细胞、嗜酸性粒细胞计数升高,血沉增快。发病与药物剂量无明显关系,以老年患者为主。肾脏病理以急性间质性病变为主。

质子泵抑制剂主要作用于胃壁细胞中的质子泵而减少胃酸分泌,临床主要用于治疗十二指肠溃疡、胃溃疡和反流性食管炎。奥美拉唑、兰索拉唑、泮托拉唑和雷贝拉唑等质子泵抑制剂引起的急性间质性肾炎临床表现无特异性,常见症状有食欲缺乏、乏力,部分有恶心、呕吐,但发热、皮疹、嗜酸性粒细胞增多三联征很少见。尿检异常有一定的特征性,常见有白细胞尿、蛋白尿和血尿,约 40% 的患者可三者同时存在。此外,部分患者还可见嗜酸性粒细胞尿、外周血嗜酸性粒细胞升高、贫血和血沉增快。质子泵抑制剂引起 AIN 的具体机制未明,部分病例合并自身免疫性疾病,提示可能存在免疫性发病机制。质子泵抑制剂引起的急性间质性肾炎预后良好,多数患者经停药及支持治疗后肾功能即可恢复[21]。

4. NSAIDs NSAIDs 种类繁多,其共同作用机制是干扰花生四烯酸代谢,抑制环氧化酶,导致前列腺素合成障碍。由于前列腺素合成障碍所导致的肾损害除包括急性肾衰竭、水钠潴留和高钾血症外,尚包括 NSAIDs 引起过敏或通过激活淋巴细胞引起体液或细胞免疫介导的肾损害(如急性间质性肾炎、肾病综合征)。由 NSAIDs 所致的 AIN 较常见,多为由体液免疫和细胞免疫介导的过敏反应。体液免疫的特点是服药在短期内(数分钟至数天)出现泌尿系统症状,多伴有其他过敏反应如皮疹、发热等;细胞免疫介导的 AIN 其特点是多无发热、皮疹、血及尿嗜酸性粒细胞增多以及 IgE 增高等过敏反应,多发生在年龄大、服药时间较长者。在 NSAIDs 中,非诺洛芬(fenoprofen)引起者最为多见,除出现 AIN 的相关症状外,还有肾病综合征相关的蛋白尿。蛋白尿的发病机制可能与以下因素有关:①NSAIDs 诱导一种细胞因子,改变肾小球的阴离子键,导致肾尿蛋白丢失;②NSAIDs 抑制 COX 后,AA 经脂氧酶旁路产生羟基过氧四烯酸(HEPETE),后者有助于炎症反应,改变肾小球毛细血管屏障而产生蛋白尿;③T 淋巴细胞释放一种血管通透因子致蛋白尿;④NSAIDs 对肾小球上皮细胞的直接毒性作用。肾病理改变类似于微小病变型肾小球病的表现,伴间质水肿和局灶性或弥漫性淋巴细胞和浆细胞浸润,特别是 T 淋巴细胞。电镜检查发现主要是上皮细胞足突融合,免疫荧光呈阴性反应。由 NSAIDs 所致的 AIN 停药后常可逆转康复,但也可遗留永久性肾功能损害病变。

【诊断和鉴别诊断】

用药史是重要的诊断依据。询问患者可能产生药源性肾损害的药物应用史,包括特定的药物种类、剂量、疗程,以及用药与肾损害发生的间隔时间、停药后肾损害的恢复情况等。

临床表现:急性间质性肾炎患者的临床表现各异,大多数患者主要表现为服药后 2 周内发生的肾小球滤过率下降,尿素氮、肌酐进行性增高,可伴有恶心、呕吐、消瘦、疲乏无力、发热、皮疹、关节痛等症状,伴或不伴有少尿,血压多正常;药源性急性间质性肾炎除上述症状外,更多见出现发热、皮疹、嗜酸性粒细胞增多这一三联征。然而,肾活检病理检查才是急性间质性肾炎确诊的"金标准",其病理特征主要表现为呈片状或弥漫性分布,浸润细胞以淋巴细胞和单核细胞为主,也可见嗜酸性粒细胞及浆细胞。间质水肿可为局灶性、片状或弥漫性,是急性或近期活动的一种征象。病程较长,病变进入后期者可出现灶状小管萎缩和间质纤维化,部分病例可同时伴有肾小球病变。

实验室常规检查项目包括尿量、尿常规(嗜酸性粒细胞)、尿电解质、肾小管性蛋白尿测定。近年有报道 ^{67}Ga 显像检查,急性间质性肾炎时肾脏对其摄取增加,呈高密度阴影,特别是该检查对鉴别急性间质性肾炎和急性肾小管坏死有一定意义。慢性间质性肾炎是由长期投药引起的剂量依赖性病变。

【预防与治疗】

当确诊为药物所致的急性间质性肾炎时,应将立即停用可疑药物作为首选干预措施。如可疑药物对于维持患者生命起关键性作用,完全停用有困难,应权衡利弊慎重停用。对于其他病因引起的急性间质性肾炎,应针对不同情况进行对症治疗,如由感染引起者进行抗感染治疗、由免疫性疾病及代谢性疾病引起者治疗原发病。关于是否应用糖皮质激素和(或)环磷酰胺等免疫抑制剂,目前尚无共识。对于药物所致的急性间质性肾炎,大多数学者主张早期使用激素,可使肾功能恢复速度加快。目前国内外已有多项回顾性临床研究及病例报告证实这一观点,但尚无大样本前瞻性随机双盲对照研究提供循证医学证据。目前认为肾功能在短时间急剧恶化、肾活检提示间质炎症细胞浸润较重者可考虑使用糖皮质激素治疗,对于激素治疗的剂量和疗程尚无统一标准。目前国内一般予口服泼尼松,起始剂量为 30~40mg,疾病好转即逐渐减量,可以使用 4~6 周后停用,通常不超过 2~3 个月。对于治疗开始较晚、激素使用 2 周后仍无明显疗效的少数患者,可考虑加用细胞毒性药物 1~2mg/(kg·d),在监测外周血白细胞计数的条件下使用并密切观察,若无疗效即应及时停用。如果肾小球滤过功能有改善可继续使用,累积量不超过 6g[22]。在肾间质病变严重、伴有肉芽肿且肾功能急剧恶化的情况下,可给予甲泼尼龙冲击治疗。

二、急性肾小管坏死

急性肾小管坏死(acute tubular necrosis,ATN)属于肾小管性急性肾损伤,光镜下肾组织检查显示肾小球多正常,也可存在缺血皱缩改变,肾小管上皮细胞可见近曲和远端小管的上皮细胞变性坏死、基底膜裸露等不同程度和阶段的病变[13]。药物的直接毒性及药物所致的缺血效应均可引起肾小管上皮细胞损害,损害累及近曲及远曲小管的上皮细胞。

【致病机制】

引起 ATN 的病因很多,主要分为缺血性急性肾小管坏死和肾毒性急性肾小管坏死。前者常见于手术、创伤、烧伤、脓毒症等情形,后者的发生机制主要与肾内血管收缩、直接小管毒性和肾小管梗阻有关。

1. 直接损伤　直接损伤肾小管上皮细胞常见于氨基糖苷类、两性霉素 B、阿昔洛韦、膦甲酸以及顺铂、异环磷酰胺等化疗药物。

2. 肾内血管收缩　造影剂、钙神经蛋白抑制剂、高钙血症导致的急性肾小管坏死与肾内血管收缩有关,血红蛋白和肌红蛋白通过增加扩张血管性 NO 的清除,破坏血管扩张和血管收缩之间的平衡,也能导致肾内血管收缩。

3. 肾小管梗阻　常见于磺胺类抗生素、阿昔洛韦、甲氨蝶呤等外源性物质和肌红蛋白、血红蛋白、尿酸、免疫球蛋白轻链等内源性物质。

【致病药物和临床表现】

1. 临床分期 临床上将 ATN 分为 3 期,临床表现如下:

(1)起始期:此期患者主要是 ATN 原发病的表现,例如心力衰竭、低血压、缺血、脓毒血症和肾毒性物质接触史等;可有尿量较前减少,但尚未发生明显的肾实质损伤,往往无明显的临床表现。

(2)维持期:又称少尿期。病因持续存在,肾小管上皮细胞发生实质损伤,肾小球滤过率突然下降,表现为尿量减少,水、电解质紊乱,消化系统等各系统表现及并发症。此外,ATN 时还可有低钙、高磷血症,但远不如慢性肾衰竭时明显。此期典型者为 7~14 天,但也可短至几天,长至 4~6 周。

(3)恢复期:又称为多尿期。此期肾小管上皮细胞再生、修复,肾小管完整性和肾小球滤过率逐渐恢复。新生的肾小管上皮细胞调节、浓缩、重吸收等功能尚未完全恢复,维持机体代谢平衡的能力差,加之补液、利尿等医源性因素,患者出现多尿,并可有不同程度、不同类型的水、电解质、酸碱平衡紊乱。患者的尿量逐渐恢复,可表现为多尿,在不适用利尿药的情况下,每日尿量可达 3000~5000ml 或以上。

2. 致病药物 许多药物可导致急性肾小管坏死,其中常见的主要有 10 余种,包括造影剂、抗微生物药、抗肿瘤药等。

(1)造影剂:造影剂又称为对比剂,是为增强影像观察效果而注入(或服用)人体组织或器官的化学制品,这些制品的密度高于或低于周围组织,形成的对比用某些器械显示图像,如 X 射线观察常用的碘制剂、硫酸钡等。近年来由于各种血管造影、增强 CT、静脉尿路造影的广泛应用,造影剂所致肾病、急性肾衰竭的报道也日益增多,合并存在肾功能不全、糖尿病、心力衰竭等风险因素者,造影剂肾病的发病概率大大增加,无上述风险因素者造影剂肾病的发生率一般 <10%。造影剂肾病(contrast-induced nephropathy, CIN)又称为对比剂所致肾病,通常定义为使用造影剂 48 小时后血肌酐上升 44.2μmol/L(0.5mg/dl)或较基线值增加 25%[11]。其发病机制目前尚不清楚,与多种因素有关,其中血流动力学异常和肾小管损伤占主要地位。越来越多的研究显示造影剂对肾小管上皮细胞的直接毒性效应、肾髓质缺血性损伤和肾小管梗阻是造影剂肾病发生的主要机制。①直接肾小管上皮细胞毒性:几乎所有的水溶性碘造影剂对肾小管上皮细胞均可产生直接毒性作用,肾皮质内层近曲小管上皮细胞可产生细胞空泡样变性及其溶酶体和线粒体功能改变,进而出现细胞凋亡。动物实验表明,在肾皮质,随着过氧化物酶和超氧化物歧化酶活性下降,活性氧产生增多,导致氧化应激介导的肾损害。近年来有关造影剂肾病的研究焦点在不同类型的造影剂是否通过不同机制引起肾损伤,以及不同类型造影剂的细胞毒性效应是否相同。与高渗性离子型造影剂相比,长期以来公认低渗性非离子型造影剂的肾毒性较小。但近年来体外试验发现,与离子型单体造影剂相比,非离子型二聚体造影剂对近曲小管具有明显的细胞毒性作用。研究发现,在非离子型二聚体造影剂(碘曲仑和碘克沙醇)、非离子型单体造影剂(碘海醇和碘帕醇)和离子型单体造影剂中,离子型单体造影剂的细胞毒性最强。在相同碘浓度下,非离子型二聚体造影剂与单体造影剂的肾小管上皮细胞毒性效应无显著性差异。但将相同分子量的两种造影剂进行比较,二聚体造影剂较单体造影剂的细胞毒性作用更大,可能与造影剂的分子结构本身或造影剂中的某种添加成分有关;②肾髓质缺血:血流动力学异常在造影

剂肾病的发病过程中起重要作用。注射造影剂后可出现"二相效应",即初期一过性血管舒张,持续数秒钟,而后由于肾血流增加出现肾血管收缩,继而出现肾血流及肾小球滤过率下降。当同时使用非甾体消炎药时,缩血管效应更明显;当合用血管舒张剂如小剂量多巴胺及心房利钠肽时,肾脏血流重新分布,皮质血流增加而髓质血流减少,更加重髓质缺血。肾血流量减少可能与造影剂渗透压有关。肾内压与肾血流量成反比,肾内压升高,肾血流量减少。所以,肾血流和肾小球滤过率下降可能与高渗性造影剂导致肾小管静水压升高有关。此外,造影剂直接作用于血管平滑肌也能影响肾脏血流动力学。钙离子也可能是导致这一现象的另一原因,早期研究证实钙通道阻滞剂可减轻造影剂所致的血管收缩;③肾小管梗阻:注射造影剂后,由于渗透性利尿作用,患者尿量增加,尿酸排泄增多,加上脱水可导致尿酸盐沉积,形成结晶堵塞肾小管。同时,使用脱水剂增强显影时,这一问题更为突出。另外,造影剂可直接造成肾小管上皮细胞坏死、脱落,进而与肾小管上皮细胞分泌的 T-H 蛋白结合形成胶状物,堵塞肾小管;④活性氧介导的损伤:使用造影剂时,脂质过氧化增强,应用过氧化氢酶、超氧化物歧化酶均可缓解造影剂所致的血流动力学改变。因此,活性氧介导的损伤在造影剂相关的肾损害中也起着重要的作用。

造影剂肾病临床通常表现为非少尿型急性肾衰竭,但糖尿病、肾功能不全者可表现为少尿型急性肾衰竭,大部分患者少尿多为暂时性,一般持续 2~5 天,5~10 天内血肌酐达峰值,14~21 天降至基础值,但也有少部分严重患者病情不可逆,无法摆脱透析,预后不良。尿液检查提示急性肾小管坏死,尿沉渣镜检可见颗粒管型及少量肾小管上皮细胞,肾小管功能检查常有尿 NAG、视黄醇结合蛋白升高,尿蛋白谱示小分子蛋白比例增高,尿比重及尿渗透压下降,可出现蛋白尿,但无特异性。少尿期可出现钠滤过分数降低。但上述表现均不具有特异性,不能作为造影剂肾病的诊断标准。

（2）抗微生物药

1）氨基糖苷类:氨基糖苷类抗生素是由氨基糖与氨基环醇通过氧桥连接而成的苷类抗生素,有来自链霉菌的链霉素等、来自小单孢菌的庆大霉素等天然氨基糖苷类,还有阿米卡星等半合成氨基糖苷类。其对于细菌的作用主要是抑制细菌蛋白质的合成,作用点在细胞 30S 核糖体亚单位的 16SrRNA 解码区的 A 部位。本类药物的杀菌特点为:①杀菌速度和杀菌持续时间与浓度呈正相关;②仅对需氧菌有效,且抗菌活性显著强于其他类药物,对厌氧菌无效;③抗菌后效应长,且持续时间与浓度呈正相关,该特性或许可以说明氨基糖苷类一天给药 1 次的疗法与每天分次给药同样有效;④具有初次接触效应;⑤在碱性环境中抗菌活性增强。氨基糖苷类抗生素对大肠埃希菌、铜绿假单胞菌、变形杆菌属、克雷伯菌属、肠杆菌属等革兰阴性杆菌具有强大的抗菌活性,对甲氧西林敏感的葡萄球菌也有较好的抗菌活性,对各组链球菌作用微弱,对肠球菌和厌氧菌无效。临床主要用于治疗需氧革兰阴性杆菌所致的严重感染,如脑膜炎、呼吸道、泌尿道、皮肤软组织、胃肠道、烧伤、创伤及骨关节感染等。

氨基糖苷类抗菌药物是诱发药源性肾衰竭的最常见因素,其肾毒性的危险因素包括剂量、联用其他肾毒性药物、患者的易感状态等,连续应用此类药物的患者中有 5%~25% 出现有临床意义的肾小球滤过率降低。氨基糖苷类抗菌药物与血浆蛋白的结合率低,不经代谢而主要通过肾小球滤过从体内排泄,约 10% 的静脉注射剂量会特异性地蓄积于肾皮质。各种氨基糖苷类药物的直接毒性与其所带的阳离子数目成比例,其中新霉素有 6 个氨基,肾毒性最大;链霉素有 3 个氨基,肾毒性最小;庆大霉素和妥布霉素含有 5 个氨基,毒性相似且居中;阿米卡星和奈替米星分别含 4 和 3 个氨基,毒性较小。庆大霉素作为一种典型的阳离子型氨基糖苷类药物,经肾小球滤过后,它与近曲小管胞膜刷状缘上呈负电性的磷脂结合,然后通过肾小管细胞膜表面的巨蛋白受体胞饮进入并蓄积于肾小管细胞中。在肾小管细胞内蓄积的低剂量庆大霉素可进入溶酶体,引起溶酶体不稳定,继而引起线粒体膜电位改变,激活半胱天冬氨酸引起细胞凋亡。而长期大剂量使用庆大霉素可在次级溶酶体中储存,引起其在肾皮质中蓄积,最终导致肾小管细胞坏死[14]。

2）两性霉素 B:两性霉素 B 是从链霉菌的培养液中分离而得的一类多烯类抗真菌药,其通过与敏感真菌细胞膜上的固醇相结合,损伤细胞膜的通透性,导致细胞内的重要物质如钾离子、核苷酸和氨基酸等外漏,破坏细胞的正常代谢,从而抑制其生长。对本品敏感的真菌有新型隐球菌、皮炎芽生菌、组织胞浆菌、球孢子菌属、孢子丝菌属、念珠菌属等,部分曲菌属对本品耐药;皮肤和毛发癣菌则大多耐药;本品对细菌、立克次体、病毒等无抗菌活性。两性霉素 B 适用于敏感真菌所致的深部真菌感染且病情呈进行性发展者,如败血症、心内膜炎、脑膜炎（隐球菌及其他真菌）、腹腔感染（包括与透析相关者）、肺部感染、尿路感染和眼内炎等。

两性霉素 B 的肾毒性是其主要的不良反应之一,也是限制其临床使用的因素之一,发病率可达 20%~80%,主要特征是肾小球血流动力学的改变,引起肾小球滤过率下降和一过性蛋白尿,随后伴有多尿。大多数患者出现不同程度的剂量依赖性肾毒性。累积剂量为300~400mg 时出现首次毒性,剂量达 4g 时发病率为 80%。两性霉素 B 的肾毒性机制主要有两种假说,一种是药物对上皮细胞膜表面的麦角固醇的直接作用,另一种是药物引起血管收缩和张力增加。肾脏病理结果提示小动脉和小动脉平滑肌细胞局部有空泡形成以及近曲和远曲小管上皮细胞损害。肾功能障碍的机制包括伴肾小管通透性增高和坏死的直接肾小管上皮细胞毒性以及小动脉血管收缩和缺血损伤。两性霉素 B 结合到膜上作为一个离子载体,使肾小管膜对溶质如钠、钾的通透性增加。肾血管收缩的作用机制未明。总之,由于细胞膜通透性增加使得细胞对能量和氧的需求增加,以及由于肾脏血管收缩使得细胞氧运输减少,这种联合作用导致了肾脏髓质肾小管上皮细胞的坏死和肾衰竭。

3）阿昔洛韦:阿昔洛韦为合成的核苷类抗病毒药,在体内和体外对单纯疱疹病毒Ⅰ、Ⅱ型及水痘 – 带状疱疹病毒均有抑制作用,适用于治疗急性带状疱疹、初发和复发的生殖器疱疹、水痘等疾病。静脉给予大剂量阿昔洛韦可导致 10%~48% 的患者出现急性肾衰竭,这可能是由于阿昔洛韦在肾小管内沉积,发生毒性免疫反应或超敏反应等引起肾内梗阻所致。

4）阿德福韦:阿德福韦是一种单磷酸腺苷的无环磷酸化核苷类似物,在细胞激酶的作用下被磷酸化为有活性的代谢产物,即阿德福韦二磷酸盐。阿德福韦二磷酸盐通过下列两种方式来抑制 HBV-DNA 多聚酶（反转录酶）:一是与自然底物脱氧腺苷三磷酸竞争,二是整合到病毒 DNA 后引起 DNA 链延长终止,临床用于治疗有乙型肝炎病毒活动复制证据,并伴有氨基转移酶（ALT 或 AST）持续升高或肝脏组织学活动性病变的肝功能代偿的成年慢性乙型肝炎患者。其肾毒性发生时常表现为肾小管坏死和间质纤维化,机制被认为与位于肾小管基底膜上的 OAT 对其特异性主动转运密切相关。

5）膦甲酸:膦甲酸为广谱抗病毒药物,作用机制为直接抑制病毒特异的 DNA 多聚酶和反转录酶,对Ⅰ、Ⅱ型单纯疱疹病毒及巨细胞病毒等有抑制作用,临床用于治疗艾滋病患者巨细胞病毒性视网膜炎和免疫功能损害患者耐阿昔洛韦单纯疱疹病毒性皮肤黏膜感染。据报道,膦甲酸可引起治疗病例的 2/3 发生急性肾衰竭,通常表现为肾小管酸中毒、肾小管性尿崩症、肾小管新月体形成、急性小管间质性肾炎等。其肾毒性机制为膦甲酸结晶在肾小球毛细血管内皮细胞及肾小管上皮细胞中沉积,继而引起自身持续性炎症反应,最终引起肾小球纤维化,导致急性肾衰竭。

（3）抗肿瘤药

1）顺铂:顺铂是一种细胞增殖抑制剂,广泛用于非精原细胞性生殖细胞癌、晚期难治性卵巢癌、晚期难治性膀胱癌、难治性头颈鳞状细胞癌的姑息治疗。顺铂的抗肿瘤效率高,但同时具有剂量依赖性的肾毒性,主要表现为氮质血症、多尿症和肾衰竭,以肾小球与肾小管均受损为特征。其肾毒性机制可能为顺铂经有机阳离子转运蛋白 2（organic cation transporter 2, OCT2）主动转运进入细胞后,与亲核性物质如 DNA 结合,引起 DNA 单链和双链的断裂,导致共济失调 – 毛细血管扩张突变蛋白激酶活化,磷酸化并激活 p53 蛋白,造成肾小管上皮细胞凋亡和坏死。实验表明, p53 抑制剂 pifithrin-α 和 p53 显性负突变体均能减少顺铂所致的肾小管上皮细胞凋亡。另外,细胞周期的调控在顺铂肾毒性发生机制中也起着重要作用。实验表明,细胞周期蛋白依赖性激酶 2（cyclin-dependent kinase 2, cdk2）抑制剂、cdk2 显性负突变体和 cdk2 基因敲除均能减轻顺铂的肾细胞毒性作用,而 cdk2 基因敲除的肾细胞中转入野生型 cdk2 又可恢复对顺铂的敏感性。线粒体损伤则是顺铂的另一个重要的细胞内毒性作用位点,氧化性损伤可能是其中细胞死亡的重要机制。研究表明,顺铂一方面可在线粒体中蓄积,使其肿胀发生超微结构改变,引起氧化磷酸化受抑制,随后出现线粒体内谷胱甘肽耗竭、ATP 酶受抑制、ROS 产生等;另一方面可通过活化黄嘌呤氧化酶和损害机体抗氧化反应体系引起肾脏氧负荷增加,最终导致细胞凋亡、炎症和坏死。实验表明,抗氧化剂硒及许多巯基配体如谷胱甘肽、N- 乙酰半胱氨酸、4- 亚甲蓝基苯甲酸、金属硫蛋白等对顺铂所致的肾毒性具有一定的保护作用。

2）异环磷酰胺:异环磷酰胺属于氧氮磷环类家族的细胞生长抑制剂,从化学上讲,它与氮芥有关,是环磷酰胺的一种合成类似物,常用于治疗睾丸肿瘤、宫颈癌、乳腺癌、非小细胞肺癌、小细胞肺癌、软组织肉瘤（包括骨肉瘤和横纹肌肉瘤）、尤因肉瘤、非霍奇金淋巴瘤和霍奇金淋巴瘤。接受异环磷酰胺治疗的儿童约有 40% 会发生临床症状不明显的肾小管病变,5% 发生永久性 Fanconi 综合征和佝偻病。最近研究认为,异环磷酰胺的代谢产物氯乙醛、4- 羟过氧化异环磷酰胺及异环磷酰胺 – 芥子在低浓度时能引起 Ⅱ型钠离子依赖性磷酸盐转运蛋白（type Ⅱa sodium-phosphate co-transporter, NaPi-Ⅱa）表达减少,在高浓度时导致负鼠肾细胞死亡;而异环磷酰胺却既不能引起 NaPi-Ⅱa 表达减少,也不导致负鼠肾细胞死亡。这提示,可能是异环磷酰胺的代谢产物而不是异环磷酰胺本身在肾病发展中起关键作用。进一步研究显示,肾内产生的氯乙醛对线粒体氧化磷酸化复合体Ⅰ的抑制而引起的线粒体呼吸链受阻是造成肾损伤的主要原因。胍丁胺能增强线粒体氧化磷酸化和 β- 氧化,从而阻止异环磷酰胺对呼吸链的抑制并减轻其肾毒性。

3）甲氨蝶呤:甲氨蝶呤是一种细胞周期特异性药物,作用机制为竞争性抑制叶酸还原酶,干扰 DNA 的合成和细胞复制。甲氨蝶呤具有广谱抗肿瘤活性,可单独使用或与其他化疗药物联合使用。甲氨蝶呤及其代谢产物 7- 氢甲氨蝶呤在肾内管道,尤其肾小管阻塞是引起肾损伤的主要因素。另外,甲氨蝶呤也可引起直接的肾小球和肾小管细胞毒性。研究表明,羟肽酶 G2 可迅速水解甲氨蝶呤为无毒的代谢物,因而联合使用羟肽酶 G2、亚叶酸和胸苷可有效减少甲氨蝶呤大剂量治疗时所致肾毒性的发生。

（4）免疫抑制剂

1）环孢素：环孢素（cyclosporine A，CsA）作为免疫抑制剂,广泛用于器官移植和自身免疫性疾病的治疗。据报道,约有 30% 接受 CsA 治疗的患者会出现中到重度的肾功能失调。其肾损伤机制是由于肾血管收缩和内皮细胞损伤引起缺血,以及 CsA 对肾小管上皮细胞的直接毒性作用。CsA 可在肾脏蓄积,但同时它又是 P- 糖蛋白（p-glycoprotein，P-gp）的底物,患者中的 P-gp 低表达与 P-gp 肾毒性发生率增高相关。P-gp 可通过引起 ROS 产生、Bcl-2 和 IAP 表达下降、增加 Bax 表达及转移至线粒体内等线粒体途径,诱导移植术后患者肾小管上皮细胞和间质细胞凋亡。ROS 产生的假说包括：①肾脏细胞色素 P-450 酶上调；②血管舒张 - 收缩失调,导致肾缺血 - 再灌注；③肾内凝血噁烷 A_2 形成增加；④NO 诱导生成增加。

2）他克莫司：他克莫司（tacrolimus）是继环孢素之后应用于临床的一种效力更强的新型免疫抑制剂,但当其血药浓度超过 20ng/ml 时,肾毒性发生率在 32%~92.6%。他克莫司对肾脏损伤的病理学改变主要表现为在肾小球系膜细胞增生和基质增加、肾小动脉硬化、肾小管萎缩变性和间质纤维化等。其肾毒性除了与其免疫抑制机制有关外,转化生长因子 -β（transforming growth factor-β，TGF-β）是间质纤维化发生的关键[15, 16]。

【诊断和鉴别诊断】

急性肾小管坏死的诊断依据：①既往无肾脏病史,此次发病前有可引起急性肾小管坏死的用药史；②在补液扩容后或控制心力衰竭、纠正心律失常后尿量仍不增多；③肌酐清除率较正常值下降 50% 以上,血尿素氮、血肌酐迅速升高；如急性肾衰竭发生在慢性肾功能不全的基础上,肌酐清除率较原水平又下降 15%,血肌酐升达 400μmol/L（4.5mg/dl）以上；④B 型超声检查示双肾增大或正常大小,肌酐正常；⑤无大量失血或溶血证据者多无严重贫血,血红蛋白多不低于 80g/L。

另诊断急性肾小管坏死还需排除肾前或肾后性氮质血症和其他肾脏病所致的急性肾衰竭。肾前性氮质血症少尿是由各种肾外原因引起的肾血灌注量不足、肾小球滤过率减少,多可找到致病原因,主要鉴别方法包括补液试验和尿诊断标准检验。肾后性氮质血症的特点包括：①有导致尿路梗阻的原发病史（如结石、肿瘤、前列腺肥大等）；②梗阻发生后尿量突然减少,梗阻一旦解除,尿量突然增多,血尿素氮降至正常；③B 超检查或静脉肾盂造影见双肾增大、有肾盂、肾盏、输尿管扩张、积液现象；④放射性核素肾图示梗阻图形；⑤经皮穿刺入扩大的肾盂,注入造影剂做顺行尿路造影,可确定梗阻的部位；⑥CT、磁共振检查对测量肾脏大小、结构、诊断肾盂积水和发现结石、肿瘤均有帮助。

【预防与治疗】

1. 药源性急性肾小管坏死 对于药源性急性肾小管坏死的治疗,已明确为 ATN 的患者,应停用可疑药物,并积极给予对症支持治疗,必要时给予血液净化。

（1）初始期：祛除可逆病因,避免加重肾脏损害的因素。在 ATN 初始期对因干预可促使肾脏功能及早恢复,主要是纠正肾缺血、避免使用肾毒性物质。治疗包括输血、输液、治疗感染和休克,停用影响肾血流动力学或具有肾毒性的药物。

（2）维持期：避免加重肾脏损害的因素,饮食和营养支持,治疗水、电解质、酸碱平衡紊乱与心力衰竭、感染等并发症以及肾脏替代治疗。

（3）恢复期：由于肾小球滤过率尚未完全恢复，新生肾小管上皮细胞的浓缩、重吸收功能较差，治疗以维持机体内环境平衡为主，包括维持水、电解质和酸碱平衡，控制氮质血症和防止各种并发症。对于透析患者，逐渐减少透析频率直至停止透析。对于遗留肾小管酸中毒、进展为终末期肾病的患者，应相应地进行长期替代治疗。

2. 药源性急性肾小管坏死的预防　ATN 早期的防治要点是快速识别和纠正可逆因素，防止肾脏进一步损害和维持水、电解质平衡。

（1）避免接触：避免接触临床上常见的肾毒性物质，如造影剂、氨基糖苷类药物、磺胺类药物、某些中草药如关木通等可在原有 AKI 的基础上进一步加重肾脏损害。

（2）维持液体平衡：每日补液量应为显性失液量加上非显性失液量减去内生水量。较为简单地估计补液量，可按前一日尿量加 500ml 计算。发热患者只要体重不增加即可增加进液量。在补足容量的基础上应用祥利尿药可能会增加尿量，从而有助于清除体内过多的液体。但当使用利尿药后尿量并不增加时，应停止使用以防止不良反应发生。

（3）避免应用收缩肾脏动脉血管的药物：避免应用 NSAIDs、血管紧张素转化酶抑制剂等收缩肾脏动脉血管的药物。

（4）补充高热量的营养物质：可以纠正机体的营养状况、维持正常代谢、促进损伤组织细胞的修复和再生、提高存活率。

（王晶晶　罗吉敏　张峻）

第三节　药源性肾小球肾炎

肾小球肾炎是一组以血尿、蛋白尿、高血压和水肿为主要临床表现的肾小球疾病。药物引起的肾小球肾炎是药物治疗中较少见的并发症，其临床表现与其他原因引起者无明显差异。由于肾小球毛细血管内皮表面积大，增加了由于药物刺激机体形成的抗原－抗体复合物沉积的机会，可造成免疫性肾损伤；此外，肾小球系膜具有吞噬和清除异物（或毒物）的功能，但也可能因此产生某些药物所致的系膜增生和免疫复合物沉积。

【致病机制】

肾小球肾炎主要是由于肾小球膜上的一些成分与毒性药物间相互作用的结果。药物常作为半抗原，或激活补体系统，或 B 淋巴细胞多克隆激活，引起肾内免疫反应，导致肾小球肾炎。其发生大多与剂量无关，少数情况下药物亦可直接损伤肾小球，并与剂量无关。

肾毒性药物引起的免疫复合物型肾小球肾炎与其他病因引起者在病理改变上无明显差异，有时在肾组织标本可见肾毒性物质的沉积，在肾小球内可见到肾毒性抗原、抗体或抗原－抗体复合物，肉眼观察可见肾脏有不同程度的充血或水肿。轻症病例光镜下仅有肾小球毛细血管充血、系膜细胞与内皮细胞增生，但无明显的免疫沉积物；重症病例则常可见到肾小球内皮细胞及系膜细胞有明显的增生改变，系膜区可见单核细胞、中性粒细胞浸润，还可见到纤维蛋白沉积及肾小管管腔阻塞，肾小球基底膜可增厚，在系膜及内皮下可见大量的电子致密沉积物；严重病例还可见到上皮细胞增生、新月体形成，肾小球囊的囊腔可见到大量的红细胞,肾小管细胞可见肿胀,管腔内充满红细胞、白细胞及管型。

药物引起肾小球肾炎的最常见类型为膜性肾小球肾炎。常见的病理改变和引起的药物包括[17-22]:①微小病变性肾小球肾炎,常伴有急性间质性肾炎。在这种肾炎中,尽管在光镜下组织活检显示正常,但在电镜下可见上皮异常。最常引起这种病理改变的药物是NSAIDs,尤其是丙酸衍生物如布洛芬和萘普生,另外干扰素α、利福平和氨苄西林等半合成青霉素也可导致该病;②膜性肾小球肾炎:在膜性肾小球肾炎中,抗原刺激机体产生抗体,抗原、抗体结合成免疫复合物,并在肾脏沉积,致使毛细血管基底膜增厚。青霉胺、金制剂、汞制剂、三甲双酮、卡托普利等均可引起此类病变;③寡免疫坏死性肾小球肾炎:很少或没有免疫球蛋白沉积,多由环丙沙星和肼屈嗪所致;④增生性肾小球肾炎伴血管炎:别嘌醇、青霉素、磺胺类药物、噻嗪类利尿药等所致者多见;⑤快速进展性肾小球肾炎:利福平、华法林、阿莫西林、青霉胺等偶可引起此类病理改变;⑥局灶节段肾小球硬化:静脉注射海洛因可引起局灶节段肾小球硬化,又称海洛因相关性肾病(heroin-associated nephropathy)。病理表现与特发性局灶节段肾小球硬化相似,但系膜区IgM和C3沉积更为明显。临床上表现为肾病综合征、高血压,多于3~5年内进展至终末期肾病。

【致病药物和临床表现】

药源性肾小球肾炎的临床表现主要为可出现蛋白尿,严重者(通常>3.5g/d)可导致肾病综合征。在肾病综合征中,也可能发生血浆蛋白减少、水肿、高脂血症和血液高凝状态。此外,还可表现为血尿和高血压等。

1. 抗菌药物 青霉素类(尤其是甲氧西林与氨苄西林)、磺胺类药物单独或联合应用可引起变态反应。免疫复合物及补体成分沉积于肾小球中,导致急性过敏性肾小球肾炎[23,24]。国内有关于氨苄西林导致肾小球肾炎引起血尿的个案报道[25]。

2. 青霉胺 青霉胺是青霉素的降解产物,为强力络合剂,用于重金属中毒、肝豆状核变性(Wilson病)、胱氨酸尿及其结石,亦治疗其他药物无效的严重活动性类风湿关节炎。青霉胺以左旋体及混旋体的肾毒性大,在使用过程中可导致膜性肾小球肾炎,表现为蛋白尿或肾病综合征[23]。

青霉胺可引起30%以上的患者发生蛋白尿,通常在治疗开始后的4~18个月内出现,出现时间也可能更晚。类风湿关节炎及胱氨酸尿症患者的发生率较Wilson病患者高。肾病相关蛋白尿通常发展迅速,严重程度各异,但多在停药后的6~12个月内消失,少数患者可出现累积性肾小球肾炎,并以肺出血肾炎综合征(Goodpasture综合征)为特点。个别病例会继续发展,导致慢性肾衰竭[26-28]。

在用青霉胺治疗的患者中,膜性肾小球肾炎的发生率为12%,其中85%发展为肾病综合征。青霉胺所致的肾病综合征可发生于治疗过程中及结束后,表现为水肿、蛋白尿、血尿及低蛋白血症等[29]。

一般来说,肾病的发生率与青霉胺的给药剂量及其增加的速度相关,偶有例外。对于发生急进性肾小球肾炎的患者可应用皮质激素,但并非必需,且对于发生肾病综合征的患者,可能具有潜在的风险。

3. 卡托普利 在抗高血压药物中,较易引起肾损害的是血管紧张素转化酶抑制剂(angiotensin-converting enzyme inhibitors, ACEI),而肾病综合征多见于应用卡托普利的患者。组织学检查示膜性肾病的发生机制可能与巯基有关,同样,具有巯基的青霉胺及金制剂也可引起膜性肾病。据文献报道,卡托普利引起肾毒性者占 1%~2%,表现为蛋白尿,可单独出现或伴有水肿、低蛋白血症及高胆固醇血症。少数患者开始治疗后不久就出现肾功能减退,但可于停药后恢复[23,30]。

4. NSAIDs　NSAIDs 为最常引起肾小球肾炎的药物,尤以丙酸衍生物如布洛芬和萘普生为代表。

NSAIDs 所致的细胞免疫异常引起的肾损害特点是急性间质性肾炎与肾病综合征常同时存在。NSAIDs 引起肾病综合征的典型病理变化是光镜下肾小球正常,但在电镜下可见上皮异常[27],最突出的改变限于肾小管和间质,间质水肿伴局灶性或弥漫性单核细胞浸润,尤其是 T 淋巴细胞;肾小管可有不同程度的水肿、坏死、萎缩;免疫荧光表现为阴性反应。NSAIDs 所致的肾病综合征蛋白尿的发生机制可能为 NSAIDs 诱导产生可改变肾小球阴性离子键的物质,导致肾小球蛋白丢失;环氧化酶被 NSAIDs 抑制后,花生四烯酸经脂氧化酶旁路产生过氧化羟基花生四烯酸,这可能是一种有助于炎症反应的代谢产物,改变肾小球毛细血管屏障而产生蛋白尿;T 淋巴细胞释放的一种血管通透因子可导致蛋白尿及 NSAIDs 对肾小球上皮细胞的直接毒性作用[23]。

5. 海洛因　海洛因即二醋吗啡,为半合成吗啡衍生物,引起肾损害的特点是大量蛋白尿及肾病综合征伴进行性肾小球硬化,蛋白尿的程度可从轻度(1g/24h)至肾病综合征水平(3.5g/24h)。早期可出现肾炎改变或单纯尿常规异常,表现为少尿、水肿。从吸食海洛因到发生肾损害的时间可为 6 个月 ~30 年(平均约为 6 年)。2/3 的患者出现水肿伴肾病综合征;1/4 的患者有尿常规异常,包括镜下血尿及脓尿,就诊时 80% 已有肾功能减退,其中 10% 为尿毒症终末期,约 64% 出现高血压伴有肾功能不全。海洛因肾脏损害的预后较差,应用糖皮质激素及免疫抑制药治疗效果不佳,相当一部分患者在发现蛋白尿后 6~48 个月可发展至终末期肾衰竭[23]。

吸食海洛因者可发生 3 种与其相关的肾脏损害:①应用未消毒的注射器导致细菌性心内膜炎并发肾小球肾炎;②滥用海洛因昏迷并发非创伤性横纹肌溶解症所致的急性肾衰竭;③海洛因肾病主要指吸食海洛因后发生蛋白尿、肾病综合征和进行性肾功能减退,以局灶性肾小球硬化最常见,次以膜增生性肾小球肾炎多见。随着对海洛因肾病研究的深入,目前认为病理类型有多种多样,可表现为轻微病变、局灶节段性肾小球硬化、肾淀粉样变性和间质性肾炎等。海洛因肾病的发病机制目前尚不完全清楚,可能通过多种机制导致肾脏损害:①海洛因及其杂质作为抗原,刺激自身抗体产生,致使免疫复合物在肾小球沉积,从而诱导补体激活和炎症反应,导致肾小球病变;②海洛因在体内代谢为活性产物吗啡,刺激系膜细胞增生产生 TNF-α 等炎症物质,促使成纤维细胞增生、系膜区基质增多;③吗啡在高浓度下可诱导系膜细胞、上皮细胞、成纤维细胞和巨噬细胞等凋亡,参与病变发展[31]。

6. 生物制品　生物制品大多属异性蛋白,作为抗原进入机体后少数人可发生异常反应,这与生物制品的种类及接受者的体质有关。生物制品(如马血清及疫苗)异常反应引起的肾损害主要由变态反应所致,多在注射后 8~12 天出现免疫复合物型血清病,可见发热、皮疹、关节痛、淋巴结大、腹痛、恶心、呕吐、面部水肿、蛋白尿及血尿。临床上可表现为急性肾小球肾炎、肾病综合征与急性肾衰竭。出现上述症状应立即停用生物制品,给予抗过敏处理,必要时使用肾上腺素及糖皮质激素并对症治疗[32]。

7. 干扰素　干扰素是一类具有广谱抗病毒活性、可抑制肿瘤细胞生长及免疫调节作用的糖蛋白。干扰素所致肾损害的肾脏病理类型呈多样化,常以肾小球病变为主,可表现为肾小球微小病变、局灶节段性肾小球硬化、膜增生性肾炎甚至新月体肾炎等。干扰素肾毒性的机制仍不清楚,目前认为可能与免疫机制参与、药物对肾小球和肾小管细胞的直接毒性或干扰基底膜的合成及降解过程有关。干扰素肾毒性发生的时间长短不一,较短者可见于用药后3~4个月,较长者可见于用药后8个月~1年,与用药剂量及疗程无明显关系,危险因素尚不清楚。多数病例停药后尿蛋白减少,肾功能的恢复与肾脏病理有关。部分文献报道应用激素治疗可能有效。肾小球病变程度较重者临床预后差,可能进展为慢性肾衰竭[23,32]。

8. 金制剂　常见的含金药物有金硫丁二钠(sodium aurothiomalate)、金诺芬(auranofin),主要用于治疗活动性类风湿关节炎,可导致膜性肾小球肾炎。元素金和不溶性金盐口服几乎无毒,临床上金中毒病例主要见于金制剂治疗类风湿关节炎后。金制剂注射后易于在肾内沉积,沉积于肾近曲小管细胞线粒体中,1~4年后可沉积于远曲小管细胞间质内。肾内沉积后损害肾小管上皮细胞,并使免疫复合物沉积于肾小球引起肾损害。病理上常呈现膜性肾小球肾炎,电镜观察和人的膜性肾炎及动物实验一致,免疫荧光的表现亦和其他膜性肾小球肾炎相似[29]。

金制剂的常见副作用有腹泻、腹痛、恶心、胃肠不适等。金中毒时可出现急性肾衰竭,但一般仅表现为蛋白尿,接受金制剂治疗的患者出现蛋白尿的概率为2%~19%,金制剂的胃肠道外给药比口服更容易发生蛋白尿,但与每日剂量和累积剂量无关。症状通常发生在治疗开始后的6个月内。由金制剂诱发的膜性肾炎之所以多数处于早期阶段,是因为患者服用金制剂期间一旦出现蛋白尿,易早期发现,停用金制剂,防止抗原进一步介入,可使早期病变趋于稳定。通常在停药后的6~12个月肾功能趋于正常,蛋白尿消失。然而,受到影响的患者有10%~30%发生肾病综合征,在病理学上伴发膜性肾小球肾炎。金制剂损伤肾小管后释放出抗原,然后形成抗原-抗体复合物,造成免疫复合物性损伤,金本身不存在于复合物中。金中毒性肾病通常在糖皮质激素治疗下逐渐消失,亦可主动缓解。青霉胺为目前效果较好的排金药物[23,33]。

9. 抗结核药物　利福平是一线抗结核药,其疗效好,在国内应用较广泛。利福平的常见不良反应有发热、畏寒、头晕、恶心、呕吐、腹泻、腰酸、肌痛等,主要严重不良反应有肝毒性黄疸、免疫性血小板减少性紫癜及溶血性贫血,一般在停药后这些症状可消失。利福平还可致急性肾衰竭,病理表现为急性间质性肾炎。利福平引起肾小球的损害较少见。其作用机制与利福平作为半抗原与血中的大分子物质结合后产生的利福平抗体所致的抗原-抗体复合物有关,这种抗体多为IgM和IgG型,有补体依赖性。这种抗原-抗体复合物与补体结合可导致发热;与血小板结合可导致血小板计数减少;与红细胞结合产生血管内溶血;与肾脏结合,在补体的介导下导致肾小球肾炎或间质性肾炎,严重者可发生多器官衰竭。利福平致肾损害大多数出现在间歇治疗期间或停药后再次服用时,首次用药出现肾损害少见。大多数患者合并流感样全身症状,常见发热、皮疹,还有恶心、呕吐、头痛、腹痛、腹泻、肌肉和关节疼痛、水肿。肾脏表现为少尿、无尿、腰痛[23,34]。

乙胺丁醇是一线抗结核药,可诱发抗中性粒细胞胞质抗体(anti-neutrophil cyto-plasmic antibody, ANCA)相关性急进性肾小球肾炎(rapidly progressive glomerulonephritis, RPGN)。ANCA是一种与中性粒细胞及单核细胞细胞质中的溶酶体酶发生反应的抗体,可引起多种小血管炎,如侵犯肾脏,可导致肾小球肾炎和肾功能不全[35,36]。

【诊断和鉴别诊断】

药源性肾小球肾炎的诊断依据主要为用药史、临床表现和尿液、肾功能等相关检查。

1. 病史采集　仔细回顾患者的用药史,包括目前用药情况、近期用药变动情况、非处方药和中草药的使用等,怀疑有应用可引起肾小球肾炎的药物。

2. 临床表现与用药的相关关系　患者表现出血尿、蛋白尿、高血压和水肿,可采用计分推算法评价临床用药与肾小球肾炎之间的因果关系。目前临床广泛采用 Naranjo 概率量表判断药物与药物不良反应的相关性,见表 6-1。

表 6-1　药物不良反应 Naranjo 概率量表

需要回答的问题	是	否	未知
1. 对于本反应是否有结论性的报告	+1	0	0
2. 本反应是否发生于可疑药物用药后	+2	-1	0
3. 停用可疑药物或给予特异性拮抗剂后反应是否减轻	+1	0	0
4. 再次使用可疑药物,ADR 是否再次出现	+2	-1	0
5. 是否有引起该反应的其他原因	-1	+2	0
6. 给予安慰剂后这种反应是否再次出现	-1	+1	0
7. 血药浓度是否达到中毒浓度	+1	0	0
8. 增加或减少剂量不良反应是否随之增强或减弱	+1	0	0
9. 如患者以前用过相同或类似药物,是否也有类似反应	+1	0	0
10. 不良反应是否有客观依据证实	+1	0	0

注:量表评定为 9 分表示"肯定";5~8 分为"很可能";1~4 分为"可能";0 分为"怀疑"

3. 实验室检查

(1)尿液检查:几乎所有患者都有镜下或肉眼血尿。尿中红细胞多为畸形红细胞,尿沉渣还可见白细胞、小管上皮细胞,并可有红细胞管型、颗粒管型。患者常有血尿、蛋白尿,半数患者蛋白尿 <500mg/d。

(2)血常规检查:可有轻度贫血,常与水钠潴留、血液稀释有关。

(3)肾功能检查:可有血肌酐、肾小球滤过率下降。

(4)其他:可行尿蛋白定量、抗核抗体、补体、抗中性粒细胞胞质抗体、抗肾小球基底膜抗体检查判断,必要时可行肾活检帮助确诊。

4. 排除其他疾病　药源性肾小球肾炎的诊断应该排除其他原因所致的肾小球肾炎,包括细菌所致的肾小球肾炎、病毒所致的肾小球肾炎、狼疮肾炎、糖尿病肾病、肾小球疾病等。

急性链球菌感染后,肾小球肾炎多为 β- 溶血性链球菌"致肾炎菌株"感染后所致,常在上呼吸道感染、皮肤感染、猩红热等链球菌感染后发生。链球菌感染后 1~3 周出现血尿、蛋白尿、水肿和高血压等典型临床表现,伴血清 C3 的动态变化,8 周内病情逐渐减轻至完全缓解者,即可作出临床诊断。此外,需注意感染性心内膜炎引起的免疫复合物介导的肾小球肾炎,化脓性感染如胸腔和腹腔脓肿、骨髓炎、牙龈肿痛等可导致的肾小球肾炎,病理上表现为系膜增生或膜增生性肾小球肾炎。

乙型肝炎病毒(hepatitis B virus,HBV)和丙型肝炎病毒(hepatitis C virus,HCV)感染可导致肾小球肾炎,其发病由免疫复合物介导,病理上表现为膜性肾病、膜增生性肾病、混合性冷蛋白血症,约30%的慢性HCV感染者出现尿检异常,如肾病综合征、镜下血尿。在肾组织内找到HBV和HCV抗原为确诊依据。

狼疮肾炎是系统性红斑狼疮最为常见和严重的临床表现,主要由自身抗原–抗体复合物沉积在肾小球和肾小管–间质所致。病理改变多样且多变,临床上可为血尿和(或)蛋白尿、肾病综合征、急性或慢性肾衰竭。诊断依据主要依靠相关临床表现、特异性的免疫指标、病理学改变,必要时可行肾穿刺病理检查。

【预防与治疗】

1. 治疗措施

(1)立即停药:一旦怀疑药物引起的肾小球肾炎应及时停药,积极进行对症支持治疗,以免造成严重后果。如果由于治疗需要不能停药,则换用化学结构不同而作用相同的同类药物。当患者使用多种药物而又不能肯定致病药物时,则应停用所有药物。

(2)一般治疗:注意休息,以防症状加重。饮食方面应根据肾功能状况决定蛋白质摄入量,对尿中丢失蛋白较多者,宜补充生物效价高的动物蛋白,如鸡蛋、牛奶、鱼类和瘦肉等;肾功能正常者,可适当放宽蛋白质摄入量,但不宜超过1.0g/(kg·d),同时控制饮食中磷的摄入。有明显的高血压、水肿者应限制盐的摄入,摄入量不超过2~3g/d。因持续性大量尿蛋白本身可导致肾小球高滤过、加重肾小管–间质损伤、促进肾小球硬化,故减少尿蛋白可以有效延缓肾功能的恶化。可应用ACEI或ARB这两类药物除了降血压外,还可以减少尿蛋白,但需注意ACEI的干咳不良反应,多见于用药开始的几周内,患者可逐渐耐受。

(3)水肿的治疗:一般轻至中度水肿无需治疗,经限制钠盐和水的摄入及卧床休息可消退。经控制水、盐的摄入,水肿仍明显者应给予利尿药,可给予噻嗪类利尿药,如氢氯噻嗪,每次25~50mg,每日1~2次;必要时可给予袢利尿药,如呋塞米20~120mg/d;布美他尼,每次0.5~1mg,每日1~3次,或每次0.5~1mg,静脉注射。应用利尿药应关注患者有无耳鸣、听力障碍的表现,定期监测肾功能、电解质、血压等。

(4)高血压的治疗:轻度高血压通过加强水、盐控制及使用利尿药,即可达到控制血压的目的;必要时可加用降压药,如ACEI、ARB及钙通道阻滞剂,常用药物如贝那普利、培哚普利、福辛普利、氯沙坦、缬沙坦、替米沙坦、非洛地平、氨氯地平等。若发生高血压脑病,治疗以快速降压为主,可选择硝普钠50mg溶于5%~10%葡萄糖溶液250ml中静脉滴注,速度为0.5μg/(kg·min),随血压调整剂量,严密随访血压和心功能。应用ACEI和ARB类降压药应监测肾功能、血钾;应用钙通道阻滞剂应注意关注患者是否有心悸、脚踝水肿、面色潮红等不良反应。

(5)其他:若患者有高钾血症,应给予25%葡萄糖溶液200ml加胰岛素10~20U治疗。若伴有高凝状态者,可给予华法林、阿司匹林、低分子量肝素等,应用此类药物期间需观察有无牙龈出血、皮肤瘀斑、大便发黑等不良反应,注意监测国际标准化比值(INR)与血常规。

2. 预防措施　使用有肾损害作用的药物前,需充分评估患者的病情,权衡利弊,尽量避免可导致肾损害的长期用药和联合用药。对于特殊人群如老年人、儿童、肝肾功能不全及过敏体质患者,应制订个体化给药方案。如老年人普遍存在肾动脉硬化、入球小动脉壁发生退行性变、肾小球透明变性和基底膜增厚、髓质肾小球硬化等,肾血流量以及肾小球滤过率降低,肾小球浓缩和稀释功能减退,用药前必须对老年人的肾功能状态有一个正确的评估;临床应用青霉素时应询问过敏史,严格掌握禁忌证,避免大剂量、短时间内高浓度给药,使用前应做过敏试验;应用金制剂前应进行尿常规、肝肾功能等检查,若出现蛋白尿或血尿,应立即停药。

(何瑾　姚勤　张峻)

第四节　药源性泌尿系统结石

　　泌尿系统结石是泌尿系统的常见疾病之一,结石可见于肾、膀胱、输尿管和尿道的任何部位,但以肾与输尿管结石最为常见,临床表现因结石所在部位不同而有所不同。药物本身及其代谢物都可形成结石,一些药物可能造成肾小管、肾盏、肾盂、输尿管或膀胱内结晶形成、沉淀,引起尿路刺激和阻塞,并产生结晶体肾病,导致肾损害。据文献报道,药物引发的肾结石占肾结石总发生率的1%~2%,而其他部位的药源性结石文献报道比较少见,因此药源性泌尿系统结石往往被忽视。近年来,关于不同药物或者不同的危险因素引起泌尿系统结石的研究逐渐增多,因此也增加了临床对其的关注度。

【致病机制】

　　泌尿系统是人体排出代谢废物的重要系统,药物在体内经过肝脏的解毒,随血液循环到达肾脏,由肾脏通过过滤的作用排入膀胱,最终以原形或代谢产物的形式随尿液排出体外。泌尿系统结石的形成机制尚未完全明确。目前公认,结石形成不是单一因素所致,而是多种因素共同促成的结果,其中尿中成石物质浓度过高所致的尿液过饱和是结石形成过程中最为重要的驱动力[37]。药物在泌尿系统形成结石,造成阻塞性病变,通常是通过两种方式引起的:一是药物增加体内某些成石物质的排泄率,如长期服用糖皮质激素可使骨质脱钙,导致高钙尿症;二是药物本身或其代谢产物直接在尿路中沉淀,如磺胺类药物在酸性尿中形成难溶性乙酰化合物结晶,或本身可直接形成磺胺结石。

　　当然,并不是所有药物都可引起泌尿系统结石,引起结石的药物大多有共同特点:药物的日剂量高;需要长期用药;药物或代谢物大量经尿排泄;溶解度低;罕见的药物晶型(大小和形状);或者合并用药导致共用药物的药动学特性改变。由此可见,风险因素对药源性泌尿系统结石的形成起重要作用。最重要的因素是有泌尿系统结石病史,有尿路结石家族史者比一般人群的尿路结石发病率高2.5倍[38]。另外,还有食物因素,如摄取过多的高钙、高镁、高钾、动物蛋白、草酸、蔗糖、维生素C食品,饮水少等;其他风险因素还包括尿路梗阻、尿路感染、尿量减少、尿液浓缩(脱水或高温)、异常高或低的pH等[39]。

【致病药物和临床表现】

　　泌尿系统结石通常以疼痛、血尿、排石、排尿困难为主要临床表现,其程度与结石的部

4

4

位、大小、活动与否及有无损伤、感染、梗阻有关[40]。药源性泌尿系统结石的临床表现相对于其他非药物原因导致的泌尿系统结石无特异性，较轻微的结石常无症状。肾结石患者多有腰胁部深在性疼痛，疼痛分为绞痛和钝痛。疼痛可持续数分钟至数小时，程度取决于结石的大小和位置。疼痛之后可出现血尿，或以血尿为唯一症状，表现为镜下血尿，少数为肉眼血尿。少数患者可能发觉自行排出细小结石。输尿管结石典型的临床表现是输尿管绞痛和（或）腰腹部绞痛伴血尿。膀胱结石的常见症状是下腹部疼痛、排尿困难和血尿。尿道结石的主要症状是在会阴部剧烈疼痛后出现急性排尿困难，不能完全排空膀胱内的尿液，甚至发生急性尿潴留，有时也表现为点滴状排尿伴尿痛和血尿。

1. 抗微生物药

（1）磺胺类药物：磺胺类药物在临床上对流行性脑脊髓膜炎、鼠疫等感染性疾病疗效显著，但由于耐药菌株的增多及不良反应突出等问题，临床应用明显受限。磺胺类药物主要在肝脏内代谢为无活性的乙酰化物，也可与葡糖醛酸结合，主要从肾脏以原形药、乙酰化物、葡糖醛酸结合物3种形式排泄。磺胺类药物及其乙酰化物在常规尿pH条件下溶解度低，且乙酰化物的溶解度低于原形药物，易结晶析出。因此，长期大剂量服用会出现尿结石。磺胺嘧啶常用于治疗艾滋病和长期接受免疫抑制治疗的移植患者的弓形虫脑炎。在严重弓形虫脑炎的治疗中，用药剂量较大，其N-乙酰磺胺嘧啶代谢物在肾小管内形成结晶，导致肾小管梗阻继发双侧输尿管结石和急性肾衰竭。其他磺胺类药物中，柳氮磺吡啶4~8g/d用于治疗溃疡性结肠炎和克罗恩病，可引起肾结石，严重者可引起急性肾衰竭。临床上常引起疼痛、肉眼或镜下血尿、蛋白尿、管型尿、尿少甚至尿闭，偶尔为无痛性血尿[41]。

（2）喹诺酮类药物[41]：喹诺酮类是以4-喹诺酮（或称吡酮酸）为基本结构的合成类抗菌药物。使用喹诺酮类药物可能导致结晶尿和管型尿。其中，吡哌酸、氟甲喹为第二代喹诺酮类抗菌药物，目前临床已少用或仅作为抗菌兽药。另外，环丙沙星、诺氟沙星是目前临床上仍较常用的喹诺酮类。诺氟沙星引发的结石多发于高剂量用药者（日剂量在1200mg以上）；健康志愿者口服或静脉注射环丙沙星，仅在大剂量用药且尿液呈碱性时可产生药物结晶。由于人类尿液通常为酸性，因此人类中环丙沙星相关结晶尿较为罕见。临床表现可能出现血尿、蛋白尿、血尿素氮和肌酐升高。此外，产尿素酶的细菌引发的尿路感染患者在尿pH升高时，应慎用喹诺酮类药物。

（3）头孢菌素类：可引发泌尿系统结石的头孢菌素类抗菌药物目前报道的主要是头孢曲松[42]。头孢曲松为临床常用的第三代头孢菌素类抗菌药物，其在体内不被代谢，约40%的药物以原形自胆道和肠道排出，60%自尿液排出。早在1990年，就有头孢曲松诱发肾结石的病例报道。在后期的调查研究中发现，头孢曲松诱发肾结石的成因可能主要是由于头孢曲松与体内的钙离子发生反应，形成不溶性头孢曲松钙，沉积于肾脏；且结石多发于小儿患者（成人也有发生），在常规剂量下即可发生，大剂量、长时间使用更易形成。另外，头孢曲松还可在肾脏内形成假结石，阻塞尿道。在某些易患结石的人群中，胆酸池中的胆固醇处于高饱和状态，应用大剂量头孢曲松后，药物与胆酸结合，胆固醇容易析出结晶形成胆固醇结石，停用药物后，胆酸池内的胆酸含量升高，重新溶解胆固醇结石至消失。临床上可能引起少尿、间质性肾炎及肾衰竭等损害，但严重病例少见。

另外，阿莫西林和氨苄西林会引起可逆性肾衰竭或严重血尿。呋喃妥因同样会在尿中结晶而引发肾结石。

2. 利尿药　利尿药是一类直接作用于肾脏,影响尿液生成过程,促进电解质和水排出,消除水肿的药物,常与其他药物联合应用于高血压及充血性心力衰竭的治疗。氨苯蝶啶是最早被报道引起药源性肾结石的药物,根据药动学分析显示,口服氨苯蝶啶后,30%~70%被吸收,2~3小时尿中的酚类代谢物4-羟基氨苯蝶啶浓度达峰值。其诱发肾结石的主要原因是氨苯蝶啶原形药物及其代谢物引起的溶解度改变,如对结石成分进行检验,可检出氨苯蝶啶、草酸钙或尿酸钙。由氨苯蝶啶引起的泌尿系统结石患者多有超剂量服用药物的用药史,每日服用氨苯蝶啶超过150~200mg者可引起肾结石,如患者本身同时具有肾结石病史、低肾灌注、低尿pH状态、高龄等情况,服用氨苯蝶啶时则可增加药物致肾结石的风险。

呋塞米与结石形成具有相关性,多出现于使用该药治疗心功能不全的早产新生儿、足月婴儿或老年患者,尤其是与噻嗪类利尿药联用时,降低钙排泌量4~15倍导致结石发生率增加。临床上可出现少尿、血尿或蛋白尿。若对结石成分进行检测,可见草酸钙或草酸钙与磷酸钙混合物。如使用呋塞米的患者尿合并pH增高、长期低钾引起的代谢性碱中毒,是导致呋塞米结石的自身因素。目前尚无呋塞米治疗高血压引起肾结石的报道。

3. 拟肽类人类免疫缺陷病毒(HIV)蛋白酶抑制剂　拟肽类HIV蛋白酶抑制剂可与HIV蛋白酶竞争性结合,阻碍病毒成熟,从而发挥抑制病毒复制和感染的作用,目前是抗HIV药物复合疗法的重要组成部分。自1995年茚地那韦成为治疗HIV感染的药物以来,逐渐取代氨苯蝶啶成为药源性肾结石的第一大诱因,其引发肾结石的概率为10%~20%,甚至高达40%。茚地那韦引发尿结晶和肾结石的机制与其理化性质和药动学特点相关,该药口服后吸收迅速,24小时内有20%进入尿液,其中11%为原形药物,其余为代谢物。高pH尿液容易导致药物及其代谢物的溶解度降低,尿液中的结晶极易梗阻肾小管,诱发肾结石和肾功能障碍。茚地那韦引发肾结石的患者,多具有典型肾绞痛、肋痛、腰痛和排尿困难,结石的直径通常为2~6mm,外表光滑,呈浅褐色,70%的结石中含有蛋白成分,30%的结石中含有草酸钙或磷酸钙成分。如服用茚地那韦的患者合并高热、严重腹泻脱水或联用阿昔洛韦及磺胺类药物,则会增加茚地那韦引发结石的风险。除茚地那韦外,有报道阿扎那韦(atazanavir)、替诺福韦(tenofovir)和奈非那韦(nelfinavir)也可引起结石,其他蛋白酶抑制剂很少引起结石。

4. 钙剂和(或)维生素D制剂[43]　钙剂和维生素D制剂属电解质平衡调节药,临床常用于人体钙代谢异常的治疗,且在补钙治疗时两者通常联用。钙剂引发的泌尿系统结石通常见于长期补钙并大剂量联用维生素D的人群,因维生素D能促进钙、磷在小肠内吸收,其代谢活性物质能促进肾小管对钙的吸收。因此,在长期大量补钙的同时,又联用大量维生素D,是导致肾结石的主要原因,结石的主要成分为草酸钙和蛋白质,而单独使用含钙制剂不易产生泌尿系统结石。钙剂和维生素D联用时会引发高钙尿症和肾结石,特别好发于隐匿型高钙尿症患者,因此绝经后妇女联合应用以上两种药物预防骨质疏松症时应特别重视。临床表现早期可能发生肾功能不全伴有多尿、烦渴、夜尿多、尿浓缩能力降低及蛋白尿等。为预防肾结石的发生,在患者服用钙剂和维生素D前应测定尿钙排出量,服用过程中应定期随访,如出现尿钙过高和草酸钙过饱和,需考虑采用其他替代疗法。

5. 碳酸酐酶抑制剂　碳酸酐酶抑制剂是指能阻止近曲小管和其他部位(如眼房)对碳酸氢钠的重吸收,而对远曲小管无作用的弱效利尿药,主要包括乙酰唑胺、醋甲唑胺等,均可引发肾结石和肾钙质沉着。使用上述药物的患者肾结石发生率高达 10% 左右。这类药物作为治疗青光眼的常用药,可作用于近端肾小管,阻止碳酸氢盐再吸收并抑制氢离子排出,导致细胞内酸中毒,促使肾小管枸橼酸盐离子的再吸收而诱发低枸橼酸盐尿。低枸橼酸盐尿和尿 pH 升高是碳酸酐酶抑制剂诱发泌尿系统结石的因素。临床常表现为疼痛和(或)血尿。

6. 抗癫痫药物 在目前临床使用的新型抗癫痫药中,托吡酯可抑制一些碳酸酐酶同工酶的作用,唑尼沙胺由于结构中有磺酰胺基,两者均具有碳酸酐酶抑制特性,也可能引发磷酸钙结石。

7. 抗痛风药物 痛风是体内嘌呤代谢紊乱所引起的疾病,表现为高尿酸血症,尿酸盐在关节、肾及结缔组织中析出结晶,引起局部粒细胞浸润及炎症反应。抗痛风药物通过抑制尿酸合成、增加尿酸排泄或抑制白细胞游走进入关节等途径发挥抗痛风作用。然而,在这些抗痛风药物中,也有一部分可引起结石[44]。

(1)抑制尿酸合成的药物:别嘌醇用于血尿酸和 24 小时尿尿酸过多,或有痛风石或有泌尿系统结石及不宜用促尿酸排泄药者。其与其代谢产物氧嘌呤醇均能抑制黄嘌呤氧化酶,阻止其代谢为尿酸,从而减少尿酸的生成。但是,别嘌醇与其代谢产物氧嘌呤醇均由肾脏排出体外,两者均可形成结石,与尿酸化药同用时,亦可增加肾结石形成的可能性。因此,服药期间应多饮水,并使尿液呈中性或碱性以利于尿酸排泄。

(2)促尿酸排泄的药物:苯溴马隆是苯并呋喃衍生物,主要通过抑制肾小管对尿酸的重吸收,促进尿酸排泄,从而降低血中的尿酸浓度。苯溴马隆主要以原形药从尿液及粪便中排泄,对于有痛风或高尿酸尿病史的患者,有继发尿酸肾结石的风险。因此,用药期间应增加饮水量,必要时可酌情给予碳酸氢钠促使尿液碱化。

8. 含硅酸盐成分的药物(制酸剂) 三硅酸镁是许多抑酸剂中含有的成分,如三硅酸镁片和复方氢氧化铝片(胃舒平)。服用后能中和胃酸,作用缓慢、持久,达 4~5 小时,且不产生气体。在与胃酸反应的过程中生成胶状二氧化硅,可覆盖在胃、十二指肠溃疡表面,起到保护胃黏膜、吸附游离胃酸的作用。长期服用含有三硅酸镁的抑酸剂,少量二氧化硅可被吸收经尿排泄,可引起肾硅酸盐结石,结石的主要成分是二氧化硅。三硅酸镁还被用于食品加工时的抗结块剂、助滤剂、被膜剂,以及奶制品中的填充剂。国外有报道,为防止食管反流,在牛奶中添加胶体硅作为增稠剂引起婴儿肾结石。因三硅酸镁片可引起轻泻及肾结石,临床现已很少使用,且现今临床常用的抑酸药多不含有三硅酸镁成分,故国内由含硅酸盐成分的药物引起的肾结石报道罕见。

9. 缓泻剂 缓泻剂是一类能促进排便反射或使排便顺利的药物。缓泻剂的长期滥用可能引起慢性腹泻,致使体内的碳酸氢盐、钠、钾、磷酸盐和镁离子逐渐流失,若加之日常动物蛋白和乳制品摄入量低,排入尿中的磷酸盐也相应减少,尿酸铵大量产生,尿 pH 升高,引发尿酸铵结石。临床常表现为疼痛和(或)血尿。

10. 尿 pH 调节剂 尿液 pH 过高或过低均会引发结石或沉积。使用氯化铵或磷酸可使尿液酸化,如尿 pH 持续低于 5.2 时会引发尿酸结石。另外,碱化尿液溶解尿酸结石有时也会引起不能溶解的尿酸盐沉积。

11. 其他 其他药物如膦甲酸、愈创甘油醚、麻黄碱、碳酸氢盐、糖皮质激素、苯妥英钠、木糖醇、维生素 C 及尼美舒利等也有报道可诱发肾结石的形成,但发病机制尚不十分明确。

【诊断和鉴别诊断】

因药源性泌尿系统结石主要因药物或其代谢物溶解度降低、pH 变化等原因形成,故结石多发于上尿路系统,而几乎不原发于膀胱和尿道。由草酸钙、磷酸钙、尿酸或尿酸铵形成的泌尿系统结石主要来源于尿 pH 的改变或经尿排泄的钙、草酸、磷酸、尿酸或电解质的改变。若能在排出的结石中检出药物或其代谢物成分,则有助于建立药源性泌尿系统结石的诊断[45]。临床上因药源性泌尿系统结石较为少见,且在结石治疗过程中很少究其成因,故想要确诊药源性泌尿系统结石往往较困难。

诊断前,需要详细了解患者的既往用药情况和病史,肾脏疾病史尤其是肾结石病史对药源性肾结石的形成起重要作用。除此之外,还需要考虑原发性疾病是否可能累及泌尿系统、所用药物是否有致泌尿系统结石的报道等进行综合判断。药源性泌尿系统结石通常在原有结石的基础上形成,因此,通过形态学检查可发现结石成分复杂。可通过 X 射线或傅里叶变换红外光谱法(Fourier transform infrared, FTIR)检查,发现结石的形状、数量和位置。影像学检查包括 B 超、X 射线、内镜检查及放射性核素肾显像。需对患者进行必要的实验室检查,包括尿培养,尿常规,血、尿的钙、磷、尿酸、草酸等检查,必要时做钙负荷试验,此外应做肾功能测定。通过上述全面检查可以明确结石的大小、部位及泌尿道有无梗阻等情况,这些信息对诊断药源性泌尿系统结石十分重要。另外用药与出现泌尿系统结石是否有合理的时间关系,有时再次用药可导致症状重现也是诊断证据之一,但不能以确诊为目的使患者再次使用怀疑药物。

以疼痛、血尿、排石、排尿困难为临床表现的药源性泌尿系统结石应与其他可引起上述症状的泌尿系统疾病相鉴别,如肾小球疾病、感染、肿瘤、膀胱炎、尿道炎等。

【预防与治疗】

一旦怀疑药源性泌尿系统结石,应及时采取减量、停药或更换怀疑药品等措施,以免造成严重后果。对于已生成的泌尿系统结石,直径 <4mm 的光滑结石,90% 能自行排出;如结石 <6mm、光滑、无尿路梗阻及感染者,也可先采用保守药物治疗方法。主要治疗药物包括噻嗪类利尿药、别嘌醇、枸橼酸钾等。如低枸橼酸尿、高别嘌醇尿、肾小管酸中毒或尿 pH 低,可给予枸橼酸钾碱化尿液;尿酸结石患者可口服别嘌醇和碳酸氢钠,以抑制结石形成;口服维生素 B_6 可以减少草酸盐排出;口服氧化镁可增加尿中草酸的溶解度;若因结石而并发尿路感染,应给予相应的抗感染治疗。对于体积较大且情况复杂的泌尿系统结石,可进行充分评估后,采用体外冲击波碎石、经皮肾镜取石或碎石术、输尿管镜取石或碎石术、腹腔镜输尿管取石术,甚至开放手术治疗[46]。

药源性泌尿系统结石常常会被临床疏忽和低估,避免长期大剂量使用易导致结石的药物是预防药源性泌尿系统结石的首要措施。进食应注意足够的钙摄入量(钙和草酸盐的摄入比例必须平衡),减少动物蛋白的摄入,减少盐的摄入,增加蔬菜和水果的摄入(富含钾盐),增加液体摄入量(至少 2L/d)。如因治疗需要服用易导致肾结石的药物,应嘱患者每次服药时应保持饮水 150ml,之后每隔 1 小时重复 1 次,日饮水量至少 1500ml 以上,以稀释尿中形成结石物质的浓度,减少晶体沉积。保持适宜的尿液 pH 也是预防药源性结石的有效措施,草酸钙结石患者应限制浓茶、菠菜、番茄、芦笋、花生等草酸含量较高的食物摄入,也可适当饮用碳酸饮料,必要时可采取药物调整尿 pH。高尿酸患者应减少食用动物内脏、肉类、海鲜、大豆制品等高嘌呤饮食,应选取蔬菜、水果、蛋、奶等低嘌呤饮食。

（钱懿轶 王露婕 张峻）

第五节 泌尿系统其他药源性疾病

泌尿系统其他药源性疾病较为常见的有狼疮肾炎、结晶体肾病、慢性间质性肾炎与肾乳头坏死、血尿、尿失禁与尿潴留。

一、狼疮肾炎

药物引起的狼疮肾炎(lupus nephritis, LN)是系统性红斑狼疮(SLE)最为常见和严重的临床表现,主要由自身抗原 – 抗体复合物沉积在肾小球和肾小管 – 间质所致。其病理改变多样且多变,临床上可为血尿和(或)蛋白尿、肾病综合征、急性或慢性肾衰竭。在美国,系统性红斑狼疮中 10% 的病例与药物有关。

【致病机制】

狼疮肾炎主要与自身抗原 – 抗体复合物在肾小球、肾小管 – 间质和小血管沉积有关,属免疫复合型肾小球肾炎,可为循环免疫复合物或原位免疫复合物沉积。少数患者存在抗磷脂抗体,引起血管内皮细胞和血小板功能障碍,导致血栓性微血管病变,并加重肾损害[47]。

遗传因素在药物所致的狼疮肾炎易感性方面起重要作用,药物作为抗原作用于免疫调节功能异常的患者,使 B 淋巴细胞高度活跃增殖,产生大量自身抗体,并与相应的抗原结合形成免疫复合物沉积于肾小球[47,48]。

【致病药物和临床表现】

狼疮肾炎好发于青壮年女性,表现为局灶性肾小球炎、弥漫增殖性肾小球肾炎、膜性肾小球肾炎和系膜性肾小球肾炎。主要的致病药物有肼屈嗪、普鲁卡因胺、苯妥英、氯丙嗪、奎尼丁、丙硫氧嘧啶、呋喃妥因等,而临床上以肼屈嗪、普鲁卡因胺引起的狼疮肾炎最为常见。

1. 肼屈嗪 本品为血管扩张药,具有中等程度的降压作用。主要用于扩张小动脉,使外周阻力降低而产生降压作用。

该药物长时间大剂量使用后,患者可出现 SLE 的临床症状和实验室检查改变,但发病机制尚不清楚。有研究认为肼屈嗪与可溶性蛋白结合在体内能增强自身组织成分的免疫原性[48]。在使用肼屈嗪的患者中,红斑狼疮的发生率为 10%~20%,其中涉及肾脏的为 2%~20%,表现为蛋白尿,红、白细胞尿,管型尿及肾小管和小球滤过功能的变化;妇女、慢性乙酰化者或 HLA–DR4 基因型的患者、延长治疗者(尤其是剂量超过 100mg/d 者)的危险性增加。

2. 普鲁卡因胺 本品为 Ia 类抗心律失常药,可用于阵发性心动过速、频发期前收缩(对室性期前收缩疗效较好)、心房颤动和心房扑动。普鲁卡因胺可抑制补体 C4 与 C2 的共价结合,从而抑制补体 C3 的活化,导致通过经典途径的免疫复合物清除发生障碍。有报道药源性狼疮患者的循环免疫复合物增加,可能是普鲁卡因胺肾损害的发病机制[48,49]。长期使用本品的患者约 40% 可发生红斑狼疮综合征,一旦出现应立即停药。

【诊断和鉴别诊断】

确诊为药源性 LN 的患者应有长期或大量使用上述能引起 LN 的用药史。对于表现不典型、未能确诊的 SLE 患者出现肾炎或肾病综合征表现时,应与其他风湿病引起的肾脏病变及原发性肾小球疾病进行鉴别,主要依靠特异性的免疫指标和相关临床表现。

肾穿刺病理检查不仅有助于确诊 LN,还可提供病情活动性的信息,对指导治疗和判断预后极有意义。故原则上临床确诊或不能确诊的 LN,均需做肾穿刺或组织病理检查。SLE 肾穿刺指征:病情进展迅速或伴有急性肾衰竭;狼疮活动的血清学依据和尿检异常(红细胞、红细胞和白细胞管型);抗磷脂抗体阳性;LN 不能确诊。当起始治疗反应差,或病情较晚而难以判断肾脏病变以活动性为主或慢性纤维化病变为主时,需要做重复肾穿刺检查,以指导治疗[47]。

LN 的诊断可依据:①特异性的免疫学指标;②多系统损害;③病理学改变,包括 LN 的特征性病变如"满堂亮"现象(免疫复合物沉积,可广泛沉积于系膜区、基底膜区、上皮下和内皮下;以 IgG 沉积为主,常伴 IgM、IgA、C3、C4 和 C1q 沉积,以上均阳性称"满堂亮"现象)和"白金耳环"现象(大量免疫复合物如沉积在内皮下使毛细血管壁增厚的现象)、毛细血管纤维素样坏死(可见苏木素小体,为坏死的细胞核)等;肾小球增生性病变明显,膜性 LN 也常有增生性病变;肾小管 – 间质和血管受累常较明显[47,50]。

确诊 LN 后,应根据临床肾脏及肾外表现、免疫学指标和肾脏病理表现评估病情活动性。反映病情活动的肾外表现包括发热、皮疹、关节痛、狼疮脑病等;肾脏的临床表现包括明显的血尿和红细胞管型、尿蛋白显著增多甚至为大量蛋白尿(尚需排除病理转型,如转型为 V 型狼疮肾炎)、肾功能急剧恶化(除外肾前性因素、药物因素等);肾脏病理活动性表现;免疫学指标主要是补体下降和抗 ds-DNA 抗体升高[47]。

【预防与治疗】

药物所致的 LN 应立即停用可疑药物,通常停药后可迅速恢复。具体治疗方案的制订主要根据肾脏病理表现和分型、病情的活动性、累及的其他脏器、并发症及其他引起损伤的因素,其中以肾脏病理改变最为重要,患者对起始治疗的反应及治疗的副作用也是需要考虑的因素。

糖皮质激素为基本治疗药物,多需加用免疫抑制剂治疗。可分为诱导治疗和维持治疗,前者主要处理狼疮活动引起的严重情况,应用较大剂量的糖皮质激素和免疫抑制剂;后者为一种长期治疗,主要是维持缓解、预防复发、保护肾功能,单用小剂量糖皮质激素或加用免疫抑制剂。治疗期间应注意观察疗效和不良反应,尿液和肾功能检查、血补体和抗 ds-DNA 抗体等对疗效的判定尤为重要。

为预防药源性 LN 的发生,用药前应正确掌握药物的适应证和禁忌证,对高龄、有肾脏疾病史、肝功能不全、合并使用其他肾毒性药物的患者应避免大剂量长时间应用可导致 LN 的药物。如这些药物对于患者的治疗起关键性作用,应权衡利弊谨慎使用;用药期间密切监护患者,定期进行尿液分析和肾功能检查。

二、结晶体肾病

结晶体肾病即一些药物由于结晶的形成或药物本身的沉积而引起的阻塞性肾病。其肾毒性的危险性取决于药物的溶解度、剂量,以及患者是否存在肾功能不全、脱水以及尿液的 pH 等。

【致病机制】

一些药物可能造成肾小管、肾盏、肾盂、输尿管或膀胱内形成结晶、沉淀,引起尿路刺激或阻塞,并产生结晶体肾病,导致肾损害。

【致病药物和临床表现】

结晶体肾病多表现为上腹或肾区疼痛,较大的结晶体压迫局部摩擦或引起肾积水,可引发隐痛或钝痛;较小的结晶体在肾盂或肾盏内移动时可引起绞痛。还可出现镜下血尿,也可出现肉眼血尿,绞痛后更明显。可引起结晶尿的药物主要包括:①可引起尿酸盐结晶的药物:细胞毒性药物、丙磺舒;②可引起草酸盐结晶的药物:维生素C、甲氧氟烷、华法林;③药物结晶:阿昔洛韦、二羟腺嘌呤、巯嘌呤、磺胺类药物;④可引起其他结晶的药物:三硅酸镁、维生素D[51,52]。

1. 维生素D 维生素D的生理功能是帮助人体吸收磷和钙,是造骨的必需原料。但若长期大量使用维生素D,促使钙的过量吸收,可表现为高钙血症,初始症状为乏力、头痛、恶心、呕吐及腹泻,进而引起钙盐沉积,导致组织变性和破坏。钙盐易沉积的器官为肺、胃黏膜腺、肾小球、肾区小管。当尿液中的钙盐浓度增高时,肾实质内的钙盐沉积结晶,产生结晶体肾病,进一步导致肾小管功能损害,肾小球滤过率(GFR)进行性下降。

2. 维生素C 维生素C参与氨基酸代谢、神经递质的合成、胶原蛋白和组织细胞间质的合成,保持血管完整,促进非血红素铁吸收;维持免疫功能,增加对感染的抵抗力;参与解毒功能,且有抗组胺作用及阻止致癌物质(亚硝胺)生成的作用。维生素C进入体内后绝大部分被肝脏代谢分解,最终产物为草酸,草酸在尿液中成为草酸盐,长期大量服用维生素C可提高尿的酸性,加速肾和膀胱中草酸盐的形成;草酸盐的不断增加可导致结晶体肾病,且结晶后极易形成泌尿系统结石,严重者可致血尿和肾绞痛[49]。

3. 乙酰唑胺 本品为碳酸酐酶抑制剂,可用于治疗青光眼、心源性水肿、脑水肿,亦用于癫痫小发作。乙酰唑胺可通过减少尿中枸橼酸盐的排出,导致钙沉着及磷酸钙结石的形成,引起结晶性肾病及肾结石。

4. 磺胺类药物 磺胺类药物为人工合成的抗菌药,具有抗菌谱广、使用方便、吸收迅速等特点,在临床应用广泛。磺胺类药物主要由肾脏排出,在肾小管部分重吸收,但重吸收的药量比水分少,导致尿中的药物含量增高,则可引起结晶体肾病。磺胺类药物在肝脏中乙酰化变为无效的乙酰磺胺,其溶解度降低,同样易在肾小管中析出结晶,刺激肾小管及其他尿路的上皮细胞,造成血尿、尿闭甚至引起肾衰竭[51,52]。磺胺类药物是否在尿内析出结晶取决于药物浓度、尿的酸碱度及药物的溶解度。大部分磺胺类药物在碱性尿液中易溶,若使尿pH保持碱性,则可避免发生结晶尿。据统计,发生结晶体肾病者62%的尿液pH<5.5。磺胺类药物肾损害出现在服药后2~30天,原有肾脏病或脱水者更易发生,患者出现结晶尿、血尿、管型尿。结晶常在肾小管内形成,在集合管及肾盏内融合成结石,也可在输尿管及膀胱内形成结石产生肾绞痛症状,严重者可发生腰痛、尿少、尿闭、氮质血症,更严重者因肾组织及血管的损害,产生急性肾小管坏死、间质性肾炎、急性脉管炎、急性肾小球肾炎、急性肾衰竭(ARF)与血清病综合征[49]。

5. 阿昔洛韦 阿昔洛韦是化学合成的广谱抗病毒药,在体内转化为三磷酸化合物,干扰单纯疱疹病毒DNA聚合酶的作用,抑制病毒DNA复制,对细胞α-DNA聚合酶也有抑制作用。主要用于防治单纯疱疹病毒HSV₁和HSV₂的皮肤和黏膜感染及带状疱疹病毒感染。阿昔洛韦 60%~90% 以原形从肾脏排泄,在肾小管腔内的浓度较高,在尿中相对不溶,特别是在尿流下降的远曲小管腔,静脉输注后可引起肾小管内结晶沉淀,在严重血容量不足和药物剂量较高的情况下,可引起 ARF。阿昔洛韦导致的结晶体肾病多见于大剂量或快速滴注阿昔洛韦 24~48 小时后,患者常出现腰酸、腹痛、血尿或镜下血尿,尿蛋白阳性、BUN 和肌酐升高;B 超可显示双肾体积增大合并肾周围积液;尿沉渣可见双折射的针形结晶体[49]。

6. 茚地那韦 本品为一种特异性蛋白酶抑制剂,能有效对抗人类免疫缺陷病毒(HIV)。其可直接结合 HIV 蛋白酶活性部位,竞争性抑制酶活性,在病毒颗粒成熟过程中阻止病毒前体聚合蛋白分裂,使 HIV 停留在无传染性的阶段,不能完成新感染周期,有效对抗 HIV,显著减少其传染性及扩散。茚地那韦约 20% 从肾脏清除,尿 pH 为 3.5 时是可溶的,pH 增高时溶解度明显降低,在人尿液 pH 5.5~7.0 的条件下,茚地那韦的溶解度极低,药物析出结晶甚至形成结石阻塞肾小管,损害肾功能。茚地那韦晶体可引起茚地那韦结石,或作为异质成核的结石核心,继而形成茚地那韦和其他物质的混合结石。临床症状同其他结晶体肾病,可引起尿急、尿痛,大多数伴有肉眼血尿,有的有明显的脓尿和蛋白尿[49]。

7. 甲氨蝶呤 甲氨蝶呤(MTX)为抗叶酸类抗肿瘤药,通过抑制细胞中的二氢叶酸还原酶,从而特异性地抑制 DNA 的合成而发挥抗肿瘤作用。MTX 对急性白血病、绒毛膜癌、骨肉瘤、乳腺癌、睾丸肿瘤有效,为联合化疗方案中常用的周期特异性药物。90%~95% 或以上的 MTX 通过肾脏排泄,大剂量 MTX 易引起结晶尿及尿路阻塞,形成结晶体肾病,严重者还可出现无尿型或少尿型肾衰竭。MTX 的代谢产物 7- 羟基甲氨蝶呤更难溶解,而无论 MTX 或其代谢产物,都是通过肾小球滤过和肾小管分泌的;在尿液 pH 较低时,MTX 的溶解度下降,高剂量更容易形成结晶聚集在肾小管内,引起肾内阻塞和肾小管毒性。但除非以往有基础肾病,常规剂量($70mg/m^2$)的 MTX 一般不会引起肾毒性,大剂量($>200mg/m^2$)的 MTX 尤其是在酸性尿液中可沉积于肾小管形成结晶,引起肾内梗阻[49]。

【诊断和鉴别诊断】

服用上述可疑药物期间,尤其是摄水量少或体内循环血量不足时,并伴有以腰痛、上腹部疼痛、少尿、血尿为主的临床症状,结合体格检查、尿液检查(如尿液检测出结晶)和影像学诊断(如 B 超、腹部平片、静脉肾盂造影及必要时 CT 检查),绝大多数患者即可诊断。但需与肾前性少尿、肾后性尿路梗阻、胆石症、肾结核、肾盂肿瘤、胆道蛔虫、急性阑尾炎、急性胰腺炎、卵巢囊肿蒂扭转、淋巴结钙化、宫外孕破裂、胃炎、胃及十二指肠溃疡等疾病相鉴别。

【预防与治疗】

一旦发生结晶体肾病,轻者应积极补充液体,对于在碱性尿液中易溶的药物,迅速使尿液碱化,必要时输尿管内插管并以温热的碱性溶液(10% 碳酸氢钠)冲洗肾盂;重者的处理同梗阻性肾病。

为预防结晶体肾病,服药过程中应多饮水,每天尿量维持在 1500ml 以上;对于在碱性尿液中易溶的药物,还应碱化尿液以避免药物析出。肾功能已有损害者慎用可导致结晶体肾病的药物。

针对上述可能导致结晶体肾病的药物,应用过程中需注意以下几点:

1. 维生素 D 对于服用含钙保健品的患者,不要将维生素 D 与噻嗪类利尿药合用,可减少出现高钙血症;用药前要详细询问用药史,以防维生素 D 累积中毒;已确诊为维生素 D

中毒要立即停止服用维生素 D 及钙剂,并给予低钙饮食、控制感染、纠正脱水和酸中毒;同时应对症治疗,及时纠正高钙血症,对于血钙高的患者可给予地塞米松或泼尼松口服,一般患者都于服药 1~2 周后血钙降至正常。

2. 维生素 C 避免长期大剂量服用维生素 C;当需要大量使用维生素 C 时,要保持低钙饮食,并注意多补充水分。

3. 乙酰唑胺 使用乙酰唑胺前应用别嘌醇并摄入大量液体,促进利尿药碱化尿液有助于预防尿酸结晶而引起的结晶体肾病。

4. 磺胺类药物 服用磺胺类药物时应注意服药期间多饮水,每天尿量维持在 1500ml 以上,同时加服等量的碳酸氢钠,以碱化尿液,避免药物析出。肾功能有损害者,磺胺类药物排泄减慢,应慎用或不用。若用 5% 葡萄糖溶液稀释磺胺嘧啶,可由于葡萄糖的弱酸性而导致析出结晶,因此磺胺嘧啶应用盐水稀释。另外,有机酸含量高的中药(乌梅、山楂、五味子、山萸肉等)及其制剂(五味子糖浆、乌梅丸、安神补心丸、二至丸、保和丸、山楂丸等)富含枸橼酸、苹果酸等酸性成分,与磺胺类药物与合用时,大量的有机酸使尿液偏酸性,使磺胺类药物特别是其乙酰化产物在尿液中的溶解度降低,易在肾小管中析出结晶,导致结晶体肾病,因此应避免它们的合用。

5. 阿昔洛韦 为避免结晶体肾病的发生,阿昔洛韦注射给药时,只能缓慢静脉滴注(持续 1~2 小时),不可快速静脉注射,不可肌内和皮下注射。无论口服或静脉给药都应多饮水,每克药饮水量要大于 400ml。静脉滴注后 2 小时尿中的药物浓度最高,此时应补充足量的水,以防止药物在肾小管内沉积。避免与氨基糖苷类、环孢素等肾毒性药物合用;与齐多夫定合用也可加重肾损害,需定期检查肾功能。丙磺舒可使阿昔洛韦的排泄减慢,半衰期延长,造成阿昔洛韦在体内蓄积,因此与丙磺舒合用时应调整剂量。脱水或已有肾功能不全的患者应用阿昔洛韦时应减少剂量,一旦发现肾功能损害,应及时停药,对症处理。

6. 茚地那韦 茚地那韦肾损害的预防措施是充分水化,在用药时每天的摄水量应在 2~3L 或以上,每次口服后 3 小时内尿量至少达 150ml/h。茚地那韦的用量每天应少于 2.4g,如每天服用≥2.4g 时,可明显增加本病的发生率。

7. MTX 的使用注意事项 大剂量 MTX 化疗期间,应注意观察患者的尿量、颜色、性质,监测尿 pH,记录出入量,并应监测 MTX 的血药浓度,实时调整用量,保证疗效的同时减小毒副作用。同时应给予静脉途径水化、碱化尿液,嘱患者多饮水(>2000ml/d),注意出入量平衡,同时使尿液的 pH 保持在 6.8~7.5,以增加 MTX 的溶解度,有利于其排泄。严重者可服用含碳酸氢钠的溶液和利尿药,增大尿流冲洗结晶。

三、慢性间质性肾炎与肾乳头坏死

间质性肾炎又称肾小管间质性肾炎(tubulointerstitial nephritis, TIN),是由多种病因引起的、发病机制各异、以肾小管间质炎症损伤为主的一组疾病。按病程和病例特点分为以肾间质水肿、炎症细胞浸润为主的急性间质性肾炎,以及以肾间质纤维化、肾小管萎缩为主的慢性间质性肾炎[47]。

肾乳头坏死(renal papillary necrosis, RPN)又称坏死性肾乳头炎或肾髓质坏死,是因肾内髓区缺血和(或)严重感染导致的肾实质毁损性并发症,通常局限于肾乳头部。其本质是肾乳头及其邻近的肾髓质发生缺血性坏死[1]。

药物所致的慢性间质性肾炎与肾乳头坏死主要是指长期或过量服用解热镇痛药所致的肾脏病变，又称"镇痛剂肾病"。病变特点是慢性间质性肾炎及广泛肾乳头坏死，除肾间质有淋巴细胞和浆细胞浸润及肾小管萎缩外，还伴有肾小球外周轻度纤维化。肾乳头坏死可较慢性间质性肾炎的病理变化先出现。镇痛药引起的肾病在美国占终末期肾病患者的1%~3%，大多数这类患者有数年服用镇痛药的用药史。

【致病机制】

肾小管上皮细胞的损伤和免疫机制在疾病发病过程中可能发挥着重要作用，受损伤的肾小管上皮细胞或受刺激的组织巨噬细胞作为抗原呈递细胞，激活 T 淋巴细胞，招募其他炎症细胞浸润，并启动间质纤维化过程。对于镇痛药导致的慢性间质性肾炎与肾乳头坏死，其发病机制可能为：①镇痛药抑制肾脏 PGE_2 的产生，导致髓质血管收缩，使间质细胞缺血；②镇痛药在微粒体酶作用下形成一种细胞毒性药物，损伤间质细胞；③镇痛药引起的肾组织变态反应；④镇痛药引起的肾髓质小血管硬化[2,3,7]。本病以女性多见，女性的发病率为男性的 3~5 倍，以 30~65 岁多见。

【致病药物和临床表现】

本病的临床表现主要有蛋白尿、镜下血尿、无菌性白细胞尿、肾小管功能异常、肾功能损害等。慢性间质性肾炎可由药物形成结晶，长期在肾小管沉积，进展至晚期可发生肾间质纤维化，最后可进展至慢性肾功能不全。本病发展缓慢，起病隐袭，早期无特异性症状，有的甚至一直没有症状，直至发生肾衰竭[1]。当症状明显时，95% 以上已有肾小球滤过率降低，14% 已进入肾衰竭终末期；80% 的镇痛剂肾病有尿液异常，尿蛋白较轻（<1.0g/d）；半数患者尿沉渣可见白细胞，呈无菌性脓尿；12%~40% 的病例可有血尿，伴有肉眼血尿的肾绞痛是镇痛剂肾病的一个显著特点。已发展为慢性肾衰竭者肾小管功能明显减退，表现出尿液浓缩和酸化功能的缺陷及失盐性肾病，少数患者表现为少尿或无尿，75% 以上的患者有高血压，约 60% 的病例并发尿路感染，持续或反复发作的尿路感染常可并发肾结石。半数患者可发生肾乳头坏死，慢性肾乳头坏死无明显的临床表现；若发生急性肾乳头坏死，则会出现严重的氮质血症、血尿和肾绞痛。如继续服药，肾脏病变会进一步发展，最终导致尿毒症。镇痛剂肾病患者每年有 1.5% 发生肾盂癌，亦可导致膀胱癌，但肾盂癌少见，坏死的肾乳头可能在癌变过程中起一定作用。本病尚可并发输尿管狭窄，主要见于骨盆入口处的输尿管。长期滥用镇痛剂除肾脏疾病外，还会造成心脏扩大、心力衰竭和高血压，并可引起溃疡病、贫血、精神和心理障碍及早衰。

1. 阿司匹林   阿司匹林为非选择性环氧化酶（COX）抑制剂，有较强的解热、镇痛及抗风湿作用，主要用于感冒发热、头痛、牙痛、肌肉痛及急性风湿热的诊断和治疗。阿司匹林可抑制肾血管前列腺素（PG）的合成，使肾髓质血管扩张受限、血流减少，组织缺氧，导致肾乳头坏死和肾间质纤维化。长期应用可引起慢性肾小管 – 间质肾炎，出现肾乳头坏死并可进展为终末期肾病。单独应用很少引起肾功能损害，但对于已有肾功能损害者或与其他NSAIDs 合用，则肾损害加强。如长期服用复方阿司匹林（APC，阿司匹林、非那西丁和咖啡因合剂），可引起慢性间质性肾炎、肾乳头坏死、慢性肾衰竭（chronic renal failare，CRF）；其中，非那西丁的代谢产物在肾乳头末端的浓度高出 10 倍以上，能抑制保护肾组织拮抗氧化物的葡萄糖 –6– 磷酸脱氢酶（G–6–PD）的活性，从而造成组织损害；非那西丁在微粒体酶的作用下分解代谢产生的反应性毒性物质可损害髓质间质细胞的细胞膜，严重者可引起肾乳头坏死;阿司匹林还可通过抑制磷酸己糖旁路活性,使谷胱甘肽(glutathione,GSH)产生减少,从而增加非那西丁代谢产物的毒性,使肾脏损害加重,因此两者合用时疗程不宜过长[49,53]。

2. 对乙酰氨基酚　对乙酰氨基酚为非选择性 COX 抑制剂,抑制中枢神经系统 PG 的合成,产生解热镇痛作用,对外周组织的 COX 作用弱。主要用于退热镇痛,尤其是不宜使用阿司匹林的发热患者。对乙酰氨基酚的毒性主要是药物在肝脏和肝外组织中代谢的结果,只有 1% 的药物以原形由尿液排泄。治疗剂量的对乙酰氨基酚中 63% 在肝脏经葡糖醛酸化代谢,34% 硫酸化代谢,产生的水溶性代谢产物由肾脏排泄。治疗剂量的对乙酰氨基酚 5% 经微粒体 CYP450 氧化,生成毒性较强的不稳定中间代谢产物 N-乙酰-对-苯醌亚胺(N-acetyl-p-benzoquinonimine,NAPQI),经 GSH 的谷氨酰基和乙酰化水解后形成无毒的半胱氨酸结合物由肾脏排泄。对乙酰氨基酚肾毒性的发病机制主要包括以下几点:①过量的对乙酰氨基酚经 CYP450 代谢生成的毒性中间代谢产物亦可损害肾脏,造成肾细胞坏死,特别是合用水杨酸钠或咖啡因时,更易损害肾脏。过量的对乙酰氨基酚耗竭硫酸盐和 GSH,产生大量 NAPQI 在肾脏蓄积,这些亲电子的中间代谢产物与细胞蛋白上的巯基和 GSH 结合,随后激活脱天蛋白酶和溶酶体酶诱导凋亡或促进细胞死亡,最终导致组织坏死、器官功能障碍;②对乙酰氨基酚抑制 COX,减少肾脏内 PG 的合成,肾血管收缩,肾血流量减少,GFR 下降导致肾功能障碍;③对乙酰氨基酚抑制 N-脱乙酰基酶,N-脱乙酰基酶作用于对乙酰氨基酚或 NAPQI,使底物脱乙酰基生成对氨基苯酚。此过程可能与对乙酰氨基酚肾毒性的发病有关[2,3]。对乙酰氨基酚过量致肾功能不全的发病率为 1%~2%,以幼儿和青少年多见。肾细胞坏死部位以肾乳头为主,其次为近曲小管的急性变性、肾小管充血、水肿和上皮退化。服用小剂量的对乙酰氨基酚也可能发生肾损害。其所致的肾损害通常出现在服药后 1~8 天,主要表现为急性肾小管坏死,平均服药 7 天血肌酐达到峰值。疾病早期常呈现轻度的蛋白尿(定量 <1.5g/d,主要为肾小管性蛋白尿)及无菌性白细胞尿,而后患者出现尿浓缩功能障碍以及肾小管酸化功能障碍异常,最后血肌酐升高,逐渐进入肾衰竭。肾功能受损后,患者常出现贫血及高血压。如果发生急性肾乳头坏死,会出现肉眼血尿,伴血丝及血块,并可在尿中发现坏死的肾乳头组织;若血块或坏死组织嵌顿输尿管,还能诱发肾绞痛,甚至 ARF。

3. 去痛片　去痛片的主要成分为氨基比林、非那西丁、咖啡因、苯巴比妥,用于发热及轻至中度疼痛。其中非那西丁为解热镇痛药,长期使用可引起肾损害。有报道每天口服去痛片 6 片,连服 3 年即可出现肾功能障碍。1982 年,FDA 宣布停止使用所有处方中含非那西丁的药物,因大剂量或长期服用会引起肾乳头坏死、尿毒症、间质性肾炎,甚至可能诱发肾盂癌和膀胱、尿道肿瘤。英国亦已禁用含非那西丁的药物。氨基比林在贮藏过程中可自然形成亚硝胺类化合物而致癌,所以美、英、德等国已从药典中将其删除,停止使用。我国于 1982 年正式公布了 127 种淘汰药品,其中氨基比林针/片、非那西丁片、小儿退热片等属淘汰之列,但含氨基比林、非那西丁的复方制剂仍予保留。镇痛药物引起的慢性肾小管-间质性肾炎发展缓慢,患者可长期无自觉症状,故早期较难诊断。患者多以水肿、尿少、间质性肾炎等就诊[49,53]。

4. 酚氨咖敏片　酚氨咖敏片的主要成分为氨基比林、对乙酰氨基酚、咖啡因、马来酸氯苯那敏,用于感冒、发热、头痛、神经痛及风湿痛等。长期服用可导致肾脏损害,严重者可致肾乳头坏死或尿毒症,甚至可能诱发肾盂癌和膀胱癌。

5. 保泰松　保泰松的抗炎、抗风湿作用强,而解热作用较弱,主要用于治疗风湿性、类风湿关节炎。保泰松引起蛋白尿、肾血流量减少、GFR 下降,导致肾小管损害、肾乳头坏死和间质性肾炎、肾盂肾炎和膀胱炎,如与其他 NSAIDs 合用,则肾损害更为显著[49]。保泰松能使钠、氯离子在体内潴留引起水肿,高血压、水肿、心力衰竭患者禁用,用药期间应限制食盐的摄入,中毒后主要是支持和对症治疗。

6. 塞来昔布 塞来昔布通过抑制 COX-2 来抑制 PG 的生成,用于缓解骨关节炎的症状和体征、缓解成人类风湿关节炎的症状和体征、治疗成人急性疼痛。最近有报道认为,塞来昔布也可导致肾乳头坏死;这种损害通常不可逆,且逐渐进展至 ARF[49]。

【诊断和鉴别诊断】

本病的诊断依据长期滥用镇痛剂的病史合并有慢性间质性肾炎或肾乳头坏死。X 射线腹部平片检查可见肾钙化;肾乳头坏死通常可由静脉肾盂造影或逆行肾盂造影证实。当 X 射线检查难以确诊时,可进行肾活检。肾活检见肾间质局灶性纤维组织增生、慢性间质性肾炎可明确诊断[47]。慢性间质性肾炎临床上常表现为无菌性白细胞尿,需要与慢性肾盂肾炎特别是非细菌性尿路感染相鉴别。对于长期反复尿细菌学检查阴性的白细胞尿患者,应注意是否存在本病;详细追问病史及用药史,完善肾小管功能检查,及时实施肾活检是提高本病诊断率的关键。

【预防与治疗】

1. 病因治疗 治疗病因性疾病,消除诱发因素;立即停用解热镇痛药,停药后 80% 以上的患者病情可停止发展甚至好转。

2. 支持、对症治疗 休息、充足的热量和合理的蛋白质摄入,纠正水、电解质及酸碱平衡紊乱;有效控制血压、纠正贫血等;治疗慢性肾衰竭,参照慢性肾脏病的一体化治疗。

3. 透析治疗 急性肾衰竭为镇痛剂肾病的致命性合并症,应积极控制血压,补充血容量,纠正代谢性酸中毒及选择合适的抗菌疗法控制感染;必要时可行透析治疗。

为预防慢性间质性肾炎与肾乳头坏死的发生,应避免长期大量使用解热镇痛药及避免解热镇痛药的合用,慎用解热镇痛药复方制剂,尤其对于老年人、已有肾功能损害者及有肾脏疾病史者。用药期间应密切监护患者,定期进行尿液分析和肾功能检查。长期处理及预防措施包括:①保持充足的有效循环血容量和尿量,保持每天尿量至少在 1.5~2.0L,以减少髓质肾毒性物质的浓度和防止感染;②必要时补充盐类以纠正失盐状态;③纠正代谢性酸中毒;④妥善地控制血压;⑤尽量避免或慎用利尿药。

四、血尿

血尿(haematuria)是泌尿系统疾病的常见症状。在药物代谢或排泄过程中,由于其本身或代谢产物的作用,直接或间接损害肾脏乃至整个机体,使尿液中出现一定数量的红细胞,称为药源性血尿[48]。药源性血尿多为肉眼可见的血尿,一般停药后血尿很快消失,临床上常易与其他疾病所引起的血尿相混淆。近年来,随着新药应用的日益增多,药源性血尿的报道也日益增多。

【致病机制】

1. 直接肾毒性 与肾脏血流量高、肾小球滤过面积大及肾小管的重吸收功能有关。药物本身或其代谢产物经肾脏排出时,可直接产生毒性作用。药物在肾小管上皮细胞内积聚浓缩,可能达到局部细胞中毒浓度,从而引起肾小管细胞缺氧、通透性改变、破坏胞质线粒体、抑制酶活性和蛋白合成。该类损害程度与其应用剂量及疗程有关,常见的致病药物有氨基糖苷类、多黏菌素、金制剂等。

2. 免疫反应　即过敏反应,药物进入机体后作为半抗原与体内的蛋白质(载体)结合,引起机体超敏反应(包括细胞与体液免疫反应,前者最为常见),病理改变主要为过敏性肾小球肾炎或间质性肾炎。发病与药物剂量无关,青霉素类、磺胺类、某些抗结核药物易出现此类损害。

3. 机械性损害　某些药物在体内的溶解度低,易沉积于肾小管内形成结石,阻塞肾小管、输尿管或损伤尿路黏膜而致血尿,如磺胺类药物。

4. 药物性膀胱炎　最常见于烷化剂尤其是环磷酰胺引起的血尿,某些抗菌药物亦有此方面的不良反应,如麦迪霉素、甲硝唑。

5. 缺血性损害　某些药物可引起肾内血流再分布,导致肾血流量及肾小球滤过率降低而损害肾脏,如两性霉素B。此外,解热镇痛药可以通过抑制前列腺素合成,引起血管收缩而导致血尿。

6. 凝血机制障碍　长期或大剂量使用抗凝药物引起凝血机制障碍、出凝血时间延长,可导致肉眼血尿。

【致病药物和临床表现】

1. 抗微生物药

(1)青霉素类:青霉素类或半合成青霉素可因变态反应引起急性间质性肾炎、肾血管炎、肾小球炎,或由于引起电解质紊乱而损害肾脏。甲氧西林、氨苄西林、羧苄西林、萘夫西林、阿莫西林、青霉素G等均可导致血尿,尤以甲氧西林和氨苄西林最多见,其发生与剂量大小无关,停药后可好转,再用药可再发。

(2)头孢菌素类:头孢菌素类是由于直接作用及变态反应引起的肾毒性,肾脏的病变部位在近曲小管,可致近曲小管损害急性肾小管坏死。也可能是引起出血机制的改变,所有的头孢菌素都有抑制肠道菌群产生维生素K的作用,具有硫甲基四氮唑侧链的头孢菌素在体内干扰维生素K循环,使维生素K的生成减少,还能抑制维生素K的作用,使之消耗增加,引起维生素K缺乏,凝血酶原合成受阻导致出血,出现血尿。其中头孢噻吩的肾损害最显著。并且头孢菌素与高效利尿药或氨基糖苷类抗生素合用,肾损害显著增强。在头孢菌素类的临床应用中,剂量每日不超过4g较安全,剂量过大(6~8g/d)易引起肾脏损害。

(3)氨基糖苷类:为肾毒性较大的一类抗生素,肾毒性与药物的选择、药物总剂量、合用其他肾毒性药物以及患者的病理状态如高血压、血容量减少、并发肝病等有关。应用其数天(3~7天)后,有8%~26%的患者可发生轻度肾功能障碍,损害的主要部位是近曲小管。在氨基糖苷类的治疗过程中,应该适当调整剂量,控制血药浓度,并监测肾功能。①庆大霉素:为导致血尿的常见药物之一,其常用量对肾脏影响不明显,通常由于用量过大、疗程过长引起肾损害,导致血尿。使用庆大霉素应严格掌握剂量,静脉滴注一般剂量为16万~24万U/d,每天用药不超过2次,间隔时间不少于8小时,连续用药不超过7~10天,不能静脉注射给药。如有体液丢失、血容量不足时应减量;②卡那霉素:卡那霉素的不良反应较多,发生率在氨基糖苷类抗生素中位于前列。尿液检查有透明管型、颗粒管型、红细胞、蛋白等,多为暂时性,停药后可迅速恢复。每天剂量不超过15mg/kg的短期治疗,肾毒性相对较低。如总剂量达30g以上,肾损害发生率>50%或更高;③硫酸小诺霉素:1例2岁的上呼吸道感染患儿[54]肌内注射小诺霉素 40mg，每日 1 次，第 2 天患儿小便时哭闹，且尿少，第 3 天用药后出现肉眼血尿；实验室检查：尿红细胞布满视野，尿蛋白（+++），管型尿，给予青霉素、辅酶 A、ATP、维生素 B_6、维生素 C 等药物治疗 4 个多月，逐渐恢复正常。小诺霉素经肾小球滤过及肾小管反向扩散代谢占给药剂量的 90%，多次给药后代谢变缓慢，尤其是小儿的肾血流和肾小球滤过率较成人低，使小诺霉素在体内蓄积，从而导致肾脏损害而发生血尿。

（4）磺胺类：磺胺药吸收到体内后大部分保持游离型磺胺，一部分在肝脏中和乙酸结合而成为乙酰化磺胺。乙酰化磺胺在尿中的溶解度低，容易在肾小管中析出结晶而引起结晶尿和血尿，甚至少尿或无尿。其肾毒性的危险性取决于磺胺药的溶解度、剂量，以及是否存在肾功能不全、脱水以及尿液的 pH 较低等。磺胺类药物中，磺胺嘧啶、磺胺吡啶、磺胺甲噁唑的代谢产物乙酰化物的溶解度均很低，更易在尿内形成结晶而导致血尿。磺胺嘧啶过去为每天 4 次给药，产生肾毒性的机会多，通常与等量的碳酸氢钠同服，碱化尿液而减少结晶析出。磺胺嘧啶现改为每天 2 次给药，引起药物结晶的情况已大为减少，只需用药期间增加每天的摄水量即可。磺胺甲噁唑引起结晶尿主要通过引起血浆蛋白减少，从而导致磺胺甲噁唑的游离浓度增加。磺胺异噁唑的溶解度很高，很少形成结晶导致血尿。

（5）大环内酯类：易出现血尿的药物有麦迪霉素、乙酰螺旋霉素。常见的不良反应为胃肠道反应、药疹等。出现血尿的原因是剂量过大，0.6g，3 次 / 天（一般成人 0.2g，3 次 / 天）易导致血尿。对于有肾病史的患者应慎用。

（6）喹诺酮类：具有抗菌谱广、抗菌活性强、结构简单、给药方便、与其他药物无交叉耐药性等优点，广泛应用于治疗各种感染性疾病。喹诺酮类引起血尿的原因主要是剂量大、用药时间长，尤其是儿童饮水量少，使药物浓度在体内长期维持高水平，在肾小管内形成结晶，使肾脏受到损害出现血尿。①环丙沙星：其肾毒性发生率不到 1%，主要表现为结晶尿、血尿、蛋白尿等；②诺氟沙星：口服或静脉滴注均可致血尿的发生，但发生率较低，经停药对症处理可恢复正常。文献报道[55]1 例男性呼吸道感染患者给予诺氟沙星 0.2g，每天 3 次，服药 2 天后出现肉眼血尿，停药后消失。该药 80%~90% 以原形经肾排出，其尿浓度为血药浓度的百倍以上，故亦易形成结晶体；③氧氟沙星：引起肾损害的发生率为 0.1%~0.9%，患者于服用氧氟沙星几小时至几天内出现无痛性全程血尿，停药后可自行消失。

（7）多黏菌素类：多黏菌素 B 和多黏菌素 E 对肾脏都有较强的毒性，多黏菌素 B 较多黏菌素 E 常见，尤其是老年患者，损害部位局限在近端肾小管。临床症状如蛋白尿、管型尿、血尿，应引起重视。多黏菌素肾损害的发生与药物的剂量、疗程和用药前有无肾脏疾病有关。当多黏菌素 B 的用量为 3mg/（kg·d）时，肾功能正常的患者也可发生血尿，而原有肾脏疾病的患者低于此量也可出现肾损害。

（8）硫胺类：硫胺类药物从肾脏排泄，尿中的浓度较高，在体内的游离型和乙酰化代谢产物在偏酸性尿中的溶解度低，易在肾小管形成结晶沉淀，因而发生刺激性和尿道阻塞出现血尿、尿闭等症状。特别是临床上与酸性药物配伍，如与维生素 C 合用时更易出现，应特别注意。

（9）四环素类：四环素致肾损害发生的决定因素是药物过量和用药前已有肾功能障碍。四环素有 20%~70% 经肾脏排泄，当肾功能不全时，四环素的半衰期明显延长，在体内蓄积而中毒。四环素引起的肾损害临床表现多样，轻者仅有血尿。

（10）糖肽类：万古霉素所含的杂质是导致其肾毒性的重要原因，另外可能是万古霉素对近端肾小管功能的直接毒性作用。万古霉素主要损害肾小管,早期有蛋白尿、管型尿,继而出现血尿、尿量减少或增多、氮质血症等。老年人的肾血流量仅为青年人的40%~50%,GFR约下降50%,因此会影响肾脏对万古霉素的清除,使其血药浓度增高,易在体内产生蓄积,继而引起肾功能损害。老年患者应用万古霉素应密切监测血药浓度。

(11)多烯类:两性霉素B是从链霉菌的培养液中分离而得的一类多烯类抗真菌药物,临床上用于治疗严重的深部真菌引起的内脏或全身感染。毒性较大,可有恶心、呕吐、食欲缺乏、发热、寒战、头痛等不良反应。静脉给药可引起血栓性静脉炎。肾毒性较常见,可出现蛋白尿、管型尿及血尿,呈剂量和时间依赖性。主要机制为引起肾内血流再分布,导致肾血流量及肾小球滤过率降低而损害肾脏。两性霉素B的毒性在较低的剂量(300mg)下就可能发生,累积剂量达到4g时其发生率可达80%,用脂质体包裹制成靶向制剂可减少其肾毒性。两性霉素B的肾毒性可通过停药来控制,停药后多数患者的肾小球功能和肾小球滤过率都可以恢复,少数发生不可逆性的损害。

2. 解热镇痛抗炎药　本类药物具有解热、镇痛、抗炎、抗风湿的作用,少数药物还有抑制血小板聚集、防止血栓形成等作用,又称为NSAIDs。NSAIDs是最常用的药物之一,也是引起血尿的常见药物之一。长期或过量服用解热镇痛合剂(其中含非那西丁)可引起"镇痛剂肾病",导致慢性肾炎和肾乳头坏死,临床上可骤然出现血尿、肾绞痛和严重的氮质血症,30%~35%的患者出现镜下血尿。

(1)安乃近:其解热、镇痛、抗风湿作用快而强。有文献报道[56]口服安乃近出现血尿2例,其中1例因发热、头痛服用1片安乃近,4小时后出现血尿。作者认为,可能是患者服药后出汗过多,使药物在尿道内浓缩而损害肾脏出现血尿。

(2)阿司匹林:健康人群应用阿司匹林一般不会造成急性肾功能损害,尤其是用于抗血小板治疗的小剂量阿司匹林。然而当阿司匹林用于解热、镇痛治疗时,服用剂量明显增大,某些易感人群在一些特殊疾病状态下,如患有风湿、类风湿疾病、系统性红斑狼疮、肾小球肾炎、肝硬化等,此时可能发生蛋白尿、血尿、酮尿及少尿,并致肾小管坏死,较大治疗量下尿中出现蛋白、细胞、管型等。一般剂量的阿司匹林可抑制血小板聚集,延长出血时间;大剂量(5g/d以上)还能抑制凝血酶原的生成,导致低凝血酶原血症引起出血,可用维生素K防治。

(3)吲哚美辛:为最强的COX抑制剂之一,肾功能正常者使用吲哚美辛发生肾功能损害的极少。但吲哚美辛可加重已有的肾功能不全,表现为少尿、血尿、氮质血症等。仅发生在治疗后几天,停药后可恢复。

(4)吡罗昔康:为强效抗炎镇痛药,适用于风湿性关节炎、骨关节炎等。吡罗昔康在体内以羟化产物及葡糖醛酸结合物的形式由尿排出,可能由于该药抑制前列腺素的合成和释放,从而使肾血管强烈收缩,导致不同程度的肾损害而发生血尿;亦可能是由于毒性T细胞介导的过敏反应,使肾小管通透性增加而发生血尿。

(5)克感敏:是氨基比林、非那西丁、氯苯那敏、咖啡因等的复方制剂。其中,氨基比林和非那西丁可能是克感敏致肾病的主要因素,因为两者均可引起肾乳头坏死及间质炎症性变化。非那西丁致药源性肾病的报道较早,通常在滥用、大剂量应用和疗程过长的情况下隐匿起病。

3. 抗肿瘤药物　环磷酰胺为烷化剂类的细胞毒性药物,化学结构上归属氮芥类,多用于白血病、恶性淋巴瘤、恶性实体肿瘤的治疗。常规剂量口服时,出血性膀胱炎的发生率约为 10%,大剂量应用时可达 40% 以上,女性较男性多见。同类药异环磷酰胺也能致药源性出血膀胱炎,与环磷酰胺相比发生率增高 40%~50%。表现为尿频、尿急和血尿,膀胱镜检查可见膀胱内壁有出血点和溃疡。膀胱出血出现于用药期间或停药后,甚至停药后仍可持续 1 个月左右。血尿的严重程度轻重不一,可为镜下血尿,亦可为肉眼血尿,甚至出血不止导致死亡。严重的出血性膀胱炎比较难以治疗,长期不愈会引起纤维化,有时会导致膀胱极度挛缩而需手术治疗。用于膀胱癌膀胱灌注的白消安、丝裂霉素、多柔比星、表柔比星等也能导致血尿。

4. 利尿药   无论何种利尿药均可引起直接或间接的肾毒性。利尿药引起的肾损害多由于滥用或不适当地选用利尿药所致。在各类利尿药中,以渗透性利尿药甘露醇引起的肾毒性作用最为多见,其机制可能是由于大剂量的甘露醇引起肾血管收缩、肾血流量减少、GFR 减低合并球管反馈所致。临床上可出现少尿、血尿或蛋白尿。通常发生在静脉输入大剂量甘露醇后,低剂量一般不会发生。噻嗪类利尿药偶见于引起血尿伴肾绞痛和尿酸结晶。

5. 抗凝药物   肝素和法华林等使用过量可致肉眼血尿、血块并引起肾绞痛。正常情况下,泌尿系统存在的糖蛋白抑制草酸钙结晶形成,华法林破坏糖蛋白结构,导致微小结石形成,并刺激引流系统引起血尿。

6. 其他   近些年,部分文献报道的药源性血尿所涉及的药物还有复方甲苯咪唑、卡托普利、雷尼替丁、左旋咪唑、双嘧达莫、酮康唑、利福平、乳酸菌素、氟康唑等。

【诊断和鉴别诊断】

有长期或大量使用上述能引起血尿的用药史。出现腰部不适或酸痛、血尿。尿常规检查可发现有红细胞、白细胞、管型。某些药物在尿液中可出现药物结晶,如磺胺类药物。有条件者可做药物浓度测定和尿酶测定。可检测 β_2- 微球蛋白(β_2-MG)和 β_2-N- 乙酰氨基葡萄糖苷酶(NAG),是诊断药源性肾损害早期的敏感指标。NAG 是一种近曲小管细胞内的酶,它在尿中出现也提示近曲小管的损害。

与某些药物如酚磺酞、苯茚二酮、大黄等所致的红色尿相鉴别,后者尿液虽呈红色,但镜检无红细胞。与急性肾炎相鉴别,急性肾炎有链球菌感染史,常伴有水肿、高血压及蛋白尿。与肾盂肾炎、肾结核、肾肿瘤、尿路感染、尿路结石、前列腺炎等相鉴别,经询问病史、结合临床表现及辅助检查进行鉴别。

【预防与治疗】

一旦发生血尿,应根据病情及肾脏受损程度,采取减量、停药或更换药物等措施,积极进行病因治疗。环磷酰胺致出血性膀胱炎一旦确诊,碱化尿液和充分水化可减轻膀胱炎症。抗菌药物引起的过敏性间质性肾炎,停药无缓解可予抗过敏治疗。进行对症治疗,包括纠正水、电解质平衡,补充血容量。出血严重时可输血。如发生肾衰竭应及时进行透析治疗。

应正确掌握用药的适应证和禁忌证,对高龄、有肾脏疾病史、肝功能不全、合并使用其他肾毒性药物的患者应避免大剂量长时间应用头孢菌素和氨基糖苷类抗生素。避免长期或过量服用解热镇痛抗炎药物,服用期间应注意大量饮水,以促进药物的排泄。服用磺胺类药物应嘱多饮水,同时服用等量的碳酸氢钠,碱化尿液,增加药物的溶解度以预防结晶尿。用药期间密切监护患者,定期做尿常规和肾功能测定。

五、尿失禁与尿潴留

当各种原因使逼尿肌异常收缩或膀胱过度充盈,导致膀胱内压升高超过正常尿道括约肌张力,或尿道括约肌张力因各种原因麻痹或松弛,导致尿道阻力降低到一定程度,从而出现患者排尿的自主能力丧失,尿液不受主观控制地从尿道口点滴溢出或流出,称为尿失禁(urinary incontinence)[57]。氟哌利多、氯丙嗪、硫己烷及抗高血压药物甲基多巴和哌唑嗪可干扰尿道近端α肾上腺素能神经的正常调节功能而引起尿失禁。阿米替林系三环类抗抑郁药,常见的副作用有口干、便秘、排尿困难,故可应用其排尿困难的副作用来治疗尿失禁。主要机制为阿米替林具有抗胆碱能作用,能抑制逼尿肌收缩,抑制括约肌松弛。

尿潴留(urine retention)是由于膀胱排空功能受限,导致尿液潴留于膀胱的一种临床病症。药物性尿潴留是指由于药物的作用引起膀胱内的尿液不能排出,导致膀胱充盈,下腹部胀痛,患者充满尿意,就是无尿排出。其性质属功能性,及时停药多能恢复排尿功能。男性的发病率明显高于女性,是否与前列腺有关,目前尚不清楚。

【致病机制】

1. 抑制排尿神经反射 药物影响排尿反射弧的正常传导和功能,引起排尿困难和尿潴留。例如阿片类药物全身用药是通过与脑内脊髓排尿中枢的阿片受体结合,抑制排尿反射而致尿潴留。

2. 影响自主神经 膀胱逼尿肌和内括约肌由交感神经和副交感神经支配,因此凡是能使支配膀胱逼尿肌和内括约肌的交感神经及副交感神经兴奋或阻滞副交感神经的药物,均可能导致排尿困难甚至尿潴留。例如大多数作用于中枢神经系统的药物具有抗胆碱作用,易导致尿潴留。

3. 抑制膀胱肌肉功能 正常的排尿过程有赖于膀胱肌的正常收缩和松弛,膀胱肌肉功能障碍则导致排尿障碍。例如大剂量使用特布他林使膀胱平滑肌舒张、收缩无力导致弛张性尿潴留。氨茶碱可以抑制膀胱逼尿肌细胞内的磷酸二酯酶,使膀胱逼尿肌松弛而导致尿潴留。

【致病药物和临床表现】

1. 具有抗胆碱活性的药物 这些药物通过阻滞副交感神经通路、妨碍逼尿肌收缩而引起急性尿潴留。

(1)抗精神病药物:各药物致尿潴留的发生率不一(从利培酮的12.9%至氯丙嗪的47.1%)。传统的抗精神病药物氯丙嗪和奋乃静等的抗胆碱作用最强,因而导致尿潴留的发生率也高。非传统的抗精神病药物利培酮等由于抗胆碱作用比较弱,因而致尿潴留的发生率也低。临床表现为尿缓、尿潴留等,老年男性更易发生。联合用药明显多于单一用药,可能与各类精神药物的镇静作用、抑制尿意冲动、抗胆碱作用、使内脏平滑肌松弛及对电解质的影响有关。而联合用药可能使这些不良反应相互加强,从而加重了对排尿功能的抑制作用。Kurasawa等[58]对2002年2月—2004年8月的100例慢性尿潴留患者进行了研究,发现12%的慢性尿潴留属于各种联合用药的不良反应。因此,临床用药应尽可能单一用药,避免长期联合用药。

(2)作用于中枢神经系统的药物:三环和四环类抗抑郁药(如阿米替林、氯米帕明、马普替林、曲唑酮等)、选择性5-羟色胺再摄取抑制剂(帕罗西汀、氟西汀、阿立哌唑)、选择性去甲肾上腺素再摄取抑制药、苯二氮䓬类（地西泮和氯硝西泮）、镇痛药（如吗啡、阿片、可卡因、哌替啶、罗通定、吲哚美辛和芬太尼、喷他佐辛、曲马多）、麻醉药（丙泊酚、布比卡因、巴氯芬、丹曲林）、卡马西平等。曲唑酮可使前列腺肥大者出现尿潴留。鞘内和硬膜外使用阿片类药物致尿潴留的发生率为 42%~80%[59]，硬膜外腔应用吗啡后尿潴留的发生率显著高于哌替啶和芬太尼。此类药物与阿托品等抗胆碱药物并用，可加重便秘、麻醉性肠梗阻及尿潴留等自主神经系统不良反应。

（3）抗组胺药：如苯海拉明、氯苯那敏、左西替利嗪、氯雷他定、去甲氯雷他定、咪唑斯汀、阿司咪唑、赛庚啶、羟嗪、多塞平、异丙嗪、阿伐斯汀等。具有抗胆碱作用，故尿潴留或青光眼患者禁用。

（4）抗帕金森病药：如左旋多巴、金刚烷胺、苯海索、比哌立登、乙哌立松等。老年人开始使用抗帕金森病药宜用小剂量分次服用，可以减轻尿潴留。

（5）抗胆碱药物：如阿托品、山莨菪碱、异丙托溴铵、东莨菪碱、溴丙胺太林、硫酸阿托品、丙派维林、奥昔布宁等。有报道，应用 1% 阿托品滴眼液滴眼也可致尿潴留。该类药物所致的排尿困难是暂时性的，停药后可逐渐恢复。

2. 心血管药物

（1）钙拮抗剂：引起尿潴留的机制可能是由于药物阻滞膀胱逼尿肌钙离子内流，抑制肌内兴奋收缩耦联，使膀胱收缩无力所致。硝苯地平临床上用于治疗心绞痛和高血压，其尿潴留的发生率为 6%，在用药 6~10 小时可出现急性尿潴留，表现为下腹胀痛、排尿困难等，经导尿后症状缓解，再服该药症状可重新出现。一般停药 1~3 天后排尿可恢复正常。尼群地平也可致急性尿潴留，停药 1 天后排尿恢复。

（2）抗高血压药：卡托普利、依那普利、樟磺咪芬、美加明等均有导致尿潴留的报道。可乐定为 α 受体激动剂，其引起尿潴留的发生率 <1%。拉贝洛尔、甲基多巴、胍那苄等也可引起尿潴留。

（3）抗心律失常药：普萘洛尔作为降压药使用时可导致尿潴留。丙吡胺具有较强的抗胆碱作用，约有 2% 的患者服药后发生尿潴留，其发生与代谢产物有抗胆碱作用有关。此外，阿普林定、利多卡因、胺碘酮、溴苄铵等引起排尿困难、尿潴留也有相关报道。

（4）抗心绞痛药：硝酸甘油主要用于冠心病的治疗及预防，在松弛血管平滑肌的同时也可松弛膀胱逼尿肌，导致尿潴留。另外，有文献报道硝酸异山梨酯也能引起尿潴留。

3. 抗感染药   阿莫西林、哌拉西林、头孢唑林、头孢拉定、甲硝唑、阿米卡星、复方磺胺嘧啶、复方磺胺甲噁唑、林可霉素、诺氟沙星、环丙沙星、培氟沙星、氧氟沙星、左氧氟沙星、阿奇霉素、链霉素、庆大霉素、呋喃唑酮、穿琥宁等均可引起尿潴留。青霉素类导致尿潴留的原因可能是其影响自主神经功能，使内括约肌痉挛而致尿潴留，一般停药后可自愈。阿米卡星致尿潴留可能与神经肌肉阻滞作用有关。林可霉素因能阻滞神经肌肉接头而致尿潴留。喹诺酮类可能与药物蓄积致膀胱麻痹有关。阿奇霉素导致尿潴留可能与其剂量过大时引起尿道括约肌张力增加及逼尿肌松弛有关。

4. 止咳平喘药   氨茶碱可促进平滑肌内 cAMP 的形成，抑制膀胱逼尿肌细胞内的磷酸二酯酶，导致膀胱逼尿肌松弛，引起尿潴留。特布他林能选择性地激动 β_2 受体，舒张支气管平滑肌和膀胱逼尿肌，使膀胱逼尿肌松弛张力下降，同时使尿道括约肌收缩，引起排尿困难或尿潴留。此外，喷托维林、麻黄碱苯海拉明（百喘朋）、喘咳宁、托特罗定等也有引起尿潴留的报道。

5. 拟胆碱药　毛果芸香碱、新斯的明、溴吡斯的明和加兰他敏等可发挥乙酰胆碱样作用，从而使膀胱收缩、括约肌松弛，有利于治疗无梗阻性尿潴留和尿道膀胱神经性迟缓。但是，对于机械性梗阻的下尿路病变患者应禁用，因为这类药物在这种患者极易形成无张力性膀胱。

6. 强效利尿药　如呋塞米、依他尼酸的利尿作用很强，过度利尿可引起电解质失衡，造成 K^+、Na^+、Ca^{2+}、Mg^{2+} 减少。对于前列腺肥大的老年人可引起急性尿潴留，个别患者可引起尿失禁。

7. 消化系统药　奥美拉唑、西咪替丁、复方地芬诺酯、复方甘草片等均有引起尿潴留的报道。

8. 其他　脑活素、维生素 K_1、维生素 K_3、维生素 B_2、复方磷酸氢钠、长春瑞滨、环磷酰胺、氟尿嘧啶、甲氨蝶呤、阿糖胞苷、泼尼松龙、奥沙利铂、顺铂、依托泊苷、咪喹莫特、异维 A 酸等也可导致尿潴留。大剂量服用番泻叶水可导致尿潴留，有时在小剂量用药时亦可发生。平滑肌、骨骼肌松弛药如黄酮哌酯、奥昔布宁、氯丁替诺等也可导致尿潴留。

【诊断和鉴别诊断】

尿潴留与所用的药物存在因果关系。如果该药致急性尿潴留已有国内外文献报道，则可能性更大；停用可疑药物后尿潴留缓解或消失；具有尿潴留的临床症状，如膀胱充盈、下腹部胀痛，体检时可见耻骨上球形隆起，触诊时表面光滑有弹性，叩诊有实音或浊音；膀胱超声诊断时出现大量液平波反射，膀胱导尿术或耻骨上膀胱穿刺术可引起大量尿液。排尿后 B 超可测出膀胱残余量。

无尿或尿闭者不能排出尿液，与尿潴留相似，但有原发病病史，发病前尿量正常，发病后尿量减少到每天 50ml 以下。体检时耻骨上膀胱空虚，导尿时无尿液排出。前列腺增生症、膀胱结石、尿道梗阻或狭窄、肿瘤等均可出现排尿困难，甚至尿潴留，但有原发病病史及临床表现。另外，B 超、X 射线、膀胱镜、尿道镜等检查有助于鉴别诊断。

【预防与治疗】

由于药源性尿潴留一般为急性病症，多数情况下无需治疗，只需停药或减量即可使尿潴留缓解和消失。如果通过减量不能减轻或使尿潴留消失时，则应立即停药。对于轻度尿潴留，采用改变体位、局部按摩、热敷、听流水声、艾灸或针灸关元穴等方法，可使大多数患者的尿潴留症状得以缓解和消失。温肥皂水或 0.9% 氯化钠注射液 500~700ml 低压灌肠也有较佳疗效。药物治疗方面可应用致尿潴留药物的拮抗药物，如纳洛酮可拮抗吗啡硬膜外麻醉和椎管内麻醉导致的尿潴留，外周拟胆碱药氯化铵甲酰胆碱可用于抗胆碱药物（如阿托品、山莨菪碱等）所致的尿潴留，肌内或穴位注射新斯的明可用于治疗抗胆碱药、吗啡和麻醉药所致的尿潴留[60]。消除尿道阻力，可用酚妥拉明 10mg 稀释于 10% 葡萄糖溶液中静脉滴注，后口服特拉唑嗪 1~2mg/d，直至排尿通畅。经上述方法处理仍无效时，可采取导尿或耻骨上膀胱穿刺抽尿。

在使用药物前应详细询问患者的用药史，对于老年患者（特别是男性前列腺增生症患者）、药源性尿潴留病史等患者使用易致尿潴留的药物应慎重，尽量不用、少用或单用上述药物。抗胆碱药物与抗组胺药物、抗精神病药物的合用尽量避免，因为这些药物合用时致药源性尿潴留的危险性很高。中枢性镇痛药（吗啡）与对乙酰氨基酚或 NSAIDs 物合用于镇痛可减少各自的剂量,从而降低尿潴留的发生率。由于尿潴留的发生率随着药物剂量与疗程而增高,因此在易感人群的临床治疗中尽量使用药物的最低有效剂量,并尽可能缩短疗程,避免使用过高的剂量和过长疗程。对于易感人群和易致尿潴留的药物,应加强用药中的观察,发现患者出现排尿困难就应立即停药或减量,以免排尿困难加重向尿潴留方向发展。

（黄桦　卢珊珊　张峻）

参 考 文 献

1. 王吉耀. 内科学. 第 2 版. 北京:人民卫生出版社,2013:579-623.

2. 刘坚,吴新荣,蒋琳兰. 药源性疾病监测与防治. 北京:人民军医出版社,2009:279-282.

3. 侯连兵,周静. 药源性肝肾损害及其防治对策. 北京:人民卫生出版社,2012:289-317, 371-382.

4. Manoharan A, Madaio MP. Biomarkers in lupus nephritis. Rheum Dis Clin North Am, 2010, 36 (1): 131-143.

5. Rossi R, Pleyer J, Schafers P, et al. Development of ifosfamide-induced nephrotoxicity: Prospective follow-up in 75 patients. Med Pediatr Oncol, 1999, 32 (3): 177.

6. Kintzel PE. Anticancer drug-induced kidney disorders. Drug Saf, 2001, 24 (1): 19-38.

7. Polis MA, Spooner KM, Baird BF, et al. Anticytomegaloviral activity and safety of cidofovir in patients with human immunodeficiency virus infection and cytomegalovirus viruria. Antimicrob Agents Chemother, 1995, 39 (4): 882-886.

8. 周园媛,王战建. 药源性抗利尿激素分泌紊乱综合征. 药品评价,2014,11(11):8-13.

9. Grossman JM, Gordon R, Ranganath VK, et al. American College of Rheumatology 2010 recommendations for the prevention and treatment of glucocorticoid-induced osteoporosis. Arthritis Care Res (Hoboken), 2010, 62 (11): 1515-1526.

10. Hansen KE, Wilson HA, Zapalowski C, et al. Uncertainties in the prevention and treatment of glucocorticoid-induced osteoporosis. J Bone Miner Res, 2011, 26 (9): 1989-1996.

11. Khwaja A. KDIGO clinical practice guidelines foracute kidney injury. Nephron Clin Pract, 2012, 120 (4): c179-184.

12. Tisdale JE, Miller DA. Drug-induced diseases: prevention, detection, and management. 2nd ed. Bethesda: American Society of Health-System Pharmacists, 2010.

13. 黎磊石,刘志红. 中国肾脏病学. 北京:人民军医出版社,2008.

14. 王秀兰,刘文虎,张淑文. 临床药物治疗学:肾脏疾病. 北京:人民卫生出版社,2007.

15. 黄欣,许冬梅. 临床药物治疗系列读本——肾病药物治疗学. 北京:化学工业出版社, 2010.

16. 周聊生,牟燕. 药源性疾病与防治. 北京:人民卫生出版社,2008.

17. 陈德军. 氟喹诺酮类药物所致急性间质性肾炎临床分析. 中国现代应用药学,2015,9 (13):180-181.

18. 杨新波,黄正明. 药物不良反应与药源性疾病的防治. 北京:军事医学科学出版社,2009.

19. 范倩倩,孔旭东,邓昂,等. 药源性急性肾损伤研究进展. 中国药物警戒,2015,12(3):164-168.

20. 高丽. 药物致急性间质性肾炎临床诊治分析. 中国社区医师,2015,31(31):12-14.

21. 唐文庄,文海燕,王彧. 质子泵抑制剂致急性间质性肾炎的临床及病理特征分析. 重庆医学,2015,8(44):3271-3272.

22. 周聊生,牟燕. 药源性疾病与防治. 北京:人民卫生出版社,2008.

23. 刘坚,吴新荣,蒋琳兰. 药源性疾病监测与防治. 北京:人民军医出版社,2009.

24. Mokuda S, Onishi M, Takasugi K. D-penicillamine-induced glomerulonephritis with crescent formation: Remission following drug discontinuation. Indian J Nephrol, 2013, 23 (3): 226-228.

25. 廖正科. 氨苄西林致血尿 1 例. 药物流行病学杂志,1998,7(2):110.

26. 侯连兵,周静. 药源性肝肾损害及其防治对策. 北京:人民卫生出版社,2012.

27. 杨新波,黄正明. 药物不良反应与药源性疾病的防治. 北京:军事医学科学出版社,2009.

28. 吴笑春. 药源性疾病诊治手册. 北京:人民军医出版社,2005.

29. S.C. 斯威曼. 马丁代尔药物大典(原著第 37 版). 李大魁,金有豫,汤光,等译. 北京:化学工业出版社,2014.

30. 伊藤贞嘉. 降压药引起的肾损害. 日本医学介绍,2006,27(8):365-367.

31. 任昊,刘宏发,娄安妮,等. 海洛因引起右心感染性心内膜炎并肾脏损害 1 例. 广东医学,2007,28(6):1026.

32. 葛均波,徐永健. 内科学. 第 8 版. 北京:人民卫生出版社,2013.

33. 周庚寅. 金制剂诱发膜性肾小球肾炎的病理观察. 山东医科大学学报,1989,27(4):21-23.

34. 刘德洪,王力增. 利福平引起新月体肾炎急性肾功能衰竭 1 例. 中国药学杂志,2001,36(2):100.

35. 吴静,黄云剑. 乙胺丁醇诱发抗中性粒细胞胞质抗体相关性急进性肾小球肾炎 1 例. 第三军医大学学报,2014,36(3):252-261.

36. Tanaka H, Oshiro Y, Kawanaka N, et al. A case of MPO-ANCA-related nephritis caused by an anti-tuberculosis drug. Nihon Jinzo Gakkai Shi, 2013, 55 (2): 172-176.

37. 刘坚,吴新荣,蒋琳兰. 药源性疾病监测与防治. 北京:人民军医出版社,2009:297-303.

38. Curhan GC. Epidemiology of Stone Disease. Urol Clin North Am, 2007, 34 (3): 287-293.

39. Daudon M, Jungers P. Drug-induced renal calculi: epidemiology, prevention and management. Drugs, 2004, 64: 245-275.

40. 陈孝平,汪建平. 外科学. 第 8 版. 北京:人民卫生出版社,2013:830-842.

41. 吴笑春. 药源性疾病诊治手册. 北京:人民军医出版社,2005:285-318.

42. Avci Z, Koktener A, Uras N, et al. Nephrolithiasis associated with ceftriaxone therapy: a prospective study in 51 children. Arch Dis Child, 2005, 89 (11): 1069-1072.

43. Alon US. Nephrocalcinosis. Curr Opin Pediatr, 1997, 9 (2): 160-165.

44. Becker MA, Schumacher HR Jr, Wortmann RL, et al. Febuxostat compared with allopurinol in patients with hyperuricemia and gout. N Engl J Med, 2005, 353 (23): 2450-2461.

45. 欧阳钦. 临床诊断学. 第 2 版. 北京：人民卫生出版社，2012：53-60.

46. 侯连兵，周静. 药源性肝肾损害及其防治对策. 北京：人民卫生出版社，2012：282-498.

47. 王吉耀. 内科学. 第 2 版. 北京：人民卫生出版社，2013.

48. 刘坚，吴新荣，蒋琳兰. 药源性疾病监测与防治. 北京：人民军医出版社，2009.

49. 侯连兵，周静. 药源性肝肾损害及其防治对策. 北京：人民卫生出版社，2012.

50. Manoharan A, Madaio MP. Biomarkers in lupus nephritis. Rheum Dis Clin North Am, 2010, 36 (1): 131-143.

51. 杨新波，黄正明. 药物不良反应与药源性疾病的防治. 北京：军事医学科学出版社，2009.

52. 陈季强，唐法娣. 药源性疾病 – 基础与临床. 北京：人民卫生出版社，1997.

53. 吴笑春. 药源性疾病诊治手册. 北京：人民军医出版社，2005.

54. 张洪生，姜丽娟. 硫酸小诺霉素不良反应 2 例. 中国农村医学，1993，21（11）：42.

55. 许萌芽. 氟诺沙星致血尿 1 例. 中国临床药学杂志，2002，11（2）：10.

56. 王春燕，赵琴. 安乃近致血尿 2 例. 中国医院药学杂志，1988，12（6）：287.

57. 欧阳钦. 临床诊断学. 第 2 版. 北京：人民卫生出版社，2012.

58. Kurasawa G, Kotani K, Kurasawa M, et al. Causes of chronic retention of urine in the primary care setting. Intern Med, 2005, 44 (7): 761-762.

59. 赵霖霖，江伟. 阿片类药物致术后尿潴留的机制与防治进展. 上海医学，2008，31（5）：376-378.

60. Verhamme KMV, Sturkenboom MCJM, Stricker BHCV, et al. Drug induced urinary retention. Drug Saf, 2008, 31 (5): 373-388.

第七章

药源性血液系统疾病

血液成分和造血器官十分敏感,极易受环境和外源性物质的影响,因此许多药物能引起血液系统疾病。据世界卫生组织的资料表明,药源性血液系统疾病占全部药源性疾病的10%,其中以粒细胞减少和粒细胞缺乏症的发病率最高[1]。

本章主要介绍药源性粒细胞减少和粒细胞缺乏症、药源性血小板减少症、药源性血液凝固异常性疾病、药源性白血病和药源性贫血。

第一节 药源性粒细胞减少和粒细胞缺乏症

药源性粒细胞减少或缺乏症是由特定药物引起的外周血中性粒细胞数选择性减少或缺乏。临床上,外周血中性粒细胞计数绝对值持续低于 2×10^9/L 为粒细胞减少,低于 0.5×10^9/L 则称为粒细胞缺乏症。有学者将粒细胞减少分为 3 级,即轻度:外周血中性粒细胞计数绝对值为($1.0{\sim}2.0$) $\times 10^9$/L;中度:中性粒细胞计数绝对值为($0.5{\sim}0.9$) $\times 10^9$/L;重度:中性粒细胞计数绝对值 $<0.5 \times 10^9$/L。粒细胞重度减少即为粒细胞缺乏症。

粒细胞减少和缺乏症在药源性血液系统疾病中发生率最高。20 世纪 40 年代,美国的粒细胞缺乏症占药源性血液病的 40%。1966—1975 年,瑞典的药源性粒细胞减少症占药源性疾病的 34%,病死率高达 32%。药源性粒细胞减少和缺乏症的发生率呈逐年递增趋势,每年全球有药源性粒细胞减少和缺乏症患者(2.4 万 ~15.4 万)/100 万。多数于用药后 2~3 周起病,最长 7 周,短者可能数小时,也见服药后立即起病[2]。

【致病机制】

粒细胞减少和缺乏症的发病机制主要包括免疫反应和骨髓抑制,可单独或混合作用,同一药物可能同时通过多种机制引起粒细胞减少或缺乏症的发生。

1. 免疫反应 多数药源性粒细胞减少或缺乏症源于药物所致的变态反应,特点是发病迅速,与用药剂量无关,小剂量亦可致病,既往有类似药物的用药史。如初次服用氨基比林至少 7~10 日不引起药源性血液病;但此后再次用药,即使小剂量也可能在 6~10 小时迅速发生粒细胞大量被破坏,导致粒细胞减少,甚至缺乏。氨基比林可作为半抗原诱导机体产生抗中性粒细胞胞质抗体,青霉素或其他 β- 内酰胺类抗生素,如哌拉西林他唑巴坦等,也能诱导机体产生抗中性粒细胞胞质抗体。

2. 骨髓抑制 某些药物如抗肿瘤药、H_1 受体拮抗药等及其代谢产物直接破坏骨髓前体细胞,甚至导致其死亡,从而影响粒细胞代谢,抑制粒细胞生长发育;或阻碍幼粒细胞 DNA

合成,抑制幼粒细胞分裂、增殖,引起粒细胞成熟障碍。与用药剂量和用药持续时间有关,如及时停药,一般预后良好。

氯霉素的分子结构中含有硝基苯基团,可抑制骨髓幼稚细胞 RNA 和蛋白质合成,使幼粒细胞、幼红细胞发生退行性变。严重程度与剂量和疗程密切相关,敏感患者用药初期即可引起粒细胞数量减少。

也有部分药物可被中性粒细胞内的还原型烟酰胺腺嘌呤二核苷酸磷酸(nicotinamide adenine dinucleotide phosphate, NADPH)氧化酶和髓过氧化物酶系统产生的活性氧氧化,生成的活性反应物可破坏骨髓前体中性粒细胞,或成熟粒细胞,或骨髓基质而引起粒细胞减少或缺乏。如氯氮平可被氧化成活性胺离子,进而与含巯基的化合物如谷胱甘肽结合,耗竭 ATP 而引起中性粒细胞凋亡,导致粒细胞数量减少。

3. 混合性   部分药源性粒细胞减少或缺乏症的发生可能存在免疫反应和骨髓抑制两种机制,如抗甲状腺药物和抗心律失常药物所引起的粒细胞减少或缺乏症。

4. 遗传因素   不同个体接触同一种药物,有些发病,而另一些则不发病,提示与遗传因素有关。药物基因组学的研究也证实了编码药物代谢酶、作用靶点或转运体基因的单核苷酸多态性与药物反应的个体差异密切相关。如服用安乃近的患者,发生粒细胞缺乏症的个体较未发生的个体,染色体 1 号(1p13)、2 号(2p12)及 5 号(5p12)有更多断裂和结构重排;氯氮平引起的粒细胞缺乏与 HLA-B27、HLA-B38 有关,而 HLA-B35 则可能有保护作用。

【致病药物和临床表现】

粒细胞减少症大多起病缓慢,症状轻微,患者一般有不明原因的头晕、乏力、食欲减退、低热等非特异性表现。部分患者可有口腔炎、中耳炎、肺炎、肾盂肾炎等继发性感染。多数患者由血液学常规检查发现。

粒细胞缺乏症起病急骤,患者突然出现畏寒、高热、全身乏力、头痛、肌肉酸痛、非特异性咽喉痛、虚弱、衰竭等,体温多波动在 38~41℃,甚至更高。此后会有 2~3 日的临床缓解期,患者仅感到疲乏及轻度不适,但粒细胞极度减少。粒细胞数量为(0.5~1.0)×10⁹/L 时可有中度感染;低于 0.5×10⁹/L,若不及时干预,2~4 日几乎均有严重感染,甚至迅速发展为脓毒血症、休克、昏迷而死亡。

许多药物可导致粒细胞减少症和粒细胞缺乏症,其中常见的主要有 20 余种,主要为解热镇痛抗炎药、抗甲状腺药、抗微生物药等。

1. 解热镇痛抗炎药   氨基比林、安乃近、吲哚美辛、复方氨林巴比妥(安痛定)、阿司匹林、保泰松、安替比林等解热镇痛抗炎药均可导致粒细胞减少或缺乏症。解热镇痛抗炎药临床应用广泛,且滥用现象严重,更应引起关注。

氨基比林引起粒细胞缺乏的发病率为 0.86%,与疗程和剂量有关。诱发机制之一为免疫反应,即氨基比林作为半抗原进入体内,与血浆中的蛋白质结合为完全抗原,刺激机体产生抗体,抗原-抗体形成复合物,附着于粒细胞表面,破坏粒细胞;也可能与氨基比林引起的过敏反应有关,有氨基比林过敏史的患者,用药后 3 小时粒细胞数量迅速下降。如既往有用药史,再次用药即使很小剂量,也极大可能发生粒细胞缺乏。

安乃近与氨基比林的作用相似,两药间有交叉反应,应用氨基比林有粒细胞缺乏发生的患者,改用安乃近也可引起粒细胞减少或缺乏症发生。

应用保泰松患者,约 0.8% 发生粒细胞减少症,约 0.15% 发生粒细胞缺乏症。用药第 1 个月先有皮疹,用药第 3 个月内发生粒细胞缺乏症。个别患者粒细胞减少于停药后 4~6 日出现,可能与保泰松的缓慢代谢和排泄有关。

安替比林、对乙酰氨基酚(扑热息痛)及其复方制剂如复方氨酚烷胺(对乙酰氨基酚、金刚烷胺、氯苯那敏、人工牛黄、咖啡因)等均有引起粒细胞减少症或粒细胞缺乏症的报道。

2. 抗甲状腺药　硫脲类是最常用的抗甲状腺药,包括硫氧嘧啶类和咪唑类,粒细胞减少和缺乏症是最常见的不良反应。粒细胞减少症的发生率为 3%~12%,粒细胞缺乏症的发生率为 0.1%~0.6%,且随年龄增长而增加。通常发生于用药后 2~12 周,也可发生于用药后 1~2 日。特点是硫脲类药物所致的粒细胞缺乏症发病快,全身症状严重。故初次接受硫脲类药物治疗的患者,开始服药时须检查白细胞计数和分类,每周 1~2 次,如发现异常,应立即停药并积极治疗。

甲硫氧嘧啶、丙硫氧嘧啶、卡比马唑和甲巯咪唑均可引起粒细胞减少或缺乏,其中以甲硫氧嘧啶和甲巯咪唑最为常见。甲硫氧嘧啶引起粒细胞减少的发生率为 4%,粒细胞缺乏症的发生率为 0.44%~1.9%。甲巯咪唑引起粒细胞减少的发生率为 25%,粒细胞缺乏症的发生率为 0.12%~2%。甲硫氧嘧啶的剂量为 100~300mg/d,或甲巯咪唑的剂量为 10~30mg/d,用药 3~8 周,极有可能引起粒细胞缺乏症。也有用药长至 5 个月,或短至 10 日的发病者。此外,甲巯咪唑所致粒细胞缺乏症的发生率与起始剂量明显相关,起始剂量为 30mg/d 时,粒细胞缺乏的发生率为 4.54%;起始剂量为 20mg/d 时,发生率为 4.11%;起始剂量为 15mg/d 时,发生率为 0.36%。

粒细胞减少早期患者往往无自觉症状。随着疾病的发展,常出现与感染相关的体征和症状,如发热、咽痛,临床常诊断为急性咽炎、急性扁桃体炎、肺炎、泌尿道感染,而忽视了白细胞计数的异常。血培养可见铜绿假单胞菌、大肠埃希菌、金黄色葡萄球菌、厌氧菌等多种细菌。一旦发生感染,则广泛且难以控制,继发脓毒血症、败血症,甚至诱发甲状腺功能亢进危象,严重者可导致死亡。1981—2003 年,英国 523 万例 Graves 病接受抗甲状腺药物治疗患者的调查结果显示,部分患者死亡,死亡原因 49% 为粒细胞减少或缺乏[3]。

抗甲状腺药物导致粒细胞减少或缺乏可能是多种因素的共同作用。①发生免疫反应:抗甲状腺药物作为一种半抗原,与患者白细胞本身的蛋白质或附着的蛋白质结合而成为全抗原,导致粒细胞破坏增多。如丙硫氧嘧啶可诱导产生抗中性粒细胞胞质抗体,导致自身免疫性血管炎;②对骨髓直接的细胞毒性作用:抗甲状腺药物引起粒细胞缺乏患者的骨髓象检查,绝大部分呈粒系增生低下,中幼粒以下显著减少,认为抗甲状腺药物存在潜在的骨髓细胞毒性作用。如甲巯咪唑通过对骨髓粒细胞增殖的抑制作用,破坏骨髓内各阶段的幼稚细胞,并抑制粒系祖细胞的生长与成熟,引发粒细胞减少或粒细胞缺乏;③遗传易感性:日本学者 Tamai 等[4]发现,抗甲状腺药物引起的粒细胞减少患者与正常人及未发生粒细胞减少症的患者相比,存在明显的 HLA-DRB1*08032 和 HLA-DRB1*1501 阳性相关性,提示抗甲状腺药物引起的粒细胞减少或粒细胞缺乏与遗传易感性有关。

3. 抗微生物药　抗微生物药引起的粒细胞减少或缺乏症发生率低,但易引起严重感染而危及生命。喹诺酮类药物引起的粒细胞减少或缺乏症发生率最高,头孢菌素类其次,青霉素类居第 3 位。静脉注射给药引起的粒细胞减少或缺乏症发生率高于口服给药。

（1）喹诺酮类抗生素：环丙沙星在抑制细胞 DNA 回旋酶的同时,也抑制幼稚粒细胞 DNA 回旋酶,使成熟白细胞生成减少,引起粒细胞减少或缺乏症。氧氟沙星也有引起粒细胞减少的报道。

（2）青霉素类、头孢菌素类及其他 β- 内酰胺类抗生素：青霉素及其衍生物氨苄西林、羟苄西林、甲氧西林、苯唑西林等均能引起中性粒细胞减少。通常发生于接受大剂量、长疗程用药者,多在用药后 13~14 日发生。该类药物与血浆蛋白结合,成为全抗原,抗原与相应的抗体结合后形成免疫复合物,在补体参与下覆盖白细胞膜,导致白细胞破坏,引起中性粒细胞减少和缺乏症。头孢美唑为第二代头孢菌素类半合成抗生素,致粒细胞减少和缺乏症的发生率约 0.1%,可能与免疫反应引起粒细胞破坏有关。亚胺培南是碳青霉烯类 β- 内酰胺类抗生素,与脱氢肽酶抑制剂西司他丁等量配比的制剂亚胺培南西司他丁（泰能）静脉滴注可引起粒细胞减少症,临床应用时需注意。

（3）抗结核药物：也可引起粒细胞减少,一般在服药较长时间后发生,与免疫损害和直接抑制骨髓造血系统有关。

（4）磺胺类药物：可能通过抑制造血原料叶酸,或免疫复合物和骨髓抑制双重机制引起粒细胞减少。

（5）抗病毒药物：更昔洛韦引起的粒细胞减少与其骨髓抑制作用有关。

（6）氯霉素：氯霉素引起粒细胞减少或缺乏远较再生障碍性贫血为少。氯霉素可引起造血功能损害,其中粒细胞缺乏者占 9%,一般发生于用药 5~7 日后,与剂量密切相关,可能与骨髓抑制有关。

（7）糖肽类抗生素：包括万古霉素、去甲万古霉素和替考拉宁。万古霉素引起粒细胞减少症多数于用药 2~3 周起病,短者数小时,甚至偶有服药后即刻起病者。停药后白细胞和中性粒细胞 2~5 日可恢复正常。发热是万古霉素引起粒细胞减少的主要症状。万古霉素所致的粒细胞减少发生率约为 2%,约 18% 的患者白细胞计数 <4.0×10^9/L, 8% 的患者出现严重的中性粒细胞减少（<1.0×10^9/L）。发生机制可能为免疫反应,也可能与对骨髓的直接抑制有关。

去甲万古霉素引起粒细胞减少的病例报道较少。一般认为,去甲万古霉素所致的粒细胞减少呈可逆性,一旦发生应及时停药,或改用其他药物。

替考拉宁又称太古霉素,在肽骨架上多了脂肪酸侧链,提高了亲脂性,更易于渗入组织和细胞,因此治疗上表现出比万古霉素更多的优势。但与万古霉素可能存在交叉过敏性,也可引起中性粒细胞减少,长期或大剂量用药时应进行血液检查[5]。

（8）利托霉素、呋喃妥因、新生霉素、链霉素、甲砜霉素等：偶有引起粒细胞缺乏症的报道。

4. 抗精神失常药　氯氮平为引起粒细胞减少或缺乏症发生率最高的抗精神病药物。此外,氯丙嗪、奋乃静、氯普噻吨、三氟拉嗪、五氟利多、氟哌啶醇、舒必利等也很常见。抗精神失常药导致的药源性粒细胞减少和缺乏症作为常见与严重的不良反应,已引起精神科医师的高度重视。

氯氮平最严重的不良反应是抑制骨髓造血功能,从而引起粒细胞改变[6]。最早见于 1975 年,芬兰医师报道氯氮平可引起致命性粒细胞缺乏症,发生率高于其他抗精神病药物,达 2%;诱发粒细胞缺乏症的危险性高达 0.8%~0.91%。美国累积危险性治疗 1 年为 0.8%,

治疗 1 年半后为 0.92%。多数患者在治疗开始后 6~12 周发病,常伴随出现畏寒、高热、咽部疼痛等。一旦出现粒细胞减少,通常在 2~5 日内迅速发展为粒细胞缺乏症。氯氮平抑制造血功能的机制尚未阐明,大多数学者认为是一种特异性的抗原 – 抗体免疫反应,也与其骨髓造血功能的毒性作用有关,或与患者的特异性体质(有高龄、女性、原有白细胞减少等易感因素)有关,而与剂量无关。因此,氯氮平禁用于有骨髓抑制或血细胞异常疾病史者,有药物过敏史或过敏体质的中年以上女性患者不宜作为一线抗精神病药。应用氯氮平治疗前和治疗后每周应进行白细胞分类计数检查,如白细胞总数低于 $3 \times 10^9/L$ 应终止治疗,同时给予升白细胞药物和抗感染治疗;每周至少 2 次检查白细胞分类计数,根据白细胞与粒细胞的变化决定是否恢复治疗。

氯丙嗪致粒细胞缺乏症多发生在用药后 10 日,大多为 20~30 日;累积用药量 >5g,一般为 10~20g。发生机制为直接影响骨髓幼粒细胞 DNA 的合成,或对幼粒细胞 DNA 的损害,进而抑制幼粒细胞的分裂和增殖,使粒细胞生成障碍,导致粒细胞减少或缺乏。

偶见利培酮、喹硫平所致的粒细胞减少。有研究者认为,应高度关注接受抗精神病药物治疗患者的白细胞及粒细胞变化,定期监测血象。

5. 抗肿瘤药物　粒细胞减少为抗肿瘤药的剂量限制性毒性,发生率与患者的年龄、体质、营养状况有关。细胞毒性抗肿瘤药物引发骨髓抑制的风险随用药剂量增加、时间延长及种类增多而增加。传统细胞毒性药物烷化剂、影响核酸合成类、蒽环类药物、拓扑异构酶抑制剂、紫杉类、长春生物碱类等单独或联合应用均可引发粒细胞减少。新型分子靶向类抗肿瘤药物引起的粒细胞减少症发生率较低,但仍有发生,如用于治疗急、慢性白血病的选择性酪氨酸激酶抑制剂伊马替尼、达沙替尼、尼洛替尼可引起粒细胞减少症,尤其当患者伴发其他更严重的疾病时更易发生。

多数化疗药物可抑制骨髓正常造血。由于血液中粒细胞的半衰期最短,所以骨髓造血受到抑制时,粒细胞减少是最早表现出的血象异常,常在化疗 5~12 日后出现粒细胞减少或缺乏,如不及时处理,可引起严重感染甚至死亡。化疗药物致粒细胞减少或缺乏症的主要机制为抑制细胞分裂和 DNA 复制,在生长旺盛的组织如骨髓则更加明显。

6. 心血管药物

(1)抗心律失常药:普鲁卡因胺、普萘洛尔、奎尼丁等均可引起粒细胞减少或缺乏症,粒细胞缺乏症以老年患者为多,起病时间在用药后 26~78 日。

(2)抗血小板药:噻氯匹定最严重的不良反应是中性粒细胞减少,发生率为 0.5%~3%,甚至可引起粒细胞缺乏症。发生机制可能与骨髓抑制及细胞毒性作用有关,临床应高度警惕,严密观察。用药 3 个月内每 1~2 周检查血常规,如果中性粒细胞低于 $2 \times 10^9/L$ 或血小板减少至 $100 \times 10^9/L$,应立即停药。即使患者以前应用噻氯匹定安全,再次应用时仍有可能发生急性粒细胞减少症。氯吡格雷所致的粒细胞减少症罕见,发生率很低,但一旦发生将严重威胁患者的健康和生命安全。小剂量阿司匹林用于预防血栓形成时也有引发全血细胞减少的报道。

(3)抗高血压药:甲基多巴、卡托普利等有引发粒细胞减少的报道。

(4)利尿药:乙酰唑胺和呋塞米可导致粒细胞减少。

7. 其他药物

(1)H_2 受体拮抗药:西咪替丁可剂量依赖性地抑制骨髓细胞,引起的粒细胞减少较多见。雷尼替丁也有引发粒细胞减少的报道。

（2）免疫抑制剂：雷公藤总苷和硫唑嘌呤是常用的免疫抑制剂，易导致粒细胞减少或缺乏。

（3）抗癫痫药：苯妥英钠、卡马西平、丙戊酸钠、乙琥胺等均可能造成粒细胞减少或缺乏。

（4）干扰素：临床上广泛用于治疗病毒感染、肿瘤等疾病。干扰素的血液学不良反应常见粒细胞减少，用药 2 周粒细胞迅速减少；也见用药 1 周减少至 40%~60%，而后趋于稳定。粒细胞缺乏症罕见。干扰素引起粒细胞减少的主要机制是可逆性地抑制骨髓造血功能（抑制粒系晚期前体细胞的增殖）及可逆性地阻断粒细胞从骨髓释放，也可能促进粒细胞凋亡增强。

（5）抗疟药：阿莫地喹、羟氯喹均属于 4-氨基喹啉类药，大剂量服用可引起粒细胞缺乏，与造血干细胞集落抑制作用有关。

（6）左旋咪唑：长期应用可诱发粒细胞缺乏症，发病率为 2.3%。致病机制尚不清楚，可能与免疫反应有关。左旋咪唑所致的粒细胞缺乏症患者血清荧光色素微量细胞毒试验阳性，抗体属 IgM 型。

（7）氨苯砜：主要用于治疗麻风病，也用于耐氯喹恶性疟的预防。常规剂量可引起粒细胞缺乏症，发病率为 0.02%~0.05%，死亡率高达 40% 以上。

【诊断和鉴别诊断】

粒细胞减少和缺乏症的诊断主要依赖于临床表现和实验室检查，需认真询问用药史（包括非处方药）。血液中性粒细胞绝对值检测简便、易行、准确，故粒细胞减少或缺乏症的发现相对容易，但必要时仍需做其他检查以确诊。

1. 病史采集　病史采集主要包括：①临床症状与用药之间的关系，包括时间关系；②既往用药与类似发作史；③种族、家族史、年龄以及发作时的症状；④基础疾病，尤其是免疫性、变态反应性疾病或慢性感染，放射性物质、化学物质或药物接触史；⑤给药剂量及疗程、停药后的反应；⑥临床停药试验，既是治疗手段又有利于诊断，一般临床症状、体征及血细胞计数常于数日至 2~3 周内恢复。自身免疫反应所致的粒细胞减少或缺乏症恢复较慢。

判断可致病药物的原则包括：①治疗过程中或用药后 7 天内出现粒细胞缺乏，而停药 1 个月后血象完全缓解，中性粒细胞绝对值 $>1.5 \times 10^9/L$；②再次暴露于可疑药物本病再次发生；③近期接受化疗、免疫抑制剂（如免疫球蛋白、干扰素、TNF 单抗及利妥昔单抗等）；④排除任何先天性或免疫性中性粒细胞减少病史，或患有感染性疾病（特别是病毒感染），或存在潜在血液病的可能性。

2. 外周血象检查　外周血中性粒细胞计数绝对值（1.0~2.0）$\times 10^9/L$ 为轻度粒细胞减少，中性粒细胞计数绝对值（0.5~0.9）$\times 10^9/L$ 为中度粒细胞减少，中性粒细胞计数绝对值 $<0.5 \times 10^9/L$ 为重度粒细胞减少，即粒细胞缺乏。患者一般无相关的血红蛋白及血小板减少，若存在严重感染，骨髓增生可受到抑制，而致血红蛋白和血小板系减少。

3. 骨髓象检查　药源性粒细胞缺乏症患者的骨髓增生情况并非完全一致，与药物诱导的自身免疫性溶血或血小板减少存在明显的不同。自身免疫性溶血或血小板减少时，外周血细胞是免疫反应主要的攻击目标，而骨髓往往增生活跃。药源性粒细胞缺乏症患者骨髓增生活跃者约 32.3%,减低者约 45.8%,极度低下者约 21.9%。同时伴有反应性单核细胞增多或浆细胞增多,提示预后不良。

骨髓增殖情况有助于推测恢复时间的长短,如髓系细胞显著减少或完全缺乏,恢复时间常需 2 周~2 个月,而前髓细胞的出现提示可能在 7 日内恢复,髓细胞成熟停滞现象为血象恢复先兆,但也要注意药物通过某种机制损伤成熟细胞的可能性。

4. 免疫学检查　检查有无粒细胞抗体。免疫学检查是机体识别"自身"与"非己"抗原,是对自身抗体形成天然免疫耐受、对"非己"抗原产生排斥作用的一种生理功能的检测。血清免疫学检测是主要的免疫学检查。检查内容主要为 IgG、IgA、IgM、IgD、IgE、心肌肌钙蛋白 T(cTnT)、肌红蛋白(Mb)、类风湿因子(rheumatoid factor, RF)。

5. 肾上腺素激发试验　对于粒细胞减少症患者,肾上腺素激发试验有助于鉴别真、假粒细胞减少。

6. 其他血液学检查　有助于排除血液、血管的其他疾病。

根据临床表现及实验室检查结果,粒细胞减少和缺乏症不难诊断,但患者多为老年人,常同时服用多种药物,故明确特异性药物与疾病的因果关系十分困难。因此,应对常见的致病药物保持高度的警惕性,仔细询问病史对于识别引起中性粒细胞减少的药物非常关键。尤其是老年人,常需行骨髓穿刺以排除潜在疾病。

【预防与治疗】

1. 药源性粒细胞减少或缺乏症的预防

(1)合理选用药物:用药个体化,严格掌握适应证。对可疑患者必须告知,应避免使用某些可能有免疫性或交叉免疫性的药物。

(2)用药期间密切观察血象变化:尤其抗甲状腺药甲巯咪唑和抗精神失常药氯氮平所致的粒细胞减少和缺乏症,因发生率高,用药期间不论年龄、性别、剂量,不论是初治还是复治患者,均须定期进行外周血细胞计数监测,且随用药时间延长,监测周期应逐渐缩短。一般认为,血白细胞计数低于 3×10^9/L 或中性粒细胞低于 1.5×10^9/L 时应停用有关药物,并进行相关检查。

(3)尽早发现:粒细胞减少者往往伴乏力、恶心、头晕、低热,严重者可出现咽痛、黏膜溃疡、皮疹、感染、虚脱等。如怀疑白细胞减少的可能性,要立即停药,进行白细胞计数及分类检查,每周 1 次。早发现、早停药,必要时进行血药浓度监测。

(4)积极消除相关因素:易使粒细胞减少或缺乏症发生风险增加或预后不良的因素包括高龄(>65 岁)、肾及心肺功能衰竭、患有自身免疫性疾病、营养状况不良、败血症和休克、多重用药、近期或正在进行放射性治疗、诊断时中性粒细胞绝对值过低(<0.1×10^9/L)、骨髓增生低下、淋巴细胞减少、骨髓浆细胞增多等,用药时应尽量避免上述因素。此外,致病药物与预后也有一定关系,如复方磺胺甲噁唑病死率低,而氯氮平则病死率高。

2. 药源性粒细胞减少或缺乏症的治疗　在抗生素问世之前,粒细胞缺乏症的死亡率为 75%~90%。有效抗菌药物的使用,使粒细胞缺乏症的死亡率降至 25% 以下,抗菌药物与粒细胞集落刺激因子(granulocyte colony stimulating factor, G-CSF)等的联合应用则使其降至 5% 以下。因而药源性粒细胞减少或缺乏症并不可怕,早期发现并立即采取有效措施,予以积极治疗,会有良好的效果。

(1)及时停用一切可疑的致病药物:第一时间停用可疑的致病药物是治疗的关键,但部分患者必须长期使用某些致中性粒细胞缺乏的药物,如精神分裂症患者必须长期接受氯氮平治疗、心内膜炎或骨髓炎患者不可避免地长期大剂量应用β-内酰胺类药物。

（2）进行严格的保护性隔离:患者住单间隔离病房,有条件的可住单人层流病房,由专人护理。每日紫外线消毒2次,每次1小时。室内放置冰醋酸,隔日进行空气细菌培养。患者的被褥、衣物定期高压消毒,及时更换。清洁地板、墙、门、窗、桌、椅等,每日2次。各种清洁用具固定使用,每天早晨开窗通风,保持室内空气清新。控制或谢绝探视人员,避免交叉感染。医护人员需戴口罩、穿隔离衣,严格执行无菌操作规程,所有用物专人专用,避免医源性感染。保持静脉穿刺及肌内注射部位无感染或静脉炎发生。加强对患者皮肤、口腔、肛周、阴道的护理。疑有细菌感染者,应反复送检咽拭子、血、尿、粪培养及药敏试验。

（3）及时实施抗感染治疗:感染是粒细胞减少或缺乏症患者死亡的主要原因,因而必须积极、有效地控制感染。粒细胞减少发热患者(1次口腔温度>38.3℃,或≥38.0℃持续1小时),或有其他感染征象,应立即取标本进行病原学检查,包括血培养及药敏试验。在病原菌未查明之前,经验性静脉给予广谱抗生素治疗,一般选用能强有力覆盖革兰阴性菌(包括铜绿假单胞菌)和足够抗革兰阳性菌活性的药物,如氨基糖苷类联合羧、脲基青霉素或第三代头孢菌素,主张抗感染治疗一步到位,争取早日控制感染,避免诱导耐药菌产生。之后,根据感染部位及药敏试验结果调整,尽早实现从广谱到窄谱、从联合到单用的转变。

抗菌药物的停药指征包括:①用药3日后体温正常,或体温正常≥48小时且符合下列条件之一:连续2日中性粒细胞计数≥0.5×10^9/L,无明确的感染指征,病原学结果阴性,或体温正常5~7日且中性粒细胞计数<0.5×10^9/L,低危或无并发症的患者;②用药3日后仍发热的患者,若中性粒细胞计数≥0.5×10^9/L持续4~5日,或中性粒细胞计数<0.5×10^9/L,经评估继续应用2周,或未发现病灶的患者。

如疑导管相关性感染,或有耐甲氧西林金葡菌增殖的证据,首次治疗方案应加用万古霉素或替考拉宁。如发热仍难以控制,应考虑真菌感染的可能性,必要时加用两性霉素B。无感染依据者,为防止耐药性产生,不主张预防性应用抗生素。

（4）升高白细胞数量:常用于升高白细胞的药物包括传统升白药和集落刺激因子(colony stimulating factor, CSF)。CSF类药物是一组多潜能的造血细胞生长因子,如粒细胞集落刺激因子(G-CSF)和粒细胞巨噬细胞集落刺激因子(GM-CSF),具有强大的促进骨髓粒细胞前体细胞分化、增殖和释放作用以及增强成熟中性粒细胞功能的作用。

1）传统升白药:临床较为常用的升白药物有雄性激素、碳酸锂、B族维生素(维生素B_4和维生素B_6)、嘌呤核苷酸类升白药、利可君、利血生、肌苷、氨肽素、鲨肝醇、司坦唑醇和肾上腺皮质激素等。对抗肿瘤药物导致的粒细胞缺乏,维生素B_4、鲨肝醇、肌苷、脱氧核糖核酸、司坦唑醇有较好疗效;对甲亢合并粒细胞减少,给予碳酸锂既可抑制甲状腺功能,又可刺激骨髓粒细胞生成,但需要监测体内的锂离子浓度;对氯氮平引起的粒细胞缺乏,给予碳酸锂治疗可刺激骨髓白细胞生成,升高中性粒细胞绝对值,从而可在一定范围内允许增大氯氮平的使用剂量。

免疫因素导致的粒细胞减少,糖皮质激素可减轻免疫反应物对粒细胞系祖细胞的抑制和中毒症状,促进骨髓释放中性粒细胞进入外周血液循环,疗效肯定,可在给予广谱抗生素的前提下使用。如有继发性真菌感染,可使用抗真菌药氟康唑等。但糖皮质激素的使用颇有争议,有研究者认为糖皮质激素虽能改善粒细胞减少症状,但与 G-CSF 相比,单独应用效果不肯定。粒细胞缺乏合并感染时,糖皮质激素可导致感染扩散,风险较大。

2)G-CSF:G-CSF 是一种由单核细胞、巨噬细胞、内皮细胞和成纤维细胞产生的造血生长因子,人类的 G-CSF 基因位于 17 号染色体的 q21~22 区,长约 2.5kb,有 5 个外显子和 4 个内含子,其蛋白质由 174 个氨基酸组成。

G-CSF 有细胞系特异性,仅作用于中性粒细胞及其祖细胞,无种族特异性。G-CSF 通过与粒系祖细胞及成熟中性粒细胞表面的特异性受体粒细胞集落刺激因子受体(granulocyte colony stimulating factor receptor, G-CSFR)结合,促进粒系祖细胞增殖分化,并增强 G-CSFR 的趋化性、吞噬和杀伤功能等。G-CSF 可促进髓系造血祖细胞增殖、分化和成熟,调节中性粒细胞系的增殖与分化、成熟;可驱使中性粒细胞释放至血流,使外周中性粒细胞数量增多。单剂量 G-CSF 皮下注射 2 小时后可见外周血中性粒细胞数量增加,12 小时达高峰,持续 36 小时,随后恢复至原有的水平。C-GSF 可将中性粒细胞成熟时间从 5 日缩短至 1 日,增强成熟粒细胞的趋化性、吞噬作用及杀菌能力;可促进中性粒细胞释放花生四烯酸和白细胞碱性磷酸酶及髓过氧化物酶,介导中性粒细胞超氧阴离子的产生及抗体依赖的细胞杀伤活性作用。G-CSF 能缩短粒细胞缺乏的持续时间,并能减少发生严重感染的机会。G-CSF 对单核细胞、淋巴细胞、嗜酸性粒细胞、血小板、网织红细胞及血红蛋白均无明显影响。

目前临床使用的 G-CSF 为采用基因工程技术获得的重组粒细胞集落刺激因子,如:①非格司亭,主要成分为重组人粒细胞集落刺激因子(recombinant human granulocyte colony stimulating factor, rhG-CSF),能调节骨髓中粒系造血,选择性地作用于粒系造血祖细胞,促进其增殖分化,并可增加粒系终末分化细胞功能,升高中性粒细胞,促进骨髓造血恢复,减少感染发生率;②来格司亭,作用类似于非格司亭,过敏者、孕妇及哺乳期妇女、新生儿、婴幼儿、自身免疫性血小板紫癜者禁用,急、慢性髓细胞白血病,恶性肿瘤患者禁用;③培非格司亭,是非格司亭经甲氧基聚乙二醇共价修饰的长效人粒细胞集落刺激因子,经结构修饰后半衰期从 3.5 小时延长至 15.80 小时,较非格司亭延长约 10 倍,给药次数减少,耐受性良好。

3)粒细胞巨噬细胞集落刺激因子(granulocyte macrophage colony stimulating factor, GM-CSF):是一种有广谱效应的多肽生长因子,有重要的调节造血和白细胞功能作用,能促使造血干、祖细胞增殖和分化,刺激粒、单核巨噬细胞生长和成熟,也有促进巨核细胞和嗜酸性粒细胞生长的作用,对红细胞生长有辅助调节作用,可促进骨髓粒系祖细胞向中性粒细胞增殖、分化和成熟,动员骨髓成熟中性粒细胞向外周血释放,并能增强中性粒细胞的吞噬杀菌与趋化功能,提高抗感染和免疫功能。

GM-CSF 已较多用于不同原因所致的骨髓抑制、粒细胞缺乏、再生障碍性贫血等各种血液系统疾病。GM-CSF 可使继发于粒细胞减少的感染发生率降低 20%,缩短患者的住院时间,但并不能减少感染相关死亡率。目前临床使用的 GM-CSF 药物有:①沙格司亭:主要用于骨髓衰竭患者的白细胞低下,能增强粒细胞、嗜酸性粒细胞和巨噬细胞功能,提高机体的抗感染能力,可降低白细胞减少并发严重感染的风险;②莫拉司亭:可用于骨髓增生异常综合征和再生障碍性贫血、干细胞移植、癌症化疗、骨髓移植、艾滋病,首剂 24 小时内可见一过性中性粒细胞计数急剧增加,而后计数会快速下降,故不应提早中断治疗。

(5)其他治疗:严重感染时静脉注射免疫球蛋白,可增强免疫力等。重症药源性粒细胞缺乏合并严重感染抗生素不能控制、粒细胞集落刺激因子亦未能提升粒细胞至 0.5×10^9/L 的患者可输注粒细胞,每日 1 次,连用 3~4 日,有一定疗效,但有研究者认为该法疗效不稳定,且有明显的副作用,应慎用。高热患者的对症处理措施应正确,禁止使用解热镇痛药。

（王芙蓉　郭瑞臣）

第二节　药源性血小板减少症

药源性血小板减少症指某些药物引起的外周血小板计数低于 150×10^9/L,或较基线计数降低值 >50%。按血小板减少的程度可分为轻度[（100~150）$\times 10^9$/L]、中度[（20~100）$\times 10^9$/L]和重度（$<20 \times 10^9$/L）血小板减少症。轻度血小板减少症患者可发生皮肤或黏膜出血,不能承受手术治疗和侵袭性操作检查;中度患者有自发性出血的高危险性;重度患者极易发生出血,甚至死亡。

血小板减少症的发生率仅次于药源性白细胞减少或粒细胞缺乏症,确切的发生率尚不十分明确,但可因人群、药物种类、药物暴露次数、计算方法等而异,即存在高危药物与高危人群的情形。对多数药物而言,住院患者和老年人的发生率可能更高[7]。

【致病机制】

药源性血小板减少症的发生机制十分复杂,主要包括骨髓抑制、免疫因素、直接破坏血小板,或继发于某些药物引起的血小板消耗增加。有的药物（如磺胺药等）可能兼有多种致病机制[8]。

1. 骨髓抑制　某些药物对骨髓具有全面的抑制作用,引起骨髓增生低下、血小板及全血细胞减少,如细胞毒性药物、氯霉素、苯妥英钠、抗甲状腺药等;某些药物可选择性地作用于骨髓巨核细胞,抑制其生成,或具有直接毒性作用,使巨核细胞产生血小板的数量减少,如噻嗪类利尿药、乙醇、雌激素等。骨髓抑制的发生与用药剂量有关,一般是可逆性的,如抗肿瘤药、雌激素、苯妥英钠、吩噻嗪等。另有一些药物的骨髓抑制作用与剂量无关,所致的骨髓抑制难以恢复,导致持续性的血小板减少,如氯霉素、保泰松、磺胺药、氯磺丙脲等引起的骨髓抑制性血小板减少。

2. 免疫因素　某些药物具有抗原性,进入机体后可刺激机体产生药物依赖性抗体,后者作用于血小板,引起外周血小板的破坏增加。主要机制有半抗原型、免疫复合物型、自身免疫型。

（1）半抗原型:既往认为药物分子作为半抗原与机体内源性大分子蛋白共价结合形成全抗原,刺激机体产生特异性抗体,破坏与相应药物结合的血小板（药物 – 血小板复合物）,而不破坏正常的血小板,造成血小板减少。但证据尚显不足,仅见于少数情况下。如发生率极低的青霉素所致的血小板减少、孕妇服用磺胺或奎宁类药物引起的新生儿血小板减少症等。

（2）免疫复合物型:某些药物如奎尼丁、奎宁、磺胺类药物、肝素、非甾体抗炎药及其代谢产物可形成新的复合型抗原表位（部分药物、部分蛋白）,激发机体产生抗体,抗原与抗体结合形成免疫复合物,并非特异性地吸附在血小板膜上,形成药物 – 血小板 – 抗药物抗体三重复合物,激活补体,使血小板遭到破坏。

（3）自身免疫型：药物或其代谢产物刺激机体产生 IgG 型抗体,与血小板膜蛋白如血小板糖蛋白（platelet glucoprotein, GP）Ib/IX 或 GPIIb/IIIa 结合,改变血小板表面结构和膜的抗原性,进而诱发形成血小板自身抗体,导致血小板溶解。此类药物有甲基多巴、金盐、氯丙嗪、普鲁卡因胺、磺胺类药物、干扰素等,一般在用药 90~180 日后发病。

3. 直接破坏血小板 某些药物对血小板有直接破坏作用。鱼精蛋白与肝素形成复合物,而直接破坏循环血小板,导致轻度血小板减少。有研究表明,鱼精蛋白可干扰血小板膜 GPIb 与 von Willebrand 因子（血管假性血友病因子,vWF）的相互作用,但尚未确定是否影响血小板存活。某些治疗造血功能异常及癌症的白细胞因子和造血生长因子,如粒 - 单系集落刺激因子、巨噬细胞集落刺激因子、肿瘤坏死因子 $-\alpha$、干扰素 γ、白介素 -2 等可致急性血小板减少,直接引发血小板破坏,但机制尚不明确。

4. 血小板消耗增加 血栓性微血管病变可以导致外周血小板减少,但比较罕见。某些药物如噻氯匹定、丝裂霉素、吉西他滨等可引起与血栓性微血管病变相关性症状,引起血管内皮中毒性损害,导致过度性血小板消耗,诱发血小板减少症。

【致病药物和临床表现】

因药物及其作用机制不同,潜伏期及发病时间存在较大差异。从用药开始到发病短者数小时或数日、长者可以数个月,但大多在首次用药后 1~2 周、再次用药后 2~3 日发病。药源性骨髓抑制性血小板减少症多数在疗程后期剂量足够时发病。免疫因素所致的血小板减少多在用药后 1~7 日内发病；少数药物（如金盐）由于可在体内长期滞留,蓄积到一定量才引起血小板减少,一般发生在用药后数周甚至数个月。

多数患者突然起病,以出血为主要表现,但出血程度不一。轻者仅表现为皮肤瘀点、瘀斑和黏膜出血,为最早、最常见的出血症状。有些患者于皮肤出血的同时伴有鼻出血、牙龈出血,女性患者可有月经过量或子宫出血。重者可有内脏出血,如黑便、呕血等消化道出血,血尿等泌尿道出血,或阴道出血,长期或严重出血可引起贫血。最严重者为颅内出血,常可在短时间内危及生命,是引起患者死亡最重要的原因。有骨髓抑制副作用的药物可引起全血细胞减少,更易发生感染并有贫血表现。多数患者在停用致病药物后,血小板数量于 1~2 周内恢复正常,出血停止。

较严重的患者可在出血的同时伴发全身症状,敏感患者也可于用药后数分钟内发生,主要有发热、寒战、嗜睡、乏力、全身酸痛、恶心、呕吐、头痛、腹痛、关节痛、皮肤瘙痒与潮红等。这些症状既可单发也可多发,可能与循环血液中血小板的大量破坏有关。

已证实许多药物与血小板减少症的发生有关,且范围还在不断扩大[9]。

1. 抗凝血药物

（1）肝素：使用普通肝素者有 1%~6.5% 出现 I 和 II 型血小板减少症。I 型即肝素相关性血小板减少症,是一种温和的血小板减少症,通常发生于肝素类药物治疗后的 1~4 日,为非免疫原性。可能机制为肝素分子直接植入血小板膜上,一般不需要特殊治疗,继续用药血小板可恢复正常,预后良好。II 型即肝素诱导的血小板减少症（heparin-induced thrombocytopenia, HIT）,是一种较少见但非常严重的免疫损伤,通常发生于首次用药后的 5~14 日,发生率为 2%~3%,常发生血栓合并症。一旦出现须立即停用肝素,并选用其他抗凝药物[10]。

肝素诱导的血小板减少症是一种免疫反应,与血小板因子4(platelet factor 4, PF4)有关。PF4是在血小板α颗粒和某些细胞表面存在的一种带正电荷的蛋白,在血小板聚集时释放,与凝血、炎症、趋化反应有关。带负电荷的肝素与PF4有高度亲和力,两者结合时,PF4的构象发生改变,暴露出新的抗原决定簇而作为抗原刺激机体产生肝素-PF4抗体(又称HIT抗体),包括IgG、IgM和IgA,以IgG最为常见。抗体Fab片段与肝素-PF4结合形成复合物,再以Fc片段与血小板FcγⅡa受体结合,使血小板被激活并发生一系列变化,如释放大量血小板因子和血小板微颗粒,纤维蛋白原表达受体上调,凝血酶水平升高,血小板间发生聚集,从而大量血小板被消耗,引起血小板减少或血栓性血小板减少症[11]。

根据发生时间,HIT可以分为3种类型。①典型HIT,血小板减少出现在使用肝素后的第5~10日;②速发型HIT,见于25%~30%的患者,肝素使用后的24小时内突然出现血小板计数减少,其原因是既往几周内患者使用过肝素,循环中已存在HIT抗体;③迟发型HIT,肝素停药几天后才出现血小板计数减少,临床表现较重,抗HIT抗体滴度高。此外,若临床和血清学检查符合HIT,但无肝素接触史,称为自发性HIT。

HIT的发生还受到另外多种因素的影响。①肝素的类型:牛普通肝素>猪普通肝素>猪低分子量肝素;②正在应用肝素治疗的患者类型:手术后>内科治疗>产科;③有无其他慢性疾病,如慢性阻塞性肺疾病、慢性心力衰竭等。

Warkentin和Heddle提出诊断HIT的4T评分系统,4个标准分别为:①血小板减少;②血小板计数下降时间;③血栓或其他结局;④血小板减少的其他原因。见表7-1。

表7-1　诊断HIT的4T评分标准

项目	1分	2分	3分
血小板减少(thrombocytopenia)	下降>50%,或最低值为(20~100)×10⁹/L	下降30%~50%,或最低值为(10~19)×10⁹/L	下降≤50%,或最低值<10×10⁹/L
血小板计数下降时间(the platelet count down time)	5~10日,或≤1日(过去30日内使用过肝素)	>10日,或不清楚,或≤1日(过去30日内使用过肝素)	近日未使用过肝素
血栓或其他结局(thrombosis or other sequences)	明确的血栓、皮肤坏死,或静脉注射肝素后的系统反应	进展的再发或阴性血栓;皮肤红色病变	无
血小板减少的其他原因(other causes for thrombocytopenia)	无证据	可能有证据	证据明确

注:4项评分相加,根据积分诊断HIT,可能性如下:6~8分,高度怀疑;4~5分,中度怀疑;0~3分,低度怀疑

(2)低分子量肝素:肝素与PF4的结合程度取决于肝素的硫基化程度及分子链长度。硫基化程度高的大分子肝素易与PF4形成复合物,刺激机体产生抗体。低分子量肝素因硫基化程度较普通肝素弱,且分子链短,HIT抗体产生较少,尽管同样会发生血小板减少症,但与普通肝素比较其发生率低,约为1%;症状出现较晚,但可能更严重。

此外,低分子量肝素的分子结构与普通肝素相似(硫酸氨基葡聚糖片段),因此可与普通肝素刺激产生的HIT抗体发生交叉反应。

（3）其他抗凝血药物：蝮蛇抗栓酶、降纤酶、蕲蛇酶、（氢）氯吡格雷、阿托伐他汀、华法林、噻氯匹定、脂必妥、去铁胺等。

氯吡格雷所致的血小板减少症的发生率为 0.2%，多在服药后的 2~3 个月内发生，最常见的表现是血栓性血小板减少性紫癜。

2. GPⅡb/Ⅲa 受体拮抗剂类抗血小板药物 GPⅡb/Ⅲa 受体拮抗剂类抗血小板药物所致的血小板减少症已成为临床严重并发症之一，发生率为 0.5%~5.6%。患者对任何一种本类药物敏感，其他同类药物也应禁止使用。本类药物引起血小板减少的机制多为免疫性，如阿昔单抗对血小板 β_3 整合蛋白（糖蛋白Ⅲa）有特异性，与其结合使 β_3 整合蛋白发生结构性改变，形成新的抗原表位，导致免疫系统将其识别为新抗原，引起用药者产生抗血小板的抗体，形成血小板抗原 - 抗体复合物，被免疫系统清除，血小板数量减少。

（1）阿昔单抗：目前常用的 GPⅡb/Ⅲa 受体拮抗剂中，阿昔单抗引起的血小板减少症最为多见，总发生率为 2.5%~6%，且呈剂量依赖性。严重血小板减少症（$<50 \times 10^9/L$）的发生率为 0.4%~1.6%，其中 0.9%~6% 的患者需给予血小板输入治疗。再次用药者血小板减少症的发生率明显升高。典型血小板减少症常于开始治疗后的 2~4 小时发生，停药后多在 2~5 日血小板计数恢复正常，亦见有延至 10 日后方恢复正常者[12]。

（2）替罗非班：替罗非班引起的血小板减少症（$<100 \times 10^9/L$）发生率为 1.1%~1.9%，严重血小板减少症（$<50 \times 10^9/L$）的发生率为 0.2%~0.5%。替罗非班所致的血小板减少症出现较早，一般给药后的 1~24 小时即可出现；恢复也较快，停药后 1~6 日可恢复至正常范围。替罗非班致血小板减少症的独立危险因素包括高龄（>65 岁）、低血小板计数（$<180 \times 10^9/L$）、吸烟史、低 BMI 等。极重度血小板减少发病急，易诱发鼻腔、牙龈、皮肤黏膜、内脏组织、颅内等多部位出血。轻者可自行恢复；重者可出现低血容量性休克，诱发弥散性血管内凝血、神经系统功能异常、昏迷及猝死等。

（3）依替巴肽：依替巴肽引起的血小板减少症（$<100 \times 10^9/L$）发生率为 1.2%~6.8%，严重血小板减少症（$<50 \times 10^9/L$）的发生率为 0.2%，1.3%~1.5% 的患者需给予血小板输入治疗。

（4）氯吡格雷：为口服血小板抑制剂，其严重血小板减少症（$<80 \times 10^9/L$）的发生率为 0.2%，血小板减少性紫癜的发生率为 1/15 000。氯吡格雷所致的血小板减少多发生于用药后的 2~3 个月，最常见的表现是血栓性血小板减少性紫癜。

（5）噻氯匹定：接受噻氯匹定治疗的患者，约每 500 例中就有 1 例发生严重血小板减少和血栓性血小板减少性紫癜的其他体征与症状。

（6）其他：西洛他唑、沙格雷酯、曲克芦丁等血小板抑制剂均可引起急性血小板减少的并发症。

3. 抗微生物药物

（1）氯霉素：氯霉素引起的药源性血小板减少症最常见。氯霉素的不良反应主要为抑制骨髓造血功能，可分为可逆的血细胞减少（剂量相关）和不可逆的再生障碍性贫血（剂量不相关）。氯霉素的化学结构中含有 1 个硝基苯环，亚硝基 - 氯霉素可抑制骨髓造血细胞内的线粒体 DNA 聚合酶，导致 DNA 及蛋白质合成减少，引起骨髓抑制发生。骨髓抑制作用起病隐匿，造血功能受损，骨髓巨核细胞数减少，血小板数量减少。其严重程度多与用药剂量相关，血小板减少的同时常伴有其他血细胞减少。用药期间应常规监测血小板，一旦发现血小板减少,及时停药多可恢复,严重者输注血小板有效。

少数情况下氯霉素可引起持久的不可逆性骨髓抑制,导致持续的骨髓抑制性血小板减少和全血细胞减少,停药后也难以恢复。属特异质反应,与个体对药物的敏感性有关,而与剂量无明显的相关性,一般用药后数周至数个月发生,病情严重。

(2)磺胺类药物:是引起血小板减少的常见药物,如复方磺胺甲噁唑、磺胺嘧啶、磺胺甲噁唑等,具有骨髓抑制及免疫性血小板减少2种作用机制。

磺胺甲噁唑和(或)甲氧苄啶(SMX-TMP)可增加血小板减少风险,某些特殊患者如HIV感染者则风险更大,甚至引起死亡。因而,许多国家已针对SMX-TMP所致的免疫性血小板减少风险予以警示,过敏者及具有药物性血小板减少史的患者禁止使用。

(3)万古霉素及其他糖肽类抗生素:常规剂量的万古霉素15mg/(kg·d)即可引起免疫性血小板减少,通过刺激机体产生特异性万古霉素依赖性抗血小板抗体,再次用药,体内抗体被诱导,与血小板膜GPIIb和(或)GPIIIa结合,形成免疫复合物,引起血小板结构破坏和功能丧失,造成血小板计数减少和凝血系统功能障碍。体内的万古霉素清除后,万古霉素依赖性抗体仍可持续存在数个月,患者再次使用万古霉素后1~27日(平均为8日)后血小板数量可降至最低,出现广泛瘀斑和出血,甚至发生严重的致死性出血。

万古霉素所致的免疫性血小板减少是可逆性的,停药后血小板计数可恢复至正常水平。老年人、肾移植和肾衰竭患者停用万古霉素后,血小板减少可持续1周或1周以上,可能与这些患者对万古霉素的清除延缓、体内的万古霉素浓度较高有关。

新型糖肽类抗生素替考拉宁常规剂量下几乎不引起血小板减少症,且如果发生,亦为可逆性,但高于常规剂量[>12mg/(kg·d)]可引起血小板减少症,且发生率显著高于万古霉素。

(4)青霉素类药物:阿莫西林引起的血小板减少症停药后多数能够恢复,只有极少数重症患者才需要输注血小板,发病原因很可能是免疫性因素。氨苄西林有引起内脏和致命性出血的报道。

(5)头孢菌素类药物:头孢菌素类药物主要通过免疫机制引起血小板破坏、减少。停药后,药物致血小板减少相关抗体仍保留在敏感者血浆内或吸附在血小板的膜表面,再次给药膜表面被覆盖的抗体激活,引起血小板大量凝集与破坏。因此,有血小板减少症史者应避免再次使用相关药物[13]。

头孢哌酮是最常引起血小板减少症的头孢菌素类药物。头孢哌酮所致的血小板减少症状最早可出现于滴注结束,最迟出现于用药后3周,多发生于用药后2~7日。最常表现为消化道出血(主要是胃出血),也可表现为血尿、皮下出血、鼻出血、蛛网膜出血、牙龈出血等,或单纯血小板减少等,部分患者出现2处或2处以上部位出血。个别患者死于失血性休克、肾衰竭或呼吸衰竭,多数经积极治疗后症状可控。有消化道病史者、青少年及老年患者避免使用头孢哌酮,有助于降低血小板减少症的发生率。

其他头孢菌素类药物如头孢呋辛、头孢克洛、头孢噻肟、头孢唑林、头孢曲松、头孢氨苄、头孢他啶、头孢替唑钠、头孢替安、头孢克肟、头孢唑肟、头孢米诺、头孢吡肟等均有引起血小板减少症的报道。

(6)氟喹诺酮类抗菌药物:主要通过免疫机制引起血小板减少,患者可见IgG水平升高,补体C3、C4减少。环丙沙星、依诺沙星、氧氟沙星、左氧氟沙星均可能引起。

（7）抗结核药物：抗结核药物如乙胺丁醇、利福平、利福喷丁均可引起血小板减少，但一般为轻度减少，经调整抗结核治疗可顺利完成治疗方案，使结核病治愈。但也有很少一部分患者不仅无法治疗结核病，甚至会由于严重血小板减少导致出血死亡。利福平是最容易引起血小板减少的抗结核药物，异烟肼、乙胺丁醇等也可能导致严重的血小板减少。中老年男性患者，或伴有免疫低下疾病的患者，如糖尿病、合并肝脏疾病的患者，治疗前血小板正常或轻度减少，用药后血小板急剧下降。

（8）氨基糖苷类抗生素：主要包括庆大霉素、链霉素、卡那霉素及阿米卡星、奈替米星、依替米星等，如使用剂量、疗程不当，除引起严重的耳、肾毒性外，也可引起血小板减少等血液系统不良反应。

（9）其他抗微生物药物：利奈唑胺为第1个人工合成的新型噁唑烷酮类抗菌药，血小板减少症的发生率为15.1%~29.5%，且随疗程的增加而明显上升，提示与药物或其代谢产物在体内蓄积有关。老年患者的血小板降低程度较青年人、儿童明显增大。利奈唑胺所致血小板减少症的机制可能与免疫介导有关，而非骨髓抑制。一旦出现应及时停药观察，一般停药8~15日后血小板计数恢复正常。

4. 抗肿瘤药物　血小板减少是抗肿瘤药物最常见的不良反应。抗肿瘤药物在杀灭肿瘤细胞的同时也可损伤正常的骨髓造血干细胞和骨髓造血微环境，使骨髓抑制，全血或部分血细胞减少，且在抗肿瘤药物达到一定剂量后必然会发生。造血系统不良反应，尤其血小板减少也是肿瘤患者被迫减少剂量、缩短疗程甚至终止化疗的主要原因。

抗肿瘤药物对骨髓的抑制作用一般是先引起白细胞减少，然后血小板减少，最后导致全血细胞减少。临床上常有发热、咽痛、皮肤黏膜出血，重者可表现为内脏出血，甚至颅内出血等。抗肿瘤药物引起的一般是可逆性的骨髓抑制，但超大剂量时，也表现为不可逆性的骨髓抑制。

（1）烷化剂：如环磷酰胺、氮芥、白消安等的烷化基团（—CH_2—）与DNA链中的碱基对接，抑制DNA复制，阻碍造血细胞的分裂与增生，致骨髓再生障碍。新型烷化剂替莫唑胺也可引起血小板减少，但较轻。

（2）抗代谢药：如阿糖胞苷、氟达拉滨、甲氨蝶呤、吉西他滨等通过与各种不同的核苷酸（核苷）或叶酸发生竞争性抑制作用，阻碍核酸代谢和DNA合成，引起骨髓抑制，血小板生成减少。甲氨蝶呤短期小剂量使用即可引起血小板减少，甚至全血细胞减少，病情严重者可出现死亡。

（3）酪氨酸酶抑制剂：治疗慢性髓细胞白血病的靶向药物伊马替尼导致的血小板减少症可能与机体内的血小板源生长因子（platelet-derived growth factor，PDGF）和血小板源生长因子受体（platelet-derived growth factor receptor，PDGFR）和PI3K-Akt通路相关，使血小板生成障碍和巨核细胞凋亡。

（4）其他抗肿瘤药：如柔红霉素、多柔比星、博来霉素、长春新碱、依托泊苷、奥沙利铂、利妥昔单抗及免疫抑制剂环孢素等均可引起血小板减少症。

5. 其他化疗药物　奎宁是最早被发现的可引起严重血小板减少症的药物。奎宁可通过下面两种机制引起血小板膜糖蛋白（GP）结构变化，从而诱导产生血小板相关性抗体。其一，奎宁与GP通过电荷或疏水区以互补方式结合，继而抗体可与奎宁及邻近的肽类相互作用，导致血小板破坏；其二，奎宁某一位点的结合引起GP另一位点的结构改变，继而抗体结合、血小板裂解。机体产生的药物依赖性抗体包括识别 GPⅠb/Ⅴ/Ⅸ 的 IgG 抗体和识别 GPⅡb/Ⅲa 的 IgG 抗体,抗原 – 抗体的结合诱发免疫反应的发生。也有研究发现,药物依赖性 GPⅠb/Ⅴ/Ⅸ 抗体 IgG 也能抑制巨核细胞和前血小板的形成,引起巨核细胞 DNA、形态及细胞大小的改变,但具体机制未明。

6. 治疗类风湿关节炎的药物 接受金盐治疗的类风湿关节炎患者有 1%~3% 发生血小板减少症,可能是速发型的,也可能是迟发型的。可突然出现血小板数量减少,也可在用药后数周至数个月出现血小板逐渐减少。速发型血小板减少与特发性血小板减少性紫癜有关,尸检患者骨髓发现免疫所致的急性血小板破坏,骨髓中存在正常的巨核细胞;而迟发型血小板减少与全血细胞减少症有关。金制剂可促进 IgG 与血小板膜糖蛋白 V 结合。金盐诱导的自身抗体是唯一的对血小板膜 GPV 具有特异性的抗体。属自身免疫介导的反应,与血中的金制剂浓度无关,即使停药仍可继续存在一定时间。

7. 解热镇痛抗炎药 解热镇痛抗炎药也可引起血小板减少,但易被忽视。常见的解热镇痛抗炎如阿司匹林、双氯芬酸、柳氮磺吡啶、保泰松、羟布宗、舒林酸、萘普生、布洛芬、吲哚美辛、氨基比林、非那西丁、水杨酸钠、吡罗昔康、安乃近以及含解热镇痛药的复方制剂[感冒通、速效伤风胶囊、去痛片、索密痛、复方对乙酰氨基酚片(Ⅱ)(散利痛)]等均可引起血小板减少。

阿司匹林可通过免疫机制引起血小板被破坏、数量减少,也可通过抑制环氧化酶活性而阻止血小板聚集,可能是阿司匹林易致严重(内脏和致命性)出血的主要原因。临床发现阿司匹林的剂量与血小板减少有较小的相关性,故服药期间要密切观察血小板数量,高度警惕服药期间出现的皮肤紫癜、鼻出血、牙龈出血等症状,及早发现血小板减少,及时停药,及时治疗。

对乙酰氨基酚可引起血小板减少性紫癜,停药后患者可恢复正常,认为该药具有诱发潜在的血小板减少的可能性。

8. 精神神经系统药物 抗精神失常药物氯丙嗪、氯氮平、替沃噻吨、氟哌啶醇等均有引起血小板减少症的报道。

抗癫痫药丙戊酸盐可引起轻度血小板减少症,机制尚不清楚,可能为非免疫性。某些抗癫痫药如卡马西平、苯妥英钠、三甲双酮等具有骨髓抑制或降低血小板的作用。

镇静催眠药地西泮、三唑仑等也有引起血小板减少症的报道。

三环类抗抑郁药、单胺氧化酶抑制剂、选择性 5- 羟色胺再摄取抑制剂舍曲林和西酞普兰、α_2 肾上腺素受体拮抗剂和 5- 羟色胺$_1$、5- 羟色胺$_2$ 受体拮抗剂米安色林以及去甲肾上腺素和特异性 5- 羟色胺抗抑郁药米氮平等抗抑郁药物可引起血小板减少症。艾司西酞普兰也有引起血小板减少的报道。

9. 利尿药 氢氯噻嗪、呋塞米等利尿药导致血小板减少的确切机制尚不明确,可能是通过抑制巨核细胞生成和形成血小板抗体,使血小板减少。孕妇于妊娠期服用噻嗪类利尿药后,新生儿有可能发生血小板减少和出血。其发病机制可能是这类药物通过胎盘进入胎儿体内,抑制胎儿的骨髓巨核细胞而引起新生儿血小板减少。

10. 心脑血管药物 奎尼丁、甲基多巴、洋地黄、洋地黄毒苷、胺碘酮、硝酸甘油、维拉帕米、卡托普利、抗栓酶Ⅲ、低分子右旋糖酐、氨力农、阿普洛尔、普鲁卡因胺、二氮嗪、米诺地尔、复方罗布麻、尼莫地平、小牛血提取物注射液、藻酸双酯钠等均有引发血小板减少症的报道。

11. 降血糖药 某些降血糖药有抑制骨髓的作用,从而引起血小板减少,其中以氯磺丙脲常见。格列本脲、甲苯磺丁脲、格列美脲、二甲双胍、胰岛素等均可引起血小板减少。

12. 疫苗 可引起血小板减少的疫苗有百日咳疫苗、乙肝疫苗、乙型脑炎疫苗、狂犬病疫苗、流感疫苗、白百破联合疫苗、麻疹疫苗、风疹疫苗、卡介苗、流行性出血热病毒灭活疫苗、脊髓灰质炎糖丸等。

13. 其他 长期应用己烯雌酚或其他雌激素可引起血小板减少,停药后血小板多在2个月内恢复正常,再次给药,血小板减少又可再现,机制未明,可能与雌激素抑制血小板生成作用有关。

他莫昔芬连续用药1个月后可见牙龈出血、月经量大,全身可见大小不等的紫癜及出血点,压之不退,血小板计数明显减少。

乙醇可能通过对外周血小板有直接损害作用和对巨核细胞的毒性作用引起血小板减少。

【诊断和鉴别诊断】

药源性血小板减少症的诊断主要依靠典型的临床表现和血小板计数的动态改变。

1. 病史采集 仔细回顾患者的用药史,包括目前用药情况、近期用药变动情况、非处方药和中草药的使用等。

2. 临床表现及与用药的关系 患者有血小板减少症的临床表现,伴或不伴出血倾向,如皮肤出现出血点、紫癜、瘀斑、口腔黏膜出血性疱疹等,甚至出现严重的内脏出血迹象。血小板数量减少与所用药物间存在因果关系,停用致病药物,血小板数量恢复正常,临床症状逐渐改善和消失,再次用药血小板数量再次下降,临床症状也再现。但再激发试验的风险较大,必要时应在严密的医疗监护下进行。

可采用计分推算法评价临床用药与血小板减少之间的因果关系。该法在病例分析时,对用药与反应出现的时间顺序、是否已有类似反应的资料等基本问题予以打分,最后按所计总分评定因果关系等级,见表7-2。

表7-2 药物与血小板减少间的因果关系计分表

序号	问题	是	否	不知道	计分
a	该反应以前是否已有报告	+1	0	0	
b	本例ADR是否在使用可疑药物后出现	+2	−1	0	
c	停用可疑药物、给予特异性拮抗剂后不良反应是否改善	+1	0	0	
d	再次使用可疑药物,ADR是否再次出现	+2	−1	0	
e	是否由其他原因引起这种反应	+1	+2	0	
f	给予安慰剂后这种反应是否再次出现	−1	+1	0	
g	血液或其他体液药物浓度是否为已知中毒浓度	+1	0	0	
h	增加剂量,反应是否加重;减少剂量,反应是否减轻	+1	0	0	
i	如患者以前用过相同或类似药物,是否也有类似反应	+1	0	0	
j	该反应是否有客观检查予以确认	+1	0	0	

注:总分≥9分:肯定有关;总分5~8分:很可能有关;总分1~4分:可能有关;总分≤0分:可疑

也可采取一种更为简捷的方式,即根据美国俄克拉荷马大学卫生科学中心采用的标准判断可疑药物与血小板减少的相关性。①发生血小板减少前有确切应用某种可引起血小板减少症的药物史,且停用该药后血小板减少症状减轻或血小板计数恢复正常;②发病前仅用某一种药物,或同时使用其他药物,但停用该药后继续使用其他药物不影响血小板计数;③排除其他可导致血小板减少症的原因;④重新使用该可疑药物后血小板减少症又复发。4项都符合可确诊,前3项符合很可能相关,符合①项为有可能,不符合①项为不可能。

3. 实验室检查

(1)血象:本病血象可呈典型的血小板减少,血小板减少的程度差别很大,尤其是由免疫机制致病者,血小板可低至(10~20)×10^9/L或更少,重症患者则<5×10^9/L。对骨髓有抑制作用的药物往往有全血细胞减少,血常规检查可依次发现白细胞减少 – 血小板减少 – 红细胞减少 – 网织红细胞减少 – 巨核细胞减少。

(2)骨髓象:骨髓抑制性血小板减少患者骨髓象常显示巨核细胞减少;免疫性血小板减少患者显示有核细胞增生活跃,巨核细胞数量不定,多数病例增多或正常。

(3)血小板抗体:酶联免疫分析法或荧光免疫分析法血小板相关抗体检测表现为阳性,但其特异性不强。

4. 排除其他疾病 药源性血小板减少症的诊断应当排除其他原因所引起的血小板减少,包括假性血小板减少症、特发性血小板减少性紫癜、妊娠相关性血小板减少、慢性肝病及脾功能亢进、骨髓增生异常综合征、再生障碍性贫血、急性白血病、放射病、脾功能亢进、病毒感染(人类免疫缺陷病毒、传染性单核细胞增多症及肝炎等)所引起的血小板减少、血栓性血小板减少性紫癜/溶血性尿毒症综合征和弥散性血管内凝血(disseminated intravascular coagulation, DIC)等。

特发性血小板减少性紫癜(idiopathic thrombocytopenic purpura, ITP)与药源性血小板减少症在临床症状和血液学表现方面十分类似,但ITP缺乏明确的外源性致病因素,停药试验有助于两者鉴别。停药1~2周后血小板计数仍不恢复,且患者无肝、肾疾病,一般可除外药源性血小板减少症(金盐引起的血小板减少症可持续数周)。输血后紫癜与药源性血小板减少症的临床表现也极其相似,但ITP患者在最近7~10日有输血史,且缺乏血小板抗原1,据此可与药源性血小板减少症相鉴别。

病毒性血小板减少症有病毒血症的直接毒性作用和病毒感染引起免疫学异常导致的免疫性血小板减少两种机制。病毒性血小板减少症常见于新生儿与儿童,主要由风疹或巨细胞包涵体病毒感染引起,发生在病毒感染急性期,患者血小板减少常在出疹后2~14日发生。巨细胞病毒感染可进行病毒学和血清学检查确诊,骨髓象显示巨核细胞数量明显减少,一般预后良好,血小板多于数周至数个月内恢复。

【预防与治疗】

1. 预防措施 通过采取适当的措施,药源性血小板减少症的发生率可以明显降低。合理用药,尽量避免使用对血小板有影响的药物,不能避免时应严格掌握适应证和禁忌证,权衡利弊,控制用药剂量,减少联合用药,增强预防意识,并进行血小板计数监测。或者尽量选用作用类似而化学结构不同、对血小板影响小的药物,并定期监测血小板计数,以便及早发现与处理。

避免不必要的联合用药,尤其是两种具有致血小板减少症倾向的药物不宜同时合用。

用药前详细询问患者的用药史、家族史和过敏史。过敏体质患者慎用能引起过敏性血小板减少症的药物。

对于出现血小板减少症的患者,用药过程中保持高度警惕,加强监测,给药前测定基础血小板计数,给药后1~4小时复查。此后每日1次监测,直至病情平稳后改为每周进行1次监测血小板计数,发现血小板降至<(100~150)×10^9/L时应立即停药。

药源性血小板减少症发生的危险因素主要有既往曾接受同一药物治疗、慢性肾衰竭、短暂性脑缺血发作、周围血管疾病、年龄<65岁、体重>80kg以及基础血小板计数较低者。应用相关药物治疗时应注意避免。

2. 治疗措施

(1)立即停药:血小板减少症的诊断一旦明确,立即停用致病药物,并告诫患者或家属今后也不能再重复使用有关药物。如果由于治疗需要而不能停药,则换用化学结构不同而作用相同的同类药物。当患者使用多种药物而又不能肯定致病药物时,则应停用所有药物。

药源性血小板减少症一般是可逆性的,停药后7~10日出血可逐渐停止,血小板计数可恢复;药物引起的自身免疫性血小板减少症的恢复可能需要更长时间。如果停药后2~6周血小板数量仍未上升,则可能存在其他致病药物。一般情况下,如果药物的半衰期长,则恢复的时间更长。

(2)一般治疗:早期一般治疗包括避免肌内注射给药和使用粪便软化剂等措施预防出血。患者出现便秘、咳嗽症状时应及时采取有效措施,以防止颅内出血。

(3)糖皮质激素与免疫球蛋白治疗:糖皮质激素及静脉输注免疫球蛋白为药物所致的免疫性血小板减少症的标准疗法。糖皮质激素能抑制单核-吞噬系统功能,延长与抗体结合的血小板寿命;还可抑制抗体生成,抑制抗原-抗体反应,减少血小板破坏,增加血小板有效生成,降低毛细血管脆性。有严重出血症状者,停药后短期内给予糖皮质激素类药物可促进血小板计数回升,如泼尼松60mg/d,分次口服。为减少泼尼松对下丘脑-垂体-肾上腺轴的负反馈影响,可采用隔日1次给药法。出血停止后泼尼松减量,疗程为7~10日,至血小板计数正常后停药。

免疫性血小板减少症患者静脉输注免疫球蛋白可抑制药物依赖性抗体,这可能是通过封闭单核-巨噬细胞的Fc受体,抑制抗体产生,从而抑制抗体与血小板结合而发挥作用。免疫球蛋白可使血小板计数获得良好而持续的回升。注意静脉滴注人免疫球蛋白时不宜过快,以免引起恶心、呕吐等不良反应。

(4)输注新鲜血浆或血小板:在严重病例并伴有出血情况下考虑静脉输注血小板,其主要的临床适应证为致死性出血(尤其是脑、肺或心包)、高危出血(胃肠道或生殖泌尿道黏膜出血)以及血小板计数<50×10^9/L伴出血者。此外,当血小板计数<20×10^9/L时,临床虽无出血事件,仍属血小板输注指征。注意不可滥用预防性输注,以防止产生同种免疫反应导致输注无效。

血小板输注是对严重血小板减少症患者最快、最有效的治疗方法之一,然而血小板输注会带来感染艾滋病及丙型肝炎等获得性传染病、输血相关移植物抗宿主病等,也存在着血小板保存时间短、花费较高等问题,患者也可能产生血小板抗体而造成无效输注或者发生输注后免疫反应。可在规范输注血小板的情况下,按需使用促血小板生长因子,以减少血小板输注引起的相关问题。

在生命受到威胁的情况下也可使用血浆交换术。

（5）促血小板生长因子：促血小板生长因子有重组人白细胞介素-11（recombinant human interleukin-11，rhIL-11）、重组人血小板生成素（recombinant human -thrombopoietin，rhTPO）、TPO受体激动剂罗米司亭和艾曲波帕[14]。血小板≥100×10^9/L或血小板较用药前升高50×10^9/L，应停用促血小板生长因子。

rhTPO：血小板生成素（thrombopoietin，TPO）是调节巨核细胞和血小板生成的最重要的细胞因子，与分布于巨核细胞及其祖细胞表面的受体结合，特异性地刺激巨核系祖细胞增殖分化，进而促进巨核细胞成熟和血小板生成。TPO可显著减轻和缩短骨髓抑制出现血小板减少症的程度和时间，作用与剂量相关，且未见严重的副作用，血小板形态和功能均未见异常。

皮下注射rhTPO可减轻血小板下降的程度和缩短血小板减少的持续时间。患者的耐受性较好，不良反应较少，主要有乏力、头痛、关节痛、恶心、呕吐等，程度较轻，发生率较低。使用过程中应定期检查血常规，一般应隔日1次，密切注意外周血小板变化，血小板达到所需的指标时应及时停药，避免血小板继续升高。

rhTPO的主要缺点是起效较慢。另外，长期或大剂量应用还可能存在潜在的毒副作用，如刺激肿瘤细胞生长、与其他细胞因子产生竞争性相互作用、骨髓纤维化、肝脾大等。

rhIL-11：IL-11是一种由人类骨髓基质细胞（成纤维细胞）及间质细胞分泌产生的非特异性造血生长因子，可以刺激造血祖细胞（巨核细胞、粒-巨噬细胞、红系细胞）的成熟与分化，具有促进造血、抑制自身免疫、抗炎及保护黏膜上皮等作用。

皮下注射rhIL-11可降低药物引起的血小板减少症的严重程度，缩短血小板减少症的病程，减少血小板输注，其回升血小板作用的维持时间较长，且用药中和用药后对肝、肾功能及凝血功能均无明显影响。不良反应主要为注射部位疼痛、红肿、硬结，以及结膜充血、水肿、心悸、乏力、轻度的可逆性贫血，由于体液潴留导致血容量增加可诱发房性心律失常，尤其可呈年龄依赖性地增加中老年患者心房颤动的发生率，故老年患者尤其有心脏病病史者慎用。既往有体液潴留、充血性心力衰竭、房性心律不齐或冠状动脉疾病史、严重糖尿病、呼吸衰竭患者，尤其是老年患者不推荐使用。rhIL-11主要通过肾脏排泄，严重肾功能受损、肌酐清除率<30ml/min者需减量使用。

（6）中医中药：药源性血小板减少症患者可表现为头晕目眩、心悸易烦、面色萎黄、四肢皮肤及胸部出现瘀点或紫斑、牙龈出血、鼻出血、食欲缺乏、舌质淡而苔薄白、脉沉细而弱。中医辨证属脾肾两虚，血失统摄。治宜扶正固本、补气养血、健脾补肾、益气摄血、凉血止血。目前研究较多的复方制剂有当归补血汤、四君子汤加味、升板方、益气补血方等，单味中药有人参、当归、补骨脂、地黄、白术、黄芪、阿胶、刺五加、枸杞子等。

尽管中医中药对药源性血小板减少症显示出较好的改善作用，但疗效评价多停留在有效/无效和单纯血小板计数上，有些研究设计上存在缺陷，未遵循统计学原则，因而大大地影响了研究的科学性和可重复性。今后应当通过严谨的科学设计、完善的实验研究筛选出确实有效的方药。

（7）对症与支持治疗：应考虑发热、感染及凝血缺陷等临床表现的相应治疗。

（8）其他：针对作用机制不同的药物所致的血小板减少，可采取有针对性的治疗手段。骨髓抑制性药源性血小板减少症如症状较轻，及时停药后1~7天出血可逐渐停止，不需其他治疗；由重金属如金盐及砷化合物引起的血小板减少可用二巯丙醇、二巯丁二钠以加速重金属离子的排出,以 5%~10% 二巯丙醇 0.1~0.2g 肌内注射,第 1 和第 2 日每日 2 次,以后每日 1~2 次,7~10 日为 1 个疗程;奎尼丁、可卡因等免疫机制导致的血小板减少可用大剂量 IgG 静脉注射,连用 5~7 日,疗效甚佳。

（王芙蓉　郭瑞臣）

第三节　血液凝固异常性疾病

药物所致的血液凝固异常性疾病包括血栓栓塞症和凝血功能障碍,其中凝血功能障碍发生的原因包括血小板数量减少和(或)功能异常、低凝血酶原血症、弥散性血管内凝血(DIC)等。本节重点讨论药源性血栓栓塞症和药源性弥散性血管内凝血。

一、药源性血栓栓塞症

药源性血栓栓塞症是指由药物引起的血管内血栓形成和(或)栓塞并导致组织和器官功能受损的疾病,包括动脉血栓栓塞症和静脉血栓栓塞症。药源性血栓栓塞症以静脉血栓特别是深静脉血栓最为常见,表现为下肢静脉、门静脉、脾静脉、肾静脉或脑静脉窦血栓形成,以及肺栓塞。动脉血栓较少见,可引发心、脑或外周血管事件。

药源性血栓栓塞症的病理过程复杂,确切的发生率尚不清楚。美国目前约有 2 亿静脉血栓栓塞症患者,每年新增约 200 000 个病例。深静脉血栓栓塞症的年发生率约 48/100 000,肺栓塞的年发生率约 69/100 000。静脉血栓栓塞症的发生率随年龄增长而升高,85 岁以上的老年人年患病率高达 1%[15]。

【致病机制】

血液在血管内的正常流动有赖于促凝血因素和抗凝血因素之间的平衡,此平衡遭到破坏可能引起血栓的形成。药源性血栓栓塞症的发生主要与药物引起的血流动力学异常、血管内皮细胞损伤、高凝状态、血小板活化等因素有关,这些因素可同时存在,或彼此互为因果。患者所处的疾病状态或某些导管的存在也加剧了药源性血栓栓塞症的发生。

1. 血流动力学异常　某些药物可引起血液黏滞度增高,红细胞变形能力下降,血液速度减慢,导致全身或局部血液淤滞或湍流,进而血管管腔狭窄,进一步恶化血栓形成环境。长期缺乏运动使血液淤积在下肢,更增加了药源性血栓栓塞症的发生风险。

2. 血管内皮细胞损伤　某些药物可致血管内皮下层多种成分暴露,组织因子过度表达及释放,激活外源性凝血途径;内皮损伤也可引起毛细血管渗透性增加,激活内源性凝血途径,从而促进血栓形成。部分药物可引起血管内皮细胞凋亡和功能异常。创伤或外科手术可加剧上述病理变化。血管内皮细胞损伤也可能来自药物所致的血液淤滞、血管扩张。

3. 高凝状态　某些药物可引起凝血因子增多或激活,抗磷脂抗体增加,抗凝血因子活性降低,导致血液处于高凝状态,加速血栓形成。部分药物如华法林、G-CSF 等可抑制蛋白 C 和蛋白 S 活性,引起一过性高凝状态。部分雌激素受体调节药物可抑制抗凝血酶Ⅲ的活性。也有一些药物可引起纤溶活性降低,如纤溶酶原结构或功能异常,纤溶酶原激活因子释放障碍,纤溶活化因子抑制物过多,导致纤维蛋白清除能力下降,从而加速血栓形成及扩大。

4. 血小板活化　某些药物可致血小板数量增加、活性增强,诱发血栓性疾病的发生,这也是肝素所致的血栓栓塞症的主要原因之一。链激酶可通过刺激抗体生成而促进血小板聚集,导致血栓栓塞。部分抗精神病药物可通过引起高泌乳素血症或升高 5-HT 浓度而增加血小板活性。目前认为,血小板活化在药物诱发的动脉血栓形成过程中具有重要作用。

【致病药物和临床表现】

药物诱发的血栓性疾病以深静脉血栓最为常见,包括下肢静脉、门静脉、脾静脉、肾静脉或脑静脉窦血栓形成,临床表现为局部肿胀、疼痛;远端血液回流障碍如腹水、下肢发绀、视盘水肿;局部脏器功能障碍如下肢活动受限。药物诱发的血栓性肺栓塞临床表现为呼吸困难及气促、胸痛、咯血、晕厥等,较大的血栓可引起肺血管阻塞,导致肺泡塌陷、心排血量减少,进而支气管痉挛、肺动脉收缩而发生猝死。药物诱发的心、脑或外周血管事件等动脉血栓较为少见,临床表现为突然发作的局部剧烈疼痛,如心绞痛、腹痛、肢体疼痛等,相关供血部位功能异常如偏瘫、心律失常等。

药源性血栓栓塞症可在患者使用高风险药物的数日、数周或数个月后发生,短者甚至在用药后的 20 小时内发生。发病时间因药物及其作用机制不同而异,其中用药后 3 日内发病者约占 70%。

多种药物可引发药源性血栓栓塞症,但不同药物的发生率不同。美国和欧洲流行病学调查结果显示,化疗药物所致静脉血栓栓塞症的年发生率为 10.9%,老年患者及男性患者的比例更高。第一代抗精神病药所致血栓栓塞症的发生率为 7.1%,第二代抗精神病药奥氮平、利培酮所致血栓栓塞症的发生率分别为 1.87% 和 1.98%。罗非昔布致动脉栓塞事件的发生率为 1.25%。r-HuEPO 致血栓事件的发生率为 1.65%。有包括 13 项研究的 meta 分析结果表明,服用第一代口服避孕药的女性发生血栓栓塞症的比例为 25/100 000,服用第二代口服避孕药者为 15/100 000,而未服用避孕药的女性仅为 5/100 000。

1. 化疗药　许多化疗药物可引发静脉血栓栓塞症的发生,如氟尿嘧啶、环磷酰胺、甲氨蝶呤、博来霉素、白消安、顺铂、多柔比星、门冬酰胺酶、丝裂霉素、紫杉醇、枸橼酸他莫昔芬、贝伐珠单抗、利妥昔单抗等。化疗药物致血栓栓塞症的机制为诱导肿瘤及内皮细胞凋亡,细胞因子释放,增加组织因子表达,诱导血小板激活;增加促凝血物质水平,减少内源性抗凝物质水平;直接诱导单核 - 巨噬细胞组织因子的表达等。

氟尿嘧啶可促进内皮细胞溶解,导致内皮下层内弹力膜暴露,这也是氟尿嘧啶心脏毒性的主要原因。博来霉素可破坏肺血管内皮细胞形态,导致肺血栓栓塞症。烷化剂白消安可损伤肝窦静脉末支的内皮层,导致肝静脉闭塞性疾病。顺铂可损伤血管内皮细胞并诱导血管痉挛。多柔比星可使自由基产生过量,导致内皮细胞表面蛋白 C 受体表达减少,血栓调节蛋白表达增加,从而抑制抗凝系统。门冬酰胺酶可降低抗凝血酶、蛋白 C、蛋白 S 和纤溶酶原水平,促进血栓形成。丝裂霉素可抑制前列腺素产生,导致血小板聚集和局部血管内凝血,对内皮功能的直接毒性可致血栓性血小板减少性紫癜。使用含紫杉醇药物洗脱支架的患者可发生过敏反应和慢性炎症,甚至引起支架内血栓形成。枸橼酸他莫昔芬可减少凝血因子产生,从而增加血栓风险。贝伐珠单抗可导致动脉和静脉血栓栓塞事件。

利妥昔单抗是人鼠嵌合的抗 CD20 单克隆抗体,临床用于非霍奇金淋巴瘤和类风湿关节炎以及系统性红斑狼疮的治疗。利妥昔单抗的不良反应主要是各种感染,罕有血栓的报道。也有系统性红斑狼疮患者使用利妥昔单抗治疗后出现血栓的病例。其机制可能是利妥昔单抗和抗人嵌合抗体的复合物激活补体系统,补体与膜表面受体结合,促发胞内信号转导,招募和活化炎症效应细胞释放炎症因子,诱导出现血栓前状态。虽然相关报道较少,但在使用利妥昔单抗治疗相关疾病时,应注意血栓形成的风险。

2. 激素

(1)口服避孕药:口服避孕药自上市至今,所引起的血栓栓塞一直受到关注,已成为引起肺栓塞和血栓栓塞症的代表药。大量流行病学调查证实,口服避孕药使用者栓塞症的发生率是非使用者的4~11倍。

口服避孕药"Enavid"(异炔诺酮 – 炔雌醇甲醚片)于1961年11月在英国上市,当年就有血栓栓塞疾病的个案报道,其后又有出现血栓栓塞性症状以及部分患者死亡的病例报告。同年,美国也报道了2例服用避孕药后发生肺栓塞的病例。从1961年12月起,美国FDA陆续收到关于服用Enovid(美国生产)致死的病例报告,由此引发了对口服避孕药与静脉血栓栓塞关系的研究[16]。

Marks[16]对1960—1979年的病例对照、队列分析和死亡率研究结果显示,口服避孕药与血栓性疾病存在关联,且与雌激素含量有关。服用口服避孕药者发生静脉血栓栓塞的相对危险度是未服用者的1.9~10.1倍,服用口服避孕药者血栓类疾病的病死率为(1.21~1.50)/10万。雌激素含量>50μg的口服避孕药制剂致静脉血栓栓塞的风险约为对照组的10倍,雌激素含量<50μg的制剂致静脉血栓栓塞的风险为对照组的3~4倍。口服避孕药(包括小剂量口服避孕药)导致血栓的危险性以服药后1~2年最高,但不随用药时间延长而增加,停药后即消失。

此后的大量研究显示,服用口服避孕药者发生静脉血栓的风险随服药时间延长和雌激素含量减小而降低;雌激素含量和用药时间相同的情况下,第三代口服避孕药引发静脉血栓发生的风险高于第二代[17]。

口服避孕药诱发血栓栓塞的机制包括:①口服避孕药中的雌激素和孕激素从不同途径影响凝血系统功能,雌激素可通过促进纤维蛋白原活化、提高凝血因子(Ⅶ、Ⅸ、Ⅹ等)水平、降低抗凝血酶水平等过程增强凝血功能,为口服避孕药引起静脉血栓栓塞的重要原因;孕激素对凝血因子的影响与其类型、剂量、是否同时使用雌激素、给药途径及疗程有关;②孕激素能增加静脉容积和扩张性,降低血流量,对于服用仅含孕激素的避孕药,特别是具有静脉血栓易患因素的女性,有可能导致静脉淤血和血栓;③凝血系统遗传性异常者,如先天性抑制凝血物质缺乏、凝血因子 V Leiden 突变和凝血酶原基因突变患者服用口服避孕药将大大增加静脉血栓栓塞的发生概率,如第三代口服避孕药去氧孕烯炔雌醇(妈富隆)导致致死性静脉血栓的发生率约为8.6/100万,当机体合并存在致血栓形成的遗传缺陷时,如凝血因子Ⅱ:A20210或者Ⅴ:A1691基因的点突变,静脉血栓栓塞的发病风险显著增加。

(2)糖皮质激素类药物:糖皮质激素如泼尼松、地塞米松、甲泼尼龙和泼尼松龙等可降低血浆纤维蛋白原和纤溶酶原水平,增加凝血酶原、P– 选择素和血管性血友病因子水平;阻断肝脏清除凝血因子,从而增加血浆凝血因子水平;抑制纤维蛋白溶解,使血小板增多而诱发血栓形成。

(3)其他激素:r-HuEPO 可增加外周血红细胞数量,增强血小板反应性;抑制前列环素(PGI$_2$)产生,破坏血管收缩和舒张平衡;促进血小板生长因子合成,增加巨核细胞数量和血小板数量,活化血小板;增加血液黏滞度,从而导致血栓栓塞症。

雌激素拮抗药氯米芬、他莫昔芬等引起的肺栓塞也有报道。

3. 抗精神病药和抗抑郁药　第一代抗精神病药(氯丙嗪、氟哌啶醇、奋乃静)可诱发动脉张力降低和周围血管扩张,导致血液淤滞;氯丙嗪还可通过诱导抗心磷脂抗体的生成而促进血小板聚集和血栓形成。第二代抗精神病药(奥氮平、利培酮、氯氮平、富马酸喹硫平)可增加血清 5- 羟色胺和催乳素水平,诱导血小板聚集,促进血栓形成。

瑞典不良反应顾问委员会自 1989 年 4 月—2000 年 3 月收到氯氮平治疗期间 6 例肺栓塞和 6 例静脉栓塞的报告,有 5 例为致命性的,9 例男性和 3 例女性,年龄在 25~59 岁,8 例出现在氯氮平治疗的头 3 个月,氯氮平的平均剂量为 277mg/d(剂量范围为 75~500mg)。据此研究人员认为,氯氮平每治疗 2000~6000 例患者至少有 1 例出现静脉栓塞。因此,任何接受氯氮平治疗的患者若怀疑有静脉栓塞并发症,应停止治疗。

选择性 5- 羟色胺再摄取抑制剂类抗抑郁药如氯米帕明、西酞普兰等可快速升高血 5-羟色胺水平,导致血小板激活和血管收缩,使血液处于高凝状态,血栓形成风险升高。抗躁狂症药物锂剂则可能通过引起脱水而诱发血栓。

4. 抗凝血药　肝素用于治疗静脉血栓的同时,可导致血小板减少症伴血栓形成。在肝素作用下,血小板释放血小板因子Ⅳ(platelet factor Ⅳ,PF4),后者与肝素具有高亲和力,与肝素形成 H-PF4 复合物,引起 PF4 发生构象改变,暴露出新的抗原决定基,并作为免疫原产生 H-PF4 抗体。抗体 Fab 片段与复合物结合,再以 Fc 片段与血小板表面受体结合,进一步激活血小板使之发生一系列变化,包括血小板微颗粒的释放、纤维蛋白原表达受体上调、凝血酶水平增高、血小板间聚集,从而大量血小板被消耗,导致血小板减少或血小板减少症伴血栓形成。

另外,抗体也能连接和激活血管内皮细胞、单核细胞和巨噬细胞,使它们表达组织因子,从而启动凝血过程,并最终导致血栓形成,引起重要脏器栓塞。H-PF4 抗体还可以通过 Fab 片段与微血管内皮细胞直接结合,激活大血管内皮细胞,引起内皮细胞的免疫性损伤、组织因子表达和炎症介质释放,促进血管损伤部位血栓形成。

华法林可用于治疗先天性或获得性血栓栓塞性疾病,血栓栓塞为较为少见但严重的并发症,常发生于用药不规律者。一项前瞻性研究发现,血栓栓塞事件在停用华法林后复发率高,尤其是初发血栓栓塞事件后的最初几个月,突然停药或逐渐减量可使血浆中的凝血因子如因子Ⅶa 活性增强,凝血酶原片段 F1+2、D- 二聚体、纤维肽 A 等高凝状态标志物指标升高,而突然停药升高更为明显,且出现反弹性高凝状态。

5. 纤溶药和止血药　新型纤溶酶原激活剂阿替普酶因起效快、并发症少而广泛用于治疗急性心肌梗死、缺血性卒中和肺栓塞,但该药可激活血浆纤维蛋白酶原从而暂时性升高血浆纤溶酶活性,后者可负反馈下调内源性组织型纤溶酶原分泌,促进血小板黏附,增加凝血酶产生,升高凝血酶 - 抗凝血酶Ⅲ复合物水平,激活纤溶酶原激活物抑制剂 -1,抑制内源性纤维蛋白溶解。

抗纤溶药氨甲环酸和氨基己酸可直接抑制纤维蛋白溶解,增加心肌梗死和卒中等血栓事件的发生率。大剂量抑肽酶可抑制激肽释放酶和蛋白 C 活性,并直接抑制纤维蛋白溶解。去氨加压素在直接抑制纤维蛋白溶解之外,还可增加纤溶酶原激活物水平,导致血栓栓塞症的发生。

6. 免疫增强剂和免疫抑制剂　静脉注射用人免疫球蛋白可通过：①与激活的凝血因子Ⅺ结合，诱导大量凝血酶生成；②进入静脉后增加血液黏滞度，造成血液淤滞；③其中所含的高浓度抗磷脂抗体或抗心磷脂抗体引发抗磷脂抗体综合征，导致动、静脉血栓形成。干扰素可诱导促凝相关抗体生成，升高补体水平，并引起微循环障碍，导致血栓形成和血栓性微血管病。

环孢素可促进内皮细胞分离和内皮下层暴露，从而激活内源性凝血途径，且存在剂量依赖性；还可升高Ⅷ因子、纤维蛋白原和血管假性血友病因子，从而导致静脉血栓形成。西罗莫司和他克莫司可导致过敏反应和慢性炎症，引起支架内血栓形成；还可下调肾脏血管内皮生成因子，并上调组织因子，导致肾血栓性微血管病；也可增加血管内皮生长因子水平，引起血管网功能失调。

7. COX-2抑制剂　罗非昔布因增加心血管疾病发生风险而被撤市，而使COX-2抑制剂的安全性受到越来越多的关注。选择性COX-2抑制剂可影响血栓素A_2（thromboxane A_2，TXA_2）和PGI_2的平衡。PGI_2具有调节血小板活性、抑制血小板聚集的作用，通过cAMP途径产生血管舒张效应，发挥一定的抗血栓作用，影响促血栓和抗血栓之间的平衡。选择性COX-2抑制剂仅抑制血管内皮细胞产生的PGI_2，而不抑制血小板产生TXA_2，即不具备COX-1抑制剂的血小板抑制作用，因此更有利于产生TXA_2，从而使血小板聚集和血管收缩之间的平衡被打破，导致血栓发生。Kearney等[18]的meta分析表明，使用选择性COX-2抑制剂可中度增加心血管事件的发生率。

8. 选择性磷酸二酯酶-5抑制剂　西地那非导致缺血性视神经病变、视网膜动脉栓塞、短暂性脑缺血发作和卒中，动脉血栓形成或栓塞的总体发生率很低。选择性磷酸二酯酶-5抑制剂通过增加血管平滑肌的环磷酸鸟苷水平，干扰内皮细胞的正常功能；轻度抑制抗凝血酶Ⅲ和蛋白S活性；舒张外周动静脉，降低机体收缩压和舒张压等多种因素导致血栓栓塞。

9. 造影剂　造影剂如泛影葡胺等可导致血管内皮细胞损伤和血小板黏附性增加，作用强度与造影剂的种类以及给药剂量和速度有关。如高渗型造影剂较低渗型或等渗型造影剂更易诱导内皮细胞形态和功能改变，导致血栓形成；快速注射造影剂可导致血管壁剪切力增加，加速血栓形成。

10. 其他药物　雷洛昔芬于1999年在澳大利亚上市，用于治疗妇女绝经后骨质疏松症。已发现雷洛昔芬所引起的深静脉血栓形成和肺栓塞病例，于用药后数天至8个月发生，但多发生于用药几个月后，有患者因血栓导致死亡。

雷洛昔芬与激素替代疗法相比，静脉血栓栓塞事件的危险性增加，因此已有静脉血栓栓塞危险因素的患者须权衡风险与效益，应特别注意服用含有雷洛昔芬的雌激素复合物增加静脉血栓栓塞的危险性。

鱼精蛋白偶可引起血小板增多症所致的肺栓塞。

【诊断和鉴别诊断】

药源性血栓栓塞症的诊断可参考Wells评分体系。

1. 临床表现　药源性血栓栓塞症的临床表现与其他原因所致的血栓栓塞症类似。肺栓塞的表现主要有呼吸困难、胸部不适和咳嗽，较常见的体征为呼吸急促、心动过速、发绀、三尖瓣杂音和P2亢进等；深静脉栓塞的表现主要包括肢体疼痛或麻木、皮肤瘀斑、肿胀等。但这些症状和体征均无特异性，因此临床诊断并不可靠，必须通过诊断性检查确诊。

2. 实验室检查

（1）D-二聚体检测：酶联免疫吸附法定量测定 D-二聚体作为静脉血栓栓塞症的辅助诊断具有高度的敏感性。虽然不能确诊，但高敏的 D-二聚体检查对于 Wells 评分预测临床可能性低、症状持续短的年轻患者，具有排除近端深静脉栓塞症和肺栓塞的价值，可减少进一步影像学检查的必要性。而对于症状持续较长时间的老年患者，即便低度可能，D-二聚体检查也不足以排除静脉血栓栓塞症。

（2）超声心动图检查：超声心动图是大面积肺栓塞伴随右心室扩大、右心室游离壁运动障碍、肺动脉扩张、肺动脉收缩压 >90mmHg 的患者的首选检查。超声心动图也可用于辨别低危的急性肺栓塞，以减少不必要的进一步加强监护。此外，超声检查对诊断有症状的下肢近端深静脉栓塞症有较高的敏感性和特异性，对诊断无症状的下肢近端深静脉栓塞症也有较高的敏感性，但特异性较低。

美国家庭医师协会和美国内科医师学会指南建议，超声心动图检查适用于 Wells 评分中度和高度可能性患者。英国最新急性肺栓塞诊治指南建议，超声心动图仅对可疑急性大面积肺栓塞有诊断价值，可显示右心大小、肺内和心内血栓，对病情危重、血流动力学不稳定的可列入首选，在患者就诊 2 小时内完成，待病情稳定后再行下肢静脉超声，检查有无下肢深部静脉血栓形成。

（3）CT 检查：多排螺旋 CT 肺动脉造影不仅能证实患者是否存在肺栓塞，而且还能观察到受累肺动脉内栓子的大小、具体部位、分布与管壁的关系，右心房、右心室内有无血栓，以及心功能状态、肺组织灌注、肺梗死病灶及胸腔积液情况等。与常规肺动脉造影相比，螺旋 CT 肺动脉造影有较高的敏感性和特异性，但对于临床高度怀疑而 CT 阴性的患者尚待进一步的影像学检查。

（4）常规肺血管造影：是诊断肺栓塞的"金标准"，其敏感性为 98%，特异性为 95%~98%，但属于有创检查，应严格掌握适应证。

（5）其他检查：心脏生物标志物如肌钙蛋白和利钠肽对急性肺栓塞有临床预后和治疗指导价值，有助于确定从加强监护和进一步干预中获益的患者。

3. 鉴别诊断　肺栓塞需与心力衰竭恶化、其他肺部疾病恶化、心肌梗死、肺炎、气胸等疾病进行鉴别。深静脉栓塞需与蜂窝织炎、Baker 囊肿、药物所致的水肿、关节损伤、淋巴阻塞、肌肉劳损、血栓性静脉炎等疾病进行鉴别。

【预防与治疗】

药源性血栓栓塞症是一种药物诱发的全身性疾病，可危害患者的健康，甚至危及生命。应用可能引起血栓栓塞性疾病的药物应权衡利弊，增强预防意识，严格掌握适应证和禁忌证；控制用药剂量，减少联合用药，定期监测纤维蛋白降解产物水平。一旦出现血栓栓塞症的症状或体征，立即停用相关药物，及时给予对症治疗。

1. 风险评估　应用可能引起血栓栓塞症的药物时，除对静脉血栓栓塞症的高危人群进行遗传易感性筛查外，还应对心血管疾病患者和其他高危人群进行适用程度和禁忌证的调查。可根据心血管疾病患者和高危人群服用易引起血栓栓塞症药物的适用度、相对和绝对禁忌证，提出高龄、嗜烟、糖尿病、原发性高血压、血管疾病、妊娠高血压史、肺栓塞病史和家族史、高脂血症、心瓣膜病、长期卧床等高危因素人群分级服用相关的推荐意见，如果被评为 4 级则不宜服用。

2. 修饰调整治疗方案 存在血栓高危风险的患者应尽量选用不易引起血栓事件的药物,必须应用时须尽量缩短疗程,减少给药剂量,避免联合用药,并定期监测 D- 二聚体水平。一旦发生药源性血栓栓塞事件,应立即停用致病药物。预防肝素引起的血小板减少症伴血栓形成,除缩短用药时间、减少用量外,还可用低分子量肝素替代普通肝素。

3. 抗凝治疗 药源性血栓栓塞症一旦确诊,若无抗凝禁忌,立即开始抗凝治疗能有效防止血栓的再形成,同时启动纤溶机制溶解已经形成的血栓。临床主要选用的抗凝药物有肝素、低分子量肝素、维生素 K 拮抗剂、水蛭素类,以及达那肝素、艾卓肝素、利伐沙班、希美加曲等[19]。

（1）肝素:可有效防治继发新血栓,通过对纤溶酶原活化素作用的加强激活纤溶酶,以纤溶过程溶解已有的血栓。用药剂量需根据患者的体重决定,推荐初始剂量为 80U/kg 静脉注射,然后 18U/（kg·h）持续静脉输注。用药期间应监测 APTT,一般 APTT 需控制在参考值的 1.5~2.5 倍[20]。

（2）低分子量肝素:如达那肝素和新阿地肝素等,具有生物利用度高、使用方便、安全性强的优点,且不需监测 APTT。但因主要通过肾脏排泄,肾功能不全者慎用。建议剂量为 2500~5000U,皮下注射,每日 2 次;或 5000U,皮下注射,每日 1 次。

（3）维生素 K 拮抗剂:包括双香豆素、华法林、醋硝香豆素等,其中华法林最常用,具有简便、安全、适用范围广等优点。可采取负荷量法、每日量法或小剂量法给药,需监测 PT。

（4）水蛭素类:为水蛭提取物,是目前已知作用最强的天然的凝血酶特异性抑制剂,通过抑制凝血酶诱导的血小板激活,产生抑制血小板聚集的作用。研究显示,水蛭素比肝素能更有效地预防深静脉血栓形成。

（5）希美加曲:为凝血酶抑制药美拉加群的前体,是第 1 个可口服的凝血酶抑制药。建议用法为 36mg,每日 2 次,口服,预防血栓栓塞症的效果优于华法林。

（6）利伐沙班:为口服 Xa 因子抑制剂,可直接、特异性地抑制凝血酶,对其他凝血因子的影响较小。具有使用方便、生物利用度高、量效关系稳定、无需调整剂量、无需频繁监测凝血指标等优点;且安全可靠,是欧美国家预防深静脉血栓栓塞症指南建议的首选药物。推荐剂量为 10mg/d。

（7）艾卓肝素:与抗纤维蛋白酶的亲和力极高,可紧密结合。半衰期长达 130 小时,可每周皮下给药 1 次。但用药超过 6 个月时出血风险增加,且缺乏特异性拮抗剂,安全性较低。经修饰的生物素酰化艾卓肝素与艾卓肝素疗效相当,其抗凝作用可被抗生物素蛋白中和、安全性高,具有更广泛的应用前景。

4. 溶栓治疗 溶栓治疗主要包括借助外科介入手段的局部溶栓,即导管直接溶栓技术和全身溶栓药物治疗。导管溶栓已成为更积极的治疗药源性血栓栓塞症的首选策略之一。2008 年第 8 版美国胸科医师学会指南明确提出,对于广泛的急性近端深静脉血栓栓塞症患者（如髂股静脉血栓栓塞症,症状 <14 日,机体功能状态良好,预期生存时间≥1 年）,如出血风险较低,建议导管溶栓,以缓解血栓栓塞症急性期症状。2008 年欧洲心脏病协会急性肺栓塞指南提出,对于高危肺栓塞患者,除非存在较大的出血风险,否则建议立即进行溶栓药物治疗。主要溶栓药物有尿激酶、链激酶以及新一代蚓激酶、重组链激酶、重组葡激酶、单链尿激酶型纤溶酶原激活剂、组织型纤溶酶原激活剂、茴香酰基纤溶酶原链激酶激活剂复合物等。一般而言,发病 14 天内溶栓效果较好,但也有报道显示发病 1 个月内溶栓均有效。

5. 其他对症与支持治疗　应保持患者安静、保暖、吸氧，必要时可给予吗啡、哌替啶、可待因等缓解疼痛，有针对性地应用抗生素可预防肺内感染。如出现急性右心功能不全，应给予速效强心苷类药物如毛花苷丙或多巴酚丁胺或多巴胺抢救。同时，根据症状采取抗休克、改善呼吸等必要的抢救措施。大面积肺栓塞发病后的 1~3 日最危险，患者应收入监护病房，监测血压、心率、呼吸、心电图和动脉血气等。

二、药源性弥散性血管内凝血

弥散性血管内凝血（DIC）是由多种原因引起的一种病理过程和临床出血综合征。其特点是在某些诱因作用下，凝血系统被激活，血液处于高凝状态，微血管内的纤维蛋白沉积和血小板凝集，血小板和凝血因子被大量消耗，继而纤维蛋白溶解系统被激活，患者可出现各受损脏器功能障碍及广泛和严重的出血。某些药物可诱发或加重 DIC，但由于发病机制复杂，故较少报道。

【致病机制】

药源性 DIC 是一种由药物引起的、于血管内发生的获得性凝血异常，由广泛性血管内皮损伤，大量促凝物质进入血液循环，红细胞、血小板及白细胞大量破坏或损伤等引起的凝血因子 V、Ⅷ 和纤维蛋白原被迅速消耗，不能及时代偿，使血浆凝血因子 V、Ⅷ 和纤维蛋白原水平低下而发生的严重出血倾向。

1. 广泛性血管内皮损伤　某些药物可造成血管内皮损伤，血管壁胶原纤维暴露，激活因子 Ⅻ 激肽释放酶及缓激肽，由此激活内源性凝血系统，加之血小板聚集，发生微循环内凝血。有些药物可引发免疫反应，形成抗原-抗体复合物，激活补体，引起血小板聚集及释放反应，激活凝血机制。

2. 大量促凝物质进入血液循环　某些药物所引起的 DIC 可能与大量促凝物质进入血液循环有关。另外，肿瘤细胞中的组织凝血活性物质可激活外源性凝血系统，产生大量凝血酶而促发凝血；肿瘤细胞中的蛋白酶类物质也可激活凝血因子，产生促凝作用。肿瘤细胞被化疗药物杀灭的同时释出其中促凝物质，引起 DIC。

3. 红细胞、血小板及白细胞大量破坏或损伤　红细胞及血小板破坏后释放类似于组织因子的磷脂类物质，红细胞破坏后还释出红细胞素，有类似于组织凝血酶的活性。血小板破坏后也可释出一系列促凝活性物质。中性粒细胞损伤也可引起 DIC，或为形成微血栓的必要条件。中性粒细胞引起 DIC 的发生可能与因子 Ⅻa 激活补体的作用有关。补体被激活引起粒细胞损伤，可释出蛋白酶类凝血活性物质，促进血液凝固。某些药物破坏血细胞，导致 DIC 发生。

4. 其他　长期大量使用抗纤溶药物如氨基己酸、氨甲环酸、对羧基苄胺可抑制纤维蛋白溶解系统，诱发 DIC。

【致病药物和临床表现】

DIC 是一种具有复杂病理生理过程的临床出血综合征，广泛的毛细血管内微血栓形成是 DIC 的主要病理变化，以微循环障碍、出血倾向及全身脏器功能衰竭为主要临床表现。多发性出血是 DIC 最早和最常见的表现之一，以皮肤和黏膜、伤口及注射部位渗血多见，皮下可见瘀斑、瘀点，注射部位易出血，严重者可有胃肠道、呼吸道、泌尿生殖道乃至颅内出血。多发性微循环障碍也是 DIC 的早期症状之一，可见血液处于高凝状态，表现为静脉输液速度自动减慢、抽血时易发生针头堵塞、静脉插管处血栓形成等；还可出现器官栓塞症状，如肺栓塞表现为患者突然出现发冷、发抖、胸闷、气急、发绀等,肾栓塞表现为患者出现腰痛、血尿,脑栓塞表现为突然出现相应的神经系统症状或突然昏迷,皮肤栓塞表现为皮肤呈紫色花纹等。

1. 解热镇痛抗炎药 可引起 DIC 的解热镇痛抗炎药有阿司匹林、水杨酸钠、索密痛片等,致病机制尚不清楚,因药物不同而异。水杨酸是强氧化剂,可引起丙酮酸激酶或葡萄糖 -6- 磷酸脱氢酶(G-6-PD)缺乏患者发生溶血反应,通过溶血反应激发 DIC,但非丙酮酸激酶或 G-6-PD 缺乏患者应用水杨酸也可能引发 DIC。阿司匹林所致的 DIC 可能与免疫反应有关,也可能与其所致的肝毒性有关。

2. 化疗药物 治疗白血病或肿瘤时,化疗药物可使较多的白血病细胞破坏、分解和释放促凝物质,诱发或加重 DIC。门冬酰胺酶是临床主要使用的抗肿瘤药物,也是治疗儿童急性淋巴细胞白血病的主要药物,因疗效显著、骨髓抑制较轻而广泛使用。但门冬酰胺酶对出凝血机制的影响具有双重性,不仅影响凝血机制,也影响抗凝血系统,从而易导致出血、血栓形成和弥散性血管内凝血。

吉非替尼是肺癌靶向治疗新药,是第一个被证实可延长患者生存期的表皮生长因子受体抑制剂(epidermal growth factor receptor inhibitor, EGFRI),用于治疗局部进展或转移性非小细胞肺癌,可延长患者的生存期,提高生活质量,但偶有引起 DIC 的报道。

3. 镇静催眠药 异戊巴比妥有引起 DIC 的报道,如患者误服 50 粒异戊巴比妥片后出现 DIC。致病机制可能为大量药物进入血液,导致机体发生过敏反应,使毛细血管脆性增加,毛细血管内皮损伤而发生 DIC。

癫痫患者服用苯妥英钠 1 个月后发生暴发性紫癜合并 DIC,给予肝素及肾上腺皮质激素等治愈。

4. 口服避孕药 可导致 DIC,机制不清。口服避孕药可能有对抗凝血酶Ⅲ的作用,并能使纤维蛋白原升高。长期服用雌激素及黄体酮或单纯黄体酮类避孕药,可使血小板聚集作用加快。有服用炔诺酮使凝血因子Ⅷ和凝血因子Ⅸ持续升高的报道。

5. 中药 斑蝥及斑蝥酸钠可引起中毒性休克继发 DIC。芫花注射液腹膜外注射引产和天花粉肌内注射引产均有引发 DIC 的报道。

6. 抗纤溶药物 长期大量使用抗纤溶药物如氨基己酸、氨甲环酸、对羧基苄胺等使纤维蛋白溶解系统受抑制,可诱发 DIC。

7. 锑波芬 个例报道,血吸虫病患者服用锑波芬 4 剂,出现溶血性贫血,随后发生出血,并发 DIC,最终因颅内出血致死。

8. 其他药物 国内有大剂量雷公藤、甲丙氨酯(已经停止其在我国的生产、销售和使用)、泛影酸钠引起 DIC,青霉素所致的迟发型过敏反应相关 DIC 休克的报道。抗心律失常药胺碘酮也有引发 DIC 的报道。

【诊断和鉴别诊断】

药源性 DIC 的发生率不高,但进展非常迅速,其诊断主要依赖于患者的临床表现和实验室检查,待患者病情稳定后进一步结合所用药物进行分析、确诊。但需首先考虑 DIC 的可能性,再结合实验室检查作出正确诊断,且不能仅依靠单一的实验室检测指标。

DIC 的诊断标准、流程可参照国际血栓止血学会制定的 DIC 诊断积分系统(2001),或中国 DIC 诊断标准修订方案(第八届全国血栓与止血学术会议,2001 年,中国武汉)。

1. 临床表现 DIC 的复杂性决定了其临床表现的多种多样,特别是患有严重基础疾病的患者。因此,对 DIC 早期的表现应保持足够警惕,以免错失 DIC 抢救的黄金时机。DIC 的早期表现主要包括不明原因的呼吸浅快、低氧血症,少尿、无尿,不明原因的心率增快,皮肤黏膜坏死,注射、穿刺部位大片瘀斑或出血不止等。

2. 实验室检查   如果原发病和临床表现存在,实验室检查对 DIC 的诊断有重要作用。由于 DIC 病理过程复杂,目前尚无单一指标能实现患者的准确诊断。另一方面,DIC 病情复杂、瞬息万变,检测结果仅反映整个病理过程的某一瞬间,因而实验室检查的动态监测临床价值更大。DIC 的实验室诊断标准应包括以下几方面:

(1)凝血因子消耗的证据:包括血小板计数、凝血酶原时间(prothrombin time, PT)、活化的部分凝血酶原酶时间(activated partial thromboplastin time, APTT)、血浆纤维蛋白原浓度(plasma fibrinogen levels)等。血小板计数减少或进行性下降是诊断 DIC 的敏感性但非特异性的指标,98% 的 DIC 存在血小板减少,其中大约 50% 计数低于 50×10^9/L。单次血小板计数诊断价值不大,血小板计数进行性下降更有诊断价值。

由于凝血因子消耗与合成减少,50%~60% 的 DIC 患者在疾病的某一阶段存在 PT 和 APTT 延长。然而由于活化的凝血因子(如凝血酶或因子 Xa)的作用,约半数 DIC 患者的 PT 和 APTT 正常或缩短。因此,PT 和 APTT 正常并不能排除凝血系统激活,必须进行动态监测。

(2)纤溶亢进表现的证据:包括纤维蛋白降解产物 D- 二聚体、FDP 等。纤维蛋白降解产物 FDP 和 D- 二聚体测定是反映继发性纤维蛋白溶解亢进的最常用指标。FDP 是纤维蛋白原和绞链纤维蛋白单体的降解产物,而 D- 二聚体仅为绞链纤维蛋白单体被纤溶酶降解的产物,故后者对诊断 DIC 更有特异性。但因受某些病理及肝、肾功能改变的影响,故不宜作为单独诊断 DIC 的标准,必须结合血小板计数与凝血时间的改变。

国外 DIC 研究机构对 5 个独立临床研究、超过 900 例 DIC 患者的实验室诊断指标的荟萃分析结论指出,诊断项目出现异常的概率由高至低分别为血小板减少、纤维蛋白降解产物增加、PT 延长、APTT 延长和纤维蛋白原降低。

【预防与治疗】

1. 密切临床观察   如应用可能引发 DIC 的药物,应保持高度警惕,尤其原发病也是 DIC 诱因的情形。密切观察患者有无 DIC 的临床表现,如出血倾向、微循环障碍、脏器功能衰竭等。一旦发生,尽早采取措施进行抢救。

2. 注意高凝状态   高凝状态是 DIC 的早期表现,尤其注意静脉采血时有无血液迅速凝固的状态;如有,提示可能会发生 DIC,需尽早处理。

3. DIC 早期(弥散性微血栓形成期)治疗   此期以微血栓形成为主,治疗目的为抑制广泛性微血栓形成,防止血小板及各种凝血因子进一步消耗,因此治疗以抗凝为主,未进行充分抗凝治疗的 DIC 患者不宜单纯补充血小板和凝血因子。无明显继发性纤溶亢进者,无论是否已进行肝素或其他抗凝治疗,不宜应用抗纤维蛋白溶解药物。

肝素自 1959 年即开始用于 DIC 的抗凝治疗,其适应证包括:① DIC 早期,血液处于高凝血状态,凝血时间(CT)、PT、APTT 缩短;②血小板和血浆凝血因子急骤或进行性下降,迅速出现紫癜、瘀斑和其他部位出血倾向;③明显的多发性栓塞表现,如皮肤、黏膜栓塞性坏死、急性肾衰竭和呼吸衰竭等;④顽固性休克伴其他循环衰竭的症状和体征,常规抗休克治疗效果不明显。目前提倡采用小剂量肝素,急性 DIC 患者首次标准肝素 5000U,随后每 6~8 小时 2500U,根据病情连续使用 3~5 天;慢性 DIC 患者剂量还可减少约 50%。增加剂量并不提高疗效,反而增加出血危险。给药方式多为每 6~8 小时皮下注射。用药过程中应进行血液学监测,如 APTT 检测,APTT 较正常对照值延长 1.5~2.5 倍时表明标准肝素用量合适。

低分子量肝素因诸多优点,有取代肝素之势。但也有学者认为,随着临床应用增多,其优势并非最初用于临床明显,进一步的结论尚需进行大规模临床试验来验证。

丹参或复方丹参、抗凝血酶、低分子右旋糖酐等其他抗凝血药物亦可用于 DIC 治疗中抗凝,尤其在有肝素应用禁忌或血液学监护条件较差时,可替代肝素治疗;或在肝素治疗取得满意疗效后,代替肝素进行维持治疗。

蛋白 C(protein C)为一维生素 K 依赖剂,被凝血酶 – 凝血酶调节蛋白复合物活化后,即称为活化蛋白 C,具有天然抗凝作用,可灭活 FVa 与 FⅧa。DIC 患者的血浆蛋白 C 因消耗而减少,故给予活化蛋白 C 治疗合理且有效。

4. DIC 中期(消耗性低凝血期)治疗 此期微血栓形成仍在进行,抗凝治疗仍必不可少,但因凝血因子进行性消耗引发出血,故在充分抗凝的基础上,应补充血小板和凝血因子的替代治疗。各类替代治疗制剂的疗效主要观察出血症状改善情况,实验室检测仅作为参考。替代治疗制剂包括新鲜血浆、纤维蛋白原、冷沉淀物、血小板及新鲜冷冻血浆等。

(1)新鲜血浆:新鲜血浆所含的凝血因子与新鲜全血相似,并可减少输入液体总量、避免红细胞破坏产生膜磷脂等促凝因子进入患者体内,是 DIC 患者较理想的凝血因子补充制剂。同时,血浆输入还有助于纠正休克,改善微循环。

(2)纤维蛋白原:适用于急性 DIC 有明显低纤维蛋白原血症或出血极为严重者。首剂 2~4g,静脉滴注,此后根据血浆纤维蛋白原含量调整用量,以使血浆纤维蛋白原含量达到 1.0g/L 以上为度。由于纤维蛋白原的半衰期达 96~144 小时,在纤维蛋白原血浆浓度恢复到 1.0g/L 以上或无明显纤溶亢进患者,24 小时后一般不需要重复使用。

(3)冷沉淀、血小板及新鲜冷冻血浆:未出血患者的血小板计数低于(10~20)$\times 10^9$/L,或存在活动性出血且血小板计数低于 50×10^9/L 的患者需紧急输入冷沉淀及血小板。如输冷沉淀及血小板后仍有出血,或有消耗性凝血病,则需输入新鲜冷冻血浆。新鲜冷冻血浆含各种符合生理需要的丝氨酸蛋白酶抑制剂、抗凝因子及凝血因子,能恢复血容量,兼具免疫调节作用,故提倡使用。

(4)其他凝血因子制剂:理论上讲,DIC 中、晚期可出现多种凝血因子的缺乏,故在病情需要和条件许可的情况下,可酌用凝血因子制剂如凝血酶原复合物、因子ⅧC 浓缩剂、维生素 K 等。

5. DIC 晚期(继发性纤溶亢进期)治疗 此期微血栓形成基本停止,主要为继发性纤溶亢进。若临床确认纤溶亢进为出血首要原因,则可适量应用抗纤溶药物。同时,基于凝血因子和血小板消耗,也应积极应用抗纤溶药物。

(1)纤溶抑制物:主要用于 DIC 的病因及诱发因素已经祛除或基本控制,已行有效抗凝治疗并补充血小板、凝血因子,但出血仍难以控制;纤溶亢进为主型 DIC;DIC 后期纤溶亢进已成为 DIC 主要病理过程和再发性出血或出血加重的主要原因;DIC 时,纤溶实验指标证明存在明显的继发性纤溶亢进。常用的纤溶抑制药物有氨基己酸、氨甲苯酸、氨甲环酸、抑肽酶等。

(2)溶栓治疗:尚在探索阶段,目前主要用于血栓形成为主型 DIC、经前述治疗未能有效纠正的患者,DIC 后期凝血和纤溶过程基本终止而脏器功能恢复缓慢或欠佳的患者,有明显的血栓栓塞临床和辅助检查证据的患者。常用制剂有尿激酶、单链尿激酶、t-PA、乙酰化纤溶酶原－链激酶复合物等。

（王芙蓉　郭瑞臣）

第四节　药源性白血病

药源性白血病（drug-induced leukemia）指某些药物引起的白血病。多由抗肿瘤药物引起，也见于某些非抗肿瘤药物。临床常见"治疗相关性白血病"，指肿瘤或非肿瘤患者接受化疗或放疗若干年后发生的急性白血病，属于医源性疾病。

药源性白血病主要见于肿瘤（包括白血病）化疗、放疗后患者，约占各类白血病的7%，是化疗或放疗的远期毒副作用，发病率明显高于普通人群。普通人群白血病的发病率为（2~4）/10万[21]。

药源性白血病的主要特点有：①绝大多数为急性非淋巴细胞白血病（acute non-lymphatic leukemia，ANLL），即急性髓细胞白血病（acute myeloid leukemia，AML），占所有急性髓细胞白血病的10%~20%，以法美英（French-American-British classification systems，FAB）标准亚型M2（急性粒细胞白血病部分分化型）和M3（急性早幼粒细胞白血病）最多，在中国多由乙双吗啉治疗银屑病诱发；其次为M4（急性粒－单核细胞白血病）和M5（急性单核细胞白血病）；M1（急性粒细胞白血病未分化型）、M6（急性红白血病）和M7（急性巨核细胞白血病）少见；少数为急性淋巴细胞白血病和慢性粒细胞白血病；②确诊前约90%的患者血液学出现白血病前期表现；③化疗效果差，缓解率低，12个月生存率仅10%，而原发性白血病的12个月生存率可达30%。

约70%的药源性AML由药源性骨髓增生异常综合征（myelodysplastic syndrome，MDS）转化而来，20%发病时即为AML[22]。

【致病机制】

药源性白血病的发病机制不完全清楚，可能包括细胞DNA损伤、染色体畸变、白血病细胞株形成、细胞遗传学发生改变、存在基因易感性等。

1. 细胞DNA损伤、染色体畸变，进而白血病细胞株形成

（1）烷化剂：烷化剂通过直接与DNA分子鸟嘌呤碱基上的N^7或腺嘌呤碱基上的N^3分子形成交叉连接，或在DNA分子和蛋白质分子间形成交联，导致细胞内DNA结构破坏，引起白血病；或烷化剂的细胞毒性作用造成5和7号染色体长臂缺失[5/5q-和（或）-7/7q-]及双着丝粒染色体，由于这些染色体上存在IL-3、IL-4、IL-5、CSF-1、CSF-2、erg-1、PDGER、c-fos等与细胞增殖有关的基因，可能激活癌基因ras，并使抑癌基因p53变异，失去与致瘤蛋白（如SV40）的结合能力，导致细胞增殖失控、分化受阻而引起白血病。综上提示，烷化剂的抗肿瘤作用与其致白血病作用相联系，杀灭肿瘤细胞的同时，也使正常细胞的染色体发生畸变，诱发恶变。

（2）DNA拓扑异构酶Ⅱ抑制剂：DNA拓扑异构酶Ⅱ抑制剂与DNA-拓扑异构酶Ⅱ形成稳定的共价复合物，阻断DNA解链和复制，引起DNA链的断裂和DNA合成终止，造成S期细胞不可逆性损害；同时，损坏复制叉，中断DNA转录过程，导致细胞凋亡和死亡。DNA

拓扑异构酶Ⅱ抑制剂与DNA-拓扑异构酶Ⅱ形成三联体，阻断拓扑异构酶连接活性，使DNA断裂。这种断裂多发生于*ALL-1*基因的断裂点集中区，引起*ALL-1*基因（*MLL*、*HtrxL*、*HRX*）重排，通过脱氢酶诱导的自由基破坏DNA，而引发白血病，表现为药源性白血病染色体的平衡性移位，是拓扑异构酶Ⅱ抑制剂导致白血病的机制及特征性表现。

2. 细胞遗传学改变　近年来，药源性白血病细胞遗传学特点和分子生物学特点的研究发现，药源性白血病的部分特征性细胞遗传学发生改变，76%~90%的药源性MDS/AML患者伴有非特异性的细胞遗传学异常，即克隆性染色体核型异常，而原发性MDS仅38%~66%，原发性AML为48%~66%；药源性MDS/AML复合染色体异常率约为75%，而原发性MDS为25%，原发性AML为45%。药源性MDS/AML患者约49%为异常核型，36%为正常核型与异常核型嵌合体，15%为正常核型。这对于认识药源性白血病的发生机制具有积极意义。

（1）烷化剂：烷化剂所致白血病的核型比较复杂，常表现为5或7号染色体缺失或长臂丢失（-5/5q-，-7/7q-）等。1981年，Rowley等首先发现，烷化剂所致的白血病患者5、7号染色体异常（-5，-7）或（del5q，del7q），此后被许多研究相继证实，提示5、7号染色体异常可能是继发性白血病的标志。其他与烷化剂治疗有关的非平衡性染色体异常还包括+8、1q+、17p-、-18、12p-及3号染色体异常。

5q段内缺失呈跳跃性，常见的近端断点为q13、远端断点为q33.3。最常见的缺失为del（5）（q13，q33），该段核酸序列含*IL-3*、*IL-4*、*IL-5*、*IL-9*、*CSF-1*、*CSF-2*、*erg-1*、*PDGFR*、*c-fos*等与细胞增殖有关的基因。5q-或-5常表现为药源性MDS，伴有复杂核型，患者有*p53*基因突变伴基因杂合性缺失。*p53*突变与5号染色体异常的关系提示，5q-基因和*p53*突变的协同作用可能与烷化剂所引起的白血病密切相关。

Del（7q）的缺失较Del（5q）低，常表现为药源性MDS，或存在其他染色体异常，如t（3；21）。Le Beau等[23]对81例患者的测定结果显示，65例近端断点在q11~22，远端断点在q22~36，16例仅累及q31~36的缺失。分子探针和荧光原位杂交法检测结果显示，15例断点在q22患者的常见缺失段为2~3Mb，在D7S1503和D7S1841间，推测*7q22*可能含有与药源性AML发病有关的抑癌基因。7q-但5号染色体正常个体很少有*p53*突变，常表现为*RAS*基因突变和*p15*基因甲基化。

（2）拓扑异构酶Ⅱ抑制剂：拓扑异构酶Ⅱ抑制剂诱导的白血病较多，较特异性的发现是染色体平衡性移位。1987年，Ratain最先发现拓扑异构酶Ⅱ抑制剂引起AML中的11q23易位，断点在*MLL*基因的BCR区。染色体11q23区带平衡移位和*MLL*基因重排更多见于表鬼臼毒素儿童相关性白血病。目前，已在11q23易位中鉴定出*ALL1*基因，该基因具有高度保守性，可调节同源异形盒基因*HOX*，而*HOX*基因为机体发育和造血所必需的。研究表明，具有11q23重排的白血病临床预后较差。

inv（16）与染色体21q22平衡移位以及核心结合因子基因*CBFB*与*AML1*重排常见于成人接受蒽环类抗生素治疗的相关性白血病患者。t（15；17）和*RARA*基因重排常见于接受米托蒽醌和丙亚胺衍生物乙双吗啉治疗的患者，特别多见于银屑病接受乙双吗啉治疗的相关性白血病患者。染色体11P15移位和*NUP98*基因重排少见，多发生于拓扑异构酶Ⅱ抑制剂治疗的患者。

3. 基因易感性　尽管药源性MDS/AML的发生与细胞毒性药物使用后所造成的DNA损伤相关，更多见于恶性肿瘤化疗后的长期生存患者，但仅极少患者进展为MDS/AML，说明患者自身基因的易感性同样具有重要作用。

巯基嘌呤甲基转移酶（thiopurine methyltransferase，TPMT）可催化巯基嘌呤类药物如巯嘌呤甲基化失活，遗传性 TPMT 缺陷患者常规应用巯基嘌呤类药物可发生严重的剂量限制性血液系统不良反应；遗传性 TPMT 缺陷的发生率约为 1/300，约 10% 的个体携带至少 1 个 TPMT 突变等位基因，导致体内的 TPMT 酶活性不足，对巯嘌呤类药物的细胞毒性作用敏感，易发生继发性肿瘤。

DNA 损伤及错配修复在肿瘤的发生、发展和治疗中均有十分重要的作用。RAD51 和 XRCC3 为同源重组修复中的关键蛋白。药源性 MDS/AML 患者的 RAD51 单核苷酸多态性频率明显高于未发生 MDS/AML 的患者，药源性 MDS/AML 的发生率增加 2.66 倍；而编码 RAD5l 和 XRCC3 蛋白的基因同时突变的个体，药源性 AML 及 MDS/AML 的发生率分别增加 2.77 倍和 7.11 倍。表明药源性 MDS/AML 的形成是多种内、外因素共同作用的结果。

4. 免疫抑制作用　某些药物的免疫抑制作用可降低宿主的抵抗力，抑制免疫系统对异常白血病细胞株的消除，而慢性抗原刺激和免疫机制之间的相互作用可促使癌变发生。

【致病药物和临床表现】

药源性白血病占 AML 的 10%~30%，其中药源性 AML 约占 59%、药源性 MDS 约占 41%，大部分继发性白血病的产生与细胞毒性药物的使用有关。药源性 MDS/AML 的平均发病年龄为 61 岁，平均潜伏期为 47.9 个月，且化疗（尤其拓扑异构酶 Ⅱ 抑制剂）患者的潜伏期明显缩短。药源性 MDS 与 MDS 后白血病相似，发病前常有白血病前期、全血细胞减少或二系以上的血细胞减少（贫血＋血小板减少多见）、三系增生不良，5 和 7 号染色体异常，且预后较差。药源性 AML 常无白血病前期，但伴 11q23 平衡易位。从原发病诊断到药源性 MDS/AML 发生一般需 4~6 年，短则 1 年，长则达 20 年。

药源性 MDS/AML 的早期症状主要是头晕、乏力、疲劳、呼吸困难、出血和感染等血细胞减少相关症状，常伴有牙龈渗血、鼻出血、大片瘀斑、DIC 等，仅 5% 的患者有肝、脾、淋巴结肿大，死亡的主要原因为感染、出血及复发。

药源性 MDS/AML 的生存期平均为 9.7 个月，且与 MLL 基因重排无明显相关。多变量分析结果表明，5q 染色体异常、低蛋白血症、原发癌疗效差、C- 反应蛋白和血小板减少均与预后差有关。现多认为药源性 MDS/AML 预后差与多药耐药相关蛋白、肺耐药相关蛋白的表达有关。

1. 细胞毒性药物　细胞毒性药物作为抗肿瘤、免疫抑制剂广泛用于临床，是目前报道致白血病最多的药物。大量流行病学调查和动物实验也证实了细胞毒性药物与白血病之间存在因果关系。细胞毒性药物主要包括烷化剂、拓扑异构酶 Ⅱ 抑制剂等。

（1）烷化剂：临床常用的烷化剂包括氮芥、环磷酰胺、异环磷酰胺、白消安、卡莫司汀、洛莫司汀、塞替派和非典型烷化剂丙卡巴肼等。1970 年 Kyle 等首次报道烷化剂具有致癌作用，随后发现，不同的原发性肿瘤接受烷化剂治疗显著增加白血病（特别是 AML）的发生率。最早被证明引起白血病的烷化剂是氮芥和美法仑，随后证明烷化剂是药源性白血病最主要的诱导剂，85% 的药源性白血病患者曾接受烷化剂治疗。已知目前临床使用的所有烷化剂均可引起白血病发生，且诱发白血病的风险与累积剂量有关，即烷化剂诱导突变和致白血病的毒性已得到公认[24]。

不同烷化剂致白血病的发生率各异，约 65% 为美法仑、苯丁酸氮芥和环磷酰胺所引起。

接受美法仑和环磷酰胺治疗的卵巢癌患者药源性白血病的比较研究发现,美法仑致白血病的风险高于环磷酰胺。烷化剂诱导的白血病发病于恶性肿瘤化疗后 2 年,高峰发病期在化疗后 4~6 年,15~20 年后恢复至正常人群水平。药源性白血病常见 FAB 标准亚型 M1 和M2,患者可先发生骨髓增生异常综合征,再出现白血病。

1）左旋苯丙氨酸氮芥:常用于治疗多种恶性肿瘤,如乳腺癌、子宫癌、多发性骨髓瘤等。接受左旋苯丙氨酸氮芥治疗的患者急性非淋巴细胞白血病的发病率增高。1930—1956 年,未应用左旋苯丙氨酸氮芥的多发性骨髓瘤患者无发生急性非淋巴细胞白血病的报道,但自1956 年左旋苯丙氨酸氮芥用于治疗多发性骨髓瘤患者以来,发生急性非淋巴细胞白血病的病例明显增多,提示左旋苯丙氨酸氮芥的应用与急性非淋巴细胞白血病的发生密切有关。

2）苯丁酸氮芥:常用于治疗多种恶性肿瘤、免疫功能紊乱性疾病。临床接受苯丁酸氮芥治疗的患者,出现急性非淋巴细胞白血病病例。动物实验也显示,苯丁酸氮芥可诱发淋巴瘤、肺和子宫肿瘤。

3）丙卡巴肼:作为 MOPP(氮芥、长春新碱、丙卡巴肼和泼尼松)化疗方案中的一部分,丙卡巴肼广泛用于霍奇金病的治疗,但临床报道丙卡巴肼可引起药源性白血病。许多患者随着生存期的延长,发生 AML。动物实验表明,丙卡巴肼可诱发小鼠和家兔发生急性非淋巴细胞白血病以及肺和子宫肿瘤,直接证明其致白血病作用。动物长期毒性实验也证实了丙卡巴肼的致白血病作用。猴子腹腔内或皮下注射或口服丙卡巴肼 14 年,26% 发生恶性肿瘤(肿瘤的自然发生率仅 2.8%),其中 54% 为 AML。发生白血病的平均药量为 45.54g(2.64~103.3g),平均发病时间为 77 个月(16~143 个月),明显高于对照组(14 年内未见白血病的发生)。

4）塞替派:1970—1978 年,部分单独应用塞替派的患者出现 AML,塞替派与放疗或其他抗肿瘤药联合,也有发生白血病的报告。

5）环磷酰胺:可单独或与其他抗肿瘤药物联合用于各种肿瘤和非肿瘤性疾病的治疗,如慢性肾炎、风湿性关节炎和其他免疫功能紊乱性疾病。文献报道,部分非肿瘤性疾病患者或肿瘤患者用药后出现 AML。动物实验也证实,环磷酰胺可诱发恶性肿瘤。

6）铂类化合物:一项 28 971 例卵巢癌患者的对照研究表明,含铂类药物化疗患者继发 AML 的相对风险(RR)值为 4.0,且随累积剂量的增加 RR 逐渐增加,累积剂量 <500mg、500~749mg、750~999mg 和 ≥1000mg 继发 AML 的 RR 值分别为 1.9、2.1、4.1 和 7.6。含铂类药物化疗疗程超过 12 个月者继发 AML 的 RR 值达 7.0,含铂类药物化疗联合放疗患者继发 AML 的 RR 值高达 12.2。接受含铂类方案化疗后 2 年、2~4 年和 ≥5 年发生 AML 的 RR 分别为 2.4、3.8 和 5.6 次。

（2）拓扑异构酶 II 抑制剂:常用的拓扑异构酶 II 抑制剂有抗癌抗生素,如多柔比星、柔红霉素、表柔比星、阿柔比星、吡柔比星、丝裂霉素以及依托泊苷、替尼泊苷、米托蒽醌等。拓扑异构酶 II 抑制剂致白血病的报道较多。1987 年 Ratain 等[25]首次报道接受依托泊苷治疗的非小细胞肺癌患者 AML 的发生率增高。此后,在接受依托泊苷治疗的睾丸癌患者和接受替尼泊苷治疗的急性淋巴细胞白血病患者得到进一步证实。

拓扑异构酶 II 抑制剂引起的急性髓细胞白血病的潜伏期一般为 6 个月 ~5 年,平均为33 个月,普遍缺乏早期骨髓增生异常综合征,形态特点同 FAB 亚型 M4、M5 或 M3。

拓扑异构酶 II 抑制剂所致的白血病与所用药物的累积剂量密切相关,如依托泊苷的累积量≥2000mg/m² 时,药源性白血病的发生率明显升高。

(3)其他细胞毒性药物:紫杉醇通过干扰微丝微管系统,影响细胞的有丝分裂而发挥抗肿瘤作用。近年来,含紫杉醇化疗方案引起 AML 的报道逐年增加,临床主要表现为潜伏期较短,从开始接受紫杉醇治疗到 AML 发生为 1~2 年;多数病例为 AML-M4 亚型,部分为 M5 和 M6 亚型,未见 M7 亚型报道;通常涉及 16 号染色体倒位;以 MDS 起病者多转化为 AML-M5 或 M6 亚型,常见复杂染色体核型异常;起病即为 AML 者则多为 AML-M4 亚型,以单一染色体核型异常为主。

部分抗代谢药物(氟尿嘧啶、甲氨蝶呤、巯嘌呤、氟达拉滨等)也可诱导 MDS/AML 的发生。

2. 治疗皮肤病的药物　1969 年,英国科学家 Crieghton 等首先合成丙亚胺,我国于 1976 年批准其同系物乙双吗啉、乙亚胺的生产,主要作用是抑制细胞 DNA 合成,动物实验有显著的抗肿瘤作用,用于淋巴瘤、肺癌和胃癌等的治疗。临床用于治疗银屑病(牛皮癣)具有近期疗效高、副作用小的优点,是治疗中至重度银屑病广泛应用的药物。但 1982 年起,中国医学科学院血液病研究所在门诊和住院银屑病患者中发现乙亚胺相关性白血病病例,此后纷纷报道,见于各地。银屑病本身并不继发白血病、皮肤癌或非皮肤恶性肿瘤,也不致死,即银屑病患者的白血病发病率不高于一般人群。1985 年起,我国主要医学杂志报道的银屑病治疗相关性白血病 270 例,与乙双吗啉高度相关者 231 例,高达 85.5%。乙双吗啉所致的白血病多发生在用药后的 3~5 年,最长可达 20 年以上,预后较一般白血病差[26]。服药时间延长则白血病发生的危险性增加,用药 >0.5 年者诱发白血病的危险性大于用药 <0.5 年者(OR=16.0),用药 >1 年者的危险性更大(OR=30.0)。乙双吗啉所致的白血病均为 AML,以 M3 最多(46.6%),发生 AML 前有 MDS 者很少(仅 6.7%)。常规化疗效果相对较好。

乙双吗啉诱发白血病的机制尚不清楚,可能为染色体毒性。乙双吗啉导致染色体畸变,并引起多倍体增高且难以修复,而形成白血病细胞株。同时,乙双吗啉亦为免疫抑制剂,可抑制免疫系统对白血病细胞株的监视及消除作用,最终发展成为白血病。也有学者认为,部分银屑病患者自身可能正处于白血病前期,体细胞存在染色体不稳定性或 DNA 修复缺陷,服用乙双吗啉等诱变剂进一步加剧或诱发白血病的发生。

乙双吗啉是目前治疗银屑病最常用的药物,实际发生的或即可能发生的白血病病例数比报道更多。因此,许多血液科医师呼吁禁止使用乙双吗啉治疗银屑病,或如果必需,需慎重选择并严密观察。

3. 氯霉素　早在 1955 年,氯霉素与白血病的关系即被确定。氯霉素引起的白血病可发生在用药后的 2 个月 ~8 年,用药剂量为 5~230g。氯霉素所致的急性淋巴细胞白血病和急性非淋巴细胞白血病与用药剂量明显相关,氯霉素治疗超过 10 日,急性淋巴细胞白血病与急性非淋巴细胞白血病的发生率明显增加。

已知氯霉素可引起再生障碍性贫血。氯霉素治疗相关性再生障碍性贫血患者发生白血病的概率远大于正常人群,推测再生障碍性贫血可能为氯霉素致白血病前期的表现。埃及蟾蜍给予氯霉素 5mg/40g,连续 12 周,埃及蟾蜍体内所有类型的白细胞均发生严重的超微结构改变,与化学致癌剂引起的白细胞超微结构的改变类似,也与所报道的人白血病细胞的变化类似。另外,鼠诱发淋巴瘤证实氯霉素有致癌作用;氯霉素引起的白血病患者骨髓细胞检查中发现染色体畸变,提示氯霉素尚有致畸作用。

氯霉素在体内转变成与亚硝酸盐具有相同致癌作用的硝酸盐衍生物,可能为其致癌机制。

4. 解热镇痛抗炎药 保泰松曾广泛用于风湿性疾病的治疗,可致多种血液系统不良反应,如白细胞减少、贫血等。1960 年 Bean 首次报道 6 例强直性脊柱炎或风湿性关节炎患者因服用保泰松引起白血病,保泰松的用药剂量为 5~10g,用药至发病时间为 2 个月 ~4 年。

强直性脊柱炎患者服用甲氨蝶呤 5 年,间隔 5 年后发病。类风湿关节炎患者服用雷公藤总苷、泼尼松 6 年,间隔 11 年后发病。也有长期服用对乙酰氨基酚引起白血病(1 例服用 15~17 个月,另 1 例服用 11 年之久,分别引起急性非淋巴细胞白血病和慢性粒细胞白血病)发生的报道。

5. 免疫抑制剂 肾移植患者须长期服用免疫抑制剂。肾移植术后患者由于机体免疫机制失调、致癌相关病毒感染或细胞毒性药物的使用,第二肿瘤的发生率增高,以淋巴系统增殖性疾病、皮肤癌、宫颈癌多见,而 AML 发生率仅 0.2%~2.5%。长期接受免疫抑制治疗的患者,尤其是实体器官移植患者,极易发生药源性 AML。其机制可能并非免疫抑制剂直接损伤DNA,而是免疫抑制剂对显性基因突变的选择,导致伴有 5 和 7 号染色体异常的 AML 发生。

6. 其他药物 抗癫痫药卡马西平相关性白血病有少量报道,连续用药 5~13 年诱发白血病,且白血病细胞发生染色体改变。锑剂、复方磺胺甲噁唑、苯妥英钠、西咪替丁等均有诱发白血病的报道。

【诊断和鉴别诊断】

如果患者存在肯定的白血病诱发因素,如用药史,血常规、骨髓象等实验室结果存在异常,综合分析临床特点,则不难作出药源性白血病的诊断;必要时可进行 FISH 检测。

1. 临床表现 3/4 的病例初发症状为全血细胞减少,或二系以上的血细胞减少(贫血 + 血小板减少最多)。初发癌发病数个月,患者存在原因不明的持续性贫血和血小板减少,迅速进行包括染色体检查在内的骨髓穿刺检查是早期诊断药物相关性白血病的第一步。

2. 血象和骨髓象特征 血常规显示程度不同的大细胞性贫血、血小板减少、单核细胞增多、嗜碱性粒细胞增多,或中性粒细胞减少,或可见幼稚粒细胞或幼稚红细胞。造血干细胞受损的早期标志是平均红细胞容积(mean corpuscular volume, MCV)不断增大,大红细胞增高与 AML 发生高度相关,且比白血病发病早 3~4 年。因此,若发现药源性 MDS/AML 高危患者红细胞容积逐渐增大,应密切随诊其血液系统变化。

1/3~1/2 的药源性 MDS/AML 患者骨髓涂片为骨髓高度增生,约 1/3 为骨髓低度增生,并伴有轻至重度骨髓纤维化。由于药源性 MDS/AML 克隆起源于早期造血干细胞,因此骨髓形态常表现为粒系、红系和巨核细胞系三系异常增生,但以红系异常增生最为显著。红系异常包括红细胞巨幼样变、环形铁粒幼红细胞比例增高、原始幼稚红细胞增多、核出芽、核碎裂和双核红细胞,原始和幼稚红细胞 PAS 染色阳性;巨核细胞系表现为多核小巨核细胞较易见,中性粒细胞减少并由此导致中性粒细胞碱性磷酸酶积分较低,核分叶少,可见获得性佩尔杰异常(中性粒细胞核分叶不能)。原始粒细胞和不成熟增生异常的髓系细胞比例增高,仅 5% 的患者可见到棒状小体。

病程晚期血象和骨髓象呈典型的白血病表现。

3. FISH 检测 细胞遗传学检查有助于进一步明确诊断药源性白血病,常用方法有染色体核型分析和 FISH,两种检测方法具有互补性。FISH 检测技术较核型分析更敏感、特异性更强,可对肿瘤负荷较低的微小病灶进行检测。

4. 原发性与药源性白血病的鉴别 原发性与药源性白血病的鉴别见表 7-3。

表 7-3　原发性与药源性白血病的鉴别

组别	年龄分布	细胞遗传学	多系增生异常	白血病前期	CD34+细胞	干细胞表型	发病缓解时克隆性造血	治疗后逆转为MDS	多药耐药表型	治疗疗效	总生存率
继发于烷化剂	以老年人为主	−5/del（5q），−7/del（7q），复合染色体异常	有	短暂	高	多能	常有	常见	高，>70%	差	低
继发于MDS	老年人	−5/del（5q），−7/del（7q），复合染色体异常	有	有	高	多能	常有	常见	高，>70%	差	低
老年"原发性"AML	老年人	+8，−5/del（5q），−7/del（7q），复合染色体异常	有	常无	高	多能	未明	少见	高，>70%	差	低
原发性AML	常见于青年人	t（15;17），t（8;12），inv（16）等	无	无	各异	各异	无	无	低	好	

【预防与治疗】

1. 药源性白血病的预防

（1）治疗方案选择：随着治疗水平和手术、移植技术的提高，手术和放疗等综合治疗措施可延长恶性肿瘤患者的生存期并改善其生存质量，但持续化疗及器官移植患者长期接受化疗药物和免疫抑制剂治疗，势必导致药源性 AML 发病率的增加。为预防药源性 MDS/AML 的发生，应严格掌握易致白血病药物的临床指征、剂量和疗程，最大限度地减少其远期毒副作用。

（2）风险与疗效评估：药源性白血病的发病危险性与所用药物、治疗强度和药物累积剂量等有关。烷化剂美法仑和环磷酰胺的 5~10 年累积危险性为 7.5%~11%，司莫司汀的 6 年累积危险性为 4%，拓扑异构酶Ⅱ抑制剂的 4~6 年累积危险性为 3.5%~4.5%。乙双吗啉有较高的致病率，服药 2~19 年，白血病发病率高达 65.7%，占同期住院白血病患者的 4.5%~8.8%。依托泊苷存在剂量 - 毒性效应关系，累积剂量越高则引起药源性白血病的风险越大。治疗方案也影响白血病患病风险，如连续服药发生白血病的风险更大。

因而，为减少白血病的发生，应对治疗方案进行风险与疗效评估，充分考虑可能导致 MDS/AML 的危险因素，包括化疗药物种类、累积剂量、长期维持治疗方案及疗程、有无联合放疗及其累积照射量、患者初治年龄等，根据评估结果调整、修饰治疗方案，选择较小骨髓毒性的替代药物，调整剂量和给药方案等。

（3）定期检测，及早发现：不同原发性疾病继发白血病的危险性不同，原发性血液疾病约占药源性白血病的 35%，实体瘤约占 55%，其他疾病约占 10%。血液疾病中，恶性淋巴瘤最多，约占 39%，其次为多发性骨髓瘤、急性白血病、真性红细胞增多症、原发性血小板增多症和巨球蛋白血症等。实体瘤中，骨癌、结肠癌约占 32%，乳腺癌约占 24%，妇科癌约 21%，其次为肺癌和喉癌等。其他疾病中，银屑病占首位，其次为硬皮病、类风湿疾病等。

因此，应警惕并定期检测，及早发现长期或接受大剂量化疗的恶性肿瘤及部分非肿瘤性疾病患者药源性白血病的发生。一旦发现治疗期间出现难以纠正的贫血、粒细胞缺乏、血小板减少，甚至全血细胞减少，应考虑继发血液系统恶性肿瘤的可能性，必要时行骨髓相关检查。早期诊断并采取积极有效的治疗，从而提高完全缓解率和长期生存率。

（4）综合治疗，减少毒副作用：改变药物的化学结构，化疗的同时加用干细胞保护剂等，可减少或避免药源性白血病的发生。Cai 等[27]分别于中国仓鼠卵巢（Chinese hamster ovary，CHO）细胞加入 O-6- 烷基鸟嘌呤 -DNA 烷基转移酶（O-6-alkylguanine-DNA alkyltransferase，AGT）和 pcDNA3，观察 CHO 细胞生存情况。结果显示，含 AGT CHO 细胞较含 pcDNA3 CHO 细胞环磷酰胺衍生物的 CHO 细胞毒性降低 7~20 倍；加入 30mmol/L 丙烯醛，含 AGT CHO 细胞 30% 生存，含 pcDNA3 CHO 细胞 18.7% 生存，且未发现含 AGT CHO 细胞发生突变。同时证实，丙烯醛是导致 CHO 细胞毒性和基因突变的环磷酰胺衍生物，AGT 具有潜在的细胞保护作用。

随着恶性肿瘤发病率的增长和大剂量放化疗的广泛应用，药源性相关性白血病的发病率也不断增长，因此应重视药源性相关性白血病的基础和临床研究，采取综合措施，预防药源性 MDS/AML 的发生。一旦发生，则尽量做到早发现、早治疗，提高患者的完全缓解率和无病生存率。

2. 药源性白血病的治疗

（1）常规化疗：药源性白血病的治疗尚未达成共识。大量研究结果显示，除 M3 型外，药源性白血病的预后不佳，患者对常规化疗效果差，完全缓解率在 2%~16%，且早期死亡率高。预后较差的患者与 5 号染色体异常、高 LDH 水平、低蛋白血症、高 CRP 水平、血小板减少和持续性原发肿瘤不缓解有关。–7/7q–、–5/5q– 伴 p53 突变的患者预后更差。染色体平衡移位患者虽对化疗敏感，但复发率高，长期生存率低。但伴有 t（15；17）、t（8；21）移位或 inv（16）、RARA 基因（retinoic acid receptor alpha gene，视黄酸 α 受体）重排的 M3 患者治疗效果与伴相同染色体重排的原发 AML 相似，抗白血病治疗有效，可长期生存。虽然如此，因原发肿瘤或既往化疗损伤骨髓造血干细胞储备能力及重要器官功能，部分接受强化疗及异基因造血干细胞移植的患者耐受性仍较低，治疗方案选择有很大的局限性。

采用诱导分化凋亡与化疗药物的交替治疗，AML-M3、M2b 型也有望获得长期无病生存。如 AML-M3 对全反式维 A 酸或（和）亚砷酸诱导缓解治疗的完全缓解率（complete response rate，CRP）为 65%~87%，中位生存期较长。因此，认为药源性 M3 的预后同原发性 M3。

药源性 AML 患者无论是 CR、CR 持续时间、生存期，甚至接受异基因造血干细胞移植的疗效都不如原发 AML，可能由于药源性 AML 发生于接受原发肿瘤放化疗的基础之上，白血病干细胞具有多种原发性或继发性耐药性。MDR1 阳性的药源性 MDS/AML 给予大剂量阿糖胞苷治疗，可提高缓解率和长期生存率。

（2）支持性治疗：药源性白血病患者由于抵抗力减弱，既往治疗所产生的相关毒性对进一步治疗明显减低的耐受性、较差的骨髓造血细胞储备，使药源性白血病的治疗更加困难。因此，体弱患者应给予支持性治疗；耐受性较好的患者在给予积极治疗的同时，也应重视支持性治疗。此外，由于患者的主要死亡原因为感染、出血及复发，因此支持性治疗应包括预防和尽早控制感染、减轻出血。

良好的患者消毒、隔离措施，医护人员手卫生管理，严格无菌操作，餐后及睡前予生理盐水和复方氯己定漱口液含漱，保持大便通畅，大便后用 1∶5000 高锰酸钾溶液坐浴，有助于控制感染。中性粒细胞计数 $<0.2 \times 10^9$/L 时给予左氧氟沙星及氟康唑口服，可预防感染。患者的体温 ≥38.3℃时应留取血、痰等标本行病原学检查，先予广谱抗生素静脉滴注，实施经验性抗感染治疗，后根据药敏试验结果调整抗生素的种类和剂量，实施针对性抗感染治疗。

必要时输注血液制品有助于改善临床症状，贫血患者（血红蛋白 <80g/L）应输注悬浮红细胞，使血红蛋白维持在 80g/L 以上，老年患者维持在 100g/L 以上。血小板 $<20 \times 10^9$/L 应输注机采血小板，以保持患者无出血症状。白细胞显著增高的患者可给予羟基脲 500~1000mg/d，以控制症状性白细胞增高。

（3）骨髓移植：相对于常规化疗、支持治疗等治疗方法，骨髓移植可为药源性白血病患者提供更佳的治疗策略。与传统化疗相比，骨髓移植患者的 2~5 年无病存活率为 7.8%~34%，甚至更好。Anderson JE 的回顾性分析证明，继发白血病的早期诊断和骨髓移植治疗可降低非复发死亡率，延长无病生存期。Appeibaum FR 等对 46 例继发性 AML 行异基因骨髓移植治疗，5 年生存率为 24%，累积复发率为 31.3%，非复发死亡率为 44.3%。因此，继发性 AML 患者早期骨髓移植治疗为更佳选择。

（4）异基因造血干细胞移植：对于药源性或治疗性 MDS/AML，异基因造血干细胞移植（allogeneic hematopoietic stem cell transplantation，HSCT）是首选治疗方法。欧洲骨髓移植登记处（EBMT）和国际血液与骨髓移植研究分析中心（CIBMTR）对异基因造血干细胞移植治疗药源性 AML/MDS 进行了大规模回顾性分析，EMBT 报告显示 3 年无复发生存率为 33%，总生存率为 35%，1 年非复发死亡率为 32%；CIBMTR 报告显示 5 年无复发生存率为 21%，5 年总生存率为 22%，1 年治疗相关死亡率为 41%。药源性 MDS/AML 异基因造血干细胞移植的独立预后不良因素包括年龄 >35 岁、高危染色体核型、移植前未达完全或部分缓解、非 HLA 相合或部分相合同胞供者或完全相合非同胞供者[28]。

　　EBMT 和 CIBMTR 研究显示，从 MDS 确诊至行造血干细胞移植的中位时间约 6 个月，而药源性 MDS/AML 的中位生存期仅 8 个月。因此，在等待造血干细胞移植期间，应给予具有移植条件患者积极的桥接治疗，为移植争取时间。桥接治疗包括支持治疗、免疫调节治疗、小剂量化疗、去甲基化药物治疗等，有利于减轻高危 MDS 患者的肿瘤负荷，维持疾病稳定，延缓向白血病转化。

（王芙蓉　郭瑞臣）

第五节　药源性贫血

　　药源性贫血指患者外周血血红蛋白（hemoglobin, Hb）量低于正常值下限，即男性 <120g/L、女性 <110g/L，主要包括溶血性贫血、再生障碍性贫血、巨幼细胞贫血、铁粒幼细胞贫血等。

　　药源性溶血性贫血是指药物引起的红细胞破坏速率增加，红细胞寿命缩短，从 120 天减至几天。如红细胞生成速率快于红细胞破坏速率，则可以代偿，不发生贫血。

　　药源性再生障碍性贫血是指药物引起的骨髓造血功能代偿不全，较粒细胞缺乏和血小板减少症的发生率低，占全部再生障碍性贫血患者的 50%~70%。欧洲和美国的药源性再生障碍性贫血年发生率为（2~5）/100 万。药源性再生障碍性贫血的症状发生时间迟，常难以确定所引起的药物；多次使用同一药物更易发生，且可能发生于使用药物数个月之后；病情多数较严重，中数生存期仅 3 个月，60%~70% 的急性型患者在 1 年内因感染和出血而死亡。部分患者经治疗恢复，但血象需数个月甚至数年才能正常或接近正常[29]。

　　药源性巨幼细胞贫血是由药物引起的叶酸、维生素 B_{12} 缺乏或其他原因引起 DNA 合成障碍所致的一类大细胞性贫血。

　　本节主要讨论药源性溶血性贫血、药源性再生障碍性贫血和药源性巨幼细胞贫血。

一、药源性溶血性贫血

【致病机制】

　　1. 免疫性溶血性贫血　指药物通过免疫机制损伤、溶解红细胞。贫血程度因发生机制不同而不同，部分为轻至中度，重者有网织红细胞增多和血红蛋白明显降低，甚至有急性肾衰竭。根据免疫机制不同可分为半抗原型、自身抗体型、免疫复合物型和非免疫性蛋白吸附型 4 类。

　　（1）半抗原型：又称为青霉素型。药物作为半抗原与红细胞膜蛋白或血浆内蛋白结合形成全抗原，后者具有抗原性，可诱发抗体 IgG 产生。产生的抗体与吸附在红细胞表面的药物反应,破坏与药物结合的红细胞,导致红细胞溶解,但对正常红细胞无作用。

此反应过程具有药物剂量依赖性,大剂量时引起溶血,小剂量时仅显示直接抗人球蛋白试验(direct antiglobulin test, DAT)阳性,而无溶血性贫血发生。致敏红细胞主要在脾脏被巨噬细胞吞噬破坏。一般于用药后7~10日发病,停药后2周内停止溶血,故又称为血管外溶血。代表药物为青霉素类和头孢菌素类,一般引起亚急性、轻至中度溶血性贫血。

(2)自身抗体型:又称为甲基多巴型。药物与红细胞膜上的蛋白质结合,使红细胞膜上的抗原决定簇发生变化,膜的抗原性改变,激发红细胞自身抗体形成;药物也可作用于免疫系统中的抗体形成器官,使免疫细胞发生获得性基因突变,从而产生抗自身红细胞抗体。自身抗体与自身或同质红细胞发生反应引起溶血。

自身抗体的形成需数个月或更久,且可在停药后发生溶血。溶血一般发生在血管外,于服药后的3个月~4年症状较轻微。若不了解患者的用药史,易误诊为温抗体型自身免疫性溶血性贫血。停药后溶血逐渐停止,有自限倾向,但DAT转阴常需数周或数个月。代表药物有甲基多巴、左旋多巴、头孢菌素类、普鲁卡因胺等,一般引起慢性、轻度贫血。

(3)免疫复合物型:又称为奎宁型。药物与红细胞膜抗原结合形成新抗原,或药物代谢物与血浆蛋白结合形成免疫原性复合物,诱发生成抗药物的抗体(IgM),抗药物抗体与免疫原性复合物形成三元免疫复合物,附着于红细胞表面,激活补体,引起血管内溶血。此三元免疫复合物与红细胞结合松散,抗体易自红细胞膜上脱落,并游动于血液,再与其他红细胞膜结合。因此,少量药物可导致血管内的大量红细胞破坏。免疫复合物型溶血常突然发生,病情进展迅速而严重,有血红蛋白尿,多为球形红细胞,肾衰竭多见,可损及红细胞、血小板和粒细胞。除血管内溶血外,致敏红细胞还可在肝Kupffer细胞和脾巨噬细胞被破坏。代表药物有奎尼丁、奎宁、异烟肼、头孢菌素类、氯丙嗪、利福平、胰岛素等,可引起急性、重度贫血。

(4)非免疫性蛋白吸附型:由红细胞与非特异性吸附血浆蛋白(免疫球蛋白、补体、白蛋白、纤维蛋白原等)药物的强亲和力所致,可于用药后1~2日发生DAT阳性,但无溶血性贫血。非免疫性蛋白吸附于药物作用的红细胞,通过巨噬细胞Fc与补体C3受体反应,引起红细胞血管外破坏,实验室检查间接抗人球蛋白试验(indirect antiglobulin test, IAT)阳性。代表药物为头孢菌素类抗生素。

2. 红细胞生化异常性溶血性贫血 又称非免疫性溶血性贫血,包括G-6-PD缺陷和不稳定血红蛋白病,前者更为多见。

G-6-PD为参与人体磷酸戊糖旁路产生NADPH的关键酶,NADPH可使氧化型谷胱甘肽转变为还原型谷胱甘肽,后者可避免Hb的巯基被氧化成双硫键而失去携氧能力,也可保护红细胞膜免于氧化性损伤。先天性缺乏G-6-PD患者红细胞内的葡萄糖磷酸戊糖旁路代谢障碍,NADPH生成减少,体内不能维持足量的还原型谷胱甘肽,氧化型谷胱甘肽在红细胞内形成二硫化物-谷胱甘肽-血红蛋白复合物,使血红蛋白变性、沉淀形成Heinz小体,损害细胞膜发生溶血;也可使红细胞丧失变形能力,在血流冲击和毛细血管挤压力作用下破裂溶解,形成血管内溶血。常见的致病药物有抗疟药如伯氨喹、磺胺类药物、呋喃类、亚硝基类及解热镇痛药等。G-6-PD缺乏患者服用上述药物极易发生氧化性损伤,而出现溶血。

我国G-6-PD缺乏人群由南向北逐渐减少,呈明显的地域分布差异。

【致病药物和临床表现】

急性溶血起病急,常于用药后 12~48 小时出现。由于红细胞大量溶解,表现为黄疸、贫血、血红蛋白尿(尿呈酱油色),伴腰酸、腰痛,以及头晕、血红蛋白迅速下降,症状至 1 周左右最严重,可发生急性肾衰竭。典型病例多为自限性,故病程短,一般病情较轻者于停药后 7~10 日溶血逐渐消退、贫血减轻、血红蛋白尿消失,继之黄疸消退、病情好转。

慢性溶血病程缓慢,可持续数个月至数年,主要为慢性贫血的表现。一般不能解释的急性溶血性贫血而抗人球蛋白试验阴性者,尤其来自 G-6-PD 缺乏高发区并服用氧化性药物者,应考虑本病。疑似本病者,应进行 G-6-PD 缺乏人群的普查,避免使用常见的引起溶血性贫血的药物。

1. 抗菌药物　抗菌药物引起的溶血性贫血最早可发生于用药后 5 分钟,最迟可见于连续用药后 60 天,大部分发生于用药后 7 日内。主要临床表现为恶心、呕吐、乏力、皮肤黄染、排棕色尿等,实验室检查可见 RBC 和 Hb 明显下降。

易引起溶血性贫血的抗菌药物是 β- 内酰胺类抗生素,包括头孢菌素类中的头孢哌酮、头孢曲松、头孢噻肟、头孢吡肟、头孢拉定、头孢唑林、头孢替坦等[30],青霉素类中的青霉素、氨苄西林、β- 内酰胺酶抑制剂他唑巴坦、克拉维酸等。青霉素降解产物有很强的免疫原性,大剂量(每日 1000 万 U)应用可牢固地吸附在红细胞膜上,由抗药物 - 红细胞复合物抗体引起溶血。几乎所有接受大剂量静脉输注青霉素的患者红细胞表面都可发现青霉素降解产物,此类患者约 3% 出现 DAT 阳性,其中又有 5% 的患者发生溶血性贫血。通常不涉及补体,红细胞在血管外破坏,所以没有血管内溶血发生。

先天性缺乏 G-6-PD 的患者使用磺胺类药物可引起溶血性贫血。

易致免疫性溶血性贫血的抗结核药物有利福平、异烟肼、对氨基水杨酸、链霉素、乙胺丁醇、利福喷丁,特别是利福平引起流感样综合征,常常是血管内溶血的先兆,可以伴或不伴血栓性血小板减少性紫癜,停药后可以逆转。对氨基水杨酸、链霉素可引起红细胞生化异常性溶血性贫血,如对氨基水杨酸或其代谢产物具有氧化作用,红细胞 G-6-PD 缺陷者可引起溶血性贫血。

硝基呋喃类药物呋喃唑酮,林可霉素类药物林可霉素、克林霉素,喹诺酮类药物诺氟沙星、左氧氟沙星、氧氟沙星、氟罗沙星等均可引起溶血性贫血。

2. 解热镇痛抗炎药　安乃近、去痛片、氨酚待因、感冒通片、非那西丁、小儿氨酚黄那敏颗粒、安痛定、双氯芬酸钠、感康片、对乙酰氨基酚、吲哚美辛等均有引起溶血性贫血的报道。

3. 生物制品类药物　如精致蝮蛇抗栓酶、人血白蛋白、百白破疫苗、干扰素 α-2b、抗胸腺细胞球蛋白 1、流感疫苗、胸腺素 $α_1$ 等。

4. 抗肿瘤药物　如三氧化二砷、氟他胺、环磷酰胺、硫化砷、顺铂等[31]。

【诊断和鉴别诊断】

1. 询问用药史　仔细询问用药史,尤其询问是否接受过青霉素类和头孢菌素类药物治疗。

2. 结合实验室指标　先根据临床表现提出初步诊断,再配合实验室检查如血常规、网织红细胞计数、胆红素定量、血清结合球蛋白测定、普通 Coombs 试验等确定有无溶血性贫血。

3. 停药试验　溶血的类型首先考虑免疫性溶血,停用可疑药物后溶血很快停止即可确诊。但不主张用可疑药物做激发试验,虽可确定溶血为该药所致,但不安全。也可进行血清相关抗体检测。

4. G-6-PD 相关检查　有血红蛋白尿时应作 G-6-PD 相关检查,以排除 G-6-PD 缺乏症。

5. 其他　排除阵发性睡眠性血红蛋白尿症,该病存在白/红细胞 CD55/CD59 表达异常和 D-L 抗体阳性。排除冷凝集素综合征,该病存在冷凝集素增高。

【预防与治疗】

1. 预防措施　G-6-PD 缺乏者禁用强氧化还原作用的药物,如磺胺、伯氨喹、对氨基水杨酸类等。有氧化剂类或接触樟脑丸等引起溶血的个人史或家族史的患者禁用相关药物。

除甲基多巴致自身抗体型、大剂量青霉素致半抗原型和超剂量应用某些药物引起的正常红细胞溶血与治疗剂量和疗程有关外,其余各型药源性溶血性贫血均属 B 类不良反应,不可预测。但在临床实践中,如能综合考虑药源性溶血性贫血的危险因素如变应性疾病史、药物反应史、肝肾病史以及年龄、性别、遗传与种族因素等,合理选择药物和治疗方案,则可减少药源性溶血性贫血的发生率和降低发作时的严重性。

临床应用中成药,特别是中药注射剂时应注意详细询问患者的变态反应史,选择合适的剂量,尽量避免与有类似溶血反应的药物联用,体弱多病的高龄患者更应尽量避免使用。使用过程中应密切观察患者的病情变化,重视患者寒战、发热等"感冒"症状及尿液颜色改变,定期监测 Hb、RBC、网织红细胞、尿常规等常规指标,以减少和避免出现药源性溶血性贫血。

2. 及时停药　一旦发生溶血性贫血应立即停用被怀疑的药物,祛除病因。临床上,凡原因未明的获得性溶血性贫血,如 Coombs 试验阳性,均应考虑药源性溶血性贫血的可能性。一旦发生药物引起的免疫性溶血,停药为最关键的治疗措施,尤其出现药源性呼吸困难为立即停药的指征。青霉素与甲基多巴诱发的溶血性贫血一般停药后可很快恢复,甚至不需特殊治疗。

发生青霉素类或头孢菌素类抗生素溶血性贫血患者再次使用该类药物是否仍有溶血性贫血发生,目前尚无定论。但因抗青霉素类或头孢菌素类抗生素抗体的存在及其与红细胞相互间、头孢菌素类与青霉素类相互间交叉反应的存在,为安全起见,最好换用其他类的抗感染药。

3. 输血　奎宁型溶血往往较为严重,常需要输血。但输血将提供补体,可使溶血加重;由于血液循环中仍有药物或其活性代谢产物,输入的红细胞仍有可能和患者本身的红细胞一样被破坏,甚至输入的红细胞比自身的红细胞破坏更为迅速,从而引起急性肾衰竭。因此输血前应认真选择红细胞最相合的血型。输血量不宜过多,速度应缓慢,输血过程中需密切监护,应注意碱化尿液,并给予利尿药和肾上腺皮质激素治疗。一旦发现溶血加剧,应立即停止。也可输浓缩的红细胞悬液或洗涤红细胞,以同型洗涤红细胞最为安全。

4. 激素　严重溶血者需使用激素类药物治疗,并同时大剂量静脉用丙种球蛋白。

5. 积极防治各种并发症　治疗过程中密切观察,积极防治感染、酸中毒、肾衰竭、休克、DIC 等严重并发症。

二、药源性再生障碍性贫血

【致病机制】

1. 机体骨髓造血功能被可逆性抑制　长期大量应用某些药物可剂量依赖性地抑制骨

髓线粒体蛋白质合成,降低铁螯合酶活性,阻碍血红蛋白合成及幼红细胞生成,抑制粒细胞和血小板生成。骨髓的主要变化是成熟停滞,属细胞毒性反应,发生率为1/30 000,常发生于用药后14~21日,可以预测,且通常为可逆性,停药可恢复。

如果剂量足够大或疗程足够长,任何抗肿瘤药物、任何人都可产生骨髓造血功能损害。氯霉素与此类似。

2. 机体对药物产生特应性反应　普通人群的发生率为1/60 000,女性多于男性,病死率高,不能预测,经常延迟发生,甚至停药后发生。属于非剂量相关性不可逆性全血细胞减少,不易自行恢复。其特殊的超敏感性可造成骨髓DNA合成障碍,造血干细胞增生分化受阻,与遗传体质异常有关,如人类组织相容性抗原,也称人类白细胞抗原(human leucocyte antigen,HLA)类型,或骨髓内某些涉及药物生物转化的单胺氧化酶缺陷与药物体内的倾向性分布和特殊代谢途径有关。某些个体因遗传因素对某些药物(如氯霉素,任何剂型或途径、长期或反复给药)特别敏感而诱发再生障碍性贫血,可出现在用药期间或停药之后。推测为氯霉素分子中的硝基苯环被还原,形成具有骨髓毒性的中间体,导致造血干细胞损伤,引起再生障碍性贫血。目前氯霉素临床已很少使用,而取代氯霉素的非甾体抗炎药被认为是引起再生障碍性贫血的常见药物。

3. 药物引起免疫反应　再生障碍性贫血的发生除外造血干细胞、微环境损伤,还包括免疫介导,如淋巴细胞T_8增加、T_4/T_8倒置,以及单个核细胞产生的抑制造血因子IFN、IL-2、TNF的增加等。再生障碍性贫血患者的细胞免疫、体液免疫功能均存在异常,也被免疫抑制剂有效用于再生障碍性贫血的治疗所证明。药物引起的免疫异常在诱发再生障碍性贫血中的作用肯定,具体机制尚需深入研究。

4. 药源性纯红细胞再生障碍性贫血(纯红再障)　纯红细胞再生障碍性贫血是以骨髓中的红细胞系统"选择性减少或缺如"为主要特征的一种特殊类型的再生障碍性贫血。外周血红细胞及网织红细胞明显减少,红细胞的铁结合力明显降低,白细胞及血小板正常。发病与自身免疫和胸腺肿瘤密切相关,分先天性和获得性两种。获得性纯红细胞再生障碍性贫血多见于20~67岁的人群。

药源性纯红细胞再生障碍性贫血的发生与免疫机制有关,也可能为药物直接抑制骨髓红系细胞DNA的合成。除特异质个体外,患者的共同特点是多数用药剂量较大、疗程较长。红系定向干细胞接触致病药物的时间对细胞增殖分化的抑制作用,说明特定药物对骨髓红系定向干细胞的选择性抑制具有剂量相关性。常见的致病药物包括氯霉素、磺胺类药物、保泰松、苯妥英钠、苯巴比妥等。

【致病药物和临床表现】

药物所致纯红细胞再生障碍性贫血的临床表现与其他原发性再生障碍性贫血大致相同,以全血细胞减少所致的贫血、血小板减少所致的出血、中性粒细胞减少所致的感染为主,如发热、头晕、乏力、面色苍白、柏油样便、皮肤出血点、鼻出血、牙龈出血等。可以是急性的,但更多是慢性的。急性者常出现严重的出血伴感染,这也是患者死亡的主要原因。死亡常发生于起病15个月之内,最初3个月的危险性最高。隐匿发病者的症状为虚弱、疲劳和面色苍白,并不知不觉加重。

引起纯红细胞再生障碍性贫血的药物可多达数十种。

1. 抗微生物药物　药物所致的再生障碍性贫血中报道最多的是氯霉素,氯霉素是引起再生障碍性贫血的代表药物,问世不久就有了使用后发生再生障碍性贫血的报道。美国医学会药物不良反应登记处统计的 724 例再生障碍性贫血患者中,331 例(45.7%)与服用氯霉素有关。殷德厚等[32]对牡丹江地区 3 个县再生障碍性贫血发病的调查结果表明,发病与药物有关者占 45%,其中与氯霉素有关者占 31%。氯霉素所致的再生障碍性贫血可分为两种类型。一种类型是剂量依赖性的可逆性血细胞减少,由大量给药引起,可见于任何患者,先是红细胞系统受损产生贫血,随后出现白细胞和血小板减少。一般认为发生的主要原因是氯霉素抑制骨髓干细胞线粒体的蛋白质合成,病情与药物剂量相关,停药后患者可逐渐恢复。表现为网织红细胞减少伴轻度贫血、白细胞减少、血小板减少,血浆铁及血浆铁饱和度增加,骨髓仍可增生良好,但各血细胞系成熟障碍及红细胞系胞质空泡变性、电镜下线粒体基质加深。另一种类型是特异性反应,由患者的体质所决定,与剂量无关,尽管发生率低但不可逆,且多为重型再生障碍性贫血,病情重,死亡率高。原因可能是由于遗传因素或药物阻碍干细胞 DNA 的合成及分裂成长,造成骨髓中的 3 种造血细胞(红系、粒系、巨核系)都减少,出现再生障碍性贫血。一旦发生,无论采取何种处理措施,5 年内的死亡率是 70%,部分治愈率是 20%,完全治愈率是 10%。因此,应严格掌握氯霉素的适应证,慎用或不用氯霉素。须注意,氯霉素的毒性已广为人知,临床上已很少使用其注射液及口服制剂,故近 10 年来较少有氯霉素注射液及口服制剂致再生障碍性贫血的报道,而氯霉素滴眼液致再生障碍性贫血的报道应引起重视,可能是患者长时间使用氯霉素滴眼液,药物经结膜、泪囊黏膜吸收而引起。

其次,磺胺类药物(磺胺噻唑、磺胺异噁唑、柳氮磺吡啶)、链霉素、四环素、氨苄西林亦有较多报道;抗真菌药物酮康唑、灰黄霉素亦有引起再生障碍性贫血的报道。

抗结核药物对氨基水杨酸、异烟肼、利福平、乙胺丁醇等均有引起再生障碍性贫血的报道。异烟肼所致的急性再生障碍性贫血病情一般比较严重,约有 1/3 的患者在 1 年内因出血和感染死亡。研究认为,异烟肼的代谢产物或自身毒性影响人体合成血红素,并最终抑制人体红细胞生成,或延缓幼红细胞成熟,由此导致再生障碍性贫血的发生。异烟肼也可造成单纯红细胞再生障碍性贫血。

另外,林可霉素、呋喃唑酮(痢特灵)、诺氟沙星、氧氟沙星偶有致再生障碍性贫血的报道。氨苄西林、氧氟沙星、林可霉素甚至有引起患者死于再生障碍性贫血的报道。

2. 解热镇痛及抗炎药物　最常见的为保泰松、羟布宗。美国医学会药物不良反应登记处统计的 724 例再生障碍性贫血患者中,39 例(5.4%)为保泰松所致,保泰松或羟布宗服用者发生再生障碍性贫血的危险性为 1/124 000~1/99 000。保泰松引起的再生障碍性贫血与剂量亦无关,发生率仅次于氯霉素,与年龄、性别有关,以老年女性、长期服用者为多。

目前保泰松、羟布宗的临床应用已逐渐减少,其他解热镇痛药物如氨基比林、安乃近、萘普生、吲哚美辛、双氯芬酸、索密痛、安痛定、金诺芬、阿司匹林、对乙酰氨基酚等也有引起再生障碍性贫血的报道。

雷公藤总苷具有较强的抗炎及免疫抑制作用,广泛应用于肾脏疾病及结缔组织疾病。雷公藤总苷导致再生障碍性贫血的发生自 1989 年以来国内已有多例报道,均为急性发病,与服药时间、药物剂量无明显的相关性。粒细胞损伤发生最早,也最为严重,恢复时间较长,为可逆性骨髓造血功能衰竭。其可能的发病机制为雷公藤总苷可引起异常的免疫反应,损伤造血干（祖）细胞,而导致再生障碍性贫血的发生。

3. 抗癫痫药及抗精神病药　苯妥英是早期报道引起再生障碍性贫血较多发生的药物,易致纯红细胞再生障碍性贫血,与年龄、性别和剂量无明显关系,短至服药 2 周发病,长者 30 个月后出现症状。研究发现,苯妥英致再生障碍性贫血患者的正常环氧化合物水解酶有显著的遗传性缺陷,对毒性氧化中间产物的解毒作用丧失或减弱,致使亲电性中间代谢产物堆积,以共价键与细胞大分子结合,进而对骨髓产生毒性作用。

其他抗癫痫药物如苯巴比妥、卡马西平、乙琥胺,及抗精神病药如氯丙嗪、氯氮平、三甲双酮、拉莫三嗪、舒必利、盐酸氟西汀等国内外均有引起再生障碍性贫血的报道。

4. 抗痛风药　别嘌醇为黄嘌呤氧化酶抑制剂,适用于原发性或继发性血清尿酸升高的各种疾病,如慢性痛风、急性或慢性白血病、真性红细胞升高症、多发性骨髓瘤及其他恶性肿瘤在化疗或放疗时因细胞大量坏死所导致的高尿酸血症。别嘌醇引起的再生障碍性贫血预后不佳,瑞典报道的 6 例别嘌醇引起的再生障碍性贫血患者服药时间为 35 个月至数年,全部于确诊后 2 天~4 个月内死亡。

5. 抗甲状腺药　甲巯咪唑（他巴唑）、卡比马唑、甲硫氧嘧啶、丙硫氧嘧啶、[131]碘等。

甲巯咪唑是最常用的咪唑类抗甲状腺药,常规用法是 10mg,每天 3 次,连续用 6~8 周。这一剂量可使多数甲状腺功能亢进患者的症状较快地被控制,但不良反应较多,引起的血液系统疾病有白细胞减少症、粒细胞减少或缺乏、再生障碍性贫血等,最严重的是再生障碍性贫血,潜伏期较长,一般发生于用药后 3~8 周。也有研究者认为甲巯咪唑引起的再生障碍性贫血与剂量关系不大,可能是通过自身免疫机制直接抑制造血干细胞或直接损伤干细胞的染色体所致,及时停药和合理治疗一般可以痊愈,故认为甲巯咪唑所致的再生障碍性贫血可能预后较好。

6. H$_2$ 受体拮抗剂　如西咪替丁、雷尼替丁等。西咪替丁临床常规剂量使用 6~15 日后可能发生全血细胞减少,骨髓象检查可发现有无再生障碍性贫血发生,使用片剂和注射剂均有引发再生障碍性贫血的危险。

7. 血液系统用药　如促红素、氯吡格雷、噻氯匹定等。

促红素常用于治疗慢性肾衰竭、癌症化疗、自体造血干细胞移植以及外科手术相关的贫血。英国和加拿大已有慢性肾衰竭患者应用促红素引起单纯性红细胞再生障碍性贫血的报道。促红素广泛应用的同时,由其引起纯红再生障碍性贫血的病例也逐渐增加。1998 年前仅 4 例,1998—2002 年 5 月增至 108 例。患者通常在治疗开始的几个月到几年后贫血突发恶化,且对增加促红素剂量或其他红细胞生成素也不敏感,对免疫抑制剂的治疗反应欠佳,形成输血依赖性。其致病机制可能为内源性促红素与外源性促红素的组成有高度的一致性,但外源性促红素毕竟是一种生物制剂,对机体具有一定的抗原性,可刺激机体的免疫反应,产生相应的抗体。已报道的纯红再生障碍性贫血患者体内均发现有针对促红素的抗体。

8. 抗肿瘤药物　抗肿瘤药物可致细胞毒性再生障碍性贫血,其对骨髓的抑制作用引起全血细胞减少,通常先出现白细胞减少,然后出现血小板降低。除激素类、博来霉素、门冬酰胺酶外,大多数抗肿瘤药物均有不同程度的骨髓抑制作用,这也是肿瘤化疗的最大障碍之一。抗肿瘤药物一般引起可逆性骨髓抑制,但大剂量也可引起不可逆性骨髓抑制。化疗药物引起骨髓抑制的机制是细胞毒性作用,通过直接或间接作用于骨髓中增生活跃的造血细胞及基质细胞的 DNA、RNA、蛋白质或细胞内结构等,引起细胞坏死或凋亡,从而使骨髓增殖受抑。

抗肿瘤药物引起的骨髓抑制在药物达一定剂量后必然发生。如卡莫司汀于用药 6 周时骨髓抑制作用最明显;大剂量或长期应用白消安可引起严重的骨髓再生障碍,且恢复较慢,有的甚至永久不能恢复;甲氨蝶呤、阿糖胞苷、环磷酰胺、丝裂霉素、多柔比星(阿霉素)、长春新碱、硫唑嘌呤均可引起骨髓抑制。

9. 抗糖尿病药　如甲苯磺丁脲、氯磺丙脲、二甲双胍等。

10. 其他　杀虫剂如双对氯苯基三氯乙烷、有机磷、有机砷、利尿药乙酰唑胺、流行性乙型脑炎疫苗、安非拉酮、金制剂、青霉胺、氯喹、甲氟喹、注射用干扰素 α-1b 等,部分中成药如止清风痛宁、牛黄解毒片、速效伤风胶囊、喉症丸等均有引起再生障碍性贫血的报道,可能与中药中的某些成分有关。

【诊断和鉴别诊断】

国内现行的仍为 1987 年第 4 届全国再生障碍性贫血学术会议修订的再生障碍性贫血诊断标准:①全血细胞减少,网织红细胞绝对值减少;②一般无肝脾大;③骨髓至少 1 个部位增生减低或重度减低(如增生活跃,须有巨核细胞明显减少),骨髓小粒非造血细胞增多,骨髓活检造血组织减少,脂肪组织增加;④能除外引起全血细胞减少的其他疾病:如阵发性睡眠性血红蛋白尿、MDS、急性造血功能停滞、骨髓纤维化、急性白血病、恶性组织细胞病等;⑤一般抗贫血治疗无效。

依据上述标准诊断为再生障碍性贫血后,再分急性或慢性型。

急性再生障碍性贫血(acute aplastic anemia, AAA)亦称重型再生障碍性贫血-Ⅰ型(severe aplastic anemia-Ⅰ, SAA-Ⅰ型),诊断标准为:①临床表现:发病急,贫血呈进行性加剧,常伴严重感染和内脏出血;②血象:除血红蛋白下降较快外,须具备下列诸项中之两项:网织红细胞 <1% 或绝对值 <15×10⁹/L,白细胞明显减少,中性粒细胞绝对值 <0.5×10⁹/L,血小板 <20×10⁹/L;③骨髓象:多部位增生减低,三系造血细胞明显减少,非造血细胞增多,如增生活跃须有淋巴细胞增多,骨髓小粒中的非造血细胞及脂肪细胞增多。

慢性再生障碍性贫血的诊断:①临床表现:发病缓慢,贫血、出血、感染均较轻;②血象:血红蛋白下降速度较慢,网织红细胞、白细胞、中性粒细胞、血小板常较急性型高;③骨髓象:三或两系减少,至少 1 个部位增生不良,如增生良好,红系中常有晚幼红(碳核状)比例升高,巨核细胞明显减少,骨髓小粒中的非造血细胞及脂肪细胞增多;④如病情恶化,临床、血象、骨髓象与急性再生障碍性贫血相似,则称为 SAA-Ⅱ型。

【预防与治疗】

1. 预防措施　避免滥用可引起再生障碍性贫血的药物,特别是氯霉素,除非有明确的用药指征而又必须应用时,否则应尽可能使用其他抗生素代替氯霉素。

用药前仔细询问患者用药史、家族史及过敏史等。

使用对造血系统有损害的药物过程中,应密切观察病情变化,定期检查血象,以便及时发现问题,及时采取相应措施。药源性再生障碍性贫血患者常首先出现血小板减少及中性粒细胞下降,故血液监测有助于防止再生障碍性贫血的发展。

2. 立即停用致病药物　同时禁用任何其他可能引起骨髓损害的药物。

3. 出血与贫血的处理　成分输血是主要支持手段,因为颅内出血的病死率极高,当血

小板 $<20 \times 10^9/L$ 时,或血小板虽 $\geqslant 20 \times 10^9/L$ 但有严重出血倾向时进行同型浓缩血小板输注。女性月经过多,可在月经来潮前 7~10 日开始给予达那唑 0.2g 口服,每日 3 次;或丙酸睾酮 100mg 肌内注射,每日 1 次。

全血输注应减少到最低限度,适应证是贫血较重且有组织缺氧。如患者的血小板并非过低,可给予浓缩红细胞。

4. 积极防治感染　所有患者应积极做好个人及环境卫生,粒细胞缺乏者要加强室内消毒,加强口腔、鼻咽部和肛门护理,必要时进行保护性隔离,有条件者住无菌层流净化床或层流室,防止交叉感染。感染的常见部位为呼吸道、消化道、皮肤和泌尿道,一旦感染,应进行全面的详细检查,反复进行血、尿、大便等培养,尽快明确感染部位和感染病原菌,在致病菌培养结果未明前,按经验选用高效、对骨髓无抑制作用的抗生素,以后再根据药敏试验结果调整。抗生素的应用原则是早期、足量、联合用药。

5. 联合药物治疗　主要为改善造血微环境的药物和抑制免疫异常的药物。

改善造血微环境的药物主要是雄激素和造血生长因子,以刺激骨髓造血。常用的雄激素有:①司坦唑醇(康力龙)6~12mg/d,分 3 次口服,为首选;②丙酸睾酮每次 50mg,肌内注射,每日或隔日 1 次;③十一酸睾酮(安雄)80~120mg/d,分次口服,4 个月无效,说明该项治疗无效。上述治疗一般应至少 3 个月,如有效则治疗时间应在 6 个月以上。

常用的造血因子有粒细胞集落刺激生长因子(G-CSF)、粒-巨噬细胞集落刺激生长因子(GM-CSF)、白细胞介素-3(IL-3),白细胞介素-6(IL-6)、r-HuEPO 等,常采用联合治疗,但价格昂贵。应用 G-CSF 和 GM-CSF 可使中性粒细胞数量增加,早期加用 EPO,可使某些患者的中性粒细胞和红细胞数量均增加[33]。

治疗免疫异常的药物主要有:①抗胸腺细胞球蛋白/抗淋巴细胞球蛋白,有效率为 50%,但恢复缓慢,且可能为好转而不是痊愈;②环孢素(CsA),用抗淋巴细胞球蛋白无效的患者可用,可使 50% 的再生障碍性贫血患者病情改善;③甲泼尼龙(MP);④环磷酰胺(CTX)。

6. 造血干细胞移植与骨髓移植　40 岁以下的年轻患者未经输血,在病程早期进行造血干细胞移植疗效较好。目前主要开展的同种异体造血干细胞移植,可使重型再生障碍性贫血的治疗有效率达 60%~80%。移植排斥和移植物抗宿主病是影响造血干细胞移植疗效的主要因素。

对于急性再生障碍性贫血,如有合适的供体宜尽早行骨髓移植。

7. 脾切除　慢性再生障碍性贫血药物治疗无效者,有脾大或核素扫描提示脾脏有破坏红细胞过多者,或有免疫因素存在者,可考虑脾切除。

8. 预后　急性再生障碍性贫血的病死率以往高达 75%,但近年随着免疫抑制疗法及骨髓移植的开展,病死率下降至 49%。慢性再生障碍性贫血的预后约 1/3 缓解,1/3 无变化,1/3 恶化或死亡。

本病之预后与发病后患者的生存期限有关。若生存超过 15 个月,一般来说存活愈久,预后愈好,甚至可完全恢复。而中性粒细胞减少和淋巴细胞增多的程度愈大,预后愈差。中性粒细胞少于 $0.5 \times 10^9/L$ 者,病死率显著增加。严重反复感染或严重持续出血也为影响预后的重要因素。

三、药源性巨幼细胞贫血

【致病机制】

某些药物直接影响细胞内的 DNA 合成,或通过不同机制引起的叶酸和(或)维生素 B_{12} 缺乏间接影响细胞内的 DNA 合成,使 DNA 合成受阻,但 RNA 合成和蛋白质生成仍然继续,从而引起巨幼红细胞,即不成熟、异常红细胞的生成,导致药源性巨幼细胞贫血的发生[34]。

1. 引起叶酸缺乏

(1)影响叶酸的吸收和利用:抗癫痫药苯巴比妥、苯妥英钠、扑米酮等长期服用可通过影响叶酸的吸收和利用而诱发巨幼细胞贫血。因此,长期服用上述抗癫痫药的癫痫患者同时给予小剂量的叶酸,有助于防止或减少巨幼细胞贫血的发生。长期服用口服避孕药的妇女,由于避孕药对肠结合酶的直接抑制作用,使蝶酰二谷氨酸发生水解障碍,影响叶酸吸收,可发生巨幼细胞贫血。长期服用口服避孕药的妇女适当补充叶酸,可防止巨幼细胞贫血的发生。环丝氨酸引起的巨幼细胞贫血也与其影响叶酸的吸收和利用有关。

(2)抑制二氢叶酸还原酶:甲氨蝶呤对二氢叶酸还原酶有强而持久的抑制作用,使二氢叶酸不能转变成四氢叶酸,造成组织中的叶酸缺乏,长期应用甲氨蝶呤可引起巨幼细胞贫血。乙胺嘧啶、氨苯蝶啶、甲氧苄啶等也可抑制二氢叶酸还原酶,诱发巨幼细胞贫血。

2. 引起维生素 B_{12} 缺乏

(1)干扰维生素 B_{12} 的吸收:新霉素干扰维生素 B_{12} 的小肠吸收,导致维生素 B_{12} 缺乏,发生巨幼细胞贫血。秋水仙碱、苯乙双胍、对氨基水杨酸也以相同的机制诱发巨幼细胞贫血。

(2)干扰维生素 B_{12} 的代谢:长期酗酒的个体由于乙醇干扰维生素 B_{12} 的代谢,影响叶酸的吸收和利用,也可诱发巨幼细胞贫血。

3. 细胞毒性作用　抗肿瘤药物阿糖胞苷、氟尿嘧啶、羟基脲、硫鸟嘌呤、巯嘌呤及氟尿嘧啶等可通过不同机制直接影响 DNA 合成,导致巨幼细胞贫血,且叶酸或维生素 B_{12} 治疗无效,但停药可恢复。

【致病药物和临床表现】

本病的临床表现为贫血及消化、神经、精神障碍。外周血呈巨幼细胞贫血血象,因红细胞体积增大,故 MCV 值升高。骨髓呈有核细胞增生活跃表现。

常见的致病药物见【致病机制】部分。

【诊断和鉴别诊断】

药源性巨幼细胞贫血的诊断需结合用药史、临床表现、血象及骨髓象检查,典型的血象改变为 Hb 水平降低而 MCV 升高。对于疑似病例需检测叶酸及维生素 B_{12} 水平。

诊断时尚需与乙醇性巨幼细胞贫血、慢阻肺性巨幼细胞贫血及其他类型的贫血相鉴别。

【预防与治疗】

1. 及时停药　对于药源性巨幼细胞贫血患者,及时停用致病药物多可获得缓解。抗肿瘤药物所致的巨幼细胞贫血停药后均能恢复正常。药源性巨幼细胞贫血预后良好。

2. 补充叶酸　叶酸代谢障碍或维生素 B_{12} 吸收障碍者,或确诊为药源性巨幼细胞贫血患者,除抗肿瘤药物所引起者外,均可给予叶酸或维生素 B_{12} 治疗。

对于药物所诱发的叶酸缺乏症,可给予叶酸 5~10mg/d,直至贫血完全纠正。但在实施叶酸治疗前,必须肯定患者不是维生素 B_{12} 缺乏,以防止发生神经系统损害。

3. 补充维生素 B_{12} 对于药物所致的维生素 B_{12} 缺乏症,可给予维生素 B_{12} 肌内注射,0.1mg/d,连续用药 2 周;以后改为每周 2 次,连续用药 4 周或待血象恢复正常后每个月 1 次。

4. 联合补充叶酸与维生素 B_{12} 对于不能明确叶酸或维生素 B_{12} 缺乏者,可联合给予叶酸和维生素 B_{12}。

(郭瑞臣 王芙蓉)

参 考 文 献

1. Andrès E, Maloisel F. Groupe d'Etude des Agranulocytoses Médicamenteuses des Hôpitaux Universitaires de Strasbourg. Idiosyncratic drug-induced agranulocytosis. Rev Med Interne, 2006, 27 (3): 209-214.

2. Ibáñez L, Vidal X, Ballarín E, et al. Population-based drug-induced agranulocytosis. Arch Intern Med, 2005, 165 (8): 869-874.

3. Pearce SH. Spontaneous reporting of adverse reactions to carbimazole and propylthiouracil in the UK. Clin Endocrinol (Oxf), 2004, 61 (5): 589-594.

4. Tamai H, Sudo T, Kimura A, et al. Association between the DRB1*08032 histocompatibility antigen and methimazole-induced agranulocytosis in Japanese patients with Graves disease. Ann Intern Med, 1996, 124 (5): 490-494.

5. 侯韬,徐燕平. 替考拉宁在粒细胞减少血液病感染中的应用价值. 中国生化药物杂志, 2016, 3(3): 46-48.

6. Munro J, O'Sullivan D, Andrews C, et al. Active monitoring of 12, 760 clozapine recipients in the UK and Ireland. Beyond pharmacovigilance. Br J Psychiatry, 1999, 175 (11): 576-580.

7. Wazny LD, Ariano RE. Evaluation and management of drug-induced thrombocytopenia in the acutely ill patient. Pharmacotherapy, 2000, 20 (3): 292-307.

8. van den Bemt PM, Meyboom RH, Egberts AC. Drug-induced immune thrombocytopenia. Drug Saf, 2004, 27 (15): 1243-1252.

9. Reese JA, Li X, Hauben M, et al. Identifying drugs that cause acute thrombocytopenia: an analysis using 3 distinct methods. Blood, 2010, 116 (12): 2127-2133.

10. Rondina MT, Walker A, Pendleton RC. Drug-induced thrombocytopenia for the hospitalist physician with a focus on heparin-induced thrombocytopenia. Hosp Pract (1995), 2010, 38 (2): 19-28.

11. Arepally GM, Ortel TL. Heparin-induced thrombocytopenia. Annu Rev Med, 2010, 61: 77-90.

12. Daley B, Miranda D, Kalra A, et al. Profound thrombocytopenia caused by abciximab infusion following. Minn Med, 2014, 97 (10): 48-49.

13. 史红耀,沈德莉. 头孢克洛致血小板减少一例. 医药导报, 2002, 1: 58.

14. George JN, Aster RH. Drug-induced thrombocytopenia: pathogenesis, evaluation, and management.

Hematology Am Soc Hematol Educ Program, 2009 (1): 153–158.

15. Martinelli I, Battaglioli T, Bucciarelli P, et al. Risk factors and recurrence rate of primary deep vein thrombosis of the upper extremities. Circulation, 2004, 110 (5): 566–570.

16. Marks L. Not just a statistic: the history of USA and UK policy over thrombotic disease and the oral contraceptive pill, 1960s–1970s. Soc Sci Med, 1999, 49 (9): 1139–1155.

17. Hedenmalm K, Samuelsson E. Fatal venous thromboembolism associated with different combined oral contraceptives: a study of incidences and potential biases in spontaneous reporting. Drug Saf, 2005, 28 (10): 907–916.

18. Kearney PM, Baigent C, Godwin J, et al. Do selective cyclo–oxygenase–2 inhibitors and traditional non–steroidal anti–inflammatory drugs increase the risk of atherothrombosis? Meta-analysis of randomized trials. BMJ, 2006, 332 (7553): 1302–1308.

19. Schulman S, Rhedin AS, Lindmarker P, et al. A comparison of six weeks with six months of oral anticoagulant therapy after a first episode of venous thromboembolism. Duration of Anticoagulation Trial Study Group. N Engl J Med, 1995, 332 (25): 1661–1665.

20. Pinede L, Duhaut P, Ninet J. Management of oral anticoagulants in the treatment of venous thromboembolism. Eur J Intern Med, 2001, 12 (2): 75–85.

21. Weitzel RA. Carcinoma coexistent with malignant disorders of plasma cells. Cancer, 1958, 11 (3): 546–549.

22. Park DJ, Koeffler HP. Therapy–related myelodysplastic syndromes. Semin Hematol, 1996, 33 (3): 256–273.

23. Le Beau MM, Espinosa E 3rd, Davis EM, Eisenbart JD, Lareon RA, Green ED. Cytogenetic and molecular delineation of a region of chromosome 7 commonly deleted in malignant myeloid diseases. Blood. 1996; 88 (6): 1930–1935.

24. Sieber SM, Correa P, Dalgard DW, et al. Carcinogenic and other adverse effects of procarbazine in nonhuman primates. Cancer Res, 1978, 38 (7): 2125–2134.

25. Ratain MJ, Vogelzang NJ.Limited sampling model for vinblastine pharmacokinetics.Cacer Treat Rep, 1987, 71 (10)935–939.

26. 胡人杰,战师珍,武光林,等. 乙亚胺及乙双吗啉治疗银屑病诱发急性白血病的流行病学调查. 天津医药, 1989, 2: 118–120.

27. Cai Y, Wu MH, Ludeman SM, et al. Role of O–6–alkylguanine–DNA alkyltransferase in protecting against cyclophosphamide–induced toxicity and mutagenicity. Cancer Res, 1999, 59 (13): 3059–3063.

28. Anderson JE, Gooley TA, Schoch G, et al. Stem cell transplantation for secondary acute myeloid leukemia: evaluation of transplantation as initial therapy or following induction chemotherapy. Blood, 1997, 89 (7): 2578–2585.

29. 林凤茹. 药源性溶血性贫血. 国际输血与血液学杂志, 2009, 32（6）: 490–493.

30. Franchini M, Piccoli PL, Gandini G, et al. Clinical and laboratory study of an episode of cefotetan–induced severe hemolytic anemia. Hematology, 2004, 9 (1): 65–69.

31. Nguyen AP, Ness GL. Hemolytic anemia following rasburicase administration: a review of

published reports. J Pediatr Pharmacol Ther, 2014, 19 (4): 310-316.

32. 殷德厚,刘长林,屈振芳,等. 牡丹江地区三个县 10 年再生障碍性贫血流行病学病因学调查报告. 牡丹江医专学报, 1985, 6（1）: 40-43.

33. Rodgers GM. Guidelines for the use of erythropoietic growth factors in patients with chemotherapy-induced anemia. Oncology (Williston Park), 2006, 20 (8 Suppl 6): 12-15.

34. Hesdorffer CS, Longo DL. Drug-Induced Megaloblastic Anemia. N Engl J Med, 2015, 373 (17): 1649-1658.

第八章

药源性神经系统疾病

药物对神经系统的危害是多方面的,既可累及中枢神经,也可侵犯周围神经;其损害可能为短暂可逆的,也可能导致长期不可逆的器质性病变。因此,预防和及时诊治药源性神经系统疾病在临床上具有十分重要的意义。本章就药源性神经系统疾病的发生机制、临床表现、致病药物、预防与治疗等进行介绍。

第一节 药源性癫痫

癫痫是一组临床综合征,指脑部神经反复放电导致暂时性脑功能失调,临床表现为患者或观察者能察觉的、大脑神经元阵发性放电所致的各类癫痫发作,一般呈多次发作,包括感觉、运动、自主神经、意识、精神、记忆、认知或行为等的异常。药源性癫痫是指因使用药物直接或间接引起的癫痫发作或癫痫频繁发作。大约 6.1% 的癫痫发作与药物相关,尤其是有癫痫病史、脑部疾病史及肝肾功能不全等全身性疾病的患者[1,2]。大部分药物诱导的癫痫发作是自限性的,不会引起永久性后遗症。然而,反复或持续的癫痫发作可能会导致不可逆的神经损伤及其他危及生命的并发症,如缺氧、低血压、肺吸入、高温和代谢性酸中毒等。随着对癫痫病理生理和药物发展的认识,药源性癫痫受到了临床工作者的重视[3]。

【致病机制】

药物诱导的癫痫发作涉及两方面:癫痫患者服药后诱发的癫痫发作和非癫痫患者服药后诱发的痫性发作[4]。药源性癫痫的发病机制主要有:①药物通过直接或间接增加谷氨酸等中枢神经系统(central nervous system, CNS)兴奋性递质、或减少 γ- 氨基丁酸(γ-aminobutyric acid, GABA)等抑制性递质,使大脑皮质兴奋与抑制失衡而引起癫痫;②某些药物在大脑皮质部药物浓度过高,对 CNS 直接产生毒性,引起大脑皮质部神经元功能紊乱、过度放电而引起癫痫;③药物引起缺氧、低血糖、电解质紊乱等情况,导致脑神经元代谢障碍而引起癫痫;④一些药物突然停药后的撤药综合征可引发癫痫,如乙醇、抗癫痫药、巴氯芬等[5,6]。

【致病药物和临床表现】

1. 抗微生物药物 抗微生物药物对 CNS 产生一系列的不良反应,包括癫痫发作、脑病、视神经病变、周围神经病变等。青霉素类、头孢菌素类、碳青霉烯类和氟喹诺酮类抗生素最易引起癫痫发作,长期使用甲硝唑和过量服用异烟肼也可引起癫痫发作[7,8]。抗微生物药物诱导癫痫发作的危险因素包括肾功能不全、高龄、用药剂量高于推荐量和血脑屏障(blood-brain barrier, BBB）通透性发生改变使脑部药物浓度增加等[7]。

（1）青霉素类：青霉素、氨苄西林、羧苄西林大剂量静脉给药可诱发抽搐等神经系统反应已为临床工作者熟知，发生机制与药物抑制 GABA 的合成和转运有关[8]。青霉素 G 全身用量过大或静脉滴注速度过快时可发生"青霉素脑病"，表现为痉挛、惊厥和癫痫发作，严重者甚至出现昏迷。这是由于脑脊液（cerebro-spinal fluid, CSF）中的药物浓度超过 8~10U/ml，直接增加大脑皮质兴奋性所致，一般于用药后 24~72 小时出现。新生儿、老年人、肾功能不全及有脑部疾病者，其神经系统对青霉素的敏感性增高，容易诱发此病症，建议日用药剂量不超过（2.0~8.0）×10^8U，一般不主张鞘内给药[8]。哌拉西林与迟发型癫痫发作有关，对终末期肾脏病患者还能引起以构音障碍、震颤、行为改变等为特征的脑病，甚至是全面性强直阵挛发作[9]。

（2）头孢菌素类[8,10]：头孢唑林、头孢哌酮、头孢吡肟、头孢曲松、头孢噻肟等头孢菌素类抗生素易引起肾功能不全患者发生神经系统毒性。大多数头孢菌素类抗生素都不易透过 BBB 进入 CNS，但是在 BBB 受到破坏如患脑炎等疾病时，药物在 CSF 中能达到很高的浓度，能通过竞争性拮抗 GABA 受体而剂量依赖性地降低癫痫发作的阈值。提示对有 CNS 疾病的患者应慎用或小剂量使用该类药物，或者根据患者的残余肾功能及透析情况调整用药，并在达到有效血药浓度后及时减量。

大剂量使用第一代头孢菌素类抗生素头孢唑林易使肾衰竭患者发生症状性癫痫或非痉挛性癫痫持续状态，即使在肾功能正常的患者也能引起癫痫持续状态。此外，第三、四代头孢菌素类抗生素如头孢克肟、头孢他啶、头孢吡肟等也可导致症状性癫痫发作或非痉挛性癫痫持续状态。头孢他啶和头孢吡肟在肾功能不全患者体内排泄减慢，引起药物蓄积，可通过 BBB 对脑实质造成损害。因此，美国 FDA 于 2012 年强调对肾功能不全患者注意头孢吡肟的剂量调整，以预防癫痫发作和癫痫持续状态的发生。

（3）碳青霉烯类：碳青霉烯类抗生素的特征之一是易透过 BBB，有效治疗 CNS 感染，但也可诱导癫痫发作。主要机制是 β-内酰胺环与 GABA 的结构相似（包含碱性 C_2 侧链），可作用于 GABA 受体，拮抗 GABA 介导的抑制性神经传导通路，兴奋中枢兴奋性神经元。据报道[9]，碳青霉烯类抗生素诱导癫痫发作的发生率为 3%，主要类型是全身性强直阵挛发作，危险因素包括高龄、CNS 疾病史、肾功能不全和低体重。亚胺培南/西司他丁可引起癫痫发作，发生率为 0.2%~3%，比美罗培南的发生率高，平均发作时间约在用药后第 7 天。亚胺培南/西司他丁诱发癫痫主要与亚胺培南有关，而与肾肽酶抑制剂西司他丁无关。而且，亚胺培南对 GABA 受体的亲和力比其他碳青霉烯类抗生素都强。由于亚胺培南/西司他丁主要经肾脏排泄，肾功能不全患者的血药浓度增加及脑膜渗透性增加，加之从脑中清除减慢，更易发生神经系统不良反应，对于肾功能障碍或老年患者临床用药时应高度重视。美罗培南诱导癫痫发作的发生率低于亚胺培南，主要发生于肾功能不全的老年患者。多尼培南由于对 GABA 受体的亲和力较弱，故只能引起症状性癫痫发作，发生率也极低。厄他培南被认为能降低癫痫发作阈值，尤其对有脑部疾病或肾功能不全的患者[11,12]。

除了能直接诱导癫痫发作外，美罗培南、多尼培南和厄他培南因与丙戊酸存在相互作用，还能加重癫痫患者的癫痫发作。它们能直接抑制丙戊酸修复酶（glucuronidyl-hydrolase），减少葡糖醛酸化丙戊酸向未偶联的丙戊酸转化，降低丙戊酸的肠道吸收，并抑制红细胞 P-糖蛋白以减少丙戊酸的血浆浓度[8]。

（4）大环内酯类：目前临床应用较多的大环内酯类抗生素是红霉素和克拉霉素。它们能通过抑制 CYP3A4 而增加卡马西平的血药浓度，提高卡马西平过量引起的痫性发作或癫痫持续状态的危险性[8]。阿奇霉素由于对 CYP3A4 没有作用，与诱导癫痫无关。

（5）氟喹诺酮类：无论是否为癫痫患者，氟喹诺酮类药物都有诱导癫痫发作的危险性，尤其以第三代氟喹诺酮类多见，发生频率依次为环丙沙星、氧氟沙星、左氧氟沙星、诺氟沙星等。氟喹诺酮类诱发癫痫发作的发生率 <0.5%，呈剂量依赖性，且多是可逆性的，发生机制可能由于该类药物分子结构中的疏水性氟原子具有脂溶性，能通过 BBB 进入脑组织，竞争性抑制 GABA 与受体特定部位的结合，而使中枢神经兴奋性增高，导致惊厥和癫痫样发作。癫痫发作见于首次给药后 10 分钟~6 天，有癫痫、脑动脉硬化、脑梗死等 CNS 疾病史、年龄 >60 岁和肝肾功能不全患者易诱发癫痫发作，应加强监测。环丙沙星可引起谵妄、幻觉和癫痫发作，并可抑制茶碱代谢，导致体内的茶碱蓄积，两者合用将加大诱发癫痫的危险性。诺氟沙星较少引起癫痫发作，尚无诱发癫痫持续状态的报道，可能与药物的 CNS 穿透性较差有关[8]。

和诺氟沙星相似，左氧氟沙星的 CNS 毒性较低，仅有少量研究报道了药物相关的癫痫发作。莫西沙星、加替沙星和阿拉曲伐沙星仅有个别病例报道能诱导惊厥、癫痫发作或癫痫持续状态[8,13]。

（6）抗结核药：在抗结核药物中，异烟肼引起的神经系统不良反应最为明显，包括周围神经炎、精神病、癫痫发作和癫痫持续状态。在使用异烟肼的患者中，痫性发作的发生率为 1%~3%，常发生在有癫痫病史、脑外伤病史、酒精中毒、大剂量应用而未加维生素 B_6 或同时给予单胺氧化酶抑制剂（monoamine oxidase inhibitors，MAOIs）的患者。异烟肼诱导痫性发作的机制是同维生素 B_6 竞争同一酶系或两者结合成腙后由尿排出而导致维生素 B_6 缺乏，降低谷氨酸脱羧酶的活性，从而影响 GABA 的合成[8]。

利福平大剂量给药时也可引起癫痫，主要与其是 CYP2C9、CYP2C19、CYP3A4 和葡糖醛酸酶的强诱导剂有关。癫痫患者服用苯巴比妥、苯妥英、丙戊酸、卡马西平、唑尼沙胺、托吡酯、拉莫三嗪和苯二氮䓬类等经 CYP450 代谢或葡糖醛酸化的药物时，同时服用利福平会增加药物消除并降低血药浓度，从而可能导致癫痫发作。

（7）其他：甲硝唑、奥硝唑、庆大霉素、两性霉素 B、万古霉素、利奈唑胺、更昔洛韦等可致癫痫样发作。奥硝唑通过抑制 GABA 调节的传导通路而诱发癫痫发作，而甲硝唑通过结构中的硝基在无氧环境中还原成氨基或自由基，使大脑皮质一部分神经元的膜电位活动发生异常而导致癫痫发作。

2. 中枢神经系统药物

（1）中枢兴奋药：苯丙胺、茶碱、咖啡因、麻黄碱、哌甲酯、戊四氮和印防己毒素等药物对 CNS 具有兴奋作用，曾被用来诱发癫痫发作以治疗精神病。咖啡因可迅速通过 BBB，影响星形胶质细胞的功能。此外，咖啡因也影响单胺氧化酶神经元的活动，提高 CNS 兴奋性。

（2）镇痛药：曲马多是非麻醉类镇痛药，在 190 例曲马多毒性报道中，13.7% 的患者曾发生癫痫发作；另有研究发现，55% 的曲马多中毒患者也曾发生癫痫发作[2]。90% 的癫痫发作为单次事件，并且 84% 诱发于使用毒性剂量曲马多之后的 24 小时内。长期使用曲马多增加了曲马多中毒患者发生癫痫的可能性。治疗剂量的曲马多也可诱导癫痫发作，尤其是对存在基础癫痫的患者[2]。哌替啶也有诱发全身性强直阵挛发作的报道，给予抗癫痫治疗后能完全控制癫痫发作[14]。

（3）抗癫痫药：抗癫痫药引起癫痫发作已受到广泛关注，主要表现为：①原有癫痫类型的发作频率增加和程度加重；②出现新的发作类型，如使用卡马西平、氨己烯酸后出现肌阵挛发作；③出现癫痫持续状态，如 GABA 能药物诱发非惊厥性癫痫持续状态。发作类型可由不同的抗癫痫药所引起，如典型的失神发作通常由卡马西平、氨己烯酸、托卡品、加巴喷丁引起，拉莫三嗪可加重严重婴儿肌痉挛症，卡马西平可明显加重一些良性癫痫症状。抗癫痫药导致癫痫恶化常出现于用药后不久，或在药物加量期，减量或换药后症状缓解或消失。抗癫痫药引起或加重癫痫发作的潜在机制可能是药物增强 GABA 介导的神经递质传递（氨己烯酸、加巴喷丁）；阻滞电压门控钠离子通道（卡马西平、苯巴比妥、拉莫三嗪）；抑制内侧上行网状激活系统对大脑皮质放电的去同步化作用，引起皮质放电的过度同步化；还可能与药物的耐药性增加有关。

抗癫痫药易导致癫痫发作的危险因素主要有以下几点：①药物中毒：高浓度的药物对抑制性中间神经元的抑制可解除对兴奋性神经元的抑制，促进痫样放电扩散，且大剂量药物引起的意识改变可增加对癫痫发作的敏感性。如苯妥英钠的血药浓度超过有效范围可出现癫痫发作加剧，发作类型从全身性强直阵挛演变成类角弓反张样；卡马西平中毒也会增加部分癫痫的发作，还可引起癫痫持续状态；②药物的特异性反应：一些患者癫痫发作时血药浓度正常，停药而不是减量后好转，而脑电图特征和临床表现可能与所用药物有关。如脑电图有广泛棘-慢波的患者服用卡马西平易出现特异性反应；③不合理用药：癫痫恶化可能由抗癫痫药的作用模式和特定癫痫类型的病理学机制间的相反作用造成，电压门控钠离子通道阻滞剂如卡马西平可增强对复杂性棘-慢波背景下脑皮质的抑制，因此卡马西平不适用于失神发作、非特异性失神发作、肌阵挛发作以及不稳定发作等；在原发性肌阵挛和失神发作的全面性癫痫患儿中，使用奥卡西平也可以使症状加重；④抗癫痫药诱发脑病：丙戊酸的单一或混合治疗可以诱发脑病，加重癫痫，其诱发的脑病可在与其他抗癫痫药合用的 1 周或几个月后出现，表现为嗜睡、脑电活动降低及癫痫发作频率增多。

对疑为抗癫痫药导致的癫痫发作加剧，需要逐个考虑药物变质、现服用的药物与原服用的药物药效不同、血药浓度低、耐药、更换了药物、药物相互作用、神经毒性反应、电解质紊乱、原有疾病加重、停撤药物不当等各种因素。癫痫患者在联合应用抗癫痫药物治疗时，可因药物之间的相互作用降低抗癫痫药的血药浓度，导致癫痫发作。如卡马西平可使丙戊酸盐、苯妥英钠可使扑米酮的血药浓度降低，不宜联合应用。另外，对于癫痫发作缓解的患者，选择合适的撤药时机及速度对癫痫患者的预后至关重要[15-18]。

（4）抗精神病药：抗精神病药诱发癫痫发作的报道较多，几乎所有临床常用的抗精神病药都可诱发癫痫发作，发生率约 1%，以氯氮平、氯丙嗪多见，氟哌啶醇次之，氯普噻吨、氟奋乃静、异丙嗪较少，并呈剂量相关性。临床常用的新型抗精神病药多受体拮抗剂如利培酮、奥氮平等也有引起癫痫发作的报道。目前认为该类药诱发癫痫发作可能与其对神经递质系统的作用有关，其对多巴胺的阻断作用能增加患者的敏感性，增加癫痫发作的可能性。抗精神病药引起癫痫发作的危险因素有药物诱发癫痫发作史；癫痫病史；脑电图异常者；头部外伤、手术史；突然改变抗精神病药的剂量；大剂量抗精神病药治疗；多种抗精神病药与抗癫痫药合用；器质性脑病；电休克或胰岛素休克治疗等。有危险因素的患者，使用抗精神病药治疗时应注意监测有无癫痫发作。

氯氮平与第一代抗精神病药相比具有较好的疗效，对第一代抗精神病药无效的精神分裂症患者应用氯氮平，治疗的有效率可达 30%~60%，但可引起粒细胞缺乏、癫痫发作等严重不良反应，临床应用受到限制。氯氮平的用量 >500mg/d 时即可引起癫痫大发作，其导致癫痫发作的病理机制尚未清楚，可能是多种机制共同参与的结果，涉及氯氮平抗 5-HT$_{2A}$ 受体效应、抗 α$_2$ 肾上腺素能受体效应、抗组胺能效应及抗多巴胺 D$_2$ 受体效应、抑制内侧上行网状激活系统对大脑皮质放电的去同步化作用等[19]。氯丙嗪的用量 <200mg/d 时，癫痫发生率为 0.3%；使用量为 200~900mg/d 时，癫痫发生率为 0.7%；而当 >900mg/d 时，癫痫发作的发生率则为 9%[2]。

（5）抗焦虑药：苯二氮䓬类抗焦虑药如地西泮、劳拉西泮、阿普唑仑等具有 CNS 方面的不良反应，可加剧癫痫大发作，与抗精神失常药长期合用而突然停用或急剧减量时也可引起癫痫发作。苯二氮䓬类药可以使意识水平下降，脑电图放电，增加癫痫发作的易感性，而且可增加神经元或突触内 GABA 的浓度并激活 GABA 受体，通过 GABA 的作用引起癫痫发作加剧。应用苯二氮䓬类药物进行抗焦虑治疗时，应在不影响基本疗效的前提下坚持短期小剂量治疗，剂量与疗程应随病情好转而调整的用药原则。

（6）抗抑郁药：以往认为抗抑郁药很少引起癫痫发作，发生率约为 0.1%，但一旦发生即十分严重。而近年研究显示，抗抑郁药中单环类的丁胺苯丙酮、二环类的氟西汀、三环类的马普替林、四环类的米安色林等均可诱发癫痫发作，机制与该类药物影响 GABA-氯离子通道、干扰脑内的氯离子内流有关，也可能涉及抑制 G 蛋白门控内向整流钾离子通道或拮抗组胺受体等。抗抑郁药诱发癫痫发作的危险因素与抗精神病药类似，包括癫痫病史及癫痫家族史、脑电图异常、脑退行性疾病、高龄、停撤镇静药、电休克治疗、抗抑郁药剂量过高或血药浓度过高等。

目前，常用的 5-羟色胺再摄取抑制剂如氟西汀、帕罗西汀、西酞普兰等可降低癫痫发作阈值，有癫痫病史的患者易于复发，尤其与抗精神病药联用时。5-羟色胺再摄取抑制剂使用过量时，约 2% 的患者会发生癫痫发作[2]。而且，氟西汀、帕罗西汀是高效的 CYP2D6 酶抑制剂，能抑制三环类抗抑郁药在体内的羟化代谢过程，提高三环类抗抑郁药的血药浓度，引起心血管和 CNS 毒性。三环类抗抑郁药如氯米帕明、阿米替林等剂量偏高且与 5-羟色胺再摄取抑制剂合用者占抗抑郁药诱发癫痫发作的 44.4%，合用时应适当减少三环类抗抑郁药的用量或者进行血药浓度监测[20]。MAOIs 吗氯贝胺具有抗惊厥作用，但过量可因联氨等代谢物过多而兴奋 CNS。联氨代谢物如异烟肼可通过拮抗吡哆醛而减少 GABA 合成，引起癫痫发作的危险性增加。文拉法辛是非典型抗抑郁药，该药过量引起癫痫发作可能与药物影响神经元的酶代谢，使其不能维持膜电位的稳定，脑内 GABA 等抑制性神经递质减少，神经元的兴奋性增高有关。

（7）影响脑代谢及促智药：甲氯芬酯、脑蛋白水解物及石杉碱甲等神经细胞营养剂有诱发癫痫发作的风险，尤其是脑部有器质性疾病的患者。临床使用剂量一般不宜过高，一旦出现癫痫发作，停用药物后通常可迅速缓解。

3. 麻醉药

（1）全身麻醉药：近年关于麻醉药导致癫痫发作的报道较少。中枢发育不完善的儿童使用麻醉药后易引起癫痫发作，报道较多的是氯胺酮，其中不少是无癫痫病史的儿童。国内报道氯胺酮诱导癫痫发作的发生率 <0.5%，发病年龄以 4~6 岁居多，患儿大多于用氯胺酮麻

醉后 3 分钟 ~13 小时无诱因出现癫痫发作,持续 3~5 分钟,大多数患儿肌内注射地西泮或苯巴比妥可缓解抽搐。目前认为氯胺酮诱发癫痫的机制与直接或间接兴奋 CNS 有关,对 CNS 发育不完善的儿童易致癫痫样发作。成人亦有诱发癫痫发作者,机制还需进一步探讨[21]。尽管丙泊酚可用于难治性癫痫持续状态,但也可引起癫痫发作。一些病例报道 24%~40% 的接受丙泊酚麻醉的患者曾发生癫痫发作或脑电图活动,包括麻醉诱导期、麻醉苏醒期和麻醉恢复期。七氟烷诱导的癫痫发作发生率较高,脑电图监测发现诱导麻醉期 50%~60% 的儿童和成人患者发生癫痫样活动,如果患者合并有过度通气和低碳酸血症,该比例将增加至 100%[2]。

（2）其他:利多卡因、丁卡因、可卡因、依托咪酯等均有报道可导致癫痫发作,但并不多见,可能与降低脑组织糖和氧的代谢有关。对于有癫痫病史的患者,围术期由于对手术的恐惧、麻醉操作、麻醉药物等因素,可诱发癫痫发作,需特别注意。

4. 循环系统药物　抗心律失常药维拉帕米、美西律等可引起癫痫发作,普萘洛尔、艾司洛尔也可引起癫痫发作。维拉帕米可抑制 P-450 代谢酶,故可致卡马西平、环孢素、氨茶碱、奎尼丁和丙戊酸盐的血药浓度增加,从而增加其神经毒性。1 例无心、肾疾病和癫痫病史的过敏性肾炎患者因频发期前收缩服用维拉帕米,第 8 天即出现癫痫样抽搐。CNS 毒性是美西律临床应用的第 2 位常见不良反应。1 例病毒性心肌炎并发期前收缩患者,无癫痫病史及家族史,服用美西律发生了癫痫大发作。多巴胺、硝酸甘油应用于脑缺血缺氧早期,由于结构性一氧化氮合酶活性增加,形成过多的一氧化氮,导致脑损伤而诱导癫痫发作。地高辛透过血 - 脑脊液屏障直接抑制 Na^+-K^+-ATP 酶,干扰神经元的正常生理活动而诱发癫痫发作。

5. 呼吸系统药物　呼吸系统药物引起癫痫发作的报道有喷托维林、氨茶碱等。喷托维林可引起儿童癫痫发作或癫痫持续状态。氨茶碱引起癫痫发作的机制与咖啡因相似。风湿病患者静脉注射氨茶碱可引起癫痫发作,可能是由于风湿病患者脑部小血管、毛细血管的内皮细胞增殖,有广泛的微血栓和局限性软化灶,而氨茶碱使脑血管的小动脉收缩,脑血管阻力升高,脑血流量降低,导致脑供血减少,从而促发癫痫发作。应用茶碱患者用电休克治疗时易发生癫痫持续状态,甚至引起死亡。

6. 消化系统药物　抗溃疡药西咪替丁易透过 BBB,当药物达到一定浓度时,在 CSF 蓄积可引起癫痫发作,可能是西咪替丁竞争性拮抗组胺受体的神经系统功能所致。而雷尼替丁、法莫替丁则不易进入 CSF,较为安全。甲氧氯普胺、多潘立酮为外周多巴胺受体拮抗剂,使用后也有诱发癫痫发作的报道。

7. 激素类药物　大剂量连续静脉应用泼尼松、甲泼尼龙和地塞米松等糖皮质激素可引起癫痫发作,可能是由于较长时间大剂量糖皮质激素进入 CSF 促使大脑皮质兴奋性增高,引起某些神经元突然过度重复放电所致。癫痫患者应慎用或禁用该类药物[22]。

8. 抗肿瘤药物　接受抗肿瘤治疗的患者发生癫痫发作较常见,发生率约 13%。肝、肾功能不全的患者频繁进行肿瘤化疗易发生癫痫[2]。多柔比星、长春新碱、甲氨蝶呤、紫杉醇、顺铂、白消安等抗肿瘤药物均可降低惊厥阈值,易导致局限性或全身性癫痫发作,其中长春新碱报道较多[23]。一些抗肿瘤药物会影响抗癫痫药如苯妥英钠的吸收而降低疗效,故两者合用时需调整剂量,以维持有效的血药浓度。

9. 影响免疫功能的药物　免疫系统异常是癫痫发病的重要原因之一。免疫增强剂或抑制剂可分别上调或下调大鼠脑内离子型谷氨酸受体 NMDAR1 的表达和核转录因子 NF-κB 的活化,从而干预癫痫的发生发展过程。肾移植术后患者应用环孢素可引起癫痫发作,可能是由于该药引起肾小管功能不全导致低镁血症所致。他克莫司在肝移植术后患者中也有诱导癫痫发作的报道,但经过抗癫痫治疗后均好转[24]。

10. 生物制品和疫苗　狂犬病疫苗、百白破疫苗、麻疹疫苗、天花疫苗、破伤风疫苗和流感疫苗等可诱发癫痫发作。疫苗能提高部分接种者的 CNS 兴奋性,诱发癫痫发作。

11. 其他

(1)抗胆碱酯酶药:如溴新斯的明、加兰他敏属于可逆性抗胆碱酯酶药,主要通过抑制胆碱酯酶,使乙酰胆碱蓄积而呈现 M 及 N 样作用,诱发癫痫发作。

(2)造影剂:静脉注射造影剂可引起癫痫发作,离子型造影剂导致癫痫发作多见于泛影葡胺和碘肽钠,非离子型造影剂未见引起癫痫发作的报道。

【诊断和鉴别诊断】

药源性癫痫存在的最大问题即准确监测和诊断。癫痫的临床表现多种多样,包括从意识障碍到全身性强直阵挛发作等。认识到药物可能诱发癫痫对临床医师、尤其是急诊科和神经科医师非常重要。在考虑诊断药源性癫痫时,临床医师应充分评估患者既往和现在的 CNS 疾病情况,并结合患者的年龄、肾功能、是否合用神经毒性药物或可能致癫痫的药物予以判断。尤其对于老年患者,临床医师可能易将精神改变归于其他原因而忽视药源性癫痫发作的可能性。对于诊断可疑之处,临床医师应借助神经系统临床评价体系如脑电图作为辅助手段进行判断。如果停用药物后癫痫发作即停止,再次使用后癫痫再发作,可确诊为药源性癫痫[8,25]。

如果患者被高度怀疑为癫痫发作,医生应立即掌握其关键的疾病信息,如危险因素、近期病情变化、用药变化等。对于怀疑药物过量引起的癫痫发作,除了考虑患者的精神病病史和用药史(尤其是抗抑郁药、抗癫痫药和锂剂)外,还应综合考虑:①可卡因和(或)使用苯丙胺或毒品/乙醇撤药导致的拟交感神经兴奋先兆;②阿片类药物中毒引起的精神改变和呼吸抑制;③文法拉辛、苯海拉明、可卡因、卡马西平、抗疟药等过量会导致心电图出现增宽的 QRS 波群;④新发结核病患者应警惕异烟肼中毒。

药源性癫痫应与其他原发性和继发性癫痫,如脑炎、肿瘤等疾病所致的癫痫发作相鉴别。用药后出现癫痫发作或使原有的癫痫发作更频繁,如果能排除其他原因,应考虑药源性癫痫。

【预防与治疗】

药源性癫痫常见于药物的不当使用,但也常见于部分常规使用药物的患者。为避免或减少药源性癫痫发作,临床医师应做到以下几点:①合理掌握用药剂量,切忌盲目过量给药;②对于较易引起惊厥或加剧癫痫发作的药物,如抗精神病药物等,应给予高度重视,谨慎使用,以防癫痫发作。为了预防和减少癫痫发作,用药过程中可定期做脑电图检查,如发现脑电图异常,用药剂量应偏小,加、减药物剂量不宜过快;③对于有癫痫病史或癫痫家族史、肝肾功能异常、CNS 功能损害、幼儿及老年人等特殊人群,宜尽可能不用或少用易诱发癫痫发作的药物,如 β-内酰胺类和氟喹诺酮类抗生素,必须使用时应密切注意观察,谨防药物使用过量;④指导患者合理用药,尽可能减少患者自行盲目用药的情况,严格控制患者对易发生 CNS 毒性反应药物的使用。对于长期使用抗精神病药物的患者,停药原则是逐渐减至最小有效维持量,不可突然停药。抗癫痫药撤药时,应在 1~2 个月内缓慢减量并监测实验室指标,如抗癫痫药的血药浓度、血电解质浓度和肝肾功能等;⑤临床选用药物进行治疗时,应充分考虑患者的病史、有无背景危险因素,并权衡利弊,注重药物相互作用,注意避免抗癫痫药联用与其有相互作用的药物;避免氟喹诺酮类抗生素与茶碱或非甾体抗炎药(NSAIDs)联合应用。

对于神经科临床医师,在具有对疾病正确诊断能力的同时,还应该具备一定的药理学知识,才能及时而准确地运用药物治疗疾病:临床医师应熟练掌握各种抗精神病药的作用特点,根据各种药物的不同特点对每种药物尽量做到运用自如;注重药物的药理作用并根据患者的体质及病程选择用药。

由于药源性癫痫的发生机制复杂,一旦发生应立即采取谨慎和个体化的治疗措施。对疑为药源性癫痫的患者,应首先停用可疑药物,然后使其卧倒,防止自伤和伤人情况发生,并保持呼吸道通畅,纠正酸碱和其他代谢紊乱。如果发作时间较长或此前有过发作,可给予苯巴比妥和地西泮肌内注射。如果需要通过呼吸道麻醉以控制癫痫发作,应避免瘫痪发生并监测脑电图。如果患者发生癫痫持续状态,应尽快制止发作并积极预防和控制脑水肿等并发症。对于疑为药物过量导致的癫痫发作,需警惕药物对心、肺等重要脏器的毒副作用,即使癫痫发作症状已被迅速控制,大多数指南仍推荐将患者转入 ICU 进行监护[8,24]。一些药物可能通过改变机体代谢引起低血糖或低钠血症等代谢紊乱而诱导癫痫发作,应积极找出患者存在的代谢问题并在开始使用抗癫痫药治疗前予以纠正[2]。对于抗肿瘤药物诱导的癫痫发作,一般不推荐常规治疗癫痫,而是调整药物剂量和化疗方案,同时监测抗肿瘤药物可能引起的代谢改变。

苯二氮䓬类药物由于能提高 GABA 的活性,对预防和治疗碳青霉烯类抗生素诱导的癫痫发作通常有效。对三环类抗抑郁药诱导的癫痫发作的治疗,苯二氮䓬类药物也是首选,但应避免使用苯妥英,因为苯妥英效果不明显,并可增强三环类抗抑郁药致心律失常的作用[2]。苯二氮䓬类药物也被推荐用于抗疟药引起的癫痫发作。对茶碱诱导的癫痫发作,苯二氮䓬类药物则无明显效果,因为茶碱可拮抗其作用,使其疗效降低。可选用巴比妥类药物如苯巴比妥治疗茶碱诱导的癫痫发作,给药剂量为 5~10mg/kg,另给负荷剂量至癫痫发作结束。静脉给予巴比妥类药物时应监测该类药物呼吸和心血管方面的不良反应。

由于药物诱导的癫痫发作较少、持续时间较短,无需对所有使用可能诱导癫痫发作药物的患者进行用药教育。临床医师和药师可以对癫痫发生风险较高的患者进行用药教育,告知患者癫痫发作的症状和体征,及发生后如何处理。

（黄凯鹏　　陈孝）

第二节　药源性锥体外系疾病

锥体外系包括大脑皮质、纹状体、底丘脑、背侧丘脑、小脑和脑干网状结构等,其主要功能是调节肌张力、协调肌肉活动、维持身体姿势和动作。药物引起的锥体外系反应是指药物直接或间接作用于锥体外系通路,扰乱脑内的多巴胺 – 胆碱能平衡,主要出现于应用抗精神病、止吐、抗心血管病等药物的患者,给这部分患者带来沉重的医源性负担,也是导致患者用药依从性差的重要原因。自19世纪50年代开始使用抗精神病药物以来,人们就发现这些药物能够导致锥体外系反应。19世纪80年代末氯氮平发现之前,人们普遍认为锥体外系反应是长期抗精神病治疗的最可怕且不可避免的不良反应。药源性锥体外系疾病具体表现为迟发性运动障碍、肌张力障碍和帕金森综合征等。

迟发性运动障碍多是由于长期(超过3个月)服用抗精神病药等药物导致,是一种持久的、不自主的异常运动障碍,一般包括刻板样动作、舞蹈样手足徐动症,主要累及口面颊、四肢和躯干。药源性迟发性运动障碍的发生率较高,具体取决于患者的年龄和病程。流行病学研究表明,应用第一代抗精神病药物导致迟发性运动障碍的流行率差异较大,为6.6%~61.7%,估算的不良反应年发生率为4%~8%。在第二代抗精神病药物投入市场后,也不乏第二代抗精神病药物引起迟发性运动障碍的报道。在一项持续1年以上的随访研究中,第二代抗精神病药物组引起的迟发性运动障碍的年发生率为3%,而氟哌啶醇组则为5.4%;另外一项跨2000—2005年度的队列研究表明,迟发性运动障碍的流行率和发生率与80年代无显著性差异[26,27]。

帕金森综合征是一种慢性、进行性加重的神经系统疾病。一般中老年发病较多,主要影响运动功能,起病缓慢,进行性发展。以静止性震颤、肌强直、运动减少和姿势步态异常为主要表现。主要病理改变为中脑黑质致密部多巴胺能神经元进行性变性丢失、纹状体区多巴胺含量减少以及残存的多巴胺能神经元内形成路易小体。连续使用抗精神病药物6个月,帕金森综合征的发生率超过80%,且帕金森综合征出现的时间多在用药后的3天内[28]。另外,药物引起的帕金森综合征和迟发性运动障碍可并存,若帕金森综合征出现得较早,则后期发生迟发性运动障碍的可能性就更大。

肌张力障碍指主动肌与拮抗肌收缩不协调或过度收缩引起的以肌紧张异常动作和异常姿势为特征的运动障碍疾病,是发病率仅次于帕金森综合征的运动障碍性疾病。应用抗精神病药物如氯丙嗪、氟哌啶醇、甲氧氯普胺的患者,约2.5%发生急性肌张力障碍,是应用抗精神病药物治疗后最先出现的锥体外系反应,其中约50%在开始治疗的48小时内发生、90%发生在5天内,停药后症状改善[29]。

【致病机制】

药源性锥体外系疾病的机制尚不明确,但国内外的研究已经发现很多因素与该疾病显著关联,主要有以下几种关于其发病机制的学说。

1. 多巴胺受体增敏学说　长期抗精神病药物治疗引起纹状体中的多巴胺受体密度增加的同时,对多巴胺的敏感度增加。

2. 神经元变性假说　抗精神病药物阻断多巴胺 D_2 受体,提高纹状体天冬氨酸和谷氨酸的联合释放,谷氨酸离子亚型受体持久处于激活状态会导致神经元变性。

3. 神经毒性假说　长期应用抗精神病药物能增加体内的儿茶酚胺浓度,儿茶酚胺代谢物自由基能破坏细胞膜、DNA、细胞蛋白,导致细胞死亡。长期服用抗精神病药物阻断了纹状体突触前膜的多巴胺 D_2 受体,使突触间隙天冬氨酸和谷氨酸的浓度长期维持在较高水平,通过突触后膜上的谷氨酸亲离子受体使神经元发生变性;同时在自由基的共同作用下,使纹状体神经细胞变性坏死,引发锥体外系反应。

长期应用抗精神病药物可阻断多巴胺 D_2 受体,一方面使多巴胺合成增加,另一方面使

多巴胺 D_2 受体数目增加。当典型的抗精神病药使用较长时间,多巴胺 D_2 受体拮抗超过几周后,纹状体和腹侧被盖的突触前多巴胺神经元的形成受抑制,这一过程是抗精神病药物作用的神经生理学基础,也是诱发帕金森综合征的机制。而非典型抗精神病药物氯氮平对多巴胺受体其他亚型 D_1 和 D_4 的亲和力比对 D_2 受体的亲和力强,不良反应相对较少。

药物引起的急性肌张力障碍是发生在药物治疗初期、以急性发作的骨骼肌异常运动为特征的一种锥体外系反应。基底核 – 丘脑 – 皮质环路的功能失衡是引发肌张力障碍的主要环节,纹状体功能亢进导致了苍白球抑制功能的减低,进而导致丘脑皮质投射过度兴奋,使得皮质兴奋性增高,临床表现为重复的不自主运动和异常扭转的姿势。

【致病药物和临床表现】

1. 抗精神病药物 长期大量服用氯丙嗪及其衍生物如奋乃静、氟奋乃静、三氟拉嗪、甲哌氯丙嗪、三氟丙嗪等,使纹状体内的多巴胺受体受阻,可引起锥体外系疾病。如帕金森综合征,表现为面部表情呆板、流涎、肌肉僵硬、行动迟缓、震颤等;还可出现迟发性运动障碍,表现为长期口 – 舌 – 颊三联征,不自主反复吸吮、舔舌、咀嚼等。此外,氟哌啶醇、五氟利多、甲基多巴、左旋多巴可引起锥体外系疾病。氟哌利多属丁酰苯类药物,常与哌替啶或者吗啡联合应用,用于镇静和镇吐,硬膜外持续给药,锥体外系反应的发生率高,临床表现为强直、体位不稳、精神错乱、饮食摄入减少等。抗精神病药物的易感人群为老年人,服药时应特别注意。

非典型抗精神病药物如氯氮平、利培酮、瑞莫必利等对多巴胺 D_2 受体的亲和力低,其锥体外系不良反应较少发生。

2. 循环系统药物 美西律常用于治疗室性心律失常,偶见锥体外系不良反应。其发生机制一方面可能是其抑制脑内的 GABA 再摄取,增加乙酰胆碱生成,造成多巴胺相对不足,破坏多巴胺 – 乙酰胆碱平衡;另一方面美西律抑制单胺氧化酶的活性,减少脑内 5– 羟色胺降解,造成 5– 羟色胺含量相对较高,破坏其与组胺之间的平衡。

长期大量服用胺碘酮可出现锥体外系反应,表现为四肢僵硬震颤、表情呆板等帕金森症状。停药并服用苯海索后可迅速痊愈。

3. 消化系统药物 甲氧氯普胺能够阻断 CNS 的多巴胺受体从而发挥强大的中枢镇吐作用,也正是由于其抑制黑质 – 纹状体内的多巴胺受体,当超剂量使用时,多巴胺受体被抑制,进而使胆碱能受体功能相对亢进而引发锥体外系不良反应,其发生率较高,为 1.2%~14%。当甲氧氯普胺的使用剂量 <0.5mg/(kg·d) 时,锥体外系症状少见。甲氧氯普胺口服吸收迅速而完全,半衰期约 4 小时,约 50% 经肾排出,因此为避免因药物蓄积而出现的锥体外系反应,肾功能不全患者应减量使用。

多潘立酮是多巴胺受体拮抗剂,直接作用于胃肠壁,促进胃肠蠕动,广泛用于腹胀、消化不良的治疗。多潘立酮能够透过 BBB,阻断多巴胺受体,从而使胆碱能受体功能相对亢进,最终引发锥体外系症状。

西咪替丁在阻断组胺 H_2 受体发挥抑酸护胃作用的同时,也抑制脑内的多巴胺神经元,导致胆碱能神经亢进,诱发锥体外系反应。

4. 其他 β肾上腺素受体激动药如喷托维林、沙丁胺醇,选择性 5– 羟色胺再摄取抑制剂如帕罗西汀和氟西汀,三环类抗抑郁药如丁苯那嗪、甲基多巴、拉米夫定、氟桂利嗪等也存在锥体外系副作用。

【诊断和鉴别诊断】

1. 迟发性运动障碍　药源性迟发性运动障碍的诊断需要通过了解患者服用抗精神病药物或长期服用抗抑郁药、抗帕金森病药、抗癫痫药或抗组胺药的用药史,若患者在服药过程中或停药后 3 个月内发生运动障碍,表现为节律性刻板重复持久的不自主运动,则提示其患有药源性迟发性运动障碍[30]。

该疾病的鉴别诊断应注意区分以下疾病:精神病患者中的迟发性运动障碍样自发运动亢进综合征和从未使用过抗精神病药物的精神病患者的刻板运动;因神经系统疾病引起的异常运动,如累及基底核的脑肿瘤、脑炎、局灶性肌张力障碍、亨廷顿病、缺氧性脑病、小舞蹈症、抽动-秽语综合征等;代谢和内分泌疾病,如肝脑变性、高钠血症、低钠血症、甲状腺功能亢进、低镁血症、缺乏丙酮酸脱羧酶。

2. 帕金森综合征　在考虑药源性帕金森综合征时,必须与原发性脑部疾病或脑损伤如脑炎、颅脑损伤、基底核肿瘤、基底核钙化、甲状腺功能障碍、肝功能异常以及化学物质中毒相区分。分析现病史、既往史、用药史,必要时行 CT、磁共振成像(magnetic resonance imaging,MRI)及实验室检查以明确诊断。在已患有帕金森病的患者中,若出现服用某些药物后症状加重,应注意辨别是药物引发还是原有疾病进行性加重,或兼而有之。

帕金森综合征的临床表现为:①震颤:上、下肢均受累,个别患者会出现仅局限于下肢轻微震颤的情况,手指的节律性震颤形成"搓丸"样动作。早期震颤仅在静止时出现,随意运动是震颤减轻或停止,情绪激动时震颤加重,在睡眠时震颤停止。药物引起的帕金森病,震颤通常为双侧肢体呈对称性同时出现;②肌强直:由于肌肉强直,患者出现特殊的姿势面容和动作。原发性帕金森病患者双侧肢体的肌强直,尤其是在早期,是不对称的;而药物引起的帕金森综合征,患者肢体的肌强直是对称的;③药物引起的帕金森综合征和帕金森病患者都可以出现自主神经症状,如便秘、出汗增多、口咽部张力异常等;还可能出现智力和精神障碍,如幻觉、抑郁等。

3. 肌张力障碍　药源性锥体外系疾病多可根据患者的用药情况、临床表现进行诊断,当用药不明、不确定何种药物引起的锥体外系不良反应时,需综合患者各方面的资料,包括服药史、既往病史、临床表现及相关诊断性检查作出判断。临床医师和药师应充分了解各种药物的毒副作用,必要时可行诊断性治疗帮助明确诊断,诊断时应与其他原因如原发性疾病引起的锥体外系反应区别开来。药源性肌张力障碍属于继发性肌张力障碍,其特点是起病突然,病程早期进展迅速并出现固定的姿势异常,延髓功能障碍,如构音障碍、口吃和吞咽困难,混合性运动障碍,即肌张力障碍叠加帕金森病、肌强直、肌阵挛、舞蹈动作及其他运动等。

鉴别诊断:①精神心理障碍引起的肌张力障碍:特点为常与感觉不适同时出现,固定姿势,无感觉诡计效应,无人观察时好转,心理治疗、自我放松及明确疾病性质后可好转甚至痊愈;②器质性假性肌张力障碍:眼部感染、眼干燥症和上睑下垂应与眼睑痉挛相鉴别;牙关紧闭或颞下颌关节病变应与口-下颌肌张力障碍相鉴别;颈椎骨关节畸形,外伤、疼痛或眩晕所致的强迫头位,先天性颈肌力量不对称或第Ⅳ对脑神经麻痹形成的代偿性姿势等应与痉挛性斜颈相鉴别。

【预防与治疗】

临床医师和药师在应用可能导致锥体外系反应的药物时应严格控制剂量,并避免长期持续用药造成的药物体内蓄积。由于锥体外系不良反应的发生常与患者的体质有关,所以临床上预防药源性锥体外系疾病首先要了解患者的药物不良反应史,对于特异质患者要谨慎用药,密切监测。同时了解患者的用药史,特别是正在使用的药物,加强用药教育,避免不必要的联合用药带来的药物不良相互作用而增加锥体外系疾病风险。另外,还需特别注意药物的迟发性反应。

针对药源性迟发性运动障碍的治疗主要是药物治疗。抗精神病药物本身能在某种程度上减轻迟发性运动障碍。一些能减少或耗竭突触前多巴胺储存的药物,有时能减轻迟发性运动障碍的严重程度,如利血平、丁苯那嗪和甲基多巴等,但其副作用限制了此类药物的应用。β受体拮抗剂如普萘洛尔、吲哚洛尔等以及α$_2$受体激动剂如可乐定对大多数迟发性运动障碍有效,同时具有抗精神病作用,且副作用相对较少,是一类安全有效的药物。GABA激动剂如地西泮、氯硝西泮疗效肯定,苯二氮䓬类药物目前被认为是临床治疗迟发性运动障碍最有效的药物。其他药物如丙戊酸钠、赛庚啶、维拉帕米等的治疗也取得了一定疗效。但迟发性运动障碍的病因十分复杂,所以仍然没有一致的安全且效果确切的治疗方法。

目前国内外帕金森综合征的治疗仍以药物为主,临床常用药物有:①左旋多巴和复方多巴制剂:注意治疗宜从小剂量开始,逐渐增加到治疗量维持;②新型多巴胺受体激动剂:培高利特、卡麦角林、普拉克索、罗匹尼罗及他利克索等。单用疗效不及左旋多巴,但其优点是症状波动和运动障碍的发生率较低。除可与复方左旋多巴合用于中、晚期患者以进一步提高疗效,减轻运动并发症外,目前主要应用于早期患者,特别是年轻的早期患者,以推迟复方左旋多巴的应用及减少波动和运动障碍的发生;③左旋多巴增效剂:司来吉兰、托卡朋和恩他卡朋。此外,近年来手术治疗、细胞和组织移植治疗、基因治疗等方面均已取得了显著进展,期待进一步的研究,探索更为有效、安全的治疗方法。

药源性肌张力障碍的程度难以定量,多种不同因素均可影响患者的临床表现,药物疗效比较、评价较为困难,大部分患者停药后可以自行缓解。

(赵丽岩　陈孝)

第三节　药源性脑部损伤

药源性脑部损伤主要包括药源性无菌性脑膜炎和药源性脑血管病,如果不及时诊治将带来严重后果。

一、药源性无菌性脑膜炎

脑膜炎与大脑组织的炎症不同,它被定义为脑及脊髓膜的炎症。脑膜炎可分为感染性(如细菌、病毒、真菌或原虫所致)和非感染性两类,后者也称为无菌性脑膜炎(aseptic meningitis, AM)。无菌性脑膜炎的诱因包括药物、CNS肿瘤、肉芽肿性血管炎、肉芽瘤病、系统性红斑狼疮(SLE)、类风湿关节炎、Behcet综合征、Vogt-Koyanagi-Harada综合征、Mollaret脑膜炎等。药物诱导的无菌性脑膜炎(drug-induced aseptic meningitis, DIAM)是一类不常见的药物不良反应,临床上可以表现为发热、头痛、畏光、颈部僵硬、恶心、呕吐、关节痛、肌痛、皮疹及腹部疼痛等症状。通常无菌性脑膜炎的 CSF 检查未能发现病原体,因此诊断通常需要采取排除式方式,将患者的临床症状、CSF 检查与用药情况结合起来综合分析。目前无菌性脑膜炎的发病率仍属未知[31,32]。

【致病机制】

无菌性脑膜炎的具体致病机制仍未明确,以局部鞘内注射为给药方式的药物可通过直接刺激脑膜而诱发无菌性脑膜炎,药物的毒性或刺激性与药物溶液的 pH、脂溶性、分子量及与 CSF 接触的时间长短有关。以全身性如口服、静脉注射等方式给药的药物诱导无菌性脑膜炎的发生则主要与免疫系统介导的超敏反应相关[33-36]。

Ⅰ型超敏反应通常在给药后的 30 分钟内发生,可伴随出现喘鸣、荨麻疹、血压下降等过敏反应的症状。Ⅱ型超敏反应有补体参与,仅局限于脑膜的细胞表面沉积的药物才会发生这种反应。Ⅲ型和Ⅳ型超敏反应是更为可能的机制,抗体与药物在血清中结合形成复合物激活补体(Ⅲ型)或和药物反应的 T 细胞聚集于炎症部位(迟发型或Ⅳ型过敏反应)。特别是在 SLE 和人类免疫缺陷病毒(HIV)感染的患者中Ⅲ型超敏反应是一种可能的机制,在 CSF 中检测到药物特异性 IgG 抗体和免疫复合物的存在也证明此机制的可能性。据估计,60% 的 SLE 患者在疾病的某些阶段出现与炎症相关的 CNS 症状时,更易发生无菌性脑膜炎。

【致病药物和临床表现】

诱导无菌性脑膜炎的药物包括以下几大类[33-36]:

1. 抗微生物药物　已有报道的药物包括甲氧苄啶、磺胺甲噁唑、磺胺异噁唑、青霉素、头孢氨苄、头孢唑林、头孢他啶、阿莫西林、伐昔洛韦、异烟肼、利福平、吡嗪酰胺、环丙沙星、甲硝唑、奥硝唑、烟曲霉素、灰黄霉素、米诺环素。

2. NSAIDs　NSAIDs 为诱导无菌性脑膜炎的最大一类药物,已有报道的药物包括布洛芬、舒林酸、萘普生、托美丁、双氯芬酸、酮洛芬、塞来昔布、右旋布洛芬、酮咯酸、罗非昔布。

3. 免疫抑制药或免疫调节药　包括静脉注射用丙种球蛋白、西妥昔单抗、依法利珠单抗、英利昔单抗、阿达木单抗、来氟米特、硫唑嘌呤、甲氨蝶呤、柳氮磺吡啶、依那西普。

4. 抗癫痫药　如拉莫三嗪、卡马西平。

5. 抗肿瘤药物　如阿糖胞苷。

6. 疫苗　如麻疹、流行性腮腺炎、风疹、乙肝等疫苗。

7. 造影剂　如甲泛葡胺、碘曲仑、碘海醇。

8. 其他　如氯丙嗪、右旋氯苯那敏、雷尼替丁、法莫替丁、别嘌醇等。

无菌性脑膜炎常见的症状与体征有发热、头痛、颈强直、恶心、呕吐、关节痛、肌肉痛、脑膜刺激征。不常见的症状与体征有畏光、寒战、低血压、灶性神经缺损、癫痫发作、视盘水肿、淋巴结病、肝功能异常、腹痛、皮疹、瘙痒、颜面水肿、嗜睡、意识障碍甚至昏迷,有的伴有结膜充血、出汗、虚弱、颈部疼痛弯曲受限、对称性反射亢进、精神状态改变、腿痉挛、呼吸短促、视物模糊;有的会出现克尼格征和布鲁津斯基征。通常无菌性脑膜炎的发病在经历一个起始过程后,可在 2~7 天自行消退,并不会留下后遗症,但也有症状加重的情况发生。

【诊断和鉴别诊断】

无菌性脑膜炎的诊断较为复杂。通常无菌性脑膜炎与细菌、病毒等诱导的感染性脑膜炎的症状与体征类似,难以区分,因此必须排除感染性原因。首先可以详细了解患者的用药史,特别要注意药物服用与症状发生起始时间之间的相关性。在无菌性脑膜炎诊断时,通常患者会出现复发性的不明脑膜炎症状,且 CSF 检查也有差异,这时就要结合患者近期的疫苗接种情况、结缔组织疾病、病毒或者细菌感染情况、服用的药物以及疑似其他不良反应的体征来综合诊断[33-36]。

无菌性脑膜炎的诊断指标可包括:①细菌及病毒检验结果显示阴性结果;②停止服用疑似药物后,无菌性脑膜炎的临床症状与 CSF 检查指标改善;③如果有潜在的自身免疫性疾病,同时不应用甾体类药物的情况下无菌性脑膜炎症状消失;④药物服用与无菌性脑膜炎症状发生的起始时间之间存在相关性;⑤激发试验时,症状复发;⑥ MRI 提示有高信号损伤或者脑膜炎症;⑦无其他诱因。

目前唯一确诊无菌性脑膜炎的方法是激发试验,但是考虑到它有可能对患者产生再次损伤,因此只能在当疑似药物在治疗上不可替代或者患者对药物反应的细节无法阐明的情况下进行,同时患者必须签署知情同意书并得到密切监护。

【预防与治疗】

对于无菌性脑膜炎并没有特殊的预防方法,但对于易感人群避免使用某些药物具有一定意义,如 SLE 患者不宜服用布洛芬,血小板减少性紫癜患者慎用丙种球蛋白。某些药物可预防特定药物所致的无菌性脑膜炎复发,如使用皮质激素和 H_1 受体拮抗剂可预防阿糖胞苷所致的无菌性脑膜炎复发;使用静脉滴注丙种球蛋白时,减慢输注速度并鼓励患者多摄入水、糖或盐水,将有助于防止无菌性脑膜炎的发生。无菌性脑膜炎的诊断一经确立,应立即停用有关药物,一般无需特殊处理,停药后临床症状和体征会在 12~48 小时逐渐消失,实验室检查指标异常(如细胞计数、蛋白质水平)一般在 2~3 天(少数在 5~14 天)恢复正常[34]。

二、药源性脑血管病

在临床上常见因用药不当直接引起或由药物诱发的脑血管病,统称为药源性脑血管病[37]。常见的包括出血性脑血管病和缺血性脑血管病。

【致病机制】

药源性脑血管病的发病机制较为复杂,不同药物可能通过相同机制、同种药物可能通过多种途径诱导脑血管病。下面主要从 3 方面分析药源性脑血管病的发病机制,即血流动力学、血液流变学和血管本身改变引起的脑血管病。

1. 血流动力学改变　药物可通过收缩血管升高血压、扩张血管降低血压、减慢心率、诱发心律失常、降低心脏收缩力改变脑血流供应,从而引起脑血管病[38]。①氯丙嗪、氯氮平、硝普钠、喷托铵等可使血压迅速下降,如血压下降过快或降至自动调节阈值以下时,即可产生脑缺血,甚至引发缺血性脑血管病。若平均动脉压下降 25%,脑血流自动调节即达到下限;动脉压下降 40% 即可见脑组织低灌流;下降 55%,高血压患者和 66 岁以上的正常老年人都可出现脑灌注不足症状。药物通过对自主神经功能的影响,造成血压自动调节功能失常,此时不能建立有效的侧支循环,最终导致脑梗死,如临床上使用降压药和抗精神病药引起不适当降压诱发的脑梗死;②抗精神病药、抗抑郁药、抗躁狂药、抗癫痫药等精神药物及普萘洛尔能引起心率减慢、传导阻滞、心律失常及心脏收缩力下降,使心排血量明显减少,脑灌流不足,发生脑梗死;③扩血管药使正常血管扩张,产生盗血现象,使梗死区扩大;④脱水利尿药、解热止痛药(如氯芬黄敏片、阿司匹林等)可引起低血容量性低血压,产生缺血性脑血管病。

2. 血液流变学改变　通常情况下,在各种凝血因子的作用下,凝血酶原转化成凝血酶,最终使纤维蛋白原转变成纤维蛋白而发生凝血。凝血酶、胶原、纤维蛋白、腺苷二磷酸等使血小板释放花生四烯酸,合成不稳定的前列腺素内过氧化物 PGG_2 和 PGH_2, PGH_2 在血栓素合成酶的作用下形成血栓素 A_2,使血小板强烈聚集,参与凝血,称为凝血系统。纤维蛋白也会在纤维蛋白溶酶的作用下降解,称为纤溶系统。血管内皮细胞含有的前列腺环素合成酶能使 PGG_2 和 PGH_2 转变为前列腺环素 PGI_2,它能强烈抑制血小板聚集,并解除已形成的血小板聚集。①促凝血药和抗纤溶药分别通过增强凝血功能和降低纤溶系统功能使血栓形成,产生脑梗死;②吩噻嗪类药物可使血液凝固性增加,促使血栓形成。长期服用抗精神病药对血小板功能也有较大影响,加之精神病患者本身就有一定的血液流变学改变如血小板聚集率增高,从而促发脑梗死;③避孕药使凝血功能增强,血小板聚集率增加,红细胞变形性降低,全血黏度增加,血流缓慢,促发血栓和栓塞。它还通过影响代谢使糖耐量降低,产生高脂血症、肥胖和水钠潴留,易导致动脉硬化和脑血栓形成;④脱水利尿药、解热止痛剂均可使血容量减少,血液浓缩、黏稠度增加,血流减慢,促发血栓形成;⑤抗凝血药通过过度抑制凝血系统和增加纤溶系统功能,引起颅内出血。

3. 血管改变　造影剂、升压药、缩血管药如麦角制剂等使血管持续痉挛,降血糖药物造成低血糖诱发持续性血管痉挛,均可损伤血管内膜。乙醇、麻黄碱类药物、苯丙胺等精神活性物质,某些抗生素、化疗药和避孕药等药物则引起自身免疫性血管内膜炎或直接使血管变性、炎症、管壁内膜增生损伤血管内膜,使血小板聚集,血栓形成;或管壁脆性增加,血管破裂产生颅内出血;或使畸形的血管、硬化的血管或动脉瘤破裂,发生颅内出血。

【致病药物和临床表现】

1. 中枢神经系统药物　苯丙胺、可卡因、氯化可卡因、海洛因、摇头丸、去氧麻黄碱和迷幻药等引起缺血性脑卒中以及颅内出血均有报道。无论口服、静脉、鼻吸、滴鼻等何种用药方式都可引发,而前两者更多地引起出血性脑卒中。Daras[39]报道的18例可卡因所致的缺血性脑血管病患者中,年龄为21~47岁,其中皮质脑梗死13例、脑干梗死2例、脊髓前动脉梗死2例、1例半球及小脑梗死。9例为抽吸方式用药,4例鼻吸,3例静脉注射,2例用药方式不明确。除2例死亡以外,其他患者有不同程度的神经缺损症状。药物滥用是青、中年人脑血管病的主要危险因素之一。

抗精神病药、抗躁狂药和抗抑郁药能引起短暂性脑缺血发作、脑血栓形成和脑出血。引起脑梗死灶为单发、多发,腔隙灶和大面积梗死灶,多发生于大脑半球。涉及的药物有氯丙嗪、氯氮平、氟哌啶醇、奋乃静、阿米替林和碳酸锂等,用药剂量在治疗范围内,有的还属于小剂量。抗癫痫药、抗焦虑药也可引起脑血管病。

2. 循环系统药物　降压、扩血管类药物主要引起缺血性脑血管病,而且降压作用越强,越容易引起脑血管病。这类药物包括硝普钠、喷托铵等。硝酸酯类扩血管药有时能引起急性脑血管病,心绞痛患者服用硝酸酯类药物后可发生分水岭区脑梗死,而硝酸甘油贴片治疗时可促发出血性脑卒中导致死亡。此外,长期每日服用银杏叶制剂 120mg,可出现双侧自发性硬膜下血肿。其他能引起缺血性脑血管病的药物还包括硝苯地平、异山梨酯、硝酸甘油含化剂。

3. 抗凝药和溶栓药　出血是这类药物的常见并发症,能导致全身多系统出血,发生率达 7%~8%。可直接引起出血性脑血管病,也见于缺血性脑血管病治疗中发生的梗死区继发性出血[40]。尽管颅内出血仅占 0.4%~1.6%,但其预后差,是抗凝治疗中严重的并发症。Hylek 等[41]对 121 例服用华法林致颅内出血的危险因素对照研究发现,77 例为脑实质出血,44 例为硬膜下出血。高龄是最常见的危险因素。Radberg 等[42]报道华法林治疗的患者中,14% 发生脑出血,其中 54% 发生于抗凝治疗的前 10 个月,且预后差。这类脑出血的临床特征与高血压性脑出血显著不同,前者属于毛细血管性出血,病程进展缓慢;后者由动脉破裂引起,病程进展快。此外,链激酶、尿激酶、东菱克栓酶、蚓激酶、蝮蛇抗栓酶、抗纤酶、人组织型纤溶酶原激活剂、肝素、双香豆素等也能引起出血性脑血管病。抗凝剂和溶栓药治疗中尚可发生缺血性脑血管病,如肝素治疗右腿血栓性静脉炎可发生脑静脉血栓形成,认为与肝素诱发血小板减少有关。

4. 胰岛素及其他抗糖尿病药物　胰岛素及口服降糖药过量引起急性低血糖,如持续时间太长或程度严重可引起广泛性脑功能障碍,出现局限性神经功能损害。

5. 妇产科用药　女性口服避孕药引起脑血管病的病例国外文献报道较多,国内有不同观点,近年来逐渐引起人们的重视。常用的避孕药有避孕片 1 号、避孕片 2 号、复方 18-甲长效口服避孕片等。这类药能引起颅内动脉血栓形成或栓塞,美国 14~45 岁服避孕药的女性,每年脑血栓形成死亡率为 3/100 000,较不服避孕药组的女性高 4.4 倍,并已发现海绵窦血栓形成及假性脑瘤综合征与口服避孕药有关。脑血管病的发生率与避孕药中的雌激素含量有关,雌激素含量大,脑卒中发病率高。产后需要断奶的妇女服用溴隐亭偶尔会出现脑血管病,应用缩宫素后偶尔出现脑出血,麦角制剂也会引起出血性脑卒中。

6. 造影剂　胆影葡胺和泛影酸钠用于血管造影可引起脑梗死,发生率为 2.3%~7%,其中严重者占 1.5%。临床表现为头晕、头痛、晕厥、感觉异常、轻偏瘫、失语、小脑征等。可于使用造影剂后立即发生,也可于 6~48 小时后发生,呈短暂性脑缺血发作。

7. 乙醇　饮酒与脑血管病的关系越来越受到人们的重视。酗酒是各类脑卒中的潜在危险因素。出血性脑卒中与饮酒量呈正相关,中等及大量饮酒者发生出血性脑卒中,特别是蛛网膜下腔出血的危险度为不饮酒者的 2~3 倍。病例对照研究发现,饮酒是蛛网膜下腔出血独立的危险因素。而饮酒对缺血性脑血管病的影响尚有争论,一种观点认为适量饮酒(乙醇 <30g/d)对抗缺血性脑卒中是有益的。

【诊断和鉴别诊断】

有使用影响血流动力学、血流流变学和血管毒性作用的药物史;在用药期间出现脑血管病的症状与体征,并符合脑血管病的诊断标准;发病前可有明显的药物反应,如心血管不良反应包括直立性低血压、晕厥、心律失常或心肌受损;动静脉血栓形成或血液流变学的改变;既往无引起脑血管病的躯体疾病;多方分析能用药物解释其在脑血管病发生中所起的重要作用;排除原发性及躯体疾病引起的脑血管病,才能诊断为药源性脑血管病。

【预防与治疗】

诱发药源性脑血管病的危险因素包括高龄、体弱、糖尿病、高脂血症、动脉硬化、心脏病、血液高凝状态、肥胖、血流动力学或血液流变学异常。对高危人群用药时更应谨慎,注意药物不良反应,强调应根据患者的具体情况及个体特异性,慎重仔细地分析用药。出现药源性脑血管病时,应减少或停用有关药物,根据脑血管病的类型给予恰当处理;使用有关药物时剂量不应过大,应从小剂量开始,缓慢增加剂量,忌猛加骤停。

(陈攀　陈孝)

第四节　药源性脊髓损伤

近年来,脊髓损伤(spinal cord injury,SCI)的发生率逐年增高,达到(10.4~83)/百万,是脊柱损伤最严重的并发症,往往导致损伤节段以下肢体严重的功能障碍。脊髓损伤不仅给患者带来身体和心理的严重伤害,还对整个社会造成巨大的经济负担。药源性脊髓损伤较为少见,主要见于接种疫苗或脊髓附近注射某种化学物质所致,临床表现包括双下肢或四肢无力、肌肉萎缩、神经性疼痛、感觉减退、直肠膀胱功能障碍、自主神经反射异常等[43,44]。

【致病机制】

药物诱导的脊髓损伤机制主要有:①药物局部应用,如椎管内给药通过直接毒性损伤脊髓神经;②药物通过形成动脉栓子阻碍脊髓血流供应,造成不可逆的脊髓损伤;③接种疫苗,因免疫功能障碍可引起以 CNS 为主的急性脱髓鞘性疾病[44]。

【致病药物和临床表现】

1. 局部给药

(1)抗微生物药物:青霉素鞘内注射时误入脊髓动脉,可因血管痉挛而造成脊髓永久性的损害。一旦发生应及时诊断并使用血管扩张剂,以避免脊髓的永久性伤害。链霉素鞘内注射时常可引起脑膜刺激征、神经根炎、尿潴留和双下肢瘫痪,可伴有发热、眼球震颤、平衡失调和昏迷。上述中毒反应症状一般于注射后 5~6 小时发生,也有立即发病的患者,发生机制主要与链霉素抑制乙酰胆碱受体、神经肌肉接头、络合钙离子引起低钙等有关。以往链霉素大剂量椎管内注射用于治疗结核性脑膜炎的过程中,还可引起脊髓蛛网膜炎,导致肢体瘫痪或大小便失禁,甚至因蛛网膜下腔阻塞而引起脑积水,机制可能与链霉素的直接刺激作用有关。两性霉素 B 鞘内注射时也可引起化学性炎症刺激,症状轻者表现为腿痛、大小便困难,重者可出现下肢瘫痪、尿潴留等。

(2)抗肿瘤药物:鞘内注射抗肿瘤药物如阿糖胞苷、甲氨蝶呤、奈拉滨等用于治疗急性淋巴细胞白血病等恶性血液病引起的脊髓损伤已受到关注[45-49]。鞘内注射抗肿瘤药物引起脊髓损伤的程度可从双下肢轻瘫发展至呼吸肌受累,严重者可在短时间内发展为四肢全瘫、脑干功能障碍以致死亡,多数症状可完全或部分缓解,少数可持续恶化。最常见的反应是急性蛛网膜炎,受到包括药物稀释剂、给药方法、药物剂量与药品质量、药动学等因素的影响。此外,抗肿瘤药物鞘内注射一般同全身化疗同时进行,这加重了不良反应的发生和症状。

阿糖胞苷鞘内注射常见的不良反应包括恶心、呕吐和发热,呈轻微和自限性,值得注意的是曾有截瘫的报道,也有伴或不伴惊厥的脑白质坏死。鞘内注射阿糖胞苷引起 CNS 不良反应的机制可能与 CSF 中缺乏脱氨酶,导致其活性代谢产物在 CSF 中持续作用有关。阿糖胞苷单独或联合甲氨蝶呤鞘内注射均有引起脊髓病变的报道,临床表现为进行性双下肢无力瘫痪、上升性感觉缺失以及尿便失禁，MRI 检查显示颈髓 T_2 段呈现高信号。另外，鞘内注射甲氨蝶呤治疗白血病浸润或癌转移可引起暂时性的上升性截瘫。

（3）局麻药：蛛网膜下腔或硬膜外腔应用利多卡因、布比卡因等局麻药可引起脊髓神经毒性，如暂时性神经病学综合征、马尾神经损伤综合征、延迟性骶神经感觉障碍和吉兰 – 巴雷综合征等。主要临床表现为下肢疼痛、感觉异常、背下部及胸 T_9 水平以下疼痛、大小便失禁，部分患者症状可以逆转。局麻药引起的脊髓损伤与其直接作用于神经细胞，机械性损伤细胞膜并破坏细胞氧化磷酸化过程，影响线粒体的跨膜动作电位，促进神经元凋亡有关[50,51]。

局麻药的剂量、浓度、暴露时间、药物比重、药液 pH、种类以及对脊髓血流的影响等均影响其脊髓神经毒性。局麻药的毒性与剂量、浓度及暴露时间成正比，浓度高、剂量大及暴露时间长则神经损害重。所有局麻药均具有潜在的脊髓神经毒性，其中以利多卡因引起的脊髓损伤最为严重。而且，蛛网膜下隙中比重大的局麻药可因作用时间延长而使脊髓神经毒性增强。对于局麻药中加肾上腺素，有动物实验证明肾上腺素因血管收缩作用可增加局麻药的神经毒性。

（4）造影剂：造影剂对 CNS 的不良反应与其引起脑血管痉挛、脑组织缺血及通过血 – 脑脊液屏障有关。造影剂如碘曲仑的椎管内应用尚可引起蛛网膜炎、蛛网膜粘连，严重者可出现脊髓压迫的症状，甚至瘫痪[52]。经腰部注入大量离子型造影剂做主动脉造影术可造成横贯性脊髓炎，难以完全恢复，可能是造影剂经腰动脉抵达脊髓的缘故，多数遗留痉挛性截瘫，但括约肌功能却常可恢复。离子型造影剂的渗透压通常比人类血浆渗透压高 3~8 倍，注入人体后可使组织液和细胞内液处于脱水状态，从而导致红细胞皱缩和积聚，导致血流减少；同时，血管内皮也可发生类似改变，以致血栓形成和 BBB 受损。此外，离子型造影剂的亲脂性较强，在水溶液中能分解成含碘的阴离子和含甲基葡胺盐的阴离子，所带的负电荷具有神经毒性，可造成惊厥或抽搐。

（5）其他：吗啡椎管内给药可引起脊髓病，同时可伴软脊膜增厚。当吗啡椎管内给药发生急性脊髓损伤时，应注意有无椎管内出血。鞘内注射苯酚曾用于治疗顽固性疼痛和肌肉痉挛，但可引起脊髓和神经根性反应。

2. 全身给药

（1）青霉素：臀部肌内注射苄星青霉素可立即出现双下肢感觉和运动障碍、小便失禁，甚至引起急性截瘫，MRI 显示脊髓空洞症和胸 T_{9-10} 脊髓缺血。血管损伤可能与青霉素盐结晶形成的微栓子误入动脉，导致立即的、永久的和不可逆的动脉栓塞损害有关。微栓子通过臀上动脉逆流通过主动脉进入大根动脉，大根动脉主要供应胸 T_{9-11} 脊髓，一旦栓塞则难以代偿，导致急性横贯性脊髓炎[53]。

（2）抗凝药：口服抗凝药阿司匹林、噻氯匹定、氯吡格雷等可诱发椎管内出血，常见为硬膜外和胸段脊髓，腰椎穿刺和外伤常为椎管内出血的诱因。服用抗凝药的患者可突然发病，受损平面以下出现感觉 – 运动 – 直肠膀胱功能障碍或脊髓半切综合征，受损平面出现根性疼痛，是椎管内出血比较特征性的症状，MRI 或 CT 检查对椎管内出血的诊断具有重要价值[54-56]。董占引等[57]曾经报道过 8 例因口服抗凝药引起脊柱术后硬膜外血肿形成的患者（7 例长期服用肠溶型阿司匹林片，1 例服用含有活血成分红花等的中药制剂），其中 3 例经 MRI 检查确诊为硬膜外血肿，5 例在出现神经损害症状加重（手术节段以下麻木、无力）后急诊手术诊断为硬脊膜外血肿。

（3）肾上腺皮质激素：长期应用肾上腺皮质激素可导致硬膜表面或硬膜外脂肪聚集,严重时也可造成脊髓压迫而出现脊髓受累的临床表现。静脉使用甲泼尼龙治疗横贯性脊髓炎时可引起急性截瘫,并损伤膀胱功能[58]。

（4）疫苗：预防接种疫苗因自身免疫系统功能障碍,可引起以 CNS 为主的急性脱髓鞘性疾病,即疫苗接种后脑脊髓炎。广泛累及脑和脊髓白质,多见于儿童及青壮年,表现为急性起病的进行性多灶性神经系统障碍。疫苗接种后脑脊髓炎为单相病程,历时数周,急性期通常为 2 周,病死率为 5%~30%,存活者常遗留明显的功能障碍,儿童恢复后常伴精神发育迟缓。脊髓炎型常见部分或完全性弛缓性截瘫或四肢瘫痪、传导束型或下肢感觉障碍、病理征和尿潴留等,发病时背部中线疼痛可为突出症状。

接种破伤风疫苗、狂犬病疫苗、麻疹疫苗、乙脑疫苗等均可发生脊髓炎。鸭胚培养的破伤风疫苗可致胸腰段的脊髓炎,狂犬病疫苗偶可致上升性脊髓炎,口服脊髓灰质炎疫苗偶可致麻痹型脊髓灰质炎,接种流感疫苗、流脑疫苗和麻风疫苗可致散播性脑脊髓炎[59-62]。其中,接种狂犬病疫苗导致的脊髓炎发生率最高,近年来由于制备技术的改进已少见。一般以接种后 2~15 天多见,可突然出现发热、头痛、抽搐、意识障碍、脑膜刺激征阳性等症状,并迅速出现四肢瘫痪、锥体束征阳性、膀胱直肠括约肌障碍,还可伴有瞳孔改变、眼球震颤、言语障碍等,死亡率较高,存活者中多数有不同程度的残疾。

接种乙肝疫苗、麻疹 - 腮腺炎 - 风疹三联疫苗、白喉 - 破伤风 - 非细胞性百日咳混合疫苗和 H1N1 流感疫苗等还可引起横贯性脊髓炎,发生于疫苗接种后数天至 3 个月,甚至更长,主要机制与减毒疫苗结构和自体抗原结构相似、激活 B 淋巴细胞等有关[63,64]。

【诊断和鉴别诊断】

一般来说,药源性脊髓损伤的诊断较为困难,目前尚无规范的诊断标准,需借鉴其他继发性脊髓损伤的诊断方法。在考虑诊断药源性脊髓损伤时,临床医师应充分评估患者既往和现在的 CNS 疾病情况、用药史和疫苗接种史等予以判断,并利用 MRI、扩散加权成像技术、钆喷酸葡胺造影技术、脂肪抑制技术等序列信号的检查辅助诊断。

对于疫苗接种后脑脊髓炎的诊断,根据疫苗接种后急性起病的脑实质弥漫性损害、脑膜受累和脊髓炎症状,CSF 中单核细胞增多,脑电图广泛中度异常,CT 或 MRI 检查显示脑、脊髓内多发性散在病灶等,即可作出诊断。如果患者近期曾接受疫苗接种且临床表现较典型,可诊断为急性播散性脑脊髓炎,发生在病毒性疾病退热后者则可诊断为感染后脑脊髓炎。疫苗接种后脑脊髓炎的诊断要与其他疾病相鉴别,临床医师需问清患者病史,并结合临床表现。如病毒性脑炎和脑膜脑炎患者起病之初常有全身不适,起病后出现发热、头痛、呕吐、脑膜刺激征阳性症状和其他脑损害,CSF 的炎症改变较明显,但感染后脑炎如发生在病毒性感染的发热期中,则不易与之相鉴别;又如急性多发性硬化虽可有发热和脑、脊髓的弥漫性损害,但其常见的临床表现如复视、眼球震颤、一或双侧球后视神经炎等则罕见于播散性脑脊髓炎。

【预防与治疗】

目前,临床上尚无公认的治疗方法用于促进药物所引起脊髓损伤的修复和治疗。对出现脊髓损伤的患者,及时有效的救治是关键,首先立即停用可疑药物并避免再用,并积极进行全身性对症治疗以及预防脊髓的二次损伤。对于伴有呼吸衰竭的脊髓损伤患者,由于损伤涉及呼吸中枢的功能,需立即进行开放气道处理,使患者的呼吸道保持通畅。甲泼尼龙、神经节苷脂、抗氧化剂和自由基清除剂依达拉奉、阿片肽受体拮抗剂纳洛酮等在临床用于脊髓损伤的治疗时均具有一定的改善作用[65]。

由于抗肿瘤药物鞘内注射引起相关的神经毒性反应较难预测,因此在临床应用中应注意避免大剂量和短时间多次重复鞘内注射,尽量避免联合用药鞘内注射,或同时给予放射治疗以及全身大剂量化疗。如果鞘内注射需和全身化疗同时进行,将加重不良反应的发生,因此临床应重视鞘内注射前后的观察及护理,以减少和减轻不良反应。鞘内注射时要严格遵循无菌操作技术,消毒时脱碘要彻底,选用药物要精制,稀释液要严格控制。护理人员推注抗肿瘤药物时速度一定要慢,并观察和监测患者的反应,包括面色、心率、呼吸频率等。推注完毕后还应密切观察抗肿瘤药物可能引起的不良反应,如头痛、嗜睡、呕吐、抽搐、发热等。甲氨蝶呤和阿糖胞苷联合鞘内注射可增加抗肿瘤作用,广泛应用于临床,但也可能导致不良反应增多。临床使用时,可在甲氨蝶呤使用前24小时或使用后10分钟再注射阿糖胞苷。应用阿糖胞苷鞘内注射,必要时可监测CSF中的药物浓度以确保下次鞘内注射时药物浓度在安全范围内,避免药物浓度过高导致的直接刺激。另外,合并感染时,应对患者进行及时的病原学检查,尽早应用足量、广谱、强效的抗微生物药物。

疫苗接种后脑脊髓炎的发生机制涉及免疫系统功能异常,尚无有效的预防方法,预防感染等诱发因素是防治的重点,并需预防并发症。进一步改进疫苗制备工艺,使之既保存较好的抗原性,又减少诱导预防接种性脑脊髓炎的作用,改变预防方法等均能减少疫苗接种后脑脊髓炎的发生。疫苗接种后脑脊髓炎的急性期治疗可以使用大剂量甲泼尼龙,还可合并应用硫唑嘌呤以迅速控制病情发展。对症处理时,可用甘露醇降低颅内压、用抗微生物药物治疗肺部感染、肢体被动运动以防止关节肌肉挛缩及预防压疮等。疾病恢复期可用胞磷胆碱和维生素B类药物营养神经。另外,免疫球蛋白静脉滴注或血浆置换也有一定效果。

(黄凯鹏　陈孝)

第五节　药源性神经肌肉接头疾病

临床上偶尔会观察到一些常用药物可能会阻滞神经肌肉传导,出现肌无力症状,并且基本都伴随着神经肌肉接头保护机制的破坏,称为药源性神经肌肉接头疾病。这种药源性神经肌肉传导障碍主要表现为直接的突触传导毒性,即使在健康人也会表现出阻滞作用;药物诱导免疫系统紊乱所致的重症肌无力也是表现之一;另外一种是暴露出潜在的重症肌无力或者使已有的重症肌无力病情加重;除此之外,还包括肌肉功能恢复的延迟,如术后呼吸肌抑制。药物主要是通过突触前抑制乙酰胆碱的释放或突触后阻断乙酰胆碱受体来干扰神经肌肉传导[66]。

【致病机制】

神经肌肉传导是通过突触前膜囊泡释放乙酰胆碱与突触后膜的受体结合,引起运动终板电位变化,达到阈刺激产生电冲动,最后导致肌肉收缩。一般情况下,神经肌肉接头释放的乙酰胆碱数量巨大,远超过突触后膜乙酰胆碱受体的数量,可产生足够的电刺激。由于在正常的内环境下,神经肌肉接头存在多种保护机制,所以药源性神经肌肉阻滞并不常见。只有当这些保护机制受到损害时,药物的影响才会体现,例如当存在低钙血症、电解质紊乱或给予肌松剂后出现的重症肌无力。老年人由于神经肌肉接头的保护功能受损,更容易发生药物诱导的神经肌肉阻滞。另外,肾功能不全患者由于药物排泄障碍致使体内的药物浓度过高,容易破坏保护机制,也是药源性神经肌肉阻滞的高危人群。

药物影响神经肌肉传导的方式主要有两方面,一是直接作用于神经肌肉接头;二是通过免疫反应作用于运动终板,如青霉胺。药理学机制包括:①阻断突触前膜神经冲动的传导,产生类似于局部麻醉的效应,如普萘洛尔、氯喹及林可霉素;②竞争性阻断突触后膜受体,产生类似于筒箭毒碱的箭毒效应,如多黏菌素、四环素、普萘洛尔、普鲁卡因胺等阻断突触后膜乙酰胆碱受体结合位点,药物可以通过离子化形成季铵盐或通过免疫反应产生抗体作用于乙酰胆碱受体;③突触前、后同时阻断,药物可以影响突触前膜乙酰胆碱的释放及突触后膜受体发挥阻断作用,如具有膜稳定性作用的药物苯妥英、氯丙嗪、氨基糖苷类抗生素,它们通过作用于钙离子而影响递质的释放;④影响肌纤维细胞膜的电传导,金刚烷胺通过干扰运动终板细胞膜电活动起到突触后阻断的作用。也有研究发现,奎宁和丙米嗪可能通过使肌纤维膜去极化而影响电传导。

【致病药物和临床表现】

药源性神经肌肉阻滞的主要临床表现为药物诱导的术后呼吸抑制、暴露或加剧重症肌无力及药源性肌无力综合征(表 8-1)。

表 8-1　临床常见的药源性神经肌肉阻滞药物及临床表现

临床表现	抗菌药物	心血管药物	抗风湿药	抗精神病药物	抗癫痫药	激素类药	其他药物
术后呼吸抑制	克林霉素 林可霉素 卡那霉素 新霉素 链霉素 妥布霉素 多黏菌素 E	利多卡因 奎尼丁 维拉帕米	氯喹	锂 苯乙肼			肌松剂 胆碱酯酶抑制剂 缩宫素 抑肽酶
暴露或加剧重症肌无力	卡那霉素 链霉素 妥布霉素 氟喹诺酮类 多黏菌素 E 土霉素 红霉素	普鲁卡因胺 普萘洛尔 奎尼丁	氯喹	氯丙嗪 锂	苯妥英	ACTH 泼尼松 甲状腺激素	肌松剂 胆碱酯酶抑制剂
药源性肌无力综合征	庆大霉素 卡那霉素 新霉素 链霉素 多黏菌素 E 多黏菌素 B	普鲁卡因胺	青霉胺	氯喹	苯妥英		肌松剂 破伤风抗毒素

1. 临床表现

（1）术后呼吸抑制：术后呼吸抑制是药源性神经肌肉阻滞最常见的表现，以氨基糖苷类为代表的抗菌药物及其他药物通过阻滞神经肌肉传导，在全身麻醉时出现呼吸抑制，通常表现为术后不能立即恢复自主呼吸。这些药物可以增强肌松剂的神经肌肉阻滞效应，又可引起吸入麻醉后的呼吸抑制。某些药物还可引起肌松剂作用已经消失的患者出现延迟性呼吸抑制，即"再次箭毒化作用"。大多数术后呼吸抑制患者并无明确的重症肌无力病史。

（2）暴露或加剧重症肌无力：给予奎尼丁、普萘洛尔及锂制剂后可能会出现重症肌无力的表现，即使停药后肌无力的症状仍不能缓解，表明药物通过影响神经肌肉的传导，暴露了已经存在的重症肌无力。某些治疗重症肌无力的药物就可以加重已经稳定的重症肌无力症状。一般肌无力症状发生于开始治疗的数小时到数天内。患者体内的乙酰胆碱受体抗体水平升高，依酚氯铵试验阳性，神经重复刺激肌电图减弱。

（3）药源性肌无力综合征：发生在既往无神经肌肉传递缺陷或重症肌无力病史的患者中，由于神经肌肉接头保护机制，一般情况下并不常见。药源性肌无力综合征通常伴随电解质紊乱、神经病变、药物浓度过高或肾功能不全等。肌无力症状一般在治疗开始数天很快发生，停药后又迅速消失。患者依酚氯铵试验阳性，肌电图提示为重症肌无力表现，但一般不伴有乙酰胆碱抗体水平的升高。青霉胺诱导的肌无力综合征较特殊，症状多出现在给药后数个月，停药数个月后逐渐好转，同时伴随乙酰胆碱抗体水平升高。

2. 致病药物

（1）抗微生物药物：氨基糖苷类、氟喹诺酮类、某些四环素和多肽类抗菌药物可以导致神经肌肉阻滞。作用最强的是氨基糖苷类，特别是阿米卡星、庆大霉素、卡那霉素、新霉素、链霉素和妥布霉素。新霉素的毒性最强，妥布霉素的毒性最弱。可在突触前及突触后发挥阻断作用，术中或术后给药可造成术后呼吸抑制及与手术无关的肌无力综合征，甚至可以造成重症肌无力的短暂恶化[67]。氨基糖苷类的神经肌肉阻滞作用与药物剂量、给药途径、血药浓度、肾功能不全、低钙血症以及是否合用肌松剂和麻醉剂相关，可被胆碱酯酶抑制剂、钙剂或氨基比林部分逆转。

氟喹诺酮类药物如诺氟沙星、环丙沙星、氧氟沙星及培氟沙星等可减弱运动终板电位及电流，加剧重症肌无力，因此具有神经肌肉传导异常的患者应尽量避免或慎重使用氟喹诺酮类药物[68]。

林可霉素和克林霉素也具有"箭毒样作用"，高浓度时出现突触前局部麻醉样效应，延长肌松剂的作用。它们通过突触前和突触后两方面造成运动终板动作电位的减低，抑制递质的释放，降低突触后乙酰胆碱受体的敏感性。林可霉素的毒性可通过钙剂或氨基比林逆转，但胆碱酯酶抑制剂可能会加重神经肌肉阻滞作用。克林霉素可以直接阻断肌肉收缩并具有麻醉样作用。

多肽类抗生素如多黏菌素 B 及多黏菌素 E 具有与氨基糖苷类相似的神经肌肉接头毒性，特别是对于肾功能不全患者或与神经肌肉阻滞剂联合使用时容易发生，其作用机制可能是通过突触前抑制乙酰胆碱释放及突触后阻断乙酰胆碱受体发挥作用。

四环素类药物如土霉素可加剧重症肌无力，表现出"箭毒样作用"。已有报道给予红霉素后出现重症肌无力临床症状的加重。

（2）抗风湿药

1）青霉胺：长期给予青霉胺治疗的患者可能会出现肌无力综合征，较难与重症肌无力相鉴别。每日服用 0.5~1g 青霉胺,连续服用 2 个月 ~8 年可诱发肌无力。虽然眼肌受累是最早的表现,但病变常表现得更广泛。在这些患者体内发现了乙酰胆碱受体抗体和横纹肌抗体,表明药源性肌无力综合征也有免疫机制参与。停用药物后患者可在数个月内逐渐病愈,恢复阶段需要给予抗胆碱酯酶药物治疗。青霉胺停药后,随着临床症状的好转,机体内乙酰胆碱受体抗体的滴度也逐渐下降,表明药物诱导的体液免疫反应与抗体所致的神经肌肉阻滞具有相关性[69]。

2)氯喹:腹部手术过程中在腹腔中给予氯喹,术后可出现呼吸抑制。氯喹可暴露或加剧重症肌无力,研究发现氯喹具有突触前麻醉和突触后箭毒样作用,另外氯喹也可直接抑制肌纤维的兴奋传导。患者依酚氯铵试验阳性,肌电图符合重症肌无力的表现。

(3)循环系统药物:β 受体拮抗剂、奎尼丁、维拉帕米、利多卡因及普鲁卡因胺可能会影响神经肌肉传导。β 受体拮抗剂中以普萘洛尔、氧烯洛尔和普拉洛尔对神经肌肉传导的影响较为显著,可诱发肌无力综合征或暴露重症肌无力。体外研究发现,普萘洛尔在治疗浓度水平具有突触后箭毒样作用,达到更高的浓度可表现出突触前局麻样作用。

奎尼丁可暴露或加剧重症肌无力,与肌松剂合用可加重术后呼吸抑制。l- 奎尼丁的神经肌肉阻滞作用更明显,以至于曾经作为重症肌无力的诊断用药,这类生物碱影响神经肌肉传导的机制还未完全明确。

维拉帕米静脉或口服给药有引起呼吸抑制的报道,其作用机制可能包括突触前抑制乙酰胆碱的释放及突触后箭毒样作用。利多卡因通过对神经肌肉接头的阻滞表现出箭毒样作用,造成急性呼吸肌麻痹,可加重琥珀胆碱引起的术后呼吸抑制。普鲁卡因胺具有突触后箭毒样作用,可加剧重症肌无力。

(4)抗癫痫药:苯妥英通过作用于突触前和突触后,影响神经肌肉传导,诱发肌无力综合征,也可加剧重症肌无力的表现。

(5)抗精神病药物:碳酸锂可暴露重症肌无力,延长泮库溴铵和琥珀胆碱所致的神经肌肉阻滞作用。锂制剂主要通过锂离子在突触前膜竞争钙离子,减少乙酰胆碱的释放而发挥阻断作用,也有研究表明锂剂在突触后也具有阻断作用。

氯丙嗪通过抑制递质的释放和较弱的突触后箭毒样作用加剧重症肌无力。苯乙肼可加强琥珀胆碱的作用,因此当去极化型肌松剂与上述药物合用时需谨慎。

(6)激素类药:糖皮质激素如泼尼松和促肾上腺皮质激素在治疗重症肌无力患者中可出现短暂的症状加重,多发生在大剂量给药开始后的第 1~21 天,持续约 6 天。通过减少糖皮质激素的剂量及应用胆碱酯酶抑制剂治疗可以好转,这可能与药物影响递质的释放有关。替代剂量的甲状腺素也有加剧重症肌无力的报道。

(7)神经肌肉阻滞药(肌松剂):神经肌肉阻滞药主要用于术中肌肉松弛,可分为去极化型肌松剂和非去极化型肌松剂。这类药物的神经肌肉阻滞作用受多种因素影响,包括药物作用强度、疾病状态、机体的酸碱及电解质平衡等情况。重症肌无力或 Lambert-Eaton 综合征患者对非去极化型肌松剂所致的神经肌肉阻滞作用更敏感,小剂量药物即可产生较长时间和较高强度的阻滞作用。胆碱酯酶抑制剂可以抑制去极化型肌松剂如琥珀胆碱的水解,两者合用时阻滞作用时间延长,使用时需谨慎。肌松剂与其他药物合用时,神经肌肉阻滞作用可能会被增强,这些药物包括抗菌药物、麻醉药、局部麻醉药及抗心律失常药。

(8)其他:胆碱酯酶抑制剂如溴吡斯的明是治疗重症肌无力的一线药物,常用剂量为

30~120mg,每 4 小时 1 次。药物过量会导致乙酰胆碱蓄积,出现腹泻、肌无力加重、心动过缓、腺体分泌量增加,支气管及口腔分泌物增多会加重肌无力患者的吞咽和呼吸困难,造成胆碱能危象。给药后 1 小时出现肌无力症状加重多提示药物过量,给药超过 3 小时仍有肌无力症状多提示药物剂量不足。

其他很多药物也会影响神经肌肉传导,包括短效麻醉药氯胺酮和丙泮尼地,可增加琥珀胆碱和地西泮的神经肌肉阻滞作用。甲氧氟烷可在突触前和突触后发挥阻断作用,可暴露重症肌无力,因此需减少肌松剂的剂量。缩宫素、蛋白酶抑制剂抑肽酶和含有胆碱酯酶抑制剂的眼药可以增强肌松剂的作用。有报道给予破伤风毒素 3 周后出现肌无力的表现。

【诊断和鉴别诊断】

患者出现新发的肌无力综合征表现或原有的重症肌无力加重时,并伴随肝肾功能不全、电解质紊乱、合用肌松剂或麻醉剂等,需考虑是否存在药源性神经肌肉传导阻滞的可能性。因此,应获得患者完整的用药史。依酚氯铵试验、常规重复神经刺激、单纤维肌电图和乙酰胆碱受体抗体检测可以帮助诊断[70]。在停用可疑药物后,临床症状缓解和神经肌肉电生理学及血清学的转归提示为药源性神经肌肉传导障碍,但应排除可能导致神经肌肉接头保护机制受损或影响药物代谢和排泄的因素,如尿毒症等。

【预防与治疗】

患者出现肌无力表现时,应减少可能损害神经肌肉接头保护机制的因素,如改善肝肾功能、纠正电解质紊乱、停用可疑药物等,通过上述措施一般可逆转肌无力综合征症状。重症肌无力患者手术、抗感染及针对肌无力治疗的药物可能会加重肌无力症状。若手术过程中需要使用神经肌肉阻滞剂,应避免给予作用过强的竞争性非去极化型肌松剂,短效的阿曲库铵可以减少蓄积。尽量避免使用氨基糖苷类抗菌药物,因为这类药物通常会加剧重症肌无力。胆碱酯酶抑制剂和糖皮质激素有加重肌无力症状的可能性,因此在使用上述药物治疗重症肌无力时需注意监测并及时调整剂量。

药源性肌无力综合征在停药后数小时到数天可以缓解。对于仅出现眼肌及乏力的患者,停用药物继续观察即可。对于出现吞咽困难或呼吸窘迫的患者,可能需要给予胆碱酯酶抑制剂,如静脉、皮下或肌内注射新斯的明 0.5~2.5mg。新斯的明对骨骼肌症状改善的最大效应出现在静脉给药后 20~30 分钟,持续时间为 2.5~4 小时。注射给予大剂量新斯的明(>1mg)时,应同时给予阿托品,以减弱乙酰胆碱的副作用,给药剂量约为新斯的明剂量的一半(如 1mg 新斯的明、0.5mg 阿托品)。

口服给药可选择溴吡斯的明 30mg,每 4~6 小时 1 次,根据患者的疗效及不良反应调整给药剂量和频次。某些情况下,诱导肌无力综合征的药物不能立即停药(如抗癫痫药),则应根据患者肌无力综合征的严重程度,必要时持续给予胆碱酯酶抑制剂。

肌无力危象如呼吸衰竭,需要给予机械通气进行呼吸、循环支持。对依酚氯铵或新斯的明有反应的患者,可以通过抑制突触后神经肌肉阻滞逆转呼吸抑制。葡萄糖酸钙可以通过逆转突触前神经肌肉阻滞,用来对抗氨基糖苷类所致的术后呼吸抑制,可静脉注射给予0.01~1g 葡萄糖酸钙治疗[71]。

(夏延哲　陈孝)

第六节　药源性视神经与听力损害

药源性视神经损害和药源性听力损害为药源性神经系统疾病中临床上相对较常见的两类疾病,如果发现及时,部分疾病呈可逆性,具体分述如下。

一、药源性视神经损害

视神经是 CNS 的一部分,由视网膜节细胞的轴突在视神经盘处汇聚,再穿过巩膜而构成,主要传导视觉冲动。药源性视神经损害是指药物引起的视神经病变,通常累及双眼,轻重不一,表现可由轻度的视物模糊到严重的失明,常呈渐进性,产生急性视力丧失的情况比较少见,主要包括视神经炎(包括视盘炎与球后视神经炎)、视盘水肿、视神经视网膜炎、缺血性视神经病变与视神经萎缩等,而一系列视神经永久性破坏最终还可能导致青光眼的发生。

【致病机制】

药物诱导视神经病变的因素较多,目前尚未完全阐明,已知机制可分为直接与间接作用两种。直接作用通常指药物直接损伤视神经导致视神经炎或视神经萎缩等。间接作用主要包括如下情况:一方面,药物通过影响 CSF 分泌和吸收,导致循环障碍,引起视神经供血不足,同时还可能产生颅内压增高而出现视盘水肿;另一方面,药物通过影响某些代谢酶或辅酶的活性,以及线粒体代谢途径等,阻碍神经细胞的正常代谢功能,可能使细胞肿胀、水肿而导致功能异常。

【致病药物和临床表现】

1. 抗微生物药物

(1)抗结核药:抗结核药引起的视神经毒性比较常见,其中以乙胺丁醇和异烟肼最为常见。据统计,每年有高达 10 万例新发视的神经毒性病例。乙胺丁醇诱发的视神经病变根据临床特点主要分为 3 种类型:①轴索性视神经炎,表现为中央视敏度下降,中心暗区和对红、绿颜色的分辨能力减退等;②轴旁性视神经炎,表现为视野缺损、中心视力好、色觉正常;③轴神经视网膜炎,表现为中心视力下降、黄斑部病变、视网膜出血和色素紊乱等。乙胺丁醇最易侵犯视交叉部位,导致轴索性视神经病变,主要因为乙胺丁醇是一种金属螯合剂,与铜、锌等金属元素螯合后,引起其含量下降,影响某些代谢酶和辅酶的活性,阻碍线粒体的正常代谢功能;同时也有研究认为螯合物直接抑制溶酶体活性,导致细胞通透性增加与细胞凋亡,影响视神经的正常功能。乙胺丁醇的视神经损害发生率与用药剂量和时间密切相关。通常日剂量为 60~100mg/kg 时发生率可高达 50%,25mg/kg 时则为 5%~6%,而日剂量低于 15mg/kg 时发生率 <1%[72]。大多数患者视神经中毒现象常呈隐匿性与对称性,多在服药超过 2~8 个月后出现,此后继续用药时间的长短直接影响病情的严重程度。在早期及时停药,视神经损害一般具有可逆性,但在停药初期视神经损害可能继续加重,通常在 6 个月内逐步稳定并恢复正常,若继续使用则将加重病情进展,最终出现视神经萎缩,甚至持久性视力丧失。此外,乙胺丁醇导致视神经毒性的危险因素还包括高龄、高血压与肾功能不全等[73]。考虑该药主要经肾小球滤过和肾小管分泌排出,制订给药剂量时应考虑体重与肾功能等情

况,以免体内蓄积而加大毒性。

异烟肼所致的视神经损害主要为视神经炎和视盘水肿。可能由于异烟肼与维生素 B_6 的结构相似,两者竞争性吸收与代谢,长期使用导致维生素 B_6 缺乏而引起视神经炎,通常及时停药后可以恢复。若同时与维生素 B_6 合用,能够明显减少视神经损害的发生率。而链霉素或利福平单独使用引起的视神经损害较少,以球后视神经炎为主,但与乙胺丁醇或异烟肼联合使用时更容易发生,应加以注意。

（2）利奈唑胺:利奈唑胺是人工合成的噁唑烷酮类药物,目前常用于治疗革兰阳性球菌引起的感染,包括耐甲氧西林金黄色葡萄球菌（methicillin resistant Staphylococcus aureus, MRSA）与耐万古霉素肠球菌（vancomycin resistant Entreococcus, VRE）引起的感染。该药为细菌蛋白质合成抑制剂,作用于 50S 核糖体亚单位,阻止 70S 起始复合物形成。但因线粒体核糖体与细菌相似,故该药可干扰线粒体蛋白质合成而产生毒性。利奈唑胺的最长推荐疗程为 28 天,疗程 <28 天的患者较少出现视物模糊,但超过此疗程持续用药的情况也较为普遍,当用药 5~50 个月时容易出现视神经损害[74]。多为视盘水肿,通常为可逆性的,典型损害主要表现为视敏度改变、视野缺损或中心暗点,以及色觉障碍等。故使用利奈唑胺在超过最长推荐疗程（尤其超过 5 个月）时,应注意监测视力情况。如发生视神经损害,应进行用药利益与潜在风险评价,以权衡是否继续用药。

（3）氯霉素:氯霉素以往用于儿童囊性纤维化的长期治疗时,引起视神经损害的发生较为常见[74]。而成人每日使用 1~2g,连续用药超过 1 个月时亦容易产生视神经损害。该药主要通过与 50S 核糖体亚单位结合而抑制细菌蛋白质合成,同时也能够抑制视神经细胞线粒体的蛋白质合成而导致视神经炎,表现为视敏度下降、中心暗点以及视盘充血肿胀等。视神经损害多为可逆性,但用药时间较长者也可能进展为视神经萎缩而导致失明。研究指出与维生素 B_{12} 合用能够减少氯霉素视神经损伤的发生率。

（4）氟喹诺酮类药物:此类药物中依诺沙星、环丙沙星、氧氟沙星、加替沙星与莫西沙星等均可引起视神经损害,但极为少见。机制可能与该类药物能够透过 BBB、对脑神经产生毒性作用有关。氟喹诺酮类药物引起的视神经病变通常表现为视物模糊不清、视力下降、色觉改变等,还可能伴有眼痛,眼部检查可发现结膜充血、视盘与视网膜水肿等。病变程度与用药剂量有关,对于机体功能生理性减退的老年人或病理性损伤的人群使用时应注意防范药源性损害。

（5）氨苯砜:氨苯砜用于治疗麻风分枝杆菌引起的各种类型的麻风和疱疹样皮炎,也可产生视神经损害。氨苯砜在体内经肝脏 N- 乙酰转移酶代谢,慢代谢型患者较易蓄积导致中毒,中毒后可出现头晕与视物模糊,双眼视力降低,两侧周边视野缩小,眼底出血、渗出,早期视盘颜色可正常,时间延长会出现视盘苍白,提示视神经萎缩,机制可能与氨苯砜中毒导致迟发性视神经血流量和脑部血氧含量下降相关[75]。

（6）抗疟药:氯喹、奎宁长期用药或单次口服剂量过大,如超过一次用量 2 倍以上,常会出现视物模糊。主要由于其对视网膜的神经单元、神经节细胞和双极细胞,尤其是对血管的作用。初期眼底可正常,但超过 24 小时后可出现视网膜血管纤细、伴有广泛水肿的视网膜缺血,进而导致视神经萎缩,出现双侧视野向心性缩小,或获得性色盲。但现在这两种药物已很少使用。而同类药物羟氯喹现常用于系统性红斑狼疮与风湿性关节炎等疾病的治疗,但其眼部不良反应多表现为视野缺损,视网膜水肿、视盘萎缩等病变相对罕见。

（7）其他：磺胺类药物可引起一过性近视、视神经炎、结膜炎或眼肌麻痹。甲硝唑可导致视神经炎。而四环素则可引发视盘水肿，特别是与维生素 A 合用时更易发生，可能与其导致颅内压增高有关。

2. 抗肿瘤药

（1）天然来源的抗肿瘤药：长春新碱对治疗急性白血病、淋巴瘤和部分实质瘤等有效，但也存在视神经毒性。其毒性与剂量有关，主要表现为视力损伤，也可引起视神经萎缩，停药后视力一般会好转。多西他赛也可导致视神经损伤，出现双眼视力下降伴视野缺损，眼底表现为双眼视盘水肿，停用后视力可逐渐恢复。

（2）烷化剂：苯丁酸氮芥是一种具有免疫抑制作用的烷化剂。长期应用苯丁酸氮芥治疗后出现双眼视力下降，眼底表现为视神经萎缩，还可出现视神经视网膜炎、角膜炎、球结膜水肿、眼球运动障碍、出血性视网膜病变或视盘水肿等，其机制尚不明确。

（3）铂类：顺铂、卡铂是较为广谱的抗肿瘤药物，静脉给药时视神经毒性较为罕见，包括视盘水肿、球后视神经炎等，可表现为早期眼球运动时牵引痛，发病时视力急剧下降，眼底可见视盘充血，同时可伴有色觉障碍，短期内可失明，主要考虑与剂量累积到一定程度导致视神经脱髓鞘改变相关。

（4）他莫昔芬：他莫昔芬是一种选择性的雌激素受体调节剂，多用于雌激素受体阳性的乳腺癌患者。治疗过程中可能出现视神经毒性，包括视神经炎、视网膜病变与黄斑病变等，以后者多见。视神经炎的发生率较低，为 0.02%~1.5%，但在较低蓄积剂量 0.42~6g，用药3 周~7 个月时即可出现[76]。可能因其亲脂性较高，与机体内的极性脂质结合形成复合物，在神经细胞溶酶体内蓄积，抑制脂质的正常水解反应而产生病变。临床表现为视野缺损并伴有明显的视力下降，可伴随视盘水肿、充血或出血，停药后一般可恢复。

（5）其他：尚有其他一些具有神经毒性的抗肿瘤药物可能也会影响视神经，但非常罕见，发生率不明。如氟尿嘧啶长期使用能够引起视神经萎缩、甲氨蝶呤也可导致视神经病变等。

3. 男科用药　西地那非、伐地那非与他达拉非是磷酸二酯酶 –5 选择性抑制剂，主要用于治疗男性勃起功能障碍与早泄，治疗过程中可能产生视神经损伤，主要引起缺血性视神经病变，多为剂量依赖性。通常服用西地那非 50mg/d，大约 3% 的服药者会产生视觉异常，而100mg/d 时发生率可达 10%，200mg/d 时可达 40%~50%[77]。通常表现为短暂性的视物模糊或视力丧失、一过性的蓝绿色盲，还可出现急性青光眼、复视、视网膜血管病或出血等。这些症状短暂而可逆，推测可能因为视网膜内含有大量与视功能相关的磷酸二酯酶，该药降低了这些酶的活性从而影响了视功能；也有认为可能与该药引起系统性低血压，导致视神经缺血有关。

4. 心血管系统药物　胺碘酮是一种广谱抗心律失常药物，其眼部副作用取决于剂量大小和用药时间长短，通常用药 1 年内（中位时间约 6 个月）即可出现眼毒性，多呈现隐匿起病，最常见的是角膜上皮环状色素沉着，还可引起视神经炎、视盘水肿以及非动脉性缺血性视神经病，表现为视物模糊与广泛视野缺损，约 2/3 的患者呈双侧性，而近 2% 的视觉损害者发展成视力丧失甚至永久性失明[78]，出现视力丧失后视盘水肿可持续存在数个月。有研究认为胺碘酮引起前部非动脉性缺血性视神经病变与其降低系统血压、诱发视神经缺血有关，同时加重这一风险的因素还包括心血管功能紊乱、动脉性高血压、糖尿病、高脂血症与缺血性心脏病等。

5. 生物制剂

（1）干扰素：干扰素广泛应用于某些病毒性或肿瘤性疾病，包括慢性乙型肝炎、白血病和淋巴瘤等。其治疗并发症之一为视神经损伤，包括缺血性视神经病变和视网膜静脉阻塞，可能与其导致血管痉挛、系统性低血压、免疫复合物在视网膜沉积以及免疫系统病变有关。临床主要表现为视力进行性下降，通常不重且呈可逆性，及早停药能够恢复，再次用药容易复发，但也可能使视力突然下降且不可逆。

（2）抗肿瘤坏死因子-α制剂：该类药物主要包括英夫利西单抗、阿达木单抗与依那西普等，目前常用于治疗类风湿关节炎与强直性脊柱炎，均可诱发视神经炎。目前主要认为作用机制与该类制剂引起神经元脱髓鞘有关，但仍存在争议[79]。其中英夫利西单抗以球后视神经炎居多，视盘炎较少见，可能与用药剂量有关。

6. 麻醉药　局麻药常用于眼科手术以缓解患者疼痛，其引起的视神经损害日渐增多。最常见的是利多卡因、布比卡因球后注射导致暂时性失明。一般认为是视神经纤维对局麻药出现可逆的过敏反应而发生传导暂时中断所致。另外球后麻醉还可引起视网膜中央动脉栓塞，在局部使用麻醉药时应加以注意。

7. 糖皮质激素　糖皮质激素为目前临床广泛应用的一类抗炎和抗免疫治疗药物。局部或全身长期应用后常引起房水外流障碍，导致眼压升高，最终引起视盘凹陷扩大、视网膜神经纤维层损害以及视野缺损，严重者可完全失明，被称为糖皮质激素性青光眼（glucocorticoid-induced glaucoma, GIG），表现为典型的高眼压性开角型青光眼的特征。临床表现可分为急性与慢性。急性者视盘可出现轻度水肿或出血，持续时间较长可引起前部缺血性视盘苍白或凹陷，及早停药并给予治疗后可使眼压恢复正常，并能防止GIG进展。慢性者视盘损害出现盘沿组织不同程度缺失，常伴晶状体浑浊斑。影响激素诱发眼压升高的因素包括激素种类、剂量、浓度、给药途径、频次及持续时间等。就激素种类而言，通常眼压升高效应与抗炎能力呈现正相关性，地塞米松、倍他米松升高眼压的作用最强，其次是泼尼松龙，再次为可的松、氢化可的松，长期用药者应选升高眼压作用小的糖皮质激素；从给药途径来看，通常眼局部应用比全身用药的危险性更大，其次是眼周注射；从用药时间来看，GIG可发生在使用糖皮质激素后数日、数周甚至数年，多见于2~6周。因而建议局部使用升高眼压作用强的糖皮质激素时尽量不要超过2~6周，对不能停药者应在眼压监测下用药，必要时可联合使用降眼压药。

8. 其他　除上述常见药物外，尚有一些其他药物可能与视神经损伤存在一定联系。免疫抑制药物他克莫司与环孢素具有较高的亲脂性，能够与视神经髓鞘相结合，引起轴突肿胀，增加组织水肿，产生视觉障碍。也有假说认为其可能引起血管收缩和组织缺血，导致前部缺血性视神经病变。维生素A、维A酸等可引起颅内压增高，间接导致视盘水肿，出现视物模糊等。口服避孕药如炔雌醇-甲地孕酮合剂等亦可导致球后视神经炎、视网膜病变等。引起视神经损害的药物还有吲哚美辛、萘普生等NSAIDs，可导致视物模糊、失明和视网膜病变等。

【诊断和鉴别诊断】

药源性视神经损害的致病因素较多，病情表现多样，从简单的视物模糊到严重的视力丧失，同时伴或不伴有色觉障碍、眼球疼痛等症状，机制相对复杂，可根据疾病史与用药史、临床表现以及眼部检查等作出诊断。诊断药物引起的眼部副作用,首先要详细了解该患者的疾病史,包括既往有无眼部疾病与新发疾病等,详细询问用药史,包括既往与新近使用药物的种类、给药途径、用量与疗程等,有无过敏史与药物不良反应史,排查可疑药物,观察若撤去可疑药物后症状有无得到改善,若再次使用此药是否使症状加重等。但是,当某些患者对自身用药史不明确又不能提供相关用药资料时,诊断药源性视神经损害可能比较困难,需要综合其各方面的资料尤其是根据既往病史推断可能的用药史,结合与视神经损害相关的临床特征作出判断。

药源性视神经损害通常在及时停药后可逐渐恢复正常,但也存在不可逆的情况,必须与其他原因所致的视神经损害进行鉴别,包括颅脑损伤、颅内肿瘤、脑血管疾病如出血等原因所致的视神经炎症或萎缩,感染所致的视神经脊髓炎,继发于脑动脉硬化或大出血后的缺血性视神经病,以及营养缺乏所致的线粒体视神经病变等[74],鉴别要点主要在于是否存在相应的伴发疾病以及是否使用可能引起视神经损害的可疑药物。

【预防与治疗】

药源性视神经损害的致病药物相对较多,随着发现病例的增加,医务人员应不断更新药物潜在视神经损害的知识,尤其对于新上市的药物,详细了解药物对视神经损害的临床表现、严重程度和安全使用时间、剂量等。同时需详细了解患者的全身或局部用药史,尤其对于高危人群,如老年人、儿童与肝肾功能不全者、合并眼科疾病患者等。临床用药过程中,应严格遵守临床用药指南,尽量避免药源性视神经损害的发生。针对某些已知有效预防措施的药物可同时联用预防治疗药物,如对服用异烟肼抗结核治疗的患者同时给予维生素 B_6 等。对于权衡利弊后必须使用有视神经损伤副作用药物的患者,临床医师与临床药师应明确告知可能存在的用药风险,用药过程中密切观察,用药时要严格掌握剂量与疗程,并指导其常规进行眼科随访,包括视敏度、视野、眼底和辨色能力的检查等。

对于怀疑药源性视神经损害的患者,应按情况轻重,适当减量或停用可疑药物,大多损伤是可逆性的。但某些情况下也需要根据药物所致视神经损害的临床特征采取相应的处理措施,如糖皮质激素性青光眼应及时降低眼压,持续性眼压升高者必要时可考虑手术治疗,缺血性视神经病变者考虑改善患者的视神经血液供应,如血管扩张剂,部分患者还可考虑采用自由基清除剂、神经营养因子或生长因子、B 族维生素等进行视神经保护性治疗。

二、药源性听力损害

药源性听力损害主要是指人体使用某些药物治疗疾病的过程中引起的听觉功能损害。轻者表现为耳鸣或重听,重者发展为耳聋,表现在神经系统方面主要是由于药物对第Ⅷ对脑神经位听神经的毒性损伤。药源性听力损害具有渐进性与延迟的特性。通常早期为明显的双耳或单耳高频(4000~8000Hz)听力损失,耳内常伴有压迫感,但对低频(125~4000Hz)影响不大,而人类正常语音的频率为 500~2000Hz,故一般早期不会引起听力障碍,晚期则表现为全频程的听力丧失甚至全聋。目前药物致聋已成为我国儿童耳聋的重要发病原因之一,药源性耳聋所占的比例高达 44%。

【致病机制】

耳毒性药物的致病机制尚不完全清楚,但肯定的是药物破坏的并不是外耳和中耳的声音传导系统,而是感知声音的内耳系统。目前明确的机制主要集中在以下几点[80]:

1. 药物直接影响内耳听觉细胞即毛细胞的结构　某些药物能够产生大量自由基,与构成毛细胞生物膜的黏多糖类、磷脂类以及蛋白质等结合后破坏其通透性,进而破坏耳蜗细胞的完整性,影响其功能。

2. 药物影响内耳听觉细胞的代谢　某些药物破坏线粒体,造成糖与蛋白质代谢异常,使生物膜生化紊乱,影响细胞代谢导致变性坏死。

3. 药物作用于血管纹组织　降低了多种生物酶的活性,影响糖与能量代谢,引起血管纹缺血,同时因血－迷路屏障存在,药物易透过蓄积,造成内环境紊乱,内耳听觉细胞中毒变性。

4. 遗传因素　部分患者常有家族倾向与个体差异,即使小剂量、短疗程也容易发生耳毒性。研究表明基因突变起重要作用,例如已发现线粒体脱氧核苷酸 12SrRNA 基因 1555G、3243G 和 7445G 三个突变位点与家族性致聋有关。另外核基因组中的多个基因位点也可能与耳聋有关。除家族因素外,机体的生理病理状态也是药源性听力损害的重要影响因素。如儿童尤其是婴幼儿的生理功能尚未发育成熟,听神经更易受到损伤;而耳蜗毛细胞随年龄增长而减少,故老年人较为敏感。此外,环境因素如外界噪声也会提高内耳的敏感性,增加损害概率。

药源性听神经损伤主要为感音性听力损害,主要损伤部位为内耳的耳蜗感受器,通常从外层毛细胞开始向内层发展。随着剂量累积与时间延长,毛细胞的损害由耳蜗高频的基底部分向尖端的低频区发展,这与听力反应的改变保持一致。

【致病药物和临床表现】

1. 抗微生物药物

(1)氨基糖苷类:氨基糖苷类药物引起的耳毒性在临床上最为常见,发生率可从百分之几到 33%,常见药物有阿米卡星、妥布霉素、奈替米星、庆大霉素和链霉素等,听力损伤从高频到低频的程度取决于治疗剂量与持续时间[81]。听力损害通常是双侧对称性的,初期表现为耳鸣间断性变为持续性,以及耳部饱胀感,之后逐渐出现不同程度的听力减退,严重者可导致耳聋。其中,阿米卡星损害耳蜗功能最明显,发生率为 3%~24%[82];妥布霉素对耳蜗与前庭均有损害;与奈替米星相关的听力损伤在每 1000 人中约发生 4 例;而庆大霉素与链霉素主要损害前庭功能,对听力损害较小。该类药物导致听力损害与其分布密切相关,这些药物的淋巴液浓度较高,主要影响维持内耳淋巴离子平衡的主动转运系统,使迷路中的正常离子浓度改变,从而损伤耳蜗感觉毛细胞的电生理特性与神经传递,造成细胞变性,引起不可逆性的听力损害而致永久性耳聋。另外,随着研究的进展,已发现该类药物所致听力损害的敏感性与线粒体基因密切相关,如线粒体 12SrRNA 基因中的 1555A–G 位点突变及 961 位点胸腺嘧啶核苷缺失插入若干个胞嘧啶核苷等。值得注意的是,氨基糖苷类药物的听力损害有迟发性反应,停药后也可能发生耳聋、耳鸣或耳部胀满感。对于特殊人群用药也应引起注意,如原有肾功能不全者或合用耳毒性药物(如呋塞米、甘露醇等)的患者更容易发展为听力丧失;孕妇尤其妊娠早期使用后,药物可经胎盘进入胎儿循环,引起胎儿耳蜗螺旋器损伤,导致先天性药源性听力损伤;而哺乳期妇女使用后,药物可通过乳汁进入婴儿体内,浓度过高时也可产生婴儿听力损伤。

(2)大环内酯类:这类药物的听力损伤较少见,偶见于红霉素、罗红霉素与阿奇霉素等。其听力损害与剂量有关,呈血药浓度依赖性。通常呈现双侧可逆性,多表现为耳鸣、耳聋。

通常红霉素的用量 >4g/d，疗程为 4~8 天时易发生耳毒性，停药 1~3 天后开始恢复，完全恢复常需 2 周[82]。阿奇霉素是红霉素经结构修饰得到的一种大环内酯类广谱抗生素，在推荐剂量内一般不发生听力损害，如果联用其他对听力有损伤的药物时也可能发生；超过推荐剂量或超长疗程使用，如 >600mg/d 或血药浓度持续 0.8μg/ml 时就可能产生听力损害，逐渐出现耳鸣、耳闭、听力减退甚至耳聋，及时停药，对症处理，可在 2~11 周缓慢恢复。

（3）糖肽类：糖肽类抗菌药物万古霉素、去甲万古霉素、替考拉宁等具有一定的耳毒性，可引起耳鸣甚至不可逆性的听力损害。万古霉素与去甲万古霉素的耳毒性呈剂量相关性，通常在中、小剂量下不会发生，只有大剂量和长期使用时才可能出现一定程度的听力损伤，即当血药谷浓度 >20~40μg/ml 时易损伤听力，当高于 60~80μg/ml 时达到中毒范围。听力损害尤其在老年人、肾功能不全者以及合用其他耳毒性药物时容易发生，表现为耳鸣与不同程度的听力减退。早期停药有所改善，也可能进一步发展为耳聋，故在使用时尤其针对上述高危人群及时进行血药浓度监测，使其耳毒性降至最低。相比万古霉素，替考拉宁的听力损害发生率较少、程度较轻。

（4）氟喹诺酮类：氟喹诺酮类是目前广泛应用的一类人工合成抗菌药物，该类药物引起的听力损伤逐年增多，如氧氟沙星、洛美沙星等，口服与静脉给药均可能导致听力损伤，停药后症状多缓解或消失。其耳毒性机制尚不明确，可能由于喹诺酮类药物的结构特性使其脂溶性增加，能够较好地透过 BBB，脑内浓度增加而产生 CNS 不良反应。

（5）四环素类：目前在用的米诺环素和多西环素均具有剂量依赖性的耳毒性，以耳鸣最为常见。通常 50mg 或 100mg、每日 2 次给药，耳毒性发生率分别为 11%~14% 与 60%~77%[82]。对于女性患者、特别是在最初几次用药时出现听力损害的概率还要提高 2~3 倍。一般停药 24~48 小时后可恢复正常。

（6）抗疟药：奎宁和氯喹都具有耳毒性，但临床特点不同。奎宁主要导致外毛细胞和血管纹萎缩以及螺旋神经节病变，耳毒性与剂量有关，但个体差异明显。长期给予 200~300mg/d，耳鸣发生率约 20%；每日用量超过 1g 或连用较久可出现听力减退，主要发生在低频区，严重者可发生暂时性耳聋，发生率较低，早期停药后可恢复，但时间过长，耳蜗神经节损坏，可致不可逆性耳聋。氯喹主要浓集于富含黑色素的血管纹细胞并致内耳淋巴成分异常而引起毛细胞损害，小剂量即可引起头晕、耳鸣，大多反应较轻，停药后可自行消失；但临床长期大量应用，如每日超过 1g 即可导致严重的感音性耳聋，常为永久性，同时该药还可透过胎盘屏障引起胎儿先天性耳聋。另外，羟氯喹偶可致耳鸣、奎尼丁可引起耳鸣甚至听力损失等。

（7）抗反转录病毒药物：抗反转录病毒药物是一类治疗反转录病毒，主要是抗 HIV 感染的药物，联合使用几种（通常 3 或 4 种）抗反转录病毒药物治疗被称为高效抗反转录病毒治疗（highly active anti-retroviral therapy，HAART），这类药物包括齐多夫定、去羟肌苷、拉米夫定、司他夫定、依非韦仑、利托那韦等。HIV 感染者听力丧失、耳鸣和耳痛等症状高于非感染者，而感染者中接受一线和二线 HAART 治疗的患者听力丧失的概率均增高[83]。该类药物的耳毒性与影响听觉毛细胞增殖或诱导细胞凋亡有关[84]。

（8）其他：除上述几类常见抗菌药物的耳毒性外，其他抗菌药物也可引发听力损害，但发生率非常低。例如 β- 内酰胺类抗菌药物氨苄西林、头孢唑林、亚胺培南等可引起耳鸣或听力减退的不良反应，尤其较高剂量用于肾功能减退患者时。硝基咪唑类若使用时间过长或剂量过大易出现耳毒性,以甲硝唑、替硝唑最为常见。氯霉素在肝功能损伤患者使用时可诱发耳鸣、眩晕、高频听力减退等。

2. 抗肿瘤药

（1）铂类:铂类尤其是顺铂大剂量快速静脉注射时容易产生耳毒性,主要损伤外毛细胞,对血管纹也有影响,导致听力下降和耳鸣,一般为双耳损伤,耳鸣可为一过性,其可逆程度与损伤程度呈负相关,而损伤程度又与剂量呈正相关。顺铂的听力损害发生率为9%~90%,一般不可逆,早期通常为突然发生的双侧、高频、感觉神经性听力丧失,常伴有耳鸣或眩晕。而卡铂的耳毒性作用表现多较顺铂轻微,奥沙利铂可致突发性耳聋,但较少见。

（2）其他:烷化剂如氮芥可引起耳鸣和永久性耳聋;长春新碱多引起可逆性神经性耳聋;甲氨蝶呤亦可导致耳蜗毒性;博来霉素也可产生耳鸣等耳毒性等,但明显少于铂类化疗药。这些抗肿瘤药物所致的听力损害与剂量和用药时间常呈正相关,如长春新碱一次用量 >2mg,1个疗程总量 >20mg 时最易发生耳毒性,制订化疗方案时应加以注意。

3. NSAIDs NSAIDs 长期使用或剂量蓄积能够产生听力损伤,发生较多的除水杨酸制剂外,还有对乙酰氨基酚、吲哚美辛、布洛芬、吡罗昔康等[85],轻者引起耳鸣及听力下降,耳鸣可先发生或者两者同时发生,重者可致突发性耳聋,临床特征多为轻至中度、双侧性,轻者多在停药 2~3 天消失[81]。目前研究认为,NSAIDs 的作用强度随剂量增大而增大,而肝脏对药物的处理能力有限,尤其是水杨酸制剂,剂量蓄积可产生水杨酸反应,通常 2g/d 或血清药物浓度为 20~30mg/(kg·d)可引起中毒。出现耳毒性主要是因为内耳淋巴液中的药物浓度增高,使得起血管舒张作用的前列腺素水平降低、起血管收缩作用的白三烯水平升高,从而导致耳蜗血流量减少,引起组织缺血和感觉细胞功能改变。另外,还可能影响代谢而耗尽保护耳蜗的抗氧化剂谷胱甘肽等而产生听力损伤[82]。

4. 髓袢利尿药 髓袢利尿药如呋塞米、布美他尼、依他尼酸是利尿作用最强的药物,主要对 $Na^+-K^+-2Cl^-$ 共同转运体系统有强大的抑制作用,同时也会抑制血管纹中的 Na^+-K^+-ATP 酶活性,造成钠潴留,使血管纹受损,细胞间隙出现水肿,妨碍内耳营养,使耳蜗毛细胞受损而发生耳聋。该类药物所致听力损伤多为剂量依赖性、可逆性[81]。呋塞米的耳毒性发生率为 3%~6%,注射剂量 >240mg/d 或者 >4~15mg/min 时易引起听力损害,表现为双侧听力损失,常伴有耳鸣,常呈中、高频性,一般在停药后数小时内恢复,永久性听力丧失很少见。而布美他尼的听力损害发生率为 1.1%~1.7%,主要因其利尿强度为呋塞米的 20~60 倍,临床用量较小,耳毒性发生率相对偏低[82]。脱水药甘露醇的耳毒性通过抑制耳蜗 Na^+、K^+ 等离子代谢,改变耳蜗血管及细胞膜的通透性,破坏毛细胞及听神经正常活动的内环境。快速静脉滴注时常见一过性耳聋,大剂量可致毛细胞变性,产生迟发性耳蜗损害和持久性耳聋。

5. 心血管系统药物 该类药物中发生较多的是硝酸甘油,通常发生在大剂量静脉滴注过程中。常表现为双耳堵闷、听力下降,有时伴有耳鸣,多在停药后消失。其机制可能是该药使鼓膜与中耳音导结构的小血管扩张充血影响传导功能。另外,钙通道阻滞剂如硝苯地平,以及 β 受体拮抗剂如比索洛尔、美托洛尔等偶见耳鸣与听力损害,属罕见不良反应。值得注意的是,心血管系统药物常需长期用药,因此要警惕药源性耳毒性的发生。

6. 男科用药 磷酸二酯酶 -5 选择性抑制剂西地那非与他达拉非等上市后,均有突发性听力减退或丧失、伴有耳鸣或头晕的不良反应发生,但例数不多。对于存在可能引起听力损伤不良事件的基础疾病或其他因素的患者,听力损失发生于用药后数小时至数天内。有研究指出他达拉非能够增加高频听力阈值,目前机制尚不明确,其关联性需进一步研究证实[86]。

7. 局部麻醉剂　局麻药利多卡因、普鲁卡因、丁卡因等即使在较低的血药浓度下也可能进入内耳,通过抑制钠离子通道、释放递质、改变细胞膜表面电荷等机制影响听神经而造成听力损害,表现包括耳鸣和听力下降。

8. 干扰素　接受干扰素治疗者有出现过耳鸣、感音性听力减退甚至突发性感音性耳聋,包括干扰素α与干扰素β,但数量有限。干扰素治疗过程中出现听力损害的时间主要集中在治疗后期,多在使用1个月以后,一般在停止治疗后7~14天症状可消失,致病原因考虑与免疫有关[87]。

9. 其他　除上述常见的耳毒性药物外,尚有其他一些药物引起听力损害的个案报道。例如丙戊酸钠可引起听力下降,以可逆性感音性听觉丧失多见;维A酸治疗过程中出现双耳耳鸣、听力减退;奥美拉唑使用过程中产生听觉障碍导致耳聋等。

【诊断和鉴别诊断】

药源性听力损害大多可根据疾病史与用药史、临床症状与体征以及听力检查等作出诊断。其临床常见症状包括耳鸣、双侧听力减退、突发性耳聋等;听力检查有不同程度的听力损失,以感音性听力减退为主,亦有混合型听力下降。针对上述表现者,首先要仔细询问疾病史,包括有无先天性异常、有无遗传因素、是否伴有耳部其他症状或其他部位异常等,并仔细询问听力损害的特点;同时还要详细询问用药史,包括既往与新近使用药物的种类、用法用量以及疗程等,有无过敏史与药物不良反应史,若有可疑药物用药史,应仔细排查撤去可疑药物后症状有无得到改善,若再次使用此药是否使症状加重等。若患者对用药情况不明确,诊断可能比较困难,需要综合各方面的资料尤其是既往病史与听力损害的临床特征作出判断。药源性听力损害具有共性,也因耳毒性药物不同而富有个性,因而熟练掌握各类可能导致听力损害的药物对诊断具有极大帮助。

药源性听力损害应注意与慢性化脓性中耳炎、传导性耳聋、神经性耳聋等相鉴别,鉴别要点主要在于有无使用耳毒性药物、听力变化的情况以及是否存在其他伴发疾病等。

【预防与治疗】

药源性听力损害应以预防为主。首先需要严格掌握听力损害药物的适应证与用法用量,谨慎用药。使用前询问患者的家族史、过敏史与药物不良反应史,对于有家族遗传因素的个体应权衡利弊用药。同时还应注意药源性听力损害的其他高危因素:特殊人群包括婴幼儿、孕妇、老年人、肾功能不全者、曾有听力损伤者等,患者暴露于高强度的噪声环境中,以及两种以上耳毒性药物联用等。用药时尽量选择毒性较小的药物,选择合适的给药剂量、途径与疗程。有条件地区的临床药师应提醒患者定期进行血药浓度监测,并注意药物相互作用,用药过程中注意观察耳鸣、眩晕等早期症状,定期检测听力。

早期发现药源性听力损害是获得早期有效治疗的关键,一旦发现,及早停用听力损害药物尤其重要。近年研究证明,使用某些药物能够缓解药源性听力损害。例如针对听力损伤药物导致代谢障碍这一机制,治疗可采用改善细胞能量代谢与氧化还原的药物,如氨基酸类、ATP、辅酶A、维生素类药物(B族维生素、维生素C),以及N-乙酰半胱氨酸、硫代硫酸钠等;扩血管药物能够改善耳蜗与血管纹血液循环障碍,增加血流量;糖皮质激素能够有效地起到抗氧化、清除自由基作用等。如果耳毒性药物浓度过高,可考虑进行血液透析滤过等治疗。此外,还可尝试高压氧或者中医针灸治疗。对于耳聋严重且持续时间较久、任何治疗都无效者,可考虑佩戴助听器。

（闫佳佳　陈孝）

第七节　药源性周围神经病变

临床中有 2%~4% 的周围神经病变系药物所致[88]。药源性周围神经病变是因药物使用不当或长期、大量使用某种药物而导致周围神经运动、感觉和自主神经等结构改变或功能障碍的一类疾病。神经毒性药物可损伤周围神经的各部位,但多数药物最容易侵犯神经轴突的远端,导致轴突变性;另外有不少药物以脊神经节、自主神经、施万细胞或周围髓磷脂为攻击靶点,引起节段性脱髓鞘损害。根据药物作用靶点,通常将药源性神经病变分为以下几种类型:①远端轴索病,即轴突变性,最为常见;②细胞死亡,多累及脊神经节细胞,与该部位缺乏血 - 神经屏障有关,以感觉纤维受累为主,常呈不可逆性;③脱髓鞘神经病,较少见[89]。不同药物引起周围神经病变的临床表现各异,即使同一药物所致者,症状也不尽相同。根据临床表现可分为感觉性周围神经病变、运动性周围神经病变以及感觉运动混合性周围神经病变。

【致病机制】

药物导致周围神经病变的机制随药物种类不同而各异,根据其病理生理表现主要归纳为以下几种:

1. 侵犯神经元的轴浆运输　大多数药物主要侵犯神经元的轴浆运输,导致以长神经远端为主的轴突萎缩和变性,也可逐渐蔓延至神经近端,即所谓的"逆行死亡性"神经元变性。

2. 抑制溶酶体酶的活性　少数药物可抑制溶酶体酶的活性,影响脂质代谢,从而损害施万细胞或周围髓磷脂,导致脱髓鞘周围神经病变。病理观察可发现在多种组织的细胞内可见含脂肪颗粒的溶酶体,以施万细胞内尤为明显。

3. 影响神经细胞代谢　部分药物通过影响神经细胞代谢而引起周围神经毒性,如干扰维生素 B_2、维生素 B_6、维生素 B_{12} 与辅酶 Q_{10} 等,造成能量代谢障碍和营养缺乏,从而引起周围神经损害。

4. 改变内环境　部分药物通过改变内环境,影响周围神经血供而使其缺乏保护。这与周围神经某些结构的缺点相关,具体如下[89]:①周围神经的供应血管缺乏自动调节能力,药物导致环境变化时易发生供血障碍;②脊神经节缺乏有效的血 - 神经屏障,不能抵御大分子物质的侵袭和攻击;③神经外膜的血管内皮细胞具有孔隙,细胞外间隙的某些蛋白质可经此孔隙侵入神经纤维;④血 - 神经屏障较弱,易受神经毒性物质的影响;⑤周围神经缺乏淋巴系统,不能引流毒素;⑥周围神经缺乏 CSF 样物质来稀释和排泄毒素等。

5. 引起免疫反应异常　某些药物如含金属盐的药物,可能引起免疫反应异常而导致周围神经病变。

6. 遗传因素　近来研究发现化疗药物诱发周围神经病变与患者体内携带某些基因多

态性或基因异常有关,包括 GSTP1 基因、GSTM1 和 GSTM3 基因、ERCC1 基因、ABCB1 基因、CYP2C8 和 CYP3A5 基因等[90]。同时,机体合并某些基础疾病如糖尿病、酒精中毒者更易发生药源性周围神经病变。

【致病药物和临床表现】

1. 抗微生物药物

(1)抗结核药:异烟肼与乙胺丁醇均能够引起周围神经障碍,常规剂量给药时,发病率为 2%~3%,随着剂量增大,发生率增高。异烟肼所致的周围神经病变多呈现慢性起病,通常在治疗 6 个月内出现;而乙胺丁醇为亚急性发病,多在 3~6 个月内发生。患者主要为感觉性周围神经病变,多出现下肢远端感觉异常和无力,异烟肼引起的麻木感较轻,而乙胺丁醇所致的麻木感、疼痛、烧灼感等则较重,两者引起的深感觉障碍较轻。这两种药物所致周围神经病变的主要病理变化是轴索退行性变,并伴有明显的轴索再生,而异烟肼主要干扰吡哆醛依赖酶造成吡哆醛缺乏而引起上述病理改变。

(2)硝基呋喃类:呋喃唑酮与呋喃妥因分别用于治疗肠道和尿路感染,该类药物引起的神经系统毒性以呋喃唑酮居多。呋喃唑酮从服药到出现周围神经病变的时间一般为 5 天~3 个月,患者多表现为"手套 – 袜套型"感觉异常、感觉减退、疼痛与出汗等,运动障碍可不明显。主要机制为大剂量呋喃唑酮可干扰机体糖代谢的相关酶系统或影响体内的抗氧化酶防御系统,影响神经细胞代谢,导致轴索营养物质减少而发生变性。呋喃妥因导致周围神经病变罕见,一般为长度依赖性多发性感觉运动性神经病,最初表现为肢体末端感觉异常和感觉减退,之后逐渐进展为肌无力、肌肉萎缩,严重时出现周围神经纤维脱髓鞘、脊髓和横纹肌继发性改变而发生相关临床表现。

(3)抗厌氧菌药:该类药物导致外周神经病变的发生率普遍较低,其中甲硝唑明显多于替硝唑、奥硝唑,多见于长期高剂量治疗的患者。使用时间短于 2 周很少引起神经病变,但超过 2 周能逐渐使轴索变性而导致远端对称性痛性感觉神经病。撤药后症状常可逆,但完全缓解可能需要较长时间。

(4)氟喹诺酮类:该类药物引起的周围神经炎比较少见,可能与变态反应有关。主要是自身免疫机制介导下的急性多发性脱髓鞘性神经根神经病,即诱发吉兰 – 巴雷综合征,通常呈急性或亚急性发病,四肢大致对称性无力,可有主观感觉障碍(如肢体末端麻木、蚁走感),但客观感觉障碍常不明显,约 50% 伴自主神经受累。环丙沙星、诺氟沙星、氧氟沙星均可引起上述病变。

(5)氯霉素:长期用药可引起周围神经炎,为感觉运动混合性神经病变,主要表现为下肢麻痛、发软无力、不能站立,双下肢膝关节以下触痛觉稍迟钝,肌力减弱,双膝反射减弱。

(6)利奈唑胺:利奈唑胺的周围神经病变临床症状以肢端麻木疼痛为主,通常发生在用药疗程超过 4 周后,停药后可以明显缓解,目前机制尚不明确,考虑与损伤线粒体蛋白合成有关[88],长疗程使用该药时应注意监测有无相关症状,通常呈不可逆性。

(7)抗 HIV 核苷类似物:此类抗艾滋病药物主要包括去羟肌苷、拉米夫定、扎西他滨、司他夫定等。其常见不良反应之一为剂量依赖性周围神经病变,多在用药 1 个月后出现。典型症状表现为对称性、远端感觉性神经病,出现手足麻木、烧灼或疼痛,行走时更明显,逐渐向近端发展;体检发现手套 – 袜套样感觉减退,常伴有腱反射减弱或消失;神经电生理检查提示轴突性神经病。可能机制是这些药物抑制线粒体 DNA 聚合酶,导致周围神经线粒体改变。需要注意的是,艾滋病本身也可能伴有远端对称性感觉神经病,若停药后症状可逆则可能为药物所致[91]。但核苷类似物所致的周围神经病变常具有"惯性作用",即停药后 1~2 个月内症状可能继续存在甚至恶化,通常需要数个月才能逐渐消除。

（8）三唑类抗真菌药:三唑类抗真菌药如伊曲康唑和伏立康唑最近被发现能增加周围神经病变的风险,多在治疗数个月内发生,通常中断治疗后症状明显改善。

2. 化疗药物诱导性周围神经病变(chemotherapy-induced peripheral neuropathy, CIPN) 是指化疗药物对周围神经或自主神经损伤产生的一系列神经功能紊乱的症状和体征,其特征是呈药物剂量依赖性、多发性、对称性周围神经病变,以轴突损害为主,包括感觉与运动异常,常见感觉性神经受累,可出现手套 – 袜套样感觉缺失、感觉过度或疼痛等症状,部分合并运动神经病变可表现为肌无力、萎缩或震颤[92],重者甚至演变成严重的、持久的乃至终身残疾的不良事件,可影响患者的生活质量,而个体易感性也是不可忽视的因素之一。多种化疗药物都有周围神经毒性,但因药物种类不同,神经损伤特点亦各异。

（1）铂类:顺铂与奥沙利铂导致周围神经病变的发生率较高,而卡铂明显低于顺铂,其机制主要是通过损伤后根神经节产生毒性。研究显示,顺铂的神经毒性具有剂量累积性,使用常规剂量时约 12% 的病例出现周围神经病变,当剂量高于 $300mg/m^2$ 时发生率约为 45%,当剂量达 $500~600mg/m^2$ 时发生率高达 70%~100%[89]。典型表现是单纯感觉性神经病,主要症状为四肢麻木、感觉异常、肌肉痉挛和疼痛,体检可发现肢体精细触觉和深感觉减退、腱反射消失以及共济失调,而电生理改变主要为感觉神经传导速度下降,但运动神经通常不受影响。奥沙利铂的神经毒性分为急性与慢性两种,急性神经毒性的发生率为 85%~95%,通常在首次用药后 24~48 小时出现四肢感觉障碍,遇冷加重,多为暂时性,在治疗间歇期明显减轻;慢性神经毒性与顺铂一样具有剂量累积性,累积剂量达 $540mg/m^2$ 时最易发生,当达 $650~700mg/m^2$ 时发生率约 10%, $780~850mg/m^2$ 时发生率达 15%,而累积剂量 $>1000mg/m^2$ 时发生率则高达 50% 以上,主要症状同顺铂,但不受冷刺激触发。铂类所致的周围神经病变多具有可逆性,但在停药后的最初 2~6 个月内症状可能进一步恶化,即所谓的"惯性作用",见于约 30% 的顺铂化疗患者中,考虑与剂量累积有关。奥沙利铂慢性神经毒性的"惯性作用"少于顺铂,多在停药后 6~8 个月内逐渐恢复,大部分患者可缓慢恢复至正常,但少数可能残留部分症状[93]。

（2）紫杉烷类[93]:该类药物主要包括紫杉醇和多西他赛,前者发生率较高,其相关神经病变具有累积剂量依赖性。紫杉醇单次剂量高于 $200mg/m^2$ 的情况下,首次用药即易发生化疗药物诱导性周围神经病变,累积剂量紫杉醇达 $1000mg/m^2$ 而多西他赛达 $400mg/m^2$ 时可产生严重的神经症状,主要是痛性感觉神经轴突性神经病,临床表现为肢端呈手套 – 袜套状麻木、烧灼样痛,振动感与位置觉下降,深腱反射消失,进一步发展偶尔也可影响运动神经和自主神经。其机制主要通过抑制微管的聚合和功能,阻碍了细胞骨架轴索的运输。一般来说,停药 3~6 个月后症状可缓解,但症状严重时可能持续更长时间。

（3）长春碱类[93]:此类药物包括长春新碱、长春碱、长春瑞滨、长春地辛、长春氟宁等,以长春新碱的神经毒性最强。长春新碱的外周神经毒性为剂量限制性毒性,通常累积剂量超过 30mg 以上时容易出现,肢端感觉异常为常见的首发症状,通常先为指尖麻木感,振动觉减退比较轻微,一些患者可伴有疼痛,多见于指端,查体可发现腱反射减弱或消失,严重时可出现肌力减退,表现为下肢轻瘫、足下垂甚至完全性四肢瘫痪。发病后约 1/3 的患者可伴随自主神经症状,如便秘、腹痛、尿频、排尿困难、性功能障碍等。电生理主要表现为远端轴索型损害,考虑机制与紫杉醇类似。长春新碱的神经毒性通常是可逆性的,停药后感觉异常与运动减退症状持续存在的中位时间为 3 个月,但停药第 1 个月约 30% 的患者存在"惯性作用",尤其是采用高剂量强化治疗方案的患者。长春碱所致的周围神经毒性与长春新碱相似,但严重程度明显较轻。长春瑞滨治疗的患者通常出现轻微的远端感觉异常,呈现剂量依赖性与可逆性。而长春氟宁所致的远端感觉异常发生率约 10%,更多见便秘与腹痛等自主神经症状,发生率可达 20%。

(4)硼替佐米[88,93]:硼替佐米是治疗多发性骨髓瘤的一线药物之一,使用过程中可导致周围神经病变,是剂量限制性不良反应,从而影响患者的生存质量与疗效。其主要引起感觉末梢神经轴突病变,末梢疼痛是其最典型的临床特征,另外感觉神经异常还可表现为远端手足袜套样感觉减退或异常、温觉与本体感觉消失等,也可出现运动神经和自主神经病变,但症状较轻,前者主要包括深部腱反射减弱或消失,后者包括直立性低血压、胃肠麻痹等。上述症状通常在中断治疗后的 3~4 个月内逐渐缓解。

(5)其他:长期使用沙利度胺可引起周围神经病变,最常见的表现为远端感觉异常、感觉迟钝或缺失,是剂量限制性毒性,中毒剂量因人而异,但及时减量或停药多可恢复。此外,卡培他滨、氟尿嘧啶、阿糖胞苷、依托泊苷、三氧化二砷等也可引起周围神经病变,主要引起末梢神经感觉异常,与药物剂量和使用疗程密切相关。

3. 心血管系统药物

(1)胺碘酮[91]:胺碘酮是目前临床广泛应用的抗心律失常药物之一,该药具有亲脂性并能通过溶酶体与极性脂质不可逆性结合,造成周围神经溶酶体内脂质沉积而产生毒性。胺碘酮所致的周围神经毒性与药物剂量有关,维持剂量为 200mg/d 时的发生率远低于 600mg/d,同时与用药疗程密切相关,多是长期用药的结果,通常中等治疗剂量下大多在 0.5~3 年出现,但也有低剂量用药不足 1 个月出现的情况。病变性质主要为感觉运动混合性神经病变,以运动受损为主,自主神经也可受累。临床表现为远端感觉异常、疼痛和无力,逐渐累及近端,出现肌肉痉挛与全身肌肉疼痛,有时运动障碍严重,类似于吉兰-巴雷综合征。因胺碘酮代谢缓慢,血浆半衰期长且有明显的个体差异,即使停药,其神经毒性仍可持续较长时间。

(2)他汀类药物[89]:他汀类药物引起的周围神经病变发生率约为万分之一,但因目前使用广泛,发生数量也不少,主要以轴突变性为主。有学者将他汀类药物所致的周围神经病变基于病理特点归为以下几类:①痛性细纤维感觉性轴突神经病;②粗细纤维混合性感觉性轴突神经病;③粗细纤维混合性感觉运动性轴突神经病;④急性轴突性多发根性神经病。以上 4 类临床不易区分,表现缺乏特异性,可出现肢体感觉异常、肌无力、肌萎缩或震颤,严重者可影响日常生活;体检可发现浅感觉(如痛觉、触觉、温度觉)、反射均减退或消失,肌力减退;神经电生理检查及神经活检均提示主要为轴索变性,极少伴有脱髓鞘改变。发病时间不一,最长可达数年。临床预后差别较大,开始恢复时间可从停药后 2 周到数个月。

4. 抗癫痫药 抗癫痫药长期或大剂量治疗能够引发周围神经病变,发现较多的有苯妥英钠、丙戊酸钠、苯巴比妥、卡马西平等,尤其联合用药时更易发生,性质以脱髓鞘为主,临床表现为多种感觉缺失,包括触觉、振动觉等,腱反射减弱或消失,但大多患者处于亚临床状态,症状不明显,神经电生理检查却提示神经传导速度减慢,一般认为急性期及时处理具有可逆性,但长期可能引起周围神经结构异常。

5. 局麻药　局麻药均具有潜在的神经毒性,因药物种类、剂量和使用时间而不同。通常注射用局麻药产生外周神经毒性的大小为利多卡因 > 丁卡因 > 布比卡因 > 罗哌卡因,机制比较复杂,主要考虑局麻药直接作用于神经细胞,破坏其结构与代谢过程而诱发细胞死亡,与局部药物浓度密切相关。氧化亚氮是一种麻醉用无机气体,多用于外科小手术与口腔科手术,因其能够导致维生素 B_{12} 失活而产生外周神经毒性,主要表现为手足感觉障碍,后期可有运动障碍,停止接触后多可缓解。

6. 生物制剂

(1)疫苗:部分疫苗可诱发周围神经病变,考虑为免疫介导所致,但大多为个案。例如流感疫苗致多发性感觉运动神经病;乙肝疫苗接种后导致中枢神经脱髓鞘,出现肢端感觉疼痛;狂犬病疫苗接种后诱发神经根 – 周围神经型病变;破伤风类毒素可引起臂丛神经炎和复发性脱髓鞘性神经病;麻疹活疫苗接种后出现急性多发性神经炎。

(2)抗肿瘤坏死因子 –α 制剂[91]:该类药物如英夫利西单抗、依那西普等所致的周围神经病变主要考虑与免疫机制有关,如 T 细胞介导或诱导自身抗体攻击神经元髓鞘磷脂结构,引发缺血病变或抑制轴突信号传导等。临床表现为轴突性对称性感觉多神经病变或单神经病变,甚至表现类似于吉兰 – 巴雷综合征。

(3)干扰素:干扰素所致的周围神经病变亦考虑与免疫机制有关,表现为单神经损害或多神经病变,以感觉神经受损为主,可出现手臂或下肢由远及近的麻木、刺痛或灼烧感以及无力等,但发生率较低。

7. 其他药物　维生素 B_6 大剂量(累积剂量超过 2g)使用时能够引起感觉性周围神经病变[92],主要表现为肢体远端向近端发展的位置觉和振动觉受损,还可累及口唇与舌头,表现为针刺和麻木感、感觉性共济失调,还可伴有腱反射减弱或消失、痛触觉与温度觉略微受损。其机制是维生素 B_6 能通过破坏后根神经节而导致单纯感觉性周围神经病变。停药后神经症状能否完全缓解取决于累积总量的大小。

秋水仙碱能够抑制可溶性微管蛋白二聚物进入微管的解聚作用,从而影响了神经微管的功能与轴索的运输,也可导致周围神经病变,出现周围神经轴突性多神经病变,表现为麻木、刺痛和无力,同时还可出现近端肌无力。

抗排斥药他克莫司剂量较高时外周神经毒性较为常见,表现类似于慢性炎性脱髓鞘性多发性神经病,出现感觉障碍、腱反射减弱或消失以及肌无力等;而环孢素在治疗初期也可出现上述症状,以手足烧灼感为主。免疫抑制剂来氟米特亦可引起轴突性多神经病变。

甲巯咪唑也可引起对称性远端多发性周围神经病变,但非常少见,有研究认为其对神经系统的损伤可能与降低谷胱甘肽的抗氧化作用有关。

左旋多巴也可导致周围神经病变,与长期治疗的累积剂量有关,可能与其导致维生素 B_{12} 缺乏症,引起甲基丙二酸和同型半胱氨酸水平升高有关,目前仍存在争议[91]。

【诊断和鉴别诊断】

诊断药源性周围神经病变,首先需要仔细而全面地采集病史与用药史,其次进行全身体格检查,尤其神经系统查体,还要进行相关辅助检查,评定神经系统功能,了解周围神经病变程度,作出预后判断。

1. 病史采集　周围神经病变的临床症状包括感觉与运动异常,有时可伴有自主神经功能障碍,典型提示包括肢体由远端及近端逐渐出现的感觉障碍如麻木、疼痛或烧灼感等,多为对称性,若累及运动神经,肌力常有不同程度的减退,晚期出现肌萎缩。临床症状提示周围神经病变时应仔细询问既往病史与家族史,排除相关疾病并发症;详细询问用药史,包括新近加用和停用的药物,尤其有无使用可疑药物,明确用药与周围神经病变的时间因果关系,还要考虑药物之间、药物和疾病之间、药物和食物之间相互作用的可能性。

2. 体格检查　周围神经病变体征包括振动觉、位置觉减弱或消失,尤以深感觉减退为明显;跟腱反射、膝腱反射减弱或消失等,应注意重点检查。

3. 辅助检查　检测药源性周围神经病变最常用的手段是神经传导速度和肌电图测定,主要反映的是有髓神经纤维的功能。必要时可进行神经活检,有助于定性诊断和判断病变程度,还可以帮助鉴别脱髓鞘和轴索损害。

药源性周围神经病变应与其他原因导致的远端对称性感觉神经病变和运动感觉神经病变相鉴别,同时还应与非药物所致的周围神经病变相鉴别,如艾滋病感染伴发的周围神经病变、血管炎性周围神经病变、糖尿病及尿毒症等代谢性多发性神经病变、副肿瘤综合征以及酒精中毒性周围神经病变等,主要判断点在于是否合并相关疾病以及有无使用可疑药物、停用药物后症状是否缓解等。

【预防与治疗】

预防药源性周围神经病变的发生,首先需要明确其危险因素,包括能够引起周围神经病变的药物,疾病因素如艾滋病、糖尿病、尿毒症、甲状腺功能异常以及神经病病史等,病理状态如可能的遗传倾向、肝肾功能受损等,酗酒等不良嗜好。针对上述高危人群,使用潜在神经毒性的药物时应尽可能短时间内给予最小剂量。肝、肾功能不全者应适当调整剂量,化疗药等有可预防措施的药物应同时给予相关措施以减少并发症。同时注意避免联合用药,临床药师应提醒患者用药期间注意观察有无出现神经肌肉症状,必要时应用相关检查手段进行监测。

怀疑药源性周围神经病变时,首先应权衡利弊,及早停用可疑药物;若不能停药,应减少给药剂量。其次给予对症支持处理,可以考虑药物治疗,如镇痛药,若出现神经病理性疼痛时可加用卡马西平、奥卡西平、加巴喷丁等,也可试用阿片类药物及抗抑郁药如阿米替林、文拉法辛等[91];美国临床肿瘤学会曾针对化疗导致的周围神经病变发布了防治指南,拟提供基于循证医学的答案,但最终共识是目前不存在可供推荐的预防方案,其中唯一一个 CIPN 治疗支持证据最强的药物是度洛西汀,能够减轻神经病变所致的疼痛[94];还可给予神经营养剂如 B 族维生素与神经生长因子等以及抗氧化剂谷胱甘肽与维生素 E 等,促进神经细胞修复和再生。同时对于药源性周围神经病变还可以考虑康复治疗,包括物理治疗(尤其出现运动神经病)和经皮电刺激神经疗法等。

（闫佳佳　陈孝）

第八节　药源性恶性综合征

恶性综合征(neuroleptic malignant syndrome, NMS)是一种特殊的威胁生命的综合征,以发热、肌肉强直、自主的精神状态改变等症状为特征。NMS 通常是由服用抗精神病药物所导致的,曾经报道发病率高达 3%,但随着对疾病的早期诊断与治疗、用药更为谨慎以及更多新型抗精神病药的问世,近来数据显示发病率已降至 0.01%~0.02%。尽管如此,恶性综合征仍为抗精神病药的一个严重不良反应,例如来自美国健康研究与质量局的数据显示,在美国医院每年发生恶性综合征的患者约有 2000 人,消耗 7000 万美元的诊疗费用,且 NMS 患者的致死率为 10%,这些都提示人们对恶性综合征的认知仍应该进一步加深。

【致病机制】

目前对于恶性综合征的具体发病机制仍未明确,但是多巴胺能神经阻断被认为是最有可能的机制[95]。有研究表明当多巴胺能药物停药后能促成恶性综合征样的症状;所有与恶性综合征相关的药物均能阻断多巴胺受体;发生恶性综合征的风险与药物对多巴胺受体的亲和性成正比;多巴胺能药物已在临床上用于恶性综合征症状的治疗;多巴胺神经受损的患者也被发现可伴随出现恶性综合征样症状;急性恶性综合征患者 CSF 中多巴胺代谢物高香草酸的浓度低下。此外,已有研究开始涉及多巴胺 D_2 受体的基因多态性与恶性综合征发病率的相关性研究。

【致病药物和临床表现】

常见的导致恶性综合征的药物有[96]:

1. 传统的抗精神病药 如氟哌啶醇、氟奋乃静、氯丙嗪等。

2. 新型的抗精神病药 如氯氮平、奥氮平、利培酮、齐拉西酮、氨磺必利及喹硫平等。

3. 多巴胺受体拮抗剂 如普鲁氯嗪、甲氧氯普胺及异丙嗪等。

上述药物引起的临床表现包括("*"表示重要症状)起因未知的体温升高(>38℃)*、肌强直*、精神状态突然改变、心动过速、呼吸急促、血压升高或不稳定、发汗、尿失禁。

临床上重要的实验室检查项目包括肌酸激酶(creatine kinase,CK)升高、白细胞计数升高、蛋白尿、低血清铁。

【诊断和鉴别诊断】

《美国精神疾病诊断与统计手册》(Diagnostic and Statistical Manual of Mental Disorders)(第5版)中提出的恶性综合征诊断标准为:①使用抗精神病药物后出现严重的肌肉强直和体温增高;②出现下述症状中的两项或两项以上:大汗、吞咽困难、震颤、大小便失禁、意识改变(从较轻的意识模糊到严重的昏迷)、缄默、心动过速、血压升高或血压不稳、白细胞计数增高、肌肉损伤的实验室证据(如血清肌酸激酶增高);③上诉症状不是由使用其他物质、神经科疾病或者躯体疾病引起,也不能由某种精神疾病来更好地解释。

可能与恶性综合征相混淆的疾病包括由其他疾病引起的横纹肌溶解、中枢系统感染、脑部肿瘤、破伤风等。鉴别诊断还要考虑抗精神病药引起的中暑、紧张症、中枢抗胆碱能综合征、恶性高热等[97]。抗精神病药的外周抗胆碱作用可抑制出汗和散热,其中枢抗多巴胺作用可干扰体温调节,从而引起中暑。中暑的致病因素包括闷热、潮湿的环境,过度激动,过度活动后未及时补充水分等。其与恶性综合征的不同之处是起病急,无肌强直和锥体外系症状,没有出汗,有大量运动或暴露于高温环境的病史。急性致命性紧张症是一种少见的精神疾患,其和 NMS 有一些共同点,如高热、运动障碍、肌肉强直,CT、脑电图和其他实验室检查难以将其与恶性综合征区分开,鉴别需要观察患者后几周的变化。事实上恶性综合征本身也是一种药物引起的医源性、致命性紧张症。抗帕金森病和抗胆碱药物可导致中枢抗胆碱综合征,其症状包括皮肤干燥、口干、瞳孔散大、尿潴留。患者往往有困惑、失去方向感、体温升高,但没有强直,毒扁豆碱治疗有效。此外,挥发性麻醉剂和琥珀胆碱可诱发恶性高热,若患者用过抗精神病药则易于与恶性综合征相混淆,但恶性综合征很少出现在术中。此外,恶性综合征还要与5-羟色胺综合征相鉴别,5-羟色胺综合征多由抗抑郁药引起,大部分时候其症状较轻、持续时间短暂。一些迷幻剂如苯环己哌啶也可能导致高热、癫痫发作、强直、横纹肌溶解和死亡。

【预防与治疗】

在恶性综合征的预防方面,药师应协助临床医师辨别具有发生恶性综合征风险的患者及早期可能出现的体征。常见的风险因素包括具有恶性综合征发生史或者曾发生过药物引起的锥体外系反应。此外,脱水、抗帕金森病药物停药后以及具有器质性脑病病史也是恶性综合征的风险因素。同时,药师应该提醒医师及患者注意的是,服用抗精神病药后的任何一个时段均可能发生恶性综合征,最有可能发生于起始用药期、剂量上调或者静脉注射过快时。恶性综合征的治疗见表8-2。

表8-2　恶性综合征相关症状的治疗

Woodbury 分期[98,99]	临床表现	支持疗法	一线干预	二线干预
I 期:药物诱导的帕金森病症状	肌强直;震颤	减少现用药物剂量或替换为其他抗精神病药	抗胆碱能药物	—
II 期:药物诱导的紧张症	肌强直;缄默;昏迷	终止、减少现用药物剂量或者更换为其他抗精神病药	劳拉西泮:1~2mg i.m. 或者 i.v., q4~6h	—
III 期:轻度,早期的 NMS	轻度肌强直;紧张或者意识模糊;体温升高(≤38℃);心率≤100次/分	终止抗精神病药的使用,关注病情进展,纠正风险因素	劳拉西泮:1~2mg i.m. 或者 i.v., q4~6h	—
IV 期:中度 NMS	中度肌强直;紧张或者意识模糊;体温升高(38~40℃);心率100~120次/分	终止抗精神病药使用,控制体液平衡,开始降温措施,纠正风险因素,密切监护	劳拉西泮(1~2mg i.m. 或 i.v., q4~6h),溴隐亭(2.5~5mg p.o. 或者鼻饲,q8h)或者金刚烷胺(100mg p.o. 或鼻饲,q8h)	考虑电休克疗法(6~10次双侧治疗)
V 期:重度 NMS	重度肌强直;紧张或者昏迷;体温升高(≥40℃);心率≥120次/分	终止抗精神病药使用,控制体液平衡,开始降温措施,纠正风险因素,密切监护	丹曲林(1~2.5mg/kg i.v., q6h, 每48小时逐渐降低剂量),溴隐亭(2.5~5mg p.o. 或鼻饲,q8h)或者金刚烷胺(100mg p.o. 或鼻饲,q8h)	考虑电休克疗法(6~10次双侧治疗)

(陈攀　陈孝)

第九节　药源性头痛

头痛是一种常见的症状,可以是原发性的(如偏头痛、紧张性头痛),也可以继发于全身感染、头部外伤或者由药物所致。药源性头痛(drug-induced headache,DIH)是指药物直接或间接作用而引起的头痛,占全部头痛患者的 5%~10%。药源性头痛的临床表现除有头痛症状外,还可伴有头晕、恶心、呕吐、面部潮红和血压下降等。按照药物作用的时间和头痛发生的速度,可将药源性头痛分为急性药源性头痛和慢性药源性头痛。药源性头痛严重影响患者生活,并带来巨大的社会、经济负担,需引起临床重视。主要包括非止痛药引起的头痛和药物过量性头痛(medication-overuse headache,MOH)。

一、非止痛药引起的头痛

非止痛药引起的头痛多见于钙拮抗剂、头孢菌素类抗菌药物等,尚缺乏特异性的临床表现和辅助检查[100,101]。

【致病机制】

非止痛药引起的头痛发生机制尚不清楚,通常认为与以下几方面有关:

1. 血管扩张性头痛　钙拮抗剂等血管扩张药可通过血管舒张作用使大脑血管壁上的痛觉感受器过度牵张而引起头痛。

2. 药源性脑病　喹诺酮类抗菌药物、肾上腺皮质激素、氯胺酮、地芬诺酯、口服避孕药、阿苯达唑、苯妥英钠等可引起良性颅内压增高综合征,出现头痛和视盘水肿,并可有恶心、呕吐、耳鸣和视觉障碍;布洛芬、免疫球蛋白、青霉素、硫唑嘌呤和异烟肼等也可引起无菌性脑膜炎,出现头痛和视盘水肿。

3. 双硫仑样反应性头痛　使用头孢菌素类抗生素前后,接受乙醇或含乙醇制品时,可引起颜面潮红、恶心、头痛与血压下降等一系列血管和神经症状。

4. 其他　局部刺激(如药物注入脑脊膜的化学刺激)、功能性因素等。

【致病药物和临床表现】

1. 抗微生物药物

(1)头孢菌素类:头孢菌素类抗生素用药前后饮酒可能发生双硫仑样反应,以头孢哌酮最常见,出现头痛、恶心、呕吐、面部潮红、血压下降、心率加快、"濒死感"等症状,经治疗后可缓解。

(2)氟喹诺酮类:临床资料显示,在服用第三代氟喹诺酮类抗生素依诺沙星的患者中大约 2% 会出现轻度嗜睡、头痛、头晕及肢体麻木等症状,主要与服用剂量过大、时间过长有关。如果一次使用剂量过大或服药时间过长,透过血-脑脊液屏障的药物量就会增大,从而影响大脑边缘系统的功能,导致患者出现 CNS 症状。

2. 中枢神经系统药物

(1)NSAIDs:NSAIDs 是引起药源性无菌性脑膜炎最多的一类药物,吲哚美辛、布洛芬、舒林酸、萘普生、双氯芬酸、酮洛芬、吡罗昔康等均有引起头痛的报道。吲哚美辛引起的头痛最为常见,发生率为 25%~50%,主要表现为全头胀痛,呈持续性发作并伴头晕、恶心。停药及对症处理后,头痛症状可消失。

（2）影响脑血管、脑代谢药及促智药:桂利嗪有扩张脑血管、增加血流量、引起颅内压升高的作用,可引起剧烈头痛,可能与桂利嗪的不良反应有关。脑蛋白水解物是一种从猪大脑中提取的多种氨基酸混合物的水溶液,能透过血－脑脊液屏障,直接进入脑神经细胞中,刺激细胞而引起头痛。

3. 循环系统药物

（1）钙拮抗药:硝苯地平引起头痛的发生率可达 5%~17%,头痛常在服药后 1~2 周发生,临床多见颞部搏动性疼痛和胀痛,有时呈剧烈头痛,可伴头晕、恶心等脑供血不足的症状。

（2）防治心绞痛药:静脉滴注硝酸甘油 1 分钟后即可产生治疗效果,但是如果硝酸甘油剂量过大、滴速过快或对其敏感者,可因血管迅速扩张、有效循环血量不足,出现血压下降、大脑缺血,从而产生眩晕、头痛等症状,严重者甚至出现休克。

（3）周围血管扩张药:前列腺素 E_1 等具有舒张脑部血管的作用,可产生头晕、头痛等CNS 不良反应。

（4）降血压药:血管紧张素转化酶抑制剂卡托普利较常引起头痛,以枕顶部胀痛、钝痛多见,同时也可致头晕、面部潮红。多数头痛患者停药后短时间内可恢复,少数 2~3 周后头痛消失。

4. 消化系统药物　组胺 H_2 受体拮抗剂法莫替丁能透过血－脑脊液屏障进入 CSF、CNS损害是其发生率较高的不良反应。研究报道法莫替丁的 CSF 药物浓度和血浆药物浓度比值在肾功能不全患者中为 0.46,说明肾功能不全易造成法莫替丁在 CNS 大量蓄积。西沙必利的不良反应中有引起头痛、头晕的表现。莨菪碱属于胃肠解痉药,为 M 受体拮抗剂,其不良反应大多与抗胆碱特性有关,可出现口渴、视力调节障碍、心悸、恶心、呕吐、眩晕、头痛等症状。

5. 影响免疫功能药　头痛是免疫抑制剂环孢素常见的不良反应之一,可引起剧烈持续性头部胀痛,伴恶心、呕吐。因慢性乙型肝炎使用干扰素 α-2b 的患者可在治疗开始即出现轻度头痛、低热等症状,停用后肌内注射哌替啶及口服罗通定,头痛缓解。免疫球蛋白的IgG 成分通过血－脑脊液屏障,作为变应原引起变态反应性炎症,使血脑屏障的通透性增加可能是其引起头痛的机制。

6. 其他　特非那定、阿卡波糖的不良反应中均有头痛、头晕等。甲氨蝶呤的影响较大,部分患者在服用后可出现较剧烈的头痛、呕吐、发热等中毒症状。

【诊断和鉴别诊断】

一般来说,非止痛药引起的头痛诊断比较困难,并无特异性的临床表现和辅助检查,主要根据病史、服药史、临床表现及辅助检查等进行综合分析,需排除其他疾病。对于无原因的头痛,应详细询问患者的服药史,包括非处方药,尤其要注意可能引起颅内压增高药物的使用情况。头痛与用药应有明确的因果关系,即在用药过程中或用药后出现:①新出现的头痛;②已有的头痛发生改变:频率增加、性质改变、程度加剧。颅脑 CT、MRI、血液、CSF 等辅助检查可排除可引起头痛的其他疾病。停用相关药物后头痛消失或恢复到原来的性质和程度。如果发生头痛伴发视盘水肿的症状,可以进行 CSF 压力检测。如果 CSF 压力增高,则可以诊断为药源性头痛。

止痛药引起的头痛应与某些原发病导致的头痛相鉴别:①与高血压头痛相鉴别:高血压引起的头痛与血压过高或忽高忽低、波动不稳有关,血压稳定后头痛症状常减轻或消失;

②与发热头痛相鉴别：当体温超过 38℃时，大多数患者可有头痛、头晕症状，其发生常与体温增高、血管扩张有直接关系，经降温处理后头痛症状减轻或消失；③与颅内压增高性头痛相鉴别：有颅内压增高的疾病，如颅内占位性病变、脑膜炎、缺氧等，可引起持续性且阵发性加重的头痛表现，但随着降颅内压、吸氧、抗感染等治疗后，头痛即减轻或消失。

【预防与治疗】

在服用氟喹诺酮类药物时，一定要严格控制剂量，不可随意增加剂量和服药次数，同时应注意用药的持续时间，一般应控制在 5~7 天。如果服药期间出现头痛，要及时减少剂量，必要时可停药或在医师指导下调整用药。选用钙拮抗剂、扩血管药时，应注意用药疗程和剂量，严密观察病情与血压变化，尽量减少联合用药。对于血管活性药物引起的头痛，一般坚持治疗其头痛可以逐渐缓解。对于药源性无菌性脑膜炎和药源性颅内压增高性头痛，停用致病药物后，症状即可消失。

对于非止痛药引起的头痛的治疗，可分为一般治疗、药物治疗和对症治疗等 3 方面：

1. 一般治疗　发现药源性头痛可考虑停用致头痛药，多数患者在停药后头痛症状即可缓解。对于血管活性药物引起的头痛，一般坚持该药的治疗可使头痛逐渐缓解。如果产生药物依赖性头痛，可试用逐渐撤药的方法。

2. 药物治疗　对红霉素、吲哚美辛等引起的头痛可选用地西泮口服或肌内注射治疗。头孢菌素类抗生素和甲硝唑引起的严重双硫仑样反应则应禁用地西泮（因可致呼吸抑制）治疗。

对药源性颅内压增高综合征的治疗，应停用可疑药物，选用甘露醇、呋塞米注射液、甘油果糖脱水、降颅内压，必要时应用肾上腺皮质激素减轻脑水肿。CSF 分泌过多时，可予乙酰唑胺减少 CSF 分泌。

3. 对症治疗　吸氧，必要时大剂量使用维生素 C，应用抗组胺药物和 L- 半胱氨酸、DL- 同型半胱氨酸等治疗，同时测定血钾水平，过低时及时予以补充。

二、药物过量性头痛

药源性头痛可由多种药物引起，其中偏头痛、紧张型头痛等原发性头痛患者过量频繁应用急性对症治疗药物引起的头痛称为药物过量性头痛，是慢性每日头痛的第二大原因。药物过量性头痛是一种常见的头痛，在全球成年人人群中患病率为 1%~2%，药物过量性头痛常见的危险因素包括女性、患者对头痛疾病缺乏认识、对头痛和头痛产生的功能障碍产生恐惧、咖啡因引起的精神兴奋导致患者产生药物依赖等[102-106]。

【致病机制】

药物过量性头痛的发病机制尚不十分清楚，主要有以下几方面的观点：①中枢敏化：中枢敏化是偏头痛的发生机制之一，三叉神经系统及皮质中枢敏化可能也是药物过量性头痛的发病机制；②神经递质系统功能障碍：5- 羟色胺系统功能障碍是偏头痛发病的机制之一，内源性 5- 羟色胺系统的功能紊乱可能是药物过量性头痛患者皮质过度兴奋和痛觉敏化的基础；③心理行为因素与遗传因素：焦虑症、抑郁症、服药强迫症和行为依赖等心理因素在药物过量使用中起重要作用，药物过量性头痛患者存在一定的遗传因素，有药物过量性头痛家族史者患药物过量性头痛的风险是常人的 3 倍。

【致病药物和临床表现】

引起药物过量性头痛的药物包括阿片类镇痛药以及治疗偏头痛的常用药物，如曲坦类、麦角碱类或含咖啡因和巴比妥类药物联用。国内引起药物过量性头痛的常见药物主要是含咖啡因的复方制剂,包括索密痛、米格来宁、复方阿司匹林及某些中成药,另有少数过量使用布洛芬、对乙酰氨基酚、曲马多、麦角胺的患者。曲坦类是高收入国家药物过量性头痛患者最常服用的药物,相比于其他药物,更低剂量的曲坦类即可导致药物过量性头痛。

药物过量性头痛的症状在同一患者或患者间差异很大,其发生频率、严重程度、部位、性质和相关特征均不同,但最重要的是头痛时间(≥15 天/月,不处理持续超过 4 天,连续≥3 个月)。其他常见症状包括晨间头痛、颈痛、非复苏睡眠以及血管舒缩不稳定,还可能伴有焦虑和抑郁,所有这些症状在停止使用过量药物后均可改善。曲普坦过量引起的头痛类似于偏头痛。麦角胺类或止痛剂过量引起的头痛具有偏头痛和紧张型头痛的特点,伴随症状包括恶心、呕吐、无力、躁动、焦虑、注意力不集中、健忘、烦躁等。麦角胺类过量还可出现肢端发冷、心动过速、血压增高。预防偏头痛的药物普萘洛尔也可引起头痛,停药时有可能导致偏头痛加重。停服阿片类镇痛药可出现戒断性头痛[107-109]。

【诊断和鉴别诊断】

2013 年,国际头痛协会头痛分类委员会在头痛疾病的国际分类第 3 版(ICHD-Ⅲβ)制定的药物过量性头痛诊断标准主要有如下 3 点:①原本即患有头痛,现头痛发作≥15 天/月;②规律地过量应用一种或多种用于治疗急性头痛和(或)头痛症状的药物 >3 个月;③排除其他类型的头痛。根据患者所用药物的不同,药物过量性头痛分为不同的亚型,诊断标准对每个月使用药物的天数也有不同要求,具体如下:①如规律使用单一成分的止痛药(包括对乙酰氨基酚、阿司匹林、其他 NSAIDs),需满足每个月使用天数≥15 天;②如规律使用药物为麦角胺类、曲坦类(任何种类)、阿片类、复方成分止痛药,每个月使用天数≥10 天;③如联合使用麦角胺、曲坦类、单一成分止痛药、NSAIDs、阿片类,每个月累积使用天数≥10 天;④如规律用药为上述药物以外的其他药物时,每个月使用天数≥10 天[110]。

【预防与治疗】

无论患者还是医师,都要提高对药物过量性头痛危险因素的认识和警惕,对偏头痛、紧张型头痛的患者给予合理的预防和治疗建议。对药物过量性头痛的治疗始于对药物过量性头痛患者开展健康宣教,应使其正确认识疼痛和疼痛带来的不良情绪,保持健康的生活、工作方式,树立合理的防治观念,必要时可以和患者家庭进行密切合作。一旦发生药物过量性头痛,治疗的主要目的包括戒断过量药物、减少头痛发作、防止复发,关键在于打破患者过量用药的循环,停用过量药物,同时建立合理的预防和急性药物治疗方案。

1. 戒断过量药物　戒断过量药物治疗非常重要,是最直接和有效的治疗手段,还可提高患者对预防性药物的敏感性。大部分药物可以直接停用,但是建议缓慢停用阿片类、巴比妥类、苯二氮䓬类药物,以减轻戒断症状。一些戒断症状主要包括头痛加重、焦虑、恶心、呕吐、低血压、心动过速、睡眠障碍等,通常持续 2~10 天,但最长可达 4 周。

2. 戒断症状的治疗　治疗戒断症状时,不能再使用患者之前过量使用的药物。针对戒断症状可以使用的药物有:① NSAIDs:如对乙酰氨基酚、萘普生等;②止吐药:如甲氧氯普胺、氯丙嗪、多潘立酮等。针对戒药后发生的头痛患者,每周最多可使用 2 次治疗头痛的药物。由于大多数治疗戒断性头痛的药物可能引起药物过量性头痛,肾上腺皮质激素是针对药物过量性头痛的一种选择,研究显示泼尼松有缓解头痛和戒断症状的作用。

3. 预防性药物治疗　应在药物过量性头痛治疗开始时即启动预防性药物治疗,并根据以前使用的药物、原发头痛类型、不良反应等选择具体的治疗方案。与单纯的戒断过量药物治疗相比,联合预防性药物治疗可有益于药物过量性头痛患者。β 受体拮抗剂、钙拮抗剂、三环类抗抑郁药和抗惊厥药可用于预防性治疗,一般宜从小剂量给药,逐渐滴定至治疗剂量。托吡酯能有效减低偏头痛患者和药物过量性头痛患者的头痛天数和头痛程度。A 型肉毒杆菌毒素也可减少药物过量性头痛患者的用药量及每个月头痛天数。另外,阿米替林和丙戊酸钠也有用于预防性治疗药物过量性头痛患者的报道,能减少头痛发作的频率或每个月头痛天数[111-113]。

（黄凯鹏　陈孝）

第十节　药源性精神障碍

药源性精神障碍又称药物性精神障碍或药物诱发精神障碍,是非成瘾物质所致精神障碍的类型之一,是一类由于药物在治疗疾病的同时作为致病因素引起的 CNS 功能异常和组织结构损害,并导致相应临床经过的精神障碍。

药源性精神障碍的发生与性别无关,60 岁以上的患者发生药源性精神障碍较多,可能与老年人代谢缓慢导致体内药物蓄积而出现毒性反应有关。精神障碍发生在用药 24 小时以后的最多,给药方式以口服的最多,可能与临床上口服剂型品种较多有关,但精神障碍的出现与给药途径无关。

【致病机制】

药源性精神障碍主要由以下几种因素引起:药物固有作用的延伸;药物的中枢作用;药物对全身新陈代谢的继发影响;精神药物或致瘾药物的戒断反应;联合用药时,药物相互作用引起 CNS 毒性反应的叠加。不同药物具有不同的致病机制:

1. 抗微生物药物　氟喹诺酮类药物有一定的脂溶性,其引起精神异常发作的原因为能通过 BBB 进入脑组织,可抑制 CNS 中的抑制传导介质 GABA,而使 CNS 兴奋性增高,从而导致精神异常[114]。β- 内酰胺类抗生素虽不易透过 BBB,却可能使 CNS 抑制过程受到损害或对大脑皮质产生异常刺激,从而使皮质兴奋性增高,出现一系列精神症状。甲硝唑可引起中毒性精神病,机制可能与其容易通过 BBB,使脑内 5- 羟色胺和去甲肾上腺素的活性极度增高有关[115]。

2. 消化系统药物　甲氧氯普胺易透过 BBB,阻断中枢基底核多巴胺受体,使胆碱能受体相对亢进。

3. 循环系统药物　降压药引起的抑郁症状可能与中枢作用和胆碱能或肾上腺能受体拮抗效应有关。

4. 抗帕金森病药　左旋多巴可能由于引起中枢 5- 羟色胺和多巴胺的耗竭而导致抑郁症[116]。

【致病药物和临床表现】[117-119]

1. 抗微生物药物　高剂量的青霉素可引起焦虑不安、意识混乱及抽搐等;氯霉素可致幻觉及定向力障碍;庆大霉素可致幻觉、兴奋、恐惧、失眠及语无伦次等;头孢咪唑可致错觉及谵妄；磺胺类药物除可致错觉、谵妄等精神症状外，还伴有共济失调；利福平、异烟肼可致躁狂、尖叫；甲硝唑偶致语言混乱、妄想行为及人格改变等；氟喹诺酮类药物可致失明、抑郁、精神错乱等；阿昔洛韦也可引起幻觉、偏执意念和自杀念头。

2. 中枢神经系统药物

（1）NSAIDs：吲哚美辛、布洛芬、萘丁美酮及阿司匹林等可导致老年人记忆力减退、幻觉和人格变化。

（2）抗癫痫药：苯妥英钠可导致行为异常、精神错乱。

（3）抗精神病药物：吩噻嗪类易诱发抑郁及躁狂；丙米嗪可引起失明、精神错乱；阿米替林可致轻躁狂等。

（4）抗帕金森病药：金刚烷胺可引起幻觉、躁狂、谵妄、噩梦、夜惊和攻击行为等精神障碍；苯海索可致幻觉、妄想；左旋多巴及多巴胺受体激动剂可引起欣快、轻躁狂、焦虑、抑郁、幻觉、妄想、各种梦境、精神错乱及意识模糊等；司来吉兰易引起失明、噩梦，与三环类抗抑郁药或 5- 羟色胺再摄取抑制药合用易导致精神症状，应禁止两者联合用药。

3. 循环系统药物　洋地黄可引起患者坐立不安、幻视、认知障碍，甚至谵妄；利多卡因、奎尼丁可引起行为异常、烦躁、谵妄及胡言乱语；胺碘酮则可致幻听、冲动行为及妄想等；利血平可引起抑郁；哌唑嗪可引起谵妄和幻听；硝苯地平可引起躁狂、偏执、幻觉和严重抑郁；普萘洛尔、卡托普利、曲克芦丁、可乐定、哌唑嗪等也可干扰心理活动。

4. 消化系统药物　西咪替丁可导致烦躁、幻觉、妄想及记忆障碍；雷尼替丁可引起焦虑、健忘。

5. 激素类药物　肾上腺皮质激素可致失明、情绪高涨、欣快感及坐立不安；高剂量服用可致严重精神障碍，如躁狂行为、偏执、人格解体，偶可引起意识模糊。

6. 抗肿瘤药物　丙卡巴肼可致躁狂发作；氟尿嘧啶及长春新碱可引起谵妄等精神障碍。

7. 口服避孕药　如炔诺酮、甲炔诺酮、甲地孕酮等。

【诊断和鉴别诊断】

临床用药后出现精神障碍，如能排除引起精神障碍的其他原因，则应考虑药源性精神障碍。如再次应用某种药物后精神症状复发，则可以确诊。注意与其他原因，特别是有精神病病史或家族性精神病病史患者复发相鉴别。

【预防与治疗】

用药和停药过程中都可出现药源性神经精神障碍；肌病患者用药要十分谨慎，尤其是降脂药物；降脂药物联用、抗抑郁药物联用、MAOIs 与抗抑郁药或儿茶酚胺类激动剂联用时尤须谨慎；严重的水、电解质紊乱不宜纠正太快；服用降血糖药、抗微生物药物时不得饮酒；对有精神病病史或家族性精神病病史的患者用药需谨慎。

对于出现药源性精神障碍的患者，首先逐渐减药、停药，精神症状可采用抗精神病药、抗抑郁药或抗焦虑药对症治疗。治疗用药量不宜过大，防止滥用和误食。急性中毒按内科急救原则处理，洗胃、输液、补充维生素。昏迷者可用毒扁豆碱、毛果芸香碱、新斯的明等拮抗剂治疗。对兴奋、躁动等精神症状可用苯二氮䓬类药物治疗，不宜用抗精神病药物[120]。

（唐欲博　陈孝）

第十一节　药源性失眠与嗜睡

睡眠是人类生命的基本需求,人一生大概有 1/3 的时间是在睡眠中度过的。药源性睡眠障碍包括失眠和嗜睡,失眠指入睡困难或尽管睡眠时间充足但睡眠质量不佳,嗜睡指日间睡眠过度。虽然许多医源性或精神状态也会导致睡眠障碍,但是患者出现睡眠障碍,需要考虑是否有药源性的可能性。作用于 CNS 引起睡眠时相改变或促进觉醒的药物会诱发睡眠障碍,这种效应多出现在用药起始和撤药阶段。药源性睡眠障碍的总体发生率尚无统计学资料,不同药物所致的失眠或嗜睡率为 1%~55%[121]。

【致病机制】

睡眠时相可分为快速动眼相睡眠(rapid eye movement,REM)及非快速动眼相睡眠(non-rapid eye movement,NREM)。NREM 可分为 4 个不同的时期。1 个 NREM 和 REM 睡眠周期约 90 分钟,一晚有 4~6 个睡眠周期。REM 和 NREM 的功能和在睡眠障碍中起到的作用目前还尚未完全明确。老年人睡眠时相的改变主要表现是 REM,3、4 期 NREM 和总睡眠时间的缩短,这些改变与觉醒时间延长相关。

许多神经递质在睡眠周期中起到重要作用,睡眠与觉醒的神经化学反应并未完全阐明,目前还不能确定各种神经递质在睡眠和觉醒中的作用,但去甲肾上腺素能神经元参与调控睡眠时相。觉醒状态受去甲肾上腺素、多巴胺、乙酰胆碱和 5- 羟色胺的调控。

药源性睡眠障碍的主要机制包括药物影响睡眠相关神经递质的释放或受体作用,镇静催眠药物在日间可能会继续发挥作用,停药后可能会发生睡眠功能紊乱。

【致病药物和临床表现】

老年人及女性睡眠障碍特别是失眠的发生率较高。患者通常表现为入睡困难、容易觉醒,以及睡眠后仍感觉乏力,并伴随日间嗜睡及注意力集中困难。药物诱导的睡眠障碍发生时间差别较大。常见的可致睡眠障碍的药物包括[122-127]:

1. 抗抑郁药

(1)选择性 5- 羟色胺再摄取抑制剂(selective serotonin reuptake inhibitors,SSRIs):包括氟西汀、帕罗西汀、舍曲林、氟伏西汀、西酞普兰及艾司西酞普兰,用于治疗抑郁、焦虑及恐慌,可引起失眠、日间嗜睡和静坐不能。帕罗西汀和氟伏西汀具有镇静作用。SSRIs 减少睡眠时间,易觉醒,特别是治疗初期,可延迟或减少总 REM 时相。突然停用短效 SSRIs 可能会加重失眠。

(2)5- 羟色胺和去甲肾上腺素再摄取抑制剂(serotonin and norepinephrine reuptake inhibitors,SNRIs):包括文拉法辛和度洛西汀,用于治疗注意力不集中、孤独症、抑郁以及镇痛,可引起失眠、日间嗜睡和静坐不能。SNRIs 可减少总睡眠时间,增加觉醒,特别是治疗初期可延迟或减少总 REM 时相。突然停用短效制剂可能会加重失眠。

(3)5- 羟色胺 2 受体拮抗剂 / 再摄取抑制剂(serotonin-2 receptor antagonists/reuptake inhibitors,SARIs):包括曲唑酮、奈法唑酮和米氮平,用于治疗抑郁,改善 SSRIs 或 SNRIs 所致的睡眠障碍,具有镇静作用,增加睡眠时间。SARIs 可增加总睡眠时间,同时增加深度睡眠相。

(4)氨基酮类抗抑郁药:如安非他酮,用于治疗注意力不集中、抑郁及疲乏,可造成失眠和情绪激动。氨基酮类药物可改变 REM 密度和强度,造成多梦。

（5）三环或四环类抗抑郁药：用于治疗抑郁、疼痛和遗尿症，如阿米替林、多塞平、去甲替林和氯米帕明，可出现镇静、日间嗜睡，增加非抑郁患者的总睡眠时间。夜间服用上述药物可缩短入睡潜伏期，减少觉醒，延长 REM 潜伏期，减少 REM 时相。地昔帕明、曲米帕明和普罗替林更具激动作用，可致失眠、日间嗜睡和静坐不能。这些药物可延长 REM 潜伏期，抑制 REM 相，同时增加觉醒，减少总睡眠时间，特别是治疗的初始几周，其抗组胺和抗胆碱作用会造成日间镇静及认知力下降。

（6）单胺氧化酶抑制剂（monoamine oxidase inhibitors, MAOIs）：包括苯乙肼、吗氯贝胺、苯环丙胺、司来吉兰及雷沙吉兰，用于治疗难治性抑郁及帕金森病，可造成失眠和日间嗜睡。MAOIs 可几乎完全抑制 REM，增加觉醒时间，减少总睡眠时间。

（7）选择性去甲肾上腺素再摄取抑制剂：如阿托西汀，可诱导嗜睡或失眠、扰乱睡眠时相，增加觉醒、多梦、嗜睡的发生率高于失眠。

2. 抗癫痫药　抗癫痫药用于治疗癫痫、惊厥、偏头痛及神经病理性疼痛。如苯妥英钠、丙戊酸、卡马西平、托吡酯及加巴喷丁可引起嗜睡，这类药物可减少睡眠潜伏期和 REM 时相，也可增加深度睡眠。另外一些药物，如拉莫三嗪、左乙拉西坦、噻加宾等可诱导觉醒，建议日间给药。

苯二氮䓬类包括劳拉西泮和地西泮，用于治疗癫痫、焦虑、肌松、恶心和呕吐。可引起日间镇静，加重睡眠相关的呼吸功能紊乱，突然撤药易诱发失眠。苯二氮䓬类减少入睡潜伏期，增加总睡眠时间，减少觉醒次数，抑制深度睡眠并改变 REM 密度。长效制剂易引起日间嗜睡，短效制剂撤药时易诱发再次失眠。

3. 兴奋剂类　主要有哌甲酯和苯丙胺，用于治疗多动症和发作性睡眠，可引起失眠、增加觉醒、干扰睡眠、多梦、出现幻觉。兴奋剂类药物可延长入睡潜伏期，减少总睡眠时间和深度睡眠时间，这种对睡眠的影响可能缘于药物对 CNS 的直接刺激作用。

4. 抗精神病药　用于治疗双相情感障碍、激动、精神分裂等。第一代药物如氯丙嗪、氟哌啶醇与硫利达嗪减少入睡潜伏期和觉醒次数，增加总睡眠时间，造成日间镇静。第二代药物如氯氮平、奥氮平、利培酮和阿立哌唑等具有诱导镇静的作用，通过抑制 REM 时相，增加深度睡眠，改善睡眠连续性，这类药物可通过阻断 5-HT$_2$ 受体而改善选 SSRIs 对睡眠的影响。

5. 阿片类镇痛药物　包括吗啡、氢吗啡酮、羟考酮、芬太尼、美沙酮等，通过增加夜间觉醒、减少深度睡眠和 REM 时相，造成日间嗜睡和疲乏、晚上失眠，出现睡眠紊乱，长期服用美沙酮对睡眠的影响较小。

6. 自主神经系统药物

（1）α$_2$ 受体激动剂：用于治疗高血压、多动症、镇痛、偏头痛等，如可乐定，通过缩短入睡潜伏期，部分抑制 REM 时相，发挥镇静作用。

（2）β 受体拮抗剂：用于治疗高血压、心力衰竭等，如普萘洛尔、美托洛尔、阿替洛尔和拉贝洛尔，抑制 REM 时相，扰乱睡眠，造成失眠、多梦和幻觉，其中脂溶性药物如普萘洛尔、拉贝洛尔对睡眠的影响超过水溶性药物如阿替洛尔。

7. 调节血脂药　HMG-CoA 还原酶抑制剂（他汀类）用于降血脂治疗，如辛伐他汀、洛伐他汀和普伐他汀等，可造成睡眠紊乱、多梦。

8. 呼吸系统药物

（1）β 受体激动剂（吸入型）：如沙丁胺醇吸入剂、沙美特罗吸入剂，其中长效制剂增加睡眠时间,改善哮喘患者的睡眠情况。

（2）茶碱类:用于治疗支气管痉挛,包括茶碱、氨茶碱,延长入睡潜伏期,增加觉醒次数,减少总睡眠时间,造成失眠和易觉醒。

9. 糖皮质激素　糖皮质激素用于免疫抑制、抗炎、止吐等,包括地塞米松、泼尼松、甲泼尼龙等,减少总睡眠时间和深度睡眠时间,造成失眠、觉醒和疲乏。糖皮质激素对睡眠的影响具有剂量依赖性,大剂量可能加重睡眠紊乱。

10. 抗组胺药　用于治疗过敏性鼻炎、皮肤瘙痒及止吐等,第一代药物包括苯海拉明、异丙嗪、多西拉敏等,通过缩短入睡潜伏期、减少夜间觉醒而造成日间嗜睡。第二代药物包括氯雷他定、西替利嗪和非索非那定等,由于这类药物透过 BBB 率较低,因此正常剂量下对睡眠影响不大,但高剂量时可能诱导嗜睡。

11. 其他　用于治疗感冒及过敏症状,包括去氧肾上腺素和伪麻黄碱,通过减少总睡眠时间,增加觉醒次数,造成失眠、焦虑甚至激动。

【诊断和鉴别诊断】

许多疾病及精神状态会影响睡眠(表 8-3),当考虑可能有药源性睡眠障碍时需评估是否有上述影响因素。监测睡眠状态下的脑电图、眼电图及肌电图组成的多导睡眠图(polysomnography, PSG)可作为睡眠电生理的评估方法。其他评估方法包括测定入睡时间、REM 潜伏期、觉醒次数、睡眠时相转换次数等。

表 8-3　药源性睡眠障碍的鉴别诊断

疾病状态	精神状态
神经系统	情绪紊乱
谵妄	抑郁
癫痫	狂躁
帕金森病	
呼吸系统	焦虑性障碍
哮喘	焦虑症
阻塞型睡眠呼吸暂停	强迫症
	恐慌
心血管系统	其他
心律失常	酗酒
心力衰竭	镇静药物停药
消化系统	个人情况
胃食管反流	工作或经济情况
消化性溃疡	人际关系
内分泌系统	突发事件
糖尿病	倒时差
甲状腺功能亢进	换工作
慢性疼痛	
妊娠	

　　药源性睡眠障碍的诊断依据包括明确的用药史、PSG 评估、睡眠障碍的客观依据及多种睡眠状态潜伏期测定。评估病情首先应从用药史及体格检查入手,必要时可进行精神状态及心理评估。当怀疑药源性睡眠障碍时,需详细询问是否有服用过已知能够影响神经递质作用的药物、服药频率及服药时间、最近是否停用过药物。

　　药源性睡眠障碍的危险因素没有完全明确。β 受体拮抗剂引起的睡眠障碍与患者的年龄和药物剂量相关。已知的药源性睡眠障碍危险因素包括女性、高龄、联用两种及两种以上作用于 CNS 的药物和药物相互作用等。药物除了直接诱导睡眠障碍外,还可加重原有睡眠障碍的表现及风险。如给予睡眠呼吸暂停综合征患者镇静、催眠药物后,患者日间嗜睡的症状可能会加重。

【预防与治疗】

　　预防药源性睡眠障碍需要明确相关药物的药理学机制,预先判断对睡眠潜在的影响。非药物干预措施对于提高睡眠质量也有一定的帮助,包括建立规律的作息时间,每天保证必需的睡眠时间,避免长期卧床、强迫睡眠或日间打盹,睡觉前适当放松,规律运动但不要睡前进行,营造舒适的睡眠环境,减少咖啡、酒精或烟的摄入量,避免饥饿或过饱,避免睡前过量饮水。对于药物因素,应停用可能引起睡眠障碍的药物,如果不能停用相关药物,可将服药时间提前或减少剂量以缓解症状。

　　睡眠障碍严重影响患者的生活质量,因此需要严密监控相关的临床表现。治疗药源性睡眠障碍需要明确相关药物的药理学特点,特别是具有神经递质活性的药物,另外还需注意药物-药物间的相互作用,通过对药动学或药效学的影响增加药物对神经系统的影响。治疗方面,首先停用可疑诱导睡眠障碍的药物,停药后症状消退时间与药物的半衰期相关。对于一些患者如癫痫,不能停用可疑药物,可以通过提前给药时间从而缓解症状。另外,有些药物如司来吉兰较高剂量时才会引起睡眠障碍,适当减低给药剂量可能会有所缓解。

　　当其他方法不能缓解药源性睡眠障碍时,需要给予药物治疗。对于失眠需要短期治疗的患者,苯二氮䓬类、抗抑郁药及镇静催眠药物在疗效上并无显著性差别。对于入睡困难或日间嗜睡的患者,可给予短效苯二氮䓬类如阿普唑仑,或催眠药物唑吡坦、扎来普隆。对于容易早醒的患者,可给予中效苯二氮䓬类,如艾司唑仑。长效苯二氮䓬类如氟西泮可能对睡眠紊乱所致的焦虑有益。联合两种苯二氮䓬类药物治疗失眠和焦虑目前尚缺乏理论支持。应给予最低有效剂量的药物改善睡眠。苯二氮䓬类药物长期服用约 2 周后易出现耐受性,可采取每周给药 3~4 天,以防止耐受性的发生。

　　如果需要长期治疗失眠,可考虑给予抗抑郁药物。5~100mg 曲唑酮可用于治疗氟西汀或苯丙胺所致的失眠。曲唑酮相比于其他抗抑郁药物无抗胆碱作用。多塞平也可用于治疗抗抑郁药物所致的失眠,维持夜间褪黑素的正常分泌。抗精神病药和抗组胺药也可用于治疗长期失眠,但证据有限并常伴随其他不良反应的发生。

　　非处方药中,褪黑素由于其生理节律特性和镇静作用,可用于缓解睡眠障碍。H_1 受体拮抗剂的应用证据尚不充分。其他药物包括维生素 A、烟酸、维生素 B_{12}、钙剂及镁剂等。治疗睡眠障碍的初始阶段应给予最小有效剂量,理论上治疗疗程宜尽量缩短,但对于需要长期治疗的患者较难达到。药源性睡眠障碍治疗过程中应常规监护,评估药物治疗的效果及症状缓解程度。

（夏延哲　陈孝）

第十二节　药源性昏迷

意识是机体认识和获取知识的智能加工过程,涉及学习、记忆、语言、思维、精神、情感等一系列心理和社会行为,意识的维持依赖于网状激活系统的完整性,在正常睡眠时间,网状激活系统被尾部网状结构抑制,感觉刺激可使其逆转从而从睡眠中觉醒。意识障碍指与上述学习记忆以及思维判断有关的大脑高级智能加工过程出现异常,发生生理和心理活动一时性或持续性障碍,例如手术、疾病或药物破坏了网状激活系统。临床上意识障碍主要分为觉醒度下降和意识内容变化两方面,前者表现为嗜睡、昏睡和昏迷,后者主要表现为意识模糊和谵妄等。昏迷是最常见、最严重的意识障碍,表现为持续性意识完全丧失。

药物中毒是常见的引起昏迷的原因之一。一般情况下,药源性昏迷可以逆转,但一旦产生脑组织严重损伤如白质脑病,昏迷就将是永久性的。昏迷提示患者药物中毒已经达到严重程度,可能带来不良预后和增加死亡风险。

【致病机制】

意识有赖于大脑皮质功能的维持,觉醒状态需要皮质下觉醒激活系统和抑制系统的平衡。单纯大脑皮质弥漫性病变时,意识内容丧失而觉醒保留,而一旦觉醒调节系统,特别是脑干上行网状激活系统受损,则陷入昏迷、丧失意识。药源性昏迷的机制主要有以下几点:

1. 大脑皮质过度兴奋或抑制　许多药物可以直接或间接地使大脑电活动发生抑制或过度兴奋,从而影响皮质正常功能,这种情况一般发生在与受体作用相关的药物使用过程中。

2. 脑灌注压过低或血流动力学紊乱　当脑灌注压过低或血流动力学紊乱时,脑部供血不足引起脑缺氧进而导致昏迷,主要见于过敏性休克、低血容量性休克以及心律失常等情况。另外,当降压药物使用不当时引起血压过低、脑部血液灌注不足,也会引起昏迷。

3. 代谢障碍或内环境紊乱　在脑缺血缺氧、低血糖等情况下,脑皮质神经元不能够正常代谢,从而出现不同程度的意识障碍;高血糖、高血钠时,脑组织脱水而出现高渗昏迷;低血钠时脑组织水肿而昏迷;糖尿病酮症酸中毒、乳酸性酸中毒等也会导致脑细胞功能失常,从而出现意识障碍。

4. 脑组织广泛损害　脑组织广泛损害或脑干网状上行激活系统受损。

【致病药物和临床表现】

1. 抗微生物药物

(1) β- 内酰胺类药物:β- 内酰胺类药物导致昏迷最常见的原因是过敏性休克。此外,头孢菌素类药物使用期间如果同时饮酒可能发生双硫仑样反应(无力、头痛、视物模糊、头晕、恶心、呕吐、意识不清、皮肤湿热、出汗、心动过速、低血压),特别多见于含甲硫四氮唑侧链的头孢菌素。甲硫四氮唑侧链和双硫仑的结构类似,干扰肝脏中的醛脱氢酶结合。应用此类药物时,应嘱患者在用药期间及停药2周内避免饮用含乙醇的药物、饮料等。另外还有头孢噻肟影响呼吸功能、头孢曲松引起低血糖反应的报道。

(2) 硝基咪唑类药物:甲硝唑类药物可引发心律失常并引起昏迷,其原因可能是甲硝唑和细胞蛋白结合,干扰心肌细胞的蛋白合成;此外,甲硝唑代谢产物与神经元 RNA 结合引起轴索变性,表现出神经毒性,进而引起癫痫样发作、共济失调甚至昏迷。

（3）氟喹诺酮类药物:引起低血糖昏迷,可能的原因是其影响 GABA 和单胺生物活性物质,导致迷走神经兴奋,使胰岛 β 细胞释放更多胰岛素。氟喹诺酮类药物引起的昏迷多发于老年人,60 岁以上的老年人低血糖昏迷发生率为 2.48%,因此对老年人使用该类药物应谨慎。此外,氟喹诺酮类药物可以阻止 GABA 与其受体结合,从而引起大脑皮质兴奋而导致癫痫的发生,进而引发意识障碍。另有司帕沙星等能够引起特发性 Q-T 间期进一步延长,并诱发尖端扭转型室性心动过速、室颤而导致昏迷。

（4）抗结核类药物:异烟肼、链霉素、乙胺丁醇、吡嗪酰胺等均有神经毒性,大量使用时均可引起中毒性脑病及癫痫发作,其中异烟肼引起的昏迷最为多见,这是由于异烟肼进入人体后妨碍维生素 B_6 的利用,进而使 GABA 浓度降低,CNS 兴奋性增强所致。此外,由于上述药物的肝、肾毒性,存在该类药物联用引发肝性昏迷的情况。

2. 中枢神经系统药物

（1）镇痛药:吗啡、哌替啶、二氢埃托啡、布桂嗪、曲马多等均有引起昏迷的报道[128],主要表现为呼吸抑制、瞳孔缩小、昏迷三联征,主要是阿片类镇痛药物抑制大脑皮质及呼吸中枢所致。

（2）抗癫痫药:抗癫痫药因其中枢抑制作用,当大剂量使用时均可导致昏迷。抗癫痫药的治疗窗窄,易发生中毒,多表现为嗜睡、共济失调、肝肾功能损害、骨髓抑制等,大量服用可导致昏迷、瞳孔改变、对光反射迟钝或消失等。丙戊酸临床常用于抗癫痫治疗,可增加抑制性脑内神经递质 GABA 的浓度,从而引起昏迷,常伴有双侧同步高幅脑电活动。当用药过量、不合理联用多种抗癫痫药、患者的肉毒碱水平低、磷酸氨甲酰合成酶 -1 缺乏时,引起高氨血症,可能出现药源性昏迷。

（3）镇静催眠药:高浓度的巴比妥可溶解脂质膜,从而影响神经细胞膜离子的转运和摄取。巴比妥类的镇静催眠作用除了抑制网状激活系统外,还可抑制大脑皮质,导致意识混乱和智力损害。

氯美扎酮等镇静催眠药物均有一定的中枢抑制作用,大剂量使用时可引起 CNS 过度抑制而昏迷。

（4）抗精神病药物:文献报道抗精神疾病药物和镇静催眠药物占药物中毒发病例数的 50% 以上[129]。抗精神病药物以吩噻嗪类及丁酰苯类为主,又称强安定剂或神经阻断剂,这类药物的药理作用涉及皮质及皮质下中枢,进入机体内的药物能够显著地抑制循环系统及 CNS 发挥以下作用[130]:①抗组胺、抗胆碱作用;②对大脑皮质及皮质下中枢的抑制作用;③对肾上腺素 α 受体的阻断作用,抑制血管运动中枢,扩张的血管使血压下降,使心跳反射性加快;④肝脏毒性以及过敏性损害。急性抗精神病药物中毒大都表现为各种程度的意识障碍,伴有低血压和呼吸抑制,如果不能在短时间内逆转这种抑制状态,可能导致患者死亡。

氯氮平是一种非典型的抗精神病药物,能阻断中脑边缘系统的多巴胺受体,具有中枢抗胆碱能作用和 5- 羟色胺受体拮抗作用,抑制中脑网状上行激活系统,对黑质 - 纹状体的多巴胺受体作用较小。氯氮平在临床使用中能引起药源性昏迷,其原因可能有以下几种:①药动学研究表明,不同个体间的氯氮平血药浓度差异非常大,可达 10 倍以上,当氯氮平用量过大、给药过快时,其对中枢的直接抑制作用能引起 CNS 的深度抑制;②氯氮平能阻断 α 肾上腺素能受体,继而引起心率减慢、心排血量减少、血压下降、脑供血不足,从而导致意识障碍;③另外还有个案报道氯氮平引起阿-斯综合征(Adams-Stokes syndrome),即心源性脑缺血综合征,原因可能是氯氮平阻断α肾上腺素能受体,在心肌细胞引起类奎尼丁样作用,出现复极障碍。氯氮平所致的昏迷情况多见于过量服用,也有部分初次按常规剂量使用的患者,有报道称在女性、老年人、少儿以及肝肾功能不全患者的发生率更高,因此对于初次使用或特殊人群应注意从小剂量开始。

吩噻嗪类抗精神病药物包括氯丙嗪、丙氯拉嗪、普马嗪、硫利达嗪等,主要通过阻断中脑边缘系统及中脑皮质通路的多巴胺受体发挥作用,能阻断5-羟色胺受体、α肾上腺素能受体、M型乙酰胆碱受体。吩噻嗪类药物引起的昏迷主要是由于药物过量导致CNS的过度抑制,少见使用常规剂量时发生昏迷现象。

(5)抗焦虑药:地西泮、氯硝西泮、三唑仑、咪达唑仑类药物主要通过作用于苯二氮䓬受体,增强GABA能神经传递功能和突触抑制效应,可引起药源性昏迷[131]。苯二氮䓬类药物主要作用于网状激活系统,能够使脑血流减少并降低脑代谢,抑制呼吸中枢,对于年老体弱者,特别是有呼吸系统疾病者应谨慎使用。该类药物的不良反应发生率很低,引起昏迷的主要原因是大剂量使用致CNS过度抑制[132]。苯二氮䓬类所致的昏迷可用拮抗剂氟马西尼迅速缓解。

(6)抗躁狂药:碳酸锂是一种高效抗躁狂药物,其通过抑制去甲肾上腺素释放,促进神经末梢对其摄取,降低突出间隙去甲肾上腺素的含量,减少与受体结合而抑制躁狂症状,此外还能促进5-羟色胺合成。碳酸锂的治疗剂量与中毒剂量很接近,中毒时出现脑病综合征,表现为意识模糊、癫痫发作乃至昏迷、休克、肾衰竭。

(7)抗抑郁药物:三环类抗抑郁药包括阿米替林、丙米嗪、马普替林、多塞平等。此类药物通过阻断CNS对去甲肾上腺素和5-羟色胺的再摄取,同时还有抗胆碱、抗β肾上腺素受体及抗H_1组胺受体作用,对多巴胺受体的影响小。患者服用三环类抗抑郁药物时易产生嗜睡,中等及大剂量使用可过度抑制CNS,脑电图出现慢波,引起昏迷[133]。此外,氟西汀等抗精神病药物均有一定的中枢抑制作用,大剂量使用时可引起CNS过度抑制而昏迷。

(8)其他:地芬尼多能够改善椎基底动脉供血、调节前庭功能、抑制呕吐中枢、改善眼球震颤,常用于眩晕症。过量服用后可出现昏迷、心功能不全、心律失常等表现。

3. 循环系统药物 循环系统药物特别是抗心律失常药通常有相对严格的适应证和禁忌证,违反治疗原则往往会导致严重后果,威胁患者生命。而且,即使按照用药原则,常规使用抗心律失常药也可能出现意外,这其中就包括昏迷。

(1)钙拮抗药:硝苯地平为钙离子通道阻滞剂,广泛用于高血压的治疗。大量服用硝苯地平会引起血压降低、全身组织血液灌注量减少、抽搐、昏迷。

(2)抗心律失常药:"奎尼丁晕厥"是奎尼丁的标志性不良反应之一,是指应用常规剂量的奎尼丁引发的阵发性室性快速型心律失常,患者反复晕厥甚至猝死。奎尼丁抑制异位心律失常,抑制心脏自律性、传导性、延长心肌不应期等,但在不同性别、年龄、心功能不全、血钾降低、副交感神经张力增高、洋地黄作用的影响下,使心律发生异位激动,这可能是奎尼丁导致昏迷的主要原因。

胺碘酮的禁忌证为严重的窦房结功能不良,有窦性心动过缓、Ⅱ-Ⅲ度传导阻滞及对药物高反应者。胺碘酮具有较强的外周血管扩张作用,其常见不良反应为严重的窦性心动过缓,表现为患者血压下降、心律失常、阿-斯综合征,严重者均可引起昏迷。

普罗帕酮可造成严重的窦性心动过缓。有报道称静脉注射普罗帕酮40分钟后出现窦性停跳,所以对于老年人、器质性心脏病、心功能不良者应用普罗帕酮应特别慎重,此外还有大剂量服用普罗帕酮引起加速性室性自主心律而导致昏迷的情况。一旦出现心脏停搏,立即给予阿托品、异丙肾上腺素等抢救。

美西律主要用于急、慢性心律失常的治疗,不良反应有恶心、呕吐、嗜睡、昏迷、低血压、心动过缓、头痛、震颤、眩晕等,大剂量可引起传导阻滞、心搏骤停。

普萘洛尔能够减慢舒张期除极速率、降低窦性心律,降低希氏束和浦肯野纤维的自律性和传导速度,抑制房室传导。对使用降血糖药物的糖尿病患者使用普萘洛尔时,因普萘洛尔可以抑制胰高血糖素的分泌、减少糖原异生和分解,从而引起低血糖昏迷。

4. 消化系统药物

(1)地芬诺酯:为哌替啶衍生物,主要作用于肠壁阿片受体,抑制乙酰胆碱释放,减少肠蠕动,可用于急、慢性功能性腹泻及慢性肠炎。不良反应包括恶心、呕吐、嗜睡、烦躁、失眠等。过量服用可导致急性中毒,表现为阿片类药物中毒,如心动过缓、呼吸抑制、昏迷和缩瞳。

(2)甲氧氯普胺:为多巴胺受体抑制药,能抑制黑质-纹状体的多巴胺能系统,具有神经系统毒性。甲氧氯普胺常有锥体外系反应,能引起呼吸停止、抽搐和昏迷。

5. 抗糖尿病药物　抗糖尿病药物引起的昏迷最常见的是低血糖导致的昏迷,多与用量过大、患者未及时进餐有关。另外,高龄和肾功能不全是低血糖昏迷发生的高危因素,因为老年人糖异生功能减退、肝功能不全、交感神经反应迟钝而使这类人群更易发生低血糖昏迷,而肾功能不全导致药物清除缓慢,造成药物在体内大量蓄积也是导致低血糖昏迷的重要因素。联用阿司匹林、保泰松、吲哚美辛、磺胺类药物及β受体拮抗剂也可以促发低血糖昏迷。此外,糖尿病自主神经病、严重感染、剧烈运动等也是致低血糖昏迷的危险因素。由于大脑没有糖原储存,因此对低血糖反应敏感,昏迷持续时间长将对大脑产生不可逆性损伤,昏迷时间越长,预后越差。

大多数药源性低血糖昏迷是由磺脲类药物所致,其中格列本脲由于药效强、半衰期长,昏迷最为多见;其次是胰岛素。胰岛素引起的低血糖昏迷多呈急性发作,磺脲类药物所致的低血糖昏迷则较为缓慢、不易发现、难以纠正且反复发作。

双胍类药物较少引起低血糖昏迷,但是双胍类药物引起严重的乳酸性酸中毒也会导致昏迷,其机制与双胍类药物促进无糖酵解、抑制肝糖原异生有关。肝、肾功能不全患者由于其乳酸清除能力差,更容易发生乳酸性酸中毒而致昏迷,此类患者用药时应谨慎。

6. 其他　除上述药物外,西地那非可致胸闷、气急、心慌、冷汗、随即昏迷的情况,可能与西地那非的心血管作用有关;长期服用特拉唑嗪出现反复晕厥,停药后症状消失。

【诊断和鉴别诊断】

药源性昏迷大多可根据病史和临床表现,结合相关检查作出诊断,但当患者用药不明的情况下诊断相对困难,此时需综合患者的既往史、用药史、临床表现等作出诊断,医师和药师充分了解各种药物的毒副作用是药源性昏迷的诊断基础。

药源性昏迷应与脑组织损伤、脑器质性疾病、脑出血和代谢性脑病引起的昏迷相鉴别:脑组织损伤引起的昏迷通常表现为逐渐加重,而药源性昏迷则在停药后逐渐减轻。脑组织损伤引起昏迷的患者常有外伤史并伴有不正常体位,有局灶性及不对称性神经系统体征特征;而中毒性和代谢性昏迷的神经系统体征是对称的,并伴有不正常运动。加强实验室检查及药物浓度检测也有助于鉴别诊断,脑影像学检查如 CT 和 MRI 有助于鉴别 CNS 的占位性病变和损伤。

【预防与治疗】

1. 熟悉所用药物的药理学知识　熟悉药物的药理学知识、禁忌证和不良反应及药物之间的相互作用,做到合理联合用药是预防药源性昏迷的基础。根据患者的心脏及肝、肾功能确定用药方案,掌握用药剂量,切忌盲目过量给药。若需长期给药,更要观察患者对药物的敏感性,确定合适的个体化给药剂量,并密切监察病情,适时调整剂量,做到尽早发现不良反应,及时停药和换药。药师应对患者进行充分的用药教育,包括患者正在服用的药物的商品名、通用名,药物治疗目的、预期疗效,药物的服用时间、用药途径、用药剂量及可能出现的不良反应和预防措施,并通知患者一旦发生不良反应,及时通知医师和药师。

2. 患者发生药源性昏迷后应争取时间,立即施救

(1)治疗时应立即停药并迅速清除体内药物:具体方法可采取洗胃、血液透析、促进排泄这 3 种方法来清除药物。①洗胃:对于口服药物中毒应尽早洗胃,许多药物如抗精神失常药和三环类抗抑郁药由于其外周抗胆碱能作用使胃肠蠕动减慢,可在胃内留存较长时间,因此即使这类药物服用时间较长,仍应采取彻底洗胃的措施清除药物;而对于服药时间短、不良反应较轻、尚未昏迷且依从性高的患者,可以采用催吐法洗胃;②血液透析:当静脉输注、肌内注射的药物出现药源性昏迷的不良反应或口服药物时间较长已被吸收入血,此时应采用血液透析清除血液中游离的毒物、药物和药物代谢产物,有效、快速地降低体内引起不良反应的药物含量;③促进药物排泄:对于经肾代谢、经尿液排泄的药物可采取利尿的方法排出,对于进入肠道的药物可采取导泻的方法促进其随粪便排出。

(2)应用解毒药和拮抗药治疗:对于有对应解毒药的药源性昏迷,应合理使用解毒或拮抗药物。如发生低血糖昏迷,应立即静脉注射葡萄糖注射液;阿片类药物中毒应立即停药并使用阿片受体拮抗剂纳洛酮,对于抗精神病药物、镇静催眠药的药源性昏迷,纳洛酮也具有较好的治疗效果[134]。纳洛酮为人工合成的阿片受体特异性拮抗剂,是羟二氯吗啡酮–6 衍生物,纳洛酮应用于抗精神病药物中毒患者后,能迅速通过 BBB,逆转中毒后的心脑血管效应,提升血压,减少苏醒时间,增强心肌收缩力。对于昏迷和呼吸抑制的患者,纳洛酮能快速逆转意识障碍、解除呼吸抑制,对于脑损伤的患者能够控制颅内压、改善脑代谢、减轻脑水肿。纳洛酮能够发挥强有力的催醒作用,是因其能迅速通过 BBB,竞争性地阻止并取代应激状态下机体释放的大量阿片受体的结合,促进自主呼吸的恢复,解除药物的抑制作用。同时,纳洛酮抑制生成自由基,维持细胞膜的稳定,减轻肺水肿,拮抗生成炎症介质,提高动脉血压,增强儿茶酚胺效应,临床上能发挥很好的抗休克作用。

(3)维持生命体征和内环境稳定:密切监测,对症治疗。药源性昏迷患者应保持气道通畅,可行高流量给氧,出现呼吸衰竭时考虑使用呼吸机支持;血容量不足时合理补液,维持水和电解质平衡;心功能不全患者给予强心治疗,降低心脏前后负荷处理,利尿、扩血管;当出现脑水肿和颅内压升高时可采用甘露醇高渗脱水处理。

3. 并发症的处理　纠正电解质失衡,如低钠、高钠、血钾异常;控制继发的肺部感染、尿路感染;肠外营养支持等。

4. 用药教育　老年患者具有昏迷后易出现吸入性肺炎、多器官功能不全等严重并发症,治疗时间长,治疗费用高的特点;且老年人的机体组织器官结构退化、功能减退,药物代谢能力下降,药物易蓄积中毒。即使服用常规治疗剂量,但当存在某些因素如感染等诱因时,易出现多系统、多器官功能障碍,导致药物代谢障碍等,从而出现病情加重、意识减弱至昏迷。因此,医师、药师应特别针对老年患者及其家属,进行用药教育和用药方案设计。

(赵丽岩　陈孝)

参 考 文 献

1. Pesola GR, Avarsarala J. Bupropion seizure proportion among new-onset generalized seizures and drug related seizures presenting to an emergency department. J Emerg Med, 2002, 22 (3): 235-239.

2. Tisdale JE, Miller DA. Drug-induced diseases: prevention, detection, and management. 2nd ed. Bethesda: American Society of Health-System Pharmacists, 2010.

3. Cock HR. Drug-induced status epilepticus. Epilepsy Behav, 2015, 49: 76-82.

4. 张小澍,鱼爱和. 药源性神经系统疾病(二). 药物不良反应杂志, 2005, 7(4): 287-291.

5. 陈子怡,周列民. 药物难治性癫痫发病机制研究进展. 国外医学内科学分册, 2006, 33(4): 181-184.

6. 黄欣. 药源性神经系统疾病(上). 中国临床医师, 2009, 37(7): 534-539.

7. Bhattacharyya S, Darby R, Berkowitz AL. Antibiotic-induced neurotoxicity. Curr Infect Dis Rep, 2014, 16 (12): 448.

8. Sutter R, Rüegg S, Tschudin-Sutter S. Seizures as adverse events of antibiotic drugs-A systematic review. Neurology, 2015, 85 (15): 1332-1341.

9. Grill MF, Maganti RK. Neurotoxic effects associated with antibiotic use: management considerations. Br J Clin Pharmacol, 2011, 72 (3): 381-393.

10. Anzellotti F, Ricciardi L, Monaco D, et al. Cefixime-induced nonconvulsive status epilepticus. Neurol Sci, 2012, 33 (2): 325-329.

11. Cannon JP, Lee TA, Clark NM, et al. The risk of seizures among the carbapenems: a meta-analysis. J Antimicrob Chemother, 2014, 69 (8): 2043-2055.

12. Soštaric N, Beovic B, Maticic M. Ertapenem-associated seizures in a patient without prior CNS disorder or severe renal dysfunction. Int J Clin Pharmacol Ther, 2014, 52 (3): 255-258.

13. Cone C, Horowitz B. Convulsions associated with moxifloxacin. Am J Health-Syst Pharm, 2015, 72 (11): 910-912.

14. Eker HE, Izmirli H, Akin S, et al. Meperidine induced seizure in a patient with lyme borreliosis. J Clin Med Res, 2009, 1 (5): 302-304.

15. Gumeni R, Belmennet A, Genotn P. Antiepileptic drug-induced worsening of seizures in

children. Epilepsis, 1998, 39 (Suppl 3): S2–10.

16. Genotn P. When antiepileptic drugs aggravate epilepsy. Barin Dev, 2000, 22 (2): 75–80.

17. 彭佑群, 王学峰. 抗癫痫药物引起的癫痫发作. 国外医学神经病学神经外科学分册, 2003, 3（6）: 519–522.

18. 陶婷婷, 凌振芬. 抗癫痫药物的致癫痫作用. 临床神经病学杂志, 2012, 25（1）: 71–72.

19. Williams AM, Park SH. Seizure associated with clozapine: incidence, etiology, and management. CNS Drugs, 2015, 29 (2): 101–111.

20. Judge BS, Rentmeester LL. Antidepressant overdose-induced seizures. Psychiatr Clin N Am, 2011, 29 (3): 565–580.

21. Wilson MT, Sleigh JW, Steyn-Ross DA, et al. General anesthetic-induced seizures can be explained by a mean-field model of critical dynamics. Anesthesiology, 2006, 104 (3): 588–593.

22. 吴冰洁. 兴奋性氨基酸、糖皮质激素及其受体与癫痫. 国外医学·生理、病理科学与临床分册, 2001, 21（3）: 231–233.

23. Lennon AS, Norales G, Armstrong MB. Cardiac arrest and possible seizure activity after vincristine injection. Am J Health Syst Pharm, 2012, 69 (16): 1394–1397.

24. Sevmis S, Karakayali H, Emiroglu R. Tacrolimus-related seizure in the early postoperative period after liver transplantation. Transplant Proc, 2007, 39 (4): 1211–1213.

25. Chen HY, Albertson TE, Olson KR. Treatment of drug-induced seizures. Br J Clin Pharmacol, 2016, 81 (3): 412–419.

26. Lee MJ, Lin PY, Chang YY, et al. Antipsychotics-induced tardive syndrome: a retrospective epidemiological study. Clin Neuropharmacol, 2014, 37 (4): 111–115.

27. Ryu S, Yoo JH, Kim JH, et al. Tardive dyskinesia and tardive dystonia with second-generation antipsychotics in non-elderly schizophrenic patients unexposed to first-generation antipsychotics: a cross-sectional and retrospective study. J Clin Psychopharmacol, 2015, 35 (1): 13–21.

28. Burkhard PR. Acute and subacute drug-induced movement disorders. Parkinsonism Relat Disord, 2014, 20 Suppl 1: S108–112.

29. Rupniak NM, Jenner P, Marsden CD. Acute dystonia induced by neuroleptic drugs. Psychopharmacology (Berl), 1986, 88 (4): 403–419.

30. Miura I. BDNF Val66Met polymorphism and antipsychotic-induced tardive dyskinesia occurrence and severity: a meta-analysis. Schizophr Res, 2014, 152 (2–3): 365–372.

31. Moris G, Garcia-Monco JC. The challenge of drug-induced aseptic meningitis revisited. JAMA Intern Med, 2014, 174 (9): 1511–1512.

32. Moris G, Garcia-Monco JC. The challenge of drug-induced aseptic meningitis. Arch Intern Med, 1999, 159 (11): 1185–1194.

33. Farr KP, Mogensen CB. Drug-induced aseptic meningitis. Ugeskr Laeger, 2010, 172 (4): 298–299.

34. Jolles S, Sewell WA, Leighton C. Drug-induced aseptic meningitis: diagnosis and management. Drug Saf, 2000, 22 (3): 215–226.

35. Hopkins S, Jolles S. Drug-induced aseptic meningitis. Expert Opin Drug Saf, 2005, 4 (2): 285-297.

36. Nettis E, Calogiuri G, Colanardi MC, et al. Drug-induced aseptic meningitis. Curr Drug Targets Immune Endocr Metabol Disord, 2003, 3 (2): 143-149.

37. 冯永平,赵玉萍. 药源性脑血管病研究进展. 卒中与神经疾病, 2001, 8 (6): 384-386.

38. Vidale S, Pini C, Arnaboldi M. Blood pressure control and recurrence of intracerebral hemorrhage. JAMA, 2016, 315 (6): 611.

39. Daras M, Tuchman AJ, Marks S. Central nervous system infarction related to cocaine abuse. Stroke, 1991, 22 (10): 1320-1325.

40. Da SI, Provencio JJ. Intracerebral hemorrhage in patients receiving oral anticoagulation therapy. J Intensive Care Med, 2015, 30 (2): 63-78.

41. Hylek EM,郭俊. 接受华法令治疗的房颤患者的高龄、抗凝强度与颅内出血风险的关系. 世界核心医学期刊文摘(神经病学分册), 2005, 4: 3.

42. Radberg JA, Olsson JE, Radberg CT. Prognostic parameters in spontaneous intracerebral hematomas with special reference to anticoagulant treatment. Stroke, 1991, 22 (5): 571-576.

43. 张小澍,鱼爱和. 药源性神经系统疾病(二). 药物不良反应杂志, 2005, 7 (4): 287-291.

44. Dietrich WD. Protection and repair after spinal cord injury: Accomplishments and future directions. Top Spinal Cord Inj Rehabil, 2015, 21 (2): 174-187.

45. Shintaku M, Toyooka N, Koyama T, et al. Methotrexate myelopathy with extensive transverse necrosis: Report of an autopsy case. Neuropathology, 2014, 34 (6): 547-553.

46. Hartz B, Lobel U, Hagel C, et al. Fatal neurological side-effects with necrosis of spinal cord following nelarabine treatment in a child with relapsed T-cell acute lymphoblastic leukemia. Am J Hematol, 2013, 88 (12): 1096-1097.

47. Chukwu BF, Ukekwe IF, Ezenwosu OU, et al. Progressive myelopathy, a consequence of intrathecal chemotherapy: Case report and review of the literature. Niger J Clin Pract, 2015, 18 (3): 432-435.

48. Yi YB, Kang HJ, Shin HY, et al. Progressive myelopathy mimicking subacute combined degeneration after Intrathecal chemotherapy. J Child Neurol, 2015, 30 (2): 246-249.

49. Cachia D, Kamiya-Matsuoka C, Pinnix CC, et al. Myelopathy following intrathecal chemotherapy in adults: a single institution experience. J Neurooncol, 2015, 122 (2): 391-398.

50. 朱卉娟,陈郡兴. 局麻药的脊髓神经毒性. 医学理论与实践, 2010, 23 (10): 1202-1204.

51. Neal JM, Kopp SL, Pasternak SJ, et al. Anatomy and pathophysiology of spinal cord injury associated with regional anesthesia and pain medicine-2015 update. Reg Anesth Pain Med, 2015, 40 (5): 506-525.

52. Mielke D, Kallenberg K, Hartmann M, et al. Paraplegia after contrast media application: a transient or devastating rare complication? Case report. J Neurosurg Spine, 2016, 24 (5): 806-809.

53. Mjahed K, Alaoui SY, Salam S, et al. Acute paraplegia and pulmonary edema after benzathine penicillin injection. Am J Emerg Med, 2008, 26 (2): 250.e1-5.

54. Wang LS, Liu G, Subramaniam S, et al. Spontaneous spinal epidural haematoma after antiplatelet treatment: a report of two cases. J Orthop Surg, 2012, 20 (3): 386–390.

55. Buvanendran A, Young AC. Spinal epidural hematoma after spinal cord stimulator trial lead placement in a patient taking aspirin. Reg Anesth Pain Med, 2014, 39 (1): 70–72.

56. Iskandar MZ, Chong V, Hutcheon S. Acute spinal cord compression: a rare complication of dual antiplatelet therapy. BMJ Case Rep, 2015, bcr–2015–209952.

57. 董占引, 王恒俊, 刘洪正. 口服抗凝药物致脊柱术后硬膜外血肿形成的治疗. 临床骨科杂志, 2015, 18（4）: 510.

58. O'Keeffe DT, Mikhail MA, Lanzino G, et al. Corticosteroid–induced paraplegia–A diagnostic clue for spinal dural arterial venous fistula. JAMA Neurology, 2015, 72 (7): 833–834.

59. 王国峰, 赵玉芳, 赵仁亮. 乙肝疫苗接种后发生急性播散性脑脊髓炎 1 例报告. 临床神经病学杂志, 2010, 23（5）: 325–326.

60. DeVries AS, Harper J, Murray A, et al. Vaccine–derived poliomyelitis 12 years after infection in minnesota. N Engl J Med, 2011, 364 (24): 2316–2323.

61. 曾水秀, 杨方. 接种流脑疫苗致急性播散性脑脊髓炎 1 例. 临床荟萃, 2014, 29（4）: 454–456.

62. 何必贤, 周妍. 接种麻风疫苗引起急性播散性脑脊髓炎 1 例病例讨论. 中国热带医学, 2015, 15（2）: 254–256.

63. Agmon–Levin N, Kivity S, Szyper–Kravitz M, et al. Transverse myelitis and vaccines: a multi–analysis. Lupus, 2009, 18 (13): 1198–1204.

64. Korn–Lubetzki I, Dano M, Raveh D. H1N1 vaccine–related acute transverse myelitis. IMAJ, 2011, 13 (4): 249–250.

65. Hurlbert RJ, Hadley MN, Walters BC, et al. Pharmacological therapy for acute spinal cord injury. Neurosurgery, 2013, 72 (3): 93–105.

66. Howard JF Jr. Adverse drug effects on neuromuscular transmission. Semin Neurol, 1990, 10 (1): 89–102.

67. Argov Z, Mastaglia FL. Drug therapy: Disorders of neuromuscular transmission caused by drugs. N Engl J Med, 1979, 301 (8): 409–413.

68. Jones SC, Sorbello A, Boucher RM. Fluoroquinolone–associated myasthenia gravis exacerbation: t reporting system and a literature review. Drug Saf, 2011, 34 (10): 839–847.

69. Komal KRN, Patil SA, Taly AB, et al. Effect of D–penicillamine on neuromuscular junction in patients with Wilson disease. Neurology, 2004, 63 (5): 935–936.

70. Sanders DB. Clinical neurophysiology of disorders of the neuromuscular junction.J Clin Neurophysiol, 1993, 10 (2): 167–180.

71. Barrons RW. Drug–induced neuromuscular blockade and myasthenia gravis. Pharmacotherapy, 1997, 17 (6): 1220–1232.

72. Wang MY, Sadun AA. Drug–related mitochondrial optic neuropathies. J Neuroophthalmol, 2013, 33 (2): 172–178.

73. Chen HY, Lai SW, Muo CH, et al. Ethambutol–induced optic neuropathy: a nationwide

population-based study from Taiwan. Br J Ophthalmol, 2012, 96 (11): 1368-1371.

74. Rucker JC, Hamilton SR, Bardenstein D, et al. Linezolid-associated toxic optic neuropathy. Neurology, 2006, 66 (4): 595-598.

75. Lee E, Srinivasan S. Toxic optic neuropathy. Indian J Ophthalmol, 2012, 60 (2): 159.

76. Zvorničanin J, Sinanović O, Zukić S, et al. Tamoxifen associated bilateral optic neuropathy. Acta Neurol Belg, 2015, 115 (2): 173-175.

77. 黄世杰. 与全身用药有关的眼部副作用的识别和处理. 国际药学研究杂志, 2007, 34 (5): 384-386.

78. Altiparmak UE. Toxic optic neuropathies. Curr Opin Ophthalmol, 2013, 24 (6): 534-539.

79. Grzybowski A, Zülsdorff M, Wilhelm H, et al. Toxic optic neuropathies: an updated review. Acta Ophthalmol, 2015, 93 (5): 402-410.

80. 宋永玲, 高下. 药物性耳聋的预防和治疗现状. 山东大学耳鼻喉眼学报, 2009, 3 (23): 34-37.

81. Campo P, Morata TC, Hong O. Chemical exposure and hearing loss. Dis Mon, 2013, 59 (4): 119-138.

82. 张华, 杨立瑾. 药物诱导的耳鸣及听力损害. 蚌埠医学院学报, 2000, 25 (6): 475-476.

83. Fokouo JV, Vokwely JE, Noubiap JJ, et al. Effect of HIV infection and highly active antiretroviral therapy on hearing function: a prospective case-control study from Cameroon. JAMA Otolaryngol Head Neck Surg, 2015, 141 (5): 436-441.

84. Thein P, Kalinec GM, Park C, et al. In vitro assessment of antiretroviral drugs demonstrates potential for ototoxicity. Hear Res, 2014, 310: 27-35.

85. Kyle ME, Wang JC, Shin JJ. Impact of nonaspirinnonsteroidal anti-inflammatory agents and acetaminophen on sensorineural hearing loss: a systematic review. Otolaryngol Head Neck Surg, 2015, 152 (3): 393-409.

86. Thakur JS, Thakur S, Sharma DR, et al. Hearing loss with phosphodiesterase-5 inhibitors: a prospective and objective analysis with tadalafil. Laryngoscope, 2013, 123 (6): 1527-1530.

87. Sharifian MR, Kamandi S, Sima HR, et al. INF-α and ototoxicity. Biomed Research International, 2012, 147 (2): 87-88.

88. Weimer LH, Sachdev N. Update on medication-inducedperipheral neuropathy. Curr Neurol Neurosci Rep, 2009, 9 (1): 69-75.

89. 宋莉莉, 邵福源. 药源性神经肌肉病变的研究进展. 世界临床药物, 2009, 30 (7): 405-410.

90. Cavaletti G, Alberti P, Marmiroli P. Chemotherapy-induced peripheral neurotoxicity in the era of pharmacogenomics. Lancet Oncol, 2011, 12 (12): 1151-1161.

91. Vilholm OJ, Christensen AA, Zedan AH, et al. Drug-induced peripheral neuropathy. Basic Clin Pharmacol Toxicol, 2014, 115 (2): 185-192.

92. 解丽, 王静萱, 张清媛. 化疗药物所致周围神经病变防治研究的现状. 中华肿瘤防治杂志, 2013, 20 (14): 1123-1126.

93. Argyriou AA, Bruna J, Marmiroli P, et al. Chemotherapy-induced peripheral neurotoxicity

(CIPN): An update. Critical Reviews in Oncology/Hematology, 2012, 82 (1): 51–77.

94. American Society of Clinical Oncology. Prevention and management of chemotherapy–induced peripheral neuropathy in survivors of adult cancers: American Society of Clinical Oncology Clinical Practice Guideline. J Clin Oncol, 2014, 32 (18): 1941–1967.

95. Gillman PK. Neuroleptic malignant syndrome: mechanisms, interactions, and causality. Mov Disord, 2010, 25 (12): 1780–1790.

96. Harrison PA, McErlane KS. Neuroleptic malignant syndrome. AM J NURS, 2008, 108 (7): 35–38.

97. 王学敏, 江伟. 抗精神病药恶性综合征. 上海交通大学学报(医学版), 2006, 26(8): 947–949.

98. Strawn JR, Keck PJ, Caroff SN. Neuroleptic malignant syndrome. Am J Psychiatry, 2007, 164 (6): 870–876.

99. Woodbury MM, Woodbury MA. Neuroleptic–induced catatonia as a stage in the progression toward neuroleptic malignant syndrome. J Am Acad Child Adolesc Psychiatry, 1992, 31 (6): 1161–1164.

100. 黄欣. 药源性神经系统疾病(上). 中国临床医生, 2009, 37(7): 534–539.

101. 张旭花, 王宇卉. 药源性头痛及其防治. 世界临床药物, 2014, 35(2): 113–116.

102. Allena M, Katsarava Z, Nappi G, et al. From drug–induced headache to medication overuse headache. A short epidemiological review, with a focus on Latin American countries. J Headache Pain, 2009, 10 (2): 71–76.

103. 李丽, 于生元. 药物过量性头痛的研究进展. 中华临床医师杂志, 2015, 9(7): 1233–1237.

104. Tepper SJ. Medication–overuse headache. Continuum Life long Learning Neurol, 2012, 18 (4): 807–822.

105. Kristoffersen ES, Lundqvist C. Medication–overuse headache: epidemiology, diagnosis and treatment. Ther Adv Drug Saf, 2014, 5 (2): 87–99.

106. Kristoffersen SE, Lundqvist C. Medication–overuse headache: a review. J Pain Res, 2014, 7: 367–378.

107. Da Silva AN, Lake AE. Clinical aspects of medication overuse headaches. Headache, 2014, 54 (1): 211–217.

108. Munksgaard SB, Jensen RH. Medication overuse headache. Headache, 2014, 54 (7): 1251–1257.

109. Srikiatkhachorn A, Maneesri le Grand S, Supornsilpchai W. Pathophysiology of medication overuse headache–An update. Headache, 2014, 54 (1): 204–210.

110. The international classification of headache disorders, 3rd ed (beta version). Headache Classification Committee of the International Headache Society (IHS). Cephalagia, 2013, 33 (9): 629–808.

111. Russell MB, Lundqvist C. Prevention and management of medication over use headache. Curr Opin Neurol, 2012, 25 (3): 290–295.

112. Westergaard ML, Glumer C, Hansen EH, et al. Medication overuse, healthy life style behaviour and stress in chronic headache: Results from a population-based representative survey. Cephalalgia, 2016, 36 (1): 15-28.

113. Cheung V, Amoozegar F, Dilli E. Medication overuse headache. Curr Neurol Neurosci Rep, 2015, 15 (1): 509.

114. Marsepoil T, Petithory J, Faucher JM, et al. Encephalopathy and memory disorders during treatments with mefloquine. La Revue de medecine interne/fondee par la Societe nationale francaise de medecine interne, 1993, 14 (8): 788-791.

115. Phillips-Howard PA, ter Kuile FO. CNS adverse events associated with antimalarial agents. Fact or fiction? Drug Saf, 1995, 12 (6): 370-383.

116. 方世平, 查仲玲. 药源性精神障碍. 药物流行病学杂志, 2002, 11（4）: 202-204.

117. 黄欣. 药源性神经系统疾病（下）. 中国临床医生, 2009, 37（8）: 65-68.

118. 郑阳东, 刘元周, 陈春. 急性药物中毒致精神障碍七例分析. 中国全科医生, 2005, 8（4）: 304.

119. 张象麟. 药物临床信息参考. 成都: 四川科学技术出版社, 2005: 37.

120. 张小澍, 鱼爱和. 药源性神经系统疾病（四）. 药物流行病学杂志, 2005, 7（6）: 445-448.

121. Kay-Stacey M, Attarian H. Advances in the management of chronic insomnia. BMJ, 2016, 354: i2123.

122. Sharpley AL, Attenburrow ME, Hafizi S, et al. Olanzapine increases slow wave sleep and sleep continuity in SSRI-resistant depressed patients. J Clin Psychiatry, 2005, 66 (4): 450-454.

123. Wilson S, Argyropoulos S. Antidepressants and sleep: a qualitative review of the literature. Drugs, 2005, 65 (7): 927-947.

124. Holshoe JM. Antidepressants and sleep: a review. Perspect Psychiatr Care, 2009, 5 (3): 191-197.

125. Roux FJ, Kryger MH. Medication effects on sleep. Clin Chest Med, 2010, 1 (2): 397-405.

126. Gruber R. Sleep characteristics of children and adolescents with attention deficit-hyperactivity disorder. Child Adolesc Psychiatr Clin N Am, 2009, 18 (4): 863-876.

127. Novak M, Shapiro CM. Drug-induced sleep disturbances. Focus on nonpsychotropic medications. Drug Saf, 1997, 16 (2): 133-149.

128. Bourne C, Gouraud A, Daveluy A, et al. Tramadol and hypoglycaemia: comparison with other step 2 analgesic drugs. Br J Clin Pharmacol, 2013, 75 (4): 1063-1067.

129. 林惊世. 回顾性调查分析 143 例药物中毒. 海峡药学, 2010, 22（9）: 222-223.

130. Casey DE, Haupt DW, Newcomer JW, et al. Antipsychotic-induced weight gain and metabolic abnormalities: implications for increased mortality in patients with schizophrenia. J Clin Psychiatry, 2004, 65 (Suppl 7): 4-18; quiz 19-20.

131. Skrobik Y, Leger C, Cossette M, et al. Factors predisposing to coma and delirium: fentanyl and midazolam exposure; CYP3A5, ABCB1, and ABCG2 genetic polymorphisms; and inflammatory factors. Crit Care Med, 2013, 41 (4): 999-1008.

132. Elowe J, Zimmermann MA, Hasselmann M, et al. Benzodiazepine-induced coma in the

treatment of severe acute mania. J Neuropsychiatry Clin Neurosci, 2014, 26 (1): 9–10.

133. Scheife R, Takeda M. Central nervous system safety of anticholinergic drugs for the treatment of overactive bladder in the elderly. Clin Ther, 2005, 27 (2): 144–153.

134. 陈苑新,黄剑. 纳洛酮对脑出血意识障碍患者昏迷程度及神经功能的影响. 中国实用神经疾病杂志, 2015, 18（9）: 115–116.

第九章

药源性肌肉、骨关节疾病

药源性肌肉、骨关节疾病多为药物引起的疾病,通常是由于药物不良作用产生的后果,虽然这种后果在停药后往往是可逆的,但是某些药物会引起肌肉和骨关节等运动系统的功能障碍,严重的会导致患者残疾甚至死亡[1]。所以了解和认识药源性肌肉、骨关节疾病在相关疾病的药物治疗过程中非常有必要。

本章主要介绍药源性肌痛及肌痉挛、横纹肌溶解症、嗜酸性粒细胞增多 - 肌痛综合征、药源性骨质疏松、药源性骨软化及佝偻病、药源性骨坏死、药源性关节及肌腱疾病与药源性运动障碍等内容。

第一节　药源性肌痛及肌痉挛

药源性肌痛及肌痉挛是药物诱发的一种医源性肌肉疾病,主要表现为肌肉疼痛、僵硬、无力、运动困难、痉挛,常可伴有肌肉组织的病理变化。药物引起的肌痛及肌痉挛通常是可逆的,但如不及时治疗,部分病例可致严重后果或留下后遗症。在临床实践中,对药源性肌病加深认识,可减少误诊,避免不良后果。

【致病机制】

药源性肌痛及肌痉挛的致病机制非常复杂,不同药物可通过不同的作用机制导致肌痛及肌痉挛发作,同一药物也可能通过一种或多种机制引起肌痛及肌痉挛的发生。虽然目前对药物引起肌痛及肌痉挛的具体作用机制尚未十分明确,但基于目前的认知,大致可以分为以下几种:

1. 药物的药理作用增强所致　当短时间内药物的血药浓度异常升高,或由于肝脏滤过效应下降,从而使药物在循环中与血浆蛋白的结合率降低,及药物与局部肌肉组织的亲和能力增强而导致发病,如他汀类调脂药、肾上腺皮质激素等。

2. 药物引起电解质紊乱所致　大剂量或反复应用氯化琥珀胆碱可使肌细胞释放大量钾离子,如利尿药可引起电解质紊乱、酸中毒、高尿酸血症,从而诱发全身性肌肉疼痛和肌病。

3. 药物增加血液中乙酰胆碱受体的抗体所致　如青霉胺等。

4. 药物抑制乙酰胆碱的释放所致　如氨基糖苷类抗生素就具有阻滞神经肌肉传递乙酰胆碱的作用。

【致病药物和临床表现】

药源性肌痛有时伴有肌痉挛,其典型表现为肌肉疼痛、触痛、肌痉挛、肌无力、肌麻痹和不安腿综合征（restless legs syndrome，RLS）等[2]。肌痛及肌痉挛发作往往是一些坏死性肌病、多发性肌炎和皮肌炎、线粒体肌病、神经肌病等严重肌病的前期表现，故在用药过程中，如果对药源性肌肉关节相关疼痛有深入的认识，可减少误诊，避免严重不良后果。药源性肌痛发作时常伴有肌酸激酶（CK）增高，这是肌肉损伤的指征。当 CK 超过正常水平上限 10 倍以上，或患者出现弥漫性肌痛、肌肉触痛及 CK 显著增高时，应考虑严重肌毒性的可能性。

许多药物可导致肌痛及肌痉挛，其中常见的有抗感染药物、糖皮质激素类药物、调脂药、抗肿瘤药物、解热镇痛抗炎药、利尿药及肌松药等[3]。

1. 抗感染药物 抗感染药物是临床应用最为普遍的一类药物，也是可能出现肌痛症状的最常见药物，应引起广大医务工作者的高度重视，在选择和应用这些药物时要注意观察，做到安全合理用药。

（1）喹诺酮类抗菌药物：肌痛、肌张力下降及软骨损害等症状是氟喹诺酮类药引起的较为常见的中枢神经系统不良反应。以往的研究认为年龄、既往史、肾功能及用药剂量、途径和联合用药均是氟喹诺酮类药物引起中枢神经系统不良反应的影响因素。氟喹诺酮类的这一药物不良反应与老年人的年龄相关，随着年龄的增长药物不良反应也呈上升趋势。另外肾功能不全者因药物清除率下降，清除半衰期延长，致血药浓度升高，可引起肌痛及肌痉挛等中枢神经系统不良反应。目前所有临床上使用的喹诺酮类药物均可引起关节病及相关疾病，因此限制了其在儿童、青少年及孕妇中的使用。

左氧氟沙星是临床使用最广泛的喹诺酮类抗生素之一，它会引起神经肌肉阻滞，可能使重症肌无力患者的肌无力恶化。许多上市后的严重不良事件如死亡和需要通气支持等均和重症肌无力患者使用氟喹诺酮类有关，故应避免已知重症肌无力史的患者使用左氧氟沙星。

氧氟沙星为第三代喹诺酮类抗感染药，喹诺酮类药物所引起的不良反应中，肌肉和骨骼系统损害的构成比为 0.2%，其中尤以未成年人居多。常见的肌肉和骨骼系统损害包括关节痛、关节病变、骨损害、肌肉疼痛、肌张力增高、肌腱损害和胎儿畸形，故此类药以孕妇、未成年人慎用或不用为宜。

有报道，患者服用诺氟沙星后可发生肌痛、肌腱炎，而且受累人群的平均年龄在 50 岁以上。激素治疗则会增加其危险性。

事实上，除了上述几种常见的喹诺酮类药物外，目前的临床共识是包括莫西沙星在内的所有氟喹诺酮类抗生素进行治疗的患者都可能发生肌腱炎和肌腱断裂的危险性增加。最常见的不良反应包括 Achilles 跟腱，并且 Achilles 跟腱需要手术修补。已有报道发生肌腱炎和腱破裂的部位包括肩部、手、二头肌、拇指和其他部位的肌腱。

（2）β- 内酰胺类抗生素：青霉素 G 是治疗敏感的革兰阳性菌、革兰阴性菌、螺旋体引起感染的首选药。但青霉素治疗梅毒、钩端螺旋体病、炭疽病等时可出现症状加剧的现象，表现为全身不适、寒战、肌痛、肌痉挛等，多发生于用药 6~8 小时，一般于 12~24 小时后消失，这种现象称之为赫氏反应。可能是由螺旋体抗原与相应抗体发生的免疫反应，或螺旋体释放出非内毒素致热原引起。对早期梅毒，此反应无明显的不良后果，对晚期心血管或神经梅毒患者则有生命危险，应予以注意。

氨苄西林是常用的可口服 β- 内酰胺类抗生素，有报道称该药可引起肌痛及重症肌无力等症状。1 例鼻窦炎患者静脉注射氨苄西林 1500mg，8 小时后再口服 500mg，12 小时后出现完全性双睑下垂和明显的近端肢体无力；停药后 24 小时症状减轻，48 小时内完全恢复。

该患者多次应用此药均出现上述症状。另 1 例上呼吸道感染患者用氨苄西林 1000mg/d 进行预防治疗,用药期间出现复视和肌无力加重,停药后数日内症状改善。

（3）氨基糖苷类抗生素：大剂量输入庆大霉素可出现低钾血症,这是由于大剂量（300~400mg/d 或以上）的庆大霉素可致肾小管性酸中毒,而使 K^+ 大量从尿中排出。同时大剂量庆大霉素对神经肌肉接头也有阻滞作用。因此,临床上使用庆大霉素时,一般成人以 160~240mg/d 为宜,可口服、肌内注射或静脉滴注治疗,不可静脉推注。发生低钾性松弛性瘫痪时,第 1 天补钾不应少于 6g,同时还应补镁,因为在发生低钾的同时容易并发低镁。

（4）抗结核药物：有报道 1 例患者用对氨基水杨酸钠 8.0g 稀释后静脉滴注,第 2 天静脉滴注 15 分钟后出现四肢肌肉剧痛。口服对氨基水杨酸钠亦可引起肌痛,停药后肌痛消失。还有的患者服用对氨基水杨酸钠半个月后出现扭转性肌痉挛。所致的肌病可能与此药引起的脑供血不足有关。

此外,多黏菌素 B、多黏菌素 E、链霉素、林可霉素、卡那霉素及妥布霉素等偶可引起神经肌肉损害,表现为上睑下垂、复视、上肢抬举无力等肌无力症状。

2. 调脂药　虽然调脂药（贝特类和他汀类）引起肌痛的机制尚有待于阐明,但调脂药引起的药源性疾病已广泛引起临床关注。

贝特类及他汀类降脂药物可对肌肉产生不良反应,引起肌痛、肌无力及 CK 水平升高。若不能及时诊断并停止用药,将会导致横纹肌溶解及急性肾衰竭。这两类药物合用或与环孢素、红霉素和烟酸合用时会增加肌毒性,故需仔细监测 CK 水平并观察患者的反应。由于他汀类在预防冠心病方面的应用增加,医师有必要了解这些罕见的不良反应。

他汀类调脂药主要包括洛伐他汀、辛伐他汀、普伐他汀、氟伐他汀、阿托伐他汀等,其最严重的不良反应为横纹肌溶解,表现为肌无力、肌痛、无尿、血清肌酸激酶水平升高等,发生率约为 1‰。若及时被发现并立即停药,肌病可以逆转,且不会造成肾衰竭。大剂量使用他汀类调脂药或者与贝特类调血脂药、环孢素、红霉素、克拉霉素、酮康唑、地西泮等合用时易发生肌痛。若能及时采取停药等相应措施,肌痛通常随之消失。

3. 心脑血管系统药物

（1）胺碘酮：主要用于室性和室上性心动过速和期前收缩、阵发性心房扑动和颤动、预激综合征等。已报道的不良反应中有神经系统副作用,包括末梢神经炎、共济失调、近端肌肉无力、肌痉挛及震颤。有报道 1 例患者因冠心病、频发室性期前收缩给予胺碘酮 400mg,3 次 / 天,服药 7 天后出现帕金森病样震颤,停药 6 天后症状消失;恢复用药 5 天后肌肉震颤重新出现,再次停药 6 天后震颤消失。

（2）硝苯地平：为钙拮抗剂,可致严重的肌痉挛伴末梢神经感觉异常。有报道 1 例患者在服用硝苯地平时未遵医嘱,药量偏高,后出现肌肉震颤,静脉注射葡萄糖酸钙后症状缓解,考虑可能是由于硝苯地平使细胞内的钙离子降低所致。故老年患者服药时应遵医嘱,注意减少用量。

（3）普萘洛尔：为 β 受体拮抗药。有报道 1 例患者因治疗冠心病服用普萘洛尔 20mg,3 次 / 天,次日感觉全身乏力、双下肢不能抬起、下肢腱反射明显减弱,停用普萘洛尔后恢复正常。为证实此症状因该药引起,于 1 周后单用该药症状再次出现,停药后又恢复正常。

（4）氟桂利嗪：该药引起的肌肉综合征有以下特点,服药后 1~5 天即出现下肢剧痛;疼痛时以双足、小腿处为重,多呈烧灼样、针刺样疼痛;服用一般的止痛药无效;停药可以缓解。

（5）米诺地尔：直接作用于血管平滑肌从而产生降压作用。有报道1例患者口服米诺地尔治疗肾性高血压，24小时内出现站立不稳、握持时粗颤及肌力减弱等症状，停药72小时症状消失，考虑为米诺地尔的不良反应，机制尚不清楚。

（6）其他：胍乙啶、洋地黄等可致肌痛性肌病，表现为对称性近侧肌肉痛、痛性痉挛及压痛强直。尼群地平可诱发不安腿综合征。利多卡因、奎尼丁、普鲁卡因胺及阿替洛尔等可诱发和加重肌无力。

4. 糖皮质激素类药物 糖皮质激素停药后可出现严重而广泛的肌痛及关节痛。如泼尼松一日用量不低于10mg，持续治疗30天，停药后常常会出现肌痛甚至肌痉挛症状。大量的临床和病理报告已经证实激素可致肌无力和肌萎缩，临床上常表现为对称性疼痛，以肩部、骨盆带的肌肉痛为多见，肌组织学改变为退行性变。减少皮质激素的用量或停药，肌痛、肌病可自行消失。曲安西龙引起肌病的发生率是同类激素药物中最高的，尤以儿童的发病率高。泼尼松口服超过10mg/d，连用30天以上者，撤药时可发生严重而广泛的肌肉痛和关节痛。一项对哮喘患者的研究表明，每日应用泼尼松（≥40mg/d）的患者64%发生了肌病。可的松类药物可促进蛋白质分解代谢和低血钾，增加肌肉萎缩和纤维化的可能性。地塞米松可引起很强的神经运动兴奋性，从而导致肌痛肌病。一项研究显示60%接受地塞米松治疗的癌症患者出现肌病。

5. 抗肿瘤药

（1）阿糖胞苷：可引起阿糖胞苷综合征，主要表现为肌痛、骨痛、发热、丘疹、结膜炎和不适，通常发生于用药后6~12小时，也有1例报道发生于用药后第5天，时间较长。

（2）紫杉醇：应用紫杉醇化疗时出现许多副作用，如关节痛和肌痛等，这可能是机体对紫杉醇炎症反应的结果。这些症状一般首先出现于紫杉醇输入完成后的24~48小时。

（3）异维A酸：有报道，长期大剂量服用角质溶解药异维A酸，4个月后可发生肌痛、关节痛，更甚者有肌肉损害。

6. 利尿药 利尿药引起肌肉疼痛及痉挛通常是由于水、电解质紊乱导致的，常常与用药剂量和疗程有关，尤其在长期使用利尿药或者使用高剂量利尿药时，这类反应的发生率明显增加。多为暂时性，少数为不可逆性，尤其当与其他有耳毒性的药物同时应用时。

氢氯噻嗪是最常见的利尿药，也是复方降压药中最主要的成分之一，长期应用氢氯噻嗪可致肌痛、腱反射消失。螺内酯是一种保钾利尿药，长期应用可致高血钾而引起高钾性肌肉麻痹。有文献报道2例非癫痫患者在接受美托拉宗治疗时出现特发性抽搐、肌痛、肌痉挛、精神异常及电解质异常。大剂量或长期使用布美他尼可出现全身肌肉疼痛。此外，呋塞米等利尿药也有同类反应。

7. 肌松药 琥珀胆碱是一种去极化型肌松药，它能在一段时间内获得极度的肌肉松弛作用。由于目前尚无非去极化型肌松药替代，所以临床上广泛应用于全麻快速诱导时的气管插管。氯化琥珀胆碱可引起胃压、眼压、颅内压升高，肌震颤，血钾增高及术后肌痛等不良反应。有研究表明，氯化琥珀胆碱可使约50%的患者在术后当天发生肌痛，有些患者则表现为像体育锻炼后的肌肉酸痛，疼痛的好发部位有颈、肩、背和胸部，尤其以大剂量反复用药者多见。有报道静脉注射芬太尼（5μg/kg）可减轻氯化琥珀胆碱的肌颤程度，有效降低术后的肌痛发生率。罗库溴铵小剂量预处理，基本可预防氯化琥珀胆碱的肌颤搐及其术后肌痛等副作用，但起效时间稍延长，插管条件稍差，而最大阻滞程度无变化，血流动力学变化亦无差异,即对肌松效应的影响较小,可满足临床气管插管的要求。

有报道,琥珀胆碱引起的肌痛占术后患者的50%以上。疼痛主要发生在颈部、肩部、背部及胸部,女性更常见。使用琥珀胆碱前给予小剂量非去极化型肌松剂,可减轻疼痛的发生率及严重程度。

8. 其他　沙丁胺醇可引起肌肉震颤和肌肉痉挛。碘卡酸做脊髓造影可致肌肉剧痛。二甲麦角新碱可致双下肢发冷、肌痛、水肿,亦可致腰、背、腹股沟部位持续性疼痛,并伴有少尿和尿痛。苯丙胺、甲丙氨酯、苯乙双胍、巴比妥类等可引起近侧大肌群肌病伴肌肉肿胀和压痛。西咪替丁、氯丙嗪可引起锥体外系症状。曲克芦丁可致全身肌肉酸痛和不安腿综合征。长期应用喷他佐辛可致肌肉萎缩。苯乙肼、丙米嗪可致肌肉震颤和肌无力。齐多夫定可引起广泛近端肌无力、肌痛。

大剂量应用阿片类、水杨酸类、异烟肼、茶碱也可引起肌痛及坏死性肌病,巴比妥类、苯二氮䓬类、组胺H_1受体拮抗剂大剂量使用亦有引起肌痛甚至横纹肌溶解症的可能性。此外,据澳大利亚药物不良反应通报报道,有9例溃疡患者使用奥美拉唑出现肌肉痛或萎缩,这些不良反应值得注意。据美国报道,食用含色氨酸成分的制剂后,在数周至数年时间中平均摄入色氨酸量为一日1.5g,可出现严重的功能性肌痛,停用后,有些患者的症状很快消失,但多数患者病程较长,甚至更严重。

综上所述,药源性肌痛及肌痉挛在临床上十分常见,但是目前仍缺乏对其的统一认识和规范化处理。随着患者对医疗要求和质量的日趋提高,药源性肌痛等常见的临床现象应引起广大医务工作者的高度重视,在选择和应用这些药物时要注意观察,做到安全合理用药。

【诊断和鉴别诊断】

反复了解用药史,结合症状和体征,排除其他疾病引起的肌痛和肌病。肌痛常伴肌痉挛,可能是药物引起的多神经病,也是锥体外系疾病的早期症状,也可能是其他病变如体液潴留的体征。肌痛发作时可伴有血清肌酸激酶(CK)增高,这是肌肉损伤的指征。当CK超过正常水平上限10倍以上,或出现弥漫性肌痛、肌肉触痛时,应考虑严重肌毒性的可能性。同时测定血电解质、检查肌电图及肌肉活检等均有助于诊断。

药源性肌病涉及的年龄范围较大,但70岁以上者占很大比重,考虑此年龄段的患者高脂血症及其相关疾病的发病率较其他年龄段高,但肝、肾功能较低,长期服用导致药物体内蓄积造成严重不良反应。给年龄较大的患者用药时,应严密观察并定期监测相关生化指标,发现问题,及时减量或停药,预防严重不良反应如横纹肌溶解症的发生而影响患者的生活质量。

药源性肌痛及肌痉挛需与多发性神经炎、颈椎病、坐骨神经痛、红斑性肢痛症等神经源性疼痛及其他原因引起的多发性肌炎、重症肌无力、痛性肌痉挛及血管闭塞性脉管炎、雷诺病、骨关节病变相鉴别。

【预防与治疗】

1. 预防措施　辛伐他汀等他汀类调脂药引起的各类肌病均占较大比重,应引起重视,其中大剂量用药和联合用药是引起药源性肌病的主要问题,提示医师开具处方时应严格按照药品说明书的用法用量,并减少同时服用的药物品种数,最好单一用药,疗效不明显时再加用其他无配伍禁忌的辅助药品。

在预防方面,严密观察患者的相关临床表现和生化指标,在不良反应发生的初期即采取停药或减少用药剂量等措施,并叮嘱患者减少剧烈活动,注意休息,以避免发生严重的不良反应。他汀类药物的发现与临床应用有效地减少了由高脂血症导致的心脏猝死率,提高了人类的寿命与生存质量,合理应用该药并密切观察患者的临床表现及相关变化可减少其不良反应的发生,是进一步提高患者生活质量的重要前提。

药源性肌痛及痉挛多见于青壮年女性,有明显的神经精神症状,如头痛、失眠、心烦焦虑等,因此在发病及临床表现中都有明显的心理障碍,医师应耐心解释、指导,注意心理治疗。

有效的药源性肌痛的预防方法包括消除和减少或避免发病因素,改善生活环境空间,改善养成良好的生活习惯,防止感染,注意饮食卫生,合理调配膳食,避免寒冷潮湿;注意锻炼身体,增加机体抗病能力,不要过度疲劳、过度消耗,戒烟戒酒;保持平衡心理,克服焦虑紧张情绪;早发现、早诊断、早治疗,坚持治疗。

2. 针对性治疗 谨慎使用高危药物,避免高危药物联用。对于肾病及肝病患者用药剂量尤应慎重,以免蓄积作用使药物浓度异常升高而致肌病。可疑药物引起的肌痛和肌病应立即停药。药物引起肌痛和肌病应立即停用致病药物,一般停药后症状多可自行消失。必要时应纠正水、电解质、酸碱平衡紊乱。抽搐者可给予苯巴比妥。如出现躯体扭转性痉挛者可肌内注射东莨菪碱 0.3mg(小儿酌减)。角弓反张者肌内注射地西泮 10mg,亦可根据病情应用氢化可的松、钙剂。

另外,药源性肌痛的针对性治疗方法中常常采用一些抗焦虑药物进行对症处理。这些药物常见的有阿米替林,是一种抗抑郁药,睡前口服,对疼痛、失眠、晨僵有明显的改善。有明显的焦虑者可并用艾司唑仑(舒乐安定)口服。阿米替林的副作用可有口干、便秘、视物模糊、尿潴留、眼压升高、心动过速等。普瑞巴林具有镇痛、抗惊厥作用,临床主要用于治疗外周神经痛、辅助性治疗局限性部分癫痫发作及治疗带状疱疹后神经痛,对于减轻疼痛、改善睡眠有很好的作用。度洛西汀是一种 5- 羟色胺、肾上腺素再摄取抑制剂,除了缓解疼痛外,对于焦虑、抑郁比较明显的患者有较好疗效。氯丙嗪对中枢神经系统有较强的抑制作用,也称神经安定作用,睡前服用可改善睡眠、减轻肌痛及肌压痛。

其他治疗还包括局部交感神经阻断、痛点封闭、经皮神经刺激、干扰电刺激、针灸、推拿、磁疗、综合电磁热治疗、远红外旋磁仪治疗等均可试用,这些治疗的疗效和机制尚有待于进一步研究。

(王融溶 饶跃峰 张幸国)

第二节 药源性横纹肌溶解症

横纹肌溶解症(rhabdomyolysis, Rm)是指一系列影响横纹肌细胞膜、膜通道及其能量供应的多种疾病或药物等因素导致的横纹肌损伤,细胞膜的完整性改变,细胞内容物(如肌红蛋白、肌酸激酶、小分子物质等)漏出,多伴有急性肾衰竭及代谢紊乱。药源性横纹肌溶解症是由特定药物引起的横纹肌溶解症。

横纹肌溶解症于德国首次报道,目前横纹肌溶解症尚缺乏得到普遍认可的诊断标准,临床数据和统计也较为少见,部分轻微的横纹肌溶解症患者可能无法诊断。美国报道每年约

26 000 人患横纹肌溶解症,在军队学员中,运动性横纹肌溶解症的发病率约为 0.022%,在儿童中的发病率约为 0.026%,同时其 6 年复发率为 5%[4]。

【致病机制】

横纹肌溶解症常见的病因包括创伤挤压综合征、劳累、大强度运动、遗传缺陷、药物与毒物、体温变化、代谢与电解质紊乱、低钾血症。正常情况下肌细胞外的 Ca^{2+} 浓度约为细胞内的 10 000 倍,肌细胞膜存在的离子转运机制使细胞内、外的 Ca^{2+} 保持一定平衡。异常情况时,肌细胞膜对 Ca^{2+} 的渗透率将会发生变化,导致细胞内的 Ca^{2+} 浓度产生变化,影响细胞功能的完整性。在外界因素作用下,细胞中的非膜蛋白及跨膜蛋白会产生变化,导致细胞膜对 Ca^{2+} 的通透性发生改变,使细胞内的 Ca^{2+} 浓度升高,发生横纹肌溶解。某些生物、化学因素可直接影响肌细胞膜的完整性。在化学梯度的作用下,细胞外的 Ca^{2+} 流入细胞内,细胞内的 Ca^{2+} 浓度升高。并且对线粒体和肌质网持续损害,促使 Ca^{2+} 自线粒体和肌质网进入胞质,导致肌细胞内的 Ca^{2+} 超负荷,触发细胞死亡机制[5]。Ca^{2+} 浓度增加,磷脂酶 A_2 和其他中性蛋白酶的活性增加,磷脂膜和各种细胞器膜的稳定性被破坏,导致磷脂膜降解产生脱脂酸磷脂和游离脂肪酸,脱脂酸磷脂和游离脂肪酸能够直接损害肌纤维膜等各种细胞器内的膜构成,细胞膜载体蛋白的功能受到影响,胞外的 Ca^{2+} 流入胞内,胞内的 Ca^{2+} 浓度升高,肌细胞处于持续收缩状态,大量腺苷三磷酸(ATP)被消耗,肌细胞内的能量储备进行性耗竭,横纹肌细胞发生死亡,导致肌肉溶解。细胞质和线粒体间存在化学梯度,细胞质中的 Ca^{2+} 浓度增加时,线粒体中的 Ca^{2+} 浓度也随之增加,当细胞质中的 Ca^{2+} 浓度过量时,线粒体内可以储存大量的钙离子。机体通过这种机制,可以应对细胞内 Ca^{2+} 浓度的升高。如果 Ca^{2+} 浓度持续升高,线粒体内超量的 Ca^{2+} 将破坏线粒体膜结构和功能的完整性,线粒体的氧化磷酸发生障碍,ATP 合成减少,导致机体供能不足。ATP 合成不足导致肌纤维膜和细胞内细胞器膜上的钙离子转运蛋白功能降低,导致肌细胞死亡[6]。线粒体内的 Ca^{2+} 浓度持续升高,导致活性氧分子(reactive oxygen species, ROS)的产生,ROS 包括过氧化氢、羟自由基和超氧阴离子自由基。ROS 产生氧化应激反应,蛋白质、脂类和核酸等大分子物质等被氧化,细胞的功能和结构遭受破坏。由于细胞膜的主要成分为蛋白质和脂类,当这两种大分子物质发生改变时,肌纤维膜和细胞内膜的膜结构受到破坏,使细胞器功能减退,最终结果会导致细胞破坏[7]。

ROS 还能引起核酸的突变而导致肌细胞功能的紊乱,引起线粒体 DNA 的改变,使线粒体呼吸链蛋白的正常合成受影响,细胞电子转运系统功能和结构发生异常,最终结果导致 ATP 下降。无论何种发病机制,经过上述复杂的过程最终导致细胞内的 Ca^{2+} 浓度升高,细胞内容物如钾、磷、肌红蛋白大量向细胞外释放,毛细血管受损,毛细血管通透性增加,导致局部缺血。局部缺血的肌肉再灌注后,血液供应在正常组织和缺血组织不规则分布,导致不同区域发生微血管堵塞,组织内的 ATP 水平耗竭,肌酸磷酸水平下降,糖原储存减少,局部缺血导致能量耗竭程度加重,更多的毛细血管受到损伤,肌细胞的损害程度加重,引起一系列病理生理改变。

【致病药物和临床表现】

横纹肌溶解症发病早期症状并不明显,随着用药时间延长,药物累积剂量增加,症状逐渐显现。具体表现为乏力、全身不适;肌痛、肌无力、肌肉水中毒、注水感;血红蛋白尿,镜下未见红细胞;肌酸激酶较正常值高 10 倍以上;活检肌肉提示非特异性变异性炎症;肌电图提示肌源性损害。其主要并发症包括急性肾衰竭和肝功能损伤：①大量细胞内液体在肌肉组织坏死后流入第三腔隙，血管内的有效血容量明显减少，内毒素大量释放进入血液，肾内皮素增高导致肾血管收缩，肾组织缺血加重。肌肉组织损伤导致肌红蛋白大量生成，NO 合成明显减少，而 NO 作为血管扩张剂，能够平稳维持肾髓质的氧供，NO 含量减少进一步加重肾髓质缺血缺氧。肌肉受损后，肌细胞大量坏死、溶解，肌红蛋白释放入血液循环。肌红蛋白具有过氧化物酶样活性，脂质及生物分子能够被其过氧化，导致异前列腺素生成增加，肾血管发生收缩，最终导致肾缺血而促使管型的形成。肌红蛋白在血液中可分解为亚铁血红素和珠蛋白，其中前者可导致肾小管上皮细胞脂质过氧化，损伤肾小管上皮细胞。肌红蛋白能够促使肾小管上皮细胞的 Ca^{2+} 负荷加重，致使磷酸化酶、蛋白酶和核酸酶等酶类物质被激活，细胞膜开始降解，细胞呼吸出现抑制，ATP 生成也减少，最后导致急性肾小管坏死[8]；②肌细胞因横纹肌溶解症受损后，导致细胞内大量蛋白酶物质释放入血，释放的蛋白酶可引起肝脏炎症反应，约有 25% 的横纹肌溶解症患者继发肝功能损伤。主要表现为天冬氨酸氨基转移酶、丙氨酸氨基转移酶、乳酸脱氢酶、谷酰转肽酶及碱性磷酸酶等生化指标的显著升高，患者行 B 超及 CT 等辅助检查可显示有肝脏的弥漫性改变[9]。

许多药物可导致横纹肌溶解症，主要为他汀类药物、贝特类药物、核苷类药物等。

1. 他汀类药物 他汀类（statins）药物是胆固醇生物合成的限速酶 3- 羟基 3- 甲基戊二酰辅酶 A（3–hydroxy–3–methyl–glutaryl coenzyme A reductase, HMG–CoA）还原酶抑制剂，他汀类药物的不良反应主要有肾衰竭、视力异常、肝功能损伤、精神症状等，但较为严重的为横纹肌溶解症。他汀类药物引起的肌痛可发生在患者肢体的近端，肌痛也可遍及全身，肌酸激酶（CK）可升高或正常。患者休息时会发生肌痛和伴有肌肉触痛的紧束感。患者在服用他汀类药物期间不恰当运动会可增加肌病风险。患者停用他汀类药物后，肌痛可持续存在数天至数个月，大多数患者的肌痛症状能够完全消失。此外，患者服用他汀类药物后还可出现无症状性 CK 升高、肌痉挛、肌强直、肌触痛、不能耐受运动、进一步发展为 CK 显著升高的横纹肌溶解症，甚至导致肾衰竭和肌红蛋白尿[10]。

他汀类药物导致横纹肌溶解症的机制为：①他汀类药物导致甲羟戊酸盐（mevalonate）缺乏，甲羟戊酸盐为合成辅酶 Q_{10} 所必需的，辅酶 Q_{10} 合成发生障碍最终导致细胞能量耗竭，引发细胞死亡；②他汀类药物引起细胞内 Ca^{2+} 浓度的变化，早期他汀类药物能够引起细胞内的 Ca^{2+} 储池将 Ca^{2+} 释放至胞质，晚期他汀类药物能够增加 Ca^{2+} 内流，两者最终引起细胞内的 Ca^{2+} 超载引发细胞死亡；③他汀类药物减少胆固醇合成，而胆固醇为细胞膜必要的组成成分，胆固醇可以调节膜的流动性，同时还可以提高脂质双层的稳定性，同时细胞增殖所必需的两种甲羟戊酸的衍生物是胆固醇与非固醇类异戊二烯。胆固醇合成减少导致细胞膜的通透性及不稳定性增加；④他汀类药物影响 P-450 酶系对药物的代谢：他汀类药物与通过 CYP3A4 途径进行代谢的药物或 CYP3A4 抑制剂合用，可使药物代谢减慢而他汀类药物的血药浓度提高。如他汀类药物与环孢素合用，他汀类药物通过与肝细胞内微粒体细胞色素 P-450 酶系中的 CYP3A4 相互作用，影响 P-450 酶的活性，环孢素的清除率下降，环孢素在血清中的浓度升高，最终导致不良反应和横纹肌溶解症的发生；⑤他汀类药物对其生长与分化的影响：大剂量辛伐他汀可对细胞的生长、分化具有毒性作用，从而影响肌再生[11]。

他汀类药物如洛伐他汀、辛伐他汀、普伐他汀和阿托伐他汀、瑞舒伐他汀等都有导致横纹肌溶解症的报道。西立伐他汀因为导致严重的横纹肌溶解症于 2001 年撤市。患者在服用他汀类药物时,同时服用影响细胞色素 P-450 酶的药物如环孢素、烟酸衍生物、伊曲康唑、红霉素、克拉霉素、阿奇霉素和米贝拉地尔等更易导致横纹肌溶解症的发生。

2. 贝特类药物　贝特类药物导致横纹肌溶解症的机制为抑制胆固醇合成,胆固醇合成减少影响细胞的稳定性,导致肌原纤维变性;贝特类药物能够阻滞 Cl⁻ 通道,肌细胞膜除极化被抑制,促使肌纤维持续处于收缩状态,导致肌细胞受破坏,引发横纹肌溶解症。

第一种贝特类药物氯贝丁酯上市后就有引起横纹肌溶解症的报道[12],只是症状较轻,发生率也较低,因而未引起足够重视。贝特类药物吉非贝齐、苯扎贝特、氯贝丁酯等都有引发横纹肌溶解症的报道。服用氯贝丁酯后可以导致肌痛、肌强直、肌无力、血清氨基转移酶及 CK 升高等不良反应,其给药剂量的大小与横纹肌溶解症的严重程度相关。服用吉非贝齐可引起腓肠肌剧烈疼痛、患者无法行走、CK 升高等不良反应[13]。

3. 核苷类药物　核苷类药物根据分子结构可分为 3 类:以拉米夫定、替比夫定、齐多夫定为代表的左旋核苷类;以阿德福韦酯、替诺福韦酯为代表的无环磷酸盐类;以恩替卡韦为代表的环戊烷/戊烯类。

齐多夫定导致横纹肌溶解症的机制与线粒体毒性有关,齐多夫定在体外能够导致乳酸水平升高,导致细胞线粒体 DNA 含量下降,引发细胞线粒体超微结构的形态学改变[14]。替比夫定导致横纹肌溶解症的确切机制尚不明确,可能与其线粒体毒性相关[15],对替比夫定所致横纹肌溶解症的发病机制仍需进一步研究。国家药品不良反应监测中心病例报告数据库显示,2004 年 1 月 1 日—2010 年 4 月 30 日,收到替比夫定导致的肌肉骨骼系统损害 61 例(63%),包括 7 例横纹肌溶解。其他可能与横纹肌溶解相关的具体表现为 CK 升高 41 例次、肌痛 10 例次、肌病 7 例次、无力 4 例次、肢体疼痛 4 例次、肾功能异常 1 例次、肌炎 1 例次。拉米夫定所致的与横纹肌溶解相关的病例报告 19 例次,其中肌痛报告 10 例次,其次是关节痛 5 例次、CK 升高 4 例次。因此在服用替比夫定、拉米夫定期间,应当警惕横纹肌溶解症的发生[16,17]。

4. 引起低钾血症的药物　低血钾导致横纹肌溶解症的机制主要为钠钾泵的功能受低血钾影响,钠钾泵功能发生障碍,导致细胞外的 Ca^{2+} 进入细胞内,细胞内的 Ca^{2+} 浓度升高,Ca^{2+} 超载对肌动蛋白和肌球蛋白产生病理性影响,细胞内的蛋白酶被激活,引发肌肉破坏和肌纤维坏死,致肌细胞内容物进入细胞外液和血液循环。因此引起低钾血症的药物可诱发横纹肌溶解症,在合并其他易感因素时更易导致横纹肌溶解症的发生。致急性钾丢失的药物如两性霉素 B、强效利尿药、轻泻剂类均可导致横纹肌溶解症的发生[18]。

5. 精神类药物　三环类抗抑郁药、苯二氮䓬类、巴比妥盐类药物过量可因镇静时间过长引发缺血,导致横纹肌溶解症。吩噻嗪类和丁酰苯类药物则可引起谵妄或焦虑不安、肌肉长时间不自主收缩,导致 ATP 需求增加,储存的 ATP 耗竭致横纹肌溶解。抑郁症患者长期服用奥氮平、舍曲林、劳拉西泮,出现双下肢无力、站立及行走不稳、四肢伸直且肌张力高、CK 升高。大剂量使用舒必利后患者出现四肢乏力、不能站立、少尿并引发横纹肌溶解症[19]。

6. 阿片类药物　阿片类药物如海洛因长期滥用会出现蛋白尿、肾病综合征和肾功能减退,引发局灶阶段型肾小球硬化导致海洛因肾病。大剂量滥用海洛因的患者长时间晕厥、自身压迫血液循环障碍,导致肌肉急性损伤并溶解、局部肌肉受压。大剂量的海洛因对肌组织、肾小管具有直接毒性作用,产生肌红蛋白尿,形成管型堵塞肾小管,对肾小管造成毒性作用导致急性肾衰竭,出现少尿、无尿。同时肌组织内的各种细胞成分在肌细胞溶解时释放到血液循环中,导致横纹肌溶解,最终引起患者机体内环境和病理生理变化,尤以高钾血症、高磷血症、高尿酸血症、低钙血症及代谢性酸中毒等为主,是滥用海洛因患者常见的死亡诱因[20]。

7. 喹诺酮类药物 莫西沙星是喹诺酮类抗菌药物,截至2012年年底,美国FDA不良事件报告系统已收集莫西沙星导致横纹肌溶解的报告112例,其中男性患者70%、女性患者30%。莫西沙星所致横纹肌溶解的临床表现为肌痛、肌无力等,以及CK升高。莫西沙星所致的横纹肌溶解可能与其化学结构特点有关,与其血药浓度无关。其机制可能与其特定的化学结构致细胞内的ATP下降和内质网内的Ca^{2+}升高有关,在高龄和有关能量代谢酶遗传缺陷等患者中更易发生[21]。

8. 植物提取物 甘草锌的有效成分是甘草酸和锌,有保钠排钾作用,长期应用甘草酸可引起低血钾,而低血钾可降低肌细胞膜转运电位,肌细胞内钾显著减少而致肌肉损伤。同时低血钾影响糖原合成,导致肌肉在收缩过程中的能量生成减少而致肌肉损伤。患者长时间服用常规剂量10天,导致颜面水肿和横纹肌溶解症[22]。在服用甘草制剂及合并使用其他可引起低血钾的药物时,应当密切监测血钾,防止横纹肌溶解的发生。七叶皂苷钠导致患者四肢肌肉剧烈疼痛、肌肉僵硬无法行走、CK升高,导致横纹肌溶解症的发生。七叶皂苷钠的作用机制为刺激肾上腺皮质分泌ACTH和皮质酮,阻滞细胞腺苷三磷酸酯酶的作用使钾离子透过,延缓钠离子交换[23]。

【诊断和鉴别诊断】

横纹肌溶解症的诊断主要依赖于病史、临床表现和实验室检查,需认真询问用药史(包括非处方药)。血清肌酸激酶的检测简便易行,是横纹肌溶解症实验室诊断的"金标准",一般血清的肌酸激酶高于检测上限的5倍以上,但必要时仍需做其他检查以确诊。

1. 病史采集 主要包括:①临床症状与用药之间的关系,包括时间关系;②既往用药、饮酒、药物滥用史;③发作时的症状;④基础疾病,包括肌炎、肌营养不良和内分泌疾病,如甲状腺功能亢进或甲状腺功能减退;⑤给药剂量及疗程、停药后的反应;⑥临床停药后反应,既是治疗手段又有利于诊断,一般临床症状、体征及血肌酸激酶常于数日至数周内恢复。

判断可致病药物的原则包括:①用药后1个月内出现血清肌酸激酶升高;②再次暴露于可疑药物本病再次发生;③排除任何可以导致横纹肌溶解的情况,比如物质滥用、创伤、癫痫发作、代谢紊乱、感染、局部或全身肌肉缺血、过度运动、恶性高热等。

2. 血清肌酸激酶 肌酸激酶又称肌酸磷酸激酶,广泛存在于骨骼肌、心肌和脑组织中。肌肉损伤发生后2~12小时,CK水平开始升高,在24~72小时出现高峰,其半衰期为1.5天,一般3~5天下降至基础水平。CK水平通常被认为可预测急性肾功能损伤发生的可能性,其浓度>5000U/L与肾损伤的发展密切相关。持续升高的CK水平提示持续的肌肉损伤或间隔综合征的发生。

3. 血清肌红蛋白 肌红蛋白是一种氧结合血红素蛋白,主要分布于心肌和骨骼肌组织中,占肌肉总量的0.1%~0.2%。肌肉损伤后,循环中的肌红蛋白水平超过血清蛋白结合能力。未结合的肌红蛋白被肾小球滤过,当肌红蛋白血清浓度超过1.5mg/dl时,肌红蛋白出现在尿中。肌红蛋白具有短的半衰期(2~3小时),通过肾脏排泄和代谢为胆红素而被迅速清除,血清肌红蛋白水平可以在6~8小时恢复正常。

4. 尿液检查 疾病早期可发现尿肌红蛋白升高,如果尿中肌红蛋白的水平超过 100mg/dl,则发生可见的肌红蛋白尿,尿色呈现暗红棕色。尿常规镜检无红细胞或少量红细胞。

5. 心电图检查 当存在电解质紊乱(例如高血钾)时,应进行心电图检查以排除心律失常。

6. 肌肉活检 肌肉活检不是必需的,但是它可以用于确认横纹肌溶解的诊断。组织病理学的发现通常包括细胞核和肌肉纹的丧失,而不存在炎症细胞。

7. 其他检查 其他实验室检查包括全血细胞计数、胆红素、尿酸、肾功能、肝功能、血清电解质(尤其是钾)和动脉血气分析等。

根据病史、临床表现及实验室检查结果,横纹肌溶解症不难诊断,但是对于病因的筛查并不容易。如果药物是疑似致病因素,应进行毒理学筛查,如果怀疑感染,应进行适当的培养和血液检查。内分泌测定和血生化检查可能是必要的,以确认可疑的内分泌和代谢紊乱。此外,在疑似遗传性疾病的患者中可进行遗传分析、肌肉活检和前臂缺血性检查,磁共振图像(MRI)可用于区分横纹肌溶解的各种病因。

【预防与治疗】

1. 药源性横纹肌溶解症的预防

(1)合理使用药物:不随意增加药物的使用剂量,不随意延长治疗的疗程。

(2)注意合并疾病:对于原本有肌炎、肌病的患者,尽量避免合用容易导致横纹肌溶解的药物。

(3)注意合并用药:在临床应用易导致横纹肌溶解症的药物时,应该尽量避免合并使用影响细胞色素 P-450 酶系的药物,以减少横纹肌溶解症发生的风险。

(4)积极监测药物的安全性:对于使用易导致横纹肌溶解症药物的患者,应教育患者注意是否出现肌痛、肌无力、乏力等症状,一旦出现应及时就诊。长期使用该类药物的患者,尤其是具有一些高危因素的患者,应嘱其定期监测血清肌酸激酶,以便及时发现和治疗。

2. 药源性横纹肌溶解症的治疗[24-28] 目前还缺乏 I 级证据,从中可以得出横纹肌溶解的最佳管理措施。事实上,目前没有开展随机对照研究,大多数证据是基于回顾性的临床研究、病例报告和动物模型。对于横纹肌溶解症治疗的重要方面,主要包括迅速和积极的液体复苏、消除病原体和防治可能出现的任何并发症。

(1)及时停用可疑的致病药物:第一时间停用可疑的致病药物是治疗的关键之一。如果可能的话,应该进行洗胃、使用解毒剂和(或)血液透析来消除药物,并且必须纠正临床缺氧的状态。

(2)静脉补液,维持肾脏灌注:及时开通静脉通路,生理盐水以 1.5L/h 的速率输注,以维持尿液在 200~300ml/h。静脉输液应持续至血清肌酸激酶 <1000U/L。治疗中需要严密监测,因为大量的液体输注可导致充血性心力衰竭和肺水肿,特别是老年患者或具有心肺风险因素的患者。

(3)电解质和代谢异常的纠正:治疗时应避免使用含有钾或乳酸盐的溶液,因为存在横纹肌溶解相关的高钾血症和乳酸性酸中毒的风险。当发生危及生命的高钾血症和代谢性酸中毒时,应考虑使用血液透析。

虽然没有随机对照试验证明,但是一些专家建议可以使用甘露醇和碳酸氢盐。碳酸氢钠碱化尿液的目标是尿 pH 6.5,碱化尿液可防止肌红蛋白离解为有肾小管毒性的球蛋白和高铁血红素。碳酸氢盐还可以抑制脂质过氧化作用,纠正代谢性酸中毒,降低高钾血症的风险。碳酸氢钠的使用方法为将 44mEq 碳酸氢钠加入 0.45% 氯化钠注射液 1000ml 中,或将 88~132mEq 碳酸氢钠加入 5% 葡萄糖注射液 1000ml 中,以 100ml/h 的速度滴注,以维持尿液的 pH ≥6.5 来预防急性肾衰竭。

甘露醇可增加血流量和肾小球滤过率,减少肌红蛋白的阻塞。但是甘露醇必须在容量治疗后给予,并且必须避免在少尿患者中使用。20% 甘露醇在最初的 15 分钟内以 0.5g/kg 的剂量静脉输注,随后以 0.1g/kg 的剂量静脉输注,必要时剂量调整使尿量 >200ml/h。尿和血的 pH 需要监测,当血 pH>7.5 或尿 pH 持续 <6.0 时,需要增加乙酰唑胺。

早期低钙血症可以不治疗,除非存在严重的高钾血症。因补钙可增加钙在受损肌肉中沉积而致肌肉损伤,并且在恢复阶段也可增加血钙水平。

(4)抗氧化治疗:基于肌红蛋白尿急性肾损伤的病理生理学,可以预见抗氧化治疗的保护作用可通过抑制近端肾小管细胞的脂质过氧化作用和铁与铁蛋白肌红蛋白之间的氧化还原循环来实现。

(5)肾脏替代治疗:尽管给予了最佳治疗,但是一些患者会发展为急性肾衰竭,常伴有严重的酸中毒和高钾血症。肾脏需要灌注压力和流体体积以帮助其消除毒素。临床实践中肾脏替代治疗的开始不应依据肌红蛋白或血清 CK 浓度,而是由肾损伤的状态以及伴有的并发症如危及生命的高钾血症、高钙血症、高氮血症、无尿或对利尿治疗无反应的过度水化来决定。肾脏替代疗法在 RM 诱导的 AKI 的情况下最有效,但它们是具有许多潜在并发症的体外循环。在临床实践中,考虑患者疾病中的所有一致因素并且实施个体化治疗是非常重要的。这些患者需要肾脏替代治疗以纠正体液、电解质和酸碱异常。最初可能需要每日血液透析或连续血液滤过以去除从损伤肌肉释放的尿素和钾。钾的正常化是优先的,因为高血钾性导致心脏停搏是危及生命的早期并发症。腹膜透析不足以去除横纹肌溶解诱导的 ARF 患者的大的溶质负荷,但它可以提供暂时的帮助。通过血液置换去除肌红蛋白也没有表现出任何益处。

(石卫峰 刘皋林)

第三节 药源性嗜酸性粒细胞增多 - 肌痛综合征

正常人的嗜酸性粒细胞为白细胞数的 0~7%,超过正常值称之为嗜酸性粒细胞增多症。嗜酸性粒细胞在体内有防御功能,但其增多也对自身组织造成损伤。嗜酸性粒细胞增多 - 肌痛综合征(eosinophilia-myalgia syndrome, EMS)便是嗜酸性粒细胞对肌肉造成的疾病,临床表现为严重的丧失活动能力的肌痛。

1989 年 10 月 30 日,美国新墨西哥州发现 3 名特殊病例,表现为外周血中的嗜酸性粒细胞增多和严重的肌痛,该 3 例病例在症状开始之前都有服用色氨酸的历史。1 个月之后,美国疾病控制中心(Centers for Disease Control, CDC)收到了数百例相同的病例报告,以致 FDA 采取措施于 1989 年 11 月 17 日禁止色氨酸的出售并要求全世界收回这一产品,并将这个疾病定名为嗜酸性粒细胞增多 - 肌痛综合征,并制定了诊断标准。到 1990 年 1 月,美国

CDC 共收到了 1018 例病例报告,98% 的患者在发病前有长期服用色氨酸的历史,这些患者遍布于美国 49 个州。不久,在法国、西班牙、加拿大和比利时也有类似的报道。自 1989 年 10 月—1993 年 6 月,美国报道了 2000 多例患者,其中 1/3 需住院治疗。该病一旦确诊,需停止摄入 L- 色氨酸片剂和含这种氨基酸的食物[29]。

【致病机制】

嗜酸性粒细胞增多 – 肌痛综合征的发病机制目前尚不清楚,一般认为可能是摄入含 L- 色氨酸的药物引起发病,有以下两个学说:

1. 色氨酸代谢学说　色氨酸是一种必需氨基酸,正常时作为膳食蛋白质的一种组成成分而被摄取,在体内的两大主要代谢途径如图 9-1 所示。

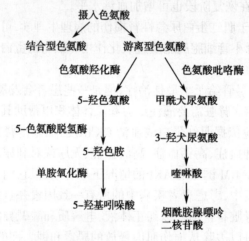

图 9-1　色氨酸在人体内的主要代谢途径

一部分色氨酸可以被代谢为 5- 羟色胺,用于治疗诸如强迫观念和行为以及抑郁症等一类精神病。已知抗抑郁药可阻碍色氨酸的代谢物 5- 羟色胺被中枢神经所摄取,导致 5- 羟色胺蓄积,而类似疾病嗜酸性筋膜炎和硬皮病,其患者也均有异常的色氨酸代谢,故认为色氨酸代谢产物蓄积是嗜酸性粒细胞增多 – 肌痛综合征的发病原因。另外,血中 5- 羟色胺水平升高的类癌综合征和接受 5- 羟色胺配合卡比多巴疗法的患者可出现硬皮病样皮肤表现,亦支持了色氨酸代谢异常的观点。推测神经肌肉组织中的髓磷质基本蛋白能结合 5- 羟色胺中所含的色氨酸多肽序列,在某些患者中成为抗原,刺激 T 细胞克隆化,然后对色氨酸多肽和对神经肌肉组织中的 5- 羟色胺结合部位进行识别,淋巴细胞作用于这些部位,造成继发性炎症,引起嗜酸性粒细胞增多和急性肌炎。

一部分 L- 色氨酸被氧化成甲酰犬尿氨酸,经过一系列中间机制形成喹啉酸,而喹啉酸是一种主要的内源性神经毒素,与亨廷顿舞蹈病、肝性脑病以及人类免疫缺陷病毒感染相关的脑病均有关。故推测血液中的 L- 氨基酸增高促进甲酰犬尿氨酸增加,从而形成过多的喹啉酸,产生嗜酸性粒细胞增多 – 肌痛综合征的症状。

2. 污染物学说　20 世纪 70 年代中期,有许多美国人一直口服 L- 色氨酸,但仅在 1989 年后,嗜酸性粒细胞增多 – 肌痛综合征才出现流行,因此判断嗜酸性粒细胞增多 – 肌痛综合征可能与大量服用某一特定厂家生产的 L- 色氨酸有关。在临床上,嗜酸性粒细胞增多 – 肌痛综合征与毒油综合征相似,提示 L- 色氨酸中可能有污染物[30]。也许由于宿主对污染物的敏感性不同,因此许多人服用同一厂家的 L- 色氨酸并不发病,而另一些人则发病。患者的临床表现也不相同,有一些患者可危及生命,有的患者却症状轻微。这种未知的因素可能作为半抗原,在患者的免疫系统中起作用,而引起嗜酸性粒细胞增多 - 肌痛综合征。不过到目前还未能分离出产生嗜酸性粒细胞增多 - 肌痛综合征的污染物。

【致病药物和临床表现】

嗜酸性粒细胞增多 - 肌痛综合征发病呈亚急性,症状出现一般呈渐进性,病期长达数天或数个月。该病与季节无关,多见于女性,发病年龄不等,为 5~84 岁,平均为 48 岁,98% 的患者是白色人种,85% 是女性,发病前有服 L- 色氨酸的药物史,口服剂量范围为 26~15 000mg/d,平均为 1500mg/d。其临床表现有[31-33]:

1. 肌痛、硬肿症状　早期的临床特征是肌痛,其严重程度足以使患者的一般活动受限。除肌痛外,常可表现为疲劳、水肿、头痛、关节痛、发热、寒战等。四肢可发生凹陷性或非凹陷性水肿,有严重的肌力减弱,近端肌肉最先受累。数周后肢端不规则发硬,指趾和躯干不受累。关节疼痛尤以大关节为主,可形成肘、膝关节挛缩。

2. 呼吸道症状　呼吸道症状明显,尤其在病程早期,其症状包括咳嗽、休息或劳累后呼吸困难、肺听诊有时可闻及啰音或其他异常呼吸音、胸透异常,主要为肺间质渗出及胸腔积液。有报道,75% 的患者肺弥散力减轻,5% 可出现肺动脉高压。

3. 皮肤症状　剧痒是发病早期患者的明显特征之一,59% 的患者出现皮疹,常为斑丘疹、荨麻疹或扁平褐色皮疹。皮疹消退较快,但其消退后其他症状可持续存在。部分患者在病程后期出现皮肤硬皮病型增厚挛缩,但无雷诺现象和甲周毛细血管异常。有报道,部分患者还出现皮肤划痕症和灼热感、多发皮下结节和网状青斑等症状。

4. 神经肌肉症状　神经肌肉症状和体征出现得晚,且有转为慢性的趋势。其症状体征包括感觉异常、感觉过敏或迟钝、肌肉乏力。有报道,20%~40% 的患者发生肌痉挛,15%~75% 的患者有周围神经病变,主要为周围神经轴索损失,严重者可出现严重的四肢麻痹,甚至因呼吸器官神经功能失调而需机械通气。

5. 其他　患者可出现恶心、腹痛或触痛、腹泻、畏食等胃肠道症状,及口腔溃疡、色素沉着、毛发脱落、肝大等。后期也可发展为心肌炎、右心功能不全、三尖瓣关闭不全、肌肉痉挛、感觉异常及类似于吉兰 - 巴雷综合征的上行性多神经病。

L- 色氨酸($C_{11}H_{12}N_2O_2$,L-2- 氨基 -3- 吲哚基丙酸)为杂环、芳香族、非极性氨基酸。L- 色氨酸是人体和动物所必需的 8 种必需氨基酸之一,其分解代谢过程中可以产生多种生理活性物质,如 5- 羟色胺(5-HT)、色素、烟酸、吲哚乙酸、生物碱、辅酶、褪黑素和植物激素等,这些代谢产物能够广泛参与人体的各项生理活动,同时也会参与众多的生理调节。其中,5-HT 是人体中枢神经系统的重要神经递质,能够调节人体的精神活动,同时控制神经系统的兴奋表达。如果人体内血液中的 L- 色氨酸水平下降,就会引起脑部 5-HT 供应不足,使人们产生抑郁、自责等情绪。

L- 色氨酸无法自身合成,主要从体外获得,在肉、禽、鱼、奶和奶酪中含量丰富。L- 色氨酸可以制作成氨基酸注射液、粉剂、片剂和胶囊,用于补充必需氨基酸或治疗精神病的妄想、焦虑、强迫行为和抑郁症,也可辅助治疗头痛、失眠、经前综合征、关节炎、戒烟、降低食欲以及减肥等。

长期以来,色氨酸作为一种氨基酸,对其致病性从未引起人们的关注。直到 1989 年 10

月，Aertzman 及其同事对 3 例临床表现异常的患者（症状包括肌痛、虚弱、口腔溃疡、腹痛、皮疹，血清醛缩酶增高，白细胞增多，嗜酸性粒细胞显著增多，但血清肌酸激酶正常）进行了比较，发现患者均在口服 L- 色氨酸后出现症状，因而将嗜酸性粒细胞增多 - 肌痛综合征与 L- 色氨酸进行联系。嗜酸性粒细胞增多 - 肌痛综合征流行发生于 1989 年 10 月下旬，在 1989 年 11 月 17 日美国 FDA 宣布含色氨酸产品禁销后发病率急剧下降，证实嗜酸性粒细胞增多 - 肌痛综合征与色氨酸产品有关。为确立含色氨酸产品与嗜酸性粒细胞增多 - 肌痛综合征的关系，美国进行了两次重要的病例对照研究，两次研究的结论都是含色氨酸产品摄入与嗜酸性粒细胞增多 - 肌痛综合征间有因果联系。

【诊断和鉴别诊断】

美国 CDC 对嗜酸性粒细胞增多 - 肌痛综合征的诊断制定了以下标准：①嗜酸性粒细胞计数 $\geq 1 \times 10^9$/L；②在病程中出现影响日常活动的全身性肌痛；③发病后经若干间隔进行血液检查，排除旋毛虫病；或肌活检未见旋毛虫幼虫，但显示肌肉内炎性浸润，其中有嗜酸性粒细胞；④排除可能引起嗜酸性粒细胞升高或全身性肌痛的任何感染或肿瘤。

1. 病史采集　主要包括：①患者的性别和年龄；②了解既往病史、有无肌痛等症状；③有无含 L- 色氨酸药物的服用史；④ L- 色氨酸的服用剂量及疗程、停药后的反应。

2. 实验室检查　主要特征为嗜酸性粒细胞显著增加，许多患者外周血嗜酸性粒细胞绝对计数高于 2×10^9/L，当嗜酸性粒细胞计数为（1~3）$\times 10^9$/L 时，即属异常。骨髓检查通常示嗜酸性粒细胞前体增生。可有轻度的贫血和血小板增多，部分患者血沉加快。IgE 正常，类风湿因子阴性。部分患者血清中有抗核抗体，大部分呈小斑点型。氨基转移酶和其他肝酶有轻度或中度升高，血清醛缩酶增高，血清肌酸激酶升高罕见。其他肝功能试验正常。

3. 组织学检查　肌肉组织呈现亚急性炎症，主要局限在肌束膜间隙，以成熟的淋巴细胞、单个核细胞及对酸性磷酸酶反应的组织细胞浸润为主。肌球蛋白的 ATP 酶反应证明有泛发性纤维萎缩和散在的个别纤维角型萎缩。无肌纤维变性，角型萎缩的纤维对烟酰胺腺嘌呤二核苷酸（NADH-TR）可有高度反应。深部筋膜可有增生的层状纤维和慢性炎症细胞浸润，以弥漫的淋巴浆细胞为主，含有大量的组织细胞，少见中性粒细胞，可无嗜酸性粒细胞增生。真表皮的变化无明显特异性，有的正常，有的类似于硬皮病改变，表皮萎缩，真皮胶原纤维增生，附属器减少或萎缩，可见淋巴细胞、组织细胞浸润及少量的嗜酸性粒细胞，纤维变性可有可无，也可有血管炎和血管栓塞。在有斑丘疹的皮损部位取材，可见真皮的中、上部有大量黏蛋白沉积。

4. 其他辅助检查　患者可有心肌炎和心律不齐，少数患者出现肺动脉高压时，心电图、X 射线可有明显的变化。出现呼吸系统症状时，肺部 X 射线检查显示肺间质浸润。

5. 排除其他疾病　嗜酸性粒细胞增多 - 肌痛综合征需要与成人硬肿病、皮肌炎、系统性硬皮病、嗜酸性筋膜炎、嗜酸性粒细胞增多综合征以及毒油综合征进行鉴别诊断。

（1）成人硬肿病：本病有时需与成人硬肿病相鉴别，后者常起病于颈项部，随后波及面、躯干，最后累及上、下肢；皮损呈弥漫性非凹陷性肿胀、发硬；发病前常有上呼吸道感染史；组织病理显示胶原纤维肿胀、均质化，其间隙充满酸性黏多糖基质。

（2）皮肌炎：皮肌炎累及肌肉往往以肩胛带和四肢近端为主；上眼睑有水肿性紫红色斑和手背、指节背的 Gottron 征；血清肌酶如 CK、ALT 和 AST 以及 24 小时尿肌酸排出量显著升高等。

（3）系统性硬皮病：系统性硬皮病与本病相鉴别并不困难，后者无雷诺现象，内脏受累（尤其肺和胃肠道）少见，无毛细血管扩张，无抗 Scl-70 抗体及抗着丝点抗体出现。另外无血中嗜酸性粒细胞升高。组织病理表现不同。

（4）嗜酸性筋膜炎：同样有末梢血嗜酸性粒细胞显著增多及硬皮病样皮肤改变，但嗜酸性筋膜炎主要累及四肢，偶累及躯干，在大静脉或肌腱部位可呈明显的条沟状凹陷，无严重的肌肉疼痛及内脏损害。实验室检查通常为高 γ- 球蛋白血症，血清肌酶正常，对皮质类固醇反应良好。

（5）嗜酸性粒细胞增多综合征：嗜酸性粒细胞增多综合征有明显的嗜酸性粒细胞增多及内脏损害，但无硬皮病样皮肤改变及肌痛。内脏受累显著，包括心血管系统（心肌病变、充血性心力衰竭、高血压、心电图及超声心动图异常）、呼吸系统（胸痛、咳嗽、呼吸困难、哮喘、胸腔积液及胸片示肺部浸润阴影）、神经系统（有昏迷、精神错乱等，也有视物模糊、言语不清、运动失调和周围神经炎），以及腹痛、腹泻、肝脾大、全身浅表淋巴结肿大等。

（6）毒油综合征：毒油综合征流行于西班牙，与嗜酸性粒细胞增多 - 肌痛综合征在临床和实验室检查方面非常相似，两病难以区别，唯一的鉴别点是病因不同。前者与食用含有苯胺的菜籽油有关，可能的致病毒素是苯胺；后者与口服 L- 色氨酸有关。

【预防与治疗】

目前对本病的治疗尚无特效方法，唯一明确的治疗是停用 L- 色氨酸，但停用后嗜酸性粒细胞增多 - 肌痛综合征的临床症状并不能马上消失，需经过一个慢性过程。少数患者在停服 L- 色氨酸后的数天内，嗜酸性粒细胞计数及临床表现明显改善，但有些患者在停药后病情仍不断发展。有研究对嗜酸性粒细胞增多 - 肌痛综合征患者随访 2 年，发现部分患者除识别能力下降外，多数症状和体征均可改善或消失，但有 1/3 的患者病情加重，周围神经病变无改善。

皮质激素对某些患者有效，服用后嗜酸性粒细胞计数快速下降，但临床症状改善不快。重症病例可用大剂量，轻症以小剂量开始，但具体剂量尚无统一的意见，对症状改善缓慢、需长期应用皮质激素者应注意其副作用。皮质激素及非类固醇抗炎剂和强力镇痛药对缓解剧烈肌痛有效。对某些严重且进行性加重的病例，应用细胞毒性药物可能有效，但因临床积累资料不多，尚无肯定的意见。

总之，由于嗜酸性粒细胞增多 - 肌痛综合征于 1989 年末才被认识，报告资料尚少，还缺乏全面的临床经验，许多问题如 L- 色氨酸含有物的确定、详细的致病机制、何种程度的病理改变可逆转或不能逆转、健康人群的发病率、有效疗法、预后判定等均需进一步研究。

（顾圣莹 刘皋林）

第四节 药源性骨质疏松症

骨质疏松症是一种因骨矿物质含量低下、骨微结构损坏、骨强度降低，导致骨脆性增加，易发生骨折为主要特征的全身性骨代谢障碍性疾病[34,35]。骨质疏松患者较健康人群易在轻微创伤及日常活动中发生骨折(即骨质疏松性骨折),其常见的骨折部位为脊柱、髋部和前臂远端,进而导致致死率、致残率及经济负担的增加。骨质疏松症发病率较高,已经成为世界性公共健康问题之一。据统计,在世界范围内,每年约900万例骨折是由骨质疏松导致的;另有数据显示,2000年在欧洲,这一发生率达到每年380万例,由此带来的直接花费高达317亿欧元[36]。骨质疏松症按其病因可分为原发性和继发性两种。原发性骨质疏松症分为3类,包括绝经后骨质疏松症(Ⅰ型)、老年骨质疏松症(Ⅱ型)和特发性骨质疏松症(青少年型);继发性骨质疏松症在男性、更年期和绝经前的女性中最为常见,患者的骨丢失较原发性骨质疏松患者更显著[37]。导致继发性骨质疏松症的因素很多,常见的原因包括结缔组织疾病、肾脏疾病、消化道疾病、内分泌代谢疾病和药物。其中,因使用影响骨代谢的药物而引发的骨质疏松称为药源性骨质疏松症(drug-induced osteoporosis, DIO),其比例可达8.6%~17.3%。导致DIO的药物包括糖皮质激素、左甲状腺素、质子泵抑制剂、噻唑烷二酮类降血糖药、影响雌激素类药物、抗凝药物、强效利尿药、选择性5-羟色胺再摄取抑制剂等[38,39]。

【致病机制】

正常的骨骼系统主要通过骨重建的形式保持内稳态平衡。骨重建过程包括3种主要的细胞:成骨细胞(osteoblast, OB)、破骨细胞(osteoclast, OC)和骨细胞(osteocyte)。OC主要介导骨吸收,可通过溶解和吸收骨基质的有机物和矿质,促进多种蛋白酶及有机酸的释放,并进一步促使骨盐溶解及Ⅰ型胶原蛋白和其他基质蛋白的降解与吸收。OB主要介导骨形成,负责骨基质的合成、分泌和矿化。OB通过合成和分泌有机基质及骨胶纤维,形成类骨质;在类骨质中,钙离子和磷酸根离子结合形成羟基磷灰石结晶,使得类骨质矿化而形成正常的骨组织。因此,骨吸收与骨形成的平衡是维持正常骨量的关键。正常生理条件下,在降钙素、维生素D及其活性代谢产物、甲状旁腺素等多种激素和细胞因子的协助作用下,骨吸收与骨形成在体内保持循环进行,保持骨转换的稳定。而当骨吸收>骨形成时,将出现骨丢失,导致骨质疏松的发生。药物可通过干扰骨重塑中的多个环节导致骨丢失,并且该过程可在不同年龄的人群中发生。药源性骨质疏松的致病机制可分为[38,39]:①促使OC成熟,强化OC的破骨能力,该机制是药源性骨质疏松发生最常见的原因;②抑制OB并抑制骨矿化;③促进骨吸收并抑制骨形成;④促进骨吸收、抑制骨形成的同时抑制骨矿化。

【致病药物和临床表现】

骨重塑可被多种药物影响,其中糖皮质激素是引起DIO的最常见药物,其他被发现的能引起DIO的药物还包括左甲状腺素、噻唑烷二酮类药物、影响雌激素类药物、抗凝药、抗癫痫药、选择性5-羟色胺再摄取抑制剂、强效利尿药等。随着联合用药的增加,特别是影响骨代谢药物的增多,药物对骨代谢平衡的损害可能加重。

1. 糖皮质激素(glucocorticoids, GCs) GCs是目前应用最广泛的药物之一,可用于治疗自身免疫性和过敏性疾病、炎症性肠疾病、血液系统疾病、皮肤病、肾脏疾病以及癌症和移植排斥反应等。糖皮质激素所致的骨质疏松症(glucocorticoid-induce osteoporosis, GIOP)是最常见的药源性骨质疏松,其发病率与GCs的应用剂量和使用时间密切相关[40]。骨密度在GCs应用的最初3个月开始快速下降,并在第6个月到达高峰,此后若继续使用,仍可导致骨矿物质相对缓慢而持续地丢失。生理剂量的糖皮质激素也可引起骨丢失,绝经后妇女及50岁以上的男性为高危人群。低至2.5mg/d的泼尼松即会增加髋骨和脊柱骨折的风险,且没有性别差异;当剂量达到 7.5mg/d 和 10mg/d 时,相应的风险分别增加超过 5 倍和 17 倍。这种升高在长期大量应用 GCs 的患者,尤其是老年男性人群和绝经后妇女中更加显著。此外,在长期使用 GCs 的人群中,30%~50% 的患者会发生骨折。

GIOP 主要以低骨转换和骨折为特征,通过对 OB、OC 和骨细胞的影响,在骨密度下降之前,导致骨折风险升高。其机制包括:①激活 OC,继而引起如椎骨等富含骨松质的骨骼产生过量的骨吸收;②抑制 OB 增殖及分化,增加 OB 的凋亡;③通过增加骨细胞的凋亡,影响骨组织的自然修复过程;④影响钙稳态:糖皮质激素抑制小肠对钙、磷的吸收,增加尿钙排泄,引起继发性甲状旁腺功能亢进症,持续的甲状旁腺素水平增高可促进骨吸收;⑤抑制成骨细胞前体的聚集,影响成骨细胞的分化及功能,降低骨形成;⑥对性激素的作用:糖皮质激素可降低内源性垂体促性腺激素水平并抑制肾上腺雄激素合成,促黄体激素水平的降低引起雌激素及睾酮合成减少,引起骨质疏松。

GIOP 患者主诉腰背酸痛、乏力、肢体抽搐或活动困难,严重者有骨骼疼痛、轻微损伤即可导致骨折,其症状及程度与原发性疾病相关。主要体征与原发性骨质疏松类似,如身高缩短、严重者脊柱后凸、驼背或胸廓畸形。由于 GIOP 的症状视骨质疏松程度和原发性疾病的性质而不同,多数症状隐匿,需要 X 射线片及一般骨密度检查以明确诊断。

2. 左甲状腺素　左甲状腺素主要用于防治黏液性水肿、克汀病及其他甲状腺功能减退症(如基础代谢率过低导致的肥胖病及习惯性流产等),有时也用于粉刺、肢端动脉痉挛(雷诺病)和便秘的治疗[41]。由于其能抑制垂体促甲状腺素的释放,从而可用于治疗甲状腺癌,对乳腺癌、卵巢癌也有一定的疗效。为达到标准化的甲状腺激素水平,在进行替代治疗的甲状腺功能减退患者中,约有 20% 的患者由于不依从或缺乏定期检测而出现过度治疗,从而导致促甲状腺激素水平被抑制,形成亚临床甲亢。

亚临床甲亢患者常伴有骨代谢异常,有增加骨转换、降低骨密度并提升骨折率的风险。亚临床甲亢对骨骼的影响与患者的性别、年龄、疗程,以及诱发骨量丢失的其他因素相关。亚临床甲亢患者的骨骼致病机制尚不清楚,可能是通过甲状腺素的作用:①直接与 OB 细胞核受体和膜受体结合,抑制成骨细胞活性;②通过细胞因子的介导作用,激活 OC,从而加强骨吸收。亚临床甲亢患者的骨骼致病机制也可能与促甲状腺激素水平被抑制有关,其可以间接促进肠钙吸收、抑制骨重吸收,因此抑制促甲状腺激素可能引起骨量的丢失。

3. 质子泵抑制剂(proton pump inhibitors, PPIs)　PPIs 包括奥美拉唑、兰索拉唑、泮托拉唑等,通过与质子泵不可逆性结合,使其失活并特异性地作用于胃底腺壁细胞内管泡膜上胃酸分泌的最后环节。这类可使胃酸分泌被高效抑制的药物,是治疗反流性食管炎、胃及十二指肠溃疡等胃酸分泌异常及相关疾病的一线药物。

一篇包括了 12 项观察性研究的系统评价报道,PPIs 使用者的骨折风险明显增加[42];另一篇包括了 1 084 560 名患者的系统评价也提示,PPIs 治疗患者的骨折风险增加了 30%[43]。此外,还有一些大型的观察性研究表明,PPIs 和骨质疏松性骨折风险的增加相关[38]。基于这些研究,美国 FDA 于 2010 年修改了 PPIs 相关的说明书,提示其可能与臀部、脊髓或径向骨折相关。

PPIs 诱发骨质疏松的相关机制尚不确切且存在争议。目前认为可能的机制为通过抑制胃酸分泌,降低胃肠道对钙的吸收,从而导致骨吸收的增加及骨质疏松症。有研究评价了 PPIs 和骨密度的相关性,但并没有发现两者之间存在显著的关联,这提示 PPI 可能通过影响骨代谢或骨强度的其他环节而导致骨质疏松[38,41]。

4. 噻唑烷二酮类药物(thiazolidinediones,TZDs) TZDs作为胰岛素增敏剂,可明显改善胰岛素抵抗,调节糖代谢紊乱,广泛应用于2型糖尿病、多囊卵巢综合征和非酒精性脂肪肝的治疗。TZDs是过氧化物酶体增殖物激活受体(peroxisome proliferator-activated receptor γ,PPARγ)激动剂,PPARγ表达于骨髓基质干细胞、成骨细胞和破骨细胞,在前体细胞分化成OB的过程中发挥着重要作用。TZDs可以通过激活PPARγ发挥以下作用[36,38,39]:①诱导OB凋亡;②激活间充质干细胞,减弱其向OB的分化,增强向脂肪细胞的分化;③此外,TZDs还可以降低芳香酶的活性,促进OC分化,导致骨吸收的增加。

大量数据证明,在动物模型和人群中,TZDs可以降低腰椎骨和髋骨的骨密度,增加骨折风险[39]。TZDs导致的骨折风险与性别密切相关,在女性患者中尤为显著。一项包括了10项随机对照试验的系统评价发现,使用TZDs的女性2型糖尿病患者,骨折风险相应增加1倍,但该趋势不存在于男性患者;另一篇系统评价也仅在女性患者中发现了TZDs与骨折发生率相关[39]。目前,尚无确切证实的治疗方案可降低TZDs引起的骨折风险。国际骨质疏松基金会建议骨质疏松患者应该尽量避免应用TZDs,高骨折风险者应该停用TZDs。目前还未知停药后TZDs对骨骼的负性作用能否可逆。

5. 影响雌激素类药物

(1)芳香化酶抑制剂(aromatase inhibitors,AIs):AIs(包括来曲唑、阿那曲唑等)作为辅助治疗剂,被用于雌激素受体阳性的乳腺癌患者的治疗。和他莫昔芬相比,AIs治疗患者的无病生存时间更长,且没有子宫内膜增生、癌症、脑血管和静脉血栓风险,已成为雌激素受体阳性的绝经后乳腺癌的一项标准化辅助治疗方法。他莫昔芬对骨组织有类雌激素样作用,而AIs则会导致骨损失。一项为期5年的针对绝经后早期乳腺癌患者的Ⅲ期随机对照试验显示[37],在治疗68个月时,阿那曲唑组的骨折发生率显著高于他莫昔芬组。与他莫昔芬相比,来曲唑和阿那曲唑能够增加骨转换,减少骨密度,使得脊柱和椎骨骨折的发生率增加40%。AIs对骨组织的负性作用和基础骨密度、雌二醇水平相关,较早使用AIs的更年期女性骨质疏松症的发病率较高。芳香化酶抑制剂引起的骨质疏松常发生在下颌骨和脊柱部,作用机制可能与药物降低体内的雌激素水平有关。雌激素具有抑制骨吸收和促进骨形成的双重作用:①通过增加OC凋亡,减少OC的数量和活性,抑制骨吸收;②通过减少OB凋亡和分化,促进骨形成。随着雌激素水平的降低,绝经后妇女骨密度降低及骨折的风险随之增加。降低雌激素水平的药物与骨骼的负性影响相关联。芳香化酶能够将雄激素的A环芳香化,催化雄烯二酮和睾酮等雄激素转化为雌酮和雌二醇。AIs则通过抑制芳香化酶,降低雌激素的生成,且停用AIs后,减少的骨密度仅部分得以恢复。目前,对于所有使用AIs治疗的妇女,建议应进行骨折风险评估,并补充足量的钙和维生素D。

(2)长效醋酸甲羟孕酮(depot medroxyprogesterone acetate,DMPA):DMPA抑制促性腺激素分泌,减少排卵和卵巢雌激素的产生,被广泛用于子宫内膜异位症的治疗,也是一种长效避孕剂,但DMPA可使雌激素水平降低和骨量减少。应用者骨量减少的高峰在治疗的前2年,而后进入缓慢丢失阶段。大部分研究表明,DMPA所致的骨丢失是可逆性的,停止使用DMPA后,骨量可以恢复,但恢复的程度和最终的骨密度取决于患者起始用药的年龄。DMPA导致骨折的风险在治疗2~3年后最高,其他的风险因素包括吸烟、喝酒和锻炼的方式。对于大多数女性来说,应用DMPA的同时未预防骨质疏松将导致骨折的风险增加。因此,应用 DMPA 的同时需补充足够的钙和维生素 D,增加负重运动,停止吸烟并限制乙醇摄入量。曾有脆性骨折病史的患者使用 DMPA 应进行骨密度评估,低骨量患者应替换避孕药并改变生活方式以促进骨骼健康。若出现骨质疏松,应对其进行抗骨质疏松药物治疗。

（3）雄激素剥夺疗法:雄激素剥夺治疗是指单用促性腺激素释放激素激动剂（gonadotropin-releasing hormone agonists,GnRHs）或联用抗雄激素。GnRHs 被用于治疗多囊卵巢综合征、子宫内膜异位、子宫肌瘤、乳腺癌以及前列腺癌。雄激素剥夺治疗通过降低睾酮和雌二醇水平,增加骨转换进而导致骨量丢失。在雄激素剥夺治疗 12 个月后,男性前列腺癌患者的臀部、桡骨末端和腰椎的骨密度降低了 2%~5%,而脊椎和髋部骨折的风险则增加 40%~50%。双膦酸盐可用于预防雄激素剥夺治疗导致的骨丢失,其他能够降低雄激素剥夺疗法骨折风险的药物包括选择性雌激素受体调节剂,比如雷洛昔芬、托瑞米芬和狄迪诺塞麦。其中,同时应用雄激素剥夺治疗和狄迪诺塞麦治疗 2 年后,腰椎、桡骨远端和全髋骨密度分别增加 6.7%、5.5% 和 4.8%,脊椎骨折的患病率下降 69%;狄迪诺塞麦治疗通常 12 个月起效,治疗效果可维持 3 年。

6. 抗凝药

（1）华法林:华法林是香豆素类抗凝剂的一种,通过拮抗维生素 K 发挥抗凝作用,主要用于防治血栓栓塞性疾病。华法林可拮抗维生素 K,使骨钙素的羧化受抑制,减少骨钙沉积,抑制骨矿化。目前学术界关于华法林对于骨密度和骨折的影响仍有争议,许多小型横断面研究和回顾性研究显示华法林与骨密度降低、脊椎和肋骨的骨折发生率的增加相关;但也有研究得出阴性结果。因此,目前尚缺乏足够的证据表明华法林对于骨组织的作用。

（2）肝素:肝素已有超过 50 年的临床使用经验,主要应用于防治静脉血栓。长期使用肝素会导致骨密度下降并增加骨折的风险,其诱发骨质疏松的机制为抑制 OB 的分化和功能,减少骨形成;增加 OC 的分化,促进骨吸收。肝素引起的骨质疏松常发生在脊柱和肋骨。研究显示,接受肝素治疗的孕妇中,30% 的患者发生骨密度降低,2.2%~3.6% 的患者发生骨折[39];长期接受肝素治疗的未妊娠女性中,发生椎体骨折的概率高达 15%,高发期为肝素治疗 6 个月后。肝素导致的骨丢失呈剂量依赖性,在停止治疗后可被逆转。普通肝素引起骨质疏松的风险高于低分子量肝素。

7. 抗癫痫药　抗癫痫药被广泛用于治疗癫痫、精神疾病和慢性疼痛。抗癫痫药物可导致骨丢失,但目前机制并不明确。抗癫痫药相关性骨质疏松的机制包括促进维生素 D 的分解;直接作用于 OB 的分化;此外,丙戊酸和卡马西平有抗雄激素样作用。应用抗癫痫药患者可能会出现低 $25-(OH)D_3$ 水平、高骨转换和继发的甲状旁腺功能亢进,从而导致骨密度丢失,其骨折的风险增加 2 倍。抗癫痫药物所致的骨密度丢失和治疗时间相关。对于使用抗癫痫药物的患者,建议补充钙剂和维生素 D。

8. 选择性 5-羟色胺再摄取抑制剂　SSRIs 属第二代抗抑郁药,被广泛用于治疗抑郁、焦虑、周围神经痛和纤维肌痛等疾病。目前在临床上常用的 SSRIs 有 5 种,包括氟西汀、帕罗西汀、舍曲林、氟伏沙明和西酞普兰。一些研究表明,SSRIs 可导致骨丢失与骨折风险的增加,其骨折好发部位为臀部和椎骨,且风险与剂量和使用时间相关,绝经后女性和老年男性为高发人群。SSRIs 对于骨形成和骨吸收作用的机制十分复杂,目前尚未被完全认识。SSRIs 通过增加脑部细胞外的血清素水平,对骨组织产生负性作用。OB 和 OC 细胞中的 5-羟色胺受体通过自分泌、旁分泌、内分泌及 5-羟色胺神经元通路维持骨组织平衡。重度抑郁症本身也是骨质疏松症的一个重要危险因素,因此抗抑郁治疗特别是使用 SSRIs 类药物,要在抑郁症的治疗获益和其对骨骼不良影响的利弊上进行重新评估。实践中,应该推荐抑郁性疾病患者进行一次常规的骨骼评价,必要时接受及时的抗骨质疏松治疗,尤其是准备应用 SSRIs 治疗的患者。

9. 强效利尿药　呋塞米等强效利尿药主要用于治疗水肿、高血压和充血性心力衰竭。该药主要通过抑制肾小管髓袢的 Na^+–K^+–Cl^- 同向转运体而起到利尿的作用,其能抑制 Na^+、Cl^-、Ca^{2+} 的吸收及肾脏的 Ca^{2+} 排泄。长期的负钙平衡可使骨密度减低,进而增加髋部骨折的风险。由其引起的骨质疏松常累及全身,多见于髋部等非脊柱部位。

10. 其他药物

（1）抗反转录病毒药物:抗反转录病毒药物的出现,显著降低了人类免疫缺陷病毒（HIV）感染患者的发病率和死亡率。抗反转录病毒药物通过促进 OC 生成和骨吸收、损伤线粒体、抑制 OB 细胞和骨形成等环节,导致骨损伤以及骨密度的降低。目前,对于抗反转录病毒药物导致的骨损伤,推荐补充钙剂和维生素 D,并需增加体能锻炼。

（2）喹诺酮:与使用其他抗菌药物的患者相比,应用喹诺酮类药物发生骨折延迟愈合和骨不连的比例差异有统计学意义,但作用机制尚不明确。

（3）沙利度胺:沙利度胺常用于治疗麻风结节性红斑和多发性骨髓瘤,其相关的短期或长期骨代谢异常包括骨折和下颌骨骨质疏松等。

【诊断和鉴别诊断】

骨质疏松症的诊断标准包括骨质疏松性骨折的发生及（或）骨密度低下。骨密度的测定是预测骨质疏松性骨折风险、监测病程、评估药物干预疗效的客观量化指标。骨密度是指单位体积（体积密度）或者单位面积（面积密度）的骨量,绝经后女性和 ≥50 岁男性的骨密度水平通常用 T 值表示,儿童、绝经前女性及 <50 岁男性的骨密度水平通常用标准化的骨密度 z 值表示［z 值 =（测定值 – 同龄人的骨密度均值）/同龄人的骨密度标准差］。世界卫生组织将 T 值 ≥–1.0 定义为骨量正常,–2.5<T 值 <–1.0 定义为骨量减少,T 值 ≤–2.5 定义为骨质疏松。了解患者的用药史对于诊断药源性骨质疏松十分重要。如果患者用药前骨量正常,而用药后骨量减少,应考虑药源性骨质疏松的可能性,同时需排除原发性骨质疏松及其他继发性骨质疏松的可能性,如原发性甲状旁腺功能亢进等内分泌疾病、类风湿关节炎等免疫性疾病以及一些消化道与肾脏疾病。

【预防与治疗】

1. 药源性骨质疏松症的预防　对应用可引起骨质疏松的药物的患者,应在必要时监测其尿钙、血清 1,25-$(OH)_2D_3$、磷酸以及骨转换生化标志物的水平,包括骨形成标志物（血清碱性磷酸酶、骨钙素、骨碱性磷酸酶、I 型前胶原氨基端前肽、I 型前胶原羧基端前肽）和骨吸收标志物（血清抗酒石酸酸性磷酸酶、血清 I 型胶原交联羧基末端肽等）,也可进行骨密度检测。一旦患者出现药源性骨质疏松,最有效的干预措施是立即停用致病药物或减少给药剂量,同时给予抗骨质疏松药物治疗,最大限度地减少药源性骨质疏松对患者的危害。药源性骨质疏松的预防包括以下 3 方面:①改善生活方式,如低钠、高钾、高钙和高非饱和脂肪酸饮食,加强体育运动,戒烟限酒;②适当补充钙剂和维生素 D 制剂;③严格控制致病药物的使用品种、给药方式、剂量及疗程,降低骨质疏松的风险。

2. 药源性骨质疏松症的治疗　治疗药源性骨质疏松症最有效的干预措施是立即停用

致病药物、改为短期或间歇给药、或减少给药剂量,同时给予抗骨质疏松药物治疗。对预防和治疗多数药源性骨质疏松症目前尚无明确指南,其防治策略主要根据原发性骨质疏松相关防治原则制订。骨质疏松症的治疗方法包括药物疗法、营养疗法、运动疗法、物理疗法及手术疗法等,其中药物疗法为主要治疗手段,其主要作用机制包括改善骨矿化、抑制骨吸收和促进骨形成。

(1)抑制骨吸收药物:双膦酸盐类药物根据结构特征可分为3代。第一代双膦酸盐类药物为不含氮的双膦酸盐,以依替膦酸钠为代表,但因其具有致骨软化的不良反应而少用;第二代双膦酸盐类药物以侧链含有氨基为主要特征,抗骨吸收作用显著增加,主要代表药有帕米膦酸钠、阿仑膦酸钠、替鲁膦酸钠等;第三代双膦酸盐含有环状结构,抗骨吸收效果是第二代药物的100倍以上,不良反应更小,临床应用更加安全有效,主要代表药物为利塞膦酸钠、唑来膦酸等。双膦酸盐是目前预防和治疗骨质疏松的首选药物。它可减少骨丢失,预防骨质疏松性骨折,对提高骨密度有着显著疗效。常用的有阿仑膦酸钠70mg,口服每周1次或10mg,口服每日1次;利塞膦酸钠35mg,口服每周1次;唑来膦酸5mg静脉滴注,每年1次。双膦酸盐类药物的总体安全性较好,但需要注意口服双膦酸盐后少数患者可能发生胃肠道反应,有活动性胃及十二指肠溃疡、反流性食管炎者慎用。静脉输注含氮的双膦酸盐可引起一过性类流感样不良反应或肾功能损害。双膦酸盐长期使用还需注意下颌骨坏死、心房纤颤和非典型性骨折等。

雌激素类药物主要通过抑制骨转换,阻止骨丢失来发挥抗骨质疏松作用。临床研究证明激素疗法(包括雌激素补充疗法和雌、孕激素补充疗法)能抑制骨丢失,降低骨质疏松性骨折风险,但长期使用可增加患子宫内膜癌、乳腺癌、深静脉血栓和肺栓塞的风险。选择性雌激素受体调节剂(selective estrogen receptor modulators,SERMs)不是雌激素,其特点是选择性地作用于雌激素的靶器官,与不同形式的雌激素受体结合而发挥不同的作用。其类雌激素的活性可抑制骨吸收,在提高骨密度、降低骨质疏松性骨折发生率方面有很好的疗效。但对乳腺和子宫则表现为抗雌激素活性,能克服由雌激素所导致的子宫内膜癌及乳腺癌的发生,是目前比较理想的治疗绝经后妇女骨质疏松的有效药物。雷洛昔芬是目前应用最广的SERMs,常用剂量为60mg,口服每日1次,需要注意有增加静脉血栓的危险。

降钙素由甲状腺滤泡旁细胞分泌,通过与高亲和力受体结合,减弱破骨细胞功能,对骨吸收有抑制作用。降钙素尚有缓解疼痛的作用。常用的剂量为鲑鱼降钙素200U,鼻喷,每日1次;鳗鱼降钙素20U,肌内注射,每周1次。降钙素的常见不良反应有恶心、呕吐,偶见过敏反应,必要时应进行皮肤过敏试验。降钙素主要用于伴有疼痛或新发骨折的骨质疏松患者,其用药时间一般以不超过3个月为宜。

(2)促进骨形成药物:甲状旁腺素及其类似物的长期慢性作用能使骨吸收增加,引起骨丢失,但短期和间断给药则能刺激成骨细胞促进骨形成。特立帕肽是基因重组合成的PTH_{1-34}片段,已在欧洲和美国被批准用于绝经后妇女骨质疏松症的治疗,最近也被批准用于男性。疗程分别是18个月(欧洲)和24个月(美国),通常用于较为严重的骨质疏松症患者。PTH与抗骨吸收药物联合或序贯应用,在增加骨密度和减少骨折方面强于抗骨吸收剂单药治疗。特立帕肽一般剂量为20g/d,皮下注射。

氟化物可直接刺激成骨细胞,引起成骨细胞有丝分裂增强、活性增加,促进骨形成。氟制剂对破骨细胞的凋亡也有促进作用,其减少骨吸收,使骨量增加,进而减少骨质疏松性骨折的发生。氟对骨骼有双重作用,高浓度时对成骨细胞有毒性作用,使骨矿化减弱,导致软骨病;低浓度时能促进骨形成,提高中轴骨密度,降低骨折发生率。长期临床研究结果提示,氟制剂大剂量治疗会导致高骨量、高骨折率的矛盾现象,有研究证明连续 3 年大剂量氟制剂治疗反而干扰骨质正常矿化、骨脆性增加,故氟制剂现已不作为防治骨质疏松症的一线药物。

细胞、器官和整体水平的实验研究及临床流行病学调查结果表明,他汀类药物促进骨合成,其促进骨形态发生蛋白 –2 的活性为可能机制,在抗骨质疏松、治疗骨折及防止皮质激素性骨坏死等方面具有潜在治疗价值。

(3)其他:钙剂参与骨骼形成和骨重建,是保证和促进骨骼正常代谢的基本元素。我国营养学会推荐成人元素钙的摄入量为 800mg/d,绝经后妇女和老年人的钙摄入量为 1000mg/d。常用的钙剂包括碳酸钙、乳酸钙、枸橼酸钙和葡萄糖酸钙等,但超大剂量的钙剂补充可增加肾结石和心血管疾病的风险。

维生素 D 可促进钙吸收,保持骨骼健康与肌力。成人推荐维生素 D 的摄入量为 200U/d,预防骨质疏松时应补充更高剂量,治疗骨质疏松症时剂量可达 800~1200U/d。维生素 D 类似物有阿法骨化醇和骨化三醇。阿法骨化醇在体内经肝细胞和成骨细胞中的 25- 羟化酶羟化,转化为骨化三醇发挥作用。骨化三醇是维生素 D_3 最重要的活性代谢物之一,可促进肠道和肾小管对钙的吸收,促进骨骼矿化,提高骨密度,尚具有提高肌力、减少跌倒的作用。补充维生素 D 制剂应根据血钙与尿钙水平进行剂量调整,避免发生高钙血症和尿钙过高。

雷奈酸锶作为一类新型的抗骨质疏松药物,可以增加骨形成、减少骨吸收,具有双向调节骨代谢的作用。一方面可以促进成骨细胞前体的增殖和分化;同时可以抑制破骨细胞前体的增殖和分化,增加骨净含量,显著提高骨密度,改善骨微结构,降低骨折风险。雷奈酸锶的常用剂量为 2g,口服每天 1 次。最常见的不良反应为腹泻、腹痛,持续时间短且停药后可消失。

四烯甲萘醌是维生素 K_2 的一种同型物,是 γ- 羧化酶的辅酶,在 γ- 羧基谷氨酸的形成过程中起着重要作用。γ- 羧基谷氨酸是骨钙素发挥正常生理功能所必需的,可以作为其他抗骨质疏松药物的辅助治疗药物。

(王融溶 饶跃峰 张幸国)

第五节 药源性骨软化及佝偻病

骨软化症和佝偻病是新形成的骨基质不能进行正常矿化的代谢性骨病。通常将发生在成人骨骺生长板已经闭合者称为骨软化症;而骨骺生长板尚未闭合的婴幼儿和儿童发病时,骨骺软骨及骨矿化均有障碍造成干骺端增宽,影响生长,称为佝偻病[44]。两者的病因和发病机制基本相同。

骨软化症和佝偻病的病因多样,如维生素 D 缺乏、肝肾功能障碍导致不能形成具有活性的 1,25-(OH)$_2$D$_3$、基因缺陷导致靶器官维生素 D 受体或者受体后功能异常、肾小管酸中毒、遗传或肿瘤导致的低血磷性骨软化症。在药物治疗中,有些药物也会引起骨软化症和佝偻病,称为药源性骨软化症及佝偻病。

【致病机制】

佝偻病和骨软化症均是由于维生素 D 缺乏,钙、磷摄入不足或不能在身体内被充分吸收利用,使新形成的骨基质不能矿化,以致影响骨骼发育,引起骨骼变形的一种代谢性骨病。发生在婴幼儿和儿童骨骺生长板闭合以前者称佝偻病,发生在成人骨骺生长板闭合以后者称骨软化症。骨软化症与佝偻病的发病机制相同,所不同的只是年龄差异。

骨是由矿物质钙和磷所构成的结晶沉着于由胶原蛋白所组成的骨基质上形成的。骨基质与骨矿物质含量的比例呈相对稳定的状态。当骨基质无改变,而只是骨矿物质钙减少、钙化障碍时称为骨软化症或佝偻病;而当骨基质、骨矿物质都减少,且呈等比减少,骨吸收大于骨形成所致的疾病被称为骨质疏松。

骨骼是动态活性组织,通过持续的重塑来维持其矿化平衡及自身的机构完整。骨修复和再调节的过程称为骨重塑,参与该过程主要有 3 类细胞,即成骨细胞(OB)、破骨细胞(OC)和骨细胞。OB 来源于间充质干细胞前体,负责合成有机骨基质和矿化骨,具有骨形成功能。破骨细胞衍生自单核细胞巨噬细胞谱系的造血前体,具有骨吸收功能。核因子 κB 配体(receptor activator of NF-κB ligand, RANKL)是破骨细胞分化、活化、成熟及凋亡过程中的最终调节因子。RANKL 一旦与破骨细胞前体细胞表面上的核因子 κB 受体活化素(receptor activator of NF-κB, RANK)结合,就会刺激前体破骨细胞分化,引发骨重塑过程,从而导致成熟的破骨细胞分化和激活,继而通过骨基质的降解和去矿化来再吸收骨。当骨吸收在该部位完成,参与成骨细胞趋化、增殖和分化的细胞因子和生长因子被释放。骨保护素(osteoprotegerin, OPG)由成骨细胞前体细胞分泌,具有抑制破骨细胞的功能,可与 RANKL 竞争 RANK,进而抑制破骨细胞的分化和活化,阻止该部位的骨再吸收。成熟的成骨细胞形成新的骨,首先铺设胶原和其他非胶原蛋白以产生类骨质,然后矿化。当骨形成完成时,成熟的成骨细胞变成衬里细胞或骨细胞或凋亡。此时的骨处于静止阶段,称静止期,直到激活新的骨重塑循环。

在正常情况下,骨重塑不应导致骨的净损失。然而,人类在达到峰值骨量之后会发生生理性变化,导致骨吸收超过骨形成,平衡被打破。女性在围绝经期和绝经后的 5~7 年,雌激素的下降引起的骨丢失率快速增加,导致破骨细胞活性增加和骨吸收增加。老年人的骨丢失速率每年为 0.5%~1%,是骨吸收速率增多和骨形成速率减少双重作用的结果。钙吸收缺乏和性激素下降以及成骨细胞受损和功能降低被认为是老年人骨质流失的最大原因。

药物可通过干扰骨重塑过程中的各个环节,导致任何年龄患者的骨丢失。最常见的机制是增加破骨细胞的成熟和功能,导致加速的骨吸收。另外,还可以通过降低性激素合成来增加骨吸收。药物也可抑制成骨细胞活性和受损的骨矿化,但不常见。糖皮质激素对骨组织极为有害,可以负面影响骨重建的各方面[45]。该类药物可通过对成骨细胞的作用减少骨形成;增加骨细胞的凋亡来干扰自然修复机制;增加 RANKL 的表达和减少 OPG 的表达;降低性激素合成并通过减少钙吸收和增加尿钙排泄,从而引起负钙平衡来增加骨吸收。

维生素 D 缺乏及代谢障碍是引起佝偻病及骨质软化症的重要原因[46]。维生素 D 对机体的钙、磷代谢起重要作用,能促进小肠对钙、磷的吸收,增加肾小管对钙、磷的回吸收;刺激骨钙的回吸收;在甲状旁腺激素的协同作用下,动员骨盐的溶解;维持钙、磷在血液中的正常浓度,有利于骨质中骨盐的沉着,促进新骨形成。体内维生素 D 储存缺乏则可导致钙吸收不足和血清钙浓度降低,可引起继发性甲状旁腺功能亢进。甲状旁腺激素(parathyroid hormone, PTH)会减少肾脏的钙排泄,并增加骨吸收从而改变钙储备,增加血清钙浓度。严重缺乏维生素D的后果是增加的骨转换与骨丢失和骨矿化不良。维生素D缺乏也与肌肉无力和跌倒的风险增加有关。抗癫痫药物包括苯妥英、卡马西平和苯巴比妥,已证明可造成严重的维生素D缺乏和骨软化。磷是重要的骨盐成分,80%~85%的体内磷沉积在骨骼,与钙结合成羟基磷灰石结晶。磷的缺乏及代谢障碍也是引起佝偻病及骨质软化症的重要原因[47]。

药源性骨软化最常见的机制是药物干扰维生素D代谢及其引发的低钙血症;而引起低磷血症和对骨矿化的直接影响较为少见[48]。1,25-(OH)$_2$D$_3$的生物活化和降解之间的平衡对于确保维生素D正常的生物学作用至关重要。细胞色素P-450家族24(CYP24)介导的24-羟基化1,25-(OH)$_2$D$_3$是1,25-(OH)$_2$D$_3$分解代谢中的重要步骤[49]。CYP24由维生素D受体(vitamin D receptor, VDR)直接调节,且其在有丰富VDR的肾脏中表达。最近研究表明甾烷受体(steroid and xenobiotic receptor, SXR)的激活也增强CYP24的表达,是药源性骨软化症新的分子机制[50]。然而,有研究显示SXR的激活不诱导CYP24在体外和体内的表达,也没有反式激活CYP24启动子;认为是CYP3A4而不是CYP24在人类肝脏和肠道中1,25-(OH)$_2$D$_3$的羟基化中发挥主导作用,SXR在调节维生素D分解代谢和药源性骨软化症中具有双重作用[51]。

【致病药物和临床表现】

1. 致病药物

(1)激素:糖皮质激素是引起药源性骨软化症或佝偻病的最常见药物,且作用呈剂量和持续时间依赖性[52]。全身性使用糖皮质激素可造成骨形成减少、骨吸收增加,导致骨软化症和佝偻病。糖皮质激素可减少成骨细胞的增殖和分化,增强成骨细胞的凋亡;还可通过干扰骨的自然修复机制来增加骨细胞的凋亡。糖皮质激素可增加RANKL的表达,并降低OPG及其可溶性诱饵受体的表达,这两者都将增加破骨细胞形成。糖皮质激素可通过减少垂体中黄体生成激素的产生和通过肾上腺抑制来降低雌激素和睾酮浓度,从而减少钙吸收和增加尿钙排泄,导致负钙平衡。

(2)抗肿瘤药物:抗肿瘤药物的长期应用可使维生素D在肝内转化为无活性的代谢物随胆汁及尿液排出,引发骨软化症或佝偻病。例如比卡鲁胺和白消安可减少性激素合成,环磷酰胺和异环磷酰胺可能导致肾脏磷酸盐消耗过多,引起骨软化或佝偻病。

(3)抗癫痫药:药源性骨软化或佝偻病可见于长期服用抗癫痫药物的患者,但发生率报告各异,为10%~30%。这种病变多不严重,只出现生化方面的改变,如低血钙,常规X射线检查多无阳性出现。这类药主要有苯妥英钠和苯巴比妥,另外扑米酮、苯丁酰脲治疗的患者也有活性维生素D的水平降低,乙酰唑胺、格鲁米特可诱发骨软化症的加重。一般认为,抗癫痫药物长期应用使得维生素D在体内的正常软化过程失常[53]。这是由于抗癫痫药物多数对肝脏代谢酶有诱导作用,可加速维生素D及其生物活性产物在体内代谢,造成内源性维生素D不足,被认为是其导致药源性骨软化症或佝偻病的主要原因[54]。另外,该类药物还可部分抑制骨和肠对活性维生素D产物的反应。该类药的治疗剂量和疗程与佝偻病和骨软化症的病变程度有直接的关系。苯妥英钠可降低肠钙吸收并使维生素D依赖性钙结合蛋白的活性下降,苯妥英钠可抑制肠道中钙的吸收,还可抑制甲状旁腺激素的功能,是导致佝偻病和骨质软化症最重要的一个药物。丙戊酸可引起骨软化可能是由于增加钙和磷的肾脏排泄。卡马西平可能不引起骨软化症或佝偻病。此类药物引起的药源性骨软化症或佝偻病的表现和 X 射线征象无特异性。应用抗癫痫药物应定期监测服药者的钙水平,低血钙可加重癫痫发作,反过来又增加抗癫痫药物的剂量,从而进一步加重骨损害。

（4）抗反转录病毒治疗药物:核苷反转录酶抑制剂包括齐多夫定、去羟肌苷、拉米夫定等,在体内增加破骨细胞生成,引起骨软化症或佝偻病。蛋白酶抑制剂如奈非那韦、茚地那韦、沙奎那韦、利托那韦、洛匹那韦等,体外研究结果表明奈非那韦、茚地那韦、沙奎那韦和利托那韦可增加破骨细胞活性,可能是其引起骨软化症或佝偻病的原因,活性为奈非那韦 > 茚地那韦 > 沙奎那韦 > 利托那韦。奈非那韦、洛匹那韦和茚地那韦在体外可降低 OPG 的表达,在体内可减弱成骨细胞的功能和募集。

（5）芳香酶抑制剂:芳香酶抑制剂如来曲唑、阿那曲唑可阻断雄激素芳构化,从而使得雌激素浓度减少,引起骨软化症或佝偻病。

（6）避孕药:醋酸甲羟孕酮因使用简便、高效而广泛应用,但可降低骨矿物质密度,这是由于其抑制下丘脑 – 垂体 – 卵巢轴导致雌激素减少。已经证实,肌内注射用单纯孕激素避孕药醋酸甲羟孕酮（depot medroxyprogesteroneacetate, DMPA）可导致骨密度（bone mineral density, BMD）降低。DMPA 的药理作用是抑制下丘脑 – 垂体 – 卵巢轴,造成低雌激素状态,应用 DMPA 的女性骨代谢类似于围绝经期妇女[55]。2004 年美国 FDA 发表的一个有关 DMPA 与其潜在负面影响骨矿物质密度,尤其青春期女性应用 DMPA 的黑框警告指出,应用 DMPA 肌内注射剂的妇女可能明显丢失 BMD,可能不会完全恢复[56]。

（7）促性腺激素释放激素（gonadotropin–releasing hormone, GnRH）激动剂:GnRH 激动剂如亮丙瑞林,戈舍瑞林可减少性激素的合成,引起骨软化症或佝偻病。

（8）袢利尿药:袢利尿药在临床上应用广泛,此类药物如呋塞米可抑制钠 – 钾转运体,增加肾脏钙排泄,由此影响钙稳态和骨代谢[57]。然而,在应用袢利尿药的患者中肾脏的钙丢失会通过 PTH 和 $1, 25-(OH)_2D$ 水平依赖性增加来补偿,随后肠内的钙吸收增加,以保持钙平衡,对骨代谢没有特别严重的影响,引起骨软化症或佝偻病并不多见。

（9）选择性 5– 羟色胺再摄取抑制剂:选择性 5– 羟色胺再摄取抑制剂可抑制成骨细胞中的 5– 羟色胺转运蛋白系统,导致活性和骨形成降低,引起骨软化症或佝偻病。

（10）降血糖药物:用于治疗糖尿病的噻唑烷二酮类药物如吡格列酮、罗格列酮等可通过增加脂肪形成和降低成骨细胞生成,使得成骨细胞的骨形成减少,引起骨软化症或佝偻病。

（11）肝素和低分子量肝素:肝素和低分子量肝素可破坏成骨细胞生长;肝素与成骨细胞表面结合蛋白的竞争性结合阻止重要的生长因子如胰岛素样生长因子的结合,有助于刺激成骨细胞复制。肝素可增加破骨细胞功能,这是通过从内皮表面或细胞内贮存取代 OPG 来移动 OPG。一旦在循环中的 OPG 形成 OPG– 肝素复合物,使得其不能结合 RANKL,骨吸收被完全阻断。

（12）维生素 A:维生素 A 以大量的视黄醇形式存在,可增加破骨细胞活性并降低成骨细胞活性,导致骨吸收增加;也可能干扰维生素 D 的功能。

（13）抗病毒药物:近年来,国内外已有越来越多的临床研究报道低剂量的阿德福韦酯可导致近端肾小管复合重吸收功能障碍,即 Fanconi 综合征,进一步可导致钙、磷代谢障碍;长期钙、磷代谢障碍可导致维生素 D 抵抗性代谢性骨病,包括成人低磷性骨软化症[58]。2014 年 12 月,国家食品药品监督管理总局发布第 64 期《药品不良反应信息通报》,提示关注阿德福韦酯致低磷血症及骨软化的风险。

阿德福韦酯很少经肝脏代谢,主要以原形经肾排出,具有潜在的肾毒性,其主要作用于肾近曲小管,影响近曲小管的重吸收功能[59]。有研究显示肾小管阴离子转运蛋白对阿德福韦酯等核苷酸类似物有较强的亲和力,可以主动摄取阿德福韦,使其在肾脏近曲小管有较高的药物浓度,使近端肾小管线粒体肿大、变形,线粒体数量明显减少,细胞色素氧化酶缺乏细胞氧化和呼吸功能丧失,最终致其对磷的重吸收减少、血磷降低和血清肌酐水平升高。

由于阿德福韦酯主要通过肾小球滤过和肾小管主动分泌的方式经肾脏排泄,因此该类患者应避免与其他通过肾小管主动分泌的药物同时服用,避免因竞争相同的排泄途径而引起阿德福韦酯的血药浓度升高[60]。

(14)金属盐类:铝主要影响骨矿化,损害成骨细胞的功能。铝引起骨软化病首先被发现于进行透析的肾衰竭患者,由于高铝含量的透析液而引起。患者发生骨软化病,但体内的维生素 D 未受到影响。慢性肾衰竭患者用螯合磷酸铝盐的治疗可能引起骨软化病。此外,大剂量长期使用含铝的抗酸剂可以引起肾功能正常的患者发生骨软化病和假性骨折[61]。

(15)双膦酸盐:双膦酸盐类药物如依替膦酸在治疗畸形性骨炎、恶性高钙血症和骨质疏松症中,如果连续给药 6~12 个月,可能抑制骨矿化作用,导致骨疼痛和骨折,其作用具有剂量依赖性,这种不良反应是可逆性的。

(16)胃肠外营养剂:长期使用此类药物治疗可以引起骨软化病。患者自行应用胃肠外营养剂骨软化病的发生率高达 42%~100%。主要危险在于不适当地摄入钙和磷,出现高铝或高钙血症。

(17)其他:免疫抑制剂环孢素能增加骨软化,引起骨软化病或佝偻病。高剂量的甲氨蝶呤可降低成骨细胞的增殖活性。过度补充左甲状腺素可能增加骨吸收。质子泵抑制剂奥美拉唑导致继发于酸抑制的钙吸收,也可引起药源性骨软化症或佝偻病。

2. 临床表现　药源性骨软化症或佝偻病的主要症状和体征表现有骨矿物质密度降低、弥漫性骨骼疼痛、甲状旁腺功能亢进、低血钙、低磷血症、低创伤性骨折、肌肉无力、维生素 D 缺乏、"蹒跚"步态等。

骨软化症的典型表现为骨痛、骨畸形和假性骨折。除腰腿痛、肌无力、行走困难等外,负重后疼痛加重特别明显,轻微损伤碰撞或跌倒后易引起肋骨、脊椎和骨盆骨折。严重病例可有长骨畸形、胸廓和骨盆畸形、驼背。部分患者有手足搐搦和麻木。骨软化症早期 X 射线可无特殊变化,大部分患者有不同程度的骨质疏松、BMD 下降、长骨皮质变薄,严重者呈线条状。假骨折是骨软化症的 X 射线特点,称为 Looser 带,表现为横越骨皮质的透明线,常呈对称而多发,多见于肩胛骨、肋骨、坐骨、耻骨等。严重者 X 射线表现为脊柱后凸及侧弯,椎体严重脱钙萎缩,呈双凹型畸形,骨盆狭窄变形致骨盆呈三叶状变形皆为典型改变。

根据病因不同,佝偻病患儿的临床表现和严重程度会有差别,多表现为骨骼疼痛、畸形、骨折、骨骺部位增大和生长缓慢。佝偻病患儿的早期表现为情绪异常和发育延迟、继发性身材矮小和畸形,伴多汗、腹胀和便秘,严重者不能站立和行走。病情发展可见肌腱和韧带松弛、肌张力低下,腹部膨隆,肝脾大。严重者身材矮小、智力发育迟缓和出牙很晚。以上为非特异性症状,应结合病史和骨骼改变等全面分析。佝偻病由于钙磷代谢失常,使钙磷沉积下降,形成骨骺端骨样组织异常堆积,骨的生长停滞,扁骨发生同样的障碍。骨干骨质疏松,受外力影响容易发生弯曲畸形,甚至病理性骨折。

骨软化症或佝偻病的主要体征为骨畸形,发生部位以头部、胸部、骨盆和四肢多见。儿童的典型体征为方颅、枕秃、鸡胸、串珠肋、亨利沟、腕部增大呈手镯样、"O"形(膝内翻)或"X"形(膝外翻)腿。身材较矮小,可伴贫血和肝大。

【诊断和鉴别诊断】

1. 诊断　药源性骨软化及佝偻病和其他病因引起的骨软化及佝偻病的诊断大致相同,其诊断主要根据病史、临床表现、实验室检查确定。肝肾功能检查、血气分析有助于诊断。骨软化症的诊断需要结合临床表现、骨骼的X射线表现、血清生化检查综合考虑,临床表现可出现骨痛、骨畸形、骨折、骨骺增大和生长缓慢;X射线表现为骨密度降低、骨小梁模糊,儿童佝偻病患者可伴有杯口样干骺端,假骨折是成人骨软化症的特征性表现;而实验室检查根据不同的病因结果各异。

佝偻病应根据年龄、病史、症状、体征,结合实验室及影像学检查进行综合分析,其中体征为主要条件。骨软化症,对日照不足、营养不良者慢性肠道吸收功能低下,肝肾功能不良的老年人和对维生素D、钙、磷需求量增多的孕产妇,且有骨骼畸形、骨痛、手足搐搦者,应高度怀疑本病。若有典型的症状、体征、实验室及影像学检查时,诊断并不困难,其中骨影像学检查、尿钙测定及血浆维生素D水平测定具有特异性。

2. 鉴别诊断

(1)甲状腺功能低下:生长发育迟缓、出牙晚,前囟大且闭合晚、体格明显矮小与佝偻病相似,但智力明显低下,有特殊外貌,血清甲状腺刺激激素测定可帮助鉴别。

(2)软骨营养不良:头大、前额突出、长骨骺端膨出、胸部串珠、腹大等与佝偻病相似,但四肢及手指短粗、五指齐平、腰椎明显前凸、臀部后凸。血钙、磷正常。X射线可见长骨短粗和弯曲,干骺端变宽,呈喇叭口状,但轮廓仍光整,有时可见部分骨骺埋入扩大的干骺端中。

(3)骨质疏松症:多发生于中老年人,有腰背痛、易发生骨折、骨密度降低等,但血钙、血磷、碱性磷酸酶多正常,尿钙不低,X射线检查骨小梁细小、稀疏、清晰等可助鉴别。

(4)原发性甲状旁腺功能亢进症:可有骨痛、骨畸形、骨折等症状,但无手足搐搦,血、尿钙水平升高,X射线示骨质疏松、纤维囊性骨炎等可帮助鉴别。

(5)肿瘤诱导的骨软化症(tumor-induced osteomalacia, TIO):TIO常由较小的、生长缓慢的间叶细胞肿瘤所致,常被误诊。对于骨关节痛、血磷持续降低、出现骨软化症影像学特征的患者,应进一步分析病因并仔细鉴别诊断;考虑TIO时应及早明确肿瘤位置并手术治疗,术后应注意血磷、尿磷的变化。引起TIO的肿瘤大多为良性、体积较小、起病隐匿、生长缓慢,最多见于四肢,其次为头面部。肿瘤的种类较多,绝大多数为间充质起源,其中较多见的是血管瘤或血管内皮瘤,其次为纤维瘤、纤维肉瘤、巨细胞瘤、梭形细胞瘤等。

【预防与治疗】

1. 及时停药　通过采取适当的措施,药源性佝偻病或骨软化症的发生率可以明显降低。减少长期服用含钙剂、含铝剂的可能性;使用补钙剂时注意用量不能太大;抗惊厥药的使用应注意适时停药。

在使用已知可致药源性佝偻病或骨软化症和骨损害的药物前,应仔细评估骨丢失及其他可能存在的风险因素。尽可能使用低剂量和最短的疗程,或选用替代药物。例如在治疗呼吸系统疾病如慢性阻塞性肺疾病和哮喘时,通过吸入途径给予糖皮质激素较之全身使用激素,骨量丢失大大降低。新型抗癫痫药物如拉莫三嗪、托吡酯、左乙拉西坦较之苯妥英、卡马西平、苯巴比妥不易引起骨软化症。

对于药源性骨软化及佝偻病患者,及时停用致病药物,不少轻症病可获缓解。同时给予维生素 D 和钙剂能够有效地改善 BMD,缓解临床表现。

在患者服用可能引起药源性骨质疏松症的药物时,临床药师应仔细交代患者服药的注意事项;鼓励患者以积极、健康的生活方式活动锻炼,以促进骨骼健康,如避免烟草、过量饮酒和咖啡等;补充足量的维生素 D;必要时定期监测 BMD 及血钙、血磷水平等[47]。

2. 药物治疗

(1)维生素 D:预防佝偻病或骨软化症:摄入富含维生素 D 的食物,增加日照,补充适量维生素 D 制剂等。日光紫外线照射虽安全,但其疗效有限,一般仅用于轻度患者和可疑患者的预防。一般情况下,人体 10% 的皮肤直接接触阳光 10 分钟,皮肤可合成维生素 D_3 1000U,因而多晒太阳是补充维生素 D 的最经济有效的措施。维生素 D 缺乏的预防剂量由年龄而定,一般为 400~800U/d。妊娠及哺乳期可酌情增加,一般预防处理时间为 3~6 个月[48]。

治疗佝偻病:口服维生素 D 2000~4000U/d,待病情明显好转后,可改为预防量。不能口服者或严重的患者可肌内注射每次 20 万 ~30 万 U,3 个月后改为预防量。必须注意在口服或肌内注射大剂量维生素 D 前和治疗中补充钙剂 800~1000mg/d,并定期监测血钙、磷和碱性磷酸酶水平,注意随时调整钙剂和维生素 D 的用量。如病情无好转,应与抗维生素 D 的佝偻病相鉴别。

治疗骨软化症:一般补充维生素 D 1600U/d,血中的维生素 D 水平即可迅速升高。目前多采用口服维生素 D,如鱼肝油、骨化三醇、阿法骨化醇。注意补充维生素 D 前和治疗中应补充钙剂,用药时间视血、尿生化改变及骨影像学改变而定,既要保证疗效,又不可过量。

较重患者或口服维生素 D 效果差的患者可用 25-(OH)D 20~30μg/d 或 1,25-(OH)$_2$D 0.15~0.5μg/d;或用阿法骨化醇或骨化三醇,成人 0.25~0.5μg/d,老年人 0.5μg/d,体重 20kg 以上的儿童起始量为 1μg/d,维持量为 0.25~1μg/d。大剂量的维生素 D 用于佝偻病的治疗,严重的患者可肌内注射维生素 D_3(胆钙化醇,cholecalciferol)每次 30 万 U,必要时可每 2~4 周重复 1 次。

另外,血钙和体内的维生素 D 代谢与活性还受年龄、肾功能、肝功能、基础疾病与钙摄入量等因素的影响,因而个体的差异性很大,因此补充维生素 D 期间必须定期监测血钙和血清 25-(OH)D 水平。

成人获得性范科尼综合征合并骨软化对补充磷和维生素 D 治疗的反应良好,存在酸中毒,应加以纠正。

(2)钙剂:婴儿 0~1 岁,母乳喂养可摄入钙 225mg/d,适宜摄入量(appropriate intake,AI)为 400mg/d;人工喂养往往食物含钙更低,更应补钙使 AI 达 400mg/d。儿童 1~3 岁、4~6 岁和 ≥7 岁的 AI 分别为 600mg/d、800mg/d 和 800mg/d。青少年 11~14 岁 AI 为 1000mg/d。成人 ≥18 岁 AI 为 800mg/d。老年 ≥50 岁 AI 为 1000mg/d。孕中期 AI 为 1000mg/d,孕晚期及哺乳期妇女 AI 为 1200mg/d。成人饮食的每日含钙量为 400~500mg,应补钙剂(按钙元素量)使之达到 AI。

人工喂养儿应加服钙片来改进牛乳内的钙磷比例以利于吸收。人工喂养或饮食内含钙量不足以及进行维生素 D 制剂治疗的重症患儿都应加服钙剂,可选用乳酸钙或葡萄糖酸钙,每日 1~3g。维生素 D_2 和钙剂联合治疗骨质疏松症的过程中可能出现高钙血症,因此需要监测血钙,如有高钙血症发生,停用药物后可恢复。

（3）其他营养素:骨软化症或佝偻病患者往往同时伴有营养不良症及各种维生素缺乏症,可视需要补充足够的蛋白质及多种维生素等。

3. 手术治疗 对有骨折、骨畸形影响生理功能者可进行外科手术治疗,但常需同时配合药物治疗。对于佝偻病引发的骨骼畸形,可通过手法按摩、夹板与支具等方法治疗。对于纠正不理想的患者,如下肢常见的 O 形以及 X 形腿,可行截骨矫形术。

（孙搏 刘皋林）

第六节 药源性（缺血性）骨坏死

缺血性骨坏死是指骨骼组织局部因血液循环不畅而产生营养供给和新陈代谢障碍,造成骨组织局部失活,引发疼痛甚至是骨折[62]。药物也可以引起骨坏死,被称为药源性骨坏死,多见于长期使用皮质激素的患者。系统性红斑狼疮以及患类风湿关节炎的患者更易引发药源性缺血性骨坏死。近年来,长期应用双膦酸盐可产生双磷酸盐相关颌骨骨坏死（bisphosphonate-related osteonecrosis of the jaw, BRONJ）,受到广泛关注和研究[63]。

【致病机制】

按国际骨循环学会的定义,骨坏死是指由于各种原因（机械、生物等）使骨循环中断,骨的活性成分死亡及随后修复的一系列复杂病理过程。目前虽然已经清楚骨坏死不同阶段的病理改变,但对发病机制知之甚少。与骨坏死相关的已知因素有 70 余种,除创伤性骨坏死是直接破坏骨的血供,导致骨细胞发生缺血缺氧,最后发生骨细胞死亡外,其他因素与骨坏死的关系不十分清楚。骨坏死可累及全身骨骼的许多部位,以股骨头坏死最常见,依次为肩部的肱骨头、膝部的股骨髁、踝部的距骨及腕部的月骨,其他部位则少见。

股骨头坏死（osteonecrosis of the femoral head, ONFH）又称股骨头缺血性坏死（avascular necrosis of the femoral head, AVNFH）,是骨科常见病[64]。股骨头坏死是股骨头静脉淤滞、动脉血供受损或中断,使骨细胞及骨髓成分部分死亡及发生随后的修复,继而引起骨组织坏死,导致股骨头结构改变及塌陷,引起髋关节疼痛及功能障碍的疾病。详细机制目前尚不清楚,推测可能与治疗剂量和治疗的间隔时间有关[65]。目前关于激素性股骨头缺血性坏死的发病机制主要有以下几种学说:①脂肪栓塞学说:长期大量使用类固醇激素会引起脂肪代谢紊乱,导致高脂血症。股骨头内的血管解剖特征及其负重的功能易使脂肪栓子停留该处,造成关节软骨下的骨微血管循环障碍,造成骨缺血而发生股骨头缺血性坏死;②凝血机制改变学说:有学者认为,血管内凝血可能是股骨头坏死的发病机制之一。血栓形成一般需具备 3 个条件,即血流缓慢、血液凝固性高、血管内皮细胞受损。处于高危状态的髋关节病变患者,上述任何异常均可导致血栓形成,从而引起股骨头坏死;③骨质疏松学说:Felson 等很早就提出激素导致骨质疏松与股骨头坏死有直接的关系。有研究认为,激素能抑制成骨细胞的活力,减少蛋白质及黏多糖的合成,使骨基质形成障碍而导致骨质疏松。骨质疏松后的股骨头易因轻微压力而发生骨小梁细微骨折,受累骨由于细微损伤的累积,对机械抗力下降,从而出现塌陷,影响股骨头血供,最终导致骨缺血性坏死。各种有关股骨头缺血性坏死的发病机制均有一定的理论及实验依据,但也都存在一些不足。可以认为各种因素都相互关联,彼此影响,造成血流动力学代谢生化及生物力学等多种因素改变。总的来说,目前认为股骨头血流量逐渐下降引起骨髓组织缺氧,继而组织水肿,从而进一步使骨髓内压升高,导致骨缺血性坏死的发生,即进行性缺血学说[66]。

【致病药物和临床表现】

1. 糖皮质激素 糖皮质激素可促进糖原异生,抑制组织对葡萄糖的利用,拮抗胰岛素,使血糖升高;同时促进脂肪分解,使脂肪重新分布,引起血中的甘油三酯和胆固醇升高。促进蛋白的过度分解,减少其合成,导致骨小梁的减少,并且对抗维生素 D,减少胃对钙的吸收,增加钙的排出。长期大量使用容易出现骨质增生,也导致骨小梁数目减少、成骨细胞减少,发生骨质疏松,使骨组织机械应力减弱,易因轻微压力发生骨小梁细微骨折。激素还可增强血管平滑肌对儿茶酚胺类升压药物的反应,提高外周血管的紧张度和阻力,抑制纤维蛋白溶解和使红细胞、血小板增多,并促进血小板生成和释放血栓素,使血小板聚集活性增强,增加血液凝固性,促进血栓形成,并反馈性抑制垂体生长激素的分泌,使骨细胞的生成减少。血钙降低可引起继发性甲状旁腺功能亢进,使钙、磷的排出增加,导致骨基质减少[67]。另外激素促进细胞间质细胞的变性,引发结节性动脉硬化。

激素相关性骨坏死的发生率因用药特点和患者人群等差异而不同。在药物治疗方面,目前公认的风险因素包括长疗程、大剂量的激素治疗、关节腔内注射、长效激素如地塞米松的使用等[68]。也有研究表明,即使是低剂量、短疗程口服激素的患者仍较未曾服用激素的人群有更高的发病率和相对风险率,提示激素性骨坏死没有所谓的"安全剂量"。据统计,醋酸泼尼松 30mg/d 持续应用 1 个月,约 1/3 的患者会发生骨坏死。短期内大剂量冲击治疗有更大的危险性。

糖皮质激素是治疗急性淋巴细胞白血病(acute lymphoblastic leukemia,ALL)的重要方法,但骨坏死往往发生在糖皮质激素治疗后,部分患者因此需要进行髋关节置换等手术,以缓解疼痛,恢复功能。有研究表明,靠近谷氨酸受体基因 GRIN3A 的单核苷酸多态性 rs10989692 使得骨坏死的风险加倍。目前,美国儿童肿瘤协会建议在治疗 ALL 的延迟强化期减少地塞米松的用量,使用时间由 21 天减为 14 天(模式为 1~7 天用,8~14 天停,15~21 天用)。应用这种方案,骨坏死的风险降为原来的一半。

关节疼痛、关节僵硬,对于股骨头缺血性坏死性可能有患肢乏力及间歇性髋痛。当出现明显的髋痛和跛行时,多数患者已有明显的股骨头塌陷变形、关节面破坏和关节功能丧失。

2. 双膦酸盐 双膦酸盐是一组能够调节骨更新的药物,可以降低骨组织的重塑更新,维持骨的结构和矿化程度。自从 2003 年第 1 例关于双膦酸盐引起下颌骨坏死(osteonecrosis of the jaw,ONJ)的报道发表后,ONJ 是双膦酸盐应用中罕见而又严重的并发症。患者一旦出现颌骨坏死症状,将持续时间长,影响开口度、咀嚼及面型,造成患者的生活质量严重下降[69]。以往文献报道,BRONJ 的累积发病率为 0.8%~18.5%,常发生于用药后 6~60 个月甚至更长时间,主要累及颌骨,以下颌骨尤甚,大部分病例(95%)与静脉应用双膦酸盐类药物有关。应用第三代双膦酸盐药物出现颌骨坏死的用药时间短于应用第二代药物;多数患者没有糖尿病病史及应用激素史;拔牙本身与颌骨坏死的严重程度没有直接关系;下颌骨是最常受累的部位,手术治疗有缓解患者临床症状的作用。

双膦酸盐引起的骨坏死其机制仍不清楚,目前认为与以下几点有关:①血管生成抑制:骨坏死被认为是血液供应不足的结果,因此已有研究表明血管生成抑制可以解释骨坏死的病理生理学[70]。然而,在动物研究中,实验诱导的 MRONJ 样病变没有显示血管功能不全。此外,很难解释为什么骨坏死发生在循环丰富的上颌而不是其他长骨。最近有几例在癌症患者中应用抗血管生成药(舒尼替尼或贝伐珠单抗)后发生颌骨坏死的报道。血管生成抑制是否可以直接增加骨坏死的发生率需要进一步的临床研究来验证。双膦酸盐有抑制血管内皮细胞生长的作用,其可能导致颌骨因继发性缺血而出现坏死。但也有报道对服用双膦酸盐引起颌骨坏死的患者进行组织病理检查见有明显的血管供应,且颌骨血供丰富,因此双膦酸盐是否会导致颌骨缺血至今还不清楚;②感染:有相关报道指出若正在接受双膦酸盐治疗的患者口腔卫生较差,出现颌骨坏死的可能性明显增加;③抑制骨重建:双膦酸盐具有抑制破骨细胞的功能,从而导致骨组织更新降低以致拔牙或其他手术后出现颌骨重建困难,导致骨坏死。双膦酸盐本身对破骨细胞具有毒性,而当浓度过高时其对骨组织也同样具有毒性;④软组织毒性:虽然双膦酸盐主要作用于破骨细胞,但其对软组织如口腔上皮细胞具有直接毒性。另外,也有研究认为 BRONJ 是由于免疫系统紊乱而造成的。

研究表明接受双膦酸盐口服治疗的患者比接受静脉输注治疗的患者出现并发症的概率要小很多,同时出现颌骨坏死的概率也有所降低[71]。然而,有学者相继报道了口服双膦酸盐出现的颌骨坏死病例[72]。在对 282 例双膦酸盐相关性颌骨坏死患者的研究中发现,有少部分人是因为应用抗血管生成药物进行治疗而导致的。另有研究发现大量吸烟很容易发生双膦酸盐相关性颌骨坏死。

3. 其他药物　近年来抗血管生成药物有其可导致骨坏死的病例报道,但并不常见。血管生成是一系列包括细胞增殖、迁移和新生血管内皮细胞分化在内的复杂过程。血管的生成需要内皮细胞上的受体结合一些特异性的信号分子,如血管内皮生长因子,这些信号分子能够促进新生血管的形成。骨坏死抑制被认为是由于血管供应的中断而形成的缺血性坏死。在接受特异性抗血管生成药物治疗的患者,如舒尼替尼、贝伐珠单抗等,关于其发生颌骨坏死以及其他部位骨坏死的报道逐渐增多。

有病例报道认为西罗莫司可以引起缺血性骨坏死,是导致肾移植后骨痛的原因之一[73]。这可能与西罗莫司逆转脂代谢谱、明显的骨髓抑制或其特异性作用有关。有资料表明,使用糖皮质激素药物者的骨坏死发生率为 1%~10%,服用西罗莫司者的缺血性骨坏死发生率高达 3.8%。到目前为止,无其他相关报道发表。另外,还有个别报道治疗艾滋病的蛋白酶抑制剂类药物可能导致股骨头坏死的发生,病例数很少[74]。

【诊断和鉴别诊断】

1. 诊断　股骨头坏死的诊断标准参照《成人股骨头坏死临床诊疗指南(2016)》与《成人股骨头坏死诊疗标准专家共识》及国际股骨头坏死诊断标准。股骨头坏死的临床特点多以髋部、臀部或腹股沟区疼痛为主,偶尔伴有膝关节疼痛,髋关节内旋活动受限[75]。除临床表现外,另外符合下列任意一条即可确诊。①MRI 影像:MRI 检查对股骨头坏死具有较高的敏感性,表现为 T1WI 局限性软骨下线样低信号或 T2WI 双线征;②X 射线影像:正位和蛙式位是诊断股骨头坏死的 X 射线基本体位,通常表现为硬化、囊变及"新月征"等;③CT扫描征象:通常出现骨硬化带包绕坏死骨、修复骨,或表现为软骨下骨断裂;④放射性核素检查：股骨头急性期骨扫描（ ^{99m}Tc-MDP、 ^{99m}Tc-DPD 等）可见冷区；坏死修复期表现为热区中有冷区，即"面包圈样"改变。单光子发射计算机断层显像（single-photon emission computed tomography，SPECT）或许可能提高放射性核素检查对股骨头坏死诊断的灵敏度。正电子发射断层扫描（positron emission tomography，PET）可能比 MRI 和 SPECT 更早发现股骨头坏死征象，并可以预测股骨头坏死的进展；⑤骨组织活检：骨小梁的骨细胞空陷窝多于 50%，且累及邻近多根骨小梁，骨髓坏死；⑥数字减影血管造影：表现为股骨头血供受损、中断或淤滞。不建议在诊断时常规应用。

MRI 与核素扫描能最早发现股骨头坏死。当股骨头血流中断后，ECT 表现为局部放射量摄取减少或完全缺如。缺血 3~5 天后，股骨头骨髓坏死，MRI T1 加权信号减弱。X 射线检查可观察到股骨头坏死的整体情况，甚至是死骨块的部位、大小和数量。另外，还可明确死骨吸收带、新生骨带，以及骨小梁增粗、变细、中断、吸收等。X 射线在显示股骨头变形、关节间隙狭窄、增宽以及髋臼底间隙增宽、股骨头外移等征象。CT 检查在观察囊变、病理性骨折、髋臼底骨质增生、髋臼囊变方面效果更优。根据股骨头受累范围、新月征范围及股骨头变扁情况等方面，可将股骨头坏死的严重程度从轻到重分为 4 期（ARCO 分期）。

2009 年美国口腔颌面外科医师协会（AAOMS）认为患者必须具有以下 3 个特点才能被诊断为双膦酸盐相关性颌骨坏死：①以前或现在正在应用双膦酸盐；②口腔颌面部出现死骨并暴露持续超过 8 周；③死骨及其暴露区无放射性治疗史。辅助诊断：Dore 等提出上颌骨摄取 ^{99}Tc- 亚甲基双膦酸盐（ ^{99}Tc-MDP）增加提示有颌骨坏死的可能性。有研究表明， ^{99}Tc-MDP 三相骨扫描是检测颌骨坏死最敏感的指标。美国骨矿学会（ASBMR）专家组评价了各种影像学检查方法，认为最有用的诊断是磁共振成像造影。

2. 鉴别诊断　对具有股骨头坏死的类似临床症状、X 射线或 MRI 影像学表现的患者，应注意鉴别。

（1）中、晚期髋关节骨关节炎：当关节间隙变窄并出现软骨下囊性变时，与股骨头坏死不易相鉴别。但股骨头坏死的 CT 表现为硬化并有囊性变，MRI 改变以低信号为主，可据此鉴别。

（2）髋臼发育不良继发骨关节炎：X 射线表现为股骨头包裹不全，关节间隙变窄、消失，骨硬化及囊变，髋臼对应区出现类似改变，容易鉴别。

（3）强直性脊柱炎累及髋关节：常见于青少年男性，多为双侧骶髂关节受累，血清检测 HLA-B27 阳性，X 射线表现为股骨头保持圆形而关节间隙变窄、消失甚至融合，容易鉴别。部分患者长期应用皮质类固醇类药物可并发股骨头坏死，股骨头可出现塌陷，但往往不严重。

（4）暂时性骨质疏松症：中青年发病，属暂时性疼痛性骨髓水肿。X 射线片表现为股骨头颈甚至转子部骨量减少；MRI 表现为 T1WI 均匀低信号、T2WI 高信号，范围可涉及股骨颈及转子部，无带状低信号；病灶可在 3~12 个月消散。

（5）股骨头内软骨母细胞瘤：MRI 表现为 T2WI 片状高信号，CT 扫描呈不规则的溶骨破坏。

（6）软骨下不全骨折：多见于 60 岁以上的患者，无明显的外伤史，表现为突然发作的髋部疼痛，不能行走，关节活动受限。X 射线片示股骨头外上部稍变扁；MRI 表现为 T1WI 及 T2WI 软骨下低信号线及周围骨髓水肿，T2 抑脂像出现片状高信号。

（7）色素沉着绒毛结节性滑膜炎：多发于膝关节，髋关节受累少见。累及髋关节者以青少年发病，髋部轻至中度疼痛伴跛行，早、中期关节活动轻度受限为特征。CT 及 X 射线片表现为股骨头颈或髋臼骨皮质侵蚀，关节间隙轻至中度变窄；MRI 表现为广泛滑膜肥厚，低或中度信号均匀分布。

（8）滑膜疝：滑膜组织增生侵入股骨颈皮质的良性病变，通常无临床症状。MRI 表现为股骨颈上部皮质 T1WI 低信号、T2WI 高信号的小圆形病灶。

（9）骨梗死：发生在干骺端或长骨骨干的骨坏死，不同时期的 MRI 影像学表现不同。①急性期：病变中心 T1WI 呈与正常骨髓等或略高的信号，T2WI 呈高信号，边缘呈长 T1、T2 信号；②亚急性期：病变中心 T1WI 呈与正常骨髓等或略低的信号，T2WI 呈与正常骨髓等或略高的信号，边缘呈长 T1、长 T2 信号；③慢性期：T1WI 和 T2WI 均呈低信号。

诊断 ONJ 时要注意鉴别舌骨及下颌骨区自发死骨形成伴溃疡这一疾病。在下颌区未接受放射性治疗的前提下，患者出现颌面部暴露骨超过 8 周即可临床诊断 ONJ；如果暴露骨的时间少于 8 周，但确认为软组织覆盖，则为可疑 ONJ。

【预防与治疗】

1. 治疗前预防　首先必须在长期服用高剂量的皮质激素和促肾上腺皮质激素时，注意监测是否存在关节疼痛或僵硬的症状，同时注意对骨组织进行必要的营养补充，以降低可能存在的因营养成分不够而导致的缺血性骨坏死。

在接受双膦酸盐治疗前，患者应做一个彻底的口腔检查和治疗，这样可以避免治疗期间在口腔内做一些侵袭性的操作；在使用双膦酸盐前 1 个月，应手术去除下颌骨及腭部较薄黏膜下大的骨隆突，以避免发生口腔溃疡。

另外，在患者服用可能引起药源性骨坏死的药物时，临床药师应仔细交代患者服药的注意事项；鼓励患者以积极、健康的生活方式活动锻炼，以促进骨骼健康，如避免烟草、过量饮酒和咖啡等；补充足量的维生素 D 和钙剂；必要时定期监测骨密度。

2. 治疗中的预防　合理使用相关药物，得到药物疗效最优化以及药源性骨坏死风险最低化，在治疗过程中定期监测骨密度等。在长期应用糖皮质激素的患者中，应注意在治疗过程补充维生素 D 制剂和钙剂。加强患者的卫生教育、控制疼痛、预防继发性感染、预防损伤区域的扩大以及防止新的死骨形成。使用双膦酸盐治疗时，应注意仔细检查口腔内最容易出现骨暴露的区域，在治疗期间患者应保持口腔卫生并每 3~4 个月检测牙菌斑。

3. 非手术治疗

（1）保护性负重：避免撞击性和对抗性运动。使用双拐可有效减轻疼痛，不主张使用轮椅。扶拐行走是否可有效避免早期坏死股骨头塌陷尚有争议，但多数学者认为扶拐行走对股骨头有一定的保护作用。

（2）药物治疗：建议选用抗凝、增加纤溶、扩张血管与降脂药物联合应用，如低分子量肝素、前列地尔、华法林与降脂药物的联合应用等。也可联合应用抑制破骨和增加成骨的药物，如双膦酸盐制剂、多巴丝肼等。药物治疗可单独应用，也可配合保髋手术应用。

迄今为止并没有真正找到疗效确切的可治愈股骨头坏死的药物。尽管如此，药物治疗仍是所有非手术治疗中的首选方法。根据目前对股骨头坏死发病机制的了解，即血管损伤学说，把药物治疗分为以下几类：①改善局部血液循环的药物：靶向前列腺素 E，具有强烈扩张血管、抑制血小板凝聚、改善红细胞变形能力的作用；中药川芎嗪可抑制血小板释放，减轻血管炎症反应,解除血管平滑肌痉挛,降低全血和血浆黏度及血细胞比容,减少血浆纤维蛋白原的产生;②抗凝药物:低分子量肝素具有抗凝血、降低血液黏度、提高纤维溶解能力的作用,被广泛用于预防和治疗血栓栓塞性疾病,国外有学者将其应用于治疗早期股骨头坏死并取得较好的疗效;③降脂药:他汀类降脂药可改善脂类代谢、降低血脂、减少或避免骨内血管脂肪栓塞。动物实验证实,该类药物与糖皮质激素在治疗疾病时合用,可降低股骨头坏死的发病率。但该药对肝脏有毒性,长期使用应慎重;④抗骨质疏松药:阿仑膦酸钠可通过抑制破骨细胞活性,对防止股骨头塌陷有较好疗效;⑤其他药物:非类固醇类抗炎药物可缓解关节疼痛等症状,利于恢复关节功能,防止产生关节畸形。保护关节软骨类药物如硫酸氨基葡萄糖等有修复关节软骨的作用,保护及延迟关节软骨的破坏;⑥中药治疗:对高危人群及早期无痛患者以活血化瘀为主,辅以祛痰化湿、补肾健骨等中药,具有促进坏死修复、预防塌陷的作用;对早期出现疼痛等症状的股骨头坏死,在保护性负重的基础上应用活血化瘀、利水化湿的中药,能缓解疼痛、改善关节功能;对中、晚期股骨头坏死,应用活血化瘀、利水化湿的中药配合外科修复手术,能提高保髋手术的效果。

(3)物理治疗:包括体外冲击波、电磁场、高压氧等。①体外震波:近年来将其应用于治疗早期股骨头坏死,利用其可将股骨头坏死灶边缘的硬化带造成微骨折的特点,消除硬化带对坏死灶修复血管长入的阻挡作用,从而促进修复;②高频磁场:磁疗对促进骨折愈合是一种行之有效的治疗方法,其机制可能是改善局部血微循环,通过体液免疫积聚骨生长因子,提高成骨细胞活性,促进骨折愈合。高频螺旋磁用于股骨头坏死的治疗,可改善微循环,促进血管向坏死灶长入,对缓解疼痛症状有较好的疗效,可作为治疗早期股骨头坏死的辅助手段;③高压氧:有研究报道,用高压氧疗法可有效治疗 I 期股骨头缺血性坏死。

(4)制动与牵引:适用于股骨头坏死早、中期病例。

4. 手术治疗 股骨头坏死进展较快,非手术治疗效果不佳,多数患者需要手术治疗。手术方式包括以保留患者自身股骨头为主的修复重建术和人工髋关节置换术两大类。保留股骨头的手术包括髓芯减压术、截骨术、带或不带血供的骨移植术等适用于股骨头坏死早期(ARCO 0~1 期)或中期(ARCO 2~3B 期),且坏死体积在 15% 以上的股骨头坏死患者。如果方法有效,可避免或推迟人工关节置换术。

(1)髓芯减压术:手术开展时间长,疗效肯定。目前可分为细针钻孔减压术和粗通道髓芯减压术。

(2)不带血供骨移植术:应用较多的术式有经股骨转子减压植骨术、经股骨头颈灯泡状减压植骨术等。植骨方法包括压紧植骨、支撑植骨等,植骨材料包括自体骨皮质和骨松质、异体骨、骨替代材料。

(3)截骨术:目的是将坏死区移出股骨头负重区。截骨术包括内翻或外翻截骨、经股骨转子旋转截骨等,以不改建股骨髓腔为原则选择术式。

(4)带血供自体骨移植术:自体骨移植分为髋周骨瓣移植及腓骨移植。

(5)人工关节置换术:股骨头塌陷较重(ARCO 3C、4 期)、出现关节功能严重丧失或中度以上疼痛者应选择人工关节置换术。

股骨头坏死如能早期诊断和治疗,可使 70% 以上的患者避免或延缓人工关节置换术。但由于在我国延误诊断、不规范治疗的现象较普遍,使许多股骨头患者就诊时已属晚期

(Ⅲ、Ⅳ期),其他方法已很难奏效,不得不行人工关节置换。人工髋关节的种类包括股骨头表面置换、人工股骨头置换、全髋人工关节置换。但随着人工关节材料的改进、假体设计改进及医疗技术的提高,人工关节置换术的疗效在迅速提高。

5. BRONJ的治疗方法 目前对于BRONJ的治疗尚无明确有效的方法,较为公认的是分期对症治疗。处于危险期的患者,应告知其应用双膦酸盐类药物治疗的风险、可能产生的症状和体征,嘱患者密切观察。0期可不予治疗,或保守处理口腔的各种局部刺激因素(如龋坏、牙周病等);Ⅰ期应定期应用抗菌漱口剂并定期临床随访;Ⅱ期应用抗菌漱口剂,同时联合全身应用广谱抗生素,控制疼痛,可进行表浅组织清创以减轻软组织刺激;Ⅲ期应在Ⅱ期的基础上进行外科手术干预(如清创术、部分或完全颌骨切除),以减轻感染和疼痛。

一些国家已经发布了针对BRONJ的治疗指导原则[76],多数建议针对患者的疼痛和感染症状采取保守的处理手段,尽可能避免外科手段的干预。如果实在无法避免,也要尽可能缩小手术规模,仅仅去除坏死骨质,下颌骨缺损可以采用钛重建板进行修复。有报道手术处理BRONJ的疗效较好。

最近有学者提出将特立帕肽应用于BRONJ的治疗。特立帕肽为甲状旁腺激素类似物,可以与PTH-1受体结合,发挥PTH对骨骼与肾脏的生理作用。这种甲状旁腺激素的衍生物可以通过刺激成骨细胞和破骨细胞活性,而"重启"受到抑制的骨转换作用,从而促进骨生长。特立帕肽是目前已上市药物中唯一可促进骨形成的药物,广泛用于治疗骨质疏松症患者。多项临床研究表明,特立帕肽可以延缓牙槽骨吸收,促进口腔内骨创的愈合,治疗BRONJ的效果明显优于对照组。但必须要注意的是,目前特立帕肽治疗的对象仅限于骨质疏松患者,该类患者应用双膦酸盐类药物后可能出现上、下颌骨坏死。

(孙搏 刘皋林)

第七节 药源性关节及肌腱疾病

药物引起的关节肿痛、疼痛及进行性的关节及肌腱损害称为药源性关节及肌腱疾病。很多药物能引起关节、肌腱功能障碍,严重的甚至会导致患者死亡,但大部分药物不良反应在停药后是可逆性的。因此认识药源性关节及肌腱疾病很重要,有助于预见其发生,从而尽可能采取必要的措施来预防和减轻这种副作用[77]。

【致病机制】

1. 过敏反应学说 青霉胺、风疹疫苗、抗甲状腺药丙硫氧嘧啶等药物可改变组织的抗原性。可能是组织成分中的完全抗原(如蛋白质)与外来的半抗原(如异烟肼)结合;也可能是组织成分中的半抗原(如黏多糖)与外来的完全抗原(如卡介苗)结合。当人体产生足够的抗体时,这些抗体和抗原在结缔组织内使这类组织退化和溶解,从而破坏相应的组织。

2. 药物或药物代谢产物引起关节炎和关节痛的机制 喹诺酮类药物因化学结构上的螯合性而影响镁离子的浓度,进而损害软骨细胞,形成关节损害。非甾体抗炎药可通过抑制前列腺素的合成,发挥其解热、镇痛、消炎作用,但骨质修复是以前列腺素致炎症为动力的,因而也妨碍软骨下骨质的修复,从而加重关节的原有退变过程而引起药物性关节炎。白介素 –1 可诱导基质金属蛋白酶表达并促使其活化,引起软骨基质的降解,同时引起胶原纤维类型的变异,加速蛋白聚糖的耗尽,使关节软骨变性乃至丧失,引发关节炎。激素、抗癫痫药、泻药等会导致骨质软化、骨质疏松、骨坏死等,并引起关节痛。

3. 药物引起尿酸关节炎的机制 尿酸是嘌呤核苷酸的代谢终产物,血尿酸浓度取决于尿酸生成和排泄速度之间的平衡。药物通过促进内源性尿酸生成和减少排出影响血尿酸水平。根据药物作用机制不同可分为:①增加嘌呤的摄入,如胰酶制剂(胰酶、胰脂肪酶等);②通过细胞溶解、增加白细胞产生、溶血等增加内源性尿酸的产生,如化疗药物、非格司亭、糖皮质激素等;③降低肾脏对尿酸盐的清除率,如阿司匹林、环孢素、利尿药等;④增加尿酸盐的产生和降低其清除率,如烟酸。尿酸盐在组织中的溶解度很低,当血尿酸超过 0.8mg/L 时,尿酸盐即沉积在关节囊中,引起尿酸关节炎。

4. 药物引起腱损伤的机制 激素导致肌腱断裂的主要药理作用是激素抑制了局部肌腱毛细血管和成纤维细胞的增生,延缓和抑制了胶原组织的生成,导致肌腱弹性减低、抗拉力减弱等。喹诺酮类药物引起腱损伤的机制尚不清楚,可能与其阻碍胶原的形成或阻断血液供应有关。

【致病药物和临床表现】

药源性关节及肌腱疾病的致病药物和临床表现主要表现在以下几方面[78,79]。

1. 关节痛和关节炎 药物性关节炎和关节痛是指因药物直接刺激、过敏反应或代谢物堆积而致关节疼痛、红肿、炎症和活动受阻、功能受限。

典型症状有全身肌肉酸痛无力、头晕、头痛、瘙疹、呼吸困难、恶心、呕吐及血管神经性水肿等。局部关节疼痛(持续性钝痛、酸痛或剧痛)、僵硬,关节炎症状多极轻微或仅局限于 1~2 个关节。不典型者仅有全身肌肉及关节酸痛,但几乎都是服药后立即发生,偶尔延迟到 24 小时。严重患者可引起周围关节病变,症状多为暂时性的,且数周或数个月后常可自行缓解,关节功能也能恢复正常。但少数患者的关节病变发展过程与类风湿关节炎相似。实验室检查没有特异性,个别可出现血沉块、抗核抗体阳性、血尿酸及白细胞计数有时增高。X 射线仅见软组织肿胀,偶见关节边缘腐蚀。

(1)疫苗:疫苗接种所致的关节痛和关节炎主要是异种蛋白引起人体过敏导致的。注射百日咳疫苗后可出现血管炎及关节痛。接种卡介苗后约 0.5% 的患者发生关节炎,可能是卡介苗和 HLA–B$_{27}$ 之间存在交叉反应。猪流感疫苗可引起跛行性关节炎。风疹疫苗接种后也可发生短暂的轻度关节痛,以膝关节痛为多见(约 50%)。接种牛痘疫苗 10 天内可发生单侧膝关节炎。疫苗接种引起的关节痛和关节炎一般能自行缓解,对进展期或复发的病例可用水杨酸盐和皮质激素治疗。

(2)抗菌药物:喹诺酮类药物可损伤关节。萘啶酸是第一代喹诺酮类药物,在广泛用于临床多年后,早期发现的 1 例由萘啶酸引起的关节痛患者为 22 岁女性患者,表现为关节肿胀、疼痛、行走困难等。后来在动物实验中证实了此类药物如萘啶酸、吡哌酸、噁啉酸、新噁酸、诺氟沙星、培氟沙星、环丙沙星、妥舒沙星等均对关节有一定的损害,尤其对承受重量的关节及幼小动物的软骨有损害。

此外,链霉素、青霉素、异烟肼、吡嗪酰胺、四环素等均可诱发关节痛,其中青霉素是引起关节炎的最常见药物。

（3）循环系统药物：奎尼丁可反复引起对称性、可逆性、不伴免疫球蛋白异常的关节炎。喹诺酮可引起关节软骨腐蚀及负重关节永久性损害，表现为关节痛和关节炎。普拉洛尔可引起关节反复积液。美托洛尔的常见不良反应是关节痛。哌唑嗪能诱发一种急性发热性关节炎。卡托普利能引起一种梅毒试验假阳性的游走性多关节痛，但间隙使用哌唑嗪和卡托普利则不会导致急性发热性多关节炎。

（4）影响免疫功能的药物：白介素 –2 可出现以流感样症状为特征的关节痛及肌肉痛，一般持续 4~6 小时，这种不良反应与用药剂量有关，而有人则认为可能与白细胞释放炎症递质有关。长期应用左旋咪唑可出现关节痛及肿胀、肌痛及肌无力，尤以类风湿关节炎及泪腺干燥综合征患者常见。应用青霉胺治疗的患者 20%~50% 出现此类不良反应。环孢素可以引起高尿酸关节炎。

（5）其他：很多其他药物也能引起关节痛和关节炎。肝素、胰岛素、巴比妥类、氯丙嗪、乙内酰脲类、甲硫氧嘧啶、丙硫氧嘧啶、卡比马唑、甲巯咪唑、异烟肼、对氨基水杨酸、普鲁卡因、洋地黄、酚苄明、甲麦角新碱、硫唑嘌呤、长春新碱以及西咪替丁等都有关节反应的发病率，但多数药物发病率很低或仅有 1 次报道。

2. 关节积血　用抗凝剂治疗的过程中可发生自发性关节出血，其发生率为 1.5%，凝血酶原值不一定很低。在凝血酶原为正常的 12% 和 45% 左右水平且无创伤的情况下，膝和肩关节可出现自发性出血。因此，在应用抗凝治疗的患者如有关节腔积液，应考虑到关节出血的可能性。

3. 肩 – 手综合征　药源性肩 – 手综合征是一种神经营养性疾病，其特征为骨骼、肌肉、皮肤和附件的营养性改变和疼痛，伴肌腱和关节囊收缩及其他营养性改变和疼痛，多半在四肢的某一部分，绝大部分累及上肢，故称肩 – 手综合征。类似的症状也可见于下肢，尤其是髋关节。

本症可分为两种类型：①急性血管运动变型，常呈严重过程，有明显的全身性病变。临床表现为痛性营养障碍和强制性关节周围炎。也有自发性疼痛，不少可出现夜间加剧现象，受累肢体循环紊乱，皮肤苍白多汗。偶尔出现腱鞘肥厚和压痛，手尺侧面和足跖侧有无痛性纤维结节；②慢性过程型，纤维变的过程较突出，活动受限较明显，疼痛和神经营养改变不明显。前者较少见，往往留下功能障碍；后者通过适当治疗后可完全恢复至正常。

（1）苯巴比妥：Mailland 和 Renard 等在 1925 年首次描述在使用苯巴比妥治疗期间出现的一种类似于肩 – 手综合征的副作用，其特点是肩部及上肢各关节疼痛、有时伴挛缩及其他改变，随后在法国等国家相继报道苯巴比妥引起的类似副作用病例。在这些病例中，苯巴比妥的剂量为每天 0.1~0.3g，用药时间从几周至 20 多年不等。苯巴比妥引起类似于肩 – 手综合征的机制尚不清楚。停药或减量后，病情有较好的缓解倾向，但仍可留下轻微的功能不良。

（2）异烟肼：在 20 世纪 60 年代，有许多有关抗结核药物诱发肩 – 手综合征的文献报道，主要药物是异烟肼。本病的典型表现是手部关节突然出现疼痛、触痛和僵硬，同时伴有肩关节的严重疼痛。大多数患者表现为广泛的肌痛和关节痛，一些人感到疲劳和情绪低落。症状发生后几天出现明显的肩关节运动障碍，几周后急性疼痛消失，留下"冻结肩"。有些病例以感觉异常为主诉，但无令人信服的神经病变客观体征。

异烟肼诱发肩 – 手综合征的机制尚不清楚。有人认为系异烟肼干扰 5– 羟色胺代谢所致，5– 羟色胺可引起纤维组织变性。这个理论已得到动物实验的证实，但应用吡哆酸进行预防性治疗并不能阻止肩 – 手综合征的发生。

4. 尿酸关节炎 尿酸盐在关节内沉积增多，炎症反复发作进入慢性阶段而不能完全消失，引起关节骨质侵蚀缺损及周围组织纤维化，使关节发生僵硬畸形、活动受限，在慢性病变的基础上仍可有急性炎症反复发作，使病变越来越加重、畸形越来越显著，严重影响关节功能。个别患者急性期症状轻微不典型，待出现关节畸形后始被发现。少数慢性关节炎可影响全身关节包括肩、髋等大关节及脊柱。此外，尿酸盐结晶可在关节附近肌腱、腱鞘及皮肤结缔组织中沉积，形成黄白色的、大小不一的隆起赘生物，即所谓的痛风结节（或痛风石），可小如芝麻、大如鸡蛋或更大，常发生于耳轮、前臂伸面、跖趾、手指、肘部等处，但不累及肝、脾、肺及中枢神经系统。结节初起质软，随着纤维组织增生，质地越来越硬。在关节附近易磨损处的结节其外表皮菲薄，容易溃破成瘘管，可有白色粉末状尿酸盐结晶排出，但由于尿酸盐有抑菌作用，继发性感染较少见，瘘管周围组织呈慢性炎症性肉芽肿，不易愈合。

（1）利尿药：利尿药是通过减少肾小管对 Na^+、Cl^- 等的重吸收，同时增加水分的排出而产生利尿作用的药物。利尿药诱导的血容量减少能增加近曲小管对尿酸的重吸收，长期应用可出现高尿酸血症，其中以髓袢和噻嗪类利尿药最常见，如呋塞米、氢氯噻嗪、依他尼酸。此外，髓袢、噻嗪类利尿药和尿酸均通过近曲小管有机酸转运系统分泌排泄，两者有竞争性抑制作用，用药期间可减少尿酸排出。利尿药的尿酸贮积效应呈剂量依赖性，多见于大剂量或长期应用时。

（2）抗结核药：吡嗪酰胺和乙胺丁醇均可导致高尿酸血症，其机制是药物或其代谢产物（如吡嗪酰胺的代谢产物 5– 羟吡嗪酸）与尿酸竞争有机酸排泄通道，减少尿酸排泄。吡嗪酰胺因与其他抗结核药无交叉耐药性，是短程化疗的主要用药之一。高尿酸血症是其除肝毒性外的最常见不良反应，文献报道有 70%~80% 的用药者出现血尿酸升高，可引起急剧明显的血、尿尿酸升高，致肾小管急性、大量、广泛的尿酸结晶阻塞而出现急性肾衰竭。用药的最初 2 周升高最明显，关节痛常在用药 1~2 个月内发生，发生率为 5%~12%。

（3）肿瘤化疗药物和免疫抑制剂：嘌呤拮抗剂如巯嘌呤、硫唑嘌呤、硫鸟嘌呤等与内源性嘌呤具有相似的结构，干扰正常嘌呤碱代谢进而干扰核酸的生物合成，达到抗肿瘤的目的。该类药物可在肝内黄嘌呤氧化酶的作用下生成尿酸衍生物，如巯嘌呤可代谢生成 6– 硫代尿酸，偶可致高尿酸血症，引发尿酸关节炎。甲氨蝶呤是特异性作用于 S 期的代谢拮抗剂，抑制嘌呤、嘧啶的合成，导致 DNA 合成受阻而发挥细胞损害作用，大剂量给药时本药及其代谢产物沉积在肾小管内而致高尿酸血症肾病。环孢素、他克莫司、咪唑立宾等可引起肾血流动力学紊乱，直接损害肾脏而致高尿酸血症，引发尿酸关节炎。

（4）阿司匹林：阿司匹林对尿酸代谢具有双重作用，小剂量时抑制再分泌，引起尿酸潴留；大剂量时则阻碍肾小管对尿酸盐的重吸收，增加尿酸排泄。阿司匹林目前被广泛用于心、脑血管疾病的一级和二级预防，长期小剂量使用时应注意其对尿酸水平的影响，引发尿酸关节炎，尤其是老年患者。

（5）其他：其他可引起尿酸关节炎的药物有烟酸、别嘌醇、维生素 C、乙醇、胰酶制剂、左旋多巴、肌苷、果糖以及喹诺酮类药物。

5. 化脓性关节炎 临床上可表现为发热及全身毒血症状,局部关节红、肿、热、痛及功能障碍。局部关节内注射或口服皮质激素疗法可并发化脓性关节炎,关节内注射的发病率为0.5%~3%。短期或较长期皮质激素治疗之后可并发化脓性关节炎,剂量关系迄今尚难确定。膝关节是常见的受侵犯关节,也可累及肩、肘、髋和其他关节。

6. 肌腱疾病 肌腱相关性疾病约有30种,被称为结缔组织疾病,药物同样也会引发肌腱疾病。可能引发肌腱疾病的药物有喹诺酮类和皮质激素等药物。临床表现为关节部位肌腱的局部疼痛、肌腱炎,甚至肌腱断裂等。

(1)皮质激素:口服或局部注射皮质激素可并发自发性肌腱断裂,跟腱最常见,髌腱次之。肌腱断裂的发生率与药物剂量无明显的关系。皮质激素引起跟腱断裂的机制可能是皮质激素抑制已退化的或部分断裂的跟腱修复,使跟腱在轻微外力的作用下导致彻底断裂,不能进行跟、足、踝运动及站立或行走。

(2)喹诺酮类药物:喹诺酮类药物不仅损害关节,而且对肌腱也有毒性,但喹诺酮类药物引起肌腱病与关节病不同,发生肌腱病患者的平均年龄超过50岁。使用皮质激素以及肾功能不全患者发生肌腱病的危险性增加。喹诺酮类药物主要影响跟腱,也可影响肩、膝和肢体的其他部位。喹诺酮类药物可以引起肌腱损伤甚至肌腱断裂而致残。因此使用喹诺酮类药物时,一旦出现局部疼痛或者肌腱炎时应当停止其使用,使受到影响的肢体休息直至症状消失。

【诊断和鉴别诊断】

药物治疗过程中出现的关节、肌腱疾病要考虑到药物诱发的可能性。停用可疑药物后上述症状及体征消失,再次应用该药物时上述症状和体征再次出现者即可诊断为本病[80]。

1. 关节痛和关节炎的诊断和鉴别诊断 临床上药源性关节痛和关节炎与其他原因引起的关节病无特殊区别,需认真询问用药史(包括非处方药),鉴别诊断主要依赖于病史采集。

通常关节痛无客观体征,极少数有程度不一的关节肿胀或轻度的关节积液,好发于手部关节,膝和肩关节累及极少。除用药史外,并存的过敏表现(如皮肤改变、嗜酸性粒细胞计数增高、淋巴结肿大等)为重要的诊断依据。可用相应的过敏试验如皮肤划痕试验、结膜试验来协助诊断机体对药物的过敏,但试验阴性不能否认诊断。一旦停药,关节症状自行消退,对诊断很有价值。

此外,还可借助辅助检查。但在原有风湿性关节炎者,常难以区别是药物不良反应还是原有疾病的表现,则需要进一步检查及进行鉴别诊断。

在鉴别诊断中,其他原因所致的关节病(如食物)应尽可能排除。还应与风湿性风湿病、功能性关节酸痛、增生性关节炎和其他关节病(如代谢性产生和恶性肿瘤)等相鉴别。

(1)风湿性关节炎:关节酸痛多为游走性,以大关节为主。患者多有急性发作的过去史,如关节红肿、痛及全身发热等,可伴有心脏瓣膜病变、活动期抗"O"滴度及血沉增高。X射线摄片常无关节异常发现。

(2)功能性关节酸痛:常呈不定位的多发性关节轻度酸痛,可长时期无进行性加重,局部无异常体征,活动亦不受限,常伴有其他神经功能紊乱的症状。血液化验及X射线片无明显异常。

（3）增生性关节炎：年龄大多在中年以上，常累及负重关节，如髋、膝关节，局部无红、肿、热、痛，酸痛常在晨起最重，活动后有好转，劳累后又加重，X射线摄片有骨赘形成。

2. 肩-手综合征的诊断　应强调早期诊断。对于长期服用异烟肼、巴比妥类等药物的患者，如有肩、手症状急性起病，侵犯一侧，以及早期出现双侧手指挛缩者应首先考虑此病，并做进一步检查，以排除其他疾病。

实验室检查无明显异常，风湿病的血清学检查常为阴性。急性血管运动变型发生后3~6周，可在X射线片上观察到斑状弥散性骨萎缩；而慢性过程型，除了失用性骨疏松症外，X射线摄片未见异常。

需要与交感神经性颈椎病、类风湿关节炎以及肩关节周围炎进行鉴别诊断。

（1）交感神经性颈椎病：交感神经性颈椎病系由于颈椎发生退变而使颈部交感神经受到直接或反射性刺激所致。当引起患侧上肢的血管运动及神经营养障碍时，临床症状与本病相似，但起病较缓慢，且颈椎X射线检查常见有退行性改变，可资鉴别。

（2）类风湿关节炎：起病较缓慢，多为双侧对称性多发性小关节受累，常有晨僵现象，以手指关节为主，肩关节症状轻微，手部营养变化较轻。实验室检查类风湿因子可呈阳性，血沉快，可合并其他部位的类风湿改变，X射线片可有类风湿病的特征性改变。

（3）肩关节周围炎：以肩关节症状为主，疼痛为重，活动受限，以至于梳头、穿衣、脱衣或系腰带等日常活动均感困难，肩关节压痛广泛，一般不出现手部营养障碍或手指关节强直的体征。

3. 化脓性关节炎的诊断　发病急骤，伴有寒战、高热、白细胞计数明显增高等症状，关节红、肿、热、痛非常明显。关节穿刺是诊断化脓性关节炎最灵敏的方法。实验室检查可表现为白细胞计数增高，重症者白细胞计数正常或减少，血沉加快，C-反应蛋白增高。

4. 尿酸关节炎的诊断　实验室检查表现为血中的尿酸盐浓度升高，正常值男性为70mg/L、女性为60mg/L，升高者可达180mg/L以上。发作期血细胞沉降率快，血液非蛋白氮升高；关节液镜检示有尿酸盐结晶。X射线平片显示早期有关节肿胀，后期在关节近骨端处有虫蚀状或穿凿状缺损，晚期关节间隙狭窄，重者骨破坏广泛，软组织肿胀明显，在痛风石钙化者可见钙化影。

5. 肌腱断裂的诊断　检查局部肿胀、触痛，并能摸到跟腱连续性中断，跖屈力弱，Thompson征阳性。陈旧性损失多为跛行，平足行走，不能提踵，触及跟腱有凹陷，小腿肌肉萎缩，但因瘢痕粘连，Thompson征往往为阴性，踝背屈角度化对侧小，足跟较突出。一般认为诊疗不困难，但由于临床医师对本病的认识不足，漏诊率可高达20%~40%。

【预防与治疗】

药源性关节痛与多关节炎的症状一般可在停药1~2周后消失，关节功能可完全恢复，不遗留关节强直和畸形；重症者可使用水杨酸盐、皮质激素，症状一般也可很快消退。

苯巴比妥引起的肩-手综合征，停药或减量后，病情有较好的缓解倾向，但仍可留下轻微的功能不良。异烟肼引起的肩-手综合征，应尽可能停止或减少异烟肼的剂量（低于400mg/d），若能完全停用异烟肼，疼痛很快消失。建议用吡哆辛和烟酰胺治疗，每天0.5~1g，可使病情减轻，但不能绝对预防本症的发生。也可使用氢化麦角碱和交感神经封闭。

药源性尿酸关节炎多数不需治疗，停药后症状即可消退。如必须继续用药或已引起痛风发作,可用排尿酸药或别嘌醇,后者尤适用于细胞抑制治疗时,因明显的细胞核破坏形成的大量尿酸[81]。

化脓性关节炎应根据关节液培养结果,选择敏感抗生素。关节腔引流、冲洗,膝、髋、肩及肘关节持续被动活动可降低关节粘连率。

新鲜跟腱断裂可采用直接修补术;陈旧性跟腱断裂可行瘢痕切除、腓肠肌肌肉－腱下移术修复。

(顾圣莹 刘皋林)

第八节 药源性运动障碍

药物是造成运动障碍的因素之一。以往报道最常见的药物是多巴胺受体激动剂或者拮抗剂,近年来的文献提示其他潜在致病药物不断增加。导致运动障碍的主要致病药物包括抗精神病药、胃肠动力药、H_2受体拮抗剂、心血管药物、抗抑郁药、钙通道阻滞剂、抗癫痫药、抗菌药、情绪稳定剂等[82]。药源性运动障碍主要包括急性肌张力障碍、静坐不能、药源性帕金森综合征(drug-induced Parkinsonism, DIP)、迟发性运动障碍(tardive dyskinesia, TD)、药源性舞蹈病(drug-induced chorea)等。几乎所有种类的运动障碍都可由药物不良反应导致。根据症状的发作情况,药源性运动障碍可分为急性(在几小时或几天内发生)、亚急性(在几天或几周后发生)或慢性(使用药物几个月后发生)[82]。因此必须详细询问患者的病史、用药史,了解病因以避免误诊。本节主要简述可能导致运动障碍的药物以及相关疾病的诊疗措施。

【致病机制】

尽管和药物有关的运动障碍很早以前就被认识,但这些药物导致运动障碍的致病机制还未完全阐明。目前药源性运动障碍中仅有1个亚型的基础病理机制已确定,认为该类疾病的致病机制与在基底神经节(主要是纹状体)和小脑中神经递质的改变有关[82]。

1. 受体机制

(1)多巴胺(dopamine, DA)受体拮抗机制:目前认为抗精神病药导致药源性运动障碍与纹状体多巴胺以及胆碱能系统之间的失调有关。多巴胺受体拮抗剂的锥体外系副作用似乎取决于其对D_2受体的拮抗作用及其分解速度,与D_2受体具有较低亲和力和更快分解速度的药物不易产生药源性运动障碍。黑质－纹状体通路激动释放DA,通过激活纹状体DA受体达到抑制肌张力的作用。此外,神经纤维释放乙酰胆碱(acetylcholine, ACh),通过激动纹状体胆碱能受体从而增加肌张力。正常情况下,DA和ACh的含量与浓度保持平衡以维持肌张力正常。抗精神病药导致的药源性运动障碍的作用机制是该类药物对纹状体中多巴胺受体D_2的阻断高于75%~80%,使DA能低于ACh能从而肌张力增加,表现出锥体外系症状。盐酸苯海索则能阻断胆碱能受体,使ACh与DA在低水平上再次平衡,使症状缓解。

(2)σ受体激活机制:早期研究发现急性肌张力障碍和σ受体激活有关,可从以下几方面论证推测。首先,σ受体和DA受体的氨基酸序列不同,在脑内的分布也不同,而口－颊－

舌三联征和眼球运动障碍的发生与σ受体的解剖分布一致,最常受累的肌群由富含σ受体的脑干运动神经核控制。另外,σ受体在年轻时期水平最高,随年龄增长而减少,而年轻是急性肌张力障碍的高危因素。年轻男性的发病率高于年轻女性,而年轻男性的高水平雄激素对σ受体有激动作用。以上说明高水平的σ受体和(或)对内外源性σ受体激动剂的暴露增加是急性肌张力障碍的高危因素。典型的和非典型的抗精神病药物之间的差异也支持产生运动障碍的药物的"σ受体假说"。例如σ受体激动剂可能诱发口面运动障碍,而与σ受体无亲和力的氯氮平和舒必利与相关运动障碍的关系不大。

(3)DA受体超敏假说:目前有研究认为迟发性综合征的致病机制可能和超敏反应后多巴胺D_2受体表达上调有关,此为"DA受体超敏假说"。实验发现长期使用抗精神病药的大鼠纹状体D_2受体密度升高。基于这个实验基础提出迟发性综合征的作用机制可能是长期服用抗精神病药时,大脑突触后DA受体因长期被阻断,DA受体数目增多、密度增高、亲和力增加,处于"超敏"状态,突然停药可能会导致基底核区高多巴胺低胆碱能,从而引起失衡产生运动障碍。

2. 神经毒性机制　目前认为TD的机制可能还包括谷氨酸的兴奋性中毒、氧化应激和遗传易感性等。研究发现长期服用抗精神病药会导致多巴胺合成和代谢增加,多巴胺代谢增加会通过自身氧化及单胺氧化酶的氧化等机制导致自由基生成增加[83]。TD发病机制中的神经毒性学说认为抗精神病药物的使用阻断DA受体,从而使人体内的儿茶酚胺浓度增高,儿茶酚胺代谢增强导致自由基过度产生(尤其在富含儿茶酚胺的区域如基底核区)。这些自由基产物引起神经元膜脂质过氧化反应而死亡,从而产生神经毒性引起TD[84]。在对TD大鼠模型的研究中发现,阻断兴奋毒性的药物如维生素E能有效缓解TD模型大鼠的口周运动障碍,相反损害能量代谢会导致口部运动障碍频率增加[85]。同样,在TD患者脑脊液中也发现与氧化应激和谷氨酸神经传递相关的标志物增加。因此,推测兴奋毒性机制引起的纹状体神经元变性和氧化应激在TD的发展中起了重要作用。

3. 5-羟色胺能假说　5-HT(5-羟色胺)受体有多种亚型,$5-HT_1$主要分布于中枢神经系统,与内脏感觉有关;$5-HT_3$和$5-HT_4$则分布于胃肠道,与乙酰胆碱的释放、平滑肌运动和神经反射有关。$5-HT_4$受体激动剂中苯甲酰胺类衍生物有运动障碍的报道,如西沙必利和氯波必利。西沙必利除了与$5-HT_4$受体有很强的亲和力外,它与$5-HT_2$受体、$α_1$受体均有亲和力,其引起运动障碍的机制可能与超量透过血脑屏障阻断中枢DA受体以及5-羟色胺递质系统直接或间接地影响多巴胺递质系统有关。

【致病药物和临床表现】

1. 抗精神病药物　长期大量使用抗精神病药物时可以出现锥体外系反应,如长期大量服用氯丙嗪、氟哌啶醇可以出现帕金森综合征,临床表现与原发性帕金森病完全相同。表现为静止性上肢震颤、强直、运动减少,自主神经功能紊乱包括唾液皮脂腺分泌增加,部分患者有痴呆、忧郁等精神症状,严重者可因重度强直、运动减少而致卧床不起。此外,还可以出现TD,主要症状是口-颊-舌三联征,表现为长期存在口、颊、舌刻板运动。除了在患者用药情况下可能导致迟发性运动障碍的发展外,抗精神病药减量或者突然停药也可能引起TD[86]。抗精神病药还是药源性舞蹈病的主要致病因子之一,药源性舞蹈病很少被认为是抗精神病药的唯一副作用,因为它常常伴随着典型的口、颊、舌迟发性震颤[86]。应用抗精神病药(主要是第一代)后,通常还能观察到急性肌张力障碍,表现为连续或间断突然发生的肌肉收缩,可能出现突然发生的痉挛性斜颈,可能变成某个固定僵硬姿势,面部、颌部和颈部特别敏感,因此常出现扮鬼脸或反复的张嘴和闭嘴,还可能出现动眼危象等情况,包括眼睛向上转动伴有强制性的眼睑关闭。这种反应或连续的肌张力障碍姿势十分怪异,在服药治疗的早期就会出现,高剂量情况下可能在服药后 24 小时内就会出现该反应。另外抗精神病药的使用还可能引起静坐不能,表现为持续性静止不能,有主观活动的愿望并有深部肌肉酸痛,极度不适及坐卧不安、焦虑等。抗精神病药的使用也有一定概率引起恶性综合征(neuroleptic malignant syndrome,NMS),表现为发热、自主神经不稳定、精神状态的改变和某些运动障碍(僵硬、震颤、张力障碍和肌阵挛)等[87]。另外,有研究[88]发现不安腿综合征(RLS)可能由奥氮平和喹硫平引起,该疾病表现为夜间休息或者不运动时下肢剧烈运动,运动时则缓解。本类药物所致锥体外系反应的类型与患者的年龄有关,如急性肌张力障碍多见于青少年、帕金森综合征多见于老年人、静坐不能可见于任何年龄。氯丙嗪及其衍生物可引起锥体外系反应,有人统计其发生频率分别为氯丙嗪 35%、奋乃静 36%、三氟丙嗪 36%、甲哌氯丙嗪 43%、氟奋乃静 52%、三氟拉嗪 60%。此外,利血平、氟哌啶醇、五氟利多、甲基多巴、左旋多巴、碳酸锂、甲氧氯普胺、吡罗昔康等亦可致锥体外系反应。

因为对 D_2 受体的亲和力较低,非典型抗精神病药物如利培酮、瑞莫必利和氯氮平等引起锥体外系症状的危险性较低。

2. 胃肠动力药

(1)5-羟色胺(HT)受体类药物:5-HT_4 受体激动剂分为苯甲酰胺类衍生物、吲哚烷基胺类和苯并咪唑类,其中苯甲酰胺类衍生物有致运动障碍的报道。此类中常用的药物有西沙必利、莫沙必利、氯波必利等。西沙必利治疗剂量不具有抗多巴胺作用。莫沙必利的不良反应较少,运动障碍鲜有报道。氯波必利是高选择性的苯甲酰胺类多巴胺受体拮抗剂,因其对多巴胺 D_2 受体有阻断作用,国内外均有引起运动障碍的报道,表现为急性、迟发性肌张力障碍、静坐不能、震颤等。

(2)DA 受体拮抗剂类药物:①甲氧氯普胺(胃复安):大量资料表明,甲氧氯普胺超剂量使用是致锥体外系反应的主要原因。但也有报道显示使用常规剂量的甲氧氯普胺也可引起锥体外系反应,这可能与特异性体质有关。甲氧氯普胺引起的运动障碍以急性肌张力障碍为主,多见于儿童与青年人;②多潘立酮:该药是选择性外周 D_2 受体拮抗剂,不易透过血脑屏障,对中枢 DA 受体几乎无影响,在常规剂量下安全,但超量使用仍可引起锥体外系症状,可能与超量后透过血脑屏障影响多巴胺胆碱平衡有关。

3. H_2 受体拮抗药 有报道应用西咪替丁出现锥体外系反应。本品具有一定的神经毒性,偶见精神错乱、焦虑不安、谵妄、定向力障碍等。引起的锥体外系反应多表现为肌张力障碍,多见于老年、重症患者,也有 RLS 和自发性震颤的相关病例报道。另外也有报道显示雷尼替丁能导致肌张力障碍。临床上 H_2 受体拮抗剂的锥体外系不良反应报道不多,可能为其透过血脑屏障阻断中枢神经系统 H_2 受体所致,一般不严重,停药后即可恢复。

4. 抗心律失常药物 近年来国内外报道,胺碘酮、利血平、地高辛等均可引起锥体外系反应。胺碘酮引起的运动障碍以帕金森病比较常见,也有引起共济失调和肌阵挛的报道[89]。地高辛可引起药源性舞蹈病。

5. 抗抑郁药 服用抗抑郁药的运动障碍发生率明显低于抗精神病药。有报道显示,抗抑郁药如度洛西汀可能引起 TD[90],某些选择性 5-羟色胺再摄取抑制剂(selective serotonin reuptake inhibitors，SSRIs）可能引起 DIP、药源性舞蹈病[91]、急性肌张力障碍（可能通过对基底神经节 5-HT$_2$ 受体的过度刺激引起）、共济失调[92]、肌阵挛、抽搐、RLS、静坐不能等。这些症状可以单独或联合出现，发生快，在老年人中发生程度相对更严重。

6. 钙通道阻滞剂　诱发运动障碍的钙通道阻滞剂有氟桂利嗪、桂利嗪、地尔硫䓬、硝苯地平、氨氯地平等。氟桂利嗪是桂利嗪的衍生物，较桂利嗪的作用强 2.5~15 倍。两者的差别在于前者的分子结构中含有对二氮己环，该环亦见于抗精神病药。钙通道阻滞剂可能引起的运动障碍类型有 TD、DIP（通过降低神经元的活性，从而减少单胺能的神经传递引起）、药源性肌张力障碍（可能通过经 N 型钙通道改变中枢多巴胺的产生引起）、药源性肌阵挛、肌纤维抽搐（是一种少量肌肉或者一些肌肉束在不改变关节位置时发生的不随意震颤）[93]等。与抗精神病药相比，钙通道阻滞剂引起的运动障碍具有发病年龄大、服药到发病的间隔时间长、恢复慢、静止性和姿势性震颤发生率高，且常伴有抑郁并对抗胆碱能药物和左旋多巴治疗反应差等特点。

7. 情绪稳定剂　研究发现情绪稳定剂中的锂剂可能诱发 TD、DIP、药源性舞蹈病、共济失调[92]、RLS 等运动障碍。

8. 抗癫痫药　在罕见的情况下，抗癫痫药中丙戊酸盐和 DIP 有关，可能引发体位性和静止性的药源性震颤。另外有几种抗癫痫药（苯妥英等）已被报道在罕见的情况下会诱导药源性舞蹈病。而药源性肌张力障碍、药源性抽搐也与抗癫痫药卡马西平有关。药源性共济失调可能由抗癫痫药卡马西平、普加巴林和加巴喷丁[94]引起，这几种药物引起的共济失调一般是暂时性、可逆性的。然而，有一些抗癫痫药如苯妥英能够导致小脑损伤和永久性共济失调。苯妥英钠还可能引起 RLS。另外，在药源性肌阵挛的扑翼样震颤中，当抗癫痫药的血药浓度达到毒性范围时，抗癫痫药的应用是最常见的诱因。

9. 抗生素　两性霉素 B 已被证实和药源性帕金森有关。复方磺胺甲噁唑和静止性药源性震颤有关。庆大霉素已经被证明可能会有前庭毒性从而导致共济失调[95]，而感觉性共济失调也和核苷酸类似物的神经毒性有关。喹诺酮类抗生素是药源性肌阵挛最常见的致病药物之一。头孢吡肟可能引起肌纤维抽搐[96]。

10. 阿片类药物　研究发现内源性阿片类药物的增加和迟发性运动障碍有关。在很少见的情况下，阿片类药物美沙酮可能诱发 DIP。在罕见的情况下，阿片类药物芬太尼可能导致药源性肌张力障碍。吗啡可能导致药源性肌阵挛[97]。另外，阿片类药物可能导致 5- 羟色胺综合征，典型症状包括躁动、焦虑、困惑、兴奋、异常发热、心动过速、血压升高、呼吸急促、出汗和腹泻及某些运动障碍（震颤、静坐不能、肌阵挛和僵硬）。

11. 镇静催眠药　有报道证明苯二氮䓬类药物氟硝西泮、巴比妥酸盐类药物苯巴比妥、咪唑吡啶衍生物唑吡坦可能引起药源性共济失调。苯二氮䓬类药物咪达唑仑在罕见的情况下可能导致肌张力障碍。

12. 抗帕金森病药　抗帕金森病药中的左旋多巴可以诱发 TD，在原发性帕金森病患者中用左旋多巴治疗 4~6 年后，会有 40% 的患者进展出左旋多巴诱导的运动障碍（levodopa-induced dyskinesia，LID）。LID 主要的易感因素有帕金森病发病年龄小、病程长、病情重，左旋多巴治疗时间久及等效剂量大。主要表现为舞蹈动作、手足徐动、肌张力障碍，还可表现为肌阵挛、投掷症等[98,99]。由抗精神病药或者左旋多巴引起的舞蹈症有一点区别。在服用抗精神病药的病例中，老年人和女性更容易患药源性舞蹈病，左旋多巴引起的病例则年轻人更加敏感并且没有性别差异。此外,左旋多巴也是药源性肌阵挛的常见诱发药物之一。左旋多巴还可以诱发 RLS。

其他有个别报道可引起运动障碍的药物有 β 肾上腺素受体激动药,如喷托维林、沙丁胺醇;降压药,如甲基多巴;降脂药,如辛伐他汀;抗组胺药,如异丙嗪;抗病毒药,如拉米夫定、金刚烷胺;抗寄生虫药,如阿苯达唑;中药,如丹参、冬凌草等。部分机制尚不明确。

【诊断和鉴别诊断】

药源性运动障碍大多可根据病史和临床表现以及相关检查作出诊断,但在有些用药情况不明者可能诊断较难,需要综合患者各方面的资料,尤其是服药史、临床特征等作出诊断,对各种药物引起的毒副作用的掌握和了解对诊断会有很大的帮助。药源性运动障碍应与其他原因引起的锥体外系疾病,如药源性舞蹈病、肝豆状核变性、原发性帕金森综合征、脑血管病、DIP 等所致的锥体外系症状相鉴别。

【预防与治疗】

药源性运动障碍的治疗较难,因此应以预防为主。预防原则如下:①了解患者的药物不良反应史,这对有特异质的患者十分重要;②使用新药时应慎重,掌握有关资料后使用,并应严密观察;③应注意药物的迟发性反应;④避免不必要的联合用药,了解患者自用药品情况,避免重复用药和药物不良相互作用;⑤某些药物可以被婴儿从乳汁中摄取,婴幼儿的解毒功能差、安全剂量小,易发生不良反应,因此应关注哺乳期妇女的用药情况[100]。母亲服用抗精神病药可导致乳儿出现锥体外系症状。虽然乳儿从乳汁中摄取的抗精神病药为母亲服用剂量的 1/12 或更少,但摄入量随母亲服药剂量的增大而增加,当从母乳中摄取足量的抗精神病药时,就会产生锥体外系反应。因此,母亲在服用抗精神病药物期间应停止哺乳;⑥使用相关风险药物应该严格控制适应证,在患者情况允许的条件下,尽可能采用低剂量、短疗程;⑦在预防药源性运动障碍方面,药物的选择和剂量都具有特殊的意义:A. 抗精神病药:相较于使用具有更高导致运动障碍风险的第一代药物,低剂量使用第二、第三代药物更好;B. 胃肠动力药物:优先使用具有更低的血脑屏障穿透力的新一代药物(如在适应证应使用西咪替丁或雷尼替丁时使用法莫替丁、用多潘立酮代替甲氧氯普胺);C. 钙通道阻滞剂:应优先使用具有更小副作用的新一代药物;D. 情绪稳定剂:应该关注锂剂的有效浓度范围,避免超量使用;E. 抗癫痫药物:注意药物的合理使用,使血药浓度保持在安全范围内;F. 抗生素:在合适剂量、必要疗程的前提下,严格根据适应证选择抗生素;G. 阿片类:仅在非甾体抗炎药止痛无效时使用;H. 首选非苯二氮䓬类药物。

如果怀疑运动障碍可能由药物引起,应立即停药。轻症者停药后即可缓解,无需特殊处理;重症者应给予相应的药物处理。

1. 迟发性综合征 相对于急性或亚急性的运动障碍来说,迟发性综合征仍然是临床治疗上的一个挑战。相比治疗,预防更为可取。在严格符合适应证和患者情况允许的条件下,应尽可能采用短疗程、低剂量。有研究证明金刚烷胺与抗精神病药物联用对 TD 有益;氟哌啶醇治疗前 2 周可减轻 TD 症状;丁苯那嗪可减轻 TD 症状,但长期疗效证据不足;银杏叶提取物 EGb-761 治疗 TD 可能有效;氯硝西泮减轻 TD 可能短期内有效;另外有病例报道电休克可能减轻 TD 症状[101]。

2. 药源性帕金森综合征 目前治疗 DIP 的有效方案尚未被建立,但在大多数情况下 DIP 是可逆性的,减少用药剂量可能会有所缓解(大多数情况下需要 18 个月或者更长时间才能缓解），同时要警惕快速减药或停药引起的恶性高热等。如果患者的情况不允许停药，可以用非典型抗精神病药如氯氮平或喹硫平取代。如果药物治疗是必需的，左旋多巴可能有一定疗效，但同时也有潜在加重精神疾病的风险。同样的，抗胆碱能药物、金刚烷胺也可能对 DIP 有一定帮助，但也可能加重精神疾病。另外还有多巴胺受体激动剂、普萘洛尔和电休克治疗可能有效[102]。

3. 药源性舞蹈病　药源性舞蹈病是一个自限性疾病，急性或亚急性的药源性舞蹈病大多数可以通过停用药物后消失。

4. 药源性肌张力障碍　在严重的药源性肌张力障碍中，停用药物往往是不够的，通常静脉或者肌内注射抗胆碱能药物能取得较好疗效；如果充分反复使用抗胆碱能药物无效时，苯二氮䓬类药物地西泮也可以尝试。此外，注射肉毒毒素目前被认为是局灶性肌张力障碍的最佳治疗方案[103]。在迟发性肌张力障碍中，丁苯那嗪可能是第一治疗选择[104]。

5. 静坐不能　静坐不能可以通过减少用药缓解。当减药不能缓解时，抗胆碱能药物、β受体拮抗剂、苯二氮䓬类药物、金刚烷胺、米氮平、可乐定可能有效起到一定的缓解作用。

6. 恶性综合征　减药可以对恶性综合征有一定的缓解作用。另外多巴胺受体激动剂可以缓解症状，丹曲林和苯二氮䓬类药物也可以在肌肉僵硬和横纹肌溶解方面有症状缓解作用。为了防止恶性综合征复发，药物治疗时间应该足够长。

7. 不安腿综合征　对 RLS 的首要干预行为是停药。此外阿片类药物如曲马多是 RLS 的主要治疗选择[97]。

（李琴　刘皋林）

参 考 文 献

1. 周聊生，牟燕. 药源性疾病与防治. 北京：人民卫生出版社，2008.
2. 胡晓文，陆国椿，丁俊杰，等. 药源性肌病的临床表现及致病药物. 药物不良反应杂志，2005，2：106-108.
3. 陈丽芳，杨继章，娄建石. 42 例药源性肌痛文献分析. 中国药房，2007，18（2）：134-135.
4. Hur J, Liu Z, Tong W, et al. Drug-induced rhabdomyolysis: from systems pharmacology analysis to biochemical flux. Chem Res Toxicol, 2014, 27 (3): 421-432.
5. Hohenegger M. Drug induced rhabdomyolysis. Curr Opin Pharmacol, 2012, 12 (3): 335-339.
6. Chatzizisis YS, Misirli G, Hatzitolios AI, et al. The syndrome of rhabdomyolysis: complications and treatment. Eur J Intern Med, 2008, 19 (8): 568-574.
7. Oshima Y. Characteristics of drug-associated rhabdomyolysis: analysis of 8, 610 cases reported to the U. S. Food and Drug Administration. Intern Med, 2011, 50 (8): 845-853.
8. Petejova N, Martinek A. Acute kidney injury due to rhabdomyolysis and renal replacement therapy: a critical review. Crit Care, 2014, 18 (3): 224.
9. Barbano B, Sardo L, Gasperini ML, et al. Drugs and Rhabdomyolysis: From Liver to Kidney. Curr

Vasc Pharmacol, 2015, 13 (6): 725–737.

10. Sakamoto K, Kimura J. Mechanism of statin–induced rhabdomyolysis. J Pharmacol Sci, 2013, 123 (4): 289–294.

11. Rodine RJ, Tibbles AC, Kim PS, et al. Statin induced myopathy presenting as mechanical musculoskeletal pain observed in two chiropractic patients. J Can Chiropr Assoc, 2010, 54 (1): 43–51.

12. Smals AG, Beex LV, Kloppenborg PW. Clofibrate–induced muscle damage with myoglobinuria and cardiomyopathy. N Engl J Med, 1977, 296 (16): 942.

13. Soyoral YU, Canbaz ET, Erdur MF, et al. Fenofibrate–induced rhabdomyolysis in a patient with stage 4 chronic renal failure due to diabetes mellitus. J Pak Med Assoc, 2012, 62 (8): 849–851.

14. Calza L, Danese I, Colangeli V, et al. Skeletal muscle toxicity in HIV–1–infected patients treated with a raltegravir–containing antiretroviral therapy: a cohort study. AIDS Res Hum Retroviruses, 2014, 30 (12): 1162–1169.

15. Turan I, Yapali S, Bademkiran F, et al. Telbivudine in liver transplant recipients: Renal protection does not overcome the risk of polyneuropathy and myopathy. Liver Transpl, 2015, 21 (8): 1066–1075.

16. Kim SK, Kim SR, Imoto S, et al. Rhabdomyolysis due to lamivudine re–administration in a patient with HBV–related hepatic failure caused by interruption of lamivudine and adefovir. J Gastrointestin Liver Dis, 2015, 24 (4): 535–536.

17. 刘培景, 佟婉红, 杨莉. 他汀类与核苷类药物所致横纹肌溶解症及其防治. 药品评价, 2012, 9 (20): 38–43.

18. Jain VV, Gupta OP, Jajoo SU, et al. Hypokalemia induced rhabdomyolysis. Indian J Nephrol, 2011, 21 (1): 66.

19. Jiang W, Wang X, Zhou S. Rhabdomyolysis induced by antiepileptic drugs: characteristics, treatment and prognosis. Expert Opin Drug Saf, 2016, 15 (3): 357–365.

20. Gangahar D. A case of rhabdomyolysis associated with severe opioid withdrawal. Am J Addict, 2015, 24 (5): 400–402.

21. 张华, 刘敏, 李忠东. 莫西沙星致横纹肌溶解症 1 例并文献复习. 中国药物应用与监测, 2015, 12 (5): 323–325.

22. 李印肖, 王宪玲, 张新卿. 甘草锌引起横纹肌溶解 1 例. 临床荟萃, 2010, 25 (1): 11.

23. 楼小琳. 七叶皂苷钠致横纹肌溶解. 药物不良反应杂志, 2006, 8 (3): 210.

24. Zutt R, van der Kooi AJ, Linthorst GE, et al. Rhabdomyolysis: review of the literature. Neuromuscul Disord, i2014, 24 (8): 651–659.

25. Petejova N, Martinek A. Acute kidney injury due to rhabdomyolysis and renal replacement therapy: a critical review. Crit Care, 2014, 18 (3): 224.

26. Torres PA, Helmstetter JA, Kaye AM, et al. Rhabdomyolysis: Pathogenesis, Diagnosis, and Treatment. Ochsner J, 2015, 15 (1): 58–69.

27. Chavez LO, Leon M, Einav S, et al. Beyond muscle destruction: a systematic review of rhabdomyolysis for clinical practice. Crit Care, 2016, 20 (1): 135.

28. Petejova N, Martinek A. Acute kidney injury due to rhabdomyolysis and renal replacement therapy: a critical review. Crit Care, 2014, 18 (3): 224.

29. Allen JA, Peterson A, Sufit R, et al. Post-epidemic eosinophilia-myalgia syndrome associated with L-tryptophan. Arthritis Rheum, 2011, 63 (11): 3633-3639.

30. Rieber N, Belohradsky BH. AHR activation by tryptophan-pathogenic hallmark of Th17-mediated inflammation in eosinophilic fasciitis, eosinophilia-myalgia-syndrome and toxic oil syndrome? Immunol Lett, 2010, 128 (2): 154-155.

31. Okada S, Kamb ML, Pandey JP, et al. Immunogenetic risk and protective factors for the development of L-tryptophan-associatedeosinophilia-myalgia syndrome and associated symptoms. Arthritis Rheum, 2009, 61 (10): 1305-1311.

32. Grangeia Tde A, Schweller M, Paschoal IA, et al. Acute respiratory failure as a manifestation of eosinophilia-myalgia syndrome associated with L-tryptophan intake. J Bras Pneumol, n2007, 33 (6): 747-751.

33. Smith MJ, Garrett RH. A heretofore undisclosed crux of eosinophilia-myalgia syndrome: compromised histamine degradation. Inflamm Res, 2005, 54 (11): 435-450.

34. 张智海, 刘忠厚, 李娜. 中国人骨质疏松症诊断标准专家共识(第三稿·2014 版). 中国骨质疏松杂志, 2014(9): 1007-1010.

35. 中华医学会骨科学分会骨质疏松学组. 骨质疏松性骨折诊疗指南. 中华骨科杂志, 2017, 37(1): 1-10.

36. 巴建明, 孙启虹. 药源性骨质疏松. 药品评价, 2014(11): 22-26.

37. 刘立旻, 夏维波. 药源性骨质疏松症. 药品评价, 2013, 10(7): 42-47.

38. Byreddy D V, Bouchonville Ii M F, Lewiecki E M. Drug-induced osteoporosis: from Fuller Albright to aromatase inhibitors. Climacteric the Journal of the International Menopause Society, 2015, 2 (sup2): 39-46.

39. Panday K, Gona A, Humphrey M B. Medication-induced osteoporosis: screening and treatment strategies. Therapeutic Advances in Musculoskeletal Disease, 2014, 6 (5): 185-202.

40. Buckley L, Guyatt G, Fink H A, et al. 2017 American College of Rheumatology Guideline for the Prevention and Treatment of Glucocorticoid-Induced Osteoporosis. Arthritis Care & Research, 2017.

41. Nyandege A N, Slattum P W, Harpe S E. Risk of fracture and the concomitant use of bisphosphonates with osteoporosis-inducing medications. Annals of Pharmacotherapy, 2015, 49 (4): 437.

42. Kwok CS, Yeong JK, Loke YK. Meta-analysis: risk of fractures with acid-suppressing medication. Bone, 2011, 48: 768-776.

43. Yu E W, Bauer S R, Bain P A, et al. Proton pump inhibitors and risk of fractures: a meta-analysis of 11 international studies. American Journal of Medicine, 2011, 124 (6): 519-526.

44. D'Erasmo E, Ragno A, Raejntroph N, et al. Drug-inducedosteomalacia. Recenti Prog Med, 1998, 89 (10): 529-533.

45. Mazziotti G, Angeli A, Bilezikian JP, et al. Glucocorticoid-induced osteoporosis: an update.

Trends Endocrinol Metab, 2006, 17: 144-149.

46. Cardinal RN, Gregory CA. Osteomalacia and vitamin D deficiency in a psychiatric rehabilitation unit: case report and survey. BMC Research Notes, 2009, 2 (1): 1-7.

47. 中华医学会. 临床诊疗指南·骨质疏松症和骨矿盐疾病分册. 北京: 人民卫生出版社, 2010.

48. 中华医学会骨质疏松和骨矿盐疾病分会. 骨软化症与佝偻病诊疗指南(讨论稿). 中华全科医师杂志, 2006, 5(8): 464-465.

49. Zhou C, Assem M, Tay JC, et al. Steroid and xenobiotic receptor and vitamin D receptor crosstalk mediates CYP24 expression and drug-induced osteomalacia. J Clin Invest, 2006, 116 (6): 1703-1712.

50. Pascussi JM, Vilarem MJ. Drug-induced osteomalacia: possible role of PXR, a receptor involved in detoxification. Medicine Sciences, 2005, 21 (6-7): 582-583.

51. Pascussi JM, Robert A, Nguyen M, et al. Possible involvement of pregnane X receptor-enhanced CYP24 expression in drug-induced osteomalacia. J Clin Invest, 2005, 115 (1): 177-186.

52. Sweeney BL. Drug-induced bone disorders. Clin Rev Bone Miner Metab, 2005, 3 (1): 75-92.

53. 韩素媛, 张明. 抗惊厥药物所致骨软化症5例报告. 天津医药, 1987, 1(1): 47-49.

54. 王苏. 抗癫痫药与骨损害. 中国组织工程研究, 2002, 6(13): 1986-1987.

55. 张美华, 盖凌, 张艳萍, 等. 年轻女性应用醋酸甲羟孕酮避孕针避孕对骨矿物质密度的影响. 中国妇幼保健, 2015, 30(20): 3348-3350.

56. Nappi C, Bifulco G, Tommaselli GA, et al. Hormonal contraception and bone metabolism: a systematic review. Contraception, 2012, 86 (6): 606-621.

57. Rejnmark L, Vestergaard P, Heickendorff L, et al. Effects of long-term treatment with loop diuretics on bone mineral density, calcitropic hormones and bone turnover. J Intern Med, 2005, 257 (2): 176-184.

58. Kim DH, Sung DH, Min YK. Hypophosphatemicosteomalacia induced by low-dose adefovir therapy: focus on manifestations in the skeletal system and literature review. J Bone Miner Metab, 2013, 31 (2): 240-246.

59. 田月洁, 王金英, 谢彦军, 等. 阿德福韦酯治疗乙肝致低血磷性骨软化症的现状分析. 中国药物警戒, 2013, 10(5): 294-298.

60. 翟淑越, 谢彦军, 王冰洁, 等. 71例阿德福韦酯致低血磷性骨软化症的文献分析. 中国药物警戒, 2015, 12(5): 290-295.

61. 李锡岩. 大量服用抗酸药引起骨软化症和肌衰. 药学实践杂志, 1984, (04): 26.

62. 中国医师协会骨科医师分会显微修复工作委员会. 成人股骨头坏死临床诊疗指南(2016). 中华骨科杂志, 2016, 36(15): 945-954.

63. Babis GC, Sakellariou V, Parvizi J, et al. Osteonecrosis of the femoral head. Orthopedics, 2011, 34 (1): 39.

64. 李子荣. 股骨头坏死临床诊疗规范. 中国骨与关节外科, 2015, 24(1): 1-6.

65. Malizos KN, Karantanas AH, Varitimidis SE, et al. Osteonecrosis of the femoral head: Etiology,

imaging and treatment. Eur J Radiol, 2007, 63 (1): 16–28.

66. Uyanne J, Calhoun CC, Le AD. Antiresorptive drug–related osteonecrosis of the jaw. Dent Clin North Am, 2014, 58 (2): 369–384.

67. 李子荣, 孙伟, 屈辉, 等. 皮质类固醇与骨坏死关系的临床研究. 中华外科杂志, 2005, 43 (16): 1048–1053.

68. Koo KH, Kim R, Kim YS, et al. Risk period for developing osteonecrosis of the femoral head in patients on steroid treatment. Clin Rheumatol, 2002, 21 (4): 299–303.

69. Sivolella S, Lumachi F, Stellini E, et al. Denosumab and anti–angiogenetic drug–related osteonecrosis of the jaw: an uncommon but potentially severe disease. Anticancer Res, 2013, 33 (5): 1793–1797.

70. Damm DD, Jones DM. Bisphosphonate–related osteonecrosis of the jaws: a potential alternative to drug holidays. Gen Dent, 2013, 61 (5): 33–38.

71. Kim KM, Rhee Y, Kwon YD, et al. Medication Related Osteonecrosis of the Jaw: 2015 Position Statement of the Korean Society for Bone and Mineral Research and the Korean Association of Oral and Maxillofacial Surgeons. J Bone Metab, 2015, 22 (4): 151–165.

72. 沈亚俊, 关键, 葛成. 药物相关性颌骨坏死的研究进展. 中华老年口腔医学杂志, 2016, 14 (4): 242–247.

73. Bhandaris S, Eris J. Drug points: premature osteonecrosis and sirolimus treatment in renal transplantation. BMJ, 2001, 323 (7314): 665.

74. Meyer D, Behrens G, Schmidt RE, et al. Osteonecrosis of the femoral head in patients receiving HIV protease inhibitors. Aids, 1999, 13 (13): 1147–1148.

75. Rajpura A, Wright AC, Board TN. Medical management of osteonecrosis of the hip: a review. Hip Int, 2011, 21 (4): 385–392.

76. Khan AA, Sandor GK, Dore E, et al. Canadian consensus practice guidelines for bisphosphonate associated osteonecrosis of the jaw. J Rheumatol, 2009, 36 (2): 451–453.

77. Swaminathan R, Disorders of metabolism//Shetty HGM, Routledge PA, Davies DM. Disorders of muscle, bone, and connective tissue. Textbook of adverse drug reactions. 4th ed. New York: Oxford University Press, 1991: 491.

78. 赵国兴. 实用药源性疾病诊断治疗学. 北京: 中国医药科技出版社, 1994: 207–218.

79. 吴笑春. 药源性疾病诊治手册. 北京: 人民军医出版社, 2005: 413–422.

80. 陈季强. 药源性疾病——基础与临床. 北京: 人民卫生出版社, 1997: 479–486.

81. 周捷. 药源性高尿酸血症的致病药物及防治对策. 中国现代药物应用, 2008, 2 (16): 108–110.

82. Dénes Zádori, Gábor Veres, Levente Szalárdy, et al. Drug–induced movement disorders. Expert Opinion on Drug Saf, 2015, 14 (6): 877–890.

83. Park YM, Kang SG, Choi JE, et al. No Evidence for an Association between Dopamine D_2 Receptor Polymorphisms and Tardive Dyskinesia in Korean Schizophrenia Patients. Psychiatry Investig, 2011, 8 (1): 49–54.

84. Bachus SE, Yang E, McCloskey SS, et al. Parallels between behavioral and neurochemical

variability in the rat vacuous chewing movement model of tardive dyskinesia. Behav Brain Res, 2012, 231 (2): 323–336.

85. Garelnabi M, Veledar E, White-Welkley J, et al. Vitamin E differentially affects short term exercise induced changes in oxidative stress, lipids, and inflammatory markers. Nutr Metab Cardiovasc Dis, 2012, 22 (10): 907–913.

86. Mejia NI, Jankovic J. Tardive dyskinesia and withdrawal emergent syndrome in children. Expert Rev Neurother, 2010, 10 (6): 893–899.

87. Burkhard PR. Acute and subacute drug induced movement disorders. Parkinsonism Relat Disord, 2014, 20 (supp 1): S108–112.

88. Rittmannsberger H, Werl R. Restless legs syndrome induced by quetiapine: report of seven cases and review of the literature. Int J Neuropsychopharmacol, 2013, 16 (6): 1427–1431.

89. Deik AF, Shanker VL. A case of amiodarone-associated myoclonus responsive to levetiracetam. Can J Neurol Sci, 2012, 39 (5): 680–681.

90. Albayrak Y, Ekinci O. Duloxetine-associated tardive dyskinesia resolved with fluvoxamine: a case report. J Clin Psychopharmacol, 2012, 32 (5): 723–724.

91. Zesiewicz TA, Sullivan KL. Drug-induced hyperkinetic movement disorders by nonneuroleptic agents. Handb Clin Neurol, 2011, 100 (100): 347–363.

92. van Gaalen J, Kerstens FG, Maas RP, et al. Drug-induced cerebellar ataxia: a systematic review. CNS Drugs, 2014, 28 (12): 1139–1153.

93. Kizilay F, Ekmekci B, Gungor H, et al. Flunarizine-induced fasciculation-myokymia. J Clin Neuromuscul Dis, 2011, 12 (4): 246–247.

94. Dobrea C, Buoli M, Arici C, et al. Tolerability and use in co-administration of pregabalin in affective patients: a 6-month prospective naturalistic study. Expert Opin Drug Saf, 2012, 11 (6): 893–899.

95. Ding D, Jiang H, Salvi RJ. Mechanisms of rapid sensory hair-cell death following co-administration of gentamicin and ethacrynic acid. Hear Res, 2010, 259 (1–2): 16–23.

96. Gangireddy VG, Mitchell LC, Coleman T. Cefepime neurotoxicity despite renal adjusted dosing. Scand J Infect Dis, 2011, 43 (10): 827–829.

97. Hoque R, Chesson AL Jr. Pharmacologically induced/exacerbated restless legs syndrome, periodic limb movements of sleep, and REM behavior disorder/REM sleep without atonia: literature review, qualitative scoring, and comparative analysis. J Clin Sleep Med, 2010, 6 (1): 79–83.

98. 鲁凤娇, 彭国光. 左旋多巴诱导异动症的预防及治疗进展. 中国神经精神疾病杂志, 2014, 40 (9): 573–576.

99. 蒋国会, 王子军, 周晓丽, 等. 左旋多巴诱导舞蹈样运动障碍 3 例. 第三军医大学学报, 2010, 32 (3): 237–237.

100. 廖宝彬. 儿童安全用药. 微量元素与健康研究, 2011, 28 (5): 70.

101. 孙振晓, 于相芬. 迟发性综合征循证治疗指南. 国际精神病学杂志, 2014, (4): 238–241.

102. Lisak RP, Truong DD, Carroll WM, et al. Drug-induced movement disorders//International

Neurology. Chichester, UK: John Wiley & Sons Ltd, 2016: 221-223.

103. Truong D. Botulinum toxins in the treatment of primary focal dystonias. J Neurol Sci, 2012, 316 (1-2): 9-14.

104. Bhidayasiri R, Fahn S, Weiner WJ, et al. Evidence-based guideline: treatment of tardive syndromes: report of the Guideline Development Subcommittee of the American Academy of Neurology. Neurology, 2013, 81: 463-469.

第十章

药源性皮肤疾病

　　药源性皮肤病（drug-induced skin diseases，DISD）是药物通过口服、注射、吸入等途径进入人体后，引起皮肤和（或）黏膜上的炎症反应，又称为药物的皮肤反应，亦称为药物不良反应的皮肤表现。DISD 在药物不良反应中最为常见，多发生于药物使用后的短期内，也有数周甚至数个月后才发生的情况。通常该不良反应仅限于皮肤和黏膜，主要表现为瘙痒、荨麻疹、血管性水肿等，严重者可出现剥脱性皮炎、中毒性表皮坏死松解症、Stevens-Johnson 综合征、呼吸困难等，甚至会危及生命。

　　本章主要介绍药物过敏、类过敏反应，皮肤疾病，光敏性皮肤病以及系统性红斑狼疮样综合征的致病机制、致病药物和临床表现、诊断和鉴别诊断、预防与治疗。

第一节　药物过敏、类过敏反应

　　药物超敏反应是药品不良反应中最常见的一类，包括过敏性超敏反应和非过敏性超敏反应。过敏性超敏反应即人们通常说的过敏反应，是由免疫机制介导的超敏反应，是已免疫的机体在再次接触相同物质时所发生的反应，既可能由抗体 IgE、IgG 或 IgM 等介导，也可能由免疫细胞介导。而非过敏性超敏反应是指非免疫机制介导的不良反应，也常常被称为类过敏反应。过敏性超敏反应不会在首次用药时发生，第 1 次用药仅仅使机体处于致敏状态，只有当再次使用相同或类似结构的药物时才激发机体产生过敏反应症状。因此，过敏性超敏反应必须有以往使用该药物或类似结构药物的历史，一般认为过敏性超敏反应与剂量无关。类过敏反应的产生机制与过敏性超敏反应是完全不同的。引起类过敏反应的物质不一定具有抗原性，不需要抗体参与。类过敏反应在首次用药时就可能发生，并具有量 – 效关系，剂量高者类过敏反应增强。据报道，药物超敏反应目前在患者中的发生率约为15%[1,2]，导致患者的治疗时间延长并增加死亡风险，因此如何正确认识、诊断、预防和治疗药物超敏反应具有极其重要的临床意义。

　　【致病机制】

　　药物过敏及类过敏反应是药物引起的不可预测的不良反应，两者都是由免疫系统对药物的过度响应而导致的宿主组织损伤。药物过敏反应一般是由药物、药物代谢产物或药物添加剂的免疫原引起的，而类过敏反应则可能是通过激活炎症介质等途径引起的。目前，研究认为大分子生物药物可能作为全抗原刺激机体产生过敏反应，而小分子化学药物不具有抗原性，但进入体内后可与大分子蛋白结合形成完整的抗原，小分子化学药物在其形成完整抗原前被称为半抗原。鉴于现阶段研究缺少适宜的动物模型以及难以确定和分离变应原或过敏药物的代谢产物等因素,对于药物作为致病因素如何引发过敏及类过敏反应的机制研究尚不明确[3]。但基于现有证据及半抗原过敏模型证实,药物进入体内后的免疫反应主要分为抗原的形成、抗原呈递细胞的处理、T 淋巴细胞对抗原决定簇的识别、药物特殊抗体或敏感 T 细胞的产生和诱发免疫反应 5 个阶段。

1. 抗原的形成   发生药物过敏反应的一个重要因素是药物能否与载体蛋白进行化学反应并结合。通常认为小分子药物(<1000Da)不具有免疫原性,单独存在不能引起免疫应答。但此类药物进入人体内可直接或者通过药物代谢酶代谢产物与载体蛋白结合形成半抗原 – 载体复合物,进而触发抗原的处理、呈递,免疫细胞识别等一系列免疫应答的产生[4]。小分子药物或其代谢产物与转运蛋白结合形成完整的抗原进而引发免疫反应,但药物与血浆蛋白、白蛋白的结合则不会。大部分小分子药物是经过肝脏、皮肤、角化细胞或者白细胞代谢形成一种反应性的中间产物,该产物可自发性地与相应的蛋白结合形成半抗原。对于无反应性的药物如磺胺甲噁唑经细胞内酶代谢为羟氨磺胺甲噁唑,后者经自身氧化形成亚硝基磺胺甲噁唑,与血浆蛋白及细胞膜表面蛋白结合引起免疫反应。无反应活性的药物如利多卡因和磺胺甲噁唑不经过代谢也可引起药物过敏反应,具体机制尚不明确。而相对于无反应性的药物,有反应活性的药物机制则不完全相同。例如青霉素进入体内后,β– 内酰胺环打开,羧基与蛋白质的赖氨酸或组氨酸的氨基结合后形成半抗原 – 载体复合物,进入体内的青霉素 90% 以上是通过这种方式与蛋白质结合的。青霉素的代谢产物苯甲基青霉噻唑是引起免疫应答的主要决定簇,而青霉素本身及其酸性水解产物 benzylpenilloate 及碱性水解产物 benzylpenicilloate 都是次要决定簇[5,6]。

2. 抗原呈递细胞的处理   半抗原 – 载体复合物形成后会被抗原呈递细胞(巨噬细胞、树突细胞、皮肤表皮朗格汉斯细胞以及 B 淋巴细胞等)摄取,加工后以免疫性肽的形式呈现于呈递细胞表面,最终被免疫活性细胞识别[7]。抗原呈递过程是免疫反应的起始阶段,能够发动免疫应答过程。摄取的抗原主要分布在抗原呈递细胞的细胞膜及溶酶体上,抗原被呈递细胞溶酶体上的蛋白质水解酶消化为较小的片段即免疫原性肽,后者与抗原呈递细胞内的主要组织相容性复合体(MHC)I 或者 II 结合,形成 MHC– 肽复合物,然后通过一定的途径运送到呈递细胞表面。其中 MHC 分子作为主要的抗原呈递分子,免疫原性肽与其结合形成 MHC– 肽复合物,到达细胞表面后与 T 细胞抗原受体(Tcell receptor, TCR)结合,形成 MHC– 肽 –TCR 三元复合物,从而进一步激活 T 细胞内的信号转导通路,触发免疫应答反应[8]。

3. T 淋巴细胞对抗原决定簇的识别   T 淋巴细胞识别 MHC– 肽复合物主要是通过抗原物质表面的抗原决定簇实现的。抗原决定簇是由连续序列(蛋白质一级结构)或不连续的蛋白质三维结构组成的,并且决定抗原性的特殊化学基团,又称抗原表位。抗原决定簇大多存在于抗原物质的表面,有些存在于抗原物质的内部,必须经酶或其他方式处理后才暴露出来。一个天然抗原物质可有多种和多个决定簇,抗原分子越大,决定簇的数目越多。抗原决定簇中最易引起免疫应答的是免疫原性决定簇,包括抗原决定簇以及免疫原性决定簇[9]。其中抗原决定簇主要作用在 B 细胞上,并可与对应的 Fab 片段结合;而免疫原性决定簇主要作用在 T 细胞上,与细胞免疫密切相关。现有理论认为,T 细胞与抗原决定簇结合被激活主要分为 3 个步骤:首先,MHC– 肽复合物与辅助性 TCR 结合。其次,抗原呈递细胞与辅助性 T 细胞通过特殊的受体结合,从而诱导细胞因子(IL-1 或者 IL-6)的释放。如果该信号没有被激活,可能是由于辅助性 T 细胞丧失了对抗原的反应,免疫反应就会停止。因此,一些患者虽然接触药物致敏原但免疫反应可能被削弱在这个阶段或在其他阶段。最后,CD4[+]T 淋巴细胞激活,这些细胞会释放特殊的细胞因子。由于细胞因子的释放,T 淋巴细胞会分化为辅助性 T 细胞 1(Th1)或者辅助性 T 细胞 2(Th2)。分化为辅助性 T 细胞是识别药物变应原的重要环节。基因因素不仅影响激活的辅助性 T 细胞释放细胞因子,还会影响辅助性 T 细胞的表型。Th2 主要释放细胞因子 IL-3 和 IL-4,Th1 细胞分泌 IL-2 及 INF-β[10]。

4. 药物特殊抗体或敏感 T 细胞的产生　药物的免疫反应会导致抗体(人类免疫反应)或敏感 T 细胞(细胞或者延迟的免疫反应)的产生。如果患者对药物的免疫反应是由 Th2 细胞调节的,将会产生 IgE、IgG、IgM 作为应答抗体。Th2 细胞产生的细胞因子 IL-4 和 IL-3 会刺激血浆细胞产生 IgE。Th2 细胞同时会分泌 IL-5,激活嗜酸性粒细胞;分泌 IL-3、IL-10,影响肥大细胞的分化。如果患者产生 Th1 细胞调节的免疫应答反应,将会产生敏感的 T 淋巴细胞(CD4[+]、CD8[+],或者两者均有)。在免疫反应的这一阶段,无论 T 细胞或者 B 细胞均会保留识别药物变应原的记忆细胞,记忆细胞会在再次接触变应原时产生快速应答[11,12]。

5. 诱发免疫反应　阶段 1~4 在药物治疗后的第 5~21 天完成,这段时期被称为免疫反应的潜伏期。同样重要的是一些患者可能对药物产生抗体反应却不会诱发临床免疫反应,例如接受青霉素治疗的患者中约有 40% 至少 10 天内会产生 IgG 而不会发生超敏反应。如果发生临床免疫反应,它的表现可以根据抗体的不同进行分类。自 1968 年以来,Geil-Coombs 分类法被用于根据发病机制和临床表现区分药物超敏反应。依据分类体系,超敏反应主要分为 4 类：Ⅰ型速发型超敏反应;Ⅱ型细胞毒型或细胞溶解型超敏反应;Ⅲ型免疫复合物型或血管炎型超敏反应;Ⅳ型迟发型超敏反应。Ⅰ、Ⅱ、Ⅲ型均由抗体所介导,通常在给药后几小时甚至几分钟内发生;而Ⅳ型由效应细胞所介导,通常在给药后 24~48 小时内发生。这 4 类过敏反应均由免疫机制介导,其发生过程包括致敏和激发阶段,首次用药不发生反应[13]。

Ⅰ型超敏反应(速发型)：Geil-Coombs 分类法将患者对药物致敏原产生 IgE 作为应答抗体事件的反应分为Ⅰ类或者调节性超敏反应,又称过敏反应。该型反应具有发生快、消退快、生理功能紊乱等特点,并具有明显的个体差异和遗传倾向。

Ⅱ型超敏反应(细胞毒型)：反应是由血清中的抗体直接参与对细胞的损伤,从而导致靶细胞的吞噬、降解,通常由 IgG 或者 IgM 调节。在这些反应中,药物半抗原通常结合在血液细胞的细胞膜表面蛋白(例如红细胞、血小板、中性粒细胞)上。对抗体(IgG、IgM)的反应、与膜蛋白的结合均会损伤细胞。

Ⅲ型超敏反应(免疫复合物型)：主要是通过血清中抗体与抗原的结合活化补体,部分补体又引起中性粒细胞释放溶酶菌或产生毒性自由基,从而导致组织损伤。

Ⅳ型超敏反应(迟发型超敏反应)：主要是由致敏性 T 细胞介导的免疫反应所引起的组织与细胞损伤。细胞免疫包括典型的由 CD4[+]T 细胞介导的迟发性超敏反应以及由 CD8[+]T 细胞介导的直接细胞毒性作用。

类过敏反应的研究可追溯到 1920 年,Karsner 把首次在人体或动物静脉注射胶状物体后引发的类似过敏反应症状的现象定义为"类过敏"现象。类过敏反应与Ⅰ型过敏反应均与肥大细胞或嗜碱性粒细胞脱颗粒释放组胺等生物活性介质有关,都属于速发型过敏反应,但两者有着不同的发生机制。Ⅰ型过敏反应是由致敏原在系列免疫因子的介导下引起机体的免疫应答,产生特异性抗体,称为致敏接触。一旦再接触致敏原,则致敏原与肥大细胞和嗜碱性粒细胞细胞膜表面上的 IgE 抗体结合,释放效应物质包括速发相过敏介质如组胺、类胰蛋白酶等和迟发相过敏介质如前列腺素、白介素等,从而产生一系列生理病理反应。目前类过敏反应产生的机制尚未完全认识,人们根据一些类过敏物质的研究,推测类过敏反应的发生途径可能包括以下 5 方面:①直接刺激肥大细胞途径;②激活补体系统途径;③激活凝血系统途径;④激活激肽释放酶 – 激肽系统途径;⑤急性过敏途径。

【致病药物和临床表现】

1. 过敏反应　药物引起的过敏性超敏反应以Ⅰ型最常见。Ⅰ型过敏性超敏反应主要表现为用药后迅速出现的皮肤黏膜症状(如皮肤黏膜红肿、皮疹、瘙痒等)、消化系统症状(腹痛、恶心、呕吐等)、全身症状(如头晕、烦躁、冷汗、寒战等)、呼吸系统症状(呼吸困难、胸闷、喉头水肿等)、循环系统症状(心悸、血压下降等),严重者可导致休克或死亡。药源性过敏反应综合征的临床表现见表 10-1[14]。

表 10-1　药源性过敏反应综合征的临床表现

药源性疾病	症状和体征
过敏反应	弥漫性荨麻疹、面部潮红、血管性水肿、支气管痉挛(哮喘、胸闷、声嘶)、喉水肿、喘鸣、低血压、心律失常、恶心、呕吐、腹痛、腹泻、头晕目眩、濒死感、嗜酸性粒细胞增多症、类胰蛋白酶升高
荨麻疹	不对称、局部不规则红斑,随疾病进展而扩大并有清楚边界;瘙痒;可能与血管性水肿有关;可能与嗜酸性粒细胞增多症有关
血管性水肿	面部、唇、眼睑出现不对称性凹陷性水肿,眶周水肿,咽喉水肿,嘴唇的麻刺感,声嘶,发声困难,吞咽困难,腹泻,恶心,腹痛,四肢及生殖器水肿
过敏性血液病	溶血性贫血;血小板减少症,外周计数 <100 000mm³;粒细胞减少症;C3、C4 浓度降低;抗血小板、抗中性粒细胞胞质抗体表达
血清病或血清病样反应	发热和不适;皮疹:荨麻疹、斑丘疹或易发于四肢末端的瘙痒性荨麻疹合并斑丘疹;关节痛;淋巴结肿大;肾小球肾炎;红细胞沉降率升高(非特异性指标);C3、C4 浓度降低,C3a 升高
血管炎	皮肤表现:紫癜、斑丘疹、出血性水疱;皮肤活检显示白细胞破碎性血管炎、纤维素样坏死和淋巴细胞浸润 一般症状:发热、恶心、腹痛、多发性关节炎、关节肿胀 肾脏表现:尿分析显示蛋白尿、红细胞;肾活检显示 IgG、IgM 沉积或激活补体 C3 肺部表现:咯血、哮喘、胸膜痛;X 射线片显示肺部浸润 喉咙痛、声嘶 滑膜炎 红细胞沉降率升高、抗核抗体或抗中性粒细胞胞质抗体阳性

（1）抗微生物药

1）青霉素类药物：青霉素类抗生素主要是由β-内酰胺环、四氢噻唑环、酰基侧链构成，其中β-内酰胺环的稳定性与其致过敏性关系密切。青霉素在碱性条件下会裂解，最终生成的青霉胺和青霉醛被认为是引起过敏反应的物质。β-内酰胺环在生产过程中极易形成高聚物，也被认为是引起过敏反应的主要原因。青霉素类抗生素过敏反应的发生率虽然较低，但后果却很严重，因此关注较多。青霉素类药物的过敏反应主要包括过敏性休克、药疹、血清病型反应、溶血性贫血、粒细胞减少症等。对于一种青霉素类药物过敏者，可能对其他青霉素类或头孢菌素类药物过敏[15]。

2）头孢菌素类药物：头孢菌素类药物和青霉素的化学结构相同或相似时，会发生交叉过敏反应。研究显示，头孢菌素C及其母核7-ACA中的蛋白质杂质和其本身聚合而成的蛋白或多肽类有致敏性[16]。这些高分子杂质及聚合物进入人体后，可被降解成具有高度反应活性的代谢物而具有致敏活性，从而聚合成多价半抗原或与蛋白、多肽、多糖等大分子载体共价成全抗原，抗原与抗体相互作用，导致组胺、慢反应物质、缓激肽和乙酰胆碱等活性物质的释放，进而引起血管通透性增加、支气管平滑肌收缩、微循环障碍等一系列过敏反应症状[17]。

3）四环素类药物：四环素类抗生素是一种广谱抗生素，主要包括金霉素、土霉素、四环素、地美环素等。四环素类药物用药过敏后，患者轻者出现体温升高、红斑，重者出现肝、肾功能障碍等症状[18]。

4）磺胺类药物：磺胺类抗菌药物可发生Ⅳ型超敏反应，包括荨麻疹、血管性水肿、Ⅰ型低血压、Ⅱ型免疫性血小板减少症、Ⅲ型血管炎以及Ⅳ型固定性药疹、麻疹样皮疹等。有研究显示，对于磺胺类抗菌药物产生的交叉过敏反应，有磺胺类抗菌药物过敏史的患者，在给予磺胺类非抗菌药物后，发生过敏反应的概率较无磺胺类抗菌药物过敏史者高，但这也可能不是因为含有磺胺结构，而是受到了其他因素的影响[19]。

5）喹诺酮类药物：多数喹诺酮类药物常引起轻度皮疹以及瘙痒、胀痛等症状，多见于洛美沙星。氧氟沙星用药数分钟后患者会出现全身不适，并于四肢、胸部、颈肩皮肤出现红色皮疹并伴有瘙痒等症状[20]。常用的喹诺酮类药物莫西沙星会导致患者出现胸闷、头晕、呼吸困难、面色苍白、神志不清、血压下降等症状，停药后给予抗过敏治疗，20分钟后症状可消失。

6）氨基糖苷类药物：氨基糖苷类抗菌药物之间可出现交叉过敏反应，部分反应可能是与静脉制剂亚硫酸盐的存在相关。此类药物可引起过敏性休克，虽少见，但病死率较高，可达到20%以上，临床应用时应该高度警惕。

（2）心血管系统药物

1）抗心律失常药物：服用地高辛的患者易引起瘙痒、各种皮疹、血管神经性水肿、嗜酸性粒细胞增多、血小板减少性紫癜。静脉注射洋地黄制剂，偶发过敏引起的心室颤动导致死亡。通常发生过敏等反应时应立即停药，氯化钾静脉滴注有助于消除异位心律[21]。苯妥英钠能与强心苷竞争性争夺Na^+-K^+-ATP酶，因而有解毒效应。依地酸钙钠具有与钙螯合的作用，可用于治疗洋地黄所致的心律失常。对可能有生命危险的洋地黄中毒患者可静脉给予地高辛免疫Fab片段。地高辛不宜与酸、碱类配伍。疑有洋地黄中毒时，应做地高辛血药浓度监测。肝、肾功能不全者，表观分布容积减小或电解质平衡失调者，对地高辛的耐受性低,必须减少剂量。米力农、普罗帕酮、利多卡因、胺碘酮、硝酸甘油、硝苯地平、盐酸维拉帕米、地尔硫䓬等药物可引起皮疹、腹泻或者便秘、血管神经性水肿,甚至休克等过敏反应。

2)抗高血压药物:常用的抗高血压药物均有可能引起轻度过敏反应,如皮疹、瘙痒、面部潮红等症状,主要是由于使用血管扩张剂(如肼屈嗪、硝普钠)、钙通道阻滞剂(如硝苯地平、尼群地平、非洛地平缓释片等)后血管扩张所引起的,而重度过敏反应如过敏性休克较为少见。有些患者使用抗高血压药物一段时间后,症状会减轻或消失,而有些患者则症状加重导致难以继续用药。若患者出现轻度不良反应如皮疹、瘙痒、面部潮红等,应进行心理疏导,指导患者采用一些放松疗法来分散其对不适感的注意力,如听音乐、看报纸、散步等,必要时可使用抗过敏药物如马来酸氯苯那敏等改善过敏症状。若患者出现严重过敏反应如休克等,应立即停用此类药物[22]。

(3)麻醉药物

1)巴比妥类镇静催眠药物:巴比妥类镇静催眠药物在麻醉期间可能会引起过敏反应或过敏样反应。此类药物引起的过敏反应主要是由 IgE 介导。多数为速发型变态反应,过敏样反应与特异性体质有关,支气管哮喘病是其因素之一。巴比妥类药物过敏的发生率有所增高,这可能与重复用药、多种药物复合应用造成的交叉致敏性有关。巴比妥药物类能够引起组胺释放,其发生率在 30% 左右。根据此种情况,有必要建议临床医师对有哮喘病史的患者避免应用该类药物。

2)非巴比妥类镇静催眠药物:非巴比妥类镇静催眠药物也会引起过敏反应或过敏样反应。对氯胺酮过敏的患者出现颈、胸部、四肢皮肤潮红,注射部位红肿,结膜水肿,甚至过敏性休克、肺部水肿、支气管痉挛、抽搐、惊厥等。过敏反应一般会发生在用药 3~5 分钟后。过敏因素可能与氯胺酮诱导的肥大细胞释放组胺等介质有关。一旦出现过敏反应应立即停药,给予氧气,保持气道通畅,同时给予抗组胺药物等治疗,患者会很快缓解[23]。

3)麻醉性镇痛药物:此类药物可刺激肥大细胞和嗜碱性粒细胞引起组胺释放而产生类过敏反应。如使用大剂量吗啡后引起大量组胺释放,产生红斑、周围血管扩张引起低血压,而使用哌替啶后引起荨麻疹、支气管痉挛、低血压。这一反应可能与 IgE 抗体参与有关。

4)肌肉松弛药物:肌肉松弛药物是全身麻醉用药的重要组成部分,其化学结构中含有季铵基团,是导致临床麻醉相关性过敏反应的最常见原因,肌松药相关性过敏反应占全部麻醉相关性过敏反应的 50%~70%。琥珀胆碱和变异喹啉类肌松药过敏反应常以皮肤、黏膜表现为主,表现为红斑、水肿等,是过敏反应的特征性表现。但少数情况下,在快速进展的严重过敏反应中,因循环血容量急剧减少,引起外周血管代偿性强烈收缩,可不出现皮肤黏膜的特征性改变,而主要表现为循环功能、呼吸功能的崩溃,只有当血压恢复后才出现皮肤黏膜的典型体征。甾类肌松药常引起免疫性过敏反应,临床症状多数较重,并常以循环系统和呼吸系统的表现为主。由于外周血管扩张,有效循环血容量不足,循环系统主要表现为血压降低、心率增快和心脏泵血功能抑制。少数情况下,过敏反应患者也可表现为心动过缓[24]。

(4)抗真菌药物:抗真菌药物主要破坏麦角固醇的结构,或在不同环节抑制麦角固醇的生物合成。氟康唑具有广谱抗真菌作用,主要特异性地抑制真菌细胞膜的麦角固醇合成,导致真菌细胞膜缺损,通透性增加,从而抑制真菌生长或致使真菌死亡。过敏反应在氟康唑药品不良反应中的发生率约占32%,主要症状包括过敏性药疹、发热、肝功能异常、胃肠道反应等,严重会引发过敏性休克[25]。其中,过敏性药疹在停药后会自主消退,但重新服用会再次出现红斑。酮康唑也能引起类似的过敏反应,症状主要以斑疹、丘疹为主,一般停药后即可恢复正常。

（5）抗肿瘤药物:紫杉醇、多西他赛、依托泊苷等细胞毒性药物以及利妥昔单抗、西妥昔单抗等分子靶向药物易引发过敏反应,轻者表现为沿静脉出现风团、红斑,重者表现为颜面发红、低血压甚至发绀。盐酸厄洛替尼最常见的不良反应为皮疹,一般表现为轻度或者中度红斑和脓疱性丘疹,多发生于身体阳光暴露部位,Stevens-Johnson综合征/表皮坏死松解亦有报道[26]。吉非替尼同样会引起腹泻和皮肤反应,包括皮疹、痤疮、皮肤干燥和瘙痒等[27]。

（6）中草药:随着中草药的广泛使用,中草药的过敏反应发生概率日益增多。据统计学资料显示,中药注射剂的不良反应占中药不良反应的75%以上,反应类型主要包括全身过敏反应、皮肤过敏反应、局部过敏反应等[28]。其中,鱼腥草注射液、穿心莲注射液、牛黄解毒片等可引起四肢麻木、出汗、胸闷、血压下降,甚至血管性水肿等症状,严重者会出现过敏性休克。口服复方丹参片、柴胡注射液等会诱发荨麻疹、湿疹样皮疹等皮肤反应。口服使君子肉引起过敏性紫癜等局部反应。由于中草药成分较为复杂,关于中草药诱发过敏反应的机制研究有待加强。例如研究显示,清开灵注射液的过敏发生机制可能是由非IgE介导,刺激肥大细胞、嗜碱性粒细胞脱颗粒,释放大量过敏性介质导致的[29]。

（7）其他:如精神病类药物氯丙嗪、氯氮平在治疗分裂样精神病时可能会引起过敏性药疹并伴有瘙痒,停药后隔日皮疹消退。

2. 类过敏反应　类过敏反应在临床症状上与Ⅰ型过敏性超敏反应极为相似,也表现为皮肤黏膜症状（如皮肤黏膜红肿、皮疹、瘙痒等）、胃肠系统、呼吸系统以及全身症状,也可能导致休克或死亡。

以下物质可导致类过敏反应:以脂质体形式作为溶剂的静脉注射药物和显影剂,包括放射性造影剂、非甾体抗炎药、止痛药、吗啡、脂质体、胶体助溶剂,例如紫杉醇注射剂的药用辅料聚氧乙烯蓖麻油;浸出液体含有胶束形式的中性脂类或合成的嵌段共聚物的乳化剂;难溶于水的碘化放射性造影剂。此外,右旋糖酐、鱼精蛋白、造影剂、非甾体抗炎药、抗生素、维生素K、抗肿瘤药、IgG等多种静脉注射的药物应用时也先后被发现可导致类过敏反应,血液中常伴有大量的典型补体类过敏毒素释放。紫杉醇注射剂的溶剂聚氧乙烯蓖麻油曾导致类过敏,静脉注射含聚山梨酯80的注射剂引发类过敏反应亦有报道[30]。目前,药物引发类过敏反应的机制尚不明确。例如阿片类、多黏菌素、鱼精蛋白、喷他脒、聚乙氧基蓖麻油等二元胺类药物可以直接激活肥大细胞,诱导组胺释放;放射性药物、鱼精蛋白药物可激活免疫学的补体级联反应诱发类过敏反应;而血管紧张素转化酶抑制剂、非甾体抗炎药物则会通过调节代谢或者炎症反应的产物诱导荨麻疹等反应。同时有研究表明[31],肥大细胞在皮肤表面占主导优势,药物直接激活肥大细胞的影响与药物剂量相关。例如环丙沙星、万古霉素、阿片类以及琥珀胆碱等肌松药的剂量≥100μg/ml则会引起荨麻疹等反应[32]。

【诊断和鉴别诊断】

药物过敏的临床诊断要尽力寻找触发药物过敏反应的证据,以便鉴别患者同时存在的疾病,包括原患疾病或新发疾病,可以结合患者详细的病史、临床表现特征以及进行诊断试验。

1. 病史 准确采集病史对药物过敏反应的诊断尤为重要,对于药物过敏反应患者应详细询问病史,尤其要关注药物过敏反应的好发因素,便于诊断和鉴别诊断药物的过敏反应。许多好发因素已经通过小规模的研究和间接的临床观察得到了确认,通常要关注以下3方面的好发因素。

一是用药方面的因素。仔细询问患者所用药物,掌握致敏药物的特点,临床上常见的药物代谢产物或夹杂的不纯物质具有较高的化学活性,可以致敏。青霉素和头孢菌素类、阿司匹林及磺胺类是临床常见的易致敏药物,它们都具备易致敏的条件。对某种药物的过敏反应一旦发生,可能就会对化学结构类似的药物或其代谢产物发生交叉过敏反应,如头孢菌素类与青霉素、链霉素与卡那霉素及庆大霉素的交叉过敏反应等。药物暴露的程度与给药途径、给药频度、给药剂量、给药的持续时间与疗程都会影响药物过敏反应的发生率。长期或反复多次应用同一类或类似药物,会增加患者被致敏的机会,局部用药发生过敏反应的机会较高。注射给药比口服给药发生过敏反应更严重,通常认为口服给药是最安全的给药途径,但机体如已呈IgE介导的药物致敏状态,任何给药途径都可产生过敏反应。

二是患者方面的因素。患者因素包括年龄、性别、遗传易感性等,尽管一些药物的过敏反应常发生在特定年龄组的患者中,但年龄并没有被公认为药物过敏的高危因素,且药物暴露的频率和数量比年龄更可能增加过敏的风险。由于一些未知原因,女性患者比男性患者更易发生药物过敏反应。患者的遗传特性可能会影响药物过敏的发生。药物作为半抗原与蛋白质形成复合物,需要与抗原呈递细胞表面组织相容性复合体(MHC)Ⅱ类分子结合,才能被辅助性T细胞识别。因此,某些具有特定MHC特征[或人类白细胞抗原(HLA)]的患者对特定的抗原复合物有更高的发生过敏反应的风险。除了编码组织相容性抗原表型外,遗传因素还可以通过代谢来影响药物的去活性化。

具有特异质的人体内IgE对环境致敏原有高应答能力,表现为过敏性鼻炎、过敏性哮喘、过敏性皮炎或药物不良反应等。尽管有人推断,特异质患者的高IgE应答能力可能会增加IgE对药物的敏感性,但研究表明,特异质病史并不影响患者被药物致敏的概率。但如果具有特异质的患者被药物致敏,那么过敏反应会比无特异质的患者要严重得多。

三是患者的疾病因素。患有各种疾病的患者发生药物过敏反应的概率与正常人显著不同。急性传染性单核细胞增多症或慢性淋巴细胞白血病患者对β-内酰胺类抗生素的过敏发生率显著高于正常人。EB病毒感染的患者和普通人群相比,在使用氨基青霉素类药物(如氨苄西林、阿莫西林等)后出现麻疹样皮疹的发生率显著增高。患者感染其他病毒病原体,如人类疱疹病毒6(human herpesvirus 6, HHV-6)和人类免疫缺陷病毒等,也可增加药物过敏的风险。但病毒感染增加药物过敏反应风险的机制尚不清楚,可能的机制包括病毒介导的药物代谢发生改变、上调抗原呈递细胞的MHC Ⅱ类分子的表达、增加如干扰素β等细胞因子的释放,从而放大机体的免疫反应。

综上,准确采集病史对药物过敏的诊断尤为重要,关注发生药物过敏反应的好发因素,注重采集药物过敏反应发生前后用药的具体信息,经过详细询问和启发后才能找到变应原的线索。

2. 临床表现特征 药物过敏反应的全身表现如过敏性休克、血清病样反应,根据前述的临床表现特点,一般诊断不难。有些药源性疾病必须和相类似的疾病进行鉴别,排除其他原因所致的疾病后,才能考虑药物过敏反应。

3. 诊断试验 诊断试验有助于药物过敏反应的诊断。但对于已经发生的过敏反应,尽可能不做过敏鉴定。对于严重的过敏反应,如过敏性休克、剥脱性皮炎、大疱性表皮松解萎缩型药疹等禁用体内试验作为过敏鉴定的方法。对于没有发生严重反应的患者,如必须使用怀疑为变应原的药物,可在反应症状全部消退一段时间后慎重选用阳性率既高又不引起严重反应的试验。一切过敏试验都应在严密观察及急救设备齐全的情况下进行。常用的药物过敏试验可分为体内试验与体外试验两大类。

(1)体内试验:①皮肤试验或称为皮肤点刺试验:对于IgE介导的速发型过敏反应的诊断,皮肤试验是最简单易行的方法。皮内注射是皮肤试验最常用的方法,适用于异种抗血清、β-内酰胺类抗生素、木瓜凝乳蛋白酶、多肽类激素(如胰岛素)、链激酶、包含卵蛋白的疫苗、巴比妥类药物、肌松药、局麻药以及其他药物引起的过敏反应的诊断。主要用作预防性(无过敏患者)试验,对于曾经发生过敏反应者,绝不能再次应用。对于先前未确认的药物皮试应进行对照试验,以排除刺激性、假阳性反应,同时要慎重判断阳性反应。一些药物如组胺受体拮抗剂、拟交感药物、三环类抗抑郁药等可能会影响皮肤试验,皮试时要避免使用。虽然皮试阳性率不同,但一致认为皮试对诊断速发型药物反应是有价值的,例如一半以上的青霉素过敏患者可由青霉素皮试检测。诊断Ⅳ型超敏反应的接触性皮炎常采用斑贴试验,即将被试药物直接贴敷于前臂屈侧正常皮面,盖以不透气的玻璃片或塑料纸,四周用胶布粘着,24~48小时后观察结果,一般需要用相应的溶媒作为对照;②被动皮肤过敏试验:取药物过敏患者的血,分离血清取0.1ml,注入健康人前臂屈侧皮内,经24小时后将可疑的药物注入同一部位或口服可疑药物以观察反应,经5~30分钟注射局部出现风团样反应者即为阳性。应注意受试者的选择,要选择正常的受试者,试验当日禁用一切可疑的致敏药物和食物。被动皮肤过敏试验一般不会引起严重的反应,因此对严重药物过敏反应可采用被动皮肤过敏试验。此试验有传递病毒性肝炎与HIV感染的风险,条件允许时可用适合的动物进行实验,比如灵长类动物。

(2)体外试验:①放射性变应原吸附试验:是能够定量测定抗原特异性IgE的方法。将药物半抗原共价结合到固相表面,然后加待检血清,假如有抗原特异性IgE,便和固相表面的抗原结合,洗去未结合的免疫球蛋白,再加放射性标记的抗IgE,计数放射活性,其值和待检血清中抗原特异性IgE的含量相关。目前这种方法用于测定抗青霉素、胰岛素、木瓜凝乳蛋白酶、肌松药、硫喷妥钠、磺胺甲噁唑、甲氧苄啶、鱼精蛋白的IgE。此试验因较皮肤试验的灵敏度差,因此阳性结果对诊断有较高的价值,但阴性结果也不能排除药物过敏反应;②抗原特异性IgG、IgM的测定:抗原特异性IgG、IgM通常采用放射免疫测定法或酶标免疫测定法。除药物引起的血小板减少症、溶血性贫血和粒细胞缺乏症与抗原特异性IgG、IgM相关外,其他药物过敏反应很少和抗原特异性IgG、IgM相关;③补体活化的测定:补体活化的测定包括测定补体活化产物的形成和补体成分的减少。如果补体活化测定结果显示阳性,说明特异性反应涉及补体活化;④嗜碱性粒细胞释放组胺与其他过敏介质试验:药物过敏反应患者血液中分离的白细胞含有嗜碱性粒细胞,这些细胞表面结合 IgE 抗体,当白细胞与有关抗原一起孵育时则释放出组胺等过敏介质。但嗜碱性粒细胞释放组胺可以不依赖于 IgE 抗体途径的介导,可以通过物理化学途径激活,因此单纯依赖此试验不能区别真、假变态反应。该实验需要试验前采集新鲜血液进行白细胞分离;⑤血浆、血清中过敏介质的测定:从患者的血液中可测定组胺、前列腺素 D_2(PGD_2)或高分子量的中性粒细胞趋化因子等各种过敏介质,组胺或 PGD_2 的代谢物也可通过尿液测定。但血液中组胺与 PGD_2 的含量增高在时间上是短暂的(<1 小时),因此限制了在临床诊断中的应用;⑥淋巴细胞转化试验:该方法用来检测Ⅳ型药物变态反应。患者的淋巴细胞遇到特异性抗原时,表达白介素 −2(IL−2)受体,且向淋巴母细胞转化,伴随 DNA、RNA、蛋白质的合成,最终导致细胞分裂。但限于技术上的困难,不能作为药物变态反应的常规诊断手段。

4. 类过敏反应的诊断   类过敏反应的特点是无免疫系统参与,即使首次用药也可诱发过敏反应,可通过直接激活肥大细胞诱导组胺的释放等多种机制引发过敏反应症状。组胺的释放并不依靠抗原 − 抗体反应,但表现的临床症状恰与过敏反应症状几乎无区别。过敏反应必须是先致敏,然后才被激发;类过敏反应无事先致敏的过程,其组胺的释放量与药物静脉注射的速度有关,快速注射阿片类药物、哌替啶、硫喷妥钠、丙泊酚等较容易引发肥大细胞和嗜碱性粒细胞脱颗粒,并出现类过敏反应症状。因此类过敏反应的诊断尤其要关注高危致敏的药物与患者的疾病,例如造影剂易引发类过敏反应,且发生类过敏反应的情况更多见于女性患者。麻醉剂诱发的荨麻疹、全身性瘙痒以及万古霉素引起的红人综合征、血管性水肿急性发作常见于有特发性荨麻疹、血管性水肿病史的特异质患者中。关注药物反应发生的时间有助于临床诊断,一般过敏反应需要一个致敏期,通常是在接触药物后的 5~21 天;而类过敏反应通常不需要致敏期,在首次用药后的数秒到几分钟即可发生。

类过敏反应可根据皮疹、低血压、支气管痉挛等临床症状作出初步诊断,但发生类过敏反应后患者的临床症状往往不是单一的表现,仅依靠临床症状往往还不能完全确诊。临床上可根据医院的条件,尽量选择上述某几项检测,以明确致敏物的诊断,指导进一步采取防治措施。

【预防与治疗】

1. 预防

(1)合理用药以减少药物过敏反应的发生率

1)严格掌握用药适应证:对于特异质的患者尽量避免使用易引起过敏反应的药物。采用适当的给药方式,包括正确的给药途径、合适的剂量和适当的疗程。应尽量避免抗生素局部应用,局部应用于皮肤黏膜易引起过敏反应。严格掌握联合用药的指征,多药合用会增加药物过敏反应的发生率。另外,口服用药一般较为安全,比注射方式引起过敏性休克的危险性小,因此要遵循能口服不肌内注射、能肌内注射不静脉使用的合理用药原则。必须静脉使用时要注意静脉给药的速度,用药后仔细观察反应。

2)既往用药史:对于易引起过敏反应的药物,应用前仔细询问既往用药史及是否出现过敏症状(皮疹、发热等)、个人及家属中药物过敏史或变态反应性疾病的发生及处理情况。一旦证实患者对某药物过敏,应在病历上标记,便于提示患者和其他医护人员,并告知患者此药的名称(包括商品名、化学名)及含有此药的复方制剂。

（2）用药前做药物过敏试验：为减少药物过敏的发生率与死亡率，对易引起过敏反应的药物，使用前尽可能先做过敏试验。但值得注意的是有些药物例如青霉素用极少量做皮内试验时亦可导致严重反应，甚至导致死亡。皮试可能存在假阴性，因此并不能完全保证用药的过程中不发生过敏反应，所以即使青霉素皮试阴性，注射前仍需做好抢救的准备工作，注射后医护人员需在旁观察约半小时。

（3）阻止抗原 - 抗体交联抑制药物过敏反应：抑制药物过敏反应可通过阻止抗原 - 抗体交联。结合或未结合载体的药物或药物代谢物可能作为单价半抗原，单价半抗原可以和完全抗原竞争而抑制药物过敏反应。过剩的抗原可封闭肥大细胞、嗜碱性粒细胞膜结合 IgE 的 Fab 片段（抗原结合片段），使两分子 IgE 不能交联，不造成脱颗粒，从而抑制过敏反应。结合在肥大细胞膜、嗜碱性粒细胞膜上的 IgG 封闭抗体可阻止 IgE 与抗原交联，抑制过敏反应。另外，应用耐受原引起免疫耐受也可引起药物的脱敏。色甘酸钠是一种非常有效的预防药物，它能稳定肥大细胞膜、抑制肥大细胞释放过敏介质，患者在接触药物半抗原前几天或前几周就开始应用能够达到预防药物性哮喘的效果。

（4）基因检测：药物过敏反应事实上一直被认为是不可预测的，很大程度上也是不可预防的。然而，随着药物基因组学的持续研究与应用，预防药物过敏反应事件发生的能力水平会有所改变。有荟萃分析表明 HLA-B*5701 基因型和阿巴卡韦引起的过敏反应之间的关联性很强，前瞻性地筛查 HLA-B*5701 基因能够降低阿巴卡韦发生过敏反应的风险[33]。一项双盲对照研究中，1956 名感染人类免疫缺陷病毒的患者被随机分为使用阿巴卡韦之前就前瞻性地接受 HLA-B*5701 筛查组和标准治疗方法组。前期筛查 HLA-B*5701 基因发现携带者后避免使用阿巴卡韦防止超敏反应的发生。所有对照组中，在 6 周内出现了对阿巴卡韦高敏性且被免疫证实的超敏反应患者随后均被证实携带 HLA-B*5701 基因[34]。HLA-B*5701 等位基因筛查是行之有效的避免患者使用阿巴卡韦发生过敏反应的手段。因此，基因检测有助于降低药物过敏发生的风险。

（5）患者的用药教育：一旦患者对药物有过敏反应，可以采取一些措施来防止后续反应。最重要的预防措施是对患者进行用药教育。随着我国医院药学事业的发展，医院药师的工作重点从药品供应转向临床药学服务，临床药师利用专业的技术知识，通过参与临床用药为医师、护士、患者提供合理的用药咨询服务，可以提高医师的合理用药水平，提高患者用药的依从性，减少患者用药的风险。

临床药师深入临床一线，通过日常查房直接与患者或其家属沟通交流，用药前详细询问患者药物过敏史、家族过敏史及药物的交叉过敏反应情况。告知患者在今后用药中应避免接触致病药物和任何可致交叉过敏反应的药物，提醒医师和护理人员在患者用药前严格、规范地做好药物皮试。临床药师从患者入院开始关注用药情况，解答其用药疑问，对住院患者进行全程用药教育，向患者普及基本的药物治疗知识，提高患者用药的知晓性。对一些毒副作用较大的及某些特殊药物，及时告知患者该药物的不良反应及其预防和处理方法，使患者和医护人员在患者用药过程中一旦发生药物过敏反应，能够快速地予以判断，及时停药，并采取正确的处理措施。

（6）针对易致过敏反应药物的预防对策

1）青霉素类药物：除非特殊情况，应对有青霉素过敏史的患者使用非 β- 内酰胺类抗生素。如果因为治疗必须使用（如治疗孕期梅毒、囊性纤维化），皮肤试验是评估再次暴露时过敏反应发生风险的首选技术。青霉素 G 稀释后已经被成功地用于皮肤试验并获得了一定的作用。皮试阳性的患者及有阳性过敏史的患者,在再次暴露青霉素时,则有可能再发 IgE 介导的过敏反应的风险。这种风险也同样出现在使用半合成青霉素、头孢菌素、碳青霉烯等药物时。获取完整且详细的过敏史是目前诊断和预防青霉素严重过敏反应的主要手段。对于高度怀疑有 IgE 介导的过敏反应倾向且又必须使用 β- 内酰胺类抗生素者,可使用一些脱敏方案使患者对某些特殊的 β- 内酰胺制剂脱敏。另外,皮肤测试仅提示有 IgE 介导的青霉素过敏反应的可能性,不能提示有 IgG、IgM 或细胞介导的过敏反应的风险。

2）碳青霉烯类药物:碳青霉烯类药物包括亚胺培南、美罗培南等。青霉素和碳青霉烯类抗生素之间是否会交叉反应的风险尚不清楚。但研究[35]提示已确认由 IgE 介导的青霉素过敏反应患者,应避免应用碳青霉烯类药物进行治疗。如果因治疗必需,碳青霉烯类药物可以通过阶梯剂量的给药方式或者可以尝试脱敏治疗的办法为患者给药。碳青霉烯类药物之间发生交叉反应的风险也未可知。有报道[36]表明亚胺培南过敏患者可以耐受美罗培南的阶梯剂量给药或脱敏方式给药。

3）头孢菌素类药物:对头孢菌素过敏的患者,应详细询问,获得有关已诱发过敏反应和已使用过但没有发生不良事件的所有抗生素的相关信息。头孢菌素和青霉素都含有 β- 内酰胺环结构,但头孢菌素可能会通过侧链基团促发过敏反应。目前,判定 β- 内酰胺类是否过敏高度依赖于药物过敏史。如果患者有疑似头孢菌素过敏史,且患者在病史采集时提到过去能够耐受青霉素和其他 β- 内酰胺类抗生素时,那他极有可能是对头孢菌素的侧链基因发生过敏反应。因此对有选择性头孢菌素过敏的患者,应基于患者发生过敏反应的严重程度来选择使用替代的头孢菌素。

4）磺胺类药物:磺胺类药物包括磺胺类抗生素、噻嗪类利尿药、髓袢利尿药(如托拉塞米)、口服磺酰脲类降血糖药、碳酸酐酶抑制剂(如乙酰唑胺)等。磺胺类药物是公认的可以引起过敏反应的,对某一个特定的磺胺类药物过敏的风险及同其他磺胺类药物之间的交叉过敏反应性风险尚不完全清楚。对有明确记录或报告磺胺类过敏的患者,预防过敏反应首先要了解患者准确、完整的服药史。与磺酰胺类非抗生素相比,磺胺类抗生素更易发生如 SJS 这样严重的过敏反应。磺胺类药物各亚类之间发生交叉过敏反应的风险较低。对于有磺胺过敏史的患者,如果必须使用磺胺类药物进行治疗,可考虑阶梯剂量给药的方法。

5）四环素类药物:四环素类药物之间发生交叉过敏反应的情况未见报道。目前已有与四环素、多西环素和米诺环素相关的血清病样反应的报道。基于所报道的病例数量和严重性(即狼疮样、血清病样反应),米诺环素被认为是四环素家族中最具有抗原性的药物。米诺环素的抗原性归因于其独特的氨基酸侧链。在没有了解这类药物更多的抗原特性之前,最好对任何特定四环素有过敏史的患者避免使用所有四环素类药物。

6）芳香族抗惊厥药物:芳香族抗惊厥药物(如卡马西平、苯巴比妥)之间存在较高程度的交叉过敏反应,因此对一个抗惊厥药过敏综合征(anticonvulsant hypersensitivity syndrome,AHS)的患者应尽量避免使用其他芳香族抗惊厥药物。此外,AHS 患者的家庭成员发生 AHS 的风险会增加。

（7）针对易致类过敏反应药物的预防对策:与过敏反应不同的是,很多类过敏反应可通过实施预处理方案来预防。此外,一些类过敏反应一般通过避免接触病原体和其他药理学类似的药物等方法来预防。一些易致类过敏反应药物的预防对策介绍如下：

1）放射造影剂：由于造影剂具有低渗性或高渗性及化学毒性，静脉注射后也会使机体产生一系列不良反应。碘造影剂过敏反应是造影检查过程中最严重的不良反应，轻者影响患者的身心健康，重者危及患者的生命。因此，与放射造影剂（高渗性和低渗性造影剂）相关的过敏反应可通过以下方案进行预防：①在给药前 13 小时、7 小时和 1 小时口服泼尼松 50mg；②在手术前 1 小时口服、静脉或肌内注射苯海拉明 50mg，同时口服 25mg 麻黄碱（不稳定型心绞痛、高血压和心律失常患者避免使用麻黄碱）；③在紧急情况下，以下预处理方案可以用上：即刻需要造影的患者，可静脉注射氢化可的松 200mg，然后每 4 小时给药 1 次直至手术结束；在手术前静脉或肌内注射苯海拉明 50mg。

2）紫杉醇：紫杉醇引起的过敏反应可以通过一些已经成功应用的预处理方案进行预防。①紫杉醇使用前 12 小时、6 小时和 1 小时给予地塞米松 20mg 口服进行预处理；②紫杉醇使用 30~60 分钟前静脉注射苯海拉明 50mg；③紫杉醇使用前静脉注射西咪替丁 300mg（或静脉注射雷尼替丁 50mg、法莫替丁 20mg）；④紫杉醇使用前采用静脉注射苯海拉明 50mg、法莫替丁 20mg 静脉和地塞米松 20mg，各给予 30 分钟。

3）万古霉素：①万古霉素引起的红人综合征多与给药速度过快有关，因此建议一次给药 1g 的给药时间最少 1 小时，一次给药 1.5g 的给药时间至少 90 分钟，一次给药 2g 的给药时间要超过 2 小时；②可以静脉注射苯海拉明 25~50mg、口服对乙酰氨基酚 650mg、静脉注射氢化可的松 100mg 进行预处理。

4）血管紧张素转化酶抑制剂（ACEI）：由 ACEI 引起的血管性水肿患者，在以后的治疗过程中应避免使用所有的 ACEI，当再次接触到病原体或其他 ACEI 可能会导致更严重的反应。另外，目前已经至少有 20 例使用 1 种血管紧张素受体拮抗剂（ARB）的相关血管性水肿病例报道。尽管 ARBs 对缓激肽或物质 P 的分解代谢没有直接的影响，但据推测，它们可能会导致血管舒张和通过对缓激肽或组胺间接影响血管通透性增加。对具有 ACEI 引起的血管性水肿的过敏史和对 ARB 类药物没有禁忌的患者，应在认真权衡治疗利弊后慎重使用。

5）水杨酸类药物：非甾体抗炎药可引起过敏反应（如布洛芬引起的过敏反应）和类过敏反应（如加重哮喘、荨麻疹及血管性水肿）。因此，如果患者病史显示对某种特定的非甾体抗炎药有过敏反应而又没有其他不同类非甾体抗炎药的反应，则应怀疑确实是由此种特定的非甾体抗炎药引起的。因为药物间的交叉反应风险的存在，这类患者应尽量避免使用此特定的非甾体抗炎药和任何结构相似的中间物。应用阿司匹林或非甾体抗炎药诱发哮喘的患者，应尽量避免使用所有的 COX-1 抑制剂。有研究表明使用一些非甾体抗炎药诱发哮喘的患者，可以使用阿司匹林或其他非甾体抗炎药进行脱敏[37]。

6）对于一般过敏反应可通过以下方案进行预防：①对于高发过敏反应的药物，在最初治疗的 7~30 天要密切观察过敏反应的症状和表现；②要严密观察经常暴露于过敏药物的患者（如囊性纤维化患者、频繁支气管炎发作的患者、肺炎或中耳炎患者）；③告知患者高风险易致敏的药物及过敏反应的表现；④获得详细的过敏史，关注致病病原体，并用记载的过敏反应教育患者，使患者在未来的治疗中避开易致病的药物；⑤告知患者避免使用结构相似的致敏药物（依据过敏反应的严重程度）；⑥告知患者仔细阅读药品说明书，特别是对药物所用辅料过敏的患者。

2. 治疗

（1）停用致敏药物或可疑药物：一旦诊断为药物过敏反应，应尽可能立即停止使用致敏药物，因为停药后可避免药物进一步吸收，配合加速药物排出的措施以及适当的对症处理，常能很快地缓解症状。对于尚不能明确致敏药物的患者，也须先停用可疑药物。除非有绝对应用的指征而又无可替代的药物才可以考虑使用，否则一般不考虑再次使用引起过敏反应的药物。

（2）对症与支持疗法：过敏反应不严重者，停药后症状可迅速消失，无需任何治疗。对于过敏反应严重或持久者可应用药物治疗，包括非特异性抗过敏治疗，如钙制剂、维生素 C、抗组胺药；第一代 H_1 受体拮抗药，如苯海拉明、氯苯那敏、赛庚啶；第二代 H_1 受体拮抗药，如西替利嗪、阿伐斯汀、氯雷他啶。对症治疗如氨茶碱、普鲁卡因静脉封闭，肾上腺皮质激素如氢化可的松、地塞米松等可考虑应用于有严重反应的患者。喉头水肿可因窒息而危及生命，应及时做气管切开术。过敏性休克的抢救应分秒必争，立即皮下或肌内注射肾上腺素 1:1000（1mg/ml）0.5~1ml，肾上腺素对喉头水肿与支气管痉挛是非常有效的。严重休克患者需要采用肾上腺素静脉滴注，2~4μg/min，总量为 100~500μg，但要避免心律失常与心肌缺血。对于低血压者一方面采用静脉扩容剂（右旋糖酐 70、血浆）或动脉输血，另一方面应用升压药物如去甲肾上腺素、间羟胺、多巴胺等。对持续低血压或出现酸中毒的患者则需要应用碳酸氢钠治疗。

（3）脱敏疗法：对药物过敏反应者应尽量避免再次使用致敏药物，可以用其他有效药物代替。如果没有其他替代药物，病情需要采用原来的致敏药物，则可采用急性脱敏疗法，也有慢性脱敏疗法（如用于青霉素、胰岛素、阿司匹林）。脱敏疗法是开始应用非常小量的致敏抗原，一般在皮克水平（开始剂量依个人情况及过敏程度而定），以后逐渐增加剂量，直至达到治疗需要量为止。给药方式也可先采用斑贴或划痕以提高患者的耐受力，然后改为皮内、皮下给药，最后改为肌内、静脉给药。脱敏治疗应在备有监护与急救设备的病房或监护中心进行，可同时应用合适的抗过敏药物（肾上腺皮质激素、抗组胺药）以提高脱敏的成功率。脱敏成功后如中断应用致敏药物，很快又回到致敏状态，若再需要应用致敏药物治疗，则必须重新脱敏。几种常见的药源性疾病及治疗方案介绍如下：

1）过敏反应：①停用致敏药物；②建立并保持呼吸道通畅；③将患者置于卧位；④抬高患者下肢；⑤给予吸氧 4~10L/min；⑥对于低血压的患者给予静脉补液（先给予 0.9% 氯化钠或乳酸林格液 1~2L）；⑦肾上腺素：成人每隔 5 分钟皮下或肌内注射 0.2~0.5ml［1:1000（1mg/ml）］，每次最大剂量不超过 1mg；儿童 0.01mg/kg（最多每剂 0.3mg 或 0.3ml），前 2 次的剂量可每隔 5 分钟皮下或肌内注射［1:1000（1mg/ml）］，然后根据需要可每 4 小时给药 1 次；⑧苯海拉明 1~2mg/kg 或者 25~50mg 肌内或静脉注射，然后每隔 4~6 小时口服 25~50mg，每日最大剂量不超过 300mg（儿童）和 400mg（成人）；⑨糖皮质激素：成人每 4~6 小时静脉注射甲泼尼龙 1 次，剂量按 1~2mg/kg 计算，持续 24 小时；儿童剂量按 1~2mg/kg 计算（最大 125mg），每 6 小时静脉注射或口服 1 次，持续 24 小时，然后口服或静脉注射 1~2mg/（kg·d）；⑩雷尼替丁成人 50mg，儿童 12.5~50mg（1mg/kg），用 5% 葡萄糖溶液 20ml 稀释后静脉注射，每次注射时间要大于 5 分钟，每隔 6~8 小时给药 1 次；⑪静脉注射胰高血糖素 1~5mg（20~30μg/kg），注射时间要大于 5 分钟，随后以 5~15μg/min 静脉滴注；⑫将 2.5~5mg 沙丁胺醇溶于 3ml 盐水中雾化吸入，每 20 分钟给予 1 次，共雾化吸入 3 次；儿童患者以 0.15mg/kg, 每 20 分钟雾化吸入 1 次, 共给予 3 次给药; ⑬多巴胺 400mg 溶解于 500ml 溶液中, 初始剂量为 2~5μg/(kg·min), 然后根据临床反应进行剂量调整。

2) 血管性水肿: ①停用致敏药物; ②建立并保持呼吸道通畅; ③根据患者临床表现的严重程度进行治疗, 治疗方法可包括使用以下药物: H_1 抗组胺药, 用法见 "荨麻疹"; 肾上腺素, 用法见 "过敏反应"; 糖皮质激素, 用法见 "过敏反应"; $β_2$ 受体激动剂雾化吸入, 用法见 "过敏反应"。

3) 荨麻疹: ①停用致敏药物; ②一线治疗: 非镇静抗组胺药如西替利嗪每天 5~20mg 或分次服用; 氯雷他定每日上午服用 5~10mg; 非索非那定每日 180mg 或一天 2 次, 每次 60mg; ③二线治疗: 盐酸羟嗪 10~100mg, 每日睡前或分次给药; 苯海拉明每次给予 12.5~100mg, 根据需要可每 4~6 小时给予 1 次; ④三线治疗: 多塞平成人 25~100mg/d; 青少年的起始剂量为 25~50mg/d, 加量至最大剂量不超过 100mg/d; 儿童 1~3mg/(kg·d); ⑤可联合使用抗组胺药。

4) 血清病样疾病: ①甲泼尼龙短程治疗; ②糖皮质激素(1~2mg/kg 泼尼松或等效药物)每天 1 或 2 次注射给药(如严重的全身反应), 连续 5 天。

5) 血管炎: ①停用致敏药物; ②组胺 H_1 受体拮抗剂(苯海拉明或羟嗪)用于治疗瘙痒; ③糖皮质激素(1mg/kg 泼尼松或等效药物)连续 7~14 天分次服用或按 15mg/(kg·d)连续 3 天弹丸式静脉推注, 随后按 1mg/(kg·d)口服。

6) 超敏综合征: ①停用致敏药物; ②全身使用糖皮质激素[≥0.5mg/(kg·d)泼尼松或等效药物]。

（姜玲　舒冰　邓明影　陈昭琳）

第二节　药源性皮肤反应

几乎所有的药物都可能引起皮肤反应, 据统计某些药物如非甾体抗炎药、抗生素和抗癫痫药物的皮肤不良反应发生率为 1%~5%[38]。从流行病学的角度看[39], 皮肤不良反应可分为常见、不严重的皮疹和荨麻疹以及严重的皮肤不良反应(severe cutaneous adverse reaction, SCAR), 如伴嗜酸性粒细胞增多、系统症状的药疹(drug reaction with eosinophilia and systemic symptoms, DRESS)、史-约综合征(Stevens-Johnson syndrome, SJS)、中毒性表皮坏死松解症(toxic epidermal necrolysis, TEN)、华法林组织坏死等。与皮疹相比, SCAR 的发生相对稀少。其中, DRESS 的发病率在千分之一到万分之一, 成人比儿童发生率高, 大多数是散发病例, 性别无统计学差异, 但死亡率高达 10%~20%, 主要见于高龄、肾功能受损、巨细胞病毒再激活导致的黄疸以及肝炎等患者[40]; SJS 和 TEN 的发病率仅为百万分之一到百万分之二, 但由于起病急, 且可造成广泛的皮损、侵犯黏膜甚至累及重要脏器危及生命, 往往预后不佳, 病死率分别高达 1%~5%, 25%~35%[41]; 有研究发现 0.1% 的使用华法林患者以及 0.01%~0.12% 口服抗凝血剂和香豆素类药物的患者会发生组织坏死[42,43]。

【致病机制】

DISD 与药物特性、制剂质量、患者的生活习惯以及生理、病理等诸多因素相关, 其机制复杂,主要分为变态反应和非变态反应。变态反应又称过敏反应,是由药物及其代谢物作为变应原或复合抗原引发的反应;非变态反应包括药理反应、药物过量/中毒、酶缺陷或抑制、光敏反应(具体见本章第三节)以及其他原因未明的多种机制。

1. 变态反应机制　变态反应与药物的药理作用无关,可发生于常用剂量,也可发生于很小剂量。由于皮肤拥有重要的抗原呈递细胞——表皮朗格汉斯细胞,且角质形成细胞中的单加氧酶、细胞色素和转运蛋白使低分子质量的药物半抗原变成具有活性的免疫原性代谢产物,因此皮肤是免疫介导反应的靶标[44]。约有50%的药物引起的皮肤反应(如荨麻疹、血管性水肿、伴有斑丘疹的血清病样综合征、固定性药疹、血管炎以及DRESS、SJS和TEN)其潜在机制均是变态反应,但不同皮肤反应的变态反应机制是不同的,例如荨麻疹、血管性水肿及过敏性休克等症状属于Ⅰ型超敏反应(IgE依赖型);血小板减少性紫癜、粒细胞减少及相应的药疹多由Ⅱ型超敏反应(细胞毒型或细胞溶解型)引起;血管炎性紫癜、多形红斑荨麻疹、血清病及血清病样综合征属于Ⅲ型超敏反应(免疫复合物型);TEN、湿疹、麻疹样药疹等属于Ⅳ型超敏反应(迟发型)。免疫组织学研究显示,T细胞在DISD的病理学中发挥主要作用,斑丘疹与CD4细胞的招募以及药物半抗原与MHC家族Ⅱ类分子HLA-DR的共表达相关,同时也与IL-5和嗜酸性粒细胞活化趋化因子的高水平分泌有关;大疱反应与CD8$^+$细胞的招募以及药物半抗原或反应性代谢产物与MHC家族Ⅰ类分子的共表达相关性更大。患有TEN的患者,T淋巴细胞毒素的活化最终会通过穿孔素/颗粒酶活化或Fas-Fas信号通路途径导致真皮细胞凋亡。除了T细胞的细胞毒性外,单核细胞、巨噬细胞和TGF-β也介入TEN的发病。有研究表明患有SJS和TEN的患者皮损中存在TGF-β、IFN-β、IL-2和IL-5因子的过度表达[45]。

2. 非变态反应机制

(1)药理作用:许多药物引起皮肤疾病的机制尚不清楚,大多数药物引起痤疮样药疹和银屑病样发疹的潜在机制可能与其药理作用相关。如雄激素药物(如合成代谢类固醇、达那唑、甲睾酮)通过刺激皮脂腺增大和增加皮脂分泌,加重已有的粉刺或引起痤疮样药疹。表皮生长因子受体抑制剂(epidermal growth factor receptor inhibitors, EGFRIs)(如厄洛替尼、吉非替尼、西妥昔单抗、帕尼单抗、埃罗替尼)通过抑制过度表达于许多实体瘤的表皮生长因子受体(epidermal growth factor receptor, EGFR),在治疗难治性结直肠癌和肺癌中发挥了一定的作用;同时,EGFRIs引起的粉刺或痤疮样皮疹的发生率高达60%~80%,这可能与EGFRs也表达于上皮的基底层和毛囊中有一定的相关性。EGFRIs导致皮肤不良反应的发生机制目前尚未完全明确,但通常认为对滤泡以及滤泡间细胞表皮生长信号传导通路的干扰是关键的原因。非选择性β受体拮抗剂普萘洛尔引起银屑病的主要原因之一是该药物使表皮内的cAMP水平降低而使表皮外的水平增加(翻转)[46]。

(2)药物过量/中毒:例如氰化物中毒引起面部及口唇呈樱桃红色;甲氨蝶呤的血药浓度高常引起口腔溃疡、出血性皮疹;各类药物中毒引起的肝胆损害可因胆汁淤积而表现为皮肤黄疸等。

(3)酶缺陷或抑制:由于遗传因素,某些患者体内参与药物代谢的酶先天存在缺陷或者某些因素抑制酶的活性,均能影响药物的正常代谢途径和速度,从而引起皮肤疾病。

【致病药物和临床表现】

1. 抗菌药物　抗菌药物是导致药源性皮肤反应最常见的一大类药物,其中以β-内酰胺类(青霉素、头孢菌素)为多见,其次为复方磺胺甲噁唑、喹诺酮类等,大环内酯类引起的皮肤反应较少见。该类药物引起的皮疹常见有荨麻疹、斑丘疹、麻疹样皮疹等,也会产生红斑、猩红热样皮疹、天疱疮样皮疹、湿疹样皮疹、结节样红疹、多形红斑、紫癜、剥脱性皮炎、大疱性表皮松解萎缩型皮炎、渗出性红斑等[47]。不同抗菌药物引起皮疹的发生率和皮疹类型不同。

(1)青霉素类:青霉素所致的皮疹以荨麻疹、麻疹样皮疹最为常见,发生率约2%;氨苄西林所致的皮肤反应多为斑丘疹或荨麻疹,注射给药时发生率高达20%。

(2)磺胺类:有一项研究发现[48],磺胺类药物引起的皮肤不良反应中斑丘疹最为常见(37.7%),其次是固定性药疹(22%)、血管性水肿伴或不伴荨麻疹(12.6%)和荨麻疹(12%)。该篇报道的血清学研究发现,斑丘疹多见于HIV阳性组,固定性药疹多见于HIV阴性组。

(3)喹诺酮类:喹诺酮类引起皮疹的不良反应较多,且剂量较大时该不良反应更易发生。其中,环丙沙星引起皮肤不良反应较为多见,该类药物引起的皮肤不良反应最常见的为斑丘疹(39.7%)。

(4)抗结核药[49]:抗结核药引起的皮肤不良反应(cutaneous adverse drug reactions, CADR)是抗结核治疗最常见的不良反应。在临床上,CADR常表现为轻至中度症状,如皮肤瘙痒、红斑、斑丘疹性皮疹、多形红斑和荨麻疹等,对症治疗即可,不需终止治疗。其他CADR包括剥脱性皮炎、白细胞破碎性血管炎、苔藓和固定性药疹以及SCAR。SCAR的发生率低,但致畸率、死亡率高。由于抗结核方案往往由数种药物组成,何种药物是形成CADR最常见的致敏药物至今未达成共识。吡嗪酰胺、异烟肼和利福平均有可能是导致CADR的常见因素,其次为链霉素、乙胺丁醇。关于产生CADR的风险因素包括多种感染、药物相互作用、老年人、自身免疫性疾病以及肝肾功能等,女性、糖尿病也可能是产生CADR的风险因素。

(5)其他:吸烟、HIV感染是CADR发生的重要的因素,在感染HIV的人群中药物过敏反应发生率大大增高。

关于抗菌药物引起的SCAR,有研究表明[50],青霉素是引起SJS/TEN和急性泛发性发疹性脓疱病的主要因素;糖肽类药物是引起DRESS病的主要因素,已证实替考拉宁比万古霉素引起DRESS病的概率小,但替考拉宁与万古霉素有交叉过敏反应,同时亦有患者对替考拉宁过敏而对万古霉素耐受。抗生素相关性TEN患者有极高的死亡率(66.7%),抗生素相关性SCAR的死亡率(21.6%)比抗癫痫药物引起的死亡率(16.49%)还要高,败血症是引起这些患者(68.8%)死亡的主要原因。

抗菌药物引起的皮疹多于治疗开始后的10天左右出现,曾接受过同一抗菌药物的患者,则可于数小时到1~2天内发生,轻症一般维持5~10天后消退。在用药过程中发生的稀疏皮疹虽多数可自行消退,但需注意如患者存在下列一种或多种症状,如荨麻疹、舌肿胀、颜面中央水肿、高热、水疱、尼科尔斯基征、黏膜受累、皮肤疼痛或压痛、可触知的或广泛的紫癜、坏死、淋巴结病、关节痛或关节炎等,则该患者发展为重型皮疹的可能性大,故应及时停药。

2. 心血管系统药物

(1)β肾上腺素受体拮抗药:一项临床研究[51]显示,588名银屑病患者中有26名(4.4%)患者正接受β肾上腺素能受体拮抗剂治疗,治疗过程中有72.4%的患者银屑病加重。该类药物诱发或加重银屑样出疹,其可能的机制有:①迟发型超敏反应;②银屑病表皮内环磷酸腺苷(cAMP)降低,而β受体拮抗药可使表皮内的cAMP下降,cAMP可以抑制表皮细胞的有丝分裂和表皮的增殖,从而增加表皮角质形成细胞转换率;③β受体拮抗药作用于皮肤后,角质形成细胞间的游离钙也大量增加,而银屑病皮损表皮增殖的速度与细胞间高浓度的游离钙相关。该皮肤反应的特点是正常皮肤被银色或白色鳞状物覆盖的红色或橙红色斑块包围,形成"皮岛"。主要表现为鳞屑性丘疹及斑块样皮疹,斑块对称性地分布于肘部、膝盖、头皮和腰骶区域。银屑病存在几种临床类型,包括斑块银屑癣、脓疱型、红皮病型、指甲银屑病。其中,90%的病例表现为斑块银屑癣(寻常性银屑病),该类药物引起的银屑病样发疹停药后均迅速改善。

(2)钙通道阻滞药:有研究[52]表明该类药物导致的皮肤不良反应最常见的为足部水肿(30%),但亦有文献[53]报道足部水肿的发生率(18.8%)低于斑丘疹的发生率。地尔硫草、维拉帕米是引起皮肤不良反应的最常见药物,关于该类药物引起皮肤不良反应的人群,有多项研究[54]提示女性多于男性,然而机制并不明确。与其他药物相比,虽然该类药物引起的皮肤不良反应不多见,但需要注意的是该类药物也会导致严重的皮肤不良反应,其中氨氯地平引起的SJS概率约为百万分之七、美尼地平诱导TEN的概率约为百万分之五。

3. 解热镇痛药 对乙酰氨基酚由于其疗效肯定、不良反应少,是广泛应用的OTC类解热镇痛药,但近几年关于该药引起严重皮肤不良反应的报道增多。美国FDA最近发出警告,服用解热镇痛药对乙酰氨基酚或含有此成分的药物后,可能引发3种罕见且严重甚至致命的皮肤不良反应——SJS、TEN和急性全身性疹样脓疱症。若出现类似于皮疹、疱疹或其他皮肤反应,应立即停药并辅以对症药物治疗。需要注意的是该药物引起的皮肤不良反应在首次用药和治疗期间均有可能发生。

4. 抗痛风药 别嘌醇为黄嘌呤氧化酶抑制药,主要用于治疗高尿酸血症、痛风。该药物引起的皮疹可表现为瘙痒性丘疹或荨麻疹,但如皮疹广泛、持续时间长,且经对症处理症状无好转,并有加重趋势时必须停药,警惕该药物引起SCAR[55],其发生率大约为5%,但致死率较高,可达30%~50%[56]。有研究[57]表明,该药物引起的SCAR以药物超敏综合征(drug hypersensitivity syndrome, DHS)为多见,且中老年男性占多数,分析原因可能是:①老年人的生理功能下降、各脏器功能衰退,对药物的敏感性增高;②老年人的基础疾病较多,同时使用的药物多,从而更易发生SCAR;③由于高尿酸血症、痛风好发于中老年患者(>40岁)且以男性多见,这可能是别嘌醇导致的SCAR中男性多于女性的原因。另外肾功能不全可能是别嘌醇引起皮肤不良反应的危险因素之一,有文献[58]报道肾功能不全患者使用别嘌醇出现该类不良反应的概率较肾功能正常者增高3~5倍,这可能与别嘌醇的体内代谢物奥昔嘌醇累积有一定的相关性。但有时减少别嘌醇的剂量并不能明显降低不良反应,且可能由于该药物剂量的减少导致尿酸控制不佳,从而加重肾脏损害。该药物引起皮肤不良反应的潜伏期长短不定(2~55天),因此对于使用别嘌醇的患者应给予较长时间的关注。出现SCAR的患者除有较重的皮肤表现外,往往合并有多个系统或器官受累,因此一旦服用别嘌醇出现SCAR需要较长的治疗时间。关于该药物引起SCAR的原因,有研究[59]表明与HLA-B*5801呈强相关性,而人种差异对该基因多态性又存在一定的影响,如携带HLA-B*5801频率较高的人群服用别嘌醇引起SCAR的风险大,如中国台湾省汉族,泰国,韩国,而携带频率相对较低的欧洲人群其风险有所下降[60]。对于我国汉族人群,南、北人群之间存在基因多态性差异,南方人群携带 HLA-B*5801 基因频率高于北方,因此在使用别嘌醇时应考虑该差异,必要时进行基因筛查,检测结果阳性的患者尽量避免服用别嘌醇,以规避用药风险。

5. 抗肿瘤药和免疫抑制剂 由于 EGFR 在体内的分布特点,EGFRIs 可导致多种皮肤不良反应,如痤疮样皮疹、瘙痒、皮肤干燥、皮肤红斑、毛细血管扩张、手足皮肤反应、指甲或甲周改变(甲沟炎)、毛发改变(如斑秃、脱发、睫毛过粗、毛发过多等)、色素沉着等,此类药物还可导致荨麻疹、过敏等症状,但其中报道最多、最难以耐受的是痤疮样皮疹,发生率达60%~80%[61]。EGFRIs 引起的痤疮样反应与寻常痤疮在发病机制、临床表现、治疗等多方面存在实质上的不同。寻常痤疮是一种慢性炎症性疾病,发生于皮脂腺,是一种内分泌异常、皮脂腺功能亢进的表现,毛囊内微生物及炎症反应是其主要的发病机制,青春期多发,其早期的典型表现为粉刺;而痤疮样皮疹没有粉刺样改变,活检病理检查多表现为毛囊周围炎和化脓性毛囊炎,以滤泡内白细胞聚集为特征,以感染性滤泡炎为标志。其临床表现为普通脓疱疹,不包括开放或封闭性的粉刺,皮疹常在药物治疗后 10~14 天出现在胸部的 V 形区、背部或两者皆有,其严重程度通常是轻到中度不等,与增加的药物剂量和药物的抗肿瘤活性相关。有研究表明使用 EGFRIs 导致痤疮的发生与患者的存活率有一定的相关性,如出现严重皮疹,尤其是皮损面积超过全身 50% 的患者,建议减少 EGFRIs 的剂量或终止使用该药物进行治疗。在终止治疗后,皮疹一般可自行恢复[62]。

6. 抗癫痫药 皮肤不良反应是该类药物常见的不良反应之一,其中芳香族抗癫痫药物如卡马西平、苯妥英钠、拉莫三嗪、奥卡西平、苯巴比妥等引起皮肤不良反应高达16%。该类药物引起的皮肤不良反应既包括轻度斑丘疹,也包括严重的皮肤和黏膜反应如 SJS、TEN及 DHS 等。其中 SJS、TEN 等严重不良反应的发生率约为 1∶10 000,但致死率高达 30% 以上。卡马西平引起的 SJS/TEN 病例多发生在治疗的前几个月,已经接受卡马西平连续治疗数个月以上的患者再发生 SJS/TEN 的可能性不大。该药物引起的重症药疹的临床表现有以下特点:①潜伏期为 4~20 天;②起病急,出现不规则的发热,甚至高热,伴有浅表淋巴结肿大;③出现皮肤黏膜损害,起初皮肤黏膜反应较轻,表现为麻疹样药疹,但皮肤黏膜损害进展快、范围广泛而严重,易发展成重症药疹,黏膜损害以口腔黏膜,尤其是唇黏膜较重;④系统损害,以肝、肾功能损害多见,可出现严重的消化道功能损害,系统损害迟于皮肤黏膜损害 2~3 天发生。该药物产生 SJS/TEN 与患者体内携带人白细胞抗原 HLA-B*1502 等位基因之间存在很强的相关性。美国 FDA 已经批准对亚裔人群使用卡马西平治疗前需要进行 HLA-B*1502 基因筛查,HLA-B*1502 阴性的个体才能使用卡马西平,以减少 SJS/TEN 的发生[63]。

7. 华法林诱导的皮肤坏死 华法林致皮肤坏死(warfarin-induced skin necrosis, WISN)是在应用华法林抗凝治疗的过程中出现的极少见但较严重的并发症[64],该不良反应的发生与使用大剂量华法林且未进行桥接治疗可能有一定的相关性。WISN 常在开始使用华法林治疗后的 10 天内出现,3~6 天的发生率最高,也有报道该病发生于服用华法林 10 天以后,甚至长达 15 年才发生[65],中年、肥胖女性因肺血栓栓塞症、血栓性静脉炎使用华法林治疗时发生这种不良反应的比例较高。WISN 最初表现为皮下脂肪较多的组织(如腹部、乳房、臀部等)出现斑块。斑块多为水肿性红斑、瘀点或瘀斑,疼痛且分界不清,可以进展为出血性坏死,严重时可出现血疱、坏疽或深达脂肪层的溃疡,需外科手术清创。WISN 的发生与内源性维生素 K 依赖的抗凝剂、蛋白 C 和维生素 K 依赖的凝血因子之间的失衡相关。其中,蛋白 C 是一种天然的抗栓糖蛋白,以无活性的酶原形式存在于血液循环中,蛋白 C 缺乏能引起血液反常性高凝状态。与凝血因子 Ⅱ、Ⅸ 和 Ⅹ(24~48 小时)的半衰期相比,蛋白 C 的半衰期短(8 小时),目前比较公认蛋白 C 缺乏是导致 WISN 的常见原因,无论是获得性还是常染色体显性遗传蛋白 C 缺乏,都是 WISN 的显著危险因素。华法林抑制某些依赖维生素 K 的因子,造成凝血和抗凝血短暂失衡,其中蛋白 C 和凝血因子Ⅶ的半衰期明显缩短,约分别为 8 小时和 5 小时,两者在血液中浓度骤降,引起血液高凝状态。WISN 除与蛋白 C 缺乏相关外,与蛋白 S、抗凝血酶 Ⅲ 缺乏,凝血因子 Ⅴ 基因突变及抗磷脂抗体综合征等引起的高凝状态也有一定的相关性,但十分少见。

8. 脑功能改善药物

(1)多奈哌齐:该药物引起的皮肤疾病包括躯干、胳膊和腿产生紫癜样皮疹等。一项美国开展的多中心随机对照试验发现,给予 5mg 多奈哌齐引起突发的不良反应与安慰剂相似,但使用该药物治疗的 1%~10% 患者出现皮肤瘙痒、皮疹,但该研究未对皮疹的严重程度和形态进行描述[66]。

(2)利伐斯的明:约有 10% 的患者给予利伐斯的明经皮治疗后产生了皮肤不良反应,其中多数患者表现为刺激性接触性皮炎、轻度红斑和瘙痒等。过敏性接触性皮炎不多见,主要表现为在贴皮处以及在边界以外部位出现局部红斑和水肿。有文献报道患者在使用利伐斯的明经皮治疗产生过敏性接触性皮炎,口服加兰他敏后,皮疹在同一部位复发,另有一些患者给予利伐斯的明贴皮治疗出现皮损后更换为加兰他敏、利伐斯的明口服进行治疗,患者同样出现暴发性斑丘疹的过敏反应,这表明乙酰胆碱酯酶抑制剂间可能存在交叉过敏反应[67]。在该项研究中,口服利伐斯的明与利伐斯的明贴皮治疗出现的皮损位置相同,但口服加兰他敏出现的皮损与利伐斯的明贴皮治疗出现的皮损位置不同[67]。利伐斯的明还可引起“狒狒综合征”,该不良反应是由药物引起的对称性、糜烂性多形疹,是系统性接触性皮炎的一种特殊表现,通常红斑出现在臀部和大腿内侧,类似于狒狒鲜明的红臀。

【诊断和鉴别诊断】

DISD 的诊断及鉴别诊断主要依据相关用药史、临床表现以及皮肤试验和实验室检查。

1. 病史 引起皮肤反应的主要原因之一是用药,从用药至发病有一个潜伏期,不同发病机制产生的皮肤反应潜伏期不同,如多数变态反应性皮肤反应的潜伏期较短,为数分钟至数天;而非变态反应性皮肤反应的潜伏期较长,为 1 周至数个月。

某些药物引起的皮肤反应好发于易感个体,这种类型往往与家族史和个人史相关,家族中的几代人中可以因服用同一种药物而发生相同症状的皮肤反应。

2. 临床表现 大部分药疹具有瘙痒、皮肤色泽鲜明、对称性或泛发性等特征。某些皮肤反应还具有典型的皮肤特征性临床表现,如与斑丘疹不同,风疹的外观是典型非对称不规则的、呈粉色而非红色;痤疮样发疹与寻常痤疮有相似之处,但又有发病突然、无粉刺等特点;银屑癣常表现为“皮岛”样皮损;SJS 和 TEN 引起虹膜状或靶形红斑的特征性损害,同时 SJS 和 TEN 皮损的面积不同等。皮疹持续的时间往往与用药史相关,大多数致敏药物产生的皮疹会消退,然而有些皮肤病不易逆转,如口服避孕药、抗疟药、氯丙嗪所致的色素沉着可持续存在长达数年之久,因为其色素已与真皮的巨噬细胞结合。有些药物可引起免疫学改变,即使停药后皮疹可仍然存在,如青霉胺所致的天疱疮或药物性红斑狼疮、溃疡性瘢痕瘤等,必须经过治疗才能消退。这些临床表现为药物皮肤疾病的诊断及鉴别诊断提供了一定的线索。

3. 皮肤试验　临床诊断往往能准确地判明致敏药物的种类,但在下列情况下需要借助皮肤试验进一步确定致敏药物:①同时应用几种可能致敏的药物,通过临床症状则难以作出肯定的判断;②可疑的致敏药物很可能是原有疾病治疗的必需药品,在用药前需判断患者对此药物是否过敏;③从长远角度确定致敏药物的种类,以便今后禁用这种药物及化学结构类似的药物,提高用药的安全性。皮肤试验分为皮肤划痕试验、皮内注射试验、斑贴试验。划痕试验应用早,准确性不高,但较为安全,对强有力的抗原物质或对缺乏足够经验的抗原物质一般先做划痕试验,然后进行皮内试验。由于皮肤划痕试验、皮内注射试验可能导致全身过敏反应,因此在进行试验时必须有急救设备,试验用药液必须灭菌,必须使用等渗溶液,皮内注射试验后要注意观察患者,防止意外。斑贴试验对外用药引起的变应性接触皮炎及内用药引起的湿疹样发疹有诊断价值。

4. 实验室有关检查　实验室检查结果可作为诊断、鉴别诊断的依据,甚至对判断预后有一定的意义,尤其对于严重的药物皮肤反应有必要进行血清免疫学及常规、生化检查。检查内容包括血常规、肝肾功能、免疫球蛋白(IgA、IgG、IgM、IgE)、补体 C3、凝血功能测定等,尤其是 IgE、嗜酸性粒细胞或嗜碱性粒细胞比例的变化均有很重要的意义。必要时可做局部病理切片和局部分泌物培养检查。

【预防与治疗】

1. DISD 的预防　药源性皮肤疾病的预防需要医师、护士、药师及患者在用药前、用药中、用药后等多个环节采取有效措施,具体如下:①因病施治,合理选药。熟悉各类药物的适应证、用法用量、药理作用及常见不良反应和禁忌证,不可盲目用药。尤其是抗菌药物,需根据病原菌及细菌药敏试验结果选用,不可滥用;②询问药物过敏史,避免使用已知的过敏药物或结构类似的药物,如对磺胺类药物过敏的患者在使用含有磺酰基结构的其他药物(如磺脲类降血糖药、利尿药、非甾体抗炎药)应慎用或禁用;③重视过敏性疾病史,有研究表明过敏性疾病史与药物变态反应的发生显著相关;④按照规定,认真皮试,各种血清制剂、疫苗、酶类造影剂等多可通过皮试确定是否真正过敏;⑤选择合适的给药途径。一般而言,口服给药出现过敏性反应的机会较少,因此用药时需遵循能口服不注射的原则。当然口服给药也可能发生过敏性休克等严重反应,因此口服给药时也应询问是否有药物过敏史,并给予密切监护;⑥注意药物的交叉过敏,如青霉素类药物在降解后产生相同的青霉噻唑基,可有交叉过敏反应,因此对一种青霉素过敏者不宜再用其他青霉素类药物;⑦当使用可能产生严重皮肤反应的高风险药物进行治疗时,应该告知患者最初可能出现的与药物皮肤病相关的症状(如皮肤烧灼感、黏膜糜烂等),患者需协助医护人员进行观察。同时告知患者一些可能预防皮肤疾病发生的措施,如嘱患者使用 EGFRIs 期间减少日晒时间,注意避光。因小分子酪氨酸激酶抑制剂所致的皮疹多属于光敏性皮疹,可致暴露于日光部分的皮疹更为严重;⑧注意药疹的早期症状,一旦出现瘙痒、红斑、丘疹、发热等症状需停药;⑨开展基因检测。有研究表明 HLA-B*1502 和 HLA-B*5701 等位基因分别是卡马西平和阿巴卡韦严重超敏反应风险增加的生物学标志,筛选这些及其他的生物学标志可能预防过敏介导的严重皮肤反应。

2. DISD 的治疗

（1）轻型药疹的治疗：轻症病例包括单纯的荨麻疹、斑丘疹常为自限性，一般停用致病药物后可较快消退，不需要治疗。如伴有瘙痒、皮肤症状略重者，建议口服抗组胺药。非分散、限制性的药疹可以局部使用皮质类固醇霜如 1% 氢化可的松等。具有分散的斑丘疹和明显系统性症状（关节痛、肌肉痛或无力）的患者，建议口服低剂量的类固醇并逐渐减量（如甲泼尼龙）。

（2）重型药疹的治疗：严重药疹不仅表现为皮肤受损，多合并有高热、肝肾损伤，应及时治疗，减少并发症，降低死亡率。如 SJS 和 TEN 需积极采取支持治疗（营养支持、疼痛管理、体液置换）及预防急性肾衰竭和败血症的发生。根据水疱和上皮分离的程度，患者可能需要在特护病房或烧伤病房中接受治疗。对于 SJS 和 TEN 应注意避免局部应用磺胺嘧啶银盐，因为磺胺类药物是产生 SJS 和 TEN 的高风险药物，并且磺胺嘧啶可能与之发生交叉反应[68]。对 SJS 和 TEN 患者使用全身性糖皮质激素仍有争议[42]，目前为止，没有随机对照试验能够证明全身性糖皮质激素能减少恢复时间或降低并发症的发生率。连续 3~4 天静脉注射大剂量免疫球蛋白[IVIG 0.4~1.0g/（kg·d）]，已经作为治疗儿童和成人 SJS 和 TEN 的方法。IVIG 可通过抑制 Fas-FasL 途径引起真皮细胞坏死。有研究表明在病程早期使用 IVIG，更能促进创伤愈合、延缓疾病进展、显著降低死亡率[69]。当然，对于 IVIG 治疗的最佳剂量、疗程，以及如何将该治疗方案标准化还需要更多高质量的研究进行确定。

（3）WISN：一旦怀疑为 WISN 应立即停止使用华法林，可使用维生素 K 或新鲜冷冻血浆提高血浆蛋白 C 和蛋白 S 浓度，应用肝素替代华法林进行抗凝；如果存在蛋白 C 缺乏，静脉输注单克隆抗体纯化的蛋白 C 浓缩剂有一定作用，但不建议长期使用。皮肤可应用局部杀菌药物治疗，虽然进行外科清创及皮肤移植，仍有 50% 的患者需行截肢或乳房切除术。

（4）过敏性休克的抢救与治疗：患者平卧，保持呼吸道畅通并给予吸氧，0.1% 肾上腺素 0.3~0.5ml 立即肌内注射；应用糖皮质激素如地塞米松 5~10mg 静脉注射；建立静脉维持通道，维持血压。

（姜玲　方玉婷　童彤）

第三节　药源性光敏反应

药源性光敏反应（drug-induced photosensitivity）是指患者局部（如直接涂抹在皮肤上或与皮肤接触）、口服或注射某些药物后暴露于日光下而产生的以皮肤受损为主要表现的不良反应，这里的日光主要是指波长为 290~320nm 的中波紫外线（ultra violet B, UVB）及波长为 320~400nm 的长波紫外线（ultra violet A, UVA）。药源性光敏反应根据其发生机制及临床表现可分为光毒性反应（phototoxicity reactions）和光变态性反应（photoallergic reactions）。临床诊疗中，由药物导致的皮肤相关性不良反应比较常见，但与光敏反应相关的报道相对较少,这可能与药源性光敏反应的诊断率低有关。国外一项由光皮肤病转诊中心报告[70]的数据显示,光毒性反应的发生率为7%~15%,光变态性反应的发生率为4%~8%。另有一项研究[71]提示,在美国和欧洲接受光斑贴试验的患者光变态接触性皮炎的发生率为1.4%~12%,且老年人的药源性光敏反应发生率要比其他年龄层高。不同类型药物的光敏反应发生率会有所不同,这不仅与药物本身以及紫外线和可见光的环境因素相关,也与不同个体的体内防御机制和群体间的药物代谢差异相关。

【致病机制】

由于光毒性反应和光变态性反应的临床症状与表现比较相似,而且某些药物能同时引起这两种反应,通常很难区分两者的差异。然而,光毒性反应和光变态性反应的发病机制在发病率、所需药物剂量、反应时间、临床表现和组织学特征等方面两者仍有区别[72]。

1. 光毒性反应　光毒性反应是由于某些具有光敏性的药物在吸收特定波长的能量后,药物的基态被激发,转为激发态或激发三线态,其激发态或激发三线态通过不同的途径发生能量或电子转移,生成具有细胞毒性的单线态氧或超氧离子等高反应性物质,造成细胞损伤和炎症介质的产生,最终导致皮肤光毒性反应的发生。目前认为这种药物由基态转向激态的反应分为1型反应和2型反应。1型反应中,药物通过电子转移可直接产生阳离子自由基或超氧阴离子自由基;2型反应主要是能量传递,药物通过能量转移产生单线态氧。上述2种反应的产物都可损伤皮肤的细胞膜及DNA,进而导致炎症介质、细胞因子、花生四烯酸的产生,最终形成临床上过度的晒伤样反应。

引起光毒性反应的药物多数具有共轭结构和生色基团,如含有共价双键或卤代芳香环结构,具有较强的紫外吸收并传递能量。许多人工合成的药物如四环素类、氟喹诺酮类、磺胺类、胺碘酮等可导致光毒性反应,某些从植物中提取的天然化合物如补骨脂素类也能引起此类光毒性反应。

2. 光变态性反应　光变态反应属于Ⅳ型过敏反应,是获得性免疫介导反应。当光敏感性药物经皮吸收或循环到达皮肤后,吸收光能产生稳定的光化产物,以类似于半抗原的形式与皮肤中的载体蛋白结合成药物–蛋白结合物,形成全抗原。此外,药物吸收光能后,经过基态转为激发态再重新转化到基态的过程可释放出能量,促进与载体蛋白结合也可形成全抗原。抗原经表皮的朗格汉斯细胞传递给免疫细胞,通过释放淋巴因子、细胞因子并激活肥大细胞,从而引起过敏反应。该反应的发生时间较长,首次发病一般有24~48小时的潜伏期。病变多发生于受光照的部位,严重者亦可迁延到未被照射的部位。易引起光变态反应的药物多为外用制剂,如防晒霜(含二苯甲酮、肉桂等物质)以及非甾体抗炎药(布洛芬、双氯芬酸)、香料、吩噻嗪类药物等。

【致病药物和临床表现】

1. 抗感染药物

(1)喹诺酮类:该类药物主要引起光毒性反应,动物实验中证明部分药物也可发生光变态性反应。喹诺酮类药物的光敏反应和其本身的化学结构有关,其母核之一的萘啶酸本身就具有光敏作用。喹诺酮类药物的光毒性与其8位取代基有关,当8位取代基为卤素时,如氟罗沙星、洛美沙星和司帕沙星,一般表现为较强的光毒性;而当8位取代基为甲氧基时,如莫西沙星和加替沙星,则其光毒性减弱,在治疗剂量下几乎没有光毒性反应。喹诺酮类药物引起光毒性反应的强弱顺序通常为司帕沙星>洛美沙星>氟罗沙星>妥舒沙星>环丙沙星＞依诺沙星＞诺氟沙星＞氧氟沙星＞左氧氟沙星,而莫西沙星目前未见光毒性反应的报道。喹诺酮类药物的光毒性反应与剂量相关,并且可发生在任何年龄组。喹诺酮类药物产生光毒性反应主要和自由基以及单线态氧的生成有关,产生光变态反应与持续敏化 T 细胞有关。喹诺酮类药物光毒性的临床表现主要为皮肤过敏反应和皮肤癌。培氟沙星可以导致光照性甲脱离,环丙沙星可导致假卟啉症等光毒性反应[73]。

（2）磺胺类:该类药物引起光毒性反应的报道较少,临床表现主要为光照性皮炎。光毒性的产生与自由基生成有关。药物主要包括复方磺胺甲噁唑、磺胺嘧啶、对氨基苯磺酰胺和甲氧苄啶。

氨苯砜主要用于麻风病的治疗,其光敏性较为罕见,可表现为疱疹样皮炎、痤疮、红斑、中毒性表皮坏死松解症和其他皮肤病等。有文献报道,在服用该药 1 周后,在阳光暴露的两前臂、颈部的 V 形区和背部上方出现皮肤瘙痒[74]。

（3）四环素类:该类药物主要为光毒性反应,临床表现主要为晒伤样反应,另外可见扁平苔藓样反应、假卟啉症、光照性甲脱离等。早期以手足、口鼻出现刺麻等异常感觉为主,继而在裸露部位出现红斑、皮肤色素沉着,偶见大疱。可引起光敏反应的该类药物主要有金霉素、土霉素、米诺环素、美他环素、多西环素、地美环素,其中以多西环素、地美环素最易发生光毒性反应。米诺环素导致的蓝灰色皮肤色素沉着主要出现在面部,在小腿和手臂则不常出现[73]。

四环素类药物产生光毒性反应的机制与单线态氧和自由基的生成有关,并且在碱性条件下该毒性增强。在多形核细胞中的研究表明,多西环素产生单线态氧的能力最强,地美环素其次,米诺环素最弱,其光毒性损伤的严重程度与药物在细胞中的浓度以及产生单线态氧的能力有关。

（4）抗真菌药:该类药物主要为光毒性反应,临床表现通常为皮疹、唇炎、多形红斑、TEN、SJS。此外,还可能出现光老化反应。服用伏立康唑,尤其是免疫抑制的患者和使用持续时间长于 12 周的患者,可能会增加其光毒性反应的发生,临床表现包括假卟啉症、光老化、着色斑等;甚至当连续服用超过 12 个月时,鳞状细胞癌和黑色素瘤的发生率增加[75]。儿童长期应用伏立康唑,光照后可能会导致囊性纤维化和变应性支气管肺曲霉病。

灰黄霉素的光毒性反应临床表现主要为皮疹和红细胞溶解,其产生光毒性反应的机制与活性氧的生成有关。另外,灰黄霉素与 DNA 的结合可能是其光遗传毒性的主要原因。伊曲康唑产生光毒性反应的报道相对较少。

（5）其他:氯霉素、氨基糖苷类药物（如链霉素、卡那霉素、庆大霉素）、抗结核药（如吡嗪酰胺、对氨基水杨酸钠）均有引起光毒性反应的报道。氯霉素在光照后会产生对硝基苯甲醛和对硝基苯甲酸,这 2 种物质的产生容易引起溶血等不良反应。体外研究表明其光毒性反应与光照强度相关,在特定的光照强度下可能会造成最大的光毒性反应。庆大霉素的光毒性反应主要表现为皮疹,这与活性氧的生成进而导致溶酶体膜透化和细胞凋亡有关。吡嗪酰胺可以导致面部皮肤颜色明显加深变暗、光照性皮炎、荨麻疹等,其可能的机制是产生自由基和脂质过氧化[76]。

2. 非甾体抗炎药　非甾体抗炎药可引起光敏反应,其中包括阿司匹林、双氯芬酸钠、布洛芬、塞来昔布、美洛昔康、吲哚美辛、保泰松、萘普生、吡罗昔康、萘丁美酮、酮洛芬、塞来考昔、丁苯羟酸、托美丁等。

萘普生最主要的光毒性反应为假卟啉症,这通常是一个严重的光毒性反应,临床表现为红斑、水肿、水疱和表皮下水疱。组织学结果和免疫荧光结果提示其与迟发性皮肤卟啉症没有区别[77]。酮洛芬有 S-酮洛芬和 R-酮洛芬两种异构体,均具有光毒性,其光毒性的产生与酮洛芬产生的自由基对细胞膜脂质的过氧化有关。吡罗昔康可导致光毒性反应和光变态反应,安吡昔康也有类似的光毒性反应。吲哚美辛导致的光毒性反应主要表现为皮疹,目前的研究认为其光毒性与活性氧的生成有关。塞来昔布亦可引起假卟啉症。

丁苯羟酸目前主要外用于湿疹和神经性皮炎的治疗,其光毒性通过测定活性氧生成和DNA 的圆二色散图谱而证实,经环糊精包合后其光毒性即可下降[78]。托美丁的光毒性产物与单线态氧的生成密切相关,隔绝氧气后光反应的产物和量都发生变化。

3. 心血管系统药物

(1)抗心律失常药:胺碘酮主要为光毒性反应,临床表现常见为蓝灰色皮肤色素沉着(约超过 50%的患者可在曝光区域出现),其余还可见假卟啉症、金褐色色素沉着、皮疹、眼部不适、晶状体浑浊及黄斑等。奎尼丁可见光毒性反应和光变态反应,主要表现为扁平苔藓样湿疹、湿疹性皮炎和Ⅳ型超敏反应。

大多数发生光毒性反应的患者在停药后症状会逐渐减轻。而在服用胺碘酮、奎尼丁时,在某些情况下,患者停药后光毒性反应的症状持续存在,甚至会存在数年。在这种情况下临床表现主要为瘙痒、苔藓,以及继发的光线暴露区域的表皮脱落。

(2)钙离子拮抗剂:硝苯地平经光照后产生的亚硝基衍生物在体外具有很强的光毒性,临床表现主要为皮疹和色素沉着,偶可引起 TEN 和 SJS。氨氯地平同样可致皮疹和色素沉着[79]。地尔硫䓬的光毒性主要表现为多形红斑、皮疹以及荨麻疹性血管炎等。有报道显示,当服用硝苯地平、氨氯地平、非洛地平、地尔硫䓬等药物时,在光线照射的区域可出现毛细血管扩张[73]。尼莫地平、尼群地平和非洛地平等均具有发生光毒性反应的潜在风险,但与硝苯地平相比,其发生率较低[80]。

(3)ACEI 类和 ARB 类:卡托普利造成的光毒性反应表现为皮疹、光照性甲脱离、红斑狼疮、变态反应导致的毛囊性黏蛋白病等。依那普利有引起光敏性苔藓样皮疹的报道。赖诺普利可导致淋巴样丘疹。雷米普利和喹那普利均会造成光敏性皮疹。

一项研究调取了 WHO 全球个案安全报告数据库(Global Individual Case Safety Report Database, VigiBase®)中关于 ARB 类药物的不良反应记录,截至 2014 年 12 月,共有 25 个不同国家提交了 203 份对 ARB 类药物发生光敏性的报道。其中,25.1% 为氯沙坦,23.1% 为厄贝沙坦和 21.7% 为缬沙坦,其余还包括奥美沙坦、厄贝沙坦、坎地沙坦和替米沙坦等。所有报告中共有 126 例考虑 ARB 是唯一可疑的药物,其中 10% 为严重的不良反应[81]。

(4)利尿药:呋塞米、螺内酯、氢氯噻嗪、氨苯蝶啶等均可出现光敏反应,其皮肤损害的形态多种多样。目前发生光敏反应报道最多的是噻嗪类利尿药,可引起光敏性皮疹、青苔样反应和红斑狼疮样反应等。患者停药后,该类药物的光毒性反应症状亦有可能持续存在,主要为瘙痒、苔藓,以及继发的光线暴露区域的表皮脱落等。呋塞米有假卟啉症、类天疱疮和光敏性皮疹的报道。此外,呋塞米通过单线态氧的产生可导致溶血反应和脂质过氧化;吲达帕胺可引起光敏性皮炎和光照性甲脱离[82];氨苯蝶啶和希帕胺可导致慢性湿疹样反应。

4. 抗肿瘤药物

（1）抗代谢药物：甲氨蝶呤的主要光毒性反应表现为荨麻疹；氟尿嘧啶、卡培他滨等易造成肢端红斑症；羟基脲可造成光照性肉芽肿。

（2）抗肿瘤抗生素：多柔比星除了引起荨麻疹外，还能引起蓝灰色色素沉着和红斑狼疮；表柔比星可导致光敏性疱疹。

（3）植物来源的抗肿瘤药物及其衍生物：长春新碱可导致光敏性水疱；多西他赛易造成肢端红斑症；紫杉醇、多西他赛、白蛋白结合紫杉醇等紫杉醇类药物临床主要表现为皮炎、多形红斑、光照性甲脱离和亚急性皮肤红斑狼疮[83]。

（4）抗肿瘤激素：氟他胺临床报道的光毒性反应主要表现为皮炎、狼疮和白癜风等。近年来在前列腺癌的治疗中，比卡鲁胺已经逐步取代氟他胺成为最广泛使用的抗雄激素药物，然而少数病例已报道比卡鲁胺亦可引起皮肤光敏性。通常在服用该药物 1~2 个月后，在阳光暴露部位可出现弥漫性水肿、红疹等[84]。

（5）其他抗肿瘤药物：达卡巴嗪主要导致光敏性皮疹。另有报道显示，93% 服用索拉非尼的患者发生皮肤不良反应，其中最常见的是红斑疹，约占 35%，并且有 6%~7% 的患者会发生皮肤鳞状细胞癌。其类似物威罗菲尼的光敏反应被 UVA 诱导，发生率为 52%，通常暴露 10 分钟就有烧灼感[85]。伊马替尼的光敏性反应主要表现为皮肤灼伤和色素沉着，严重的可出现假卟啉症。

光动力疗法类抗癌药物如卟啉、酞菁类配合物、二氢卟酚类化合物等也可能导致光毒性反应。

5. 内分泌系统药物

（1）口服降血糖药：二甲双胍可以导致光敏性湿疹和唇炎。氯磺丙脲和甲苯磺丁脲也可出现皮肤光毒性。格列本脲可造成红细胞生成性原卟啉症和光敏性皮肤病。西他列汀可导致光照部位水肿，病理显示角化不全。

（2）调节血脂药：吉非贝齐、苯扎贝特、非诺贝特的光毒性反应临床主要表现为红疹、瘙痒、肿胀等，光致溶血反应也有报道。其中非诺贝特的光毒性最强，其光毒性与其给药剂量和光照强度相关[86]。他汀类药物也可引起光敏反应，但不同的药物其临床表现形式略有差异，其中辛伐他汀表现为慢性光化性皮炎和多形红斑、普伐他汀主要为多形红斑、氟伐他汀主要导致光敏性皮疹、阿托伐他汀可造成光照性红斑并发水肿等。

6. 精神系统药物

（1）抗精神病药物：氯丙嗪的光毒性反应主要表现为表皮坏死松解症、蓝灰色色素沉着。氯丙嗪与拉莫三嗪合用时会增加光毒性的风险，造成大疱疹和严重的脱皮。硫利达嗪可导致光敏性红斑和光变态反应，长期应用还会出现蓝灰色色素沉着。米氮平可造成皮肤色素沉着。氟哌噻吨由于结构和吩噻嗪相似，也可造成光毒性。奥氮平、氯氮平也可造成光照性甲脱离等光毒性反应。

（2）抗抑郁药物：丙米嗪和阿米替林均可造成光敏性皮疹，长期使用可致蓝灰色色素沉着。研究发现阿米替林和丙米嗪在光照后都能产生单线态氧，阿米替林还能产生超氧离子[87]。奋乃静、氟奋乃静等造成光敏反应的原因与其对线粒体和细胞膜的损伤有关，超氧离子和其他自由基也发挥一定作用。地昔帕明会导致蓝灰色色素沉着，帕罗西汀和氟西汀可导致皮疹和水疱，舍曲林可造成红疹，西酞普兰可导致光照性色素沉着，文拉法辛在光线照射的区域可出现毛细血管扩张等光毒性反应[73]。此外,苯乙肼也有光毒性的报道。金丝桃素、伪金丝桃素和贯叶金丝桃素可能导致皮肤色素沉着和亚急性神经毒性伴随皮肤轴突脱髓鞘症。

（3）抗焦虑药:长期应用阿普唑仑可导致光敏性皮疹,氯氮䓬也有发生光毒性反应的报道。

7. 消化系统药物 该类药物发生光敏反应的报道较少,可引起光敏反应的药物主要有雷尼替丁、奥美拉唑、泮托拉唑、雷贝拉唑等。泮托拉唑可导致光敏性皮疹和红斑狼疮,雷尼替丁可造成光敏性皮疹。

8. 激素类药物

（1）激素类药物:含雌激素、黄体酮的口服避孕药引起的光敏反应相继报道。长期使用避孕药可导致红斑皮疹和假卟啉症,使用避孕贴剂可造成光敏性皮疹,雌激素也有光敏性皮肤病的报道。

（2）维A酸及维生素类:该类药物的光毒性临床较少见,长期应用异维A酸、依曲替酯及代谢产物可以发生光毒性反应,由于这类药物的半衰期较长,因此红斑可持续较长时间。此外,系统应用维生素B_6、维生素A以及外用维A酸(他扎罗汀)、钙泊三醇等也可发生光敏反应。

9. 抗疟药 喹啉的光毒性在很早就被发现,其类似物伯氨喹在体外通过产生羟自由基、超氧自由基、过氧化氢等损伤细胞,使其光解产物具有更强的光毒性,导致红细胞溶解和高铁血红蛋白血症的发生。氯喹在pH 8时其光解速度最快,临床表现主要为皮肤瘙痒。羟氯喹可造成皮肤暴露部位的皮疹,停药后症状可消失。甲氟喹光照后产生单线态氧从而引起光毒性反应,其光解产物也可能具有光毒性。

10. 中药 补骨脂素在UVA照射时与DNA结合,生成具有细胞毒性和遗传毒性的加合物,这种作用是通过形成单线态氧或超氧自由基造成的。有学者研究了17种中药材,发现有16种具有体外光溶血反应,包括石菖蒲、人参、桔梗、苍耳、关苍术、山药、知母、黄精、无花果、白屈菜、龙牙草、朝鲜白头翁、朝鲜当归、山椒、防风、日本川芎,其中无花果、朝鲜当归、白屈菜和山椒还会增加光灼伤导致的水肿;苍耳、关苍术、防风、白屈菜和山椒在小鼠体内实验中可增加光照后的水肿,并可减少表皮朗格汉斯细胞[88]。枸杞可造成光敏性红斑;刺蒺藜可造成光敏性肝损害;连翘中的贯叶金丝桃素和圣约翰草提取物都有引起光敏反应的报道。

11. 其他 外用药物他扎罗汀的主要不良反应是皮肤瘙痒、灼伤以及红疹。甲氧沙林主要用于治疗白癜风,抑制银屑病等的表皮细胞增生,由于该药本身是一种光敏剂,所以部分患者可能会出现皮肤瘙痒、红斑等光过敏症状,过度照射时会引起发红、水疱等类似于晒伤的症状。

吡非尼酮是治疗特发性肺纤维化的药物,Papakonstantinou[89]首次报道了其在治疗过程中出现的严重光毒性反应,体格检查可见全身大于80%的面积出现剥脱性红皮病,分布在脸部、颈部躯干、手臂两侧和腿部,皮肤活检显示血管周围的淋巴细胞炎症浸润、角质细胞膨胀和细胞凋亡的增加。

依库丽单抗(eculizumab)是一种补体抑制剂,通过高亲和力特异性地结合至补体蛋白C5,抑制其裂解至C5a和C5b及防止终端补体复合物C5b-9的生成。临床主要用于治疗非典型溶血尿毒综合征以及减低阵发性睡眠性血红蛋白尿患者的溶血症状,目前临床亦见报道可引起光毒性反应[90]。

另外,含挥发油的物质可能具有光敏反应并导致皮肤病。实验研究表明甜橙、香柠檬油、橙子、檀香、姜及胡萝卜中的挥发油具有不同程度的光毒性。药物载体富勒醇对人晶状体上皮细胞有光毒性作用,其通过产生单线态氧和自由基造成毒性。由于富勒醇在体内代谢缓慢,具有蓄积作用,在使用富勒醇作为药物载体时应考察药物在体内的光毒性和细胞毒性,并考察蓄积作用导致的慢性毒性。

【诊断和鉴别诊断】

药源性光敏反应常见的临床症状和体征包括疼痛、红疹、瘙痒、肿胀、水肿、丘疹、风团、瘢痕、瘀点、色素过度沉着等,其症状常与晒伤的症状相似,其中以红疹、水肿和丘疹等症状最为典型,甚至还会出现水疱、斑块状荨麻疹样损伤。

光毒性反应的临床表现类似于日光性皮炎,为水肿性红斑,严重者可出现水疱,并伴有灼热感和刺痛感,症状消退后有时会出现色素沉着,皮肤干燥、松弛、肥厚或苔藓化,光照性甲脱离,假卟啉症,蓝灰色色素沉着等。光变态反应的皮疹常发生于曝光部位,也可迁延至非曝光部位,其典型临床表现为湿疹样改变,亦可见丘疹、红斑、水疱或渗出,但一般不留色素沉着,慢性损害也可以使皮肤发生肥厚或苔藓化,部分甚至可能发展为慢性、持久性光敏感性反应。

由于光毒性反应与光变态性反应之间可以相互转变,也可以同时共存,因此两者的临床表现常常不容易区分。光毒性反应是一种非免疫性反应,可发生于任何人,其发病急、病程短、消退快,病变部位主要是表皮;而光变态反应则是一种迟发型变态反应,仅发生于少数过敏体质的人,其病情反复发作,病变部位主要是真皮。前者的发病时间通常较短,一般暴露于光照中30分钟至几小时即可出现;而后者首次发病常常存在24~48小时的潜伏期,甚至可达14天。临床需要注意的是,针对致病因素的治疗终止后,光变态性反应的临床表现仍然会存在一段时间,并且随着时间的延长,出疹可能会变成色素沉着或色素丢失等。

在鉴别药物所致的光毒性反应与光变态性反应时,应注意光毒性反应常发生在曝光部位,呈过度晒伤样反应,并伴有色素沉着;而光变态反应不仅限于曝光部位,表现为湿疹样反应。病理学观察可以发现,光毒性反应表现为表皮细胞变性、真皮水肿、血管扩张、真皮单核细胞浸润等,而光变态性反应则表现为表皮海绵状结构、胞外分泌的单核细胞、真皮单核细胞浸润。与光变态性反应不同,光毒性反应首次接触即可发生,并具有剂量依赖性、不能被动转移等特征。目前临床上,对于药源性光敏反应与阳光照射所致的皮肤损伤样反应的鉴别诊断仍较困难。药源性光敏反应与其他皮肤病鉴别诊断时,临床医师及药师应注意,光敏性反应通常出现在身体最容易暴露在阳光下的皮肤,比如鼻子、耳朵、脸颊、脖子、前臂、手背等,且暴露于阳光下的皮肤与未暴露于阳光下的皮肤之间的分界线非常明显。在个别特殊患者身上,很少接受甚至没有接受阳光照射的皮肤有时也可能出现红疹,继而扩散至全身。

由于目前药源性光敏反应的临床诊断较为困难,但可能会导致严重的后果,因此详细询问病史及查体就显得十分重要,仔细检查皮肤损伤的性质和分布有助于鉴别光毒性反应和光变态性反应。部分患者可通过光试验或光斑贴试验协助鉴别,光毒性反应中患者 UVA 及

UVB 的最小红斑量降低,光变态性反应的诊断则借助于光斑贴试验(光源为 UVA),通常建议两种试验同时应用来综合评价光敏患者。

【预防与治疗】

药源性光敏反应发生的频率和严重程度个体差异较大,一些患者在短暂接触光照后即可出现水疱,而大多数患者的症状则较轻微,甚至难以察觉。通常来说,易发生药源性光敏反应的人群有皮肤娇嫩者、红斑狼疮患者、免疫功能受损者、人体免疫缺陷病患者或因痤疮正接受抗生素治疗的老年人、女性、儿童等。一般来说,用药剂量越大、光照时间越长,药源性光敏反应则越严重。

采取适当的防护措施,可适当避免药源性光敏反应的损害。①用药前应详细询问患者是否有光敏反应史、光毒性反应史,是否有紫外线暴露史等情况,应尽量避免使用容易引起光敏反应的药物;②对患者进行用药防护知识的宣传,告知患者在使用易引起光敏反应的药物期间及停药后 5 天内,应尽量避免暴露于阳光下或采取必要的阻挡阳光的措施,如使用能同时阻挡 UVA、UVB 的防晒霜,穿防晒衣(穿长袖衣服,戴宽沿帽子、太阳眼镜等),食用含抗氧化剂的食物等,以此来减少光敏反应的发生;③某些特殊情况下,必须使用光敏药物时,应严格避免光照,可通过减少用药剂量、缩短用药时间、晚间或睡前服药来减少光敏反应的发生。例如培氟沙星可于晚间睡前给药,以此来减少光照量,减少光敏反应的发生,保证用药期间的安全性。胺碘酮在抗心律失常的治疗中有时是不能停用或不可替代的,在这种情况下,了解该药物导致光敏反应的相关波长,可以帮助患者提前做好相应的光保护,包括对环境的选择、自身衣物的增减以及防晒措施的准备等。

一旦发生光敏反应应立即到皮肤科就诊,及时确定引起光敏反应的药物,一经确诊,应立即停止使用或减少致敏性药物的剂量,并采取相应有效的治疗措施。对于症状较轻的患者,应迅速将其置于阴暗处,以避免阳光照射,给予抗组胺药物以减轻瘙痒等症状,若出现水疱等症状,应立即予以 1% 庆大霉素湿敷;对于重症患者,立即停药后即给予抗过敏药物治疗。国外研究发现,对于严重的光毒性反应,全身或局部使用糖皮质激素或口服抗组胺药可缓解病情发展;对有症状的光变态性反应患者,以 $1mg/(kg \cdot d)$ 的剂量进行口服泼尼松的短期冲击(3~10 天)治疗,或以递减剂量进行 3 周治疗,可以达到很好的疗效,局部使用糖皮质激素药物(0.1% 倍他米松乳膏)或者非甾体抗炎药物(吲哚美辛 25mg,3 次/天)也可以减轻疼痛及炎症反应。同时应做好患者的心理疏导工作,消除患者的紧张、焦躁情绪;饮食方面,嘱咐患者应以清淡饮食,忌油腻、温燥伤阴的食物,忌烟酒、辛辣刺激食物,嘱患者多食高蛋白、高维生素、高热量等富有营养的食物,以增强机体免疫力。

药师在药源性光敏反应的防治中应发挥其积极的作用。首先,药师应加强自身系统理论知识的学习,熟悉并掌握各类易导致光敏反应的药物;其次,药师在调剂药品时,应仔细审核处方,发药时对患者进行详细的用药交代(告知患者在服药期间应尽量避免阳光照射,必要时可使用防晒霜、穿着可以遮光的衣物以及采取夜间服药等方法)。此外,临床工作中临床药师应该仔细询问患者的用药史及是否有紫外线暴露史等情况,并结合患者的体格检查和实验室检查,给予患者正确、详尽的用药指导和药学监护,一旦出现光敏反应,应立即停用具有潜在致敏性的药物,并进行有效的对症治疗。

(姜玲 杨昭毅 宁丽娟 周冉)

第四节 药源性狼疮

系统性红斑狼疮样综合征是指对于未诊断为系统性红斑狼疮（systemic lupus erythematosus，SLE）且无既往病史的患者，由于多种原因尤其是药物因素引起的抗核抗体阳性和至少 1 种 SLE 的临床表现，停药后症状消失，因药物所致报道较多，又称为药源性狼疮（drug-induced lupus erythematosus，DILE）。药物诱导的系统性红斑狼疮样综合征代表了由环境因素在具有遗传易感性的个体中引发狼疮的范例，发病机制尚不明确，临床表现包括发热、肌痛、皮疹、关节炎、浆膜炎和抗组蛋白抗体阳性等，罕见情况包括血液学异常、肾脏和中枢神经系统受累、低补体血症和抗脱氧核糖核酸（deoxyribonucleic acid，DNA）抗体阳性。我国该类型病例报道数量相对较少，缺乏流行病学研究的相关资料。DILE 的女性发病率较 SLE 低，男女之比为 2∶1，多见于中年以上的男性。自 1945 年首次报道磺胺嘧啶可引起药源性系统性红斑狼疮样综合征以来，目前已有报道超过 80 种药物可以导致系统性红斑狼疮样综合征。引起药源性系统性红斑狼疮样综合征的药物包括抗心律失常药普鲁卡因胺、奎尼丁、普罗帕酮；抗高血压药物肼屈嗪、多种血管紧张素转化酶抑制剂和 β 受体拮抗剂；抗甲状腺药物丙硫氧嘧啶；抗精神病药物氯丙嗪和锂制剂；抗惊厥药物卡马西平、苯妥英；抗菌药物异烟肼、米诺环素和呋喃妥因；抗风湿药柳氮磺吡啶；利尿药氢氯噻嗪；他汀类降脂药洛伐他汀和辛伐他汀；生物制剂干扰素和肿瘤坏死因子抑制剂等[91,92]。

【致病机制】

药物引起系统性红斑狼疮样综合征的确切发病机制尚不明确，现认为主要与机体免疫学通路或药物代谢能力的改变相关。目前，研究者提出几种关于发病机制的假说，包括核苷酸改变、分子拟态、抑制 DNA 甲基化、干扰补体通路、免疫调节的改变、遗传因素的诱发[91]。

核苷酸改变是药物或药物代谢产物在某种程度上可改变免疫进程，增加核抗原的免疫原性，或者与抗原偶合形成半抗原、破坏 DNA 的结构导致自身抗体的形成。对于经过肝脏乙酰化代谢的药物，乙酰化表型可能参与破坏 DNA 结构的反应，例如快乙酰化需要较少的 DNA 修复，对于快乙酰化表型的患者 DNA 损害较少。

分子拟态是药物或药物代谢产物与核苷酸相互作用，药物或药物代谢产物与特定核苷酸的结构相似，可刺激产生针对该核酸、药物或药物代谢产物的自身抗体。大量研究结果显示肼屈嗪的结构与腺苷酸相似，肼屈嗪与腺苷酸的相互作用导致核抗原的免疫原性增加和（或）自身抗体的形成，以及抑制补体的共价结合反应，减少免疫复合物的清除，均与系统性红斑狼疮样综合征的发生相关。甲基多巴导致系统性红斑狼疮样综合征的患者伴有严重的溶血性贫血，部分患者中甲基多巴可导致抗核抗体（antinuclear antibodies，ANA）的形成，部分患者可检测到免疫球蛋白 G（immunoglobulin G，IgG）抗 H2A-H2B-DNA 复合体，是其引起系统性红斑狼疮样综合征的可能机制之一。

DNA 甲基化是酶介导的 DNA 修饰，参与染色体重构及建立个体发育和细胞分化过程中组织的基因表达模式。现有研究认为，T 细胞中 DNA 甲基化的缺陷是特发性 SLE 的发病机制之一，亦参与药物诱导的系统性红斑狼疮样综合征。药物能够抑制 DNA 甲基化修饰，使基因处于低甲基化状态，致使某些基因过度表达，造成 T 细胞自身反应性升高，可导致药物诱导的系统性红斑狼疮样综合征的发生。普鲁卡因胺和肼屈嗪均能抑制 DNA 甲基化,可能与其导致药物性的系统性红斑狼疮样综合征有重要关系。

补体(complements)可促进抗原 - 抗体复合物从体内清除。现研究证实,补体 1、2 和 4(C1、C2 和 C4)的遗传缺陷,体内免疫复合物的清除发生障碍,使部分患者易于发生特发性红斑狼疮或者其他自身免疫性疾病。药物或药物代谢产物可能影响补体通路的激活,导致系统性红斑狼疮样综合征的发生,例如部分药物或药物代谢产物抑制 C3 的激活,进而阻止补体对于免疫复合物的清除,并可能导致自身免疫进程的激活。但是,异烟肼、肼屈嗪和普鲁卡因胺的羟胺化代谢产物可抑制 C3 与 C4 之间的共价结合反应。

免疫调节改变的假说认为,药物或药物代谢产物可直接通过细胞毒性改变免疫调节细胞的功能,但是研究结果呈现相互矛盾之处。在药物代谢过程中,生成多种氧自由基对淋巴细胞产生直接的细胞毒性作用,进而导致抑制性 T 细胞的减少、B 细胞的激活,增加抗体的生成。药物或药物代谢产物可与单核细胞上的主要组织相容性抗原结合并增加其免疫原性,亦可与组胺抗体结合并刺激抗组胺抗体的产生。研究显示,抗肿瘤坏死因子 -α(tumor necrosis factor-α,TNF-α)的治疗参与下调控制 B 细胞过度活化的过程,可导致部分患者发生系统性红斑狼疮样综合征。另一个免疫调节改变的假说是普鲁卡因胺的活性代谢产物羟胺普鲁卡因胺可干扰胸腺中 T 细胞的成熟,这些 T 细胞会迁移到外周并由染色质活化,并促进外周 B 细胞完成自体反应而刺激自身抗体反应。

系统性红斑狼疮样综合征的易患人群通常伴有癫痫、肌肉痛、关节炎、白细胞减少等疾病个人史或家族史。在具有系统性红斑狼疮样综合征易患因素的患者中,使用可导致系统性红斑狼疮样综合征的药物可导致疾病临床症状的表现,而用于系统性红斑狼疮患者不会加重疾病的病情。因此,遗传因素可能在系统性红斑狼疮样综合征的发生中发挥重要作用。其他遗传因素包括患者的乙酰化类型、人白细胞抗原(human leucocyte antigen,HLA)等位基因的表型等。例如在 73% 的肼屈嗪诱导的系统性红斑狼疮样综合征患者中发现了 HLA-DR4,在米诺环素诱导的系统性红斑狼疮样综合征患者中发现了 HLA-DR2 和 HLA-DQB1 等位基因。

除了上述假说外,药物的生化结构可能会影响其对系统性红斑狼疮的诱导作用。诱导系统性红斑狼疮的药物共有结构一般为其功能基团带有氮或硫杂原子,如芳香胺、肼、巯基、硫羰基。很多诱导系统性红斑狼疮的药物是由于其转化成化学活性产物,这些药物包含芳香胺(如普鲁卡因胺、氨苯砜、磺胺嘧啶、氨基水杨酸、氨鲁米特、普拉洛尔、醋丁洛尔),肼(如肼屈嗪、异烟肼、苯乙肼、肼)或者含有巯基、硫羰基(如丙硫氧嘧啶、甲巯咪唑、青霉胺和卡托普利),乙内酰脲类抗癫痫药(如苯妥英钠、美芬妥因、乙琥胺、三甲双酮)也可能会引起系统性红斑狼疮,因为它们也含有类似的代谢产物。基于药物的生化结构来推测其活性代谢产物,并由此推测是否能引发系统性红斑狼疮目前还停留在理论上。一个现成的反例就是锂能诱发系统性红斑狼疮,但是它并没有代谢产物。

【致病药物和临床表现】

自 1945 年首次发现磺胺嘧啶可引起系统性红斑狼疮样综合征以来,已有超过 80 种药物与此疾病相关,且数量在不断增加。表 10-2 中列出了可引起系统性红斑狼疮样综合征的药物,多数以病例报告的形式进行介绍。目前,肼屈嗪、普鲁卡因胺、奎尼丁、甲基多巴、氯丙嗪、异烟肼和米诺环素被确定可引起系统性红斑狼疮样综合征,其中以肼屈嗪、普鲁卡因胺的发生率较高[91,93,94]。

表 10-2 可引起系统性红斑狼疮样综合征的药物

风险等级	药　　　物
高风险	肼屈嗪,普鲁卡因胺
中等风险	奎尼丁
低风险	丙硫氧嘧啶,醋丁洛尔,甲基多巴,卡马西平,卡托普利,柳氮磺吡啶,氯丙嗪,米诺环素,青霉胺,异烟肼
极低风险	阿达木单抗,阿那曲唑,阿替洛尔,阿托伐他汀,胺碘酮,氨鲁米特,奥美拉唑,白介素 -2,保泰松,苯妥英,苯乙肼,丙吡胺,丙戊酸,多柔比星,奋乃静,氟伐他汀,氟尿嘧啶,呋喃妥因,干扰素 α,干扰素 α-1b,环磷酰胺,磺胺甲噁唑,可乐定,奎宁,普罗帕酮,拉贝洛尔,赖诺普利,兰索拉唑,链霉素,洛伐他汀,氯巴占,氯氮平,氯普噻吨,氯噻酮,美沙拉嗪,米诺地尔,萘啶酸,哌唑嗪,泮托拉唑,硼替佐米,普伐他汀,氢氯噻嗪,扑米酮,去铁酮,噻氯匹定,三甲双酮,噻吗洛尔滴眼液,碳酸锂,头孢吡肟,辛伐他汀,乙琥胺,依那普利,依那西普,吲哚洛尔,英夫利西单抗,扎鲁司特,紫杉醇,左旋多巴
风险不详	拉莫三嗪,美芬妥因,甲硫咪唑,甲硫氧嘧啶,钙通道阻滞剂,吉非贝齐,普拉洛尔,普萘洛尔,利血平,氨苯蝶啶,头孢呋辛,环丙沙星,多西环素,灰黄霉素,萘夫西林,对氨基水杨酸,青霉素,特比萘芬,四环素,别嘌醇,安非他酮,雌激素,氟他胺,羟基脲,金盐类,肼类,亮丙瑞林,麦角新碱,口服避孕药,磺胺嘧啶,妥卡尼

注:常用剂量下的发生风险:高风险 >5%,中等风险 1%~5%,低风险 0.1%~1%,极低风险 <0.1%

1. 抗微生物药物

(1)青霉素类[95,96]:青霉素类抗菌药物具有相似的化学结构,目前仅报道青霉素、萘夫西林可引起系统性红斑狼疮样综合征。青霉素类药物引起的系统性红斑狼疮样综合征以青年女性多见,皮肤可见典型的蝶形红斑,可涉及多脏器损害,通常预后较差。其作用机制可能是青霉素类药物或其代谢产物(如青霉素噻唑结合物)可作为半抗原,通过多种途径改变原有免疫系统的稳定性和对自身抗原的免疫耐受,或通过改变核蛋白使其具有更强的抗原性,进而激发自身免疫反应,导致系统性红斑狼疮样综合征的发生。

(2)四环素类:米诺环素是第一个可导致系统性红斑狼疮样综合征的四环素类抗菌药物,使用米诺环素可使患者发生系统性红斑狼疮样综合征的风险增加 8.5 倍,其与系统性红斑狼疮样综合征的发生关系确定,通常发生在用药后的第 3 个月 ~6 年(中位数为 22.5 个月),女性与男性的比例为 5∶1。典型的症状包括多关节痛和关节炎,常对应晨僵和肿胀,发热和肌痛也是常见的,ANA 通常为阳性(约 82.2%),皮肤症状的发生率很低,其作用机制可能与米诺环素导致的自身免疫性肝损伤相关,预后一般良好。米诺环素诱导的系统性红斑狼疮样综合征患者中 32%~54% 的患者出现自身免疫性肝病。

(3)喹诺酮类[97]:在既往有系统性红斑狼疮病史的患者中,使用环丙沙星治疗泌尿道感染后,出现皮肤瘙痒和支气管痉挛,进而出现肌痛、关节痛和关节炎等症状,在停药后或使用糖皮质激素类药物治疗数日后症状逐渐消失,部分患者在 1 个月后使用大剂量诺氟沙星后出现瘙痒、关节痛和肌痛等症状,此反应与系统性红斑狼疮活动急性再发类似,不排除其引起系统性红斑狼疮样综合征的可能性。

(4)抗结核药:异烟肼主要用于肺结核的治疗,1962 年首次报道可引起系统性红斑狼疮样综合征,有文献报道称 25% 接受异烟肼治疗的患者出现了 ANA 阳性,仅不足 1% 的患者出现了临床症状,在用药后的第 4 周~14 个月可能首次出现临床症状,作用机制与患者的乙酰化类型有关,慢乙酰化患者易出现系统性红斑狼疮样综合征[94]。

（5）抗真菌药[98]:近 10 年来,关于特比萘芬引起的系统性红斑狼疮样综合征屡有报道,确切的发病机制尚不明确,可能与特比萘芬通过增加光敏性而诱发亚急性皮肤型红斑狼疮,或药物亲脂和亲角质的特性导致其对角质形成细胞的直接毒性有关。患者服用特比萘芬后 3~8 周发病,停用药物至临床完全恢复平均为 8 周时间,抗核抗体、抗组蛋白抗体、抗DNA 抗体等可表现为阳性,皮肤损害广泛,部分患者在停药后,皮损持续时间较长或病情反复,可能因特比萘芬在皮肤角质层、脂肪层中存留的时间较长所致。

2. 心血管系统药物

（1）抗心律失常药:1995 年首次发现奎尼丁可引起统性红斑狼疮样综合征,作用机制可能与活性代谢产物的直接毒性等因素相关,皮肤症状在奎尼丁诱导的系统性红斑狼疮样综合征患者中常见。1962 年首次发现普鲁卡因胺可引起系统性红斑狼疮样综合征,作用机制与改变免疫调节细胞的功能、抑制 DNA 的甲基化、慢乙酰化等因素相关。当给予普鲁卡因胺乙酰化形式的 N- 乙酰化普鲁卡因胺,没有 1 例发生药物性狼疮。使用普鲁卡因胺的患者常有心脏疾病和肺部并发症,其引起的系统性红斑狼疮样综合征常导致肺部损伤和感染,患者多见于中年男性。普鲁卡因胺诱导的系统性红斑狼疮样综合征患者中常见肺部症状,如胸膜心包炎等,皮肤症状的发生率很低,少数患者可出现精神症状,亦可出现中度、可逆性的肾损伤。

（2）抗高血压药:肼屈嗪现已很少用于临床,其最严重的不良反应是系统性红斑狼疮样综合征,约 10% 使用肼屈嗪的患者可发生系统性红斑狼疮样综合征[91,99]。肼屈嗪引起系统性红斑狼疮样综合征的作用机制与主要组织相容性抗原和乙酰化的表型、活性代谢产物的直接毒性、与腺苷的相互作用、抑制 DNA 的甲基化等因素相关。现已明确,肼屈嗪在消化道吸收后在肝脏乙酰化代谢,其中慢乙酰化患者肼屈嗪的血药浓度高。有研究显示,60% 的慢乙酰化者在服用不超过 400mg 肼屈嗪时,其 ANA 测试为阳性,而快乙酰化者在服用同样剂量的情况下则不会发生 ANA 测试阳性。卡托普利亦有诱发系统性红斑狼疮综合征的报道,可有皮肤表现,抗核抗体阳性,可累及肾脏,停药后可好转[100]。

（3）调脂药物:国外学者曾报道,有患者使用辛伐他汀后出现系统性红斑狼疮样综合征,可能与诱导 dsDNA 抗体的持续产生相关,停药后体征可存在数个月[101]。

3. 抗癫痫药　卡马西平引起的系统性红斑狼疮样综合征非常罕见,多发生在服药后数周至数年内,多数文献报道可检测到抗双链 DNA 抗体阳性,同时可伴有皮下出血、溃疡等表现。因卡马西平与苯妥英、拉莫三嗪、苯巴比妥和奥卡西平等药物具有相似的结构,可能会产生交叉反应,现已有苯妥英、拉莫三嗪引起系统性红斑狼疮样综合征的报道[102]。

4. 抗精神病药物　氯丙嗪主要用于精神疾病的治疗,可导致约 50% 的患者产生 ANA 阳性,但是小于 1% 的患者发生临床狼疮,皮疹、发热是最常见的临床表现。通常患者至少连续 13 个月每日服用氯丙嗪 400mg 可导致系统性红斑狼疮样综合征的发生,作用机制与活性代谢产物的直接毒性相关。

5. 抗甲状腺药物　甲巯咪唑引起的系统性红斑狼疮样综合征几乎所有的患者抗核抗体均呈阳性,约 95% 的患者会出现抗组胺抗体阳性,而抗 Sm 抗体、抗 dsDNA 抗体多为阴性,同时可伴有白细胞计数轻度降低、关节炎、发热和皮疹等症状,停药后可逐渐恢复[103]。此外,亦有报道称丙硫氧嘧啶可引起系统性红斑狼疮样综合征。甲巯咪唑、丙硫氧嘧啶引起系统性红斑狼疮样综合征的机制尚不明确。

6. TNF-α 拮抗剂   TNF-α 拮抗剂主要用于类风湿关节炎、银屑病和克罗恩病的治疗,主要药物包括依那西普、英夫利西单抗和阿达木单抗。一项观察性研究显示,在使用依那西普 6 个月后,抗核抗体和抗双链 DNA 抗体的阳性率分别为 11% 和 15%,而安慰剂组仅分别为 5% 和 4%[104]。依那西普引起系统红斑狼疮样综合征的潜伏期在 4~5 个月,以急性皮肤性红斑狼疮为主,无肾脏、神经系统损害。英夫利西单抗引起系统红斑狼疮样综合征的发生率约为 0.2%,主要表现为发热、关节痛、蝶形红斑等,伴有补体水平降低、抗核抗体和抗双链 DNA 抗体阳性[105]。

【诊断和鉴别诊断】

目前尚无药物引起的系统性红斑狼疮样综合征的特异性诊断标准,以下内容可作为其诊断标准:①连续使用已知可导致系统性红斑狼疮样综合征的药物至少 1 个月,通常使用时间更长;②既往无系统性红斑狼疮病史,但是系统性红斑狼疮样综合征的症状与服用的可疑药物存在时间上的先后关系;③ANA 阳性,且同时存在 1 个系统性红斑狼疮的症状,常见关节痛、肌痛、发热、浆膜炎(特别是普鲁卡因胺和他汀类药物)、多发性关节炎(特别是奎尼丁、米诺环素);④停药后临床症状逐渐消失,ANA 的血清浓度逐渐下降,临床症状通常停药后数天或数周后可缓解,而自身抗体浓度通常需要数个月才能恢复;⑤再次用药可重新导致系统性红斑狼疮样症状的发生,但是通常不会再次用药。需要强调的是,诊断过程中患者必须有至少 1 个系统性红斑狼疮的症状[1,106]。

药物引起的系统性红斑狼疮症状主要与原发性系统性红斑狼疮相鉴别,此外还需要与药疹、败血症、结核、部分血液系统疾病和其他物理、化学等因素引起的狼疮进行鉴别。鉴别诊断的要点如下:

1. 原发性系统性红斑狼疮   药物引起的系统性红斑狼疮样综合征与原发性系统性红斑狼疮有相似之处,鉴别的关键在于危险因素、受损脏器、血清学特征和疾病的严重程度。原发性系统性红斑狼疮常发病于青年女性,年龄范围在 15~40 岁,女、男的发病比例为 9:1;而药物引起的系统性红斑狼疮样综合征通常无此特征。抗组蛋白抗体在两种疾病中的发生率不同,约 25% 的原发性系统性红斑狼疮患者可检测到抗组蛋白抗体,而在药物引起的系统性红斑狼疮样综合征患者中高达 90%。此外,原发性系统性红斑狼疮的症状和严重程度均高于药物引起的系统性红斑狼疮样综合征,如蝴蝶斑、脱发、盘状皮肤损害、黏膜病变、贫血、白细胞和血小板减少在原发性系统性红斑狼疮患者更常见,且症状通常更严重。

2. 药疹   特别是血清病样反应,多表现有皮疹、关节痛和呼吸道症状,并多有尿液检查异常。但 ANA、RF、血沉、狼疮细胞和 Coombs 试验均为阴性。

3. 结核病   肺外结核有时未发现病灶,表现为发热,可有皮疹和关节症状,血沉增快,但多有结核菌素试验阳性,抗结核治疗有效。而 ANA、RF、狼疮细胞阴性,再次停用可疑的致病药物后症状不能缓解。

4. 败血症   对抗菌药物治疗有效,细菌培养多为阳性,而 ANA、RF 均阴性。

5. 血液病   尤其白血病前期、淋巴瘤等,有时表现为高热、皮损、关节症状、贫血、血沉增快及尿液检查异常、白细胞计数增多,可有皮损特征组织学改变,但无本综合征的免疫学异常。

6. 其他因素 其他物理、化学和环境因素亦可引起狼疮样综合征,需要与药物引起的系统性红斑狼疮样综合征相鉴别,包括暴露于肼(如蘑菇、烟草和烟雾)、芳香胺(如染发液)、曙红(化妆品中的成分)、酒石黄(如食物着色剂)、杀虫剂、重金属(如水银、镉)等引起的狼疮样综合征[107]。

【预防与治疗】

药源性狼疮是一种特殊的药物反应,目前还不能够很好地被药物已知的药理作用所解释。为预防药源性狼疮,已知能够诱发狼疮的药物应尽量避免使用,然而这些药物的限制使用在很多医疗情况下不太实际。因为只有一定数量药物的诱导狼疮潜能被前瞻性研究所证实,其他药物诱导狼疮的潜能仅有个例资料支持,也就是说很多药物被报道能诱发狼疮,但实际发病率可能很低。当要警惕药物的诱导狼疮风险时,要把血清 ANA 浓度测定作为一种常规的筛选手段。在临床诊断的基础上,要周期性开展 ANA 检测。需要注意的是,单独的血清 ANA 浓度是不能诊断出药源性狼疮的。一个普遍的建议是在使用有诱导狼疮风险药物的患者中每 3 个月获得完整的全血细胞计数、血清抗核抗体滴度、红细胞沉降率及药源性狼疮的症状和体征(发热、不适、骨骼肌肉痛、胸肺部症状等)[4]。

目前还没有资料证实能诱发狼疮的药物之间是否有交叉过敏性。因此,患者用药治疗后引发了狼疮,换用其他具有诱发狼疮风险的药物继续治疗是否也会诱发狼疮是不得而知的。尽管如此,在实际治疗中应避免再次使用有狼疮发生风险的药物。比如,癫痫患者停服卡马西平后,红斑狼疮样综合征症状消失,而改用苯妥英钠之后,红斑狼疮样综合征症状又再度出现,这提示在临床给药时应注意避免使用其他可能会引起 DILE 的药物[17]。另外,在药物的使用过程中应有计划地进行基本的检测,以确保患者的安全。

当患者开始使用有诱发狼疮风险的药物时,医护人员应该建议患者认识到这样一个情况:给药后 2 年内的任何时间都可能发生关节痛或关节炎的症状。无论患者在用药前是否有关节炎相关症状,未知原因的发热、心神不安及皮肤症状,都应当及时报告。还应当告知患者其所使用的药物可能会诱发的特殊症状(如普鲁卡因胺的肺部症状、米诺环素的肝毒性、ACEI 诱导的干咳)。医护人员必须让患者知道报告症状的重要性:①如果忽视,症状会加重;②在停用可疑药物后,症状是可逆性的。

药源性狼疮的症状在停用可疑药物后能减轻,因此在狼疮发生时要停用可疑药物。与药源性狼疮相关的临床表现和检查结果在停用可疑药物后一般会在数周内消退,很少会持续数年。虽然狼疮的症状会很快消退,但血清 ANA 浓度可能会在数个月到 2 年的时间内逐渐下降。有研究显示,当血清 ANA 阳性,而患者无狼疮症状,这种情况不需要停药。然而,在实际医疗中,如果在条件允许的情况下,一般改用其他的安全药物。药源性狼疮的防治策略如下:

(1)只有抗核抗体阳性:建议换其他安全药物;或者继续用原有药物,继续观察。

(2)任何狼疮样综合征:立即停药。

(3)持续的全身症状和(或)肌肉骨骼症状:立即停药,对症给予阿司匹林或非甾体抗炎药。

(4)胸膜炎、心包炎、肾损伤:立即停药,开始给予低剂量糖皮质激素[如泼尼松 0.5~1.0mg/(kg·d)],1 周到数个月时间内逐渐减量。

（5）皮肤和关节症状：给予羟氯喹，起始剂量为每次200mg，一天2次，持续使用。

药源性狼疮患者经常在停药后不需要其他治疗就能迅速好转。有骨骼、肌肉症状和中度全身症状的患者（如发热、关节炎、肌肉痛）在没有禁忌证的情况下可以给予抗炎药，如阿司匹林以及其他非甾体抗炎药。当患者有更严重的症状时（如胸膜炎、心包炎、肾损害）需要考虑用短期、低剂量全身性糖皮质激素治疗，避免临床症状进一步恶化。患者有狼疮样皮肤症状时可以给予抗疟药（如氯喹、羟氯喹）。

（姜玲　张圣雨　朱鹏里　冯晓俊）

参 考 文 献

1. Dweik RA, Yaya S, Stacey D, et al. Spontaneous adverse drug reaction reporting by patients in Canada: a multi-method study-study protocol. Springer Plus, 2016, 5 (1): 1-11.

2. Mary AR, Olayinka KA, Onoja AM, et al. Self-reported sulphonamide hypersensitivity reactions in adults living in Ibadan, Nigeria: A cross-sectional, community-based study. Nigerian medical Journal: Journal of the Nigeria Medical Association, 2015, 56 (6): 404-410.

3. Gruchalla RS. Drug metabolism, danger signals, and drug-induced hypersensitivity. The Journal of Allergy and Clinical Immunology, 2001, 108 (4): 475-488.

4. Hernandez-Trujillo VP, Lieberman PL, Chowdhury BA. Drug allergens, haptens, and anaphylatoxins. Clinical Allergy and Immunology, 2004, 18 (18): 387-419.

5. Srinoulprasert Y, Pongtanalert P, Chawengkirttikul R, et al. Engagement of Penicillium marneffei conidia with multiple pattern recognition receptors on human monocytes. Microbiology and immunology 2009, 3 (53): 162-172.

6. Naisbitt DJ, Pirmohamed M, Park BK. Immunopharmacology of hypersensitivity reactions to drugs. Current Allergy and Asthma Reports, 2003, 3 (1): 22-29.

7. Faulkner L, Meng X, Park BK, et al. The importance of hapten-protein complex formation in the development of drug allergy. Current Opinion in Allergy and Clinical Immunology, 2014, 14 (4): 293-300.

8. Gras S, Chadderton J, Del Campo CM, et al. Reversed T Cell Receptor Docking on a Major Histocompatibility Class I Complex Limits Involvement in the Immune Response. Immunity 2016, 4 (45): 749-760.

9. Stefania C, Claudia DP, Paolo C, et al. Cross-dressing: an alternative mechanism for antigen presentation. Immunology letters, 2015, 168 (2): 349-354.

10. Pirmohamed M, Naisbitt DJ, Gordon F, et al. The danger hypothesis—potential role in idiosyncratic drug reactions. Toxicology, 2002, s181-182 (6): 55-63.

11. Pinheiro A, Neves F, Lemos dMA, et al. An overview of the lagomorph immune system and its genetic diversity. Immunogenetics, 2016, 68 (2): 1-25.

12. Parkin J, Cohen B. An overview of the immune system. Lancet, 2001, 357 (9270): 1777-1789.

13. Caron E, Kowalewski DJ, Chiek Koh C, et al. Analysis of Major Histocompatibility Complex (MHC)Immunopeptidomes Using Mass Spectrometry. Molecular and Cellular Proteomics, 2015, 14 (12): 3105-3117.

14. Tisdale JE, Miller DA. Drug-induced diseases: prevetion, detection and management. Bethesda: American Society of Health-System Pharmacists, 2015: 11-16.

15. Swearingen SM, White C, Weidert S, et al. A multidimensional antimicrobial stewardship intervention targeting aztreonam use in patients with a reported penicillin allergy. International Journal of Clinical Pharmacy, 2016, 38 (2): 213-217.

16. Baldo BA, Pham NH. Allergenic significance of cephalosporin side chains. Journal of Allergy and Clinical Immunology, 2015, 136 (5): 1426-1428.

17. Castro EDD, Leblanc A, Sarmento A, et al. An unusual case of delayed-type hypersensitivity to ceftriaxone and meropenem. European Annals of Allergy and Clinical Immunology, 2015, 47 (6): 225-227.

18. Kaufman AY, Solomonov M, Galieva D, et al. Allergic reaction to the tetracycline component of Ledermix paste: a case report. International Endodontic Journal, 2014, 47 (11): 1090-1097.

19. D'Amelio C, Del Pozo JL, Vega O, et al. Successful desensitization in a child with delayed cotrimoxazole hypersensitivity: a case report. Pediatric Allergy and Immunology, 2016, 27 (3): 320-321.

20. Neuman MG, Cohen LB, Nanau RM. Quinolones-induced hypersensitivity reactions. Clinical Biochemistry, 2015, 48 (10-11): 716-739.

21. Lykouras D, Sampsonas F, Kaparianos A, et al. Pulmonary arterial hypertension: need to treat. Inflammation and Allergy Drug Targets, 2008, 7 (4): 260-269.

22. Lee S, Hess EP, Nestler DM, et al. Antihypertensive medication use is associated with increased organ system involvement and hospitalization in emergency department patients with anaphylaxis. The Journal of Allergy and Clinical Immunology, 2013, 131 (4): 1103-1108.

23. Bedocs P, Capacchione J, Potts L, et al. Hypersensitivity reactions to intravenous lipid emulsion in swine: relevance for lipid resuscitation studies. Anesthesia and Analgesia, 2014, 119 (5): 1094-1101.

24. Brereton A, Russell WJ. Anaphylaxis to muscle relaxants: an audit of ten years of allergy testing at the Royal Adelaide Hospital. Anaesthesia and Intensive Care, 2012, 40 (5): 861-866.

25. Koklu E, Kalay S, Koklu S, et al. Fluconazole administration leading to anaphylactic shock in a preterm newborn. Neonatal Network Nn, 2014, 33 (2): 83-85.

26. Jia Y, Lacouture ME, Su X, et al. Risk of skin rash associated with erlotinib in cancer patients: a meta-analysis. J Support Oncol, 2009, 6 (7): 211-217.

27. Ding PN, Lord SJ, Gebski V, et al. Risk of Treatment-Related Toxicities from EGFR Tyrosine Kinase Inhibitors: A Meta-analysis of Clinical Trials of Gefitinib, Erlotinib, and Afatinib in Advanced EGFR-Mutated Non-Small Cell Lung Cancer. Journal of thoracic oncology: official publication of the International Association for the Study of Lung Cancer , 2017, 4 (12): 633-643.

28. 王云,李林峰,陈学荣. 中药引起的皮肤不良反应概况. 中国中西医结合杂志,2002, 22（8）: 635-637.

29. 易艳,李春英,张宇实,等. 3种中药注射剂类过敏反应评价及其机制探讨. 中国中药杂志, 2015, 40（14）: 2711-2716.

30. 李振虎,王化龙,刘艳庭,等. 聚山梨酯80诱发类过敏反应机制研究. 中国新药杂志, 2016, 25（23）: 2664-2669.

31. Panaszek B, Pawlowicz R, Grzegrzolka J, et al. Autoreactive IgE in Chronic Spontaneous/ Idiopathic Urticaria and Basophil/Mastocyte Priming Phenomenon, as a Feature of Autoimmune Nature of the Syndrome. Archivum immunologiae et therapiae experimentalis, 2017, 2 (65): 137-143.

32. Kayabas U, Yetkin F, Firat AK, et al. Ciprofloxacin-induced urticaria and tenosynovitis: a case report. Chemotherapy , 2008, 4 (54): 288-290.

33. Tangamornsuksan W, Lohitnavy O, Kongkaew C, et al. Association of HLA-B*5701 genotypes and abacavir-induced hypersensitivity reaction: a systematic review and meta-analysis. J Pharm Pharm Sci, 2015, 18 (1): 68-76.

34. Mallal S, Phillis E, Carosi G, et al. HLA-B*5701 screening for hypersensitivity to abacavir. N Engl J Med, 2008, 358 (6): 568-579.

35. Sodhi M, Axtell SS, Callahan J, et al. Is it safe to use carbapenems in patients with a history of allergy to penicillin? J Antimicrobial Chemotherapy, 2004, 54 (6): 1155-1157.

36. Baer SL, Wall GC, Skoglund KJ, et al. Lack of cross-reactivity to meropenem in a patient with an allergy to imipenem- cilastatin. J Allergy Clin Immunol, 2004, 113 (1): 173-175.

37. Lee J. Aspirin desensitization as a treatment for aspirin-sensitive chronic spontaneous urticaria. Dermatol Ther, 2014, 28 (1): 4-6.

38. Bigby M. Rates of cutaneous reactions to drugs. Arch Dermatol, 2001, 137 (6): 765-770.

39. Marzano AV, Borghi A, Cugno M. Adverse drug reactions and organ damage: The skin. European Journal of Internal Medicine, 2016, 28: 17-24.

40. Mockenhaupt M. Epidemiology of cutaneous adverse drug reactions. Chem Immunol Allergy, 2012, 97 (3): 1-17.

41. Harr T, French LE. Toxic epidermal necrolysis and Stevens-Johnson syndrome. Orphanet J Rare Dis, 2010, 5 (1): 39.

42. Roujeau JC, Stern RS. Severe adverse cutaneous reactions to drugs. N Engl J Med, 1994, 331 (19): 1272-1285.

43. Gelwix TJ, Beeson MS. Warfarin-induced skin necrosis. Am J Emerg Med, 1998, 16 (5): 541-543.

44. Merk HF, Baron JM, Neis MM, et al. Skin: major target organ of allergic reactions to small molecular weight compounds. Toxicol Appl Pharmacol, 2007, 224 (3): 313-317.

45. Wolf R, Orion E, Marcos B, et al. Life-threatening acute adverse cutaneous reactions. Clin Dermatol, 2005, 23 (2): 171-181.

46. Agero ALC, Dusza SW, Benvenuto-Andrade C, et al. Dermatologic side effects associated with

the epidermal growth factor receptor inhibitors. J Am Acad Dermatol, 2006, 55 (4): 657–670.

47. 文爱东. 抗菌药物规范化及个体化应用指南. 北京: 人民军医出版社, 2011: 272–273.

48. Chantachaeng W, Chularojanamontri L, Kulthanan K, et al. Cutaneous adverse reactions to sulfonamide antibiotics. Asian Pac J Allergy Immunol, 2011, 29 (3): 284–289.

49. Rezakovic S, Pastar Z, Kostovic K. Cutaneous Adverse Drug Reactions Caused by Antituberculosis Drugs. Inflammation & Allergy–Drug Targets, 2014, 13 (4): 241–248.

50. Ying–Fang L, Chih–Hsun Y, Hu S, et al. Severe Cutaneous Adverse Reactions Related to Systemic Antibiotics. Antibiotic–Related SCARs, 2014, 58 (10): 1377–1385.

51. Gold MH, Holy AK, Roenigk HH Jr. Beta–blocking drugs and psoriasis. A review of cutaneous side effects and retrospective analysis o f their effects on psoriasis. J Am Acad Dermatol, 1988, 19 (5 Pt 1): 837–841.

52. Ioulios P, Charalampos M, Efrossini T. The spectrum of cutaneous reactions associated with calcium antagonists: a review of the literature and the possible etiopathogenic mechanisms. Dermatol Online J, 2003, 9 (5): 6.

53. Tuchinda P, Kulthanan K, Khankham S, et al. Cutaneous adverse reactions to calcium channel blockers. Asian Pac J Allergy Immunol, 2014, 32 (3): 246–250.

54. Khurshid F, Aqil M, Alam MS, et al. Monitoring of adverse drug reactions associated with antihypertensive medicines at a university teaching hospital in New Delhi. Daru: Journal of Faculty of Pharmacy, Tehran University of Medical Sciences, 2012, 20 (1): 34.

55. 于迪, 高洁. 70 例别嘌醇引起的严重皮肤不良反应分析. 医药导报, 2015, 34（4）: 558–560.

56. Gerullr, Nelle M, Schaible T. Toxic epidermal necrolysis and Stevens–Johnson: a review. Crit Care Med, 2011, 39（6）: 1521–1532.

57. 曾大勇, 王长连, 黄品芳, 等. 福建汉族人群服用别嘌醇引起严重皮肤不良反应与 HLA-B*5801 关联性. 中国医院药学杂志, 2015, 35（12）: 1119–1121.

58. Hung SI, Chung WH, Liou LB, et al. HLA-B*5801 allele as a genetic marker for severe cutaneous adverse reactions caused by allopurinol. Proc Natl Acad Sci US A, 2005, 102 (11): 4134–4139.

59. Chiu ML, Hu M, Ng MH, et al. Association between HLA–B*58: 01 allele and severe cutaneous adverse reactions with allopurinol in Han Chinese in Hong Kong. Br J Dermatol, 2012, 167 (1): 44–49.

60. Tohkin M, Kaniwa N, Saito Y, et al. A whole–genome association study of major determinants for allopurinol–related Stevens–Johnson syndrome and toxic epidermal necrolysis in Japanese patients. Pharmacogenomics J, 2013, 13 (1): 60–69.

61. 王玉艳, 王洁. 表皮生长因子受体抑制剂相关皮肤不良反应的发生机制与防治. 癌症进展杂志, 2009, 7（4）: 399–406.

62. 钱军, 李慧, 秦叔逵. EGFRI 皮肤毒性的发生机制和处理策略. 现代肿瘤医学, 2009, 17（6）: 1186–1191.

63. 何汝茜, 范甜甜, 包怡心, 等. 抗癫痫药物致皮肤型药物不良反应与基因关系的研究进展. 药物流行病学杂志, 2014, 23（3）: 189–193.

64. Tse-Yuan Liaw, Chung-Hsing Chang. Skin necrosis complicated by warfarin induced protein S deficiency. Journal of the Formosan Medical Association, 2014, 113 (10): 758-759.

65. 苏飞,李峰,渠涛,等. 华法林导致皮肤坏死一例. 中国医学科学院学报,2012,34（3）: 307-309.

66. Ones RW. A review comparing the safety and tolerability of memantine with the acetylcholinesterase inhibitors. Int J Geriatr Psychiatry, 2010, 25 (6): 547-553.

67. Bahrani E, Nunneley CE, Hsu S, et al. Cutaneous Adverse Effects of Neurologic Medications. CNS Drugs, 2016, 30 (3): 245-267.

68. McKenna JK, Lieferman KM. Dermatologic drug reactions. Immunol Allergy Clin North Am, 2004, 24 (3): 399-423.

69. Stella M, Clemente A, Bollero D, et al. Toxic epidermal necrolysis (TEN) and Stevens-Johnson syndrome (SJS): experience with high-dose intravenous immunoglobulins and topical conservative approach: a retrospective analysis. Bums, 2007, 33 (4): 452-459.

70. Dawe RS, Ibbotson SH. Drug-Induced Photosensitivity. Dermatologic Clinics, 2014, 32 (3): 363-368.

71. Trakatelli M, Charalampidis S, Novakovic LB, et al. Photodermatoses with onset in the elderly. British Journal of Dermatology, 2009, 161 (Suppl 3): 69-77.

72. Gould JW, Mercurio MG, Elmets CA, et al. Cutaneous photosensitivity diseases induced by exogenous agents. J Am Acad Dermatol, 1995, 33 (4): 574-576.

73. Kutlubay Z, Sevim A, Engin B, et al. Photodermatoses, including phototoxic and photoallergic reactions (internal and external). Clinics in Dermatology, 2014, 32 (1): 73-79.

74. Karjigi S, Murthy SC, Kallappa H, et al. Early Onset Dapsone-induced Photosensitive Dermatitis: A Rare Side Effect of a Common Drug. Indian J Lepr, 2015, 87 (3): 161-164.

75. Cowen EW, Nguyen JC, Miller DD, et al. Chronic phototoxicity and aggressive squamous cell carcinoma of the skin in children and adults during treatment with voriconazole. J Am Acad Dermatol, 2010, 62 (1): 31-37.

76. Vargas F, Rivas C, Diaz Y, et al. Photodegradation pathways and the in vitro phototoxicity of pyrazinamide, a phototoxic antitubercular drug. J Photochem Photobiol B, 2003, 72 (1-3): 87-94.

77. Lehmann P. Sun exposed skin disease. Clinics in Dermatology, 2011, 29 (2): 180-188.

78. Seto Y, Ochi M, Igarashi N, et al. In vitro photobiochemical characterization of sulfobutylether-β-cyclodextrin formulation of bufexamac. J Pharm Biomed Anal, 2011, 55 (3): 591-596.

79. Cooper SM, Wojnarowska F. Photo-damage in Northern European renal transplant recipients is associated with use of calcium channel blockers. Clinical and Experimental Dermatology, 2003, 28 (6): 588-591.

80. Onoue S, Igarashi N, Yamauchi Y, et al. In vitro phototoxicity of dihydropyridine derivatives: A photochemical and photobiological study. Eur J Pharm Sci, 2008, 33 (3): 262-270.

81. Viola E, Coggiola Pittoni A, Drahos A, et al. Photosensitivity with Angiotensin II Receptor Blockers: A Retrospective Study Using Data from VigiBase (®). Drug Saf, 2015, 38 (10): 1-6.

82. Rutherford T, Sinclair R. Photo-onycholysis due to indapamide. Australas J Dermatol, 2007, 48

(1): 35-36.

83. Beutler BD, Cohen PR. Nab-paclitaxel-associated photosensitivity: report in a woman with non-small cell lung cancer and review of taxane-related photodermatoses. Dermatol Pract Concept, 2015, 5 (2): 121-124.

84. Lee K, Oda Y, Sakaguchi M, et al. Drug-induced photosensitivity to bicalutamide-case report and review of the literature. Photodermatol Photoimmunol Photomed, 2016, 32 (3): 161-164.

85. Escudier B, Eisen T, Stadler WM, et al. Sorafenib for treatment of renal cell carcinoma: final efficacy and safety results of the phase III treatment approaches in renal cancer global evaluation trial. J Clin Oncol, 2009, 27 (20): 3312-3318.

86. Marguery MC, Chouini-Lalanne N, Drugeon C, et al. UV-B phototoxic effects induced by atorvastatin. Arch Dermatol, 2006, 142 (8): 1082-1084.

87. Viola G, Miolo G, Vedaldi D, et al. In vitro studies of the phototoxic potential of the antidepressant drugs amitriptyline and imipramine. IL Farmaco, 2000, 55 (3): 211-218.

88. Kimin B, Eunphil H, Han KD, et al. Evaluation of the phototoxic potential of plants used in oriental medicine. J Ethnopharmacol, 2010, 127 (1): 11-18.

89. Papakonstantinou E, Prasse A, Schacht V, et al. Pirfenidone-induced severe phototoxic reaction in a patient with idiopathic lung fibrosis. J Eur Acad Dermatol Venereol, 2016, 30 (8): 1354-1356.

90. Balagula Y, Newman SB, Lacouture ME. Photodermatosis associated with eculizumab (Soliris): a novel monoclonal antibody directed against the complement protein C5. Am J Hematol, 2010, 85 (5): 392-393.

91. Tisdale JE, Miller DA. Drug-induced diseases: prevention, detection, and management. 2nd ed. Bethesda: American Society of Health-System Pharmacists, 2010: 98-116.

92. 刘坚,吴新荣,蒋琳兰. 药源性疾病监测与防治. 北京:人民军医出版社, 2009: 354-360.

93. Camilla DV, Jan CS, Giampiero G. Drug-induced lupus erythematosus with emphasis on skin manifestations and the role of anti-TNFα agents. Journal of the German Society of Dermatology, 2012, 10 (12): 889-897.

94. Piercarlo SP, Fabiola A, Franco C, et al. Drug-induced lupus erythematosus. Auto-immunity, 2005, 38 (7): 507-518.

95. 胡淑英,董传昌,胡少云. 青霉素引起的罕见药物不良反应. 中国医院药学杂志, 1997, 17 (1): 34.

96. 张杰,李正,刘先蓉,等. 青霉素类抗生素诱发或加重系统性红斑狼疮的临床特征. 华西药学杂志, 1995, 10(4): 247-250.

97. 范雪莉,彭世瑜. 酷似狼疮再发的环丙氟哌酸反应. 国外医学皮肤性病学分册, 1995, 21(2): 115-116.

98. Agnieszka KB, Cezary K, Katarzyna W. Terbinafine-induced subacute cutaneous lupus erythematosus in two patients with systemic lupus erythematosus successfully treated with topical corticosteroids. Postepy Dermatol Alergol, 2013, 30 (4): 261-264.

99. Batchelor JR, Welsh KI, Tinoco RM, et al. Hydralazine-induced systemic lupus erythematosus:

influence of HLA-DR and sex on susceptibility. Lancet, 1980, 1 (8178): 1107-1109.

100. Ratliff NB. Captopril induced lupus. J Rheumatol, 2002, 29 (8): 1807-1808.

101. Ruger RD, Simon JC, Treudler R. Subacute-cutaneous lupus erythematosus induced by Simvastatin. J Dtsch Dermatol Ges, 2011, 9 (1): 54-55.

102. 姚勤,张峻,周琼. 卡马西平致红斑狼疮样综合征 1 例. 药品评价, 2013, 10(24): 45-46.

103. 李征寒,吴东红,徐滨华,等. 甲巯咪唑致药物性狼疮. 药物不良反应杂志, 2014, 16(4): 245-247.

104. Klareskog L, Wajdula J, Yeh P. Low autoantibody and anti-etanercept antibody formation and lack of impact on clinical outcomes after five years of treatment with etanercept in patients with rheumatoid arthritis. Arthritis Rheum, 2005, 52 (Supplement): 543.

105. De Rycke L, Baeten D, Kruithof E, et al. Infliximab, but not etanercept, induces IgM anti-dsDNA antibodies as main antinuclear reactivity: biological and clinical implications in autoimmune arthritis. Arthritis Rheum, 2005, 52 (7): 2192-2201.

106. Robert LR. Drug-induced lupus. Expert Opin Drug Saf, 2015, 14 (3): 361-378.

107. Drory VE, Yust I, Korczyn AD. Carbamazepine-induced systemic lupus erythematosus. Clin Neuropharmacol, 1989, 12 (2): 115-118.

第十一章

药源性生殖系统疾病

生殖系统疾病与某些药物的相关性研究已被广泛报道。根据马萨诸塞州男性衰老研究,51% 的男性有不同程度的勃起功能障碍,其中高达 25% 可能是由药物介导的,最常见的药物是噻嗪类利尿药、β 受体拮抗剂、抗精神病药物和抗抑郁药物[1]。相比之下,药物导致的女性性功能异常或生育异常的研究目前少见文献报道,相关数据较少。本章主要介绍药源性男性性功能障碍、药源性女性性功能障碍、药源性不孕与不育症和药源性致畸。

第一节 药源性男性性功能障碍

男性性功能障碍可以概括地分为 5 个主要类型:性欲异常(性冲动增强或减弱)、勃起功能障碍(阳痿)、射精异常(早泄、延迟射精、射精失败或不射精症、射精量减少或逆行射精)、阴茎持续勃起症(持久性勃起、勃起疼痛)和不育。某些药物可能会引起几种类型的性功能障碍,例如吩噻嗪类抗精神病药物可能会导致性欲减退、勃起功能障碍或阴茎持续勃起症,这些症状可能会同时发生,或是只发生个别症状。根据马萨诸塞州男性衰老研究,高达51% 的 40~69 岁男性有不同程度的勃起功能障碍,服用降压药、口服降糖药、血管舒张药或治疗心脏病药物的男性更为常见。在一项为期 4 年的轻度高血压治疗的研究中,患者对每年的性功能调查作出应答。在治疗 2 年时,勃起障碍在多沙唑嗪组、氯噻酮组和安慰剂组的发病率分别为 2.8%、15.7% 和 4.9%。性功能障碍及其与某些药物的相关性研究已被广泛报道。本节主要针对药源性男性性功能障碍的致病机制、致病药物和临床表现、诊断和鉴别诊断、预防与治疗进行详细介绍。

一、药源性性欲减退

性欲减退是指已婚者在较长的一段时间内,出现明显对性生活要求减少或缺乏的现象。正常人的性欲要求常因各自的体质强弱和所处环境的不同而有很大差异,所以判断性欲减退与否,只宜与各自以往的性欲做纵向比较,不宜与他人的性欲做横向比较。造成性欲减退的因素有很多,长期服用某些药物也可造成性欲低下,即药源性性欲减退。

【致病机制】

男性的性欲与血清雄激素浓度有关。睾酮是主要的男性雄激素,占血液循环中雄激素的 90%,由睾丸产生。血清睾酮是使男性产生性欲的主要激素[2]。二氢睾酮是睾酮的主要活性代谢产物,在维持性欲方面的作用还不清楚。在原发性性腺功能减退患者中血清睾酮浓度低于正常范围,外源性睾酮替代剂能使男性性欲得到恢复。

睾丸产生睾酮的过程由下丘脑－垂体－性腺－肾上腺轴控制。下丘脑促黄体激素释放激素或促性腺激素释放激素的释放增加,刺激了垂体释放促黄体生成素,从而刺激睾丸间质细胞产生睾酮。因此,任何抑制下丘脑释放黄体激素释放激素或垂体释放促黄体生成素的药物,或直接抑制睾丸产生睾酮的药物,都可能会抑制性欲。相似的,任何可能增加血清催乳素水平的药物均可能抑制睾丸产生雄激素,从而间接地影响性欲。睾酮对男性性欲有直接的刺激作用,此外,男性必须在清醒状态下有意识地接受性刺激,可以是视觉的、听觉的、嗅觉的、触觉的或者味觉的性刺激。这些性刺激将在大脑中进行处理,所以任何可能引起镇静或抑制感觉中枢的药物均会抑制性欲。

从理论上讲,超生理水平的血清睾酮浓度可能会增加老年男性患者的性欲。然而,这在临床上并未被证实。给老年男性患者使用过量的睾酮,导致超生理水平的血清睾酮浓度,结果与性欲的增加并无相关性。增加性欲的机制尚不清楚,可能是由于多个因素共同作用的结果,包括作用于小脑幕上的部位。

【致病药物和临床表现】

1. 雌激素类 发生率为8%。雌激素类可导致垂体分泌促黄体生成素减少,睾丸产生睾酮减少,从而导致性欲减退。

2. 强促性腺激素释放激素激动剂 发生率不详(一般在开始治疗后的第2~3周常见)。促性腺激素释放激素强激动剂可导致垂体分泌促黄体生成素减少、睾丸产生睾酮减少,从而降低性欲。

3. 卡马西平 发生率不详。由于卡马西平可降低血清睾酮浓度,从而导致性欲减退。

4. 酮康唑 发生率不详。抑制肾上腺和睾丸产生睾酮[1]。

5. 地高辛 发生率不详。由于地高辛的代谢产物与雄激素竞争受体,导致性欲减退。

6. 螺内酯 发生率不详,日剂量大的患者常见(例如患高醛固酮血症患者)。螺内酯的代谢产物与雄激素竞争受体,抑制睾酮合成,从而导致性欲减退。

7. 氯贝丁酯、吉非贝齐 降低合成雄激素的前体——胆固醇,从而导致性欲减退。

8. 抗抑郁药 三环类,发生率不详(最常见的是叔胺,因其镇静的副作用最大);选择性5-羟色胺再摄取抑制剂,发生率为1%~12%;其他抗抑郁药的发生率为4%。上述抗抑郁药均可引起镇静,导致性欲减退。

9. 甲氧氯普胺 发生率不详。甲氧氯普胺可增加催乳素分泌,导致雄激素产生减少,从而导致性欲减退。

10. 抗精神病药物 吩噻嗪类,发生率不详(具有高度镇静作用的吩噻嗪类常见,镇静作用较弱的药物如氨砜噻吨、氟哌啶醇或者洛沙平少见);非典型抗精神病药物[3],发生率为0.1%~5%,最高达60%。抗精神病药物可增加催乳素分泌,导致雄激素产生减少,从而导致性欲减退;抗精神病药物还有镇静的副作用,进一步加重性欲减退。

11. 西咪替丁 发生率为1%~4%(文献报道的药物大多数是经静脉大剂量给药)。由于增加催乳素分泌,导致雄激素产生减少,从而导致性欲减退;也可能是由于西咪替丁是雄激素受体拮抗剂,从而降低性欲。

12. 乙醇 发生率不详(大剂量乙醇常见,低剂量乙醇反而可以提高性欲)。大剂量乙醇可引起镇静,导致性欲减退[1]。

13. 苯二氮䓬类药物　发生率不详。引起镇静,导致性欲减退。

14. 其他　5α- 还原酶抑制剂[4]（发生率为 6.4%）、可卡因（发生率不详）、锂剂（发生率不详）、阿片类（天然的和合成的,发生率不详）。

【诊断和鉴别诊断】

药源性男性性功能障碍的症状与其他原因导致的性功能障碍相似。在给患者做性功能障碍的诊断时,应该综合考虑患者的现病史、既往史、手术史和合并用药的情况。在很多情况下,还应考虑患者的配偶或其他家庭重要人员提供的信息资料,帮助性功能障碍患者的确诊。既往的病史、处方药和非处方药物治疗的资料是非常重要的,其中有些疾病及其治疗用药或联合用药可能是导致患者性功能障碍的原因。

随着性欲下降,患者可能对性交缺乏欲望或兴趣。患者通常宣称忙于工作,忙于其他活动,或是感觉不舒服,用这些理由作为对性交没有欲望的借口。性欲下降的患者近期通常有离婚、与爱人分居、丧偶、突然失业或焦虑的经历。药源性性欲减退的患者应该连续 2 次测定血清睾酮的浓度,并且应该在每天早晨的相同时间点测定。因为内源性睾酮分泌存在昼夜节律,并且在一天之内其浓度变化非常显著,所以应每天早晨重复测定睾酮浓度。此外,还应检查患者是否存在性腺功能减退的体征,包括男性乳房发育症、肌肉量减少和缩小的睾丸。

1. 药源性性欲减退的诊断　对性交的欲望降低或缺乏,情绪低落;症状与致病药物有时间相关性;男性乳房发育、睾丸缩小、肌肉数量减少、潮热、亚生理量的血清睾酮浓度。

2. 药源性性欲减退的鉴别诊断　睾丸切除（睾丸切除术后）或损伤（例如腮腺炎性睾丸炎）所致的原发性性腺功能减退症;下丘脑或垂体疾病所致的继发性性腺功能减退症;高泌乳素血症。

【预防与治疗】

药源性性欲减退对患者及其伴侣的生活质量会产生不良的影响。抑郁、焦虑、缺乏自信或自尊均可导致性欲减退。将药源性性功能障碍相关的危险因素最小化可能会阻止疾病的发生。性功能障碍的一些相关因素包括年龄 >40 岁、吸烟、过量饮酒、冠状动脉疾病、高血压、糖尿病、脊髓损伤、脑卒中、癌症。可能的危险因素如下[5,6]:

1. 血管危险因素　动脉粥样硬化性心血管疾病;高脂血症;高血压;吸烟;镰状细胞贫血;周围血管疾病。

2. 神经系统危险因素　糖尿病;慢性酒精中毒;骨盆损伤导致的神经损伤;根治性前列腺癌切除术或腹膜后手术;脊髓损伤;脑卒中;帕金森病。

3. 激素相关的危险因素　原发性或继发性性腺功能减退症;高泌乳素血症;甲状腺功能亢进症;甲状腺功能减退症。

4. 心理因素　抑郁;焦虑性障碍;与关系重要的人关系紧张;精神病。

5. 其他危险因素　勃起障碍（例如佩罗尼病、阴茎损伤）;癌症;肥胖;肝衰竭;肾衰竭。

此外,药源性性欲减退在那些合并使用已知的会诱发性欲减退药物的患者中风险更大。如果可能,在年轻的、性生活活跃的男性中应该避免使用已知的会诱发性欲减退的药物。如果不可避免,应在尽量短的时间内使用最低有效剂量。

与性欲减退相关的其他合并疾病应优化治疗。生活方式的改变,如戒烟、减肥、避免过量饮酒（大剂量乙醇降低性欲和继发勃起功能障碍）,在需要时都应施行。初筛时应获取细致、全面的病史和用药史,之后进行有针对性的体检。实验室检查如血清睾酮浓度和精液分析对那些服用可导致性欲减退药物的患者来说并非常规检查,仅对那些有用药史且症状符合药源性性欲减退的患者来说是必需的。预防药源性性欲减退的常规方法如下:保持身心健康的生活方式,如不吸烟、避免过量饮酒、保持理想体重,并定期运动;如果患者有高血压或糖尿病,应优化这些疾病的治疗;如果患者的年龄超过 50 岁,每年应进行泌尿系统检查以评估是否有可能会影响性功能的泌尿生殖道疾病(如前列腺肥大、前列腺癌)。

如果患者需要服用药物,而这些药物可能会导致性欲减退,医疗保健专业人员应该尽可能地考虑尝试下列措施,将药物引起性欲减退的风险最小化:使用该药物的最低有效剂量,改变用药时间以使患者的性生活时间与血浆药物达峰时间错开(这对于半衰期较短的药物或可导致镇静副作用的药物可以奏效),或将药源性性欲减退发病率较高的药物更换为发病率较低的药物。

当药源性性欲减退发生时,建议立即停用可疑药物。足够的洗脱期之后,患者应该重新评估以确定是否仍然存在性欲减退。如果不能停药,减少剂量常能奏效。对于一些特定类型的药源性性功能障碍,具体的治疗方法已有文献描述。然而,在许多情况下,一种特定的疗法是否优于另一种,目前还没有直接的对比研究。此外,药物疗法治疗其他药物导致的性功能障碍并不是首选的管理方法,因为这不仅增加了药物成本,而且增加药物相关的副作用,仅适用于那些经其他疗法治疗失败或其他疗法不可行时。对所有药源性男性性欲减退病例,如果可能,避免致病药物的使用或减少药物的剂量;或更换为另一种不会导致性欲减退的药物;如果前面两种方法均不能奏效或者不能实施,开始应用特定的药物去治疗。

对于已经发生的药源性性欲减退,应该积极采取心理治疗或咨询。如果患者血清睾酮浓度低,若没有禁忌证,可考虑补充睾酮(如环戊丙酸睾酮或庚酸睾酮,每次 200mg,每 3~4 周肌内注射 1 次)。

二、药源性勃起功能障碍

既往将男性"性无能"泛称为"阳痿",直到 1992 年,美国国立卫生院经有关专家讨论,决定用"勃起功能障碍"一词代替阳痿,并将阴茎勃起功能障碍定义为阴茎持续不能达到和(或)维持足够的勃起以获得满意的性生活(性交)。长期服用某些药物可引起勃起功能障碍,即药源性勃起功能障碍。

【致病机制】[5]

阴茎的勃起必须依靠完整的阴茎血管和神经系统。阴茎由 3 个血管体组成,即 2 个阴茎海绵体和 1 个尿道海绵体。当性欲高涨时,海绵体内充血,阴茎勃起。因此,动脉血流量要充足并且动脉流入阴茎海绵体的血量要超过静脉流出的血量。当围绕尿道球部的坐骨海绵体肌收缩时,会压迫阴茎海绵体根部,阻止静脉回流,参与阴茎勃起。因此,降低外周血压的系统性抗高血压药或降低血容量的利尿药可能会使动脉血流量受累,导致男性勃起功能障碍。

中枢神经系统和周围神经系统都参与阴茎的勃起。通过视觉、嗅觉、听觉、触觉、味觉感受的性刺激,大脑沿着脊髓发送神经冲动。交感神经节前纤维来自脊髓胸腰椎 T_{11}–L_2,节后纤维由副交感神经通路的骨盆神经丛传递到海绵体。给予生殖器适当的刺激还可以激动在骶椎骨 S_{2-4} 水平的躯体反射神经电弧。在这两种情况下,乙酰胆碱是主要的神经递质并使阴茎勃起。乙酰胆碱可能通过非胆碱能神经递质如一氧化氮,二级信使,非肾上腺素能神经递质如环磷酸腺苷、环磷酸鸟苷发挥作用,使身体放松,使血液填充到海绵窦中。药物如拮抗乙酰胆碱受体,产生抗胆碱能效应,会引起男性勃起功能障碍。

【致病药物和临床表现】

1. 抗组胺药 发生率不详(抗胆碱能副作用或镇静副作用很大的药物发生率最高)。由于镇静的副作用导致性欲降低,继发勃起功能障碍;抗胆碱能的副作用使进入和充满阴茎海绵体的动脉血流量减少,加重勃起功能障碍。

2. 抗抑郁药[7] 三环类,发生率不详;四环类,发生率为0.1%~1%;去甲肾上腺素和5-羟色胺再摄取抑制剂,发生率为1%~5%;选择性5-羟色胺再摄取抑制剂,发生率为0%~13%(抗胆碱能副作用较少的抗抑郁药其发生率低,如文拉法辛、安非他酮、奈法唑酮以及曲唑酮);单胺氧化酶抑制剂,发生率不详;其他抗抑郁药,发生率为3.4%。抗抑郁药镇静的副作用可导致性欲降低,继发勃起功能障碍;抗抑郁药抗胆碱能的副作用使进入和充满阴茎海绵体的动脉血流量减少,加重勃起功能障碍。

3. 抗帕金森病药 发生率不详。此类药物镇静的副作用导致性欲降低,继发勃起功能障碍;抗帕金森病药抗胆碱能的副作用使进入和充满阴茎海绵体的动脉血流量减少,加重勃起功能障碍。

4. 抗精神病药 非典型抗精神病药物,发生率为0.1%~1%,此类药物中,利培酮是已被报道的发病率最高的药物(发生率>5%);吩噻嗪类,发生率不详(发生率最高的是硫利达嗪,与其他药物相比,硫利达嗪具有最强大的抗胆碱能副作用);氟哌啶醇,阻断中枢神经系统的多巴胺1、多巴胺2受体。吩噻嗪类抗精神病药的高催乳素血症引起性欲下降,继发勃起功能障碍;抗精神病药镇静的副作用导致性欲降低,继发勃起功能障碍;抗胆碱能的副作用使进入和充满阴茎海绵体的动脉血流量减少,加重勃起功能障碍。

5. 乙醇(大剂量) 镇静的副作用导致性欲降低,继发勃起功能障碍。

6. 安眠药 镇静的副作用导致性欲降低,继发勃起功能障碍。

7. 镇静药 镇静的副作用导致性欲降低,继发勃起功能障碍。

8. 利尿药 噻嗪类利尿药,发生率为10%~20%;祥利尿药,发生率不详;螺内酯,发生率为4%~30%(发生率是剂量依赖性的)。利尿药可降低循环血压,导致阴茎海绵体血流量减少,继发勃起功能障碍。

9. 肾上腺素受体拮抗剂 α肾上腺素受体拮抗剂,发生率为0%~2.8%;β肾上腺素受体拮抗剂,发生率为6%~40%(发生率最高的是亲脂性药物,能穿透血脑屏障,发生率是剂量依赖性的)。由于α肾上腺素受体拮抗剂和β肾上腺素受体拮抗剂均能降低循环血压,导致阴茎海绵体血流量减少,继而导致勃起功能障碍。

10. 中枢性α肾上腺素受体激动剂 如可乐定,发生率为3%~7%,最高达24%。其可降低循环血压导致阴茎海绵体血流量减少,继而导致勃起功能障碍。

11. 雌激素 发生率为12%。雌激素可减少血清中的睾酮浓度,导致性欲下降,继发勃起功能障碍。

12. 强促性腺激素释放激素激动剂 发生率为4%。促性腺激素释放激素强激动剂可减少血清中的睾酮浓度,导致性欲下降,继发勃起功能障碍。

13. 其他 5α-还原酶抑制剂(发生率为8.1%~18.5%);塞来昔布[8](发生率不详);钙

通道阻滞剂（发生率 <1%）；巴氯芬（发生率为 0.2%~1.6%）；丙吡胺（发生率为 1%~3%）；吉非贝齐（发生率不详）；胍乙啶（发生率为 54%）；阿片类（发生率高达 50%）；甲基多巴（发生率为 36%，发生率是剂量依赖性的）；碳酸锂（发生率不详）；蛋白酶抑制剂（发生率为 6%）；利血平（发生率不详，发生率是剂量依赖性的）。上述这些药物均是药源性勃起功能障碍的致病药物。

【诊断和鉴别诊断】

　　勃起障碍患者应该完成一套标准的、有效的性功能自我评价表，例如国际勃起功能指数或简洁的性功能评估表，并且治疗前后均应实施。体格检查包括外生殖器的外观检查和骨盆神经功能的评估，包括生殖器疼痛敏感性评估、海绵体肌反射和肛门括约肌张力评估[5]。

　　勃起功能障碍患者表现为阴茎勃起不充分，从而导致性交失败。周期性勃起功能障碍一般可以接受，然而，如果一个患者在超过 50% 的性交中经历了勃起功能障碍，但是希望性行为活跃，则应该接受药物治疗。对勃起功能障碍患者，通常没有明确的诊断性试验。磷酸二酯酶抑制剂（如西地那非）对绝大多数不论何种原因导致的勃起功能障碍都有效，因此诊断试验是不必要的。对磷酸二酯酶抑制剂没有反应的患者或者那些怀疑需要特定外科手术的器质性性功能障碍患者可考虑进行夜间阴茎勃起试验、阴茎多普勒超声、海绵体造影及压力测定。

　　1. 药源性勃起功能障碍的诊断　阴茎勃起不充分致性交失败，配偶对此表示不满和挫败感；症状与致病药物有时间相关性；刺激后阴茎不能勃起。患者可能患有某种可致勃起功能障碍的疾病，同时正在服用可引起勃起功能障碍的药物。例如患者可能患有抑郁症，需要服用抗抑郁药；阴茎弯曲度消失或者明显硬结；没有感染的症状。

　　2. 药源性勃起功能障碍的鉴别诊断　血管性疾病（如高血压、动脉粥样硬化性心血管疾病、周围血管病）；神经系统疾病（例如糖尿病、脊髓损伤、脑卒中、前列腺癌根治术后、盆腔后外伤致骨盆神经损伤、慢性酒精中毒、周围神经病变、帕金森病）；精神障碍性疾病（例如抑郁、精神分裂症、焦虑症）；内分泌疾病（如原发性或继发性性腺功能低下、高泌乳素血症，这些疾病导致性欲减退，继发勃起功能障碍）；阴茎疾病（例如阴茎硬结症、阴茎外伤、阴茎异常勃起史）。

【预防与治疗】

　　将药源性勃起功能障碍相关的危险因素最小化可能会阻止疾病的发生。性功能障碍的一些相关因素包括年龄 >40 岁、吸烟、过量饮酒、冠状动脉疾病、高血压、糖尿病、脊髓损伤、脑卒中、癌症。可能的危险因素如下[5,6]：

　　1. 血管危险因素　动脉粥样硬化性心血管疾病；高脂血症；高血压；吸烟；镰状细胞贫血；周围血管疾病。

　　2. 神经系统危险因素　糖尿病；慢性酒精中毒；骨盆损伤导致的神经损伤；根治性前列腺癌切除术或腹膜后手术；脊髓损伤；脑卒中；帕金森病。

　　3. 激素相关的危险因素　原发性或继发性性腺功能减退症；高泌乳素血症；甲状腺功能亢进症；甲状腺功能减退症。

　　4. 心理因素　抑郁；焦虑性障碍；与关系重要的人关系紧张；精神病。

　　5. 其他危险因素　勃起障碍（如佩罗尼病、阴茎损伤）；癌症；肥胖；肝衰竭；肾衰竭。

　　此外，应该避免使用已知会诱发勃起功能障碍的药物。如果不可避免，应在尽量短的时间内使用最低有效剂量。与勃起功能障碍相关的其他合并疾病应优化治疗,包括生活方式的改变。如果患者需要服用药物,而这些药物可能会导致勃起功能障碍,医疗保健专业人员应该尽可能地考虑尝试下列措施,将药物引起勃起功能障碍的风险最小化:使用该药物的最低有效剂量,改变用药时间以使患者的性生活时间与血浆药物达峰时间错开(这对于半衰期较短的药物或可导致镇静副作用的药物可以奏效),或将药源性勃起功能障碍发病率较高的药物更换为发病率较低的药物。

当药源性勃起功能障碍发生时,建议立即停用可疑药物。足够的洗脱期之后,患者应该重新评估以确定是否仍然存在勃起功能障碍。如果不能停药,减少剂量常能奏效。更重要的是,在药源性勃起功能障碍的治疗中,关键是使用那些导致勃起功能障碍发生率更低的药物去替代致病药物。如果前面两种方法均不能奏效或者不能实施,开始应用特定的药物去治疗。

使用磷酸二酯酶抑制剂(如性交前 1 小时口服西地那非,25~50mg)[9];如果口服药无效或有禁忌证,阴茎海绵体内注射前列地尔(如性交前 30 分钟,阴茎海绵体内应用前列地尔 10mg);如果口服药无效或有禁忌证,启动真空勃起装置;最后的治疗手段为阴茎假体植入手术,其非常有效,但与药物治疗相比存在更多的潜在不良反应。

三、药源性射精障碍

射精障碍是指男性在性交高潮过程中精液不能正常排出的一种病理状态或射精无力的现象。射精障碍作为性功能障碍中的一种,是男性性功能障碍中发生率较高的一种疾病。射精障碍尤其是药源性射精障碍,给很多男性朋友的性生活带来了严重困扰。

【致病机制】

男性在性交高潮时精液从尿道顺行射精。顺行射精需要喷射(或精液从前列腺、精囊、输精管流动进入近端尿道)、膀胱颈括约肌的收缩(防止逆行的精液流入膀胱)、尿道周围的骨骼肌收缩,然后推动一次射出的精液离开尿道完成射精。喷射和膀胱颈的关闭都是由肾上腺素调节的,因此突触后 α 肾上腺素能受体拮抗剂(例如坦索罗辛)阻断去甲肾上腺素受体,即可能导致逆向射精或射精失败。顺行射精时精液从后尿道到离开患者的身体是由副交感神经介导的,因此有抗胆碱能作用的药物可能会导致射精延迟。此外,刺激中枢 5-羟色胺受体也会抑制射精,因此选择性 5-羟色胺再摄取抑制剂与不射精症有关[10]。

精液主要由 3 个主要部分组成,即输精管中包含精子的液体、精囊液中包含果糖的液体和前列腺中的前列腺液。一次正常的射精量为 2ml 或更多。射精量的 75%~80% 来自精囊、10% 来自前列腺,这两个都是雄激素依赖性组织。因此,影响这些靶组织产生睾酮的药物(如非那雄胺)能减少射精量。

【致病药物和临床表现】

1. α 肾上腺素受体拮抗剂[11]　发生率为 4%~5%(坦索罗辛的发生率最高,0.4mg/d 坦索罗辛导致的射精障碍发生率为 8.4%,0.8mg/d 的发生率为 18.1%)。α 肾上腺素受体拮抗剂使性交过程中膀胱颈松弛,从而导致逆行射精或延迟射精。

2. 抗精神病药物　非典型抗精神病药物[12,13],发生率为 0.1%~5%;吩噻嗪类抗精神病药物,发生率不详;氟哌啶醇,发生率不详。吩噻嗪类、非典型抗精神病药物导致性交过程中膀胱颈松弛,继而导致逆行射精或延迟射精;吩噻嗪类的抗胆碱能副作用进一步加重射精障碍。

3. 5α- 还原酶抑制剂 发生率为 0.1%~7.2%。该类药物使前列腺容量减少,导致前列腺产生前列腺液的能力下降,同时使精液量减少,从而导致射精障碍。

4. 抗抑郁药 三环类,发生率不详;四环类,发生率 <0.1%,证据级别 A[14];去甲肾上腺素和 5- 羟色胺再摄取抑制剂,发生率为 2%~3%,证据级别 A[15];选择性 5- 羟色胺再摄取抑制剂,发生率为 6%~28%[16,17](使用帕罗西汀治疗的患者射精障碍的发生率高达 50%,同类药物中帕罗西汀的发生率最高);三唑嘧啶类,发生率不详;单胺氧化酶抑制剂,发生率不详;其他类抗抑郁药[18],发生率为 0.1%~1%。三环类抗抑郁药的抗胆碱能副作用导致射精延迟;选择性 5- 羟色胺再摄取抑制剂激动中枢 5- 羟色胺 2 受体,导致射精失败;曲唑酮激动中枢 5- 羟色胺受体,导致外周 α 肾上腺素被阻断,继而导致射精障碍。

5. 抗胆碱能药 抗胆碱能的副作用导致射精延迟。

6. 胍乙啶 阻断输精管收缩导致射精延迟。

7. 噻嗪类利尿药[19] 发生率不详。此类药物导致的射精障碍发病率较低,而勃起功能障碍和性欲减退的发病率很高。

8. 其他 巴氯芬,发生率不详;萘普生,发生率不详。此类药物可导致药源性射精障碍。

【诊断和鉴别诊断】

射精障碍患者可能伴随着一系列症状,包括早泄、射精量减少、逆行射精、延迟射精、不射精或射精失败。早泄患者在阴茎插入阴道的 1 分钟内或在高潮到达前射精,通常伴随着迅速的勃起消退,导致伴侣对患者的性交表现不满意。又或者一些患者主诉射精量减少。这个问题的确认需要在患者射精发生之前或之后测量射精量,这在临床实践中很难操作,因此这一般是患者的主观描述。此外,逆行射精患者通常会主诉性交时阴道干涩,并且在高潮时没有顺行的精液流动。然而在性交后第 1 次排尿时,患者会发现尿液浑浊,这是因为其中包含了精液,并经过显微镜检查得到确认。无精症是一种射精失败,可能是由于射精障碍或延迟射精,无精症患者的症状可能与延迟射精相似。

对于射精功能障碍患者,应要求其在医院、诊所的可控条件下提供精液样本。每个样本应在不同日期收集,样本采集前 3 天应禁止性生活。检查样本的精液量、精子活力和形态。如果怀疑是逆行射精,射精后的尿液标本也应检查,以评估是否有精子存在。

1. 药源性射精障碍的诊断 ①不射精、射精量减少或延迟射精。患者主诉阴道干涩或高潮时满意度或愉悦度缺乏。如果是逆行射精,患者诉性交后第 1 次排尿时尿液浑浊。如果是早泄,患者诉在性交前或高潮到达前射精。伴侣对患者可能表示不满和沮丧;②症状与药物使用有时间相关性;③如果延迟射精或逆行射精,性交后尿液的显微镜检查可见精子。如果是射精减少,精液量少于 2~6ml。

2. 药源性射精障碍的鉴别诊断 ①提前射精或延迟射精:焦虑症;②逆行射精:前列腺癌根治术后、外科手术损伤膀胱颈或有糖尿病。

【预防与治疗】

将药源性射精障碍相关的危险因素最小化可能会阻止疾病的发生。性功能障碍的一些相关因素包括年龄 >40 岁、吸烟、过量饮酒、冠状动脉疾病、高血压、糖尿病、脊髓损伤、脑卒中、癌症。同时,应该避免如前所述的可能的危险因素[27]。避免使用已知会诱发射精障的药物。如果不可避免,应在尽量短的时间内使用最低有效剂量。与射精障碍相关的其他合并疾病应优化治疗,包括生活方式的改变。如果患者需要服用药物,使用该药物的最低有效剂量,改变用药时间以使患者的性生活时间与血浆药物达峰时间错开,或将药源性射精障碍发病率较高的药物更换为发病率较低的药物。当药源性射精障碍发生时,建议立即停用可疑药物。如果不能停药,减少剂量常能奏效。如果前面两种方法均不能奏效或者不能实施,开始应用特定的药物去治疗射精障碍:性交前 7 天每天使用丙米嗪 25~50mg,或性交前 3 天每天应用伪麻黄碱 60mg,一日 4 次。如果早泄,手动挤压龟头可能会有帮助[10];或者应用 2% 利多卡因凝胶,可降低阴茎龟头对触觉刺激的敏感性。舍曲林 50mg/d,用 1~2 周;或氯米帕明 25~50mg/d,用 1~2 周,因其可延缓射精时间,已有一些病例治疗成功[20]。

四、药源性阴茎异常勃起

阴茎异常勃起是指在非刺激条件下引起的阴茎持续勃起,或性高潮后也不疲软,常伴有疼痛。异常勃起可发生于任何年龄段。性行为时间过长、昆虫叮咬或长期应用某些药物可导致阴茎异常勃起。

【致病机制】

高潮和射精后,阴茎恢复疲软状态。勃起消退的发生是由于静脉流出的血量超过动脉流入的血量。勃起消退是由交感神经介导的,去甲肾上腺素通常会导致小动脉收缩,动脉流入的血量减少,引起阴茎海绵体血管收缩,从而增加了静脉流出的血量,阴茎最终变得疲软。β_2 肾上腺素激动外周血管引起静脉扩张,提高静脉流出量,促进血液从阴茎海绵体排空。

当勃起不消退,并且在缺乏性刺激时阴茎勃起仍然持续,称为阴茎异常勃起。阴茎疼痛可能是由于阴茎淤血和阴茎海绵体组织缺氧。如果阴茎异常勃起没有自行好转或未给予适当治疗,可能会导致阴茎海绵体永久性的损伤。药源性阴茎异常勃起的机制未明,可能是由于药物导致的阴茎海绵体小动脉的血流入增加(如肼屈嗪),α 肾上腺素受体抑制剂介导的静脉血流出量减少(如酚妥拉明、吩噻嗪类、曲唑酮),患者的血小板或凝血功能障碍导致的阴茎海绵体淤血(如肝素、华法林),或其他的一些机制。

【致病药物和临床表现】

1. 静脉用脂肪乳剂 发生率不详。静脉用脂肪乳剂可引起高凝状态而导致阴茎异常勃起。

2. 抗精神病药物 非典型抗精神病药物[21-26],发生率为 0.1%~1%;吩噻嗪类,发生率不详。吩噻嗪类以及非典型抗精神病药物可阻断 α 肾上腺素受体,导致阴茎异常勃起。

3. 抗抑郁药 抗抑郁药导致阴茎异常勃起的发生率不详;三唑嘧啶类[8]的发生率不详;选择性 5- 羟色胺再摄取抑制剂的发生率不详。其中三环类可阻断 α 肾上腺素受体,导致阴茎异常勃起;曲唑酮、选择性 5- 羟色胺再摄取抑制剂、安非他酮可阻断 α 肾上腺素受体,导致阴茎异常勃起。此外,此类药物还可激动中枢 5- 羟色胺受体,导致低流量型阴茎异常勃起。

4. α 肾上腺素受体拮抗剂 发生率 <1%,证据级别 A;酚妥拉明,发生率不详(海绵窦内大剂量使用或与其他可引起阴茎异常勃起的药物联用时发生率较高)。α 肾上腺素受体拮抗剂使小动脉血管舒张,使进入阴茎海绵体的血流量增加,从而导致阴茎异常勃起。

5. 罂粟碱[27]　发生率不详（海绵窦内大剂量使用或与其他引起勃起异常的药物联用时发生率较高）。罂粟碱增加阴茎海绵体中的环腺苷酸（cAMP）含量，使窦状小管的血液充盈增加，导致阴茎异常勃起。

6. 前列地尔　发生率为0.4%（海绵窦内或尿道内大剂量使用或与其他可引起勃起异常的药物联用时发生率较高）。前列地尔能增加阴茎海绵体中的cAMP含量，使窦状小管的血液充盈增加，导致阴茎异常勃起。

7. 肼屈嗪　发生率不详。肼屈嗪可使小动脉血管舒张，导致阴茎海绵体的血流量增加，使阴茎异常勃起。

8. 他达拉非、西地那非、伐地那非　增加阴茎海绵体中的环鸟苷酸（cGMP）含量，使海绵体内平滑肌松弛，血液充盈增加，使阴茎异常勃起。

9. 肝素　发生率不详。可引起高凝状态，使阴茎异常勃起。

10. 华法林　发生率不详。可引起高凝状态，使阴茎异常勃起。

11. 其他　可卡因，发生率不详；乙醇，发生率不详；磷酸二酯酶抑制剂，发生率不详。此类药物可使阴茎异常勃起。

【诊断和鉴别诊断】

阴茎异常勃起患者通常有镰状细胞贫血或慢性粒细胞白血病、使用那些可引起阴茎异常勃起的药物、不正常的长时间性交或者药物滥用史。由于几小时痛苦的持续勃起，患者会非常紧张或寻求急诊治疗。由于阴茎异常勃起更常涉及的部位是阴茎海绵体而非尿道海绵体，所以阴茎背侧会很坚硬，而不是阴茎腹侧。

1. 药源性阴茎异常勃起的诊断　没有性刺激时阴茎长时间勃起；阴茎疼痛，颜色变蓝；症状与致病药物有时间相关性；体格检查可见阴茎背侧僵直坚硬、腹侧柔软。

2. 药源性阴茎异常勃起的鉴别诊断　镰状细胞（贫血）病；慢性粒细胞白血病；凝血功能障碍；性生活过度；药物滥用；脊髓损伤。

【预防与治疗】

未经治疗、药物或手术疗效不佳的阴茎异常勃起可导致阴茎纤维化，进而导致不可逆性的勃起功能障碍。1例罕见的情况是罂粟碱诱导阴茎异常勃起，进而导致肺栓塞。药源性阴茎异常勃起在那些合并使用已知的会诱发阴茎异常勃起药物的患者中风险更大。如果可能，在年轻的、性生活活跃的男性中应该避免使用已知会诱发阴茎异常勃起的药物。如果不可避免，应在尽量短的时间内使用最低有效剂量。与阴茎异常勃起相关的其他合并疾病应优化治疗。生活方式的改变，如戒烟、减肥、避免过量饮酒（大剂量乙醇降低性欲和继发勃起功能障碍）在需要时都应施行。

对所有药源性阴茎异常勃起病例，治疗方案如下：如果可能，避免致病药物的使用或减少药物的剂量；更换为另一种不会导致阴茎异常勃起的药物；如果前面两种方法均不能奏效或者不能实施，开始应用下述方法去治疗阴茎异常勃起。

使患者镇静，将可能导致或加剧阴茎异常勃起的中枢神经系统的刺激减少；将患者安置在一个安静、昏暗的房间里；用冰块冷敷阴茎；如果必要的话，从海绵体抽吸和冲洗淤血；海绵体的动静脉分流手术是最后的治疗手段。

五、药源性不育

不育症为一种生殖性障碍,指 1 年内不采取避孕方法而性交后妊娠又失败者,其发生率约为 15%,并有不断增长的趋势。近年来医学研究发现,10%~30% 的不育症是由药物所致的,即药源性不育。

【致病机制】

男性的生育能力依赖于多种生理功能:充分数量和质量的精子产生,精子被有效排出并进入前列腺尿道。黄体生成素和促卵泡激素对青春期精液的产生是必需的,青春期过后,维持精子产生是依赖于促卵泡激素刺激睾丸 Sertoli 细胞和在生精小管有足够浓度的睾酮存在,使精原细胞分化成熟为精子[10]。正常的精液参数包括 2~6ml 精液量,每毫升精液至少含 2000 万个精子,至少 50%~60% 的活动精子,30% 的精子形态正常[10,28]。尽管定义不尽相同,但不育通常是指女性伴侣通过 1 年以上时间的尝试仍然无法怀孕,可能是由于精液中的精子数量不足、精子形态不正常干扰了精子的运动和穿透卵子的能力。因此,药源性不育可能是由于药物对睾丸 Sertoli 细胞的损害(如抗肿瘤的烷化剂、放疗),干扰精子的成熟(如抗雄激素类药物),或干扰精子的活力(如柳氮磺吡啶、阴道杀精剂)。抗肿瘤药对生殖道上皮的损伤程度取决于所使用药物的药理作用(烷化剂的损伤程度最强,接下来依次为抗代谢药、长春碱类、甲基苄肼和顺铂)、用药剂量(高剂量较低剂量能引起更严重的损伤)、联合使用烷化剂(比单药治疗更严重)、患者的年龄(青春期男性相比成年患者更能抵抗抗肿瘤化疗药的影响)、联合放疗(比单独化疗更严重)等。

【致病药物和临床表现】

1. 抗肿瘤药 顺铂,发生率高达 100%(当顺铂用于治疗睾丸癌时,不育的发生率高达 100%;当剂量达到 $0.6g/m^2$ 或更高时,大多数患者发生无精症);烷化剂,发生率高达 100%(如果化疗结合放疗或者与其他已知会影响精子产生的化疗药联合化疗,药源性不育的发生率随剂量和治疗持续时间的增加而增加)。抗肿瘤药损害睾丸生精上皮,影响精子产生,从而导致不育。

2. 雌激素 发生率不详(可能常见,但发生率未见报道)。雌激素降低血清睾酮的浓度或阻断睾酮与受体的结合,从而干扰精原细胞的成熟,导致不育。

3. 强促性腺激素释放激素激动剂 发生率不详(可能常见,但发生率未见报道)。促性腺激素释放激素强激动剂可降低血清睾酮的浓度或阻断睾酮与受体的结合,从而干扰精原细胞的成熟,导致不育。

4. 酮康唑 发生率不详(发生率是剂量相关性的,常规剂量其发生率未见报道,大剂量时发生率较高)。酮康唑降低血清睾酮的浓度或阻断睾酮与受体的结合,从而干扰精原细胞的成熟,导致不育。

5. 螺内酯 发生率不详(发生率是剂量相关性的)。螺内酯降低血清睾酮的浓度或阻断睾酮与受体的结合,从而干扰精原细胞的成熟,导致不育。

6. 蛋白同化激素 发生率不详(发生率是剂量相关性的)。蛋白同化激素抑制促卵泡素和促黄体生成素,影响精子的产生和成熟,导致不育。

7. 西咪替丁 发生率不详。西咪替丁可阻断雄激素受体,影响精原细胞的成熟,导致不育。

8. 乙醇,慢性使用   其发生率不详(可能常见,但发生率未见研究)。慢性使用乙醇时,可减少睾酮的生成,影响精子成熟,导致不育。

9. 柳氮磺吡啶   发生率不详。柳氮磺吡啶可减少精子产生,影响其成熟和运动能力,导致不育。

10. 呋喃妥因   发生率不详(发生率是剂量相关性的,常规剂量其发生率未见报道,大剂量时发生率较高)。呋喃妥因抑制精子成熟和蛋白合成,影响精子运动能力,从而导致不育。

11. 红霉素   发生率不详。红霉素可减少精子的活动度和数量,从而导致不育。

12. 其他   糖皮质激素,发生率为100%(见于药理剂量的糖皮质激素与其他抗肿瘤化疗药联合使用的患者);卡马西平发生率不详[29];吩噻嗪类,发生率不详。这些药物均可导致药源性不育。

【诊断和鉴别诊断】

不育是指患者尝试1年多的时间仍不能成功使女性伴侣怀孕。然而,由于原因可能是多方面的,因此诊断性评估确定病因需要做大量的检查。

精液分析及血清卵泡刺激素浓度测定可用于诊断不育症患者。药源性不育症患者由于睾丸损伤,常表现为卵泡刺激素浓度增加,无精症/少精症,精液量减少,精子活动、形态异常,或上述所有这些情况同时存在。抗肿瘤化疗药是导致不育最常见的原因之一,通常从化疗后8~12周开始发病。不育症的发病率和持续时间在那些反复使用大剂量的烷化剂患者中更高,这与精原细胞广泛损伤有关。由于精原细胞和干细胞数量的大量减少,生育功能能否恢复依赖于化疗后剩余的有功能的精原细胞。末次化疗后,生育功能恢复显著延迟,甚至长达几年。

1. 药源性不育的诊断   女性伴侣经过1年多的努力仍未怀孕;症状与致病药物有时间相关性;精液分析结果异常:精液量少于2~6ml,每毫升精液少于2000万个精子,活动精子少于50%~60%,形态正常的精子少于30%;血液中的卵泡刺激素浓度增加。

2. 药源性不育的鉴别诊断   骨盆广泛放疗;睾丸癌;睾丸缺失或无功能;原发性或继发性性腺功能减退症;高泌乳素血症;隐睾症;附睾或输精管梗阻(例如先天性囊性纤维化)。

【预防与治疗】

首先应将药源性不育相关的危险因素最小化,可能会阻止疾病的发生。一些相关因素包括年龄>40岁、吸烟、过量饮酒、冠状动脉疾病、高血压、糖尿病、脊髓损伤、脑卒中、癌症。可能的危险因素[5,6]如下:

1. 血管危险因素   动脉粥样硬化性心血管疾病;高脂血症;高血压;吸烟;镰状细胞贫血;周围血管疾病。

2. 神经系统危险因素   糖尿病;慢性酒精中毒;骨盆损伤导致的神经损伤;根治性前列腺癌切除术或腹膜后手术;脊髓损伤;脑卒中;帕金森病。

3. 激素相关的危险因素   原发性或继发性性腺功能减退症;高泌乳素血症;甲状腺功能亢进症;甲状腺功能减退症。

4. 心理因素   抑郁;焦虑性障碍;与关系重要的人关系紧张;精神病。

5. 其他危险因素   勃起障碍(例如佩罗尼病、阴茎损伤);癌症;肥胖;肝衰竭;肾衰竭。

此外,避免使用已知会诱发不育的药物。如果不可避免,应在尽量短的时间内使用最低有效剂量。其他合并疾病应优化治疗,包括生活方式的改变,如戒烟、减肥、避免过量饮酒。预防药源性不育的常规方法如下:保持身心健康的生活方式,如不吸烟、避免过量饮酒、保持理想体重,并定期运动;如果患者有高血压或糖尿病,应优化这些疾病的治疗;如果患者的年龄超过 50 岁,每年应进行泌尿系统检查以评估是否有可能会影响性功能的泌尿生殖道疾病(例如前列腺肥大、前列腺癌)。

如果患者需要服用药物,而这些药物可能会导致不育,医疗保健专业人员应该尽可能地考虑尝试下列措施,将药物引起性功能障碍的风险最小化:使用该药物的最低有效剂量,改变用药时间以使患者的性生活时间与血浆药物达峰时间错开,或将药源性不育发病率较高的药物更换为发病率较低的药物。

当药源性不育发生时,建议立即停用可疑药物。足够的洗脱期之后,患者应该重新评估以确定是否仍然存在药源性不育。如果不能停药,减少剂量常能奏效。对于一些特定类型的药源性性功能障碍,具体的治疗方法已有文献描述。然而,在许多情况下,一种特定的疗法是否优于另一种,目前还没有直接的对比研究。此外,和药源性性欲减退相似,对于药源性不育的药物疗法,如果可能,避免致病药物的使用或减少药物剂量;更换为另一种不会导致性功能障碍的药物;如果前面两种方法均不能奏效或者不能实施,开始应用特定的药物去治疗性功能障碍。

使患者确信,末次化疗后的很长一段时间之后,生育功能可能会恢复。然而,何时恢复取决于化疗对生殖细胞的损伤程度,如果是肿瘤患者,继续接受化疗的获益远大于药物副作用[20];有时,通过使用低剂量联合用药,并选择联用那些不育风险较低的药物,可将这种副作用最小化;尽管各种激素疗法均试过,例如睾酮补充疗法、枸橼酸克罗米芬、人绒毛膜促性腺激素,但均无效。

药源性性功能障碍患者的责任医师应该对性功能障碍种类有一个清晰的认识,在与患者讨论具体问题时不应混淆[20]。应告知患者,药物引起的性功能障碍(烷化剂引起的不育除外)通常是可逆的,停药后可恢复正常。应告知患者服用药物可能发生性功能障碍的具体类型及症状。建议患者改变生活方式(例如戒烟、减少酒精摄入),可减少药源性性功能障碍的风险。应告知患者如果性功能障碍对其生活方式或质量产生负面影响时,应咨询药师或医师。应告知患者避免使用非处方药物、毒品和一些草药,包括可能引起镇静作用、有抗胆碱能作用、有抗雄激素作用的药物,或抑制肝脏药物代谢的药物,因为这些因素可加重药源性性功能障碍。此外,患者服用其他任何新的药物前,应先告知药师和医师,以便检查两种药物之间是否存在导致或加重药源性性功能障碍的相互作用。如果存在阴茎异常勃起的危险因素(例如患者有镰状细胞贫血或是使用可引起勃起的药物),同时患者持续勃起4 小时或 4 小时以上,应立即就医。癌症广泛放疗和化疗可能会导致睾丸不可逆性的损伤和不育,因此应该建议患者化疗前储存精子;化疗后,为了尽量减少因持续性药源性突变精子的致畸作用,应该建议患者在末次化疗后的 6 个月~2 年再生育。

对于药源性性功能障碍患者,责任医师应与其谈话,回答他们的问题,预测他们可能会担忧的事情并予以帮助。应绝对尊重患者的隐私,医患交流应在一个安静、安全的区域内进行。医师应持以关怀与尊重的态度,在处理患者的问题时无偏见。

一些患者在与医师讨论其性功能障碍时难以启齿,这时责任医师应给予积极帮助。例如医师可以在患者随访时边书写处方边对患者说,"该药常规剂量就可能诱发性功能障碍,你存在这个问题吗？"这样的谈话立即让患者放松,因为医师刚才提醒的问题不是发生在他一个人身上的,而是普遍性的问题。同时,一些患者在出现药源性性功能障碍时会拒绝继续服用必要的药物治疗。在这种情况下,医师或药师应该和患者讨论服用该药的获益和风险、服用该药的注意事项,并为患者关心的问题及其药源性性功能障碍提供管理策略。

（杨婉花　何娟）

第二节　药源性女性性功能障碍

　　同男性一样,女性也存在性功能障碍,严重影响妇女的生活质量。相对来说,女性性功能障碍（female sexual dysfunction, FSD）的基础和临床研究较少,也没有给予足够的重视。近年来研究表明,女性性功能障碍的发病率较高,并与年龄相关,有 20%~50% 的女性发生此症[30]。美国人口普查数据表明,在 50~74 岁的妇女中有 970 万人存在 FSD,表现为性欲减退、性唤起困难、阴道滑润度下降、性交时疼痛不适或难以达到高潮[31]。美国迈阿密的 F.B 霍尔维等在 2001 年 1—4 月对年龄在 21~80 岁的妇女进行调查发现,性欲低下最为常见,21~30 岁组和 80 岁以上组分别占 25% 和 89%;这两个年龄组的性唤起障碍分别为 7% 和 72%,性高潮障碍分别为 12% 和 45%,无性交者分别占 17% 和 67%。统计分析表明,在年龄增长和性欲低下与性唤起障碍之间存在显著的负相关关系[32]。

　　【致病机制】

　　1. 神经性原因　中枢神经系统疾病,如多发性硬化、帕金森病和周围神经疾病如糖尿病性神经病变均可引起 FSD。女性心理性阴道滑润和性高潮要通过神经系统介导或反射来完成,若高位脊髓完全损伤可致阴道干涩,低位脊髓完全损伤则不能获得性高潮;若损伤只是部分性的,则这两种功能可以保存或部分保留。

　　2. 血管性原因　性兴奋时女性生殖系统的血管扩张、血供增加,这就需要一套健全的血管床,尤其是髂动脉及其分支。腹主动脉末端的骑跨性血栓会阻塞双侧髂动脉,可引起男、女性的性功能障碍;某些疾病如高血压、高血脂、动脉粥样硬化、心脏病、糖尿病和吸烟等可影响髂动脉或其分支的血流,减少阴蒂及阴道的血供,导致缺血。任何外伤,如骨盆骨折、盆腔手术,甚至长期骑自行车的会阴部慢性挤压均可使阴道阴蒂血流减少而引起 FSD。

　　3. 心理性因素　FSD 多由器质性原因导致,但心理性因素显著影响性功能也是不容忽视的事实。当患有抑郁症、焦虑症等精神疾病,又服用抗抑郁药治疗时,疾病和药物的双重影响将必然导致 FSD 的出现。

　　4. 内分泌原因　下丘脑－垂体－性腺轴的任何部位发生疾病或功能障碍均可引起 FSD,下丘脑肿瘤、垂体腺瘤、双侧卵巢切除、药物或放疗去势、生理性绝经、卵巢功能衰竭或长期应用避孕药等均可引起 FSD,主要症状为缺乏性欲、不易激起性冲动、阴道及外阴滑润度缺乏。

　　【致病药物和临床表现】

　　任何能改变患者精神状态、神经传导、生殖器官血流量或性激素水平的药物都有可能导致 FSD,包括钙通道阻滞剂、H_2 受体拮抗剂（西咪替丁、法莫替丁）、甲氧氯普胺、非甾体解热镇痛抗炎药如吲哚美辛、其他药物包括苯妥英钠、地高辛等。长期大量吸烟和饮酒也是 FSD 的致病因素。常见的易引起 FSD 的药物如下[33, 34]：

1. 降压药

（1）利血平和其他萝芙木生物碱：可降低性欲，使原来患有性功能障碍及性欲减退者更趋严重。利血平使儿茶酚胺耗空，从而导致性欲降低。

（2）噻嗪类利尿药：可致女性性功能紊乱，最常见的是阴道润滑度降低。

（3）螺内酯：是醛固酮拮抗剂，具有明显的黄体酮活性，同时具有抗雄激素样作用或对其他内分泌系统的影响，长期服用可导致女性乳房胀痛、声音变粗、毛发增多、月经失调、性功能下降，这些不良反应与服用的剂量有关。

（4）可乐定：可致女性达不到性高潮。

2. 抗抑郁药 抗抑郁药物可引起 FSD 是一个不争的事实，有时它与抑郁症本身症状混杂在一起，难分因果。例如选择性 5-HT 再摄取抑制剂舍曲林使用后，47% 的女性很难达到性高潮。此外，阿米替林、多塞平、去甲替林、丙米嗪等均能引起性高潮缺乏或延迟，可引起女性阴道疼痛、情绪不稳、期待性焦虑、性欲下降等。

3. 抗精神失常药 苯酰胺类（如舒必利）具有很强的抗精神病作用，但个别女性患者服用后可出现月经失调、泌乳、阴道干涩及性欲冷淡；吩噻嗪类（如氯丙嗪）每天剂量达 400mg 或更多时，10%~20% 的女性患者可发生月经不调、闭经及性欲减退。

4. 治疗心脏病药物 普萘洛尔是 β 受体拮抗剂，是最常用的治疗心脏病的药物，可使患者精神抑郁，从而导致性功能障碍或减退。

5. 镇静催眠类药物 如地西泮、苯巴比妥、氯丙嗪、奋乃静等，长期或大剂量服用时可降低性反应及性欲，导致女性月经不调和排卵障碍。

6. 避孕药 可导致性功能紊乱。研究人员发现，服用避孕药的女性体内蛋白质含量水平高，可以将睾丸激素包裹起来使身体无法接触，从而导致女性性欲减弱、衰退。

7. 麻醉药物 长期吸食大麻、海洛因等致幻药物的女性患者普遍出现了阴道润滑度差等症状。

8. 激素类药物 可的松、泼尼松等药物久用后可致女性月经障碍。

【诊断和鉴别诊断】

根据患者的主诉确诊 FSD 并不困难，但要查明其病因却非易事，询问病史时应注意所患的慢性疾病及其治疗药物对性功能可能产生的影响。FSD 程度的确定可根据 Kaplan[35] 等提出的女性性功能指数，将主观症状进行量化评分，分数越低，性功能越差。体格检查时，生殖系统的检查是重点。阴道及外阴部检查发现感染、炎症、黏膜萎缩，应测定阴道的酸碱度（pH）及顺应性，正常阴道内有乳酸杆菌寄生，使阴道分泌物呈酸性，若 pH 升高（呈碱性）则可影响滑润度，性交时则感到干涩疼痛。此外，还应检查会阴部感觉、肌张力、球海绵体反射和阴蒂的温度及振动觉域值，如有异常则应做详细的神经系统检查。检测血液中的卵泡刺激素（follicle-stimulating hormone, FSH）、黄体生成素（luteinizing hormone, LH）、睾酮及雌二醇可协助确诊内分泌性 FSD。彩色超声测定阴道、阴蒂、阴唇和子宫的最大收缩期血流速度和舒张末期血流速度对诊断血管性 FSD 很有意义。最后也是最重要的一个环节，就是了解患者的心态、情绪、婚恋史、与丈夫的感情等，这是诊断心理性 FSD 的重要依据[34]。

【预防与治疗】

FSD 病因复杂,可以是多种因素同时发生作用,称为混合型,即既有器质性因素,又有心理性因素的影响;或在器质性病因中,既有血管方面的原因,又有神经方面的影响,最典型的病例就是糖尿病引起的 FSD。医师应查明病因,分清主次,采取综合治疗措施,才能获得满意的治疗效果[34,35]。

1. 性激素　包括雌激素、尼尔雌醇(雌三醇的长效制剂)等,适用于性激素水平低、双侧卵巢切除或自然停经的患者,可增强性欲,改善阴蒂的敏感度,增加子宫、阴道分泌物,减少性交所致的疼痛不适。尼尔雌醇不引起子宫内膜增生,还可降低血胆固醇,防治骨质疏松和更年期综合征。但需注意,为了保持体内性激素的平衡,服用雌激素的同时宜补充孕激素,即甲羟孕酮,这样可避免人工月经周期,亦不会引起子宫内膜癌。若患者有月经,两药的剂量均减半。雌激素禁用于已发生子宫内膜癌的患者,也不宜用于子宫内膜异位症、子宫肌瘤、乳腺癌和反复发作的血栓性静脉炎患者。利维爱的有效成分是 7- 甲异炔诺酮,具有雌、孕激素活性和弱的雄激素活性,能稳定任何原因引起的卵巢功能衰退所致的下丘脑垂体系统功能,对性欲与情绪有良好的作用,可作为全面性激素替代药物用于 FSD 和性激素水平低下的患者。甲睾酮可增强妇女性欲和阴蒂的敏感性,增加阴道分泌物,常用于已停经的妇女,可改善 FSD,但长期大量应用可使体重增加、阴蒂增大、多毛和高胆固醇血症。

2. 多巴胺受体激动剂　研究表明,性功能与下丘脑及附近神经核的传导物质多巴胺(dopamine, DA)有明显关系。阿扑吗啡是 DA 受体激动剂,可使性欲与性唤起得到增强,此药是短效制剂,舌下含服 20 分钟即可见效,副作用少,耐受性好,可与其他药物合用。

3. 磷酸二酯酶 5(PDE5)抑制剂　磷酸二酯酶(phosphodiesterase, PDE)存在于人的阴茎、阴蒂等外阴组织中,受抑制后 cGMP 分解减少,外阴平滑肌松弛,血管扩张,阴蒂勃起。西地那非是特异性 PDE5 抑制剂,可改善 FSD 患者的主观症状,有利于性唤起,可增加阴道滑润度和阴蒂敏感性,对药物引起的 FSD 治疗有效。服药后 60 分钟内在性刺激下即可发挥作用,剂量为 25~100mg,一般首次应用 50mg,再根据疗效及副作用调整。但需注意,西地那非不宜与降压药物合用,尤其不能与硝酸酯类扩血管药物合用,有引起患者死亡的危险[35]。

4. α₁ 受体拮抗剂　如酚妥拉明、哌唑嗪等,可引起阴茎及阴蒂海绵体和血管平滑肌舒张,增加绝经后妇女的阴道血流,改善性唤起功能,可用于治疗 FSD。

5. 心理治疗　可以请精神科医师配合进行心理治疗,做心理分析,解除疑虑,推进行为疗法、暗示疗法及性感集中训练,以增强信心,有一个正确的思想基础,药物治疗才易显效。

当今临床用药种类繁多,应用某些药物可能导致各种不良反应的发生。因此,当应用可致 FSD 的药物时,应在医师的指导下使用,严格掌握适应证,不可大剂量或长期服用。一旦应用某种药物而出现性功能紊乱时,应及时停药,一般均能逐渐恢复。对于某些药物致睾酮水平低下者,应在医师的指导下使用丙酸睾酮等药物,以促进性功能恢复。对 FSD 患者的理想治疗应当是医师与相关治疗专家相互配合,应当有一个完整的医学及社会心理方面的评价,同时也应让配偶双方了解治疗方案,以期获得良好的治疗效果。

（杨婉花　何娟）

第三节　药源性不孕与不育症

根据1995年世界卫生组织的定义,不孕不育症是指育龄夫妇双方同居1年以上,在正常的性生活下,没有采用任何避孕措施而未能成功妊娠或维持妊娠者。受孕是一个复杂的过程,需要具备以下条件:女性卵巢能排出正常成熟的卵子;男性精液中含有正常数量、正常形态和有活动力的精子;精子能顺利通过宫颈、子宫,最终到达输卵管壶腹部,与卵子相结合成为孕卵;孕卵能顺利到达子宫腔内着床。上述任何一个环节出现障碍,都可能造成不孕[36]。除不希望生育的夫妇服用甾体避孕药物或使用避孕工具可造成不孕不育外,很多药物也会造成不孕不育症。虽然药源性不孕与不育症并不会威胁到生命,但它严重影响家庭幸福、生活质量,同时也是衡量国家和地区生殖健康、医疗服务、经济、文化、生活水平等多个层面实际情况的重要指标。

现如今,全球范围内有8%~12%的育龄夫妇深受不孕不育症的影响[37]。我国对于不孕不育症的患病率缺乏全国性大规模的调查资料报道,国内报道多以作者所在医疗单位的病例进行分析,分析方法各异。不同的地区,不孕不育的患病率和病因也有差异。一项针对我国四川、河南、安徽三省的统计表明,不孕不育症的病因单纯女性因素居多,其次是双方因素,最后是单纯男性因素;按病因分类,不孕不育症病因中占首位的是输卵管问题,第2位是精液问题,第3位是宫颈因素,第4位是排卵问题,第5位是子宫因素;而药源性不孕与不育症因为大量病例未做报道,真正的发病率难以统计[38]。

【致病机制】

不孕不育症病因复杂。在女性不孕患者中,输卵管、宫颈和子宫因素多与感染有关,如淋病双球菌或沙眼衣原体等病菌能够引发输卵管感染,造成输卵管粘连、发炎或积水,从而引起不孕;排卵异常可与卵巢早衰、囊肿或内分泌紊乱等有关,同时也受工作压力或其他因素等影响。对于男性而言,吸烟、饮酒、工作压力大、生殖道感染、电子设施辐射等都可能引起精子数量或运动能力减弱,从而影响精子质量,导致不育。

目前对药源性不孕与不育症发生机制的相关研究并不多,也不够深入,报道比较多的有3类:影响垂体促性腺激素的分泌、氧化应激损伤和能量代谢障碍。

1. 影响垂体促性腺激素的分泌　下丘脑－垂体－性腺轴是生殖系统激素分泌的一个完整的精密系统。生殖腺(睾丸和卵巢)的活动受到脑垂体促性腺激素包括促卵泡激素(follicle-stimulating hormone,FSH)和黄体生成素(luteinizing hormone,LH)的调节,这两种激素的分泌又受到促性腺激素释放激素(gonadotropin-releasing hormone,GnRH)的控制。FSH调节睾丸中Sertoli细胞的发育(包括精子成熟)和卵巢中赫拉夫卵泡的发育(卵泡成熟)。LH控制女性黄体小体的形成,在男性控制睾丸间质细胞合成睾酮。FSH和LH调节雌激素的产生和排卵,FSH和(或)LH减少都能抑制精子的发生[36]。某些药物如激素类药物、类固醇衍生物等可影响生殖相关激素水平,使得下丘脑－垂体－性腺轴系统失衡,引起生殖系统损伤[39]。

2. 氧化应激损伤　氧化应激是指机体在遭受各种有害刺激时,体内的高活性分子如活性氧自由基和活性氮自由基产生过多,氧化程度超出氧化物的清除,氧化系统和抗氧化系统失衡,从而导致组织损伤。有些具有生殖毒性的物质通过对睾丸细胞和卵巢细胞产生氧化应激损伤而对生殖系统造成损伤[39]。

3. 能量代谢障碍　睾丸各级生精细胞、支持细胞及间质细胞含有丰富的能量代谢相关酶,在维持精子发生、精子功能成熟中发挥着重要作用,同时可作为生精细胞和非生精细胞的特异性标志酶,预测睾丸早期损害及其程度和发生部位等。卵子的成熟也需要多种酶的参与。一些药物可引起能量代谢相关酶活性改变,由此导致能量代谢不足或障碍,影响精子、卵子的生成,最终对生殖系统造成损伤[39]。

另外,一些药物对勃起、性欲或受孕能力的影响也会引起药源性不孕与不育症,本章第一、第二节已做讨论,本节不再赘述。

【致病药物和临床表现】

1. 抗肿瘤药物　根据抗肿瘤药物对生殖系统的毒性以及引起不孕不育的风险,一般将其分为3类:高风险、中风险和低分险。高风险化疗药物主要为烷化剂,如环磷酰胺、白消安、苯丁酸氮芥、丙卡巴肼、异环磷酰胺、美法仑;中风险化疗药包括铂类药物(顺铂、卡铂等)、蒽环类抗生素(多柔比星、表柔比星)和紫杉烷类药物(多西他赛、紫杉醇);低风险化疗药包括植物长春碱类药物(长春新碱和长春碱)、蒽环类抗生素(博来霉素)和抗代谢药物(甲氨蝶呤、氟尿嘧啶、巯嘌呤)[40]。

抗肿瘤药物对性腺有直接损害作用,其对生殖系统的干扰作用因性别而异,对儿童的影响则取决于治疗开始时的青春期发育状况。对成年男性,抗肿瘤药物主要损害睾丸生精上皮,对间质细胞功能影响较少,一般会引起 FSH 升高,LH 有时升高,睾酮水平通常正常,临床表现为少精子症或无精子症。这种损害有剂量依赖性,且不同种类的药物损害程度不同。对成年女性,抗肿瘤药物可引起卵巢原始卵泡数目减少、卵泡消失甚至卵巢组织纤维化等改变;还可增加血清激素结合球蛋白的浓度,减少 LH 和 FSH 与雌二醇的结合,使 LH 与 FSH 水平上升,临床表现为月经过少、闭经、性欲丧失及绝经。对青春期前儿童,抗肿瘤药物能使睾丸曲细精管中的生殖细胞数目平均下降 50%,毒性反应与剂量有关。青春期睾丸对化疗更敏感,可引起生精上皮萎缩及间质细胞功能障碍。青春前期卵巢对细胞毒性药物的耐受性相对较高,可能由于青春期卵巢滤泡活性较低,但剂量过大也可造成卵巢损害,损害程度变化较大,影响易感性的因素尚不十分清楚[36]。

(1) 烷化剂:环磷酰胺、苯丁酸氮芥、氮芥、丙卡巴肼等烷化剂对生精上皮的毒性作用很强。环磷酰胺和苯丁酸氮芥单独使用即可致无精子症,损害的程度及恢复的可能性取决于剂量及疗程。这两种药物均可致不可逆性无精子症,但停药后 1 年或更长的时间亦有可能恢复,尤其是 30 岁以下患者恢复的可能性更大[36]。烷化剂对卵母细胞有直接毒性作用,甚至能永久性抑制排卵。环磷酰胺、苯丁酸氮芥和白消安单独用药即可致卵巢功能障碍。卵巢的损害程度除了与药物种类、剂量相关外,还与年龄有关,这可能是由于随年龄增长卵母细胞数目减少的缘故。化疗后部分患者月经规律、正常生育,但这并不代表卵巢功能未受到损害,其原因可能在于年轻患者的卵巢储备功能较好,有更多的原始卵泡,且其卵巢髓质中的原始卵泡可能对放化疗等性腺毒性治疗有更强的抵抗力,使其在接受放化疗一段时间后可以得到恢复。但放化疗对患者卵巢储备的影响依然是存在的,这部分患者日后仍有发生卵巢早衰的倾向,可能在拟生育前即失去妊娠机会[41]。

环磷酰胺可导致血中的促性腺激素增加、睾丸萎缩、不可逆性的精子生成障碍等,当

总量 >6~10g 时,可发生精子缺乏或持续性精子减少。女性可发生少经、排卵异常、卵巢功能紊乱、卵巢早衰等,偶见不可逆性的排卵失调,伴有闭经、雌激素下降及相关综合征。苯丁酸氮芥可致精子减少,累积剂量达 400mg 可发生精子活力缺乏;盐酸氮芥可致睾丸萎缩;丙卡巴肼可使年轻妇女闭经;顺铂可引起无精症;白消安可使女性闭经、男性睾丸萎缩等[36]。

（2）铂类药物:顺铂、卡铂等抗肿瘤药物对睾丸有直接毒性。动物实验表明,给予 SD 大鼠顺铂及铂 -N- 杂环复合物一段时间后,在睾丸切片中可观察到明显的损伤,如生殖细胞排列紊乱、精子发生障碍等。高剂量的铂类药物对睾丸损伤更严重,精子发生障碍存在于各个阶段,产生空泡化球形精子的比例也更高[39]。铂类药物对卵母细胞也有直接毒性作用[42]。

（3）抗肿瘤抗生素:蒽环霉素、博来霉素对卵母细胞有直接细胞毒性,其机制可能是通过下调 B 淋巴细胞瘤 -2 基因（B-cell lymphoma-2,Bcl-2）表达、上调 Bcl-2 相关 X 蛋白（Bcl-2 associated X protein,Bax）表达而发挥对人卵颗粒细胞的促凋亡作用[40]。

（4）抗肿瘤植物药:长春新碱可引起无精子症、少精子症、生殖器官损害,还可引起女性卵巢早衰[36]。

（5）抗代谢药物:羟基脲可以引起雄性大鼠睾丸和附睾明显的病理损害,表现为曲细精管内生精细胞的缺失及脱落、附睾脓肿。甲氨蝶呤可引起男性短期精液减少、女性月经延迟及生殖功能减退。在用于银屑病的治疗中,低剂量即可引起可逆性的精子数量减少[36]。氟尿嘧啶对卵母细胞有直接毒性作用[40]。

2. 激素类

（1）雄激素和同化激素:通过抑制垂体促性腺激素（主要为 LH）的分泌,可使女性月经异常、阴蒂肥大、性欲亢进;可使男性阴茎肥大、持续勃起,大量持续应用可引起睾丸萎缩、少精子症或无精子症。女性长期应用丙酸睾酮可抑制卵巢功能,抑制排卵,使月经周期推迟,并出现男性化。苯丙酸诺龙可引起可逆性无精子症[36]。

（2）雌激素和孕激素:可抑制垂体促性腺激素的分泌。己烯雌酚是一种人工合成的雌激素,20 世纪 40—70 年代年主要用于预防先兆流产和习惯性流产。孕妇服用可引起女性子代生殖道肿瘤,如子宫肿瘤、阴道透明细胞腺癌,增加流产、早产和异位妊娠的危险,并可降低女性子代的生育能力;但不影响男性子代的生育能力。其还可引起雌性哺乳动物阴道、子宫和卵巢等形态及功能上的改变;雄性动物性腺发育不良、精子数量减少和精子活力下降等一系列生殖系统问题[43]。

醋酸氯羟甲烯孕酮可抑制生精过程,并呈剂量相关性,其作用机制可能是抑制垂体促性腺激素分泌和睾丸的抗雌激素作用。通常治疗量即可引起不育症,但大多数患者停药 5 个月或更长时间可恢复。女性口服避孕药可抑制促性腺激素释放,导致排卵障碍。由于下丘脑反应恢复较慢,故停药后无排卵月经可持续数个月。停药后的闭经发生率约2%,可持续 2 个月甚至 1 年以上。有月经不规则者更易发生,但以往月经正常者也可发生[36]。

甲羟孕酮与庚酸睾酮配伍应用,除引起少精子症和无精子症外,亦可抑制精子功能,产生可逆性不育症[36]。

（3）肾上腺皮质激素:可使女性月经不调、闭经、性欲减退。泼尼松龙可致精液缺乏。

3. 抗癫痫药 癫痫本身和传统抗癫痫药物都可导致生殖内分泌功能紊乱。

（1）苯妥英和卡马西平：苯妥英可导致女性癫痫患者血清性激素结合蛋白水平升高和血清硫酸脱氢表雄酮水平降低，从而导致雌激素生物活性降低和睾酮生物活性下降，长期使用会引起月经失调。卡马西平对女性患者的生殖影响与苯妥英相似，但其还可能导致黄体酮浓度降低[44]。

（2）丙戊酸钠：丙戊酸钠对各型癫痫均具有一定效果，为治疗癫痫的常用药物，其对男性和女性都具有生殖毒性。研究表明，女性患者使用丙戊酸钠 6 个月后，FSH、睾酮高于用药前，而催乳素、雌二醇、黄体酮低于用药前，24% 的患者出现月经异常，12% 的患者发展为多囊卵巢综合征，32% 的患者出现高雄激素血症[45]。年龄是丙戊酸钠导致内分泌紊乱的危险因素，开始丙戊酸钠治疗的年龄越小，其血清睾丸激素水平升高越显著[44]。另有动物实验表明，给予 SD 大鼠丙戊酸钠可以引起精子计数、精子运动能力的明显下降及异常精子率的升高[46]。

（3）奥卡西平：男性癫痫患者服用大剂量奥卡西平可能影响类固醇激素代谢，从而影响性激素的分泌而导致不育。奥卡西平对女性癫痫患者生殖内分泌的影响尚无系统研究，但一项基础研究表明奥卡西平可能导致雌性恒河猴生育能力下降，机制不明[44]。

4. 抗微生物药物　目前对抗微生物药物的生殖毒性研究较少，但已有资料证实，多种抗生素对动物和人类的性腺有直接或潜在的危害。

（1）大环内酯类：红霉素为临床常用的抗菌药物，疗效确切，价格低廉。体外精液实验表明，红霉素浓度达到 100μg/ml 时，对精子的路径速度、直线速度、曲线速度和快速运动均有明显的抑制作用[47]。

西罗莫司是一种大环内酯抗生素类免疫抑制剂。研究发现，西罗莫司对男性精子数量和功能有影响，但具有可逆性。肾移植后服用西罗莫司的患者比未服用西罗莫司的患者精子数量降低 90.2%，精子活动率下降 45.9%，生育率下降 93.6%。心脏移植患者应用西罗莫司治疗后，男性性激素和下丘脑 - 垂体 - 性腺轴受到影响，睾酮水平明显降低，FSH 和 LH 明显升高。由此可见，治疗量的西罗莫司对男性精子的影响非常明显，可以导致男性不育，虽具有可逆性，但仍建议对育龄男性慎用[47]。

另有研究报道，螺旋霉素、麦迪霉素会造成精子发育停顿和有丝分裂减少，使精子被杀伤，造成精子活力下降。

（2）氨基糖苷类：氨基糖苷类药物能阻断初期精母细胞的减数分裂，故对精子的产生有负面影响。动物实验表明，大鼠腹腔注射 5mg/kg 庆大霉素 10 天后，其每日生精量、睾丸重量、精子活动率明显降低，附睾精子畸形率明显升高，但精子数量未见明显减少；大鼠生精上皮细胞出现空泡和脱落、核固缩和部分生精小管萎缩，睾丸组织自由基增多，产生脂质过氧化损伤。停药 35 天后，上述异常指标未恢复正常，且附睾精子数量明显下降。但氨基糖苷类抗生素对人类的影响还有待于进一步研究[47]。

（3）四环素类：动物实验表明，四环素可引起雄性大鼠氧化应激损伤，从而对睾丸造成损伤。另有体外精液实验表明，2.5μg/ml 四环素培养液可使快速运动的精子数由 71.8% 降为 52.3%，25μg/ml 四环素培养液中快速运动的精子数仅为 9.5%，50μg/ml 四环素培养液使所有的精子均处于静止状态，表明四环素对精子细胞有直接的损伤作用，且呈剂量依赖性。成人口服四环素单次剂量为 250mg 时，2~4 小时内的血浆药物浓度约为 3μg/ml，单次静脉给药 250mg 或 500mg 后血浆药物峰浓度为 15~20μg/ml，但未发现有关四环素在人类生殖器中的药物浓度资料。四环素类药物在体内需要经过代谢转化、血－睾屏障，且机体有着复杂的调节和适应能力。因此，不能推断临床治疗量的四环类药物是否损伤人类生殖系统，四环素类药物对人类性腺和精子的影响还有待于进一步研究[47]。

（4）硝基咪唑类药：奥硝唑是第三代硝基咪唑类衍生物，在临床上应用广泛，主要用于预防和治疗术后感染与生殖道感染。有研究[39]表明，雄性成年大鼠灌胃给予奥硝唑，给药20天后，各组所交配雌鼠的妊娠率、胚胎数均明显降低，雄性大鼠的生育力明显降低，但未见其对人类生殖毒性的报道。

（5）磺胺类：柳氮磺吡啶长期应用可引起精液缺乏、精子数目减少、不成熟的精子增加而引起不育症。停药后2个月内可恢复，但再次用药又可迅速发生。柳氮磺吡啶在肠内代谢为磺胺吡啶，其抗生育作用可能是通过阻碍叶酸代谢，使DNA合成受到干扰而影响生精过程，使生殖功能受抑，患者改用美沙拉嗪后生育能力就可恢复。其他磺胺类药物并不影响实验动物的生殖功能。复方磺胺甲噁唑可使精子数减少或增加[36]。

（6）其他抗感染药物：酮康唑可抑制睾丸合成睾酮，引起乳腺发育和性欲减退、阳痿。呋喃妥因可引起一过性精子数目减少。二氯乙酰二胺可损伤精子、精细胞和精母细胞，引起不育。氨苯砜可致不育症，但停药后可恢复。丙硫异烟胺及乙硫异烟胺（抗结核药）能引起人体内分泌紊乱，男性乳房发育、阳痿，女性痛经、经期紊乱等。尼立达唑可抑制生精过程，出现少精子症，组织学检查可见精母细胞受抑、局部生精上皮发育不良，停药后3个月可恢复。呋喃西林及其衍生物可抑制睾丸细胞碳水化合物的代谢和氧化，引起精子减少，导致不育[36]。

5. 抗精神病药 无论是典型的或非典型的抗精神病药物均可导致患者泌乳素升高而影响患者的性激素水平，从而导致患者不孕不育。血中的泌乳素水平高于15~20μg/L可致血睾酮水平下降，可能与泌乳素抑制垂体分泌LH或抑制睾丸间质细胞分泌睾酮有关。服用抗精神病药物导致高催乳素血症的男性，即便促性腺激素水平、睾酮激素水平正常，也会出现不育，可能是由于影响了睾酮向双氢睾酮的转变[48]。

大部分非典型抗精神病药物主要作用于中脑－边缘系统和中脑－皮质通路的D_2受体，相对于典型抗精神病药物所作用的下丘脑垂体－漏斗通路D_2受体的阻断作用比较弱，催乳素水平增加不大，故非典型抗精神病药物对生殖系统的影响比典型抗精神病药物小。女性对药物引起的高泌乳素血症更敏感，在服用抗精神病药物期间泌乳素值可提高到正常水平的10倍。女性患者表现为月经周期紊乱或闭经，男性患者表现为睾酮生成减少、阳痿、遗精、性欲减退等[49]。

舒必利可使女性无月经、持续性乳汁溢出，男性性欲低下、不能射精、乳房女性化。氯丙嗪可引起溢乳、男子女性化乳房、月经失调、闭经。硫利达嗪可使女性闭经、男性雄激素减少及性功能障碍[36]。

6. 肿瘤坏死因子－α（tumor necrosis factor-α，TNF-α）拮抗剂 TNF-α拮抗剂等新型生物制剂可用于传统药物治疗无效和重症炎症性肠病。炎症性肠病患者的发病年龄多在生育期，故TNF-α对生育的影响受到关注。有研究表明英夫利西单抗能增加精子数量，但会降低精子活动力；阿达木单抗能降低精子浓度和活动力，导致精子形态异常。在停止治疗6个月后，除了精子活动力外，其余异常都能恢复[50]。但另有研究表明，TNF-α拮抗剂可提高精子质量和活力。该研究对受孕前使用TNF-α抑制剂的60例男性患者进行追踪，28例患者的配偶顺利产下婴儿，无流产、新生儿畸形等不良妊娠结果。这表明，TNF-α拮抗剂对男性精子质量和活力的影响可能与疾病活动度和药物剂量有关。当炎症性肠炎处于缓解期时，维持剂量的 TNF-α 拮抗剂可能不会对精子活力有不良影响[51]。

7. 抗高血压药　利血平可使组织中的儿茶酚胺耗竭而产生显著镇静作用，从而降低性欲；长期使用会影响垂体功能，从而抑制精子的产生，甚至无精，导致不育。普萘洛尔有阻止精子活动的作用，有可能成为有效的阴道用避孕药[36]。

8. 调脂药物　胆固醇为体内合成类固醇激素的重要原料，而睾酮是一种类固醇激素，所以一些降血脂药物通过降低体内胆固醇的含量，从而对人体内的睾酮水平产生影响，进而影响 FSH 及 LH 水平。非诺贝特为氯贝丁酸衍生物类血脂调节药，能显著降低胆固醇和甘油三酯。动物研究发现，非诺贝特按照 31.5mg/kg 的剂量给雄性大鼠灌胃 14 天，能显著降低雄性大鼠血清和阴茎组织的睾酮水平[39]。在人类中也有非诺贝特导致男性生殖系统受损的报道。

9. H₂ 受体拮抗剂　西咪替丁主要用于治疗十二指肠溃疡，具有弱抗雄激素作用，可引起男性乳房发育、溢乳、性欲减退、阳痿，并可使精子数减少而导致不育[36]。这些症状多在大剂量服用 4 个月后出现，停药、减量或换用雷尼替丁可恢复。

10. 非甾体抗炎药　非甾体抗炎药能阻止卵泡的破裂，从而抑制排卵。因此，准备妊娠的妇女，在排卵期内应当避免使用吲哚美辛、双氯芬酸钠和萘普生等非甾体抗炎药物。大剂量长期服用阿司匹林、吲哚美辛、保泰松能抑制前列腺素合成酶，使前列腺素合成减少，影响生精，导致少精症。

11. 利尿药　螺内酯抑制二氢睾酮与雄激素受体结合，具有对抗雄激素的作用，每日服用 100~200mg 即可引起女性闭经，在停用后 2 个月内可以恢复正常月经[36]。另外，氢氯噻嗪、氯噻嗪等噻嗪类利尿药和呋塞米、布美他尼等羧酸类排钾利尿药都可引起男性性功能紊乱，从而导致不育，其影响程度与使用剂量的大小和时间长短有关。

12. 治疗前列腺疾病药　非那雄胺、依立雄胺为 5α- 还原酶抑制剂，能抑制血清中的睾酮转化为双氢睾酮，从而使双氢睾酮的水平下降而降低精子运动力。此外，治疗前列腺癌的药物如亮丙瑞林、戈舍瑞林、氟他胺等可能导致睾丸萎缩，其机制可能为抑制雄激素分泌或阻止雄激素的作用[52]。

13. 促凝血及止血药　鱼肝油酸钠输精管注射 1 针即产生精液缺乏或明显减少，导致残留的精子不能受精，不育时间最长可达 2 年之久[36]。

14. 其他

（1）乙醇：乙醇可抑制雄激素合成酶系，降低睾酮生成；增加蛋白质与血液中睾酮的结合，使游离的具有生物活性的睾酮数量减少，抑制 FSH 的释放，从而调控凋亡。动物实验表明，大鼠连续 13 周摄入乙醇后，睾丸生精细胞退化变性、凋亡增多；3 周龄的雄性小鼠连续摄入 25% 乙醇 60 天后，睾丸体积明显减小[53]。在人体中，对慢性酒精中毒者睾丸活检可见生精上皮缺损、小管周围纤维化、间质细胞显著减少。大量饮酒（200mg/d）5 天后，睾酮释放的脉冲幅度下降，血睾酮浓度降低，引起少精子症和无精子症、性功能障碍[36]。

（2）大麻叶、海洛因：损害睾丸生精上皮，致使生精上皮脱落，并能影响间质细胞功能，导致生精功能障碍[36]。

（3）吸烟：吸烟对男性精子存在多方面的影响。研究表明，吸烟可对精液质量造成影响,导致精子总数、密度、活力和存活率下降。在分子水平,吸烟可产生大量的氧化物和活性氮,对精浆中的抗氧化物和精子 DNA 造成氧化损伤;烟草中的主要成分之一尼古丁还可影响精子成熟过程中染色质结构内组蛋白的取代反应。即便是轻度的烟草暴露也可引起精子内 DNA 和核糖核酸(ribonucleic acid, RNA)甲基化异常,而这些异常很可能通过精卵结合过程传递给后代[54]。

（4）咖啡因:咖啡因普遍存在于饮料中,在一些处方药和非处方药中也常作为辅助药物存在。咖啡因常常不被认为是一种药物,但有研究表明其可致女性可逆与短暂的不孕,当今社会咖啡因的普遍使用导致了妇女不孕率的增加。除了不孕外,大剂量的咖啡因还可致妊娠前 3 个月的流产率增加[42]。

【诊断和鉴别诊断】

诊断药源性不孕与不育需要询问患者的用药史,了解使用的药物种类、剂量、疗程等。同居 1 年未受孕并有使用致不孕不育高风险药物史,可高度怀疑药源性不孕与不育症。药源性不孕的主要症状是频繁或习惯性流产、难以怀孕、月经不调和停经,需要与早停经、内分泌紊乱和代谢障碍等疾病相鉴别。

在鉴别诊断时,还应注意可能引起药源性不孕与不育症的一些危险因素,如:①年龄:使用化疗药后发生永久性药源性不孕与不育症的概率随着年龄增长而增加;②自身免疫性疾病患者:在具有自身免疫性疾病的患者中,由于抗卵巢抗体、多腺性功能不全和病毒感染等因素的存在,可能会增加药源性不孕与不育的概率;③癫痫:癫痫本身可导致内分泌紊乱,当使用一些致不孕不育的高危药品时,可能增加由内分泌紊乱而引起不孕不育的风险[42]。

【预防与治疗】

随着医学的进步和患者对生活质量要求的提高,临床药物治疗引起的药源性不孕与不育症日益受到重视。现介绍一些预防药源性不孕与不育症的常规措施与新技术。

1. 避免服用致不孕不育的高危药品　人们常常没有意识到一些药物的应用会引起不孕不育症,若在用药之前或早期干预,可能会对疾病有一定的预防或缓解作用。例如对于肿瘤或者必须使用药物的患者,应该制订低生殖毒性的放化疗方案,在保证治疗效果的同时,尽可能保护其生育力。对于癫痫患者,可选择新型抗癫痫药物,其相对于传统抗癫痫药物在治疗剂量下总体对生殖内分泌的影响较小或者无影响。在使用传统抗癫痫药物治疗的过程中如出现生殖内分泌及生殖功能问题时,也可用新型抗癫痫药物替代治疗。对于精神病患者,尽量采用对血催乳素影响小的非典型抗精神病药物,如喹硫平、氯氮平、阿立哌唑等。另外,准备怀孕的夫妇应尽可能避免使用可能引起不孕不育的药物,包括减少乙醇、咖啡因等的摄入。

2. 低温冷冻技术　癌症患者在接受大剂量的放化疗抗癌治疗后,常会导致卵巢功能急剧下降,甚至发生卵巢早衰等,患者面临失去正常生育能力的风险。随着医疗技术的进步,某些癌症不仅能被有效控制,甚至有完全治愈的可能性。随着癌症患者对生育需求的日益增加,近年一些保存生育力的新方法、新技术成为研究热点。生殖医学和深低温生物学的发展,使得女性生育力保存技术得以实施。冷冻保存是将体外培养物悬浮在加有或不加冷冻保护剂的溶液中,以一定的冷冻速度降至零下某一温度,对其长期保存的过程。此时细胞的代谢活动被完全抑制,使细胞的生命在静止状态下保存下来,从而达到长期保存的目的。低温冷冻技术包括胚胎冷冻、卵子冷冻、卵巢组织冷冻保存、卵巢移植等。

（1）胚胎冷冻技术：目前已十分成熟，但因受到法律、宗教、伦理等多方面的限制，该技术目前只能应用于已婚患者，同时其要求患者在肿瘤治疗前接受至少2周的促排卵治疗，随后进行取卵及体外受精，因而可能延误患者的治疗时机。而促排卵过程中的高雌激素治疗方法对激素依赖性肿瘤如乳腺癌、子宫内膜癌等有不利的影响，无法保证其安全性[41]。

（2）卵子冷冻技术：1986年首次人卵子冷冻－复苏并成功受孕后，冷冻卵子成为保存妇女生育能力的有效储备方式。卵子冷冻避免了冷冻胚胎中带来的伦理、道德、法律等问题。随着卵胞质内单精子显微注射等技术的出现，冷冻卵子的授精率得到了极大提高，但与胚胎冷冻的临床妊娠率相比，卵子冷冻技术还有待提高。目前卵子冷冻方法主要有两种：程序化慢速冷冻和玻璃化冷冻。程序化慢速冷冻法是最初的卵子冷冻方法，其过程为在缓慢降温的过程中让细胞充分脱水，在 $-8\sim-6\,℃$ 时植冰，再以 $-0.3\,℃/min$ 的速度待温度降至 $-70\sim-35\,℃$ 后投入液氮中。玻璃化冷冻技术是将高浓度的冷冻保护剂急速降温，使其由液态转化为类似于玻璃状的非晶体化固体状态，由于玻璃化液在低温时黏稠度很高，且不结成冰晶，既保留了细胞内、外液体正常的分子和离子分布，又避免了胞膜内、外渗透压的大幅改变，可避免细胞内、外由于冰晶形成而造成的冷冻损伤[55]。

（3）卵巢组织冷冻保存：卵巢组织冷冻保存的手术操作相对简便，能一次性获得大量各阶段的卵泡，且不受有无配偶的限制。其手术创伤小，患者术后即可开始肿瘤治疗（包括盆腔放疗），不延误病情，还可避免促排卵过程中引起的其他不良后果，如肿瘤恶化、肿瘤转移、卵巢过度刺激等。近年来，冻存卵巢组织移植已取得了较大进展，全世界经卵巢组织冷冻保存技术后的活产报道已有42例。但是卵巢组织复苏后如何经体外培养获得健康成熟的卵子、如何减轻免疫排斥反应和移植后组织缺血再灌注损伤，从而促使移植物功能的早期恢复、延长移植物的生存年限等问题，仍是卵巢组织冷冻保存技术有待于解决的主要难点[56]。

（4）卵巢移植：卵巢组织通过移植可重新启动卵泡的生长发育、规律的月经及正常的性激素水平，恢复卵巢功能。有生育要求的患者多可自然受孕或求助于辅助生殖技术获得后代。由于青春期前女性卵巢内尚未有卵泡发育，故胚胎冷冻、卵子冷冻只适用于青春期后或已婚女性。而且患者需进行2~4周的降调节、超促排卵等烦琐的过程，有可能使患者错过最佳治疗时期而导致严重后果。因此，对于青春期前女性及需立即行放化疗的患者来说，卵巢组织冷冻/解冻移植可能是能保存生育力的唯一选择。

卵巢移植根据移植物组织块大小及是否即刻恢复血供，分为卵巢皮质块移植（无血管吻合）和带血管蒂的全卵巢移植。卵巢皮质块移植是指将临床获取的卵巢组织去除髓质后保留的一层较薄的皮质部分切成 $0.5\sim1\,mm^3$ 大小进行移植[57]，其优点为：①可减少局部缺血损伤；②便于保存，且能增强冷冻效果；③增加移植次数、部位。因移植物的细胞在恢复、建立血供前需要经历一段严重的低氧缺血损伤时期，期间会造成大量的卵泡丧失，无血管吻合的卵巢皮质块移植只能在有限的时间内发挥功能。带血管蒂的全卵巢移植通过行血管吻合术能使移植后的卵巢快速恢复血供，大大减少卵泡的丢失。但目前还没有一种能同时维持卵泡和血管结构的冻存方案；且全卵巢移植手术难度大、风险高，目前全卵巢移植并没有大范围应用。

3. 间充质干细胞(mesenchymal stem cells, MSCs)疗法 干细胞是来自胚胎、胎儿或成人的一类特殊细胞,具有长期自我复制能力和多向分化潜能。由于 MSCs 对受损组织细胞具有修复作用,近年来许多研究提出采用 MSCs 对化疗药物损伤的卵巢组织进行干预,其中来源于骨髓的骨髓间充质干细胞(bone marrow mesenchymal stem cells, BMMSCs)应用最广泛。有研究[58]将 BMSCs 移植至接受环磷酰胺诱导卵巢早衰的兔体内,发现卵巢体积、各级卵泡数等均较未移植细胞对照组明显增加。另有研究[59]将 BMSCs 和卵巢颗粒细胞共培养,发现 BMSCs 可降低顺铂导致的大鼠颗粒细胞凋亡,将 BMSCs 移植至卵巢可降低围绝经期大鼠卵巢颗粒细胞凋亡。目前认为 MSCs 修复损伤后卵巢组织的机制可能为:①通过分泌细胞因子抑制靶细胞凋亡,修复受损的组织细胞;②在特定微环境诱导下分化为受损组织的细胞,部分补偿或替代其功能;③可采用多种分泌方式,表达相关因子,促进卵泡生长[56]。

MSCs 还具有促进血管生成的作用,可减少移植卵巢组织的缺血损伤,防止卵泡丢失,其机制可能有两方面:①产生多种细胞因子和生长因子,如血管内皮生长因子(vascular endothelial growth factor, VEGF)、碱性成纤维细胞生长因子(basic fibroblast growth factor, BFGF)、肝细胞生长因子、白介素 -1(interleukin-1, IL-1)等,诱导血管发生[60];②通过多种受体趋化、定向移动并可能分化为血管内皮细胞,参与缺血组织的血管形成,还可通过旁分泌作用刺激周围内皮细胞增殖和迁移[61]。

另外,MSCs 具有多向分化潜能,在体外合适的诱导条件下可分化为中胚层及其他胚层细胞。最新研究结果发现,通过标记移植的脐带 MSCs,发现其可迁移至卵巢,提示脐带 MSCs 移植后可在体内定位和增殖,具有修复卵巢组织并可能向生殖细胞分化的潜能。如在体外和体内微环境条件下将 MSCs 诱导分化为有功能的卵母细胞,则有可能通过辅助生殖技术使患者重获生育能力[62]。

4. 使用保护剂

(1)促性腺激素释放激素类似物(gonadotropin-releasing hormone analogue, GnRH-a):GnRH-a 对化疗所致的卵巢早衰具有防护作用,可维持卵巢处于静止状态,阻止卵泡进入化疗敏感期,以保护更多的始基卵泡。大量研究证实 GnRH-a 对恶性肿瘤化疗患者的卵巢功能具有保护作用,其对患者的原疾病、骨密度无明显的不良影响,也不增加化疗药物的累积量,且儿童应用 GnRH-a 并不影响其身体发育速度和身高。对于年轻患者、青春期患者,预防性使用 GnRH-a 类似物(例如醋酸亮丙瑞林 3.75mg 肌内注射,每个月 1 次)可降低卵巢早衰的发生率,提高愈后患者的妊娠率。其应用方法多在化疗前 2 周第 1 次用药,以后与化疗同步使用;若病情紧急,也可在化疗开始前 4~7 天使用[63]。与其他保存生育力的方法相比,GnRH-a 治疗不需促排卵及手术、不影响治疗时机及方案,具有经济易行、不良反应小等优点,易于被患者接受,是目前保存生育力较为理想的措施。

(2)口服避孕药:有研究表明年轻患者在化疗期间使用口服避孕药,通过暂时停止排卵,可能避免永久性的药源性不孕症[42]。

(3)中药提取物:有研究表明,海参多糖对环磷酰胺诱导生殖系统受损小鼠的生精功能具有一定的保护作用,其机制可能是抑制精子膜脂质中的多不饱和脂肪酸与自由基发生脂质过氧化作用[64]。巴戟天提取物对雄性大鼠损伤的睾丸生精功能具有修复作用,其机制为巴戟天提取物可提高 Sertoli 细胞上的促卵泡激素受体(follicle-stimulating hormone receptor,

FSHR）mRNA 和 FSHR 蛋白的表达水平,促进 Sertoli 细胞功能,进而修复大鼠损伤的生精功能,促进精子生成[65]。

中药提取物对于生殖系统的保护和修复功能研究目前处于动物实验阶段,日后有望应用于人类。

（杨婉花　王静）

第四节　药源性致畸

畸胎是器官形态发育、功能和生化异常的一种生理现象。药源性致畸是指孕妇因服用或接触某些药物而引起胚胎结构或功能的异常。药物的致畸作用与药物种类、用药时的孕龄、药物剂量、作用时间长短、药物的理化特性和毒性以及孕妇对药物的吸收能力等密切相关。

1961 年发生的"反应停"事件在世界引起轩然大波,全世界 30 余个国家和地区报告了"海豹胎" 1 万多例,该事件成为 20 世纪最大的因药物导致的先天畸形灾难性事件,沙利度胺（反应停）也被确认为第一个使人类致畸的药物。此后全世界进行了大规模的药物致畸研究,从而发现了一系列药物在不同时期具有不同程度的致畸作用。

【致病机制】

药源性致畸的发生与母体摄入的药物及药物的药动学特点密切相关,孕妇由于体内酶水平改变,影响部分药物代谢,使得药物不易被代谢或清除,由于药物作用时间延长等因素可使药物在体内蓄积,毒性增加。

药源性致畸作用的机制包括叶酸拮抗剂、神经嵴细胞的破坏、内分泌干扰、氧化应激反应、血管的破坏,以及特异性受体或酶介导的畸形。

1. 干扰叶酸代谢　通过此类机制产生致畸作用的药物可干扰叶酸代谢,在抑制叶酸周期过程中产生致畸作用。主要药物分为两类:第一类为竞争性的二氢叶酸还原酶抑制剂,包括甲氨蝶呤、柳氮磺吡啶、甲氧苄啶,此类药物用于包括炎症性肠道疾病、类风湿关节炎、高血压、泌尿道感染等一系列疾病的治疗;第二类药物为在叶酸代谢过程中对其他酶产生拮抗作用的物质,包括抗癫痫类药物丙戊酸钠、卡马西平和苯妥英等。

2. 破坏神经嵴细胞　神经嵴细胞是一种起源于神经褶的重要的、多能性的细胞。干扰这些细胞通路的药物例如用于肺动脉高压治疗的波生坦可能引起神经嵴细胞相关的畸形。视黄酸是神经嵴细胞发展过程中重要的信号分子之一,任何干扰视黄酸连接受体的药物均可能对神经嵴的生长造成破坏。

3. 干扰内分泌系统　许多药物都是用于模拟激素或抑制激素水平的,包括己烯雌酚、口服避孕药以及用于生育治疗的激素等。这些药物和其他破坏内分泌的化学物质,如双酚A、邻苯二甲酸盐等可能通过影响内源性激素的释放、作用或代谢等干扰内分泌系统,影响正常的生理功能。

4. 氧化应激反应　氧化应激反应被认为是一系列胎儿畸形的病理学机制,包括骨骼畸形、四肢缺陷、神经管缺陷、头面部畸形和心血管缺陷等。一些药物能诱导氧化应激反应,可能是这些药物致畸的主要原因,这些药物包括沙利度胺、丙戊酸钠、抗心律失常药、铁补充剂,以及许多化疗药物。

5. 血管损害 血管损害是一种结构性的胎儿缺陷,通常是对原本发育正常的动脉、静脉和毛细血管的干扰或外源性损害。流行病学研究发现,引起血管损害的药物包括米索前列醇、阿司匹林、麦角胺和伪麻黄碱。所有能产生血管收缩或舒张作用的药物均有可能因造成血管损害而导致胎儿缺陷。

6. 特异性受体或酶导致的畸形 许多药物在人体中都作用于一个特定的酶或受体,从而形成一种特定的作用机制。肾素-血管紧张素是内分泌系统中对调节血压和调节体液平衡具有重要作用的系统。常用的抗高血压药、血管紧张素转化酶抑制剂和血管紧张素Ⅱ受体拮抗剂可能破坏胎儿的肾素-血管紧张素系统,从而损害胎儿的生长发育,此类药物导致心血管和中枢神经系统畸形的风险有上升趋势。

组蛋白去乙酰化酶广泛存在于各器官内,其主要功能是组蛋白的去乙酰化,这一功能对调节基因的表达具有重要作用。抑制组蛋白去乙酰化酶的药物包括丙戊酸、曲古抑菌素A和水杨酸类药物,动物实验表明此类药物具有致畸作用。

非甾体抗炎药通过抑制环氧化酶,催化花生四烯酸转变为前列腺素而发挥镇痛、解热、抗炎作用。在动物实验中,暴露在阿司匹林下的大鼠和家兔可能导致心脏、中线和膈膜缺陷。近期的研究表明对于环氧化酶的抑制可能导致口面部和心血管系统缺陷风险增加。

N-甲基-D-天冬氨酸盐受体在发育的脑内对神经元的迁移、突触的形成和消除过程发挥重要作用。研究表明,阻断N-甲基-D-天冬氨酸盐受体可影响小鼠神经元的发育。金刚烷胺、右美沙芬、氯胺酮都是N-甲基-D-天冬氨酸盐受体拮抗剂,会对大脑发育产生轻度的致畸作用。血清素是一种单胺神经递质,来源于母体循环,转运至胚胎内,其参与一系列的胎儿生长发育,包括面部骨骼形成、颅内神经嵴迁移和细胞增殖。利培酮、格拉司琼、喹硫平等血清素受体亚型的拮抗剂和其他一些抗抑郁药氟西汀、帕罗西汀、舍曲林等均会在小鼠中导致头面部畸形。

在脊椎动物中,γ-氨基丁酸是主要的抑制性神经递质,其作用于一个特定的跨膜蛋白受体。苯二氮䓬类药物通过γ-氨基丁酸受体发挥其药理作用。这类药物可造成新生儿综合征,例如婴儿低肌张力综合征和戒断综合征,此类药物还会导致心血管系统畸形和胃肠道闭锁[66]。

7. 胚胎发育各阶段的致畸作用 胚胎发育过程主要经历3个主要阶段:受精2周内囊胚的形成,受精3~8周时各器官的形成,以及受精9周至足月时胎儿生长、器官发育和功能完善的阶段。①胚胎形成期:许多致畸药物均能影响细胞分裂,在囊胚形成期的细胞分裂期杀死胚胎,但在大多数情况下胚胎仍然能够存活下来。此阶段中药物对胚胎产生的作用是"全"或"无"的影响,若有害药物未能损害胚胎,那么由于此阶段细胞存在多能性,可以实现自身修复,使胚胎继续正常发育。乙醇就是在胚胎发育早期可致畸的畸胎剂之一;②器官形成期(受精后17~60天):在此期间的致畸药物导致的致畸作用非常严重,称为药物敏感期。当胚胎接触到有害药物之后,即可产生形态上的异常而形成畸形,胎儿的眼和脑、骨骼和四肢、心脏和主要血管、上腭以及泌尿生殖系统均会在器官形成期受到不同程度的影响。该阶段致畸的细胞机制尚不明确,致畸药物可能有致突变作用。维生素A的衍生物维A酸就是一种在该阶段具有强大致畸性的药物。甲氨蝶呤、苯妥英等药物虽然不直接与 DNA 发生作用,但能通过影响叶酸代谢产生致畸作用;③组织形成及功能完善阶段:胎儿的生长在最后阶段有赖于充足的营养支持,以及一系列激素水平的调节。胎儿对致畸药物的敏感性下降,但能干扰胎儿营养供给和激素水平的致畸药物仍可能对胎儿的生长发育造成危害。一个女性胎儿若暴露在雄激素下,可导致男性化。在 19 世纪 50 年代,己烯雌酚常用于习惯性流产的妇女,导致女婴的阴道发育不良,甚至增加了在青少年女性中发生阴道肿瘤的风险。在胚胎发育后期孕妇使用血管紧张素转化酶抑制剂以及血管紧张素受体拮抗剂可导致羊水过少和肾衰竭,这是由于选择性抑制血管紧张素 Ⅱ 在孕晚期对于胎儿的生长发育和肾功能具有重要作用[67]。

【致病药物和临床表现】

1. 抗癫痫药　自 20 世纪 60 年代起,人们就已开始注意到抗癫痫药、癫痫孕妇以及先天畸形之间的关系,并发现一些抗癫痫药物可能导致胎儿异常。目前研究认为,抗癫痫药物多药联用时致畸的危险性比单药治疗时更大,例如丙戊酸与拉莫三嗪合用导致的致畸风险(12.5%)远高于单独使用拉莫三嗪(2.9%),其致畸机制尚不明确,可能与其影响胚胎基因特异性的 DNA 甲基化过程有关。

（1）苯妥英:苯妥英通过稳定电压依赖性钠离子通道来抑制异常的大脑活动,通常运用于三叉神经痛和抗心律失常的相关治疗。由于在胎儿的中枢神经系统发育期间苯妥英的脑内浓度更高,因此胎儿对其产生的神经毒性更为敏感。孕妇使用苯妥英时可能使胎儿产生一系列异常,形成胎儿乙内酰脲综合征,其临床表现为短鼻、低或宽鼻梁、内眦赘皮、眼距过宽、小头畸形、畸耳、宽嘴、唇腭裂、远端趾骨发育不全、短/蹼状颈、低发迹线、精神及运动发育异常等。

（2）丙戊酸钠:妊娠期间应用丙戊酸钠可产生胎儿丙戊酸综合征,表现为颅面异常、内眦赘皮、鼻梁扁平、口变形,某些婴儿可见四肢、骨骼异常。妊娠前 3 个月内使用该药可使神经管缺陷的发生率高于 1%。研究表明丙戊酸的致畸作用具有剂量依赖性,高于 800~1000mg/d 的丙戊酸使用剂量所产生的致畸风险远高于使用较低剂量的患者[68]。

（3）三甲双酮、对甲双酮:均可引起胎儿颅面异常、唇裂、生长发育迟缓、先天性心脏缺陷,并增加胎儿、婴儿的死亡率,禁用于妊娠期。

（4）卡马西平:胎儿的卡马西平综合征包括生长发育迟缓、小颅面和其他异常,关于该药导致神经管缺损的报道正在增加。

（5）巴比妥类:巴比妥类药物较上述抗癫痫药较为安全,其致畸作用与唇腭裂和心血管畸形、泌尿生殖系统缺陷有关[69]。

2. 心血管药物

（1）ACEI:如卡托普利、依那普利、贝那普利。ACEI 竞争性抑制血管紧张素转化酶 Ⅱ,其同时作用于血管紧张素 - 醛固酮系统和缓激肽 - 前列腺素系统。在孕期服用 ACEI 可能导致胎儿丢失。ACEI 的胚胎毒性作用临床表现包括胎儿低血压、肾小管发育不全、无尿症、羊水过少、生长限制,在孕中期或孕晚期使用甚至可导致胎儿死亡。ACEI 在孕中、晚期导致的胎儿死亡可能与此类药物降低收缩压和继发性减少子宫血流有关。在孕期 30~32 周,羊水的减少可能导致胎儿肾功能的缺陷。

（2）多非利特:多非利特是阻滞钾离子通道的抗心律失常药。在澳大利亚此药物被分类为 D 级,即有可能会增加致畸风险和不可逆性的损害。研究表明,其在大鼠中可导致胚胎心率过缓或心律失常以及胚胎缺氧,这些因素可能导致胎儿畸形[70]。

3. 口服抗凝药 妊娠期间使用华法林可出现先天性异常综合征,在孕期 6~9 周易产生胚胎毒性。在孕期使用华法林治疗可导致自然流产、死胎、鼻部发育不全、点状骨骺、远肢端发育不全和中枢神经系统、眼、颌、泌尿道畸形。由于维生素 K 和维生素 K 依赖性凝血因子水平在胎儿中过低导致的神经元组织微出血是孕期服用华法林的妇女产下的胎儿成年或成人后有中枢神经系统缺陷或神经异常的主要原因。妊娠 6 周后至妊娠早期结束期间避免服用华法林,可显著降低华法林导致的胚胎畸形。

4. 激素类药物 肾上腺皮质激素在妊娠 14 周内大剂量应用可引起胎儿腭裂、死产或早产,泼尼松、泼尼松龙相对地塞米松等较为安全。睾酮、己烯雌酚等性激素可使女胎男性化或男胎女性化,主要引起生殖器官畸形。

（1）己烯雌酚:1971 年首次报道了己烯雌酚的致畸作用,受精前 3 个月内应用己烯雌酚的 8 例妇女中 7 例发生阴道腺癌。男性胎儿因其母亲应用己烯雌酚,可出现生殖器损害或精子异常现象。

（2）炔诺酮:在妊娠早期服用炔诺酮等避孕药可造成四肢、脊柱及肛门畸形。

5. 化疗药物 多种化疗药物已在动物实验中被证实具有强致畸性,限制用于人类的妊娠期间。长春碱、长春新碱、放线菌素 D、阿糖胞苷等碱性化疗药物可与 DNA 的不同部位发生反应,改变其结构,诱导过度突变,导致错误配对,从而增加自发流产率。白消安、氟尿嘧啶、环磷酰胺等具有非特异性的细胞毒性作用,可使生长旺盛的胚胎受到损害,造成流产或早产,胎儿五官畸形,唇裂、腭裂以及无脑儿等。

甲氨蝶呤是一种合成的二氢叶酸类似物,竞争性抑制二氢叶酸还原酶。其抑制二氢叶酸转变为四氢叶酸,四氢叶酸是嘌呤、腺苷酸和一些氨基酸生物合成的重要辅因子。甲氨蝶呤导致大量四氢叶酸的损耗,破坏了 DNA 的合成,导致分裂期细胞的停滞和死亡。甲氨蝶呤对叶酸代谢的干扰抑制了叶酸的甲基化作用,导致了胎儿畸形。此外,细胞间蓄积的同型半胱氨酸使得 S- 腺苷高半胱氨酸水平增高,该物质是许多甲基化转移酶的竞争性抑制剂,可导致基因表达、蛋白质功能、脂质和神经递质代谢物等各个水平的调节失控。同型半胱氨酸变为蛋氨酸的再甲基化减少,使得 S- 腺苷甲硫氨酸水平减少,神经胚的形成由于基因不足和氨基酸甲基化而受到影响。甲基化在脂质和神经递质代谢及外源性物质解毒中的作用也十分重要。因此,甲氨蝶呤干扰叶酸代谢对于胎儿的致畸影响巨大。

甲氨蝶呤的动物实验表明,该类药物可使胚胎致死,其曾用作堕胎药,在堕胎失败所生的婴儿中,有 23% 出现畸形,包括低出生体重、生长迟缓、骨骼缺陷和脑积水等。甲氨蝶呤在妊娠早期的致畸作用类似于氨基蝶呤综合征,包括眼距过宽、阔鼻梁、小颌畸形、颅骨骨化延迟和耳异常等,在妊娠中晚期未见致畸报道,但因其致畸性可疑,不推荐在妊娠任何时期使用[71]。

6. 维生素类

（1）维生素 A 和异维 A 酸:维生素 A 缺乏或过剩均可在动物中产生畸变,引起眼、中枢神经系统、骨骼、心脏和其他系统异常。异维 A 酸在治疗孕妇严重痤疮时,在治疗剂量下即可发生致畸现象。其严重的致畸作用包括严重的头面部、心血管、胸腺和中枢神经系统异常。孕妇在孕早期使用异维 A 酸的致畸风险极高,据报道[72],在妊娠前 3 个月内应用该药物的 57 例孕妇中,有 23% 的胎儿出现了颅面、心脏、胸腺和脑发育等异常改变。胸、脐部连体双胞胎是异维 A 酸导致的常见畸胎,其导致的头面部异常包括耳部缺陷、面部畸形、唇腭裂、塌鼻梁、眼距过宽;神经系统异常包括脑积水、小头症、面神经麻痹、大脑皮质和小脑缺陷等;心血管系统缺陷包括法洛四联症、大血管反置、膈膜缺陷和主动脉弓发育不全等。该药物还会导致脊柱分裂和四肢短小。

（2）维生素 C:大剂量的维生素 C 易使身体形成酸性体质,不利于生殖细胞的发育,维生素 C 也可能引起个别妇女不孕或流产。

7. 抗菌药物　大多数抗菌药物对人体无明显的致畸作用,但某些类型的抗菌药物可对胎儿造成不同程度的影响。

（1）氨基糖苷类:该类抗生素可通过胎盘,对胎儿的神经系统和听力造成损害。

（2）四环素类:四环素类药物可使动物致畸,发生唇裂、腭裂、牙釉质发育不全及其他异常;也可导致人类牙釉质变色以及发育不全。

（3）磺胺甲𫫇唑和甲氧苄啶（SMZ-TMP）:两者联合应用在妊娠期通常是禁止的,原因是 TMP 可能引起叶酸缺乏。

8. 非甾体抗炎药　双氯芬酸作为一种非甾体抗炎药,常被育龄女性用于各种疾病的治疗。由于双氯芬酸的分子量小（318.15Da）,在早期妊娠时可任意通过胎盘,且易在胎盘组织中蓄积。此类药物可减少胚胎数量,导致骨骼和心脏缺陷,使生长迟缓。

阿司匹林、安乃近等能影响新生儿的血小板功能,分娩前服用阿司匹林可引起凝血功能障碍,妊娠早期服用可引起胎儿先天性心脏病、软骨发育不全、脑积水、先天性肝脾大、畸形足等。

9. 免疫抑制剂　临床研究表明,大部分免疫抑制剂并未增加胎儿致畸风险,仅麦考酚酸可能导致自然流产及胎儿畸形,包括指甲发育不全、第五指短小、小耳症及唇腭裂等[73]。

10. 其他药物

（1）沙利度胺:沙利度胺可引起胎儿四肢缺损,以及心脏和其他器官异常。该药为强力致畸剂,其致畸性与应用时间相关,在妊娠 20~36 天内胚胎对沙利度胺最为敏感,在敏感期用药可引起 20% 的胎儿发生畸形,极少量的沙利度胺即可引起畸变。沙利度胺引起的四肢畸形被称为海豹胎或无肢症,表现为严重短小或完全缺失的双腿或双臂,沙利度胺还可造成胎儿脸部、眼、耳、外部生殖器、心脏、肾脏、胃肠道等几乎各个脏器的畸形。孕期服用沙利度胺还可能造成胎儿面瘫及神经系统损害,患儿罹患孤独症和癫痫的概率增高,这有可能与沙利度胺影响脑内血管生成导致细胞死亡、组织缺损有关。对称的四肢缺陷、眼、耳缺陷、巨痣、血管瘤等是鉴别诊断胎儿沙利度胺致畸的临床表现特征。

沙利度胺可诱导活性氧,产生氧化应激反应,通过细胞核因子 κ B 的异常活动来上调骨形态形成蛋白的表达。在孕早期使用沙利度胺诱导了胚胎器官的发育不全。沙利度胺的抗血管生成作用使胎儿的长骨生长迟缓,并引起细胞死亡,下调生长因子 Fgf8 和 Fgf10 的表达。中断生长因子信号通路是导致细胞死亡的原因之一。这一系列因素致使间质细胞的缺失,最终导致四肢畸形[74]。

（2）青霉胺:孕妇使用青霉胺会导致胎儿畸形。胎儿体内铜水平低和高发的胎儿畸形及死亡率预示着铜离子水平可能是导致胎儿畸形的调节因素。青霉胺可通过胎盘,孕妇服用青霉胺可见严重的新生儿结缔组织缺陷。铜离子依赖的赖氨酸氧化酶是真皮组织中弹性纤维和胶原纤维交联的重要物质,由于青霉胺螯合了铜离子,间接导致了异常的弹性组织纤维聚积。

（3）咖啡因:咖啡因极易进入胎盘并聚积在胎儿脑内,使得正常的神经系统发育受损。在啮齿动物中咖啡因可导致四肢、手指、脚趾和颅面部畸形,使四肢、下颌、胸部的骨骼发育迟缓。咖啡因还可导致头部间质组织增厚。在人体中,咖啡因虽无致畸作用,但其可增强其他物质如烟草、乙醇的致畸作用等,还可与麦角胺、普萘洛尔产生协同作用,导致缺血引起的胎儿畸形。

（4）有机磷酸酯类:在孕期接触有机磷酸酯类可导致胚胎畸形、神经管缺陷、缩短孕期。有机磷酸酯类主要的致畸毒性包括缩短妊娠期,新生儿体重、体长和头围减小。孕期暴露于有机磷酸酯类易增加神经管缺陷、无脑畸形和脊柱裂的风险。

（5）草甘膦:微量的草甘膦即足以诱导胎儿畸形。青蛙实验表明,在蝌蚪阶段草甘膦可导致缩短前后轴、小脑畸形、小眼、独眼畸形、头面部畸形等。破坏视黄酸通路是草甘膦致畸的主要机制。草甘膦还影响胚胎和胎盘细胞,造成线粒体损害、坏死和程序性细胞凋亡。草甘膦可通过胎盘传入,草甘膦及其主要代谢物通过干扰生理性DNA修复机制而改变细胞周期检查点,因此其在妊娠前8周影响最大[75]。

（6）硫芥:硫芥作为一种烷化剂诱导核酸和蛋白质的破坏,损伤细胞内稳态,最终导致细胞死亡。其选择性地作用于眼、呼吸系统、皮肤组织、骨髓和胃肠道黏膜细胞,对人体健康产生严重危害。

（7）乙醇:妊娠期间嗜酒,可能使胎儿发生乙醇综合征,表现为产前及产后生长发育迟缓、智力低下、小头及眼、心脏、关节和外生殖器异常等现象。乙醇的致畸性与剂量和时间以及干扰叶酸代谢有关。

（8）麻醉剂:含卤素的麻醉剂如氟烷、甲氧氟烷、氨氟醚等均有致畸作用。此类麻醉剂在体内代谢成溴化物、氟化物和氯化物,其含量足以造成生理变异,主要为多发性畸形。

（9）放射性碘(^{131}I):放射性碘广泛应用于核医学,妊娠前曾接受该药大剂量治疗的妇女,其后妊娠的胎儿异常率未见增高。无机碘可通过胎盘屏障,母体用量的3%~4%的碘可通过胎盘被胎儿吸收。尽管微量放射性碘尚无引起胎儿异常的报道,但出于安全性目的,妊娠期应谨慎对待。

（10）硒:孕妇静脉注射硒蛋氨酸后可通过胎盘,在胎儿肝脏、肠道、肾脏中浓缩,因其半衰期长,因此对胎儿的胰腺易产生损伤。

（11）铅:孕妇接触铅可使自发流产率增加,这与铅导致胎盘出血有关。此外,体内铅水平的增高与新生儿的生长发育有关。

（12）有机汞化合物:汞可引起大脑及脑皮质的退化,由于汞与胎儿的亲和力大,低浓度的甲基汞即可引起胎儿的不良反应。胎儿脐带血红细胞中汞的浓度高于母体血中的浓度,且胎儿脑内的汞浓度则是母体脑中的2倍。

（13）一氧化碳:研究表明,一氧化碳可使动物致畸,但对于人类的作用尚不明确。孕妇对于一氧化碳的敏感性增高,胎儿的碳氧血红蛋白浓度为母体的10~15倍。吸烟的孕妇可能影响其胎儿,使血液中的碳氧血红蛋白水平升高,导致平均出生体重下降,影响精神运动系统的正常发育。

（14）苯丙胺：有报道指出，该药物可引起先天性心脏缺陷、胆管闭锁、神经管缺失并伴发胎儿出生体重明显下降等致畸作用。

（15）碘化物：妊娠期摄入过多量的含碘药物可使胎儿的甲状腺肿大，应用碘和硫脲嘧啶的孕妇易导致所产的婴儿伴有先天性甲状腺肿大，因此妊娠期应避免长期使用碘剂及含碘药物。

【诊断和鉴别诊断】

1. 病史采集　药源性致畸与其他致畸的不同之处在于其可预知的药物性暴露因素，因此对于孕妇的病史采集尤为重要。了解受孕期间各阶段的病史和用药史，确定用药时间和用药剂量与临床症状的关系，有助于对致畸因素的判断和分析。

2. 影像学检查　随着超声技术的成熟和不断发展，其在产科方面的应用越来越广泛，尤其在筛查和诊断胎儿先天畸形方面是其他技术所无法比拟的。如何最大限度地检测出胎儿畸形，有赖于超声仪器的质量，中、高档的彩超具有高分辨率，可清晰显示正常胎儿的形态结构，实时观察到胎儿在宫内的运动、行为以及胎儿血流的动力学变化，对于胎儿结构畸形的筛查诊断具有重要的临床价值。然而，超声诊断也具有其局限性，即缺乏实质性的定量参数，以及有赖于有经验的超声医师。近年来，由于传感器技术的完善，具有定量性的客观的超声标志物可被运用于先天畸形的诊断中。这些标志物可在孕早期（11~14 周）被检测到，这些标志物本身并非病理性的，但是在畸胎中存在的概率较高。如此，产前孕中期的超声检查便提供了一个"基因性的超声图谱"，包括颈半透明度、短肢骨长度、肠管回声增强、脉络膜神经丛囊肿等，这些都是用于鉴别胎儿唐氏综合征的形态学特点。美国的孕期检查至少包括 3 次超声，分布在孕早、中、晚期，最重要的一次超声检查为孕中期的超声检查[76]。

磁共振检查因具有多位成像、软组织分辨率高、无辐射、对胎儿较为安全等特点，成为产前诊断中对超声检查后发现胎儿异常的重要验证手段和补充诊断方式。尤其在诊断胎儿中枢神经异常，例如鉴别脑出血等方面具有较为突出的表现。

3D、4D 超声被应用于先天性心脏病的筛查，通过 3D、4D 超声技术可定量分析心室的容积、评价心室功能，然而由于此项技术需要特殊的传感器、复杂的算法及专业的技术人员，从而阻碍了 3D、4D 超声用于胎儿心脏造影在临床上的普及[77]。

3. 染色体分析和基因测序　产前的介入性诊断包括通过羊水穿刺、脐带血穿刺等技术，对胎儿细胞进行染色体核型分析和基因检测等，从而对胎儿的某些先天性疾病作出诊断。微阵列比较基因组杂交测序（array-CGH）是近年来研究认为可用于先天畸形筛查的方法，由于许多先天性疾病如各种畸形和智力缺陷常常伴随着染色体异常，近年来许多研究利用 array-CGH 技术对遗传性疾病所伴随的染色体异常进行了全面系统的分析，得到了与传统吉姆萨显带和 FISH 技术同样的结果，且该技术具有更高的分辨率，能够高通量地一次性检测所有染色体位点的异常，因此被认为是筛查先天畸形的有效手段[78]。

4. 致畸生物标志物检测　根据美国国家研究委员会发育毒理学委员会的研究，有 3 种类型的生物标志物可被用于检测生殖毒性。第一类为接触性生物标志物，即可在某一器官的特定区域中检测出杀虫剂及其代谢产物；第二类为效应生物标志物，即可检测出某一器官生化、生理或其他方面的改变，这些改变能引起确定的或潜在的胚胎、胎儿发育损害；第三类为易感性生物标志物,例如由于暴露于特定的杀虫剂使得某一器官的作用先天性或获得性受限的指示剂。但由于药源性致畸的机制尚不完全明确,且对生物标志物材质的选择也困难重重,致畸标志物的选择尚停留在动物研究阶段[79]。

【预防与治疗】

1. 药源性致畸的预防　避免药源性致畸的发生主要应以预防为主,首先须把好新药审批关,对于药物的毒副作用进行全面评价,除了肝、肾、心脏等器官功能损害的评价外,我国新药审批办法还明确规定了新药在临床研究前必须完成致癌、致畸、致突变的"三致"试验;其次须重视对老药的重新评价,对于致畸、致突变的药物应不断淘汰。目前我国临床上存在的问题包括:一方面,孕妇本身患有各种疾病,需要药物治疗却不肯用药,以致病情加重;另一方面,由于孕妇选用的治疗药物不合理,造成胎儿畸形,因此妊娠和哺乳期药物应用的安全性评价是值得我们关注的。对药源性致畸的预防必须做到妊娠期安全合理用药。

(1)根据药物安全风险选择孕期药物:美国FDA的药物安全评价体系是目前公认的药物安全评价标准,其根据药物的毒副作用以及对动物和人体所具有的不同程度的致畸危险,将药品安全分为A、B、C、D和X五个等级,其中A级最为安全,X级为禁止孕妇服用的药物。X级类药物在动物或孕妇中有足够的对照试验或观察例数证明对胚胎致畸,此类药物对妊娠期以及准备妊娠的妇女禁用。另外C级药物为妊娠期慎用药物,D级药物则只在无其他药物可供选择而孕妇又病情危重时才选择。血管紧张素转化酶抑制剂卡托普利、抗真菌药氟康唑等为C级药物;抗抑郁药帕罗西汀,抗癫痫药丙戊酸、卡马西平、苯妥英;抗焦虑药地西泮等为D级药物;甲氨蝶呤在妊娠期的不同阶段分类不同,分别为D和X级;沙利度胺、异维A酸、华法林等为X级药物。然而这一用药安全标准并非"金标准",随着越来越多的临床研究分析、病例对照监测分析,我们应对药物安全风险有不断更新的认识,对于孕妇的妊娠期用药应权衡利弊,正确选择对胎儿无损害而又对孕妇疾患最有效的药物[80]。2014年12月3日,FDA发布了一项最终规则,该规则下对于妊娠及哺乳期间用药信息在处方药及生物产品标签中的表述制定了标准,要求新的内容需包含妊娠及哺乳期间处方药及生物制品使用的相关风险及受益信息,以评价使用药物的利弊,并且对需要服用药品的孕妇和哺乳期妇女后续的咨询服务提供了有效的信息,有利于母亲及孩子的健康[81]。

(2)根据妊娠不同阶段慎用致畸药物:①胚胎着床前阶段,药物对于胚胎的影响是"全"或"无"的效应,此时胚胎若只受到轻微损伤,那么胚胎由于补偿作用,可实现自身细胞修复,从而可以正常地存活,因此孕妇在胚胎着床前期用药对于胚胎的影响较小,只有药物进入分泌液中达到一定浓度才会对胚胎产生毒性,造成早期流产;②妊娠3~12周内,胚胎迅速发生一系列复杂的变化,各器官的形成都在此期间进行,当胚胎受到有害药物作用后,即可产生形态上的异常而形成畸形,此时致畸原对于胚胎的影响主要表现为结构畸形并伴随胚胎死亡和自然流产,因此称为药物的敏感期,尤其是第8周为高分化期,亦称为药物的高敏感期,致畸危险最大。药物的致畸作用主要与药物性质、用药时的胚胎发育阶段、胎儿对药物的敏感性以及药物剂量大小和用药时间长短有关。此阶段内禁用的药物包括乙醇制剂、大部分活病毒疫苗(破坏初形成的胚胎细胞)、碘、糖皮质激素(易致唇腭裂)、呋塞米、香豆素类抗凝药、抗肿瘤药及抗甲状腺药(导致甲状腺功能减退)以及抗菌、抗病毒、抗疟药物如甲硝唑、替硝唑（胎儿的血药浓度高，增加基因突变率）、甲氧苄啶、利福平（肝毒性）、氯喹（致耳聋）、乙胺嘧啶、阿糖腺苷、碘苷，精神类药物如丙米嗪、氯氮䓬、地西泮、氟哌啶醇、碳酸锂、苯丙胺、氯丙嗪、奋乃静、金刚烷胺、苯妥英钠、巴比妥类药物等；③妊娠 3 个月后，胎儿的大部分器官已经基本形成，对药物的敏感性也减弱，不会再造成严重的畸形，但药物的毒性反应仍能对器官的发育和功能的完善造成影响，在此期间应避免使用的药物包括磺胺类药物（导致核黄疸）、阿司匹林、氨基糖苷类药物、抗甲状腺药、口服抗凝药、口服磺酰脲类降血糖药、哌替啶（导致呼吸抑制）、利血平（导致心跳减慢、低温、鼻淤血）、噻嗪类利尿药（导致血小板减少）。孕妇用药时在关注药物疗效及其副作用的同时，还需根据孕妇的月经周期、孕期超声检查的结果对胎儿进行评估，分析药物对胚胎、胎儿的影响及严重程度，结合孕妇的自身特点提出合理的用药建议，判断是否需要终止妊娠；④哺乳期药物使用：母乳喂养是一种对母亲和婴儿均有益处的喂养方式，然而由于许多药物和环境因素可能会通过母乳传递给新生儿，从而导致了母乳喂养的风险。目前在哺乳期禁用的药物并不多，缺乏足够的研究证据也是其原因之一。婴儿在哺乳期间接触到的药物量取决于母乳中药物的分泌量、婴儿摄入的母乳量，以及药物在母体中的血药浓度。药物在母乳和血浆中的浓度比在不同人之间存在较大的个体差异，通过乳腺分泌的药物量取决于药物的亲脂性、血浆蛋白结合率以及药物的解离度。目前，关于母乳中药物浓度的研究并不多见，对于哺乳期妇女用药的研究也并不完善，已有的研究仅为个别病例报道，缺乏长期研究结果，由于缺乏药效学和药动学信息，各研究之间的比较也较难进行。目前研究最多的是三环类抗抑郁药，但其研究的病例也少于 100 对；药品说明书中对哺乳期妇女的用药指导意见标注率也远低于孕妇，因此对于服药后是否停止哺乳这一难以抉择的问题尚需进一步的研究。

（3）妊娠期各类药物的合理应用：孕妇由于其本身的一些基础疾病以及为适应胎儿的生长需要，必要时须服用一些治疗药物和营养物质。世界卫生组织的数据调查研究表明，有 86% 的孕妇均接受了药物干预，平均每位孕妇接受了 2~9 种的药物干预。因此，妊娠期各类药物的合理使用是预防药源性致畸的重要手段[82]。

1）抗生素的合理使用：由于孕妇的抵抗力降低而易发感染，抗菌药物是孕妇使用比例最高的一类药物。妊娠期不宜滥用抗菌药物，对于有用药指征的患者，因根据其病原菌、感染部位、感染严重程度等来制订抗菌药物治疗方案，包括对抗菌药物品种、剂量、给药次数、给药途径、疗程的选择以及联合用药情况等，最好能够根据药敏试验结果来选择药物。根据《抗菌药物临床应用指导原则》，我国参考美国 FDA 的用药安全性分级，将药物分成了 A、B、C、D 和 X 五个级别，抗生素中无 A 类药品。

青霉素是孕妇使用最多的抗生素，其 FDA 分级为 B 级，是较为安全的抗生素，但需注意其过敏反应，孕妇产生过敏反应时可能由于大量组胺释放而引起早产。由于孕妇的血容量和肾小球清除率升高，可使血浆中的药物浓度显著下降，因此孕妇需提高用药剂量以获得足够的血药浓度。头孢菌素类抗生素药物易通过胎盘，头孢氨苄是孕妇中最为常用的头孢菌素类药物，至今为止的大量研究表明头孢菌素类药物对孕妇没有致畸风险。其他 β- 内酰胺类药物对孕妇也都较为安全。万古霉素因可能引起"红人综合征"，其 FDA 分级为 C 级，应慎用，但大量研究表明，正常剂量的万古霉素并不会对胚胎造成威胁。由于缺乏相关的安全性评价，FDA 至今尚未批准替考拉宁用于孕妇的抗感染治疗。

大环内酯类药物包括红霉素、阿奇霉素等大多为 FDA 分级中的 B 类药物，由于其难以通过胎盘,不会对胎儿和新生儿产生致畸作用,可用于对青霉素过敏者、衣原体或支原体感染者的治疗。林可霉素为 B 级药物,可选择使用。四环素类药物大多为 D 级药物,其可造成牙釉质或骨骼中的色素沉积,从而影响胎儿的生长发育,甚至造成宫内发育迟缓。氨基糖苷类药物可对胎儿的第Ⅷ对脑神经及肾脏造成损害,应禁用于孕妇及哺乳期妇女。氯霉素易透过胎盘、乳屏障,具有骨髓抑制作用,可导致"灰婴综合征",妊娠及哺乳期应禁用。

喹诺酮类药物包括诺氟沙星、氧氟沙星等与骨和软骨存在强亲和力,影响胎儿的软骨发育,禁用于妊娠及哺乳期。磺胺类药物易透过胎盘,在动物实验中存在致畸作用,但在人体中尚未证实,孕中、晚期使用该类药物可使胎儿血小板降低而发生溶血性贫血,同时还可竞争性抑制胆红素与白蛋白结合,造成高胆红素血症,因此禁用于妊娠及哺乳期。

2)心血管药物的合理使用[83]:妊娠合并心血管疾病是产科常见合并症,发病率达 1%,包括原发性和继发性高血压及各类心脏病,严重者常伴有肺动脉高压或出现急、慢性心力衰竭。临床上孕妇使用降压药的原则为轻、中度高血压患者以口服降压药为主,严重高血压者应静脉滴注降压药,同时密切观察生命体征,将血压维持在接近正常或正常值上限即可。对于重度高血压初始用药时可联合用药,通过协同作用提高疗效,减少各类药物的剂量,减少毒副作用。长期服药的患者不可突然停药,否则易引起血压反跳,导致一系列停药综合征。欧美发达国家在孕期推荐使用的降压药包括甲基多巴、拉贝洛尔、尼莫地平,高血压合并心脏或肾脏疾病时加用利尿药对胎儿和新生儿无不良影响。

抗心律失常药因其本身具有导致心律失常的副作用,妊娠 8 周内对胎儿有致畸作用,临床上孕妇使用抗心律失常药的原则为评估其心律失常是否对母体及胎儿造成生命威胁,对于妊娠期致命性心律失常者,应立即治疗心律失常。室性期前收缩引起胸闷、心悸、心绞痛等症状时应进行治疗,以预防室性心动过速、心室颤动和心脏性猝死,但对于无器质性病变的心脏病,无症状、病史较长的轻型心律失常孕妇则可不使用抗心律失常药。产科临床常用的抗快速型心律失常药物有普萘洛尔、利多卡因、美西律、胺碘酮、普罗帕酮、维拉帕米等;产科临床常用的抗缓慢型心律失常药物有阿托品、异丙肾上腺素、肾上腺皮质激素等,有时也可用麻黄碱,对心搏骤停者则使用肾上腺素。孕妇心力衰竭时,应针对心脏病病因和心力衰竭诱因进行治疗。如妊娠期利尿药氢氯噻嗪、呋塞米、氨苯蝶啶等的 FDA 分类为 C 级,此类药物可降低心脏负荷、降低肺动脉楔压、减轻肺淤血,从而改善左心室功能。硝酸甘油、酚妥拉明、硝普钠等血管扩张剂的 FDA 分类也为 C 级,其通过扩张容量血管和外周阻力血管而减轻心脏的前后负荷,减少心肌耗氧量,改善新功能。洋地黄类药物如地高辛的 FDA 分类为 B 级,其通过增加心肌收缩力,可用于除洋地黄中毒所诱发心力衰竭外的其他原因引起的心力衰竭。

对于有血栓栓塞病史、心脏瓣膜修补或置换术后、心尖瓣病变伴有心房颤动的孕妇等,在孕期需使用抗凝药物。常用的抗凝药物中肝素和低分子量肝素分别被 FDA 划分为 C 和 B 类,两者均难以通过胎盘,故对胎儿无致畸作用。阿司匹林能通过胎盘,孕妇使用阿司匹林后,胎血中的药物浓度可超过母血的药物浓度。阿司匹林对胎儿是否致畸曾有争议,目前认为小剂量阿司匹林(25~75mg/d)的应用对胎儿无致畸作用。临产前 2 天需停用阿司匹林。华法林属香豆素类抗凝药,FDA 分类为 X 类,即妊娠期禁用。香豆素类药物能通过胎盘,在妊娠期间应用此类药物可引起胎儿畸形和出血,主要为骨骼发育异常。但近年来有较多报道指出,孕期应用小剂量华法林无胎儿畸形发生率增加,但尚缺乏大样本和循证资料证实其可靠性。

3）维生素类药物的合理使用[84]：孕妇为适应胎盘、胎儿的生长发育及子宫、乳房增大的需要，其所需的营养物质要远高于非孕期，其中孕期叶酸和维生素 B_6 的需求增长 50%，维生素 A 的需求增长 60%，维生素 C、维生素 PP、维生素 B_2、维生素 B_{12} 的需求均增长 30%，因此妊娠期补充适量维生素是必要的。孕妇需控制维生素 A 的摄入量，动物实验表明，过量的维生素 A 可导致流产和胎儿发育异常。异维 A 酸是维生素 A 的代谢产物，早期妊娠应用可导致 20% 的胎儿出现严重的头面部、心脏、胸腺和脑畸形。维生素 B 应每日一次性补充，B 族维生素对唇腭裂的发生具有预防作用，但孕妇长期过量服用维生素 B_6 可使胎儿产生依赖性，表现为出生后易兴奋、哭闹不安、易受惊、眼球震颤、反复惊厥等维生素 B_6 依赖症的症状，若不及时诊治，可能会导致婴儿智力低下。维生素 C 的大剂量摄入易形成酸性体质，不利于生殖细胞的发育，建议孕妇每日额外补充维生素 C 不超过 100mg。维生素 D 主要是 D_2（麦角钙化醇）和 D_3（胆钙化醇），其能促进钙、磷在肠道的吸收，促使骨骼硬化，构成健全的骨骼与牙齿。孕妇缺乏维生素 D 时会产生低钙症状，导致胎儿骨骼发育不全，出生后表现为佝偻病，且会增加日后骨折的风险，因此维生素 D 在哺乳期尤为重要。维生素 E 又称生育酚，具有很强的抗氧化作用，临床上常用于不孕症、习惯性流产等的治疗，发达国家通常会对孕妇系统性补充维生素 E。妊娠早期叶酸缺乏是神经管畸形发生的主要原因。在妊娠前3 个月和妊娠早期合理补充叶酸，可有效预防神经管畸形的发生，如无脑儿、脊柱裂等。叶酸属水溶性维生素，一般情况下服用过量不会对胎儿造成损害。

4）甲状腺功能调节药物的合理使用[85]：妊娠期甲状腺功能异常包括妊娠合并甲状腺功能亢进症和甲状腺功能减退症，如妊娠期未能良好控制甲亢或甲减可能导致新生儿的甲亢或甲减，影响新生儿的生长和智力发育。

妊娠一过性的甲状腺毒症一般无需药物治疗，若症状严重、持续时间长则可考虑短期应用抗甲状腺药物。在治疗孕期甲亢时须同时考虑孕妇和胎儿两个治疗对象。孕期的抗甲状腺药物可选择丙硫氧嘧啶和甲巯咪唑，两者同样有效，使甲状腺功能达到正常的时间也均为7~8 周。但由于丙硫氧嘧啶与血浆蛋白的结合比例高，胎盘通过率低于甲巯咪唑，通常认为前者优于后者。此外，甲巯咪唑所致的皮肤发育不全、气管食管瘘、面部畸形等较丙硫氧嘧啶多见，因此治疗妊娠期甲亢首选丙硫氧嘧啶，甲巯咪唑则作为二线药物。妊娠期甲亢的治疗目标是使用最小剂量的抗甲状腺药，在尽可能短的时间内达到和维持血清游离甲状腺素（FT_4）在非孕正常值上限或略高于上限。多项报道显示甲巯咪唑与先天性异常有关，可表现为发育迟缓、听力丧失、面容畸形等。β 受体拮抗剂尤其是普萘洛尔对控制甲亢症状和术前准备效果显著，但孕期持续应用该药物可能引起胎儿生长受限和自然流产、产程延长、新生儿心动过缓等并发症，因此须谨慎使用。碘剂不推荐用于孕期甲亢，放射性碘在妊娠和哺乳期禁止使用。

对于妊娠前就已确诊甲减的妇女，首先需加强对其有关甲减对妊娠和胎儿脑发育影响方面的教育。准备妊娠的甲减患者必须调整左甲状腺素（$L-T_4$）的剂量，使血清促甲状腺素（thyrotropin, thyroid stimulating hormone, TSH）达到妊娠正常值范围后再考虑受孕。对于既往无甲减病史，而在妊娠期间诊断的甲减，应立即进行 $L-T_4$ 治疗，监测甲状腺功能，调整 $L-T_4$ 的剂量，维持激素水平稳定。

5）抗结核药物的合理使用[86]：孕妇的内分泌和免疫系统功能都有一定程度的改变，抵抗力下降,易患肺结核,孕妇的肺结核发病率高达普通人群的 5 倍。多药联合治疗母婴肺结核的效果优于单药治疗。妊娠期结核病与一般结核病的治疗相同,应当遵循早期、联用、规律、适量和全程的治疗原则。孕妇患有结核时,合理及时的治疗不仅对胎儿无害,还能防止胎儿受母体疾病的影响。妊娠期较为安全的抗结核药物有异烟肼、乙胺丁醇、吡嗪酰胺。异烟肼为妊娠期广泛使用的抗结核药物,其虽能通过胎盘屏障,但毒性反应较小,可安全用于孕妇,尚未发现有致畸作用。乙胺丁醇在动物实验中有致畸报道,可致小鼠腭裂、脑外露和脊柱畸形,大鼠轻度颈椎畸形,家兔独眼畸形、短肢、腭裂等,但在人体中的作用尚未被证实。孕期慎用的抗结核药物有利福霉素类,包括利福平、利福定、利福喷丁等;异烟胺类,包括乙硫异烟胺和丙硫异烟胺;以及喹诺酮类、氨基糖苷类抗菌药。吡嗪酰胺由于缺乏妊娠期安全性报道,因此需谨慎使用。

6)妊娠与哺乳期降血糖药物的合理使用[87]:据统计,我国妊娠糖尿病(gestational diabetes mellitus,GDM)的发病率达 5%,GDM 对于母体和胎儿的影响大小取决于孕妇的血糖控制水平,约有 80% 的 GDM 患者可通过单纯控制饮食达到满意的控制血糖效果,另有 20% 需进行药物治疗。药物治疗包括口服降血糖药和胰岛素两大类,其中胰岛素是孕期首选的最安全、有效的降血糖药。口服降血糖药中第一代磺酰脲类降血糖药包括甲苯磺丁脲、氯磺丙脲等能透过母胎屏障,且进入胎儿体内代谢较慢,因此妊娠期使用可使新生儿发生持久性的低血糖,妊娠早期使用可使新生儿畸形发生率增加 3 倍,包括小耳畸形、脊椎骨缺陷、先天性心脏室间隔缺损以及无脑畸形等。第二代磺脲类药物格列本脲、格列齐特等较第一代更为安全,且更能有效地降低血糖。双胍类口服降血糖药中目前仅有二甲双胍适用于GDM,由于二甲双胍不会增加内源性胰岛素的分泌,因此孕妇发生低血糖的现象减少,胎儿也不易发生高胰岛素血症和乳酸性酸中毒。α-葡萄糖苷酶抑制剂阿卡波糖用于 GDM 治疗时,除有胃肠道不适反应外,未见任何妊娠并发症,对新生儿也无不良影响。哺乳期使用的口服降血糖药,目前研究较多的是二甲双胍的应用安全性,研究表明进入乳汁的小剂量二甲双胍对婴儿无害,仅有不到 0.4% 的二甲双胍从乳汁中分泌,远低于哺乳期禁用药物 10% 的界限,因此二甲双胍在哺乳期使用较为安全。

对于孕妇和哺乳期妇女的用药需考虑诸多因素,包括胎龄、用药途径、药物吸收率、药物的有效剂量、药物的分子量、药物是否通过胎盘、是否通过乳汁分泌、需要联合给药还是单独给药等,甚至还需考虑孕妇的基因型,最终仍需权衡利弊以决定是否用药。然而,目前国内外仍缺乏准确权衡利弊的方式,各种评价方法的质量亦参差不齐。药物上市前,孕妇及哺乳期妇女由于药物致畸风险不适宜进行药物临床试验,也是阻碍药物致畸评价合理性的原因之一。

2. 药源性致畸的治疗　多数的非致死性畸形不需要在孕期进行外科干预,可在出生后进行手术治疗,部分可能影响胎儿在宫内安危的畸形需要在孕期进行干预。

(1)宫内治疗:由于孕期宫内手术风险大、技术要求高,多数宫内治疗尚处于试验性阶段。宫内治疗的胎儿镜手术主要应用于双胎输血综合征和减胎术的治疗,国外有用于治疗胎儿膈疝、脑脊膜膨出、泌尿道梗阻等的手术报道[88]。

(2)产后治疗:大部分胎儿畸形的治疗均为产后治疗,如先天性心脏病的手术治疗、脑积水的脑室分流术、唇腭裂的修补术和苯丙酮尿症的药物治疗等。

随着治疗诊断学的发展,生物信息学、基因组学、功能蛋白质组学等分子生物学工具将是进行分子诊断学的有力法宝,更敏感、精确的诊断工具为个体化治疗提供了方便,治疗诊断学为科学研究和临床应用之间架起了桥梁,更有利于妊娠期药物致畸风险的评判。现阶段而言,把握好妊娠和哺乳期的用药原则是避免药源性致畸最有效的手段,临床医师在为孕妇和哺乳期妇女开具处方时应更准确地判断药物的安全性分类,严格掌握用药剂量、指征,把握和评估好母体药物对胎儿及新生儿的影响,使双方都得到最大限度的受益,从而避免药物致畸事件的发生。

(杨婉花　管滢芸)

参 考 文 献

1. Taegtmeyer AB, Krähenbühl S. Drug-induced sexual dysfunction. Ther Umsch, 2015, 72 (11-12): 711-715.

2. Hackett G. An update on the role of testosterone replacement therapy in the management of hypogonadism. Ther Adv Urol, 2016, 8 (2): 147-160.

3. Bella AJ, Shamloul R. Psychotropics and sexual dysfunction. Cent European J Urol, 2014, 66 (4): 466-471.

4. Torre AL, Giupponi G, Duffy D, et al. Sexual Dysfunction Related to Drugs: a Critical Review. Part V: α-Blocker and 5-ARI Drugs. Pharmacopsychiatry, 2016, 49 (1): 3-13.

5. McVary KT. Erectile dysfunction. N Engl J Med, 2007, 357 (24): 2472-2481.

6. Kaminsky A, Sperling H. Diagnosis and management of priapism. Urologe A, 2015, 54 (5): 654-661.

7. Segraves RT. Sexual dysfunction associated with antidepressant therapy. Urol Clin North Am, 2007, 34 (4): 575-579.

8. Dhikav V, Gupta S, Anand KS. Erectile dysfunction induced probably by celecoxib. Pharmacoepidemiol Drug Saf, 2008, 17 (2): 211-212.

9. Berner M, Hagen M. Management of sexual dysfunction due to antipsychotic drug therapy. Cochrane Database Syst Rev, 2012, 11: CD003546.

10. McMahon CG. Management of ejaculatory dysfunction. Intern Med J, 2014, 44 (2): 124-131.

11. Stojanović N, Ignjatović I, Djenić N, et al. Adverse Effects of Pharmacological Therapy of Benign Prostatic Hyperplasia on Sexual Function in Men. Srp Arh Celok Lek, 2015, 143 (5-6): 284-289.

12. de Boer MK, Castelein S, Bous J, et al. The Antipsychotics and Sexual Functioning Questionnaire (ASFQ): preliminary evidence for reliability and validity. Schizophr Res, 2013, 150 (2-3): 410-415.

13. Montejo AL, Montejo L, Navarro-Cremades F. Sexual side-effects of antidepressant and antipsychotic drugs. Curr Opin Psychiatry, 2015, 28 (6): 418-423.

14. Keks NA, Hope J, Culhane C. Management of antidepressant-induced sexual dysfunction.

Australas Psychiatry, 2014, 22 (6): 525–528.

15. Hong J, Novick D, Montgomery W, et al. Health–related quality of life in patients with depression treated with duloxetine or a selective serotonin reuptake inhibitor in a naturalistic outpatient setting. Patient Prefer Adherence, 2015, 16 (9): 1481–1490.

16. Khazaie H, Rezaie L, Rezaei Payam N, et al. Antidepressant–induced sexual dysfunction during treatment with fluoxetine, sertraline and trazodone；a randomized controlled trial. Gen Hosp Psychiatry, 2015, 37 (1): 40–45.

17. De Boer MK, Castelein S, Wiersma D, et al. The facts about sexual (Dys) function in schizophrenia: an overview of clinically relevant findings. Schizophr Bull, 2015, 41 (3): 674–686.

18. Pereira VM, Arias–Carrión O, Machado S, et al. Bupropion in the depression–related sexual dysfunction: a systematic review. CNS Neurol Disord Drug Targets, 2014, 13 (6): 1079–1088.

19. Chang SW, Fine R, Siege LD, et al. The impact of diuretic therapy on reported sexual function. Arch Intern Med, 1991, 151 (12): 2402–2408.

20. Stimmel GL, Gutierrez MA. Counseling patients about sexual issues. Pharmacotherapy, 2006, 26 (11): 1608–1615.

21. Doufik J, Otheman Y, Khalili L, et al. Antipsychotic–induced priapism and management challenges: a case report. Encephale, 2014, 40 (6): 518–521.

22. Sood S, Bailon MJ. Priapism associated with atypical antipsychotic medications: a review. Int Clin Psychopharmacol, 2008, 23 (1): 9–17.

23. Mago R, Anolik R, Johnson RA, et al. Recurrent priapism associated with use of aripiprazole. J Clin Psychiatry, 2006, 67 (9): 1471–1472.

24. Harrison G, Dilley JW, Loeb L, et al. Priapism and quetiapine: a case report. Psychopharmacol Bull, 2006, 39 (1): 117–119.

25. Prabhuswamy M, Srinath S, Girimaji S, et al. Risperidone–induced priapism in a 12–year–old boy with schizophrenia. J Child Adolesc Psychopharmacol, 2007, 17 (4): 539–540.

26. Makesar D, Thome J. Risperidone–induced priapism. World J Bio Psychiatry, 2007, 8 (1): 45–47.

27. Kilic M, Serefoglu EC, Ozdemir AT, et al. The actual incidence of papaverine–induced priapism in patients with erectile dysfunction following penile colour Doppler ultrasonography. Andrologia, 2010, 42 (1): 1–4.

28. Al–Turki HA. A 5–year analysis of semen parameters in Saudi Arabian men attending infertility clinics. J Int Med Res, 2016, 44 (3): 656–661.

29. Hamed SA. The effect of epilepsy and antiepileptic drugs on sexual, reproductive and gonadal health of adults with epilepsy. Expert Rev Clin Pharmacol, 2016, 9 (6): 807–819.

30. Rasanen M. Female sexual dysfunction. Duodecim, 2003, 119 (3): 219–227.

31. 王晋. 女性性功能障碍的研究进展. 医学临床研究, 2002, 19（3）: 203–206.

32. 杨大中, 马晓年. 女性性功能障碍研究新进展—美国泌尿外科 2003 年会介绍. 中国性科学, 2004, 13（6）: 43–45.

33. Spector I, Carey M. Incidence and prevalence of the sexual dysfunction: A critical review of the empirical literature. Arch Sex Behav, 1990, 19 (4): 389-408.

34. 辛虹,陈铎. 女性性功能障碍的研究进展. 中国妇幼保健, 2004, 19（9X）: 110-112.

35. Kaplan SA, Rodolfo RB, Kohn IJ, et al. Safety and efficacy of sildenafil in postmenopause women with sexual dysfunction. Urology, 1999, 53 (3): 481-486.

36. 贾公孚,谢惠民. 药害临床防治大全. 北京: 人民卫生出版社, 2002: 594-597.

37. Inhorn MC, Patrizio P. Infertility around the globe: new thinking on gender, reproductive technologies and global movements in the 21st century. Human Reproduction Update, 2015, 21 (4): 411-426.

38. 侯丽艳. 我国三省不孕症的流行病学研究. 北京: 北京协和医学院博士研究生学位论文, 2011: 43-44.

39. 刘絮,周莉,孙祖越. 药物雄性生殖毒性及其机制研究进展. 中国新药杂志, 2014, 23（11）: 1290-1294.

40. Zeev Blumenfeld, MD. Chemotherapy and fertility. Best Pract Res Clin Obstet Gynaecol, 2012, 26 (3): 379-390.

41. 王楠,陈薪,叶德盛,等. 恶性肿瘤术后合并不孕症患者经体外受精 – 胚胎移植治疗获妊娠 3 例报道并文献复习. 南方医科大学学报, 2015, 35（6）: 838-843.

42. Tisdaled JE, Miller DA. Drug-induced Disease: Prevention, Detection and Management. Bethesda: American Society of Health-System Pharmacists, 2005: 703-725.

43. 杜文民. 药物对性功能及子代的影响. 生殖与避孕, 2004, 24（6）: 1-6.

44. 鲁丛霞,马琪林. 抗癫痫药对育龄期女性癫痫患者生殖相关激素的影响. 临床药物治疗杂志, 2010, 8（4）: 23-27.

45. 张冬梅,孙凤英. 抗癫痫药丙戊酸镁缓释片对女性癫痫患者生殖内分泌的影响. 中国全科医学, 2015, 18（14）: 1727-1728.

46. Bairy L, Paul V, Rao Y. Reproductive toxicity of sodium valproate in male rats. Indian J Pharmacol, 2010, 42 (2): 90-94.

47. 张娟,孙英新,于功昌. 抗生素的雄性生殖毒性作用研究进展. 环境与健康杂志, 2012, 29（10）: 952-954.

48. 曹栋,谢世平,陈启豹,等. 男性精神分裂症患者服用氯丙嗪、利培酮及喹硫平影响下丘脑 – 垂体 – 性腺轴及性功能的比较. 中国临床康复, 2005, 9（20）: 148-151.

49. 徐鹏,林裕龙,周荣. 不同非典型抗精神病药物对精神分裂症患者性激素水平的影响. 热带医学杂志, 2014, 14（9）: 1176-1179.

50. Yiu ZZN, Griffiths CEM, Warren R. Safety of biological therapies for psoriasis: effects on reproductive potential and outcomes in male and female patients. British Journal of Dermatology, 2014, 171 (3): 485-491.

51. Puchner R, Danninger K, Puchner A, et al. Impact of TNF-blocking agents on male sperm characteristics and pregnancy outcomes in fathers exposed to TNF-blocking agents at time of conception. Clin Exp Rheumatol, 2012, 30 (5): 765-767.

52. 冯艳梅,杨剑弘. 药源性生殖功能损害. 中国药房, 2008, 19（14）: 1103-1104.

53. 王惠萍,徐斯凡. 影响睾丸生殖细胞凋亡的理化因素. 中国医药科学,2016,6(1): 31-34.

54. 张怡,丁锦丽,尹太郎. 吸烟对男性精子 DNA 及 RNA 甲基化水平的影响. 武汉大学学报,2016,37(2):245-253.

55. 陈春华,李萍,宋岳强. 卵子冷冻研究进展. 生殖与避孕,2014,34(4):311-315.

56. 贾瀛娴,李尚为,汪燕. MSCs 在女性生育力保存中的研究进展. 中国修复重建外科杂志,2016,30(3):314-319.

57. Rahimi G, Isachenko V, Kreienberg RH, et al. Re-vascularisation in human varian tissue after conventional freezing or vitrification and Xenotransplantation. Eur J Obstet Gynecol Reprod Biol, 2010, 149 (1): 63-67.

58. Abd-Allah SH, Shalaby SM, Pasha HF, et al. Mechanistic action of mesenchymal stem cell injection in the treatment of chemically induced ovarian failure in rabbits. Cytotherapy, 2013, 15 (1): 64-75.

59. Guo JQ, Gao X, Lin ZJ, et al. BMSCs reduce rat granulosa cell apoptosis induced by cisplatin and perimenopause. BMC Cell Biol, 2013, 14 (1): 18-26.

60. Xia X, Yin T, Yan J, et al. Mesenchymal stem cells enhance angiogenesis and follicle survival in human cryopreserved ovarian cortex transplantation. Cell Transplant, 2015, 24 (10): 1999-2010.

61. Roubelakis MG, Tsaknakis G, Pappa KI, et al. Spindle shaped human mesenchymal stem/ stromal cells from amniotic fluid promote neovascularization. PLoS One, 2013, 8 (1): e54747.

62. 付霞霏,何援利. 脐带 MSCs 卵巢局部移植在卵巢早衰大鼠体内的分布. 临床医学工程,2013,20(9):1081-1083.

63. 刘萌芳,白文佩,魏丽惠. GnRH-a 对化疗药物所致卵巢功能下降的保护作用. 中国妇产科临床杂志,2011,1(6):404-405.

64. 高林,高华,葛明东. 海参多糖对环磷酰胺诱导生殖系统受损小鼠生精功能的影响. 山东医药,2014,54(8):27-28.

65. 陈桐君. 巴戟天提取物对环磷酰胺所致成年雄性大鼠睾丸损伤的改善作用. 福州:福建医科大学硕士研究生学位论文,2014:44-45.

66. Kovacic P, Somanathan R. Recent Developments in the Mechanism of teratogenesis: electron transfer reactive oxygen species and antioxidants. Systems Biology of Free Radical and Antioxidants, 2014: 567-580.

67. Prasad GJ, Kalyani DC, Prakash GC. Teratogenicity: a mechanism based short review on common teratogenic agents. Asian Pac J Trop Dis, 2014, 4 (6): 421-432.

68. Diav-Citrin O, Sheehtman S, Bar-Oz B, et al. Pregnancy outcome after in utero exposure to valproate evidence of dose relationship in teratogenic effect. J CNS Drug, 2008, 22 (4): 325-334.

69. Hernandez-Diaz S, Smith CR, Shen A, et al. Comparative safety of antiepileptic drugs during pregnancy. J Neurology, 2012, 78 (21): 1692-1700.

70. Helen E, Deena H, Diana J, et al. The teratogenic effect of dofetilide during rat limb

development and association with drug-induced bradycardia and hypoxia in the embryo. Birth Defects Research (Part B), 2013, 98: 144–153.

71. Koren G, Carey N, Gagnon R, et al.Cancer chemotherapy and pregnancy. J Obstet Gynaecol Can, 2013, 35 (3): 263–280.

72. 林承矩, 韩云凤, 鞠福祥. 某些常用药物的致畸作用. 青岛医药卫生, 1995, 27（2）: 27–29.

73. Lisa A, Serban C, John M, et al. Immunosuppressive drugs and fetal outcome. Best Practice & Research Clinical Obstetrics and Gynaecology, 2014, 28 (8): 1174–1187.

74. Vargesson N. Thalidomide-Induced Teratogenesis: History and Mechanisms. Birth Defects Research (Part C), 2015, 105 (2): 140–156.

75. Poulsen MS, Rytting E, Mose T, et al. Modeling placental transport, correlation of in vitro BeWo cell permeability and ex vivo human placental perfusion. Toxicol In Vitro, 2009, 23 (7): 1380–1386.

76. Maria DR, Paola P, Francesco C, et al. Sonographic markers for early diagnosis of fetal malformations. World J Radiol, 2013, 5 (10): 356–371.

77. Donofrio MT, Moon-Grady AJ, Hornberger LK, et al. Diagnosis and treatment of fetal cardiac disease: a scientific statement from the American Heart Association. Circulation, 2014, 129 (21): 2183–2242.

78. D'Amours G, Kibar Z, Mathonnet G, et al. Whole-genome array CGH identifies pathogenic copy number variations in fetuses with major malformations and a normal karyotype. Clin Genet, 2012, 81 (2): 128–141.

79. Erminio G, Elena M. Biomarkers of teratogenesis: Suggestions from animal studies. Reproductive Toxicology, 2012, 34: 180–185.

80. Catalin S, Carl P. Medications in pregnancy and lactation. Obstetrics & Gynecology, 2009, 113 (1): 165–188.

81. FDA: Pregnancy and lactation labeling final rule. 2014–12–03.

82. 韦善学. 妊娠期与哺乳期合理用药分析. 中国现代药物应用, 2014, 8（10）: 119–120.

83. 林建华. 妊娠期心血管药物的合理应用. 中国实用妇科与产科杂志, 2008, 24（6）: 409–412.

84. 于晓艳, 王谢桐. 妊娠期维生素类药物的合理应用. 中国实用妇科与产科杂志, 2008, 24（6）: 418–419.

85. 吴红花, 高燕明. 妊娠期甲状腺功能异常的药物治疗. 中国实用妇科与产科杂志, 2008, 24（6）: 414–416.

86. 李力, 易萍. 妊娠与哺乳期抗结核药物的选择. 中国实用妇科与产科杂志, 2008, 24（6）: 425–426.

87. 徐先明, 梁艳. 妊娠期与哺乳期降糖药物的合理选择. 中国实用妇科与产科杂志, 2008, 24（6）: 412–414.

88. 孙路明, 段涛. 胎儿宫内治疗的现状及进展. 实用妇产科杂志, 2013, 29（5）: 321–324.

第十二章

其他药源性疾病

前面的章节以药物在人体各大系统中产生的药源性疾病加以介绍,而当药源性疾病为全身性跨系统的疾病及某个器官或症状时,就难以系统性整理和描述。本章节将以药物导致的疾病和损害为主线,对药源性肿瘤疾病、药源性感染性疾病、药源性遗传性疾病、药源性变态反应、药物依赖、药源性耳毒性加以介绍,并对中药引起的药源性疾病加以总结。

第一节 药源性肿瘤疾病

药源性肿瘤指由某些药物应用后所诱发的肿瘤性疾病,这类疾病具有进展恶化能力,并能导致死亡率明显增加。最常见的包括能影响机体免疫反应(如免疫抑制剂)、影响组织细胞增殖(如激素、生长因子、化疗药物)和导致突变(如化疗药物)的药物。其中,药源性白血病占所有白血病发病率的 10%~20%;药源性皮肤癌是所有使用免疫抑制剂的患者中发病最为常见的肿瘤;子宫内膜癌占全球女性肿瘤发病率的第 7 位;其他药源性肿瘤目前尚缺乏明确的统计数据。

药源性肿瘤的诊断和治疗是非常困难的,因为发现肿瘤时,可疑药物可能已应用了很长时间;而且由于很多治疗都是多种药物的联合,加之其他各种外界环境因素的影响,比如患者的年龄、原发性或继发性疾病的状态等,所以要明确治疗方案中某种特定药物所导致的药源性肿瘤是比较困难的,目前的研究方法还不能完全肯定药物与肿瘤之间的相关性。尽管目前的研究仍存在局限性,但大量研究文献和流行病学调查表明某些肿瘤疾病的发生与药物的使用有一定的相关性[1-3]。

【致病机制】

1. 药源性白血病 一般来说,药源性白血病[4]主要是由于化疗药物或具有致表型突变的一类作用于细胞克隆的药物所导致,具体机制在于特定染色体位点的缺失,至少 1 个或有可能 2 个位点的肿瘤抑制基因的缺失或失活。染色体平衡易位(如包括 MLL 基因的 11q23)可以导致融合癌基因的活化,从而导致造血干细胞的转化。一般认为只需少量的基因变化即可诱导白血病的发生,这也可以解释为何拓扑异构酶抑制剂引起的白血病比烷化剂类药物引起的白血病发生更早。对拓扑异构酶抑制剂而言,对酶的抑制导致了 DNA 链的永久断裂。尽管染色体断裂是白血病治疗药物的主要作用机制,这种染色体的断裂也导致了染色体易位增加,比如染色体关键部位的置换引起一个基因功能的改变可以直接导致 MLL 的发生。MLL 基因的重排如果发生在不同细胞,可以导致髓细胞、淋巴细胞白血病等不同药源性白血病[5]。克隆刺激因子诱导的药源性白血病与促进细胞增殖有关。而药物右丙亚胺（dexrazoxane）诱导药源性白血病的机制完全不同于化疗类药物，其致病机制主要是对拓扑异构酶活性的抑制。所以当其与依托泊苷联用时，可导致两个不同部位的拓扑异构酶活性阻断，与依托泊苷一起发挥协同作用，抑制对 DNA 的修复。

2. 药源性淋巴瘤和移植后淋巴异常增生　抗胸腺细胞球蛋白、硫唑嘌呤、环孢素、他克莫司等免疫抑制剂的微生物酶解产物 muromonab–CD3（OKT3）均有导致药源性淋巴瘤的风险，致病机制较为复杂[6]。钙依赖性磷酸酶抑制剂类药物如环孢素可通过增加肿瘤生长因子（TGF–β）和血管上皮细胞生长因子（VEGF）致病[7]。接受免疫抑制剂治疗的患者机体免疫监视功能被抑制，有些活化癌基因的病毒就不能被机体及时清除。这些因素为病毒诱导细胞癌变及后续的细胞增殖提供了适宜的环境[8]。

很多移植后的药源性淋巴瘤都与 EB 病毒（Epstein–Barr virus, EBV）导致的 B 淋巴细胞增殖密切相关[9-13]。移植后的恶性肿瘤可能是免疫抑制剂治疗过程中多因素作用的结果。免疫系统的严重抑制、遗传易感性、癌基因的活化，以及药物本身直接诱变的作用都可能导致继发性肿瘤。绝大多数使用免疫抑制剂的患者继发移植后淋巴异常增殖（post-transplant lymphoproliferative disorders, PTLD）存在 EBV 感染[14]，EBV 在发病机制中可能扮演了非常重要的角色。由于淋巴细胞表面存有 EBV 特异性受体，淋巴细胞作为 EBV 的靶细胞，可经感染而转化[15]。被转化的细胞多处于潜伏状态，当使用药物导致机体免疫状态发生改变时，其可被激活、复制，甚至转化成无限繁殖状态的细胞，最终导致 PTLD 的发生。其中潜伏膜蛋白（LMP1）起关键作用，它可以诱导白血病 –2 蛋白（bcl–2）的表达，阻止感染 EBV 的细胞凋亡，使感染的 B 淋巴细胞永生化。此外，LMP1 可使对肿瘤浸润的淋巴细胞起免疫抑制作用，阻止免疫系统对肿瘤的杀伤。其他 EBV 蛋白还可控制病毒和细胞基因的转录，其结果导致 IL–1、IL–5、IL–6、IL–10 和 TNF–β 等高水平表达，一起作用于 EBV 感染的细胞，使这些细胞与 IgE 受体的亲和力降低，从而逃避免疫系统的监视[16]。

3. 药源性膀胱癌　烷化剂通过在烷基部分的碳和亲核基团之间形成共价键，作用于细胞 DNA，诱导内、外链交联并断裂。这种破坏 DNA 完整性的方法可导致 DNA 密码的误读，抑制基本核酸以及蛋白质的合成[3]。最终破坏的程度将决定细胞的寿命及复制的改变，通过这些过程，可激活原癌基因和灭活肿瘤抑制基因。有研究表明，环磷酰胺在治疗各种良性和恶性疾病时，可诱导发生继发性膀胱癌。在一项针对非霍奇金淋巴瘤患者的研究发现，高剂量环磷酰胺与膀胱癌的风险之间存在剂量相关性（累积剂量达 50g 或 50g 以上时患病风险成倍增加），可通过限制环磷酰胺的累积剂量来预防继发性膀胱癌的发生。环磷酰胺的两种代谢产物丙烯醛和磷酰胺氮芥都可以致癌，两者经代谢后都能与 DNA 形成加合物，导致遗传物质突变进而发展为肿瘤。环磷酰胺的有毒代谢物丙烯醛是诱发癌变的主要因素，丙烯醛能致大鼠膀胱乳突淋巴瘤形成。而在人膀胱癌变的组织中发现有抑癌基因 p53 的突变，这与已知的磷酰胺氮芥所诱导的变化是一致的。

另外，长期服用镇痛药非那西丁亦能增加发生膀胱肿瘤的风险。美国新罕布什尔州医学院的医师和同事进行了一项以人口为基础的病例对照研究，评估了终身服用镇痛药与膀胱癌发生的关系。结果显示，膀胱癌患者中规律用非那西丁者比对照组显著增多。

4. 药源性乳腺癌　目前有多种理论解释了体内的内分泌激素可导致乳腺癌的发生。雌激素代谢后可共价结合于 DNA，并导致其突变。体外试验表明普遍应用的口服激素补充治疗（hormone replacement therapy，HRT）中的有效成分即来源于马的雌激素在体内的代谢产物醌类物可作用为一种致癌物，螯合于DNA并导致突变，致癌并且促进肿瘤进展。在乳腺癌细胞中，雌激素、孕激素及其代谢产物均可作用于雌激素受体（estrogen receptor，ER）和孕激素受体（progesterone receptor，PR），刺激细胞增殖。多个实验中，ER+/PR+ 的患者发生乳腺癌的过程中观察到了激素的这一作用[17,18]。

5. 药源性子宫内膜癌 虽然他莫昔芬导致子宫内膜癌的确切机制尚未证实，但有数据表明，相比未使用他莫昔芬的人群，他莫昔芬使用者的子宫内膜上皮细胞具有更高的增殖指数，促进子宫内膜细胞增殖，进而转化为癌症。此外，在一项以猴子为对象的研究中观察到他莫昔芬与DNA形成螯合物可能造成遗传毒性损害，是导致子宫内膜癌的主要因素。另有研究认为，他莫昔芬能增加促癌基因的活化，诱导子宫内膜上皮细胞更高的丝裂比例[3]。雌激素也可通过促进子宫内膜上皮细胞增殖来促进子宫内膜癌的发生及转化[2]。

6. 药源性皮肤癌 药源性皮肤癌发生的重要机制在于移植后患者应用免疫抑制剂诱导的淋巴瘤减弱了机体的免疫监视作用，从而导致了有致癌风险的病毒复制，抑制了对异常细胞的清除作用。正常人群中，经紫外线照射后损伤的细胞可以发生凋亡，然而，这一作用在使用免疫抑制剂的患者中不能发生，被损伤的细胞仍然可存活并进一步增殖，终致皮肤癌发生。也有研究认为人乳头瘤病毒（human papilloma virus，HPV）参与了致癌作用：器官移植受者应用免疫抑制剂后，患皮肤癌的所有患者皮肤切片中均被检出含有HPV的DNA。此外，免疫抑制剂中环孢素应用所导致的机体内TGF-β和VEGF升高也是发病机制之一[19,20]。

【致病药物和临床表现】

1. 药源性白血病 主要临床表现包括贫血、骨痛、出血、呼吸困难、真菌感染、发热、寒战、白细胞减少、淋巴结病、体重减轻等[3,4]。

（1）粒细胞集落刺激因子和巨噬细胞-粒细胞集落刺激因子：两药均有诱导白血病的风险。据统计，以上两种药物的白血病诱导发生风险达0.7%[3,5]。

（2）烷化剂：烷化剂在治疗肿瘤的同时也可能导致新的癌症。急性髓细胞白血病（acute myelocytic leukemia，AML）是烷化剂治疗后最常见的继发性肿瘤。烷化剂诱导的继发性肿瘤发病高峰期在原发性恶性肿瘤开始化疗后的4~6年，常见的包括法美英（French-American-British，FAB）标准亚型m1/m2[3,6]。

2. 药源性淋巴瘤和移植后淋巴异常增生 药源性淋巴瘤的症状主要包括腹痛、贫血、胸痛、疲劳、发热、体重减轻、脾大、淋巴结肿大、神经痛、血小板减少、盗汗等。具体致病药物包括抗胸腺细胞球蛋白、硫唑嘌呤、环孢素、他克莫司及免疫抑制剂的微生物酵解产物鼠抗人CD3单克隆抗体（莫罗单抗-CD3，muromonab-CD3，OKT3）等[3,7]。

（1）环孢素：环孢素是一种强效且相对特异性的抗细胞抗原，其使用初期曾出现过特别高的移植后淋巴增殖异常（post-transplant lymphoproliferative disorders，PTLD）发生率，但随着血药浓度监测的应用和使用剂量的减少，其PTLD发生率也逐渐减少。

（2）他克莫司：他克莫司作为抑制钙神经素的免疫抑制剂，与环孢素有着类似的情况，过度的免疫抑制是发生PTLD的一个主要因素。

（3）鼠抗人CD3单克隆抗体（OKT3）：鼠抗人CD3单克隆抗体能直接针对人类的CD3受体-T细胞复合物，使循环中的$CD3^+$淋巴细胞耗竭，导致细胞介导的细胞毒性被强烈地抑制。OKT3 是一种非常有效和高选择性的免疫抑制剂,但多项研究表明,使用 OKT3 将使 PTLD 的发生率显著升高。

（4）拓扑异构酶抑制剂:拓扑异构酶抑制剂具有较短的潜伏期,时间为 1 个月。根据 FAB 的准则,拓扑异构酶抑制剂相关的 AML 骨髓增生异常综合征显示的形态特点与 m4 或 m5 亚型早幼粒细胞白血病一致。

3. 药源性膀胱癌　主要临床表现包括排尿困难、侧腹疼痛、血尿、尿频等[2,3]。

（1）环磷酰胺:环磷酰胺被公认在治疗各种良性和恶性疾病时能诱导继发性膀胱癌。

（2）非那西丁:长期服用镇痛药非那西丁亦能增加发生膀胱癌的风险。膀胱癌的症状非常不典型,主要包括血尿、排尿困难、侧腹疼痛、进行性加重的尿频。

4. 药源性乳腺癌　雌激素、孕激素类药物。由这两种药物导致的乳腺癌患者常表现为乳腺组织的无痛性肿块;乳腺组织的质地异常,红斑、硬结;乳腺痛、乳头痛、乳头回缩或有分泌物流出;上肢水肿等[3,18]。

5. 药源性子宫内膜癌　子宫内膜癌常表现为不规则的阴道出血、排尿困难或盆腔疼痛[3]。

（1）他莫昔芬:使用他莫昔芬治疗乳腺癌的患者将面临较高的患子宫内膜癌的风险,特别是那些曾经接受过雌激素替代治疗的患者或肥胖者。研究人员在对该药能否作为一种预防药物用于易感人群预防乳腺癌的研究中发现,闭经后的乳腺癌患者长期服用他莫昔芬可以增加子宫内膜癌的发生率,且与每日用药剂量有关。

（2）雌激素:单独应用雌激素也有诱发子宫内膜癌的风险。

6. 药源性皮肤癌　药源性皮肤癌通常表现为皮肤的异常敏感,异常的皮肤损伤,如不对称或不规则的皮肤分界,异常的皮色或(和)>6mm 的皮肤质地变化。临床还包括快速发生的皮肤损伤、溃疡及结痂。

免疫抑制剂:免疫抑制剂多可引起药源性皮肤癌。一份来自澳大利亚的报告称,接受 1 年时间免疫抑制治疗的患者发生皮肤癌的概率为 7%,而接受 11 年时间治疗的患者患病率则增加到了 45%。可见,继发性皮肤癌风险随着接受免疫抑制治疗时间的增加而增加。移植手术和皮肤癌发生之间的平均间隔时间长短取决于患者的年龄,40 岁以下的患者间隔大约是 8 年,60 岁的患者则只有约 3 年。移植术后患者患鳞状细胞癌（squamous-cell carcinoma, SCC）的概率高于患基底细胞癌（basal-cell carcinoma, BCC）;相反,在非移植人群中,BCC 的发病率比 SCC 高 5 倍以上。且这类皮肤癌易多发,达 43% 且更容易复发。主要免疫抑制剂包括环孢素、抗胸腺细胞免疫球蛋白、硫唑嘌呤、莫罗单抗 –CD3（muromonab-CD3, OKT3）、他克莫司[19,20]。

【诊断和鉴别诊断】

1. 药源性白血病　药源性白血病的症状主要包括贫血、骨痛、不明原因的(大量)出血、呼吸困难、疲劳、发热寒战、淋巴结肿大、白细胞增多及体重减轻。对药源性急性髓细胞白血病的诊断需要排除本病的发生是否属于原发性疾病。骨髓穿刺后需要检查全血细胞计数。药源性急性髓细胞白血病的发生时间明显早于其他类型的继发性肿瘤,发生时间早晚取决于使用的药物。使用拓扑异构酶抑制剂以后 2~3 年可能发生药源性肿瘤,而使用烷化剂后发生药源性肿瘤的时间明显长于拓扑异构酶抑制剂,在药物应用后的 3~8 年可能发生 AML。患者发生与烷化剂相关性的 AML 时,通常会首先发生骨髓增生异常综合征（myelodysplastic syndromes, MDS）,使用拓扑异构酶抑制剂而继发的 AML 很少出现这种现象。发生药源性 AML/MDS 的患者中,有大约 80% 的人表现为细胞染色体异常。应用药物的种类不同,染色体异常的位置也不一样。使用烷化剂所继发的 AML 中,最常见的染色体异常是 5 号或(和)7 号染色体的部分或完全缺失。而使用拓扑异构酶抑制剂所继发的 AML 中,最普遍的异常是 11q23 的 MLL 基因的易位[2,3,5]。

2. 药源性淋巴瘤和移植后淋巴异常增生 药源性淋巴瘤的诊断需要淋巴结或骨髓的活检或(和)切片、全血细胞检查及影像学检查。与普通人群发生的淋巴瘤相比,应用免疫抑制剂诱导的非霍奇金淋巴瘤的淋巴结外症状更多。有些患者中,非霍奇金淋巴瘤的淋巴结外病变发生于移植器官附近,或就发生于抑制器官中,如肝移植受者、心肺移植受者可发生于心脏或肺脏或两者均有发生[3,7]。

3. 药源性膀胱癌 药物诱导的膀胱癌与原发性膀胱癌的症状一样,但通常发生时已处晚期,且与原发性膀胱癌通常发生于 60 岁以上的老年人相比,药源性膀胱癌可发生于更年轻的患者。研究发现,65 岁以下的一组因病接受环磷酰胺治疗的患者,其患膀胱癌的风险比对应年龄的未用药者高 51 倍,比全年龄组人群高 31 倍。在开始使用环磷酰胺的 7 个月~18.5 年,患者都有膀胱癌的确诊[3]。

4. 药源性乳腺癌 药源性乳腺癌患者通常呈现出一种乳腺组织的无痛性肿块,因此无论是否疼痛,如果发现乳腺组织的任何可疑肿块都应该立即进行体检和影像学诊断,如乳腺的 X 射线检测或超声检查。乳腺组织及淋巴结的活检病理切片是确诊乳腺癌的主要依据。尽管有统计学数据认为女性患者在使用 HRT 的首个 3~4 年患乳腺癌的风险不会很大,但也有患者在使用 HRT 的第 1 年就确诊了乳腺癌[3,17]。

5. 子宫内膜癌 子宫内膜癌的诊断需要和子宫纤维瘤、子宫内膜炎及盆腔炎性疾病相鉴别。当怀疑有子宫内膜癌发生时,首选需要进行盆腔常规检查,同时需要进行子宫内膜脱落细胞检测。子宫、阴道的超声检查、组织病理切片也是必需的。此外,值得注意的是药物的使用时间与肿瘤发生率间存在明显的相关性。有研究发现在一群使用他莫昔芬 5 年的患者中,有 40% 的患者发生了子宫内膜癌;在使用他莫昔芬的第 5~9 年,子宫内膜癌的发病率为 42%;在使用他莫昔芬 10 年及 10 年以上的患者,子宫内膜癌的发病率为 18%[3]。

6. 药源性皮肤癌 药源性皮肤癌的发生通常表现为快速、反复发生的多种损伤。皮肤的损伤可发生在身体的任何部位,最频繁发生于经常暴露于阳光的部位。无论男性或女性患者,都有约 70% 的皮肤癌发生于头颈部及上肢。虽然在皮肤癌中,BCC 的发病率普遍高于 SCC,但在免疫抑制剂继发的皮肤癌中却是 SCC 的发病率高于 BCC。在 1293 例接受肾移植的患者中,发生皮肤癌的患者中有 71% 发生了 SCC,患 BCC 者为 52%,患黑色素瘤者为 3%(有些患者患有 1 种以上皮肤癌)。另外,在 48 名心脏移植患者中,患皮肤癌的患者中 SCC:BCC 的比例为 2.2:1。

皮肤癌的发生与用药时间呈线性关系,在肾移植患者使用免疫抑制剂后的 5 年、10 年及 14 年中,皮肤癌的患病率分别为 2.2%、7.2% 和 8.9%;而在心脏移植患者中,皮肤癌的患病率更高,5 年、10 年及 14 年中患病率分别达 12%、27% 和 44%[2,3,19,20]。

【预防与治疗】

1. 药源性白血病 药源性白血病最重要的预防在于避免应用具有高危风险的烷化剂如氮芥;避免将烷化剂和拓扑异构酶抑制剂联用。这种策略已经开始应用于霍奇金病(Hodgkin disease),如传统的 MOPP 方案已经被 ABVD 方案所取代,这种变化可有效降低霍奇金病患者药源性白血病的发生。相似的策略也在急性淋巴细胞白血病的儿童患者中采用,表鬼臼毒素已从治疗方案中的一线用药中删除。此外,同一类药物中不同品种的更换也可降低药源性白血病的患病风险,主要包括应用低剂量的环磷酰胺取代白消安、应用低剂量的多柔比星取代米托蒽醌[3,4]。

有报道认为药物治疗方案(如含有表鬼臼毒素)的设计和药物的累积剂量(如表柔比星和顺铂)非常重要,可有效减少罹患药源性白血病的风险。治疗的同时也应该慎重考虑是否应联用集落刺激因子,尽管集落刺激因子有导致药源性白血病的风险,但其可能性仍然小于化疗药物[3,6]。

有研究表明,AML的发生与依托泊苷存在剂量依赖性,其累积剂量越高,患病风险越大。也有另外的观点认为,用药的时间安排可能对白血病的患病风险有更大的影响,如连续服药会导致更大的毒性。可以对治疗方案进行风险与疗效评估,再根据评估结果对原治疗方案进行修正,包括使用替代药物、改变剂量及用药时间等。其他预防药源性白血病的策略还需进一步评估和研究,包括避免 dexrazoxane 与去氧鬼臼毒素联合应用于具有高风险的基因多态性患者,以避免药源性白血病的发生[3,6]。

对于药物诱导白血病的最佳治疗还没有达成共识。许多报告已经显示 T 细胞白血病的治疗预后不佳,可能是因为极少血细胞生成储备和多种药物耐药型的表达。包括化疗、骨髓移植和支持性疗法在内的多种治疗方法已得到应用,骨髓移植可提供最佳的治愈机会。报道指出与传统化疗相比,在 1 年内无病存活率的估值为 7.8%~34%,甚至会有更好的效果。由于关于药源性白血病的信息很少,迄今为止并没有相关的随机临床试验。就目前已有的数据看,药源性白血病的缓解率不到 50%,大大低于原发性白血病,后者经治疗后缓解率可达 65%~85%。药源性白血病最具治疗效应的手段是干细胞移植。目前已有的一些少量数据提示,干细胞移植的治疗后生存率可达 20%~0%,但如果患者的年龄超过 40 岁,进行干细胞移植后的移植相关性死亡风险将增加。

对患有药源性白血病的患者来说,如果一般情况差,仅推荐支持治疗;而对于一般情况较好的患者,可采取与原发性白血病相同的标准治疗方案,并可考虑使用干细胞移植治疗。对于具有高危染色体核型的患者,化疗、干细胞移植或两者联合治疗都需要考虑[3,5]。

2. 药源性淋巴瘤和移植后淋巴异常增生　更换免疫抑制剂的使用种类对药源性淋巴瘤和移植后淋巴异常增生的发生有一定的预防作用[3,7]。如使用巴利昔单抗或达克珠单抗进行诱导治疗,以替代鼠抗人 CD3 单克隆抗体;使用依维莫司或西罗莫司进行维持治疗,以替代他克莫司或环孢素。其他预防方法还包括限制环孢素或他克莫司的累积使用剂量;在器官移植后连续预防性使用 3 个月的抗病毒药物。由于药源性淋巴瘤的发生和恶化与使用免疫抑制剂相关,所以移植的受者应该尽可能维持使用最低剂量的药物及最短的治疗疗程。有证据表明西罗莫司有抗血管生成作用,相比环孢素、他克莫司而言有更少的移植后肿瘤发生率,数据报道西罗莫司与环孢素使用后的 2~3 年内肿瘤发生率分别为 0.6% 和 1.81%。IL-2 的抗体诱导剂如巴昔利单抗及达利珠单抗尚未发现与药源性淋巴瘤的发生有关,因此这两种药物也可考虑作为促进预后的备选药物。有接受心脏移植的患者在移植后 3 个月持续使用抗病毒药物阿昔洛韦,明显减少了后淋巴瘤的发生,显示抗病毒药物具有潜在的预防移植后药源性淋巴瘤的作用。

同时,采取减少免疫抑制剂的剂量、使用间隔治疗而非连续治疗的方案适用于预防移植后淋巴瘤的发生。利妥昔单抗最适合治疗 B 细胞型淋巴瘤,在 2 个研究药源性淋巴瘤的试验中,患者服用利妥昔单抗 375mg/m², 每周 1 次,连续 4 周,缓解率分别达 53% 和 88%[10]。

3. 药源性膀胱癌　接受环磷酰胺治疗的患者应警惕患药源性膀胱癌的风险。当有泌尿系统的症状包括血尿和排尿困难时应立即报告[2,3],但对监测并无特别推荐的建议。对长期应用环磷酰胺的患者应该长期监测尿常规和尿液的细胞学检查。药源性膀胱癌的预防措施主要有当有其他可替换的方案时,避免应用环磷酰胺,这是预防药源性膀胱癌的策略之一。必须应用时,建议降低环磷酰胺的累积使用剂量至 20g 以下,因为该剂量在发生膀胱癌的风险相关剂量以下。当患者需要长期应用环磷酰胺或者累积剂量 >20g 时,可考虑联合应用膀胱尿道保护剂美司钠。美司钠是一种与高剂量环磷酰胺广泛联合应用的尿路保护剂,用于预防出血性膀胱炎的发生。在环磷酰胺诱导的大鼠膀胱癌中,美司钠的应用能减少药源性膀胱癌的发生率,且该效应具有剂量依赖性,但这一结论还未在人体中证实。

发生药源性膀胱癌时,癌灶尚局限的患者可经尿道切除。当膀胱癌已侵入肌层时,则实施全膀胱切除术。患者可以接受带有佐剂的化学治疗,也可以同时实施放射治疗。

4. 药源性乳腺癌　预防药源性乳腺癌的办法之一是避免使用 HRT[3,17]。证据表明,使用 HRT 之前应慎重权衡患癌风险。曾有乳腺癌病史或明确家族史的个人应避免使用 HRT。而当利大于弊时,正在使用 HRT 疗法的患者则应避免停用。有研究发现,间断使用 HRT 相比从未使用 HRT 的妇女,最早在药物使用的第 1 年就有发生乳腺癌的风险。为了早期发现乳腺癌,20~40 岁的妇女应至少每 3 年就接受 1 次乳腺临床检查,40 岁以后每年进行 1 次乳腺影像学检查。

在所有诊断出乳腺癌的患者中,雌激素、孕激素都应该终止使用。根据肿瘤的病理类型、分期及患者的年龄和一般状态等多个因素确定适当的治疗方案。对于局限性病灶,外科手术切除和放射治疗是较理想的治疗手段。雌激素拮抗剂如他莫昔芬或芳香化酶抑制剂的使用应根据患者雌、孕激素受体的表达情况而选择。同时,化学治疗药物常用的有紫杉醇、蒽环类药物联用或不联用曲妥珠单抗[17]。

5. 药源性子宫内膜癌　对于药源性子宫内膜癌的预防,美国妇产科医师学会于 2006 年发表的一项关于他莫昔芬与子宫内膜癌关系的声明认为,正在使用他莫昔芬的绝经后女性出现任何子宫内膜增生或肿瘤的症状时都应该做进一步的检查与评估,而绝经前的女性则无需做超常规检查治疗[2,3]。女性患者尽可能每年做 1 次妇科检查,建议使用他莫昔芬的时间不要超过 5 年,同时可以使用较新的选择性雌激素受体调节剂来替代他莫昔芬,如雷洛昔芬等,其较他莫昔芬对子宫内膜有较低的雌激素样作用。使用 HRT 之前,应评估其风险 / 利益比,反复权衡利弊后再开展治疗。使用 HRT 的女性患者,伴随使用孕激素可能减少子宫内膜癌的发生,同时应维持密切跟进和监测,以及时发现任何新的恶性肿瘤。

目前有多项研究发现服用雌激素的女性如果每个月至少有 10 天联合服用孕激素可有效减少子宫内膜癌的发生风险,孕激素能平衡雌激素所致子宫内膜的细胞增殖作用。HRT 的联合方案降低导致子宫内膜癌的发病风险,因此选择单独应用雌激素或 HRT 应谨慎权衡利弊后决定。

避免使用他莫昔芬是预防药源性子宫内膜癌的有效方法。但由于他莫昔芬对 ER+ 的乳腺癌患者疗效更好,选择应用时应权衡利弊。有研究提示芳香酶抑制剂类药物在治疗

ER+ 的乳腺癌患者同样有效,却没有发生药源性子宫内膜癌的风险。

6. 药源性皮肤癌　在使用免疫抑制剂时,为了避免皮肤癌的发生,应避免过度的日光曝晒,避免与各种射线、化学毒物的长期接触,注意及时诊治皮肤慢性炎性或溃疡性病变。过度的阳光曝晒是诱导皮肤癌发生的主要危险因素,移植患者尤其是皮肤白皙者应避免过度暴露在阳光下。饮食宜富含维生素,茶叶中含有一种叫多酚的抗癌物质,能抑制自由基的活性,喝茶也可以预防皮肤癌。忌食生姜、生葱、大蒜、辣椒等刺激性食物,戒烟酒。保持局部清洁,防止感染的发生[3,19]。

同时,由于应用免疫抑制剂的强度与患皮肤癌的风险有明显的相关性,因此尽可能给患者低剂量的免疫抑制剂。在免疫抑制剂的种类选择上也需谨慎考虑。有报道在心脏移植患者中,使用麦考酚酯代替咪唑硫嘌呤可以有效减少皮肤癌的发生。也有证据发现 mTOR 抑制剂西罗莫司和依维莫司比应用环孢素或他克莫司能降低非黑色素瘤皮肤癌的发生率,但此类研究的长期数据还比较缺乏。

选择恰当的治疗方法不仅要以皮肤癌的组织学类型为基础,还要参考解剖学部位及患者的年龄、性别、一般健康状况等因素。在解剖学部位上应注意眼眶周围、鼻周围、耳周围是复发率很高的区域,必须选择治愈率更高的疗法。外科切除术施行前应考虑到解剖部位的伤口美容外观、切除后的皮肤功能恢复等各种状况。同时还应综合考虑患者的一般健康状况,如有凝血功能障碍或接受抗凝血治疗时,必须采用不出血的方法治疗,冷冻治疗、激光、放射治疗均可应用。年老体弱及女性患者有时无法耐受长时间的放射治疗,可以选用刮除术和电干燥法或接受外科全切除术[3,20]。

(张春　张健)

第二节　药源性感染性疾病

药源性感染性疾病是指在药物使用过程中诱发的与感染相关的疾病。临床上经常发现有些药物在使用过程中可以诱发新的感染,或使静止期的感染灶重新活动,甚至使原有的感染疾病程度加重等。药物之所以会引起感染性疾病,主要是因为有些药物可以通过直接损伤机体的防御功能,使机体抵抗力下降;有些药物则间接地导致代谢及免疫状态的异常;还有些药物会影响体内的正常菌群平衡,使肠道菌群失调、致病菌生长,从而引起感染。

【致病机制】

药物引起的感染性疾病主要包括细菌感染性疾病、真菌感染性疾病、卡氏肺孢子菌肺炎、其他特殊病原菌感染和其他寄生虫感染等疾病。不同的疾病类型发病机制各有不同,其中细菌感染性疾病和真菌感染性疾病较为常见,因此下面主要介绍这两种药源性感染性疾病的发病机制。

1. 细菌感染性疾病　药物引起的细菌感染性疾病主要包括抗生素相关性腹泻、败(菌)血症、肺部感染和其他部位感染等。

(1)抗生素相关性腹泻:抗生素相关性腹泻是指应用抗生素后发生的、无法用其他原因解释的腹泻。近年来,由于抗菌药物的广泛使用和新型艰难梭菌菌株的出现,使得抗生素相关性腹泻的发生率呈上升趋势。其发病机制目前主要认为是由于抗生素的使用扰乱肠道菌群的生态平衡而引起的。根据细菌和宿主的关系,肠道菌群分为三大类:①共生型原籍菌:对宿主有益的专性厌氧菌,如双歧杆菌、拟杆菌、优杆菌和消化球菌,占肠道优势菌群的99%以上,与肠黏膜上皮细胞紧密接触组成生物屏障,抵抗病原菌的入侵;②条件致病菌:主要包括肠球菌、肠杆菌等,以兼性厌氧菌为主,为肠道非优势菌群,是保持微生物菌群生态平衡的必要组成部分,正常情况下对人体无害,但在特定条件下具有侵袭性,对人体造成损害;③病原菌:此类细菌数量少,多为过路菌群,肠道微生态平衡时定植机会少,不会致病,若数量超出正常水平,则会导致疾病的发生,如变形杆菌、假单胞菌和韦氏梭菌等。正常情况下,肠道菌群之间及菌群与宿主之间保持着生态平衡状态,当患有某种感染性疾病或围术期预防性使用抗生素时间过长时,即可能破坏此平衡,引起肠道菌群失调。肠道菌群失调可致肠道屏障功能降低,某些外来细菌或过路菌在肠道定植并大量繁殖,成为优势菌群,从而导致腹泻或肠炎[21]。

1)非感染性因素:机体生理性肠道菌群失调后会影响多糖发酵,使短链脂肪酸生成减少,未经发酵的多糖不易被吸收,滞留于肠道,引起渗透性腹泻;此外,肠道菌群失调会引起胆汁酸代谢过程中具有去羟基作用的细菌数量减少,使得小肠内未被完全吸收的初级胆酸不能在结肠内进一步去羟基变成次级胆酸(包括去氧胆酸、石胆酸及熊去氧胆酸等),去氧胆酸和鹅去氧胆酸为强烈的大肠分泌刺激物,从而导致分泌性腹泻;有些抗生素如氨基糖苷类、多黏菌素、四环素、新霉素、杆菌肽等可直接引起肠道黏膜损害、肠道上皮细胞绒毛萎缩及肠细胞内酶的活性降低,导致吸收障碍性腹泻;而有些抗生素如红霉素为胃动素受体激动剂,可使胃肠蠕动增快,又如阿莫西林也有刺激肠蠕动的作用,从而导致运动性腹泻。

2)感染性因素:①艰难梭菌的感染:艰难梭菌是一种专性厌氧革兰阳性芽孢杆菌,广泛存在于自然环境中,属条件致病菌。正常情况下,肠道益生菌可抑制其过度繁殖,并降解其产生的毒素,艰难梭菌则不表现其致病性。而对于接受广谱抗生素治疗的患者,肠道的主要菌群脆弱拟杆菌等会被抑制,耐药性艰难梭菌则会过度增殖,并产生毒素引起肠道的炎症等病理变化而致病。艰难梭菌是抗生素相关性腹泻的主要病原菌,15%~39%的抗生素相关性腹泻由艰难梭菌引起。艰难梭菌主要的致病毒素为毒素A(肠毒素)和毒素B(细胞毒素)。毒素A具有肠毒素和弱细胞毒性作用,与肠道黏膜受体结合,引起黏膜炎症和细胞浸润,产生IL-1、IL-6、IL-8和TNF-α等细胞因子,介导回肠水和电解质的分泌、炎症渗出;毒素A还可以诱导紧密连接蛋白的重新分配,导致上皮细胞屏障功能的改变,通透性增加,引发一系列临床症状。毒素B为细胞毒素,可直接损伤肠壁细胞,引起炎症,导致渗出性腹泻;②非艰难梭菌的感染:念珠菌引起的抗生素相关性腹泻病例也比较常见,主要由热带念珠菌、白念珠菌和克柔念珠菌等引起。正常人肠道中可有少量的念珠菌定植。重症感染者联合使用广谱抗菌药物时,肠道内的各种细菌几乎都被杀灭或处于抑制状态,从而使肠道内定植的念珠菌过度繁殖,其通过自身分泌的天冬氨酸蛋白酶与其他细菌竞争黏附于肠道黏膜表面,并且侵入组织,抑制乳糖酶活性,导致乳糖不耐受而引起腹泻。此外,念珠菌的毒素和毒素样物质有刺激分泌的作用,会导致肠腔水、钠、钾分泌增加,也会引起腹泻。产气荚膜梭菌广泛分布于自然界以及人和动物的肠道中,通常情况下,产气荚膜梭菌并不能产生具有生物活性的肠毒素,但在抗生素相关性腹泻患者中,因需氧菌被抑制或杀灭,产气荚膜梭菌大量繁殖并产生肠毒素,与肠上皮细胞结合导致上皮细胞坏死、基膜断裂、吸收水和电解质的能力降低而发生腹泻。产酸克雷伯菌引起的抗生素相关性腹泻常与应用喹诺酮类和β-内酰胺类抗菌药物有关,尤其在应用青霉素类抗菌药物后更易发生。产酸克雷伯菌的主要致病物质是细胞毒素,该毒素对多种上皮细胞有细胞毒性效应,导致上皮细胞死亡。当应用抗菌药物导致产酸克雷伯菌在肠道过度繁殖时,会引起细胞毒素聚集,从而严重损伤肠黏膜,导致抗菌药物相关出血性肠炎的发生。

3)其他相关因素:文献报道,有700多种药物可引起腹泻,其中25%的药物为抗菌药物,几乎所有的抗菌药物均能诱发抗生素相关性腹泻。广谱抗生素容易引起抗生素相关性腹泻,其中广谱青霉素类、头孢菌素类、碳青霉烯类、克林霉素及阿奇霉素等多见,氨基糖苷类抗生素等较少见,抗真菌药物及抗寄生虫药物引起的腹泻尚未见报道。广谱抗生素的广泛使用,在抑制和杀灭致病菌的同时,也杀灭了肠道内的有益菌群;抗菌药物的联合应用虽然扩大了抗菌谱,但更容易引起肠道菌群失调,导致抗生素相关性腹泻的发生。抗肠道菌的抗生素和在肠道有高浓度的抗生素容易导致假膜性肠炎。抗生素使用时间过长,也会使抗生素相关性腹泻发生的可能性增加。

(2)败(菌)血症:败(菌)血症是临床常见的重症感染性疾病,其病死率极高。该疾病是致病菌或条件致病菌侵入血液中生长繁殖,并产生内毒素和(或)毒素引起的全身感染。败(菌)血症发生的重要诱因是机体免疫防御功能缺陷,免疫功能缺陷时机体抵抗力下降,局部或全身屏障功能缺失,均容易诱发败血症。由于使用一些药物的原因,造成中性粒细胞计数低于0.5×10^9/L时,败(菌)血症的发生率会明显升高,临床常见于恶性肿瘤化疗后、骨髓移植术后以及再生障碍性贫血等患者。另外,各种大手术后,肾上腺皮质激素和广谱抗菌药物的应用、放射治疗、细胞毒性药物的应用等均可成为败(菌)血症发生的重要诱因。烧伤创面、气管插管、静脉导管、留置导尿管等均可使机体局部免疫功能受损,成为病原菌入侵血管的途径。严重疾病如糖尿病、肝硬化、尿毒症和结缔组织疾病等也是败(菌)血症的诱因。败(菌)血症的发生是病原菌及其产物与宿主之间相互作用的结果。病原菌引起败(菌)血症的因素包括毒素、酶及炎症介质。如革兰阳性菌的主要产物为肽糖,属于外毒素,抗原性强但不耐热,主要选择性地作用于人体的神经或器官,并阻止各种蛋白质在人体内的合成,如金黄色葡萄球菌产生多种毒素和酶,可导致严重的败(菌)血症、脓毒血症或中毒性休克综合征。革兰阴性菌主要产生一种脂多糖的内毒素,脂多糖在细菌死后由细胞壁释放,能够损伤血管内皮细胞和心肌,刺激儿茶酚胺的生成,通过对凝血因子的作用,直接激活凝血系统和激肽系统,激活补体,并与各种细胞因子、血管活性肽、花生四烯酸等产物共同作用,导致微循环障碍而发生感染性休克、弥散性血管内凝血等。铜绿假单胞菌可产生内、外毒素及蛋白分解酶等,可引起坏死性皮肤损害和严重的器官损伤。肺炎链球菌等具有荚膜,可拮抗吞噬细胞和体液中杀菌物质的作用。厌氧菌可产生可溶性外毒素及肝素样物质等,导致红细胞破裂而引起溶血、黄疸、蛋白尿、肾衰竭、脓毒性血栓形成等。在败(菌)血症的病程中,各种毒素、酶及炎症介质尤其内毒素等被人体单核细胞、巨噬细胞及内皮细胞等识别后,这些细胞可释放出各种细胞因子,如肿瘤坏死因子、白介素-1、白介素-6及干扰素γ等。肿瘤坏死因子在革兰阴性菌败(菌)血症患者血浆中浓度高,其病死率会明显升高。

(3)肺部感染:随着新药的不断问世,药源性肺部感染的发病率也在增加。据统计,药源性肺部感染占药源性疾病的4.1%~7.3%。药源性肺部感染主要指肺部终末气道、肺泡腔和肺间质的炎症,其发病机制主要为某些药物引起的机体内菌群失调或细菌移位或耐药菌的产生等。细菌引起肺部感染的途径为：①吸入：口腔细菌和含有细菌的胃液反流至口腔部位后，吸入或吸入含有细菌的气溶胶制剂等；②局部蔓延：邻近组织感染蔓延至肺部；③血行传播：远部位感染经血液循环至肺部。进入下呼吸道的细菌能否引起肺炎，取决于细菌与机体两方面。正常上呼吸道纤毛黏液系统、IgA 及纤维连接素均参与阻止细菌在气道上皮的附着。如果附着的细菌量少，支气管黏膜纤毛黏液系统足以将它们清除；细菌量增加，粒细胞、肺泡巨噬细胞也将参与清除，仍可有效地将细菌杀灭。如果细菌大量侵入或宿主清除细菌的能力发生障碍，细菌定居并大量繁殖，极易导致医院内肺部感染。广谱抗菌药物的广泛应用，使得机体内菌群失调，导致条件致病菌或耐药菌的产生，从而加重或产生肺部感染。长期应用肾上腺皮质激素和细胞毒性药物，也可诱发铜绿假单胞菌和肺囊虫感染等肺炎的发生。胃酸也有抗细菌微生物的能力，若胃酸缺乏可使胃部的微生物菌群发生改变，易引起细菌感染。H_2 受体拮抗剂诱发肺炎的机制表现为用药后胃液酸度降低，利于细菌生长，含有较多细菌的胃液反流至口腔中误吸入肺。另外，免疫学证明抑制性 T 淋巴细胞表面有 H_2 受体，它能抑制体液和细胞免疫反应，应用 H_2 受体拮抗剂后，可抑制 T 淋巴细胞或细胞毒性 T 细胞的减少，从而导致机体免疫功能失调而易发生感染。

2. 真菌感染性疾病　病原性真菌的感染有完整的侵入步骤，真菌侵犯人体成功与否取决于宿主的内环境，也就是患者是否存在免疫缺陷或其他易患因素，从而使得真菌有隙可乘。侵入常常是多灶性的，致病性真菌侵入的第一步是黏附于宿主的皮肤角质层、黏膜表面，然后穿透进去。念珠菌的侵入首先黏附于口腔、胃肠道或阴道的黏膜表面，然后穿透进入细胞内而致病。穿透进入宿主组织的真菌必须侵犯到靶器官或体液，且十分依赖于宿主的免疫缺陷。此外，病原性真菌的直接侵入可以破坏组织，产生对组织的破坏和炎症反应，这是侵袭性疾病的成因。当真菌汇集成团、成块时就成为真菌球，可使肺支气管、输尿管阻塞，导致梗阻，发生继发性感染和组织坏死等。真菌在心脏瓣膜上增殖就会导致真菌性心内膜炎，当真菌脱落在内脏器官内造成动脉栓塞就会发生组织坏死。长期使用广谱抗菌药物、免疫抑制剂和糖皮质激素等药物可使机体免疫力降低，引起体内细菌紊乱，从而易产生念珠菌、隐球菌、曲霉菌等引起的菌血症、肺部感染和尿路感染等真菌感染性疾病。

【致病药物和临床表现】

1. 细菌感染性疾病　药物所致细菌感染的病原菌大多数为条件致病菌，少数为致病菌或寄生菌。药源性感染性疾病通常发生在抗菌药物或其他药物使用过程中，出现各类细菌或真菌菌群交替所致的新的感染，临床上表现为二重感染。二重感染的发生主要是由于患者长期应用广谱抗菌药物后，使体内对抗菌药物敏感的细菌灭活，不敏感或耐药的细菌得以大量繁殖，造成机体菌群失调的现象，从而增加发生医院感染的机会或加重原有感染。另外，严重的原发性疾病如肿瘤、艾滋病等，大手术，应用抗代谢类药物和肾上腺皮质激素等药物均可损害人体的免疫系统，为细菌入侵和继发感染创造了有利条件，在肠道、呼吸道等部位未被抑制的细菌及外来细菌均乘虚而入，导致二重感染。二重感染的致病菌主要有革兰阴性杆菌、梭形芽孢菌、葡萄球菌、真菌等，一般出现于用药 3 周后，多见于长期使用抗菌药物者、儿童、老年人、有严重原发性疾病和大手术后者等。二重感染的病原菌常对多种抗菌药物耐药，同时由于人体抵抗力下降，导致二重感染难以控制，病死率较高，故应重视二重感染的预防和治疗。

（1）抗生素相关性腹泻：发生抗生素相关性腹泻的患者严重程度不一，可分为单纯性腹泻、结肠炎和假膜性结肠炎。抗生素相关性腹泻的潜伏期可分为两组：早期发病于抗生素治疗期间；晚期发病多见于停用抗生素后 2~8 周。单纯性腹泻最常见，且临床表现较轻，一般在抗生素应用 4~10 天后出现，表现为频繁解不成形便或水样便，腹泻次数为 3~5 次／天，部分严重者超过 10 次／天，无其他并发症，病程呈自限性，停用抗生素后症状多缓解；结肠炎症状则较严重，主要临床表现为腹泻、腹痛、黏液便及脓血便、里急后重，甚则大便秘结、数日内不能通大便，常伴有消瘦、乏力等，多反复发作；假膜性结肠炎最为严重，表现为水样泻，粪水中可见漂浮的假膜，超过 80% 以上伴腹部绞痛、发热和白细胞计数增高等，偶伴呕吐，可导致低蛋白血症、水肿、循环血容量不足和电解质紊乱，严重者可并发中毒性巨结肠、穿孔甚至死亡[22]。抗生素相关性腹泻的发生与多种复杂因素有关，但主要是抗菌药物的应用。研究报道，使用抗菌药物者约有 10% 发生腹泻。目前认为除万古霉素、氨基糖苷类药物外，其他的几乎所有抗菌药物均能诱发抗生素相关性腹泻，尤其是青霉素类、头孢菌素类、林可霉素、克林霉素等抗菌药物。抗菌药物无论是单用或联合使用、口服或肠道外给药均可致病，以联合用药者致病居多。使用肠蠕动抑制药如阿托品等可能增加发病的危险性和症状的危重性。此外，有文献报道，阿糖胞苷也可诱发艰难梭菌引起的抗生素相关性腹泻或假膜性胃肠炎。

（2）败（菌）血症：败血症起病急骤，本身并无特殊的临床表现，在败血症时见到的表现也可见于其他急性感染，主要临床表现为反复出现的畏寒甚至寒战，高热可呈弛张型或间歇型，以瘀点为主的皮疹，累及大关节的关节痛，轻度的肝脾大，严重者可有神志改变、心肌炎、感染性休克、弥散性血管内凝血、呼吸窘迫综合征等。各种不同致病菌所引起的败血症又有其不同的临床特点。①金黄色葡萄球菌败血症：临床起病急，其皮疹呈瘀点、荨麻疹、脓疱疹及猩红热样皮疹等多种形态。眼结膜上出现瘀点具有重要意义。关节症状比较明显，有时红肿，但化脓少见。迁徙性损害可出现在约 2/3 的患者中，最常见的是多发性肺部浸润、脓肿及胸膜炎，其次有化脓性脑膜炎、肾脓肿、肝脓肿、心内膜炎、骨髓炎及皮下脓肿等；②表皮葡萄球菌败血症：多见于医院内感染，当患者接受广谱抗生素治疗后，此菌易形成耐药株，呼吸道及肠道中的此菌数量明显增多，可导致全身感染；也常见于介入治疗后，如人工关节、人工瓣膜、起搏器及各种导管留置等情况下；③肠球菌败血症：肠球菌属机会性感染菌，平时主要寄生在肠道和泌尿系统，其发病率近 30 年来有升高，临床上表现为尿路感染和心内膜炎者最多见，此外还可见到脑膜炎、骨髓炎、肺炎、肠炎及皮肤和软组织感染。④革兰阴性杆菌败血症：属医院内感染者较多，寒战、高热、大汗，且双峰热型比较多见。大肠埃希菌、产碱杆菌等所致的败血症还可出现类似于伤寒的热型，同时伴相对脉缓，少数患者可有体温不升、皮疹，关节痛和迁徙性病灶较革兰阳性球菌败血症出现少。但继发于恶性肿瘤的铜绿假单胞菌败血症的临床表现则较凶险，可有皮疹、心坏死性。40% 左右的革兰阴性杆菌败血症患者可发生感染性休克，有低蛋白血症者更易发生。严重者可出现多脏器功能损害，表现为心律失常、心力衰竭、黄疸、肝衰竭、急性肾衰竭、呼吸窘迫症与 DIC 等。常见的致病药物如下：①抗菌药物：因抗菌药物具有杀灭或抑制细菌的作用，故使用任何一类抗菌药物均可影响机体内肠道菌群的失调，造成敏感细菌的灭活，耐药菌株得以生长和繁殖，从而引起严重的多重耐药菌的感染和菌群失调，病情严重者可导致临床败血症的发生；②皮质激素类药物：肾上腺皮质激素和促肾上腺皮质激素可损害淋巴细胞，使淋巴组织量减少。在肾上腺皮质激素的影响下，循环血流中的嗜酸性粒细胞数量下降，吞噬细胞的游走能量和吞噬活性受阻,炎症反应强度受抑制,并可抑制机体的迟发型变态反应。因此,使用此类药物可诱发或加重感染,使病灶蔓延和扩散。局部使用皮质激素霜、油膏和喷雾剂等均有可能加重局部感染;③抗肿瘤药物:大多数抗肿瘤药物作用于细胞生长的环节,其中某些具有免疫抑制药作用的抗肿瘤药物可以抑制骨髓增生,损害免疫活性细胞,影响机体免疫应答,使患者对各种类型的感染高度易感。同时,有些抗肿瘤药物可以改变组织炎症中的炎症反应成分,如氮芥可以干扰巨噬细胞释放乳酸,从而削弱巨噬细胞对细菌的吞噬作用;④铁剂和去铁胺:曾有研究发现,为防止婴幼儿缺铁性贫血,出生后不久即给予注射右旋糖酐铁,由革兰阴性菌引起的败血症发病率增高,故有理由认为,采用上述方式给婴儿补铁可损害免疫抑制而促进感染[23]。

（3）肺部感染:肺部感染是指由细菌、真菌、病毒以及其他非典型病原菌引起的肺部感染性疾病。病变局限于气道者为气管支气管炎,出现肺实质及间质性炎症者为肺炎。肺部感染的全身表现为发热、咳嗽、咳痰,伴或不伴有胸痛或呼吸困难。血常规显示白细胞和中性粒细胞比例偏高,肺部听诊可闻及湿啰音,影像学表现肺部有炎性浸润性病变。在细菌肺部感染的抗菌药物治疗过程中,细菌产生耐药性,可能合并混合细菌感染、多重耐药菌感染及真菌感染,从而加重原有的肺部感染和复杂性,通常给治疗带来更多困难。引起肺部感染的常见药物包括抗菌药物、糖皮质激素、免疫抑制药、抗肿瘤化疗药物、降低胃酸酸度的药物如 H_2 受体拮抗剂、质子泵抑制剂等、抗疟药乙胺嘧啶和氨苯砜合用时等。

（4）其他部位感染:有研究报道使用皮质激素和免疫抑制剂或给患者动脉导管未闭症的婴儿服用吲哚美辛,可并发金黄色葡萄球菌或大肠埃希菌及其他革兰阴性菌感染。外科手术患者使用激素类药物,术后伤口感染率明显升高。此外,皮质激素及非甾体抗炎药物可损害憩室炎病程中结肠对炎症的限制和终止能力,或因药物掩盖了症状,使病情得以发展。有文献报道,老年人服用三环类抗抑郁药时易并发口腔和舌头溃疡,口服避孕药的联合应用可引起腋窝、肛门、会阴部及胸部的厌氧菌感染,发生化脓性汗腺炎。

2. 真菌感染性疾病　真菌感染可根据来源不同而分为内源性和外源性真菌感染。外源性或原发性真菌感染性疾病有组织细胞病、芽生菌病、类球孢子菌病等。内源性感染真菌平时就寄生在机体内,为条件致病菌。多寄生于口腔、肠道、外阴处,通常为正常菌群的组成部分。当出现菌群失调时,条件致病菌会大量繁殖,导致真菌感染发生。这类真菌有隐球菌属、念珠菌属、曲霉菌属和毛霉菌属等。真菌感染可根据感染部位不同而有不同的临床表现。①浅部真菌感染:真菌只侵犯到皮肤、指甲和毛发以及黏膜浅层,浅部真菌感染比较容易诊断,也易治疗;②皮下软组织真菌病:真菌侵犯到皮下软组织,如着色芽生菌病、足菌肿等,诊断比较困难,治疗亦困难;③系统性真菌病:真菌侵犯到内脏、器官和各个系统,又称深部真菌感染。早期的真菌感染可侵犯黏膜局部,首先发现部位为口腔、肛门和会阴部。口腔表现为鹅口疮,可见乳白色斑块于上颚、舌面、咽部或遍及口腔黏膜,临床表现为舌刺痛、口干、咽痛、吞咽困难、口角炎或发热等,常伴有 B 族维生素缺乏症。真菌进一步侵袭性感染,严重者可向呼吸道、消化道蔓延或入血导致败血症。临床常见真菌性肠炎,表现为水样便或黏液便,每日数次至 10 余次,可有轻度腹痛。此外,还可出现真菌性心内膜炎、食管炎、胃肠炎、真菌血症或中枢神经系统感染。引起上述真菌感染的药物包括抗菌药物、促肾上腺皮质激素或皮质激素类药物、胃酸抑制剂和其他如氨基酸等静脉输注的高营养液等。

（1）抗菌药物:长期大量使用广谱抗菌药物可以导致口腔、食管、肠道及肛门部位的念珠菌感染。β-内酰胺类抗生素中继发真菌感染最多的药物是头孢唑肟、头孢特仑酯和头孢曲松,这3种药物均属于第三代头孢菌素类,长期应用这些药物容易引起组织菌群失调,不断促使细菌产生耐药酶,对抗菌药物产生耐药性,又通过加大剂量等不断刺激,逐渐诱发真菌感染。继发真菌感染的主要部位是泌尿道和呼吸道,除去它们的结构特点外,广谱高效抗菌药物的大剂量应用造成的菌群失调是诱发真菌感染的主要因素,因此广大医护人员需规范抗菌药物的应用,明确致病菌种类,选择恰当的抗菌药治疗,杜绝乱用。同时要强化对老年人的护理工作[24]。

(2)促肾上腺皮质激素或皮质激素类药物:应用糖皮质激素类药物如地塞米松、倍氯米松、布地奈德等气溶胶喷雾剂治疗哮喘等呼吸道疾病时,可并发口腔、食管、咽部的念珠菌感染;长期使用泼尼松、泼尼松龙、甲泼尼龙等激素药物可引起免疫功能低下,易诱发全身播散性念珠菌病,尤其合并使用抗菌药物者更易发生。器官移植患者使用免疫抑制剂易诱发曲霉菌病和念珠菌病。

(3)胃酸抑制剂:服用 H_2 受体拮抗剂、质子泵抑制剂等胃酸抑制药可导致胃肠道内念珠菌大量生长繁殖。

(4)其他药物:有研究报道,长期经静脉输注高营养液如氨基酸和脂肪乳剂等易罹患念珠菌性败血症。此外,有少数文献报道,口服避孕药的妇女易患外阴和阴道内念珠菌病。

3. 卡氏肺孢子菌肺炎 卡氏肺孢子菌肺炎的临床类型分为流行型(经典型或婴儿型)和散发型(免疫功能抑制型),前者曾发生在早产儿和营养不良的婴幼儿,后者常见于艾滋病和其他原因的细胞免疫功能抑制患者。发热、干咳和渐进性呼吸困难是卡氏肺孢子菌肺炎的主要临床症状,即使肺内出现大片炎症改变,但体征很少。其影像学表现早期呈弥漫性肺泡和间质浸润性阴影,迅速融合而成为广泛的肺实变,可见支气管充气征,一般不累及肺尖、肺底和肺外带,少见的改变有局限性结节状阴影、空洞形成、胸腔积液、肺门淋巴结肿大等;痰或导痰标本显示子孢子[25]。

4. 其他特殊病原菌感染 研究表明结核病可被肾上腺皮质激素所诱发、复发或加重,因此对于有结核病史的患者或已出现结核病症状者,在使用激素类药物前应仔细检查,若是首次检查就发现有陈旧性结核病损害,应合并使用抗结核药物。诺卡放线菌病常发生于恶性肿瘤、自身免疫性疾病、慢性肺部疾病、糖尿病及某些罕见疾病患者中。但在某些病例中,应用细胞毒性药物、皮质激素和免疫抑制剂可促发诺卡放线菌感染。

5. 其他寄生虫感染 很早就有研究表明,皮质激素类药物治疗可加重疟原虫感染,免疫抑制药物可使原来隐伏在组织中的弓形虫被激活,因此当患者在使用免疫抑制剂的过程中出现不明原因的发热,或表现有局灶性神经系统体征时,应怀疑是否得了弓形虫病。铁剂药物与某些原虫感染之间也存在一定关系。单独使用皮质激素类药物,或与免疫抑制性药物合并使用,可促使患者患粪类圆线虫感染。此外,阿维A酯可使皮肤的皮脂分泌减少,从而成为结痂性疥疮的好发部位。

【诊断和鉴别诊断】

1. 细菌感染性疾病

(1)抗生素相关性腹泻:①早期诊断指标:近期曾用过或正在应用抗菌药物,出现腹泻,大便性状呈水样便、血便、黏液脓血便或见斑块条索状假膜,合并下列情况之一应考虑本病:发热≥38℃;腹痛或腹部压痛、反跳痛;周围血白细胞计数升高;②结肠镜检查:轻症患者结肠内镜检查可无典型表现,肠黏膜可正常或仅有轻度的充血水肿,重症者可见黏膜表面覆盖黄白色或黄绿色假膜;③病原学诊断:粪便涂片革兰染色进行肠道菌群分析,分别计算出革兰阳性(G^+)杆菌、球菌和革兰阴性(G^-)杆菌、球菌及其比例。肠道菌群平衡稳定时,涂片显示 G^+ 杆菌(主要是双歧杆菌)占绝对优势(>60%,甚至 >90%)。肠道菌群失调分为 3 度:Ⅰ度菌群失调,细菌总数处于正常低值,G^+ 杆菌比例略有降低,G^- 杆菌和 G^+ 球菌比例略显增多;Ⅱ度菌群失调,肠道细菌总数明显减少,G^+ 杆菌显著降低,G^- 杆菌、G^+ 球菌显著增多,甚至可见少量酵母样菌;Ⅲ度菌群失调,肠道细菌总数极度减少,G^+ 杆菌和 G^- 杆菌几乎呈消失状态,而 G^+ 球菌、酵母样菌大量增多,甚至出现较多的芽孢样杆菌。

（2）败（菌）血症:血培养结果阳性是败血症的诊断依据。正确的病原学诊断有赖于及早取血、脓液或其他相关标本培养。如应用抗感染药物后发热仍不退可继续培养,疑有厌氧菌或真菌败血症时,需加送有关标本培养。血液培养分离出皮肤常见菌群,如类白喉杆菌、肠杆菌、凝固酶阴性葡萄球菌等,为排除污染或其他影响,需多次采血,要求至少 2 次培养结果阳性,方可诊断为该细菌所致的败血症。

（3）肺部感染:在临床诊断的基础上,符合下述条件之一即可诊断:①经筛选的痰液,连续 2 次分离到相同的病原体;②痰分离菌定量病原菌数 $\geqslant 10^6$CFU/ml;③血培养或并发胸腔积液者的胸腔积液中分离出病原体;④经纤维支气管镜或人工气道吸引采集的下呼吸道分泌物病原菌数 $\geqslant 10^5$CFU/ml,经支气管肺泡灌洗分离到病原菌数 $\geqslant 10^4$CFU/ml,或经防污染标本刷、防污染支气管肺泡灌洗采集的下呼吸道分泌物分离到病原菌,而原有慢性阻塞性肺疾病包括支气管扩张者病原菌数必须 $\geqslant 10^3$CFU/ml;⑤痰或下呼吸道采样标本中分离到非呼吸道定植的细菌或其他特殊病原体;⑥免疫血清学、组织病理学的病原学诊断证据。

2. 真菌感染性疾病　①气管内吸引物或合格痰标本直接镜检发现菌丝,且培养连续 $\geqslant 2$ 次分离到同种真菌;②支气管肺泡灌洗液(BALF)经直接镜检发现菌丝,真菌培养阳性;③血清 1,3-β-D- 葡聚糖抗原检测(G 试验)连续 2 次阳性;④血清半乳甘露聚糖抗原检测(GM 试验)连续 2 次阳性。满足上述任一条者,即可启用抗真菌药物治疗。

【预防与治疗】

一旦怀疑药源性感染性疾病,应及时停药或换药,以免造成严重后果。

1. 抗生素相关性腹泻

（1）停止原有抗生素治疗:轻症抗生素相关性腹泻患者可中断或换用其他抗生素。如因原发病感染不能停用者,应尽量选用对肠道菌群影响较小的抗生素。禁用抗蠕动药物如洛哌丁胺等,以免毒素滞留于肠腔中。

（2）针对性抗生素治疗:在病原学明确的抗生素相关性腹泻病例中,应当使用针对性抗生素。对于艰难梭菌引起的腹泻患者,推荐口服甲硝唑和万古霉素。甲硝唑 250~500mg,每日 3 次;万古霉素 125mg,每日 4 次;平均为 10~14 天。美国感染学会、美国胃肠病学会和美国医院流行病学会推荐首选甲硝唑治疗。

（3）支持治疗:维持基本生命体征平稳,补充体液和电解质,尤其钾盐,必要时应用免疫球蛋白以提高机体免疫力,重症患者应补充血浆白蛋白等。

（4）调整肠道菌群:口服微生态制剂对抗生素相关性腹泻有预防和治疗作用。微生态制剂黏附于肠道上皮细胞后,定植形成稳定菌群,对宿主发挥生物屏障、营养、免疫、控制内毒素血症等作用,包括益生菌、益生元和合生素。常用的有乳杆菌、双歧杆菌制剂、地衣芽孢杆菌制剂等。

2. 败血症　败血症病情较为严重,在未获得病原学结果前,应立即给予广谱抗菌药物经验性治疗,然后根据病原学药敏试验结果调整用药。败血症的治疗可单药治疗,也可两种或两种以上药物联合抗菌治疗,疗程宜长,一般体温正常后仍需继续用药 7~10 天。有些迁徙病灶者,需用药至病灶消失,局部病灶需配合手术引流等措施。

（1）革兰阳性球菌败血症:主要病原菌包括葡萄球菌、溶血链球菌、肠球菌和肺炎链球菌等。其中葡萄球菌败血症首选苯唑西林,也可选用头孢唑林或头孢硫脒等,可根据药敏试验结果选用大环内酯类、林可霉素、磷霉素与氨基糖苷类联合治疗;对于多重耐药的金黄色葡萄球菌或耐甲氧西林凝固酶阴性的葡萄球菌败血症,可选用万古霉素或替考拉宁等糖肽类药物,必要时可联合氨基糖苷类或利福平或磷霉素等药物。溶血性链球菌和肺炎链球菌等引起的败血症可单用青霉素或联合氨基糖苷类药物。肠球菌引起的败血症常伴有心内膜炎,且常对多种抗菌药物耐药,故需联合抗感染治疗,可选用青霉素或氨苄西林与氨基糖苷类联合;如细菌对氨基糖苷类耐药,可选用万古霉素或去甲万古霉素或替考拉宁等药物。

（2）革兰阴性杆菌败血症:主要包括大肠埃希菌、肺炎克雷伯菌等肠杆菌和假单胞菌属等,上述药物的耐药率增多,应根据药敏试验结果选择用药。对于泛耐药的细菌一般应使用强力广谱抗菌药物或多药物联合治疗,如广谱青霉素类药物、第四代头孢菌素类药物和碳青霉烯类药物,必要时联合喹诺酮类药物或氨基糖苷类药物等。

（3）厌氧菌败血症:多为脆弱拟杆菌,可选用甲硝唑、克林霉素等;对于厌氧菌和需氧菌混合感染,需合并应用对需氧菌有效的药物。

（4）真菌性败血症:可选用氟康唑、两性霉素 B、伏立康唑等。

3. 肺部感染

（1）局部抗菌药物:多数文献认为口咽部、气管或胃内细菌定植与肺部感染密切相关,这促使人们通过局部预防性应用抗菌药物来预防肺部感染。常采用的方法有抗菌药的雾化吸入局部抗感染、酸化肠道营养物以减少胃内的细菌定植等。

（2）静脉用抗菌药物:药源性肺部感染常因广泛使用广谱抗菌药物所致,其常见的病原菌多为条件致病菌和耐药菌,治疗较为困难。对于药物引起的肺部感染,与常规肺部感染性疾病的治疗一致,建议反复送检合格的病原学标本,根据细菌培养结果和药敏试验结果选择抗菌药物。铜绿假单胞菌是医院内肺部感染最常见的病原菌,该细菌一般为泛耐药菌,治疗相对困难且病死率高。临床选药时应选择对假单胞菌具有抗菌活性的抗菌药物,如哌拉西林、美洛西林等青霉素制剂,头孢他啶、头孢哌酮等第三代头孢菌素类,替卡西林克拉维酸钾、哌拉西林他唑巴坦、头孢哌酮舒巴坦等 β- 内酰胺酶抑制剂,头孢吡肟、碳青霉烯类、氨基糖苷类、氟喹诺酮类如环丙沙星、左氧氟沙星等,上述药物单药或联合治疗。肠杆菌属细菌如阴沟肠杆菌、产气肠杆菌等对各类抗菌药物的耐药率高,可选用第四代头孢菌素类如头孢吡肟、头孢匹胺等治疗。对于产超广谱 β- 内酰胺酶的肠杆菌菌株,可选用的药物包括头孢菌素类、β- 内酰胺酶抑制剂及其复合制剂、碳青霉烯类等。

4. 真菌感染性疾病　发生药源性真菌感染性疾病的患者,主要见于免疫功能抑制者和长期使用广谱抗菌药物者。对于这类患者应采取特别防护措施,包括消毒隔离、严格无菌操作和合理使用抗菌药物等。对于长期使用广谱抗菌药物者,应定期查看口腔有无真菌感染,定期送有关标本培养如痰液、粪便、尿液,必要时送血培养等。①浅表的皮肤或黏膜感染:可口服氟康唑 50mg/d,共 3~5 次;或伊曲康唑 0.2g/d,共 7~10 天。局部治疗可外用酮康唑、特比萘芬等霜剂,也可用制霉素洗剂或粉剂外敷;②全身感染:可静脉用氟康唑,200mg/d,疗程为 10~14 天;念珠菌败血症及血行播散性念珠菌病,病情较轻者可予氟康唑 400~800mg/d 或伊曲康唑 0.4g/d,疗程可长至 4~8 周或更长;患者的体温恢复正常,3 次血培养阴性方能停药。对于氟康唑耐药的全身真菌感染,可选用伏立康唑、卡泊芬净或两性霉素 B 等,必要时可加用氟胞嘧啶。

免疫抑制剂使用者和长期应用广谱抗菌药物者应重点关注和防护:严格无菌操作、合理应用抗菌药物等,及时观察该类患者的临床特征,及时送有关标本性涂片或培养,如疑有真菌性败血症,应送尿及血液做真菌培养,必要时全身给予抗真菌治疗。

5. 卡氏肺孢子菌肺炎　近年来,国内有少数文献报道卡泊芬净单药治疗肺孢子菌病有效,但目前尚缺乏大样本的前瞻性研究结果。该疾病的预防性治疗主要推荐用于 HIV/AIDS 患者。首选低剂量的甲氧苄啶 – 磺胺甲噁唑,可改善患者的耐受性,不良反应严重者可考虑另选方案(氨苯砜和氨苯砜 – 伯氨喹是最有效的替换预防方案)。

(姚慧娟　张健)

第三节　药源性遗传性疾病

药源性遗传性疾病或者遗传性药源性疾病目前还没有明确的定义,但临床上与遗传因素相关的药源性疾病已较为常见。19 世纪下叶,法国的 Cuenot 和英国的 Garrod 等研究者就指出遗传物质在药物体内转化过程中起决定作用。Garrod 于 1909 年进一步提出缺损基因的遗传可能会引起特异性酶缺失,从而导致"遗传性代谢性缺陷"疾病,可见遗传因素会影响药物的代谢。目前已有与遗传相关的药源性疾病的研究报道,如人体内葡萄糖 –6– 磷酸脱氢酶的缺乏可引起伯氨喹敏感的红细胞内谷胱甘肽浓度降低,肌肉松弛药琥珀胆碱的异常反应与血浆中胆碱酯酶的低亲和力有关等。因此,为了避免或减轻遗传因素导致的药物不良反应的发生,药源性遗传性疾病是药师值得关注的问题。

【致病机制】

遗传因素是造成药物不良反应的重要因素,通常不同遗传背景的个体或群体,可能会导致药动学和药效学的差异,从而导致药物不良反应的发生[26]。随着研究的不断深入,逐渐发现单核苷酸多态性、药物代谢酶、药物转运体、受体、其他药物靶点和免疫系统的基因多态性对药物不良反应的发生有重要影响[27]。

1. 单核苷酸多态性　个体基因组间的序列差异可以发生在单个碱基水平上,称为单核苷酸多态性(single nucleotide polymorphisms,SNP),多态性是指具有两个等位基因的基因变异型在人群中的发生频率 >1%。其他类型的基因组变异还包括插入、缺失、重复序列和染色体重排。以上变异都有可能具有医学意义,其中 SNP 主要与人类的复杂疾病相关,是最常见的基因变异型。目前 SNP 是被公认为导致基因复杂性与多样性的重要原因,SNP 的变化可以不同程度地影响药物的药效学、药动学及药物转运代谢等环节[28]。

2. 药物代谢酶的 SNP　药物代谢酶通常被分为 Ⅰ 相代谢酶和 Ⅱ 相代谢酶。其中 Ⅰ 相代谢酶包括水解、氧化和还原,这些反应通常会降低化合物的反应性或毒性。药物代谢酶的基因多态性对个体差异非常重要,通常会导致酶活性的降低或丧失,或导致酶活性增加和底物特异性识别的改变,这些代谢酶的变异与重要的临床后果密切相关。其中最重要的药物代谢酶是细胞色素 P-450(cytochrome P-450),简称 CYP450。CYP 酶亚家族是人体内重要的药物代谢酶系之一,不仅能够代谢包括药物在内的许多外源性物质,而且还能介导许多内源性化合物的代谢。CYP2D6 是第一个被阐明的具有基因多态性的 CYP 酶,虽然它在肝脏中占 CYP 蛋白总量的 2%~4%,却参与了 25%~30% 的临床药物代谢[29,30]。CYP3 家族包括 4 个基因,分别为 CYP3A4、CYP3A5、CYP3A7 和 CYP3A43。CYP3A 酶是肝脏中含量最多的酶系,其中 CYP3A4 的 SNP 就有 39 个,研究最多的是 CYP3A4*1B[31]。CYP3A4*18B 等位基因是现在所有的 CYP3A4 SNPs 中突变频率最高的一个位点,在中国肾移植患者中的突变频率为 29.5%。CYP3A4*22 的 SNP 突变则会降低酶活性,其 *22/*22 型诱发肾移植术后患者移植肾功能延迟恢复的比例更高[32]。CYP2C9 的 SNPs 的临床意义主要与其代谢狭窄治疗指数药物苯妥英钠和华法林的作用相关。药物 II 相代谢酶也称结合反应,在许多药物及其他外源性和内源性的生物转化过程中起着非常重要的作用。II 相代谢酶主要包括催化葡糖醛酸苷化、硫酸化、甲基化、谷胱甘肽结合及乙酰化等反应的酶类。其中尿苷二磷酸葡萄糖酸基转移酶(uridine diphosphoglucuronyl transferase,UGT)家族是人体最大的 II 相代谢酶系统,主要在肝脏表达。UGT 的 SNPs 主要表现在 UGT1A1、UGT1A7、UGT2B4、UGT2B7 和 UGT2B15 基因中。UGT1A1 研究最多,目前已发现 60 余种 UGT1A1 变种,又以 UGT1A1*28 的研究最为深入。UGT1A1*28 的存在降低了伊立替康活性代谢产物的葡糖醛酸化能力,从而会增加严重的中性粒细胞减少症和致命的腹泻不良反应。甲基转移酶包括巯基嘌呤甲基转移酶(TPMT)、儿茶酚氧位甲基转移酶(catecholamine-o-methy transferase,COMT)和组胺 N- 甲基转移酶。对于需使用巯基嘌呤类药物的患者,TPMT 的 SNPs 最能体现个体化用药。谷胱甘肽 S- 转移酶(glutathione S-transferase,GST)将谷胱甘肽结合到亲电子分子和氧化代谢物上,处理有毒的活性代谢产物,在癌症的发生中扮演重要的角色。虽然研究表明 GSTT1 和 GSTM1 没有活性,但对带有这种等位基因的个体来说,可增加治疗癌症的铂类、糖肽类药物的血药浓度。N- 乙酰化反应中 N- 乙酰转移酶 2(N-acetyltransferase 2,NAT2)的 SNPs 可影响多种药物的药动学,携带有慢反应乙酰化反应基因的个体,若服用如抗高血压的肼屈嗪和抗心律失常的普鲁卡因胺,其发生药物不良反应的风险会增加[28]。

3. 药物转运体的 SNP　药物转运体是人体组织或其他不同动物组织中的一类跨膜蛋白,主要介导药物泵入或泵出细胞膜的过程,包括 ATP 结合型和溶质载体型,对调节药物的吸收、分布和排泄起着重要的作用。ATP 结合型以 P- 糖蛋白(P-gp)或由 ABCB1 编码的 multidrug resistance protein 1,(MDRP1)研究最广泛,P-gp 可引起细胞内的药物浓度降低,而 MDR1 与肿瘤的耐药性相关。有机阴离子转运多肽 1B1(organic anion transporting polypeptide 1B1,OATP1B1)特异性地分布于肝细胞基底膜,由 SLCO1B1 基因所编码,转运多种物质进入肝细胞。研究表明,携带 521C 等位基因的个体中,他汀类药物的血药浓度明显高于野生型,从而增加横纹肌溶解症等不良反应的发生[33]。

4. 受体的 SNP　受体是基因表达的产物,大多数药物需要受体介导其药理作用。目前对药物受体的基因多态性和药物不良反应之间的研究多集中在中枢神经系统,如多巴胺、

5-羟色胺、肾上腺素受体和组胺等。已证实5-羟色胺基因启动区的C759T位点突变可改变该受体的表达水平,与氯氮平引起的体重增加有关[27]。

5. 其他药物靶点的SNP　是指一组不直接参与药物和环境中某些有害物质代谢的酶,主要包括1-抗胰蛋白酶、醛固酮合成酶、5-氨基果糖酸盐合成酶、乳糖酶、醛缩酶B、血浆蛋白等。非药物代谢酶对药物治疗或其他外源性物质不敏感或发生拮抗,以及它们之间的个体变异,该类酶往往与某些自身免疫性疾病相关联,但临床一般无症状,仅当机体接触或暴露某些物质后才被发现,如糖皮质激素可致高血压和吡哆醇缺陷性贫血等药源性疾病。

6. 免疫系统的SNP　药物不良反应也受人体免疫系统的调控,如人类白细胞抗原复合物(HLA),该编码基因具有明显的基因多态性。如DR9和DR14与青霉素的速发型过敏反应相关;HLA-B*5801基因位点检测可提示别嘌醇是否具有Stevens-Johnson综合征和中毒性表皮坏死等严重皮肤过敏发生的风险率[27];HLA-B*5701可预测使用阿巴卡韦后是否易发生急性呼吸道综合征;DRB1*0101可预测奈韦拉平的药物过敏发生风险[34]。

随着遗传药理学、分子生物学、人类基因组学、药物基因组学和蛋白质组学的快速深入发展,与遗传因素相关的药源性疾病的机制研究也将进一步深入,这也将为预防和治疗药源性疾病提供更多的方法和手段。与遗传因素相关的药源性疾病常见于全身的各个系统、器官和组织,临床表现各异,很难确切界定其为遗传性药源性疾病或药源性遗传性疾病,因此统称为与遗传因素相关的药源性疾病。

【致病药物和临床表现】

1. SNP导致的药源性肝损害　药源性肝损害(drug-induced live injury,DILI)是一种严重的药物不良反应,目前有1000余种药物被证实可引起DILI,10%~15%的国内药物不良反应报告与DILI相关。DILI的发生是环境、药物、患者体征、遗传和基础疾病多种因素综合作用的结果。随着研究的深入,人们发现免疫反应在DILI的发生中起着越来越重要的作用,T细胞参与的Ⅳ型变态反应被认为是DILI发生的重要原因。部分DILI的发生为机体对药物的特异质反应,与药物的给药剂量无关,具有不可预测性,此类DILI又称为药源性特异质肝损害,是发生频率最高、最值得引起重视的药物特异质反应,多属免疫调节的超敏反应。特异质DILI的临床实验室指标中若ALP无明显升高、ALT>3倍的正常上限值,同时伴有黄疸或胆红素升高2倍以上时,认为发生特异质DILI的概率较高[35]。三环类抗抑郁药和双氯芬酸引起的DILI与血清型为HLA-A11的HLAⅠ类基因相关,氯丙嗪引起的DILI与血清型为HLA-DR6的HLAⅡ类基因相关,这些都提示DILI的发生可能与HLA基因分型相关。有研究发现阿莫西林克拉维酸引起的DILI与HLA-DRB1*1501相关;耐青霉素酶抗生素氟氯西林一直以来都有其引起胆汁淤积性肝炎的报道,研究认为机体内的HLAⅠ类基因B*5701与该药物的DILI的发生高度相关。部分转移性乳腺癌患者在接受酪氨酸激酶抑制剂拉帕替尼治疗后会发生DILI,研究发现发生DILI的患者的DQA1*0201等位基因检出率为71%,对照组的检出率为21%。奈韦拉平是治疗艾滋病的非核苷类反转录酶抑制剂,患者使用过程中常因不良反应的发生而不得不终止治疗,其中肝毒性占52.5%,许多研究提示奈韦拉平引起的DILI与HLA基因型相关。噻氯匹定是一种强效的抗血小板药物,临床使用过程中,该药物可引起严重的肝毒性不良反应,特别是胆汁淤积型肝损害,日本人中的发生率明显高于白色人种,研究证明与HLA-A*3303等位基因有关。还有个别药物因上市后具有增加肝脏毒性的风险,最终导致撤市,如希美加群为2004年在德国首次上市的第1个口服凝血酶抑制剂,上市后临床连续用药 35 天以上,有 6%~13% 的患者血清 ALT 升高至正常值的 3 倍以上。相关研究认为希美加群的代谢产物和 HLA-DRB1*0701 相关肽类结合引起 T 细胞介导的免疫反应,从而导致 DILI 的发生。鲁米昔布是选择性 COX-2 抑制剂,由于其具有严重的肝毒性,在一些国家和地区被陆续撤市,研究表明检测 TARGET 基因位点可降低使用鲁米昔布患者发生 DILI 的风险[36]。

2. SNP 导致的重型药物不良反应 药物不良反应是指正常剂量的药物用于预防、诊断、治疗疾病或调节生理功能时出现的有害和与用药目的无关的反应。其中 DHS、SJS、TEN 等为常见的重型药物不良反应,其严重危害用药者的生命安全[37]。重型药物不良反应多发生于药物初始使用的 7~10 天,再次使用数小时到 1~2 天,靶样损害是其共有特征。DHS 是一种以急性广泛的皮损,伴发热、淋巴结肿大、多脏器受累、嗜酸性粒细胞增多及单核细胞增多等血液异常为特征的严重的全身性药物反应,临床常表现为三联征:发热、皮疹和内脏受累。SJS/TEN 是临床最严重的有皮肤损害、威胁生命的药物不良反应,患者常表现为快速进展型的皮肤斑丘疹和疱疹,进而发展为皮肤黏膜溃疡和脱落,同时还可伴有发热及脏器功能受累,甚至影响呼吸及消化系统。抗癫痫药物卡马西平的毒副作用日益受到重视,该药物可引起严重损害皮肤黏膜的不良反应 SJS/TEN,发生率为 0.25%,死亡率高达 30%。研究发现在中国、泰国、马来西亚、印尼等地区,携带 HLA-B*1502 基因位点的患者,SJS/TEN 的发生率高。阿巴卡韦是核苷类反转录酶抑制剂,用于治疗 HIV 感染,该药物与超敏反应综合征有关,发生率约 4%,HLA-B*5701、HLA-DR7、HLA-DQ3 与该药物诱发的超敏反应综合征强相关。他汀类降脂药物辛伐他汀是目前治疗高血脂的首选药物之一,其不良反应可引起肌病,表现为肌肉酸痛、肌无力、肌酸激酶偏高和肌断裂等。研究显示位于 12 号的染色体基因 SLCO1B1 上的 SNPrs4149056(T521C)基因多态性是他汀类药物主要不良反应横纹肌溶解的独立决定因子。别嘌醇是黄嘌呤氧化酶抑制剂,临床用于治疗痛风,可引起重型药物不良反应,研究结果发现 HLA-B*5801 等位基因与别嘌醇所致的严重皮肤反应相关[38]。

3. I 相代谢酶 SNP 导致的药物疗效差异 CYP450 酶的基因多态性造成机体内各基因型不同酶的活性有所不同,使药物在体内的生物转化过程中产生较大差异。①他汀类药物主要包括辛伐他汀、洛伐他汀、普伐他汀、瑞舒伐他汀、阿托伐他汀、氟伐他汀和匹伐他汀,其中普伐他汀不通过 CYP450 酶代谢,匹伐他汀极少量经 CYP2C9 代谢,其他他汀类药物主要是通过 CYP3A4 和 CYP2C9 代谢,理论上,所有的 CYP3A4 和 CYP2C9 抑制剂以及诱导剂都会对除普伐他汀外的他汀类药物代谢有影响[39];②CYP2C9 的 SNPs 的临床意义主要与其代谢狭窄治疗指数药物苯妥英钠和华法林的作用相关。苯妥英钠主要通过 CYP2C9 和 CYP2C19 代谢,其弱代谢型可引起体内苯妥英钠的血药浓度升高;CYP2C9 基因突变个体对华法林的剂量需求较低,华法林用药后达到稳态浓度需要的时间较长,并在治疗初期有着更高的出血风险性。一项前瞻性研究发现,应用 CYP2C9 基因调整治疗方案的患者比未调整的患者能更早达到早期抗凝稳态,其出血症状也更加轻微;③氯吡格雷是应用相对广泛的抗血小板前体药物,CYP2C19 等位基因变异可不同程度地影响该药物的药动学及药效学。研究表明,经皮冠状动脉介入治疗术后出现血栓的风险概率也与基因型有着密切的相关[40];④美托洛尔主要通过 CYP2D6 代谢,快速代谢基因型患者需增加常规剂量给药;⑤CYP1A2G-3113A 影响茶碱的体内代谢,中国人群的 CYP1A2G-3113A 位点突变频率比白色人种群高,故茶碱在中国人群体内的代谢比白色人种群要慢;⑥氨苯砜受 CYP3A4、CYP2C9 和 CYP2E1 等酶的催化,可形成羟胺类活性代谢产物,该活性产物可被红细胞摄取,导致剂量依赖性的高铁血红蛋白血症;⑦苯二氮䓬类药物包括咪达唑仑、三唑仑和阿普唑仑等均是 CYP3A4 底物或抑制剂。研究表明,经 CYP3A4 代谢的利托那韦与咪达唑仑、三唑仑和阿普唑仑合用后,由于 CYP3A4 受到抑制而导致后 3 种药物的血药浓度升高、清除率降低。但长期合用,利托那韦对 CYP3A4 会产生诱导作用,从而降低后 3 种药物的血药浓度,引发戒断症状和治疗失败;⑧肾移植术后环孢素浓度的个体差异与遗传变异有一定的相关性,邱晓燕等[41]研究者进行了中国肾移植患者环孢素的遗传药理学研究,发现 MDR1、CYP3A4*1G 和 CYP3A5*3 基因与环孢素浓度的个体差异有关联。

4. Ⅱ相代谢酶 SNP 导致的药物不良反应　抗肿瘤药物伊立替康受 UGT1A1*28 基因型的影响,存在该基因型变异的患者使用伊立替康后发生严重的粒细胞减少和严重腹泻的不良反应概率增加。TPMT 位点基因检测可提示甲氨蝶呤的毒副作用发生率,儿茶酚氧位甲基转移酶(COMT)主要对药物在儿茶酚胺神经递质的代谢中发挥重要作用,可引起药物活性降低、排泄速度加快,受该基因影响的药物主要包括去甲肾上腺素、肾上腺素、多巴胺、左旋多巴和甲基多巴等。乙酰化的 SNPs 可影响多种药物的药动学,如抗高血压的肼屈嗪和抗心律失常的普鲁卡因胺等,携带有慢反应的乙酰化反应基因的个体服用上述药物的不良反应风险会增加[28]。

5. 其他 SNP 导致的药物不良反应　①丁酰胆碱酯酶与乙酰胆碱酯酶统称为胆碱酯酶,它们在机体内主要作用于酯键,使物质发生水解反应。而丁酰胆碱酯酶的活性在人群中呈遗传多态性分布,可能引起丁酰胆碱酯酶变异的患者使用常规剂量的琥珀胆碱即可引起持续性肌肉麻痹;②人体摄入含硫氨基酸后,等量的硫主要以无机硫酸盐的形式迅速排出体外,S- 氧化活性的变异主要由遗传所决定,人群中的 S- 氧化活性存在显著的个体差异,这种差异可能会影响某些相关药物的不良反应,S- 氧化的弱代谢者使得 D- 青霉胺和硫化苹果酸减慢时,不良反应的发生率增高;③血浆蛋白能与许多药物结合,常见药物包括 β 肾上腺受体拮抗药、阿片类药物、抗心律失常药物、抗抑郁药、抗精神类药物、激素类药物等。药物与血浆蛋白结合后形成药物 - 蛋白复合体,其分子量变大,理化性质与游离型药物有所不同,因而在组织中的分布也有很大差异。一般来说血浆蛋白结合率高的药物,因遗传变异造成的血浆蛋白个体差异会造成血浆蛋白结合率的改变,从而使其血药浓度发生变化,进而影响药物疗效、不良反应的发生等;④眼压属多基因遗传,而皮质甾体类固醇诱导的眼压升高为常染色体隐性遗传,由两个等位基因控制:PL 和 PH,发病时间的长短和严重程度直接与所用药物溶解度的降低有关;⑤恶性高热是一种罕见的具有临床异质性的疾病,被认为与麻醉死亡的高频率有关。临床表现上恶性高热是一种以体温升高、代谢亢进和肌肉强直为特征的致死性综合征。当易患个体用强效全麻药如氟烷合并去极化型神经肌肉阻滞药如琥珀胆碱时,可诱发该综合征[42]。

【诊断和鉴别诊断】

1. 药源性肝损害　目前 DILI 的临床诊断和研究尚存在大量问题,主要是由于 DILI 的临床表现多样,且难与基础疾病相鉴别,易被误诊和漏诊;DILI 的实验室检查无特异性,除某些药物的特异性生物标志物能够确定肝损伤的病因外,绝大部分检测方法不能有效区分药源性和非药源性肝损伤。若临床实验室指标表现为 ALP 无明显升高、ALT>3 倍的正常上限值,同时伴有黄疸或胆红素升高 2 倍以上时,则认为发生特异质 DILI 的概率较高。诊断为特异质 DILI 时仍需排除包括非药物相关胆汁损伤在内的其他一切可能导致指标发生改变的情况,如病毒性肝炎、低血压、充血性心力衰竭等[35]。

2. 药物超敏反应综合征　DHS 的临床表现多样,其诊断尚无"金标准",一般主要依据其特征性的临床发病过程、外周血嗜酸性粒细胞增高、伴发多器官受累以及疱疹病毒再活化等综合判断。DHS 的常见临床表现:①使用某些特定药物后迟发性发病,呈急速扩大的红斑,多数患者进展为红皮病;②停用致病药物后,症状迁延 2 周以上;③体温高于 38℃;④伴有肝功能损害;⑤伴有下列 1 项以上的血液学改变:A. 白细胞计数升高(>11×10^9/L);B. 出现异型淋巴细胞(5% 以上);C. 嗜酸性粒细胞计数升高(>1500×10^6/L);⑥淋巴结增大;⑦HHV-6 再激活。典型 DHS:具备以上全项;非典型 DHS:具备 1~5 项,其中第 4 项也可表现为其他脏器的重度损害[43]。

3. SJS/TEN　依据国际疾病分类会议制定的 SJS/TEN 分型标准,SJS 型:发病前有较重的前驱症状,皮疹泛发全身并在原有皮损的基础上出现大疱、糜烂及渗出,尤以口、眼、外阴黏膜受累严重,出现剧烈疼痛,可伴有高热、血白细胞计数可升高、肝肾功能等器官损害及继发性感染等,病情凶险,可导致患者死亡;TEN 型:在广泛鲜红至暗红色斑的基础上出现松弛性大疱,棘层松解征明显,有些部位类似于烫伤,患者多伴眼、口腔及外生殖器黏膜损害。SJS/TEN 的诊断主要依据患者的临床症状以及组织学特征。典型的临床体征是皮肤出现红斑或紫斑,对其进行机械性按压可引出尼氏征阳性,并在随后的几分钟至数小时内出现可发展成水疱的表皮剥脱。几乎所有的病例都会出现包括眼在内的黏膜受损,一般早于或与皮肤表现同时出现。快速冷冻切片或常规甲醛固定切片可从组织学上对 SJS/TEN 进行确诊,并能看出表皮坏死的范围。直接免疫荧光染色显示没有免疫球蛋白和(或)补体沉积于表皮内或表皮-真皮交界区,借此可与自身免疫性大疱病相鉴别。同时应与线性 IgA 皮肤病、副肿瘤性天疱疮、寻常型天疱疮、大疱性类天疱疮、急性泛发性发疹性脓疱病和泛发性固定性药疹等相鉴别[44]。

药源性遗传性疾病的明确诊断在临床上相对较为困难。本类疾病的特点是具有家族遗传性,难以预测。在临床上,若患者使用常用药物出现非寻常症状时,应排除药源性遗传性疾病,必要时进行特殊酶活性、基因检测等实验室检查,同时应积极了解患者有无家族遗传史,排除其他疾病所致等。

【预防与治疗】

1. 药源性肝损害　一旦发生药源性肝损害,应根据临床情况决定是否需要停用可疑药物,必要时需进行保肝药物治疗。人类白细胞抗原多态性与 DILI 相关,必要时可行基因检测。基因技术的发展和敏感基因的发现,使 DILI 高发人群的遗传筛选成为可能。但由于 DILI 的发病率较低,且部分患者并不需要进行临床处理,重症 DILI 的发生率则更低,就投入和收益而言,进行遗传筛选的范围和应用价值还需要深入探讨[35]。

2. 药物超敏反应综合征　DHS 的治疗应遵循重症药疹的治疗原则。①首先是停用或更换可疑药物,多饮水或静脉输液(一般给予 1~2g 维生素 C 和 10ml 10% 葡萄糖酸钙注射液加入 1000~2000ml 的 5%~10% 葡萄糖溶液中)以促使体内致敏药物的排泄,降低毛细血管通透性;②全身应用糖皮质激素可迅速缓解 DHS 的临床症状及改善实验室指标,但大剂量激素冲击治疗对长期慢性 DHS 患者的疗效缺乏大型临床对照试验研究。对合并重要脏器受累、有生命危险的 DHS 患者应全身给予糖皮质激素治疗,糖皮质激素的给药剂量应根据患者基础疾病的情况、年龄等因素决定。通常采用甲泼尼龙 1g/d 静脉滴注；对伴有免疫功能低下或严重感染者推荐先用半剂量冲击，即甲泼尼龙 0.5g/d 静脉滴注，连用 3 天，其后改为甲泼尼龙 1g/d，连续 3 天，静脉滴注；③静脉应用免疫球蛋白治疗 DHS 的确切机制尚不明确，但其包含有抗病毒能力的 IgG，故针对人疱疹病毒的再激活，选择大剂量免疫球蛋白治疗有效。推荐剂量为免疫球蛋白 0.2~0.4g/（kg·d），静脉滴注 3 天；如果效果不明显，剂量可以增至 0.6~0.8g/（kg·d），共用 3 天。如患者表现为严重的红皮病，则皮肤的血流量增加，老年患者易引起心力衰竭及诱发心脏病，应注意观察和及时治疗，口服解热药和局部应用糖皮质激素可降低此种危险[45]。

3. SJS/TEN　SJS 和 TEN 的治疗包括果断停用致病药物、早期迅速诊断、及时连续对该病的严重程度和预后进行评估、支持治疗以及特殊药物治疗。SJS 和 TEN 的诊断一旦确立，就应立即对本病的严重程度及预后作出判断，可以使用预测 TEN 临床结局的严重程度评分（SCORTEN）。SCORTEN 3 分或 3 分以上的患者在条件允许的情况下均应进入重症监护病房。在药疹发生过程中一旦出现水疱或者糜烂，果断、及时地停止致病药物最关键。支持治疗在整体治疗中也是不可或缺的。SJS 和 TEN 的特异性药物治疗至今尚未达到循证医学可接受的标准，目前常用的药物治疗包括皮质激素、静脉内免疫球蛋白、环孢素或环磷酰胺和肿瘤坏死因子拮抗剂等，其中皮质激素是几十年来的主要治疗方法，但对其使用仍存在争议。静脉内免疫球蛋白理论上能选择性地阻断角质形成细胞凋亡，治疗有明显作用。大剂量丙种球蛋白治疗 TEN 能快速并持续性阻断表皮剥脱和病情进展，研究显示丙种球蛋白的给药剂量可以为总量 2~4g/kg，疗程为 3~4 天，其具体疗效仍需大样本临床试验的验证。有研究证明环孢素在自身免疫性疾病的治疗中有效，推荐给药剂量为 3mg/（kg·d），应用 10 天。也有少数支持可使用环磷酰胺，但尚需更多的临床试验来验证。肿瘤坏死因子拮抗剂是针对致炎细胞因子 TNF-α 的一项新的治疗手段，其他还包括血浆置换等[44]。

一旦怀疑药源性遗传性疾病，应立即停药，以免造成严重后果。对于 CYP450 诱导或抑制所致的疾病，应尽量减少该类药物的合并使用，当必须合用时，则需密切监测药物的血药浓度。对于乙酰化代谢多态性所致的疾病患者，应检测患者体内的 N- 乙酰化转移酶，对患者进行乙酰化分型。为了避免药源性遗传性疾病的发生，建议临床行相关的基因标志物检测，实现个体化治疗，以获得最佳的治疗效果。

（姚慧娟　张健）

第四节　药源性变态反应

变态反应是指外源性抗原（变应原）在机体内引起抗体或致敏淋巴细胞形成，并与相应的抗体或致敏淋巴细胞发生特异性结合，从而引发机体组织损伤或功能紊乱等有害反应。药物作为抗原或半抗原引起的变态反应，称之为药源性变态反应，是致敏患者对某种药物的特殊反应[46]。该反应仅发生于少数患者身上，和已知药物作用的性质无关，和剂量无线性关系，反应性质各不相同，不易预知，一般不发生于首次用药。初次接触时需要诱导期，停止给药反应消失，化学结构相似的药物易发生交叉或不完全交叉的过敏反应，某些疾病可使药物对机体的致敏性增加。由免疫或非免疫机制引起的药物不良反应是全世界范围内致病及致死的一个重要原因,这类反应是最普遍的药源性疾病。特异质患者对药物过敏的概率并不比正常人高,但是发生严重变态反应的概率更高。药物过敏反应与药物相关的最重要因素是药物本身的化学特性以及分子量,大分子量、结构复杂的药物较易产生免疫反应,如异体抗血清、链激酶、胰岛素等都是复杂抗原,均易引发药物过敏反应。给药途径也是影响药物过敏发生频率的重要因素,局部给药、肌内及静脉给药更易引起过敏,而口服给药相对较少[47]。

【致病机制】

药源性变态反应仅见于少数有易感性的人,它与药物固有的药理学作用所致的其他不良反应如过量反应、副作用、继发反应、不耐受及特异质等反应不同,它可发生于常用剂量,也可发生于很小剂量,并当再用时,即使是很小剂量也可使反应再发。变态反应由免疫机制参与,皮肤的药物反应(如药疹)多由于变态反应所致,但并非都是变态反应,有些被疑为变态反应但还缺乏证实。

一种物质不仅具有免疫原性,可引发抗体形成,并且可与相应的抗体发生特异性结合,从而具有反应原性,这种物质即可称为完全抗原。有些药物本身可作为完全抗原引起变态反应。我们通常应用的药物多属于分子量低于 1000 的小分子化合物,极少或无抗原性,但当与蛋白质等大分子物质牢固结合后,形成结合抗原,就有了抗原性。这种小分子化学物质叫做半抗原。与半抗原相结合而使之具有抗原性的大分子物质叫载体分子。半抗原 - 蛋白质结合物称为结合抗原或复合抗原,它所引发的抗体不仅可与相应的半抗原发生特异性结合,有时也可与载体分子发生特异性结合,产生致敏作用。研究发现,除有些药物本身就是半抗原外,许多药物在体内经过肝脏代谢所产生的有化学活性的代谢产物也是半抗原。另外,在用不同比例的半抗原与蛋白质结合的研究中还发现,在所形成的结合抗原上,半抗原分子的密度可影响免疫应答能力,即药物或其代谢产物越易与体内的载体分子形成不可逆性共价结合者,越易引发变态反应。一般而言,大多数药物不易形成上述的不可逆性结合,只有化学活性较强的药物代谢产物才可与体内的载体分子形成这种结合。基于上述原因,有助于解释为什么药物变态反应只发生于极少数人、反应为什么有时好发生于某些器官(代谢产物易于在此处积聚)、为什么某些药物易于致敏(易于形成有较高化学活性的代谢产物)以及为什么用原药进行皮试常不能测得阳性结果。

药物抗原或结合抗原在体内可引发抗体形成。具有抗体功能的血清蛋白质称为免疫球蛋白,简称 Ig。在药物变态反应中常涉及的抗体有 IgE、IgG 与 IgM。抗体的每一个基本结构单位有两个抗体结合价(也叫抗原结合点),以此与抗原结合。抗原结合点由抗体分子重链和轻链的可变部分组成,此可变部分不同氨基酸分子的排列顺序不同,决定抗原结合点的特异性。每一抗体皆有其特异性,它只能与相应的抗原特异性结合。例如由马血清引发的抗体只能与马血清蛋白相结合,但不能与其他动物血清蛋白相结合;由青霉素引发的抗体只能与青霉素分子相结合,但不能与磺胺或其他药物分子相结合。

在药物变态反应中,不同个体对某一抗原所产生的抗体,其种类和数量均可不同。如青霉素变态反应在有的个体表现为过敏性休克,有的个体表现为药疹或血液学病变,就是不同个体对同一抗原产生不同抗体的例证。有时同一个体在不同时期,对同一抗原所产生的抗体在种类和数量上也可不同。另外,有的个体对某一抗原可不产生抗体,而产生致敏淋巴细胞。抗体产生的个体差异有助于解释同一药物在不同个体引发不同的变态反应表现,不同药物可引发同一类型的表现,同一个体在不同时期对同一药物可有不同表现等复杂情况。

综合上述过程,对药物变态反应发生的过程归纳如下:①药物或其代谢产物与体内的载体分子如蛋白质分子等形成不可逆性共价结合,成为结合抗原;②结合抗原在体内引发抗体或致敏淋巴细胞形成,或两者兼而有之;③当再次用药(抗原再暴露)时,药物半抗原与相应的抗体或致敏淋巴细胞发生特异性结合,导致变态反应发生[48]。

【致病药物和临床表现】

1. 抗微生物药　变态反应是抗菌药物常见的不良反应之一,几乎每一种抗菌药物均可引起一些变态反应,最多见者为皮疹,其他尚有过敏性休克、血清病型反应、药物热、血管神经性水肿、嗜酸性粒细胞增多症、溶血性贫血、再生障碍性贫血和接触性皮炎等。

2. 心血管系统药物

(1)抗心律失常药:服用胺碘酮的患者可引起间质性肺炎。普罗帕酮可引起口干、口唇及指端发绀、四肢冰凉、血压测不到等过敏性休克症状。

(2)抗高血压和利尿药:呋塞米和噻嗪类利尿药可引起血小板减少症、间质性肾炎等。肼屈嗪可引起血清病、药物热和淋巴结肿大等。

(3)抗血栓形成药物:阿司匹林可引起荨麻疹、哮喘、鼻炎、血管性水肿、Lyell综合征、紫癜及光敏性皮炎,约20%的成人哮喘患者对阿司匹林过敏。

3. 麻醉剂

(1)麻醉药:阿片类止痛药是最常用的药物,它所引起的过敏反应少见。某些麻醉药品如吗啡可诱导组胺释放,而芬太尼无此作用。

(2)局部麻醉药:此类药本身很少引起药物反应,大多数全身反应是血管迷走反应的结果,而并非是变态反应。IgE介导的反应是例外,反应可能与佐剂或者保存剂以及注射技术有关。与此有关的药物包括肾上腺素、亚硫酸盐等。

(3)肌肉松弛剂:全身麻醉时由肌肉松弛剂所致的药物变态反应发生率约为1/4500,该变态反应由IgE介导。诊断依靠病史及阳性的皮肤点刺试验和放射性变应原吸附试验,以及检测血清中的变应原特异性IgE。

4. 抗惊厥药　苯妥英钠、苯巴比妥和卡马西平是最常见的引起变态反应的芳香族抗惊厥药。抗惊厥药过敏综合征是一种少见的具有潜在致命反应的综合征,其临床表现为发热、皮肤潮红和内脏器官受累。综合征的表现通常出现在服药1~8周后,有些严重病例甚至在糖皮质激素治疗后仍可出现严重反应。出现综合征表现后,解决的根本方法是停止致敏药物。

5. 解热镇痛药　非甾体抗炎药可引起荨麻疹、血管性水肿、哮喘和再生障碍性贫血等变态反应。

6. 抗肿瘤药物　变态反应是抗肿瘤药物治疗过程常见的不良反应,引起变态反应的常见药物有门冬酰胺酶、平阳霉素、博来霉素、紫杉醇、蒽环类药物和鬼臼毒类药物等。临床主要表现为皮疹、血管性水肿、呼吸困难、低血压和过敏性休克等。

7. 内分泌药物　抗甲状腺功能亢进药物引起的变态反应临床表现为皮肤瘙痒、荨麻疹、过敏性红斑、药物热、急性坏死性牙龈炎等,严重者可引起肺血管炎、剥脱性皮炎,与药物的免疫性副作用有关。

磺酰脲类降血糖药的过敏反应主要表现为皮肤瘙痒、荨麻疹、红斑、皮炎等,一般可恢复。胰岛素过敏包括局部和全身过敏反应,局部过敏反应表现为胰岛素注射部位局部皮肤的风团、水疱、皮下硬结、脂肪萎缩、瘙痒及皮疹等,而全身过敏可有寒战、高热、荨麻疹、血管性水肿、腹痛、呼吸困难、血清病、低血压甚至休克而死亡。

8. 胃肠道药物　H_2 受体拮抗剂西咪替丁偶见皮疹、荨麻疹、白细胞减少、氨基转移酶升高等。质子泵抑制剂奥美拉唑几乎完全在肝内代谢,增加了其对肝脏损害的毒性,主要表现为腹泻、恶心、腹痛,偶见氨基转移酶升高,一般反应较轻。雷贝拉唑有报道发生过敏、休克的副作用,罕见引起各类血细胞减少、血小板降低、粒细胞缺乏、溶血性贫血等;如发现应立即停止服用,并进行治疗。

9. 抗精神病药物　抗精神病药引起的变态反应可因药物种类、剂量或患者个体的不同而异,但多数具有共同的副作用,有的在用药后短期内出现,也有的在长期用药后出现。①皮肤症状:为过敏所致,常发生于治疗的第 1~4 周,一般表现为红色丘疹,开始于手与面等暴露部位,亦可扩及躯干,呈对称性分布,严重者发生疱疹、剥脱性皮炎、皮肤糜烂等,应立即停药;②肝损害:氯丙嗪等所致的胆汁淤积性黄疸的发生率约为 0.1%,无黄疸性肝炎较之更为常见,系过敏所致,停药 1~2 周可恢复,临床上应与传染性肝炎相鉴别。

【诊断和鉴别诊断】

药源性变态反应的诊断首先应根据准确的病史,包括临床症状及其持续时间、与药物接触时间的长短等。药物反应可以是速发型反应,一般在用药 30 分钟内发生,如过敏反应、支气管痉挛、荨麻疹或血管性水肿;也可以是迟发性型应,一般在首次接触药物 3 天后发生,包括黏膜皮肤综合征或血液系统症状(贫血、血小板减少、中性粒细胞减少)。实验室诊断出现药物变态反应时,首先应明确患者致敏的药物究竟属于何种药物,目前对于药物过敏的特异性诊断虽然方法不少,但正确率不高,假阳性及假阴性均时有出现。对于过敏性休克、剥脱性皮炎、大疱性表皮松解萎缩型药疹等严重变态反应类型,禁用体内试验,因为极易引起致命性过敏反应。对于一般无严重反应表现的患者,如仍需要应用怀疑是变应原的药物,应慎重选用阳性率高又不引起严重反应的试验,并且必须在药物反应症状全部消退后,再经过一段时间方可进行,一切过敏试验都应在严密观察及急救设备齐全的情况下进行。主要客观试验方法如下:

1. 皮肤点刺试验　将少量高度纯化的致敏原液体滴于患者前臂,再用点刺针轻轻刺入皮肤表层。如患者对该变应原过敏,则会于 15 分钟内在点刺部位出现类似于蚊虫叮咬的红肿块,伴随瘙痒症状,或者颜色上有改变。该试验主要用于测试速发型变态反应,适应于荨麻疹、特应性皮炎、药疹、过敏性鼻炎、哮喘等。诊断Ⅳ型变态反应的接触性皮炎可采用斑贴试验,即将被试验物直接贴敷于前臂屈侧正常皮面,24~48 小时后观察结果[49]。

2. 被动转移皮肤过敏试验　试验前 24 小时内,患者和自愿受试者(一般为其父母或亲属,也有采用灵长类代替的)均不可应用拟肾上腺素药物、抗组胺药和糖皮质激素等药物。患者应经过血清学检查证明其未患可经血清传播的疾病。采集患者全血 5ml,注入无菌试管,分离出血清。在无菌操作下取患者的血清,在受试者背部按准备测试的变应原数目,顺序做多点皮内注射,每一处注射血清 0.1ml,并在注射部位用钢笔画圈做标记。24~48 小时在画圈的血清转移部位按上述皮内法做变应原皮肤试验。该试验适用于那些无法在自身进行变应原皮肤试验的患者[如婴幼儿、严重剥脱性皮炎患者和皮肤划痕症阳性或皮肤无反应者(注射1:10 000浓度的磷酸组胺后皮肤无反应)]。该试验的敏感性和特异性均较高,但该试验需要有适合的自愿受试者,操作复杂、费时,有传播肝炎和艾滋病的风险[50]。

3. 激发试验 目前口服激发试验已很少使用,但可作为诊断的"金标准"。值得注意的是,需在临床密切观察并具有复苏设备的条件下方可使用该方法。

4. 放射性变应原吸附试验 是一种定量测定抗原特异性IgE的方法。将纯化的变应原与固相载体结合,加入待检血清及参考对照,再与放射性核素标记的抗IgE抗体反应,然后测定固相的放射活性,通过标准曲线求出待检血清中特异性IgE的含量,或在标本放射活性高于正常人均数加3S时判为阳性。目前该方法主要用于测定抗青霉素、胰岛素、木瓜凝乳蛋白酶、肌肉松弛剂、硫喷妥钠、磺胺甲噁唑、甲氧苄啶、鱼精蛋白的IgE。该试验在各种药物变态反应的诊断中较皮肤试验灵敏度差,阳性结果具有诊断价值,阴性不能排除药物变态反应。

5. 抗原特异性IgG、IgM的测定 通常采用放射免疫法或酶免疫测定法来测定。

6. 补体活化的测定 包括测定补体成分的减少及补体活化产物的形成。

7. 嗜碱性粒细胞释放细胞与其他过敏介质试验 药物变态反应患者的血液中含有嗜碱性粒细胞,这些细胞表面结合IgE抗体,当血细胞与有关抗原一起孵育时则释放出组胺等过敏介质。

8. 血浆、血清中过敏介质的测定 从药物变态反应患者的血液中可测定各种过敏介质,如前列腺素D_2、组胺、中性粒细胞趋化因子。

9. 淋巴细胞转化试验 是检测IV型药物变态反应的方法。患者的淋巴细胞遇到特异性抗原时,表达白介素-2受体,并且向淋巴母细胞转化,伴随DNA、RNA、蛋白质的合成,最终导致细胞分裂。但技术困难,不能作为常规诊断方法。

【预防与治疗】

1. 预防 药源性变态反应可采取适当的预防措施以减少其发生。主要预防措施包括:①合理用药,用药必须要有明确的适应证。用药前应询问患者是否有过敏性体质、有无药物过敏史,避免使用过去曾过敏的药物或与其结构相似的药物;②用药前必须按规定做皮肤过敏试验。对于易引起过敏反应的药物,使用前尽可能先做过敏试验,以减少药物变态反应的发生率与死亡率。值得注意的是,有些药物特别是青霉素用极小量进行皮内试验也可导致严重反应,甚至死亡;③阻止抗原-抗体交联而抑制药物变态反应。

2. 治疗

(1)及时停用致敏药物或可疑的致敏药物:除极特殊的情况以外,药物变态反应的诊断一旦能够确诊或有高度怀疑,应停用致敏药物和可疑的致敏药物。有些病例经停用致敏药物之后,虽未进行有关治疗,在数日之内症状可完全消失。但如不及时停药,则病情有由轻症发展成重症反应的可能性,以致难以救治。如在反应发生前较长时间内只用过1种药物,则致敏药物较易判断。如同时使用几种药物,难以鉴别时,一般应全部停用,但有时因原有疾病仍需继续治疗,全部停用并不现实,此时需要将致敏可能性最大的药物首先停用。例如常用的抗菌药物、水杨酸盐类、巴比妥类及解痉药物等,如需停用的药物中,有对原有疾病必须使用者,可用药理作用相似但免疫化学构造上不同的药物来代替。在少数情况下,例如患者的原有疾病较严重,是否停用原有的治疗药物就不能仅从药物反应一方面去考虑,而要从患者的具体情况出发,全面衡量得失而确定:①此次药物变态反应的严重程度及其可能引起的结局;②原有疾病是否迫切需要继续治疗;③目前是否有在免疫化学上无关,但有相似药理作用的药物来代替。目前没有统一标准,因此需要注意仔细观察病情,及时采取措施。

（2）及时治疗:停用致敏药物是消除致病因素的根本措施,极为重要。停药后的治疗则要消除已产生的病变及对症治疗。这里着重提出的有两种情况,其一是危急的病例,如过敏性休克、喉头水肿、哮喘等,需要分秒必争、迅速救治;其二是早期表现并非十分严重,但由于无充分的警惕而放松治疗,以致病情发展,丧失了抢救时机。例如肾脏病变、剥脱性皮炎、表皮坏死松解型药疹等,其早期症状可为发热、发疹性皮疹、严重瘙痒、出血性皮疹等一般症状,不久之后出现更为严重的或足以致死的反应。其实,在严重病变形成之前给予合理治疗,可能会减少死亡或缩短病程。

（3）抗过敏药物的应用:在对药物变态反应进行治疗时,用药种类务必简单。凡与原致敏药物免疫化学构造相近的药物尽量不用,以免发生交叉过敏。另外,也须注意其他在构造上无关的药物引发过敏的可能性。一个患者一旦对某种药物发生变态反应,对其他在免疫化学上无关的药物也较易发生反应。因此,无论是治疗患者的原有疾病,还是治疗药物变态反应症状,用药精简可避免许多不必要的麻烦。治疗药物主要包括:①抗组胺药:抗组胺药物不能阻止抗原－抗体反应的发生,也不能阻止组胺的释放。它只对有组胺参与的变态反应如即发型（Ⅰ型）反应有真正的疗效,而对其他类型的变态反应效果不佳。在其他类型的变态反应中,有时也使用抗组胺药物,但不是主要的治疗药物;②皮质类固醇激素:皮质类固醇激素在药疹的治疗中起着重要作用,能在关键时刻使许多垂危患者得到解救。此类药物的作用机制主要是抗炎、抑制免疫反应、抗过敏、抗休克和抗毒作用。在临床应用中,氢化可的松 20mg 的生物等效性相当于泼尼松 5mg、甲泼尼龙 4mg、地塞米松 0.75mg 或醋酸可的松 25mg。应用原则:皮质类固醇激素对大多数药物变态反应的症状有较强的抑制作用,适用于症状较重、病程较长或用其他药物不能控制的情况,例如严重的血清病样反应、严重的血液学反应、重症多形红斑型反应、剥脱性皮炎、表皮坏死松解型反应等。其用药剂量必须足以抑制症状,以泼尼松为准,用量为 40~80mg/d。当症状被控制之后应尽快减量,一般可每日或隔日减 10mg,至用量为 20mg/d 时,则可每日或隔日减 5mg,直至停用。如症状复发,可暂再增加剂量,症状控制之后,以更慢的速度减量。并用抗组胺药物,有时可缩短皮质类固醇激素的应用时间。氢化可的松用于静脉滴注,用量为 200~400mg,依具体病情而定。地塞米松静脉滴注对喉头水肿、支气管哮喘及过敏性休克效果良好,但通常起效较慢。故对上述情况,应先给予肾上腺素或去甲肾上腺素和抗组胺药物,然后再给予皮质类固醇激素;③肾上腺素及类似药物:肾上腺素能加强心肌收缩力,使心排血量增加,能使皮肤、黏膜及肾脏血管收缩,骨骼肌血管和冠状动脉舒张。还可使脾包膜收缩,将脾脏内贮存的血液送入循环。上述作用可使血压上升。此外,还有较强的松弛支气管平滑肌的作用,在支气管痉挛时作用尤其明显。肾上腺素的上述药理学作用是治疗过敏性休克、喉头水肿和严重支气管哮喘发作时所必需的,是抢救时的首选药物。肾上腺素的常见不良反应有心悸、头痛、精神紧张等,剂量过大或皮下注射误入血管内可使血压骤升,有时也可引起心动过速甚至心律失常,故应严格掌握用量,禁用于高血压、甲状腺功能亢进及有器质性心脏病的患者。去甲肾上腺素除对冠状血管略有舒张作用外,对其他血管都有强烈的收缩作用。对心脏的兴奋作用较肾上腺素弱,不易引起心动过速,但对支气管痉挛无效[51]。

（祁佳　张健）

第五节　药物依赖

　　药物依赖是成瘾性药物与机体相互作用所产生的一种特定的病理生理和病理心理变化,表现为一种适应性病理平衡状态,又称药物成瘾或药物成瘾性,可分为生理依赖性和精神依赖性。生理依赖性是指大多数具有依赖性特征的药物经过反复使用所造成的一种适应状态,用药者一旦停药,将发生一系列生理功能紊乱,称戒断综合征。精神依赖是指药物对中枢神经系统作用所产生的一种特殊的精神效应,表现为对药物的强烈渴求和强迫性觅药行为[52]。

【致病机制】

　　药物依赖所表现的适应性病态平衡状态实际上是一种依赖外源性物质维持的大脑功能和结构发生病理变化的慢性过程,是脑部特定区域的功能和结构发生了复杂生物学改变的结果。这些生物学改变的机制非常复杂,涉及中枢奖赏系统、中枢多巴胺系统、内源性阿片肽系统、中枢 5- 羟色胺系统等[53]。

　　在药物依赖的概念中,奖赏是指在使用依赖性物质时所产生的正性情绪、认知变化和行为反应,如极度放松、精神欣快、思维活跃、乐观亢奋、安详惬意、心满意足等,属于正性强化作用。中枢多巴胺边缘系统神经回路是自然奖赏、精神活性物质产生快感最重要的区域。虽然脑内的大多数脑区、多种神经递质均与奖赏有关,但多巴胺是最重要的奖赏神经递质。多巴胺是一种与欣快和兴奋情绪密切相关的"愉快性神经递质",人在欣快和高兴时有关奖赏的神经元就会发出兴奋性冲动,并释放出相应量的多巴胺类物质。正常情况下,多巴胺发挥完相应的作用后会很快被等比例重新吸收,以备下次使用。研究显示,阿片类、可卡因、乙醇等可部分阻断多巴胺重新摄取的通路,使突触间隙内的多巴胺相对增多,并连续刺激下一个神经元受体,产生一系列强烈而短暂的刺激峰值,促使大脑奖赏系统发出欣悦冲动,引起药物依赖者产生精神欣快感和心理陶醉体验。近半个世纪的研究证实,几乎所有依赖性物质均可直接或间接升高多巴胺系统区域突触间隙回路的多巴胺递质水平而触发奖赏效应,产生正性强化作用,促使心理和生理依赖及耐受性形成。

　　内源性阿片肽属于体内活性物质,在体内可与其特异性阿片受体结合而发挥相应的生理功能。正常情况下人体内恒量的内源性阿片肽作用于阿片受体,通过相关的阿片受体 - 阿片肽系统调节体内诸如多巴胺系统、5-HT 系统等一系列神经 - 体液 - 免疫系统维持和调节机体生理功能与生态平衡。当连续反复滥用外源性阿片类物质时,阿片类激动剂与未占据的阿片受体结合,使阿片受体处于超载状态,通过负反馈机制使内源性阿片肽失用性减少。此时,外源性阿片肽必须增加剂量弥补内源性阿片肽的缺失,而内源性阿片肽减少的程度随着持续用药时间的延长而加重。当依赖个体断然终止用药或突减药量时,内源性阿片肽无法及时补充和改变空载状态,导致阿片受体和阿片系统功能紊乱,进而发生一系列戒断反应和负性临床表现。

5-HT系统参与药物依赖形成的主要机制可能是通过与其他神经递质如DA、GABA等介质互相作用和交联,形成复杂的神经网络调控系统,其中5-HT受体经过选择性剪接及RNA编辑修饰产生多种受体亚型,再以多种复杂的方式参与中枢神经系统功能调节,从而在药物依赖形成机制中发挥重要作用。

【致病药物和临床表现】

药物依赖的临床表现主要为:①渴求与强迫性觅药行为:渴求是指对再次体验精神活性物质效应的愿望,为了追求药物的精神效应和避免戒断症状的痛苦,引起强迫性觅药行为。对用药的愿望可分为动机驱使的"欲望"和为了享受的"爱好"。欲望和爱好可以同时并存;也可以由于药物耐受和不良反应而分离,即爱好消失,而欲望保留。毒品(阿片类、精神兴奋剂等)滥用后发生不能自制的渴求,滥用者常不顾法律和道德,不择手段地获取药物;②戒断综合征:长期滥用药物后除了引起中毒反应外,还能形成适应性,一旦中断用药就会引起生理功能紊乱,程度有轻有重,通常在突然终止用药或减少用药剂量后发生。各种成瘾药物的戒断综合征程度和表现不尽相同,严重的戒断综合征有极大的身心损害,甚至有致命危险。戒断反应也是滥用者难以戒除药物的重要原因。

临床上常用的麻醉、镇痛、抗焦虑处方药,在医师的指导下合理使用会产生良好的治疗效果,但若过量使用会使人产生欣快感,连续使用会产生严重的躯体依赖性和心理依赖性,停药会导致生理功能紊乱,出现戒断症状。联合国签订的《1961年麻醉品单一公约》和《1971年精神药物公约》将成瘾药物分为两大类:一类是麻醉药品,如阿片类、可待因类、大麻等;另一类是精神药品,如中枢兴奋剂、镇静催眠药和抗焦虑药(如巴比妥类、苯二氮䓬类)、各种致幻剂等。此外,还有一些物质如烟草、乙醇、挥发性有机溶剂等精神活性物质也纳入依赖性药物范畴[54]。

1. 阿片类　包括天然来源的阿片类药物如鸦片、吗啡(阿片中的生物碱),将有效成分加工所得如吗啡的衍生物海洛因以及人工合成类如美沙酮、哌替啶等。阿片类药物具有镇痛、止咳、止泻、麻醉等药理作用,同时也具有较强的药物依赖性。临床上常用的阿片类药物主要包括吗啡、美沙酮、盐酸哌替啶等。

通过模拟内源性抗痛物质脑啡肽的作用,激动中枢神经阿片受体而产生强大的镇痛作用,在镇痛的同时有明显的镇静作用,产生欣快感。吗啡成瘾早期会导致:①消化道症状:吗啡依赖者在成瘾早期容易出现恶心、呕吐等消化道症状,发生的频率相当高,主要是吗啡直接刺激到延髓的化学接收器激发区域造成的。吗啡对胃肠道平滑肌、括约肌有兴奋作用,使它的张力提高、蠕动减弱;②精神障碍:吗啡依赖者会出现嗜睡、疲倦的现象,谈吐时可见思维散漫甚至赘述,注意力不集中,记忆力明显障碍,智能活动较迟钝;情感反应以淡漠、沮丧多见。少数依赖者可有吐字不清、震颤、步态不稳等;③呼吸抑制:由于吗啡会影响脑干的呼吸中枢,在低剂量使用下亦会产生呼吸次数及呼吸深度的改变,主要是急性吗啡中毒会导致呼吸中枢麻痹、呼吸停止至死亡,大剂量使用吗啡也会导致呼吸停止而死亡;此外,由于吗啡会抑制排尿反射,使外周血管扩张,因此会导致出现尿液潴留、排尿困难及直立性低血压和心动过缓等症状。一旦形成药物依赖,当中断用药时即可出现戒断症状和体征。典型的戒断症状,如打哈欠、流泪、淌鼻涕、出汗、心慌、烦躁不安、寒战、呕吐、腹痛、腹泻、骨和肌肉酸痛、性欲下降等约在36小时之后反应加剧,全身感到极度的寒冷,颤抖不止,双脚不由自主地乱蹬,大小便失禁,时而乱抓,时而用头撞墙,并可持续数天。以后,身体便陷入了极度虚弱之中。在这一过程中,还可能出现发热、脱水等症状,重者会引起惊厥、呼吸衰竭直至死亡。药物依赖者如保持连续用药,就不会发生上述戒断症状;或在戒断症状发生期间应用适当阿片类药物,上述症状立即消失。戒断症状中有汗毛竖立的特征,类似于去毛的火鸡皮肤,临床上习惯将未进行处理的戒断症状称为"冷火鸡",整个戒断症状过程一般持续7~10 天[55]。

2. 精神兴奋剂　常用的有苯丙胺(安非他明)、哌甲酯、咖啡因等。苯丙胺类药物对身体危害严重,大剂量使用苯丙胺类药物可导致心肌功能异常和心血管系统紊乱,甚至引起昏迷和死亡。长期使用苯丙胺类药物会引起慢性中毒,依赖者出现体质下降,运动功能受损,骨骼肌、肾和脑血管损害,并可伴有认知功能障碍。苯丙胺类药物还可改变大脑神经通路,产生各种精神障碍,出现幻听、幻视,甚至是精神分裂症样症状和严重的抑郁症状。与阿片类药品相比,苯丙胺类药物依赖的身体戒断症状较不明显,精神戒断症状主要表现为强烈的用药渴求,情绪波动大,容易焦虑、失眠,严重时可伴有自杀意向。至今尚无有效的治疗苯丙胺类药物依赖的药物[56]。

3. 氯胺酮　主要用作医用麻醉剂,产生其药物依赖主要发生于非法滥用时。氯胺酮滥用大多为间断性或场景性用药,发生躯体依赖性所致的戒断症状不出现或不明显出现。如果长期连续滥用突然中断使用氯胺酮,12~48 小时内可出现烦躁不安、疲乏无力、精神萎靡、焦虑、抑郁、心悸、震颤、失眠等临床反应。戒断症状的高峰和出现时间与滥用者的个体情况有关。戒断症状最突出的精神改变为难以控制的心理渴求。氯胺酮滥用还会导致泌尿系统损伤,主要表现为排尿困难和尿急、尿痛,特别是憋尿时膀胱区的疼痛。其中,排尿困难的发生率最高,是氯胺酮戒断反应最敏感的指标。此外,氯胺酮直接作用于多处脑组织和多个神经递质系统,其滥用和成瘾过程中通常伴随严重的脑组织和功能损害,导致多种精神系统疾病。长期使用氯胺酮会造成记忆力衰退,对语义记忆、短时记忆及注意力均造成伤害,严重者还会导致精神分裂症状和知觉损伤,短时记忆和注意力损伤在长时间戒断后也无法恢复。频繁使用氯胺酮还可导致认知功能障碍和心理疾病,如抑郁、焦虑等[57]。

4. 巴比妥类　催眠剂量的巴比妥类可致眩晕和困倦、精细运动不协调,中等量即可轻度抑制呼吸中枢。巴比妥类连续久服可引起习惯性,突然停药易发生"反跳"现象,主要表现为快动眼睡眠时间延长、梦魇增多,迫使患者继续用药,终致成瘾。成瘾后停药,戒断症状明显,表现为激动、失眠、焦虑,甚至惊厥[52]。

5. 苯二氮䓬类　临床上最常用的本类药物有地西泮、硝西泮、氯硝西泮、咪达唑仑等,主要用于镇静催眠、抗癫痫等。长期使用本类药品可导致耐受性形成,这是该类药品具有成瘾性的特征之一。长期使用该类药品后,中枢神经系统中会发生一系列神经递质、受体、第二信号转导系统甚至转录结构等方面的适应性变化,关系最密切的神经递质为 GABA 和谷氨酸,信号通路为钙调蛋白依赖性蛋白激酶Ⅱ(CaMKⅡ)和脑源性神经营养因子[58]。

苯二氮䓬类药物产生精神依赖性和生理依赖性,停药后可表现出相关的戒断症状,但症状较轻,主要表现为焦虑、失眠、激惹、震颤、肌肉抽搐、头痛、畏食、胃肠不适、精神错乱、知觉失常等,一般连续用药 6 个月或 6 个月以上便可发生。这些症状有时与原发病难以区分,在正常剂量范围内也可能出现。戒断症状可持续数周至数个月,可能与药物的半衰期有关。苯二氮䓬类如果出现严重的戒断症状,可表现为精神病表现、抽搐发作、幻觉、高热、谵妄、偏执性妄想、柯萨可夫综合征,甚至发生癫痫样发作和昏迷。虽然发生率很低,但临床停药应遵循逐次递减、缓慢停药的原则。

6. 糖皮质激素　临床常用的糖皮质激素有氢化可的松、泼尼松、泼尼松龙、甲泼尼龙、地塞米松等。糖皮质激素的依赖性包括生理依赖性和精神依赖性。在没有疾病复发和皮质功能抑制的情况下,患者不能耐受撤药并要求加药,当激素减少时出现无力、倦怠、情绪变化等,称为糖皮质激素心理性依赖;患者由于停药或减药所表现出的畏食、恶心、呕吐、体重减少、骨骼肌疼痛、关节疼痛、发热等称为生理依赖性。药理剂量的糖皮质激素可以缓解上述依赖症状和体征,生理剂量却不能,对麻醉药成瘾者也容易对糖皮质激素产生依赖。类风湿关节炎和一些长期小剂量激素治疗的患者,尽管小剂量激素(泼尼松 15mg/d)治疗,但这些患者撤药比其他长期大剂量激素治疗的患者更困难。这种患者容易发生激素依赖,其依赖是属于生理还是心理或两者兼有,其原因不清楚。从疾病本身来讲可以耐受撤药,每 1~2 个月减量不超过每次泼尼松 1mg,但患者对撤药的心理耐受差,撤药过程往往需要 1 年或 1 年以上。在症状轻度加重时,非甾体抗炎药水杨酸盐和吲哚美辛可能需要加量。哮喘患者和类风湿患者一样很难撤药,减量必须逐渐进行,必要时加用全身或鼻腔支气管扩张药,患者必须很好地配合医师[59]。

7. 曲马多　作为一种中枢性镇痛药,与其他阿片类药物相比,曲马多的成瘾性和耐药性倾向较低,呼吸抑制、尿潴留、胃肠道反应等不良反应的发生率较低。目前已广泛应用于临床,常用于术后镇痛、癌痛治疗、分娩镇痛等,随着对其研究的深入,在抗寒战、镇咳等其他一些治疗方面,曲马多具有较强大的作用,但是大量服用在短期内很容易上瘾。曲马多成瘾时的临床表现多样,如蚂蚁爬行感、骨头或关节酸痛等内感性不适,有时有癫痫发作[60]。

8. 致幻剂　如麦角酸二乙胺、麦司卡林等,长期服用可产生欣快感、幻觉、反常的感觉如"听见"颜色或"看见"声音,或时间过得很慢(与实际情况不符),知觉上出现异常变化(视物显小或显大)、心境易变(忧郁变快乐、安全感变恐惧感)等[52]。

【诊断和鉴别诊断】

药物依赖在精神疾病分类中被列入精神活性物质所致的精神障碍。常见的精神活性药物有阿片类、镇静催眠剂、麻醉剂、兴奋剂、致幻剂等,反复多次使用这些物质可形成依赖。国内常用的药物依赖诊断标准主要有中华医学会精神医学分会制定的《中国精神疾病分类方案与诊断标准》(第 2 版修订版)[(CCMD-2-R],主要内容为:①有长期反复使用精神活性物质的历史;②对精神活性物质有强烈的渴求及耐受性,至少有下述情况之 2 项:A. 不能摆脱使用这种物质的欲望;B. 对觅取这种物质的意志明显增强;C. 为使用这种物质而经常放弃其他活动或爱好;D. 明知这种物质有害,但仍继续使用,或为自己诡辩,或想不用或少用,但做不到或反复失败;E. 使用时体验到快感;F. 对这种物质的耐受性增大;G. 停用后出现戒断综合征。此外,还可通过实验室检查对疾病的诊断、治疗、预后提供有价值的客观依据。常用的试剂盒包括吗啡金标筛选试剂盒、苯丙胺金标筛选试剂盒、摇头丸金标筛选试剂盒等。

除精神活性物质可导致药物依赖外,糖皮质激素长期使用也可发生药物依赖,临床上结合患者的长期用药史及糖皮质激素撤药反应对其诊断并不困难。

【预防与治疗】

1. 药物滥用的预防　药物滥用是指与医疗目的无关的反复使用能成瘾的药物。由于导致药物依赖的大多数药物是麻醉药品及精神药品,因此对有滥用可能的麻醉药品和精神药品要加强监管,防止和减少医疗过程(如镇静催眠药和镇痛药应用)中造成的依赖性,同时防止流入不法分子手中而造成社会危害[52,54]。

(1)麻醉药品管理:要依法加强管理,切实保证医疗、科研和教学上的正当需要,同时又要禁止非法种植、生产、销售和使用,以免发生流弊转化为毒品,危害人民健康和社会安定。麻醉药品的种植、生产和供应应在国家卫生健康委员会、医药管理部门等的严格审批下,定点按批准的品种和生产量种植或生产,并按国家的指令统一收购和供应。医疗单位使用麻醉药品可向当地卫生行政部门提出申请,经上一级卫生行政部门批准,到指定的麻醉药品经营单位购买,并要有专人负责、专柜加锁、专用账册、专用处方、专册登记,麻醉药品处方要保存3年备查。为了提高癌症患者的生活质量、减轻癌症患者的疼痛,国家卫生行政管理部门已修订了《癌症患者申领麻醉药品专用卡》的规定,方便癌症患者使用麻醉药品,体现保证合理需求的政策。

(2)精神药品管理:精神药物的原料及第一类精神药物制剂由国家卫生健康委员会会同国家医药管理部门指定药厂,按国家下达的年度生产计划组织生产。第二类精神药物制剂由省级卫生行政部门会同医药管理部门指定药厂按计划生产,其他单位和个人均不得生产。第一类精神药物制剂按麻醉药品渠道供应医疗单位使用,不得在医药商店零售;第二类精神药物可供各级医疗单位使用,在医药商店也可凭医师处方零售。

2. 药品依赖的治疗

(1)阿片类药物依赖的治疗:包括控制戒断症状、预防复吸、回归社会3方面。现在,控制戒断症状的方法较为成熟,但消除精神依赖性和预防复吸尚缺少有效方法。对于吸毒者,要使他们回归正常社会生活,脱离吸毒人群,存在更大的困难。因此,这方面不仅是一个医学问题,还更多地涉及心理和社会问题,必须引起全社会的共同关注并采取综合措施。目前有效的阿片类戒毒治疗主要是控制戒断症状,方法主要有以下几种:①美沙酮替代治疗:美沙酮与阿片受体的亲和力高、作用维持时间长、成瘾潜力小,可口服以控制戒断症状。治疗开始时每天1次口服10~20mg,对成瘾时间长、用药量大的患者剂量可增加,但24小时内不超过40mg。一旦病情稳定,剂量逐渐递减,一般先递减50%,至剂量达到每天5mg时,以每天1mg递减;也有推荐从每天递减10%~20%至结束。后期出现戒断症状可用地西泮和可乐定治疗。美国FDA对美沙酮脱瘾治疗分为短期替代治疗,时间不超过30天;长期替代治疗,时间不超过180天。我国卫生健康委员会制订的替代治疗原则选用10天方案。美沙酮替代治疗有助于海洛因和吗啡成瘾者,在较短时间内在痛苦较小的前提下进入无毒状态,也可用于哌替啶和可待因的脱瘾。接受美沙酮治疗一般可使患者能够忍受戒断反应,而不是控制所有戒断反应;②可乐定疗法:α_2受体激动剂可乐定可抑制NE释放,抑制戒断反应时的蓝斑核NE神经元兴奋,控制部分戒断症状。可乐定的初始剂量为每次0.1~0.3mg,后期剂量逐渐递减,必须强调治疗方案个体化。可乐定对一些戒断反应体征有抑制作用,但对戒断反应中的主观感受如对肌肉酸痛、失眠、焦虑和觅药行为的作用欠佳,脱瘾率较低,其副作用有直立性低血压、嗜睡、乏力等。有研究认为,只要密切注意血压变化,可乐定是安全有效的。目前,有第二代α_2受体激动剂洛非西定,国外用于美沙酮递减后的门诊脱瘾药物治疗。③东莨菪碱综合戒毒法:应用东莨菪碱浅麻醉法戒毒是基于戒断反应时往往表现为迷走神经亢进的症状,随着研究的深入,发现东莨菪碱戒毒不仅可控制吗啡成瘾猴、大鼠的戒断症状,减轻或逆转吗啡耐受,还可促进毒品排泄。东莨菪碱戒毒较美沙酮和可乐定法有明显的优势,具有控制戒断症状快、不成瘾的优点;经心理和焦虑量表评分,表明其可部分减轻精神依赖;并且住院治疗脱失率低;脱瘾同时或脱瘾后,可迅速进行纳曲酮维持。东莨菪碱的副作用为口干、眼花、尿潴留,剂量较大时需呼吸管理;④复吸预防:纳曲酮系长效阿片受体拮抗剂,脱瘾后服用纳曲酮可以防止吸毒引起的欣快感,起到屏障作用。纳曲酮预防的成功在于坚持服药,有资料显示,坚持服用纳曲酮半年以上者只占用药者的 20%。⑤心理干预和其他疗法:成瘾者伴有不同程度的心理障碍和精神错乱,通过厌恶、认知治疗和心理矫治等,有助于脱瘾和预防复吸[61]。

(2)苯丙胺类药物依赖的治疗:主要是对其戒断症状及其他临床反应的对症治疗。①抑郁和渴求等症状的治疗:可使用三环类抗抑郁药对症治疗,如使用氯米帕明从小剂量开始逐渐增加剂量,临床上一般从 25mg/d 口服用起,逐渐增加至 100~150mg/d;也可选用 5-羟色胺再摄取抑制剂,例如氟西汀 20~40mg/d 口服、帕罗西汀 20~40mg/d 口服、舍曲林 50~150mg/d 口服;②谵妄和幻觉等症状的治疗:苯丙胺依赖者在戒断过程中可能出现幻觉、妄想、谵妄等症状。建议使用抗精神病药物如氟哌啶醇,口服 2~10mg/d,待幻觉、妄想消失后应逐渐停止使用;也可使用氯丙嗪、苯二氮䓬类对症治疗;③中枢神经系统毒性的治疗:氟哌啶醇或地西泮均能有效拮抗甲基苯丙胺、摇头丸引起的中枢症状。推荐最初用量为 2~5mg,可根据实际情况加以调整;④心血管症状的处理:近年研究发现,一些抗高血压药和 β 受体拮抗剂对甲基苯丙胺等引起的心血管症状有良好的治疗作用,如酚妥拉明或硝普钠对苯丙胺类药物诱导的高血压危象有较好的治疗作用;⑤情绪症状的治疗:苯丙胺类兴奋药滥用引起的焦虑建议使用苯二氮䓬类,如阿普唑仑 0.4mg,每天 2~3 次,同时应注意此类药物的滥用[62]。

(3)氯胺酮依赖的治疗:用药原则为给予抗精神病药、抗焦虑药、镇静催眠药等治疗,一般根据患者的情况可以使用以下药物进行干预治疗:利培酮 1~6mg/d(分 2 次口服)、氟哌啶醇 5~10mg/d(分 1~2 次肌内注射)、氯丙嗪 50mg/d(分 2 次口服)、曲唑酮 50mg/d(分 2 次口服)、丁螺环酮 5~10mg/d(分 2 次口服)、丙戊酸镁 0.5~1.0g/d(分 2 次口服)、氯氮平 5~15mg/d、阿立哌唑 5~20mg/d、盐酸氟西汀 20~40mg/d、氟伏沙明 50~200mg/d、米氮平 30~45mg/d 等。

(4)镇静催眠类药物依赖的治疗:比较常用的有效戒断方法是剂量递减法,结合支持性心理干预,同时给予合理的辅助用药,如普萘洛尔等。①剂量递减:递减剂量的大小应根据患者原先使用的剂量而定,原先使用大剂量者一般可耐受较大剂量的递减。体检发放药品应仔细了解和考虑患者的戒断症状与耐受情况,在逐渐减药实施开始后到全过程要给患者足够的支持,个体化的治疗非常关键,尽量使患者不要有明显的不适症状出现。戒断的疗程短者数周、长者数个月,但一般以减药过程在 6~10 个月内完成为宜;②替代治疗:指用长效的镇静催眠药替代短效的镇静催眠药,然后再逐步递减长效药物直至停药。近年发现一些可能的药物来减轻和缩短戒断症状,包括普萘洛尔、可乐定、卡马西平、丙戊酸钠等。临床上丙戊酸钠用于低剂量苯二氮䓬类药物依赖的治疗剂量为 500~1500mg/d,卡马西平对苯二氮䓬类药物依赖的治疗剂量为 200~800mg/d;③心理治疗:在苯二氮䓬类药物依赖及戒断的治疗中不可缺少,应贯穿于整个治疗期间,甚至在停药后心理治疗中也应继续进行一段时间。在治疗过程中,不可避免地会出现一些心理问题,如情绪低落、激越、不安等,若不及时解决,可能使患者非但没有戒断苯二氮䓬类药物,还可能促使其成为又使用其他成瘾药物的多药依赖者。因此,应为患者提供各种各样的心理支持,甚至可采用正式的认知 – 行为治疗。

（5）糖皮质激素依赖的治疗：临床上对于长期使用糖皮质激素撤药困难的患者,为避免出现撤药综合征,能够平稳地减药,往往采用隔日减药法。实施隔日减药法首先将长效糖皮质激素制剂（如地塞米松或倍他米松）改成中效或短效制剂（泼尼松或氢化可的松）,以它们对糖皮质激素的等效剂量进行替换。随后在此基础上将一天分 1 次服用法改为一天早晨 1 次服用,而总剂量不变。如果患者没有出现皮质功能降低和疾病复发,下一步进行隔日减药法,即单日减药、双日不减药,每 5~10 天减药 1 次,直至药物完全减完。在减药过程中开始减药剂量幅度可以大些,越接近生理剂量时,即泼尼松 2.5~7.5mg/d 时,减药速度越要慢,防止原发性疾病复发和皮质功能减低。

（6）曲马多依赖的治疗：与其他阿片类药物相比,曲马多对阿片受体的亲和力较弱,因而其成瘾性和耐药性倾向较低。对其药物依赖的治疗也可使用纳曲酮,同时必须与心理治疗相结合,了解患者服用曲马多的背景、用量及时间,了解患者成瘾后给身体带来的危害,让患者体会治疗前后的感受对比,尤其是消除心理渴求的状态能起到较好的效果,并实行定期追踪随访。

（杨锐 张健）

第六节　药源性耳毒性

耳毒性泛指听力减退、耳鸣、眩晕。听力减退包括发生在单耳或双耳的部分或全部听力丧失。耳鸣主要表现为无相应的外界声源或电刺激,而主观上在耳内或颅内有声音感觉,通常是嗡嗡声、铃声或嘶嘶声。眩晕是因机体对空间定位障碍而产生的一种动性或位置性错觉。药物是导致耳毒性的重要原因。然而,由于没有耳毒性致听力损害的统一标准,药源性导致的耳毒性发病概率尚无确切数据[63]。

常见的引起耳毒性的药物包括氨基糖苷类抗菌药物（链霉素、卡那霉素、新霉素、妥布霉素、庆大霉素等）、大环内酯类抗菌药物（红霉素等）、四环素类抗菌药物、糖肽类抗菌药物、喹诺酮类抗菌药物、β– 内酰胺类抗菌药物、利尿药（呋塞米等）、非甾体抗炎药（阿司匹林等）、局部麻醉药、抗癌药（长春新碱、顺铂等）、抗疟药（奎宁、氯喹等）等。

【致病机制】

不同药物导致耳毒性的机制不同,通常耳毒性的产生是由于药物损伤到了内耳（多引起听力的改变）或者前庭（多引起平衡性异常）。常见的损伤机制有[64]:

1. 形成药物 – 脂质复合物　与耳蜗毛细胞上磷脂酰肌醇的磷酸基结合形成药物 – 脂质复合物,这种复合物既能阻止磷脂酰肌醇的水解,又可破坏细胞膜的完整性,导致细胞膜对离子非特异性渗透的改变,从而引起内耳毛细胞损害,如氨基糖苷类。

2. 影响钠 – 钾腺苷三磷酸（Na^+–K^+–ATP）酶活性　使细胞内、外的 Na^+、K^+ 代谢功能障碍,渗透梯度不能保持正常,从而加重内耳毛细胞损害。

3. 引起毛细胞内线粒体变性　由于线粒体是细胞进行氧化代谢、提供能量的中心,其损伤势必影响内耳细胞的代谢及功能活动,从而导致内耳毒性。

4. 药物聚积　药物选择性地聚积于内耳,加之内耳排泄药物缓慢而导致药物内耳蓄积。目前认为顺铂对内耳的损伤与其内耳蓄积密切相关。采用豚鼠一次性静脉注射顺铂发现,其在血浆中的半衰期不到 1 小时,而在螺旋器、血管纹、迷路组织内的浓度持续增加超过 24 小时。当顺铂在内耳中的浓度达到中毒剂量时,可引起细胞水肿、细胞间隙压缩或闭合,造成药物排泄缓慢,加剧顺铂在内耳中长时间、高浓度存在,最终引起内耳毒性。

5. 螯合物形成　螯合铁离子形成具有氧化性的复合物,这种复合物可催化产生自由基,包括超氧阴离子自由基($\cdot O^2$)、羟自由基($\cdot OH$)及过氧化氢(H_2O_2)等,而自由基是造成组织损害的主要生物化学因子,可通过不成对的电子氧化一系列靶组织,包括脂类、蛋白质和脱氧核糖核酸(DNA),从而导致耳毒性。

6. 改变体液电解质平衡　由于顺铂的肾毒性和消化道反应,导致体液中电解质平衡失调,进而影响细胞内、外的离子交换,导致细胞内环境稳态的破坏,引起耳毒性。

7. 遗传因素　研究发现很小或正常剂量的氨基糖苷类抗生素可能引起某些患者的耳毒性反应,且该现象呈现母系遗传。通过分子学检查发现,这类人群的线粒体脱氧核糖核酸(mtDNA)第 1555 位点核苷酸的腺嘌呤 A 被鸟嘌呤 G 所替代,即存在 mtDNA 1555 位点 A-G 突变。

【致病药物和临床表现】

听力受损的临床表现为早期单耳或双耳的高频听力损失,即对 4000~8000Hz 听力损失,但对低频(语言频率)即 125~4000Hz 听力影响不大。自用药到出现耳聋需要一段时间,且还有明显的延迟作用。听力损失多在用药停止一段时间后出现,随时间延长而加重,晚期多表现为全频程听力的减弱、丧失甚至全聋。听力损伤,有时甚至耳鸣均可导致永久性残疾。在儿童,听力受损可能影响其今后社交、情感及认知的发展,听力有问题的儿童可能在语言和阅读能力发展方面出现延迟。老年人在听力丧失后容易发展为抑郁症。前庭功能受损表现为眩晕、恶心、呕吐、平衡失调、步态不稳等,其功能检查发现前庭功能低下或丧失,多可逐渐恢复,但也有不可恢复者[65]。

1. 氨基糖苷类抗菌药物　氨基糖苷类抗生素是临床上治疗革兰阴性杆菌的重要药物,由氨基糖和非糖部分的苷元结合而成。其抗菌机制为抑制细菌蛋白质的合成,改变细胞膜的通透性。有大量研究证实,氨基糖苷类抗生素可损害内耳感受器,从而引起听力功能受损和前庭障碍,且发生率高达 20%~30%。氨基糖苷类抗生素导致的耳蜗损害大多不可逆,多见于庆大霉素、卡那霉素、阿米卡星、西索米星;前庭功能失调多见于链霉素、庆大霉素、卡那霉素、妥布霉素等。除全身用药外,局部应用氨基糖苷类抗生素也可引起耳毒性。鼓膜中央性大穿孔患者应用含低浓度庆大霉素的滴耳剂后出现前庭障碍,可能因为庆大霉素经耳蜗圆窗或卵圆窗环韧带边缘进入内耳,引起眩晕和听力丧失。此外,氨基糖苷类的耳毒性与其在体液中的浓度有关,危险因素主要有用药时间 >14 天;患者的状态,如脱水、低血压、代谢性酸中毒、低血钾、肾功能不全、肝功能异常;每日用药量;血药峰、谷浓度:研究发现庆大霉素和妥布霉素的峰、谷血药浓度超过 12mg/L 和 2mg/L 可增加耳毒性风险;合用其他耳毒性药物如利尿药;年龄,早产儿更易发生;氨基糖苷类抗生素的品种,动物实验发现部分氨基糖苷类对前庭毛细胞破坏的严重程度依次为新霉素 > 庆大霉素 > 二氢链霉素 > 阿米卡星 > 新霉胺[66,67]。

(1)链霉素:链霉素对大多数革兰阴性菌有强效杀菌作用,特别是对结核杆菌有突出的效果,该抗生素对革兰阴性菌引起的感染(结核、细菌性心内膜炎、土拉菌病、鼠疫、波状热等)有效。链霉素引起的前庭紊乱与总剂量和短期内的血药浓度有关,当血药浓度峰值达40~50μg/ml 时即不能再用。用量超过 1g/d,治疗 30 天以上,大多出现前庭损害,应立即停用。链霉素对前庭的损害大于对耳蜗的损害,故应重视前庭功能的改变。使用早期应注意耳中毒症状,如眩晕、头痛、恶心、共济失调、耳鸣与耳聋。

链霉素主要以原形经肾脏排出,24 小时内可排出 50%~60%,故尿中的浓度很高;肾功能不全时排泄减慢,半衰期由正常的 2~3 小时延长至 50~100 小时,易蓄积中毒,因此应根据血药浓度和肌酐清除率调整用量。肾功能正常的成人,注射 1g,1 小时后血药浓度为25~50μg/ml,有效血药浓度可维持 12 小时;血药峰浓度超过 50μg/ml 时,引起毒性反应的可能性增加。不能测定血药浓度时,应根据肌酐清除率调整用药剂量和间隔时间。肾功能不全、链霉素蓄积均加重其耳毒性副作用的发生。给予首次链霉素饱和剂量后,有肾功能不全、前庭功能障碍或耳聋的患者所用的维持量应酌减或停用。

(2)庆大霉素:庆大霉素对耳前庭的损伤大于对耳蜗的损伤,通常为双侧,常表现为耳鸣、头晕、眩晕、麻木、共济失调等,大多数于用药 1~2 周后发生。耳鸣一般不伴随听力减退,仅有极少数患者在耳鸣后继续发展至听力减弱或耳聋。庆大霉素的有效治疗浓度为4~10μg/ml,当血药峰浓度达 12~15μg/ml 或谷浓度达 2~3μg/ml 或以上时易引起中毒,应定期监测血药浓度来调整剂量。

(3)卡那霉素:整个疗程的卡那霉素总剂量 >14g,血药浓度 >30μg/ml 时,易发生耳毒性。卡那霉素引起不可逆性的耳蜗及前庭损害,其毒性较链霉素重。急性中毒在血药浓度 >30μg/ml 时发生,慢性中毒常见于大剂量使用或小剂量长期使用时。短期治疗中,耳蜗毒性的发生率为 1% ;用 1g/d 长期治疗时,耳蜗毒性的发生率为 30% ;45 岁以上、肾功能不全者发生率更高。因此,用药剂量应 <15mg/(kg·d),疗程应 <10~14 天。

(4)阿米卡星:阿米卡星的耳毒性包括前庭神经和耳蜗听神经损伤,主要表现为对耳蜗的影响,对前庭的影响较小。耳毒性的发生与用药时间和剂量有关,发生率平均为 13.9%,也有报道其发生率可达 39.7%。耳蜗损伤时表现为耳鸣、听力减退和永久性耳聋;前庭神经功能损伤表现为头晕、视力减退、眼球震颤、眩晕、恶心、呕吐等。值得注意的是,阿米卡星引起的听力损伤多由高频开始,并且可能出现迟发性内耳损伤或原有损伤进一步加重。阿米卡星导致耳毒性的机制可能与其在患者内耳淋巴液中的浓度很高,且蓄积时间很长有关。

(5)妥布霉素:妥布霉素的耳毒性较庆大霉素轻,其有效治疗浓度为 5~6μg/ml。当妥布霉素用量 >5mg/(kg·d),血药浓度 >12 μg/ml,用药时间 >7~10 天时,易发生耳蜗毒性反应。

2. 大环内酯类抗菌药物　红霉素引起的听力损失与剂量有关,一般为可逆性、双侧性,常伴耳鸣。耳鸣和前庭症状可发生在语言频率听力损失前或同时伴有高频率听力损失。耳毒性一般发生在治疗后的 4~8 天(12 小时 ~32 天),在停药 24 小时 ~3 天开始恢复,完全恢复需 2 周(2~30 天),偶尔需要数个月才能恢复,少数患者可发生永久性损害。用药后需注意观察早期耳中毒表现,一般在用药后 7 天内发生,用药后应询问患者有无出现耳部异常反应,如发现有耳聋、耳鸣、眩晕者,应立即根据严重程度减量或停药,以防止进一步发展。

3. 四环素类抗菌药物　多西环素和米诺环素可导致耳鸣,米诺环素还具有前庭毒性,呈现明显的剂量依赖性,50mg 或 100mg,每天 2 次,耳毒性发病率分别为 11%~14% 和

60%~77%。且具有性别差异性,对女性的危害性较男性要高出 2~3 倍。症状主要为眩晕、畏光、共济失调、头晕,常发生于口服治疗的 1~3 天,停止治疗后 2~3 天症状可缓解。年轻妇女(特别是体胖者)治疗粉刺时与维生素 A 合用,具有较高的危害性。

4. 糖肽类抗菌药物　如万古霉素、去甲万古霉素、替考拉宁等,具有一定的耳毒性,可产生剂量依赖性的耳鸣、不可逆性听力损害。在体动物实验发现单独给予万古霉素,即使接近致死剂量也未发现耳毒性,但万古霉素与庆大霉素合用时可增加庆大霉素在血浆和外周淋巴液中的浓度,从而增强其耳毒性。由此推测万古霉素有可能增加了耳蜗毛细胞对庆大霉素的通透性并且促进它在毛细胞内选择性聚积,这与临床上报道的万古霉素耳毒性病例多为肾功能不全、治疗前已有听力损失或与其他耳毒性药物并用的现象一致[68]。

5. 氟喹诺酮类抗菌药物　氟喹诺酮类是近年来广泛应用的人工合成抗菌药物,目前临床上常用的主要有诺氟沙星、培氟沙星、依诺沙星、左氧氟沙星、环丙沙星和莫西沙星等。口服或静脉给药均有耳毒性的报道,停药后症状多缓解或消失。最近有报道左氧氟沙星联合替硝唑后患者出现头晕、耳鸣、听力下降,停药 1 个月后听力恢复。

6. β-内酰胺类抗菌药物　β-内酰胺类抗菌药物如氨苄西林、氯唑西林等青霉素类以及头孢唑林、头孢拉定等头孢菌素类均报道有耳鸣或听力减退的不良反应,尤其是肾功能不全患者在较高剂量用药时,通常停药后症状可缓解。研究发现头孢唑林的耳毒性作用可能与用药剂量有关,大剂量头孢唑林在铁缺乏的条件下可造成新西兰大白兔耳蜗内、外毛细胞静纤毛不同程度的损伤。在临床工作中也注意到一些患铁缺乏症的婴幼儿或儿童在大剂量应用头孢唑林后出现感音神经性聋,推测大剂量头孢唑林在铁缺乏等特定条件下可能存在耳毒性。

7. 利尿药　有依他尼酸、呋塞米、布美他尼和吡咯他尼等,可产生剂量依赖性的、可逆性的耳毒性,主要发生于肾功能不全的患者,大剂量、快速注射的几分钟内出现双侧听力损害,并常伴有耳鸣,偶尔出现前庭症状,听力损害常发生于中耳。常见的危险因素主要包括使用频率高、肾功能不全、血白蛋白减少、治疗过程中伴有其他耳毒性药物、婴儿、新生儿及高龄。依他尼酸的耳毒性较强,肾功能不全患者可导致持久性的听力损害。呋塞米的耳毒性发生率为 3%~6.4%,有亚临床、高音调的耳聋,剂量 >240mg/d,特别是血药浓度 >50mg/L 时引起耳毒性。利尿药引起耳毒性损害的机制可能涉及:①静脉使用呋塞米可使耳蜗侧壁血流量减少而引起血管纹缺血缺氧;②呋塞米可以抑制蜗管内组织的主动离子运输,使耳蜗电位下降,同时影响毛细胞的功能,导致听神经动作电位振幅改变;③该类药物通过对血管纹膜的物理和(或)化学效应,可降低边缘细胞紧密连接的严密度,导致钠离子和水分从外淋巴液和(或)血浆自细胞旁系溢入内淋巴[69]。

8. 非甾体抗炎药物(NSAIDs)　可产生剂量依赖性的、可逆转的耳毒性。其耳毒性症状具有以下特点:①耳鸣为首发而且是主要症状,耳鸣通常伴随或发生于听力损害之前;②听力损害程度较轻,为典型的双侧听力损害;③耳鸣和听力损害是可逆性的,停药后可很快复原,永久性耳聋也有过报道;④前庭器很少受累。有关阿司匹林的耳毒性试验研究,国内报道较少,国外文献报道的结果不完全一致。Myers 等认为阿司匹林所致的听力下降,各频率程度一致;而 McCabe 等则认为听力损失主要在高频区;很多作者认为该药不引起明显的内耳形态学改变,而 Doudk 等观察到一次大剂量注射后,豚鼠内、外毛细胞膜系统有轻度可逆转的超微结构改变。也有研究发现阿司匹林对豚鼠的听力损伤是耳蜗螺旋板处神经突触传输障碍,影响了耳蜗神经传入冲动所致。此外,研究还发现 NSAIDs 诱发耳毒性的机制是多因素的,包括内耳及第Ⅷ对脑神经的生化、电生理变化。降低耳蜗血流量,导致组织缺血,改变感觉细胞功能是主要因素。同时,抑制耳蜗内血管舒张、前列腺素的合成,提高环淋巴去甲肾上腺素、白三烯的水平,干扰膜离子运输、耳蜗内酶的功能(如胆碱酯酶)和磷酸盐的代谢也对耳毒性的产生有一定作用。对于水杨酸盐和 NSAIDs 诱发的耳毒性,不同的患者敏感性不同,大剂量、较高的血药浓度是耳毒性形成的主要因素,高龄、血白蛋白减少或尿毒症患者具有较高的危险。

9. 局部麻醉药　普鲁卡因、利多卡因、丁卡因等药物可直接经圆窗膜透入内耳而产生毒性作用,其机制可能与其抑制 Na^+ 通道、递质释放以及膜表面的电荷改变有关。多种麻醉方法可以产生听力损害,全脊髓麻醉或腰椎穿刺由于脑脊液压力改变,传递到内耳耳蜗,引起听力损害;全身麻醉可以改变中耳压力,对内耳的血供产生影响,从而影响听力;体外循环产生的微血栓阻塞耳蜗动脉也是听力损害的重要原因。

10. 抗肿瘤药

(1)顺铂:是一种以浓度决定疗效的抗肿瘤药物,短时间内给药浓度越高疗效越好,而肾、耳毒性则限制了其大剂量使用。高浓度的顺铂可以损伤耳蜗的外毛细胞,导致听力下降和耳鸣,听力损失先由高频开始,逐渐向中、低频发展,且程度逐渐加重,直至听力完全损失。耳鸣可为一过性的,耳毒性的可逆程度与其损伤程度呈负相关,一般为双耳损伤,听力损失可部分或全部恢复。耳聋的发生率为 11%~91%,平均为 62% ;耳鸣的发生率为 2%~36%,平均为 7%。当然也有暂时性听阈改变和单侧耳聋的报道[70,71]。

顺铂所致耳毒性的易感性有明显的个体差异,治疗剂量下的耳毒性发生率及严重性与多种因素有关:①累积剂量是顺铂耳毒性最明确的相关因素,Biro 研究发现,累积剂量 ≤300mg/m^2 的患者未出现听力受损症状;②大剂量单次给药出现的药物峰浓度过高也将明显增加毒性,当浓度 <1μg/L 时,则未发现有耳毒性反应;③药物进入体内的速度快,特别是大剂量静脉快速推注,疗程长,间距短,均导致耳毒性的增加;④胚胎末期、幼年期及老年期是耳毒性易感期。胚胎末期由于胎盘通透性增加,进入胎儿体内的药物有效成分增多;幼年期与缺乏完善的内耳发育和肾脏排泄功能不完善有关;内耳老化和高脂血症则可能是老年人易感耳毒性的病理基础;⑤肾功能不全的情况下使用顺铂更易发生耳毒性,而几乎所有接受顺铂治疗 1 年的患者均有肾损害;⑥用药前的颅脑放射史会加重顺铂的耳毒性,尤其对 4kHz 的高频区域损害严重;⑦配伍用其他耳毒性药物可导致耳毒性发生率的增加,如呋塞米、氨基糖苷类抗菌药物、异环磷酰胺和长春新碱等;⑧用药期间存在的其他毒性反应如贫血或白细胞减低和电解质紊乱如低磷血症与低镁血症等会加重耳毒性;⑨用药前原有的听力损害是否加重耳毒性,临床各家结论不一。其中对豚鼠噪声致聋后应用顺铂的对照研究表明,已有的噪声聋并不加重耳毒性,尽管总的听力损害大,但在原有基础上增加的损害程度小于对照组;⑩噪声与顺铂的耳毒性具有协同作用。耳中毒轻者,停药后多能恢复,也有持续达半年方逐渐恢复者;耳毒性重者多属永久性的,但也有恢复的报道。

(2)卡铂:大量动物实验证明,卡铂对多数实验动物仅表现出轻微的耳毒性作用。研究显示,卡铂可以选择性地破坏灰鼠的耳蜗内毛细胞和 Ⅰ 型前庭毛细胞以及与之联系的传入神经元。葡萄糖 -6- 磷酸酶(glucose-6-phosphatase, G-6-P)是一种具有水解和变化活性的与糖代谢相关的多功能关键酶,注射卡铂后,内、外毛细胞中的 G-6-P 活性均明显减弱,提示内、外毛细胞中的糖代谢可能都受到卡铂的影响,卡铂引起的氧化磷酸化解偶联可能是导致毛细胞中 G-6-P 活性降低的主要原因。

（3）奥沙利铂:曾报道奥沙利铂致突发性耳聋 1 例,该病例结肠癌术后化疗,在使用奥沙利铂第 2 个疗程后突感左耳听力下降。两耳电测听示左耳神经性耳聋,且经各种对症治疗后左耳听力无法恢复正常。但目前关于致聋机制的研究尚不十分清楚,可能与铂类共有的致聋机制有关。

11. 其他药物

（1）抗疟药:如磷酸氯喹、奎宁、乙胺嘧啶等,其耳毒性以耳鸣和耳聋为主,毒性作用主要在螺旋神经节。短期停药常可恢复,但长期大剂量使用可造成不可逆性的听力损失,孕妇和婴儿更易引起耳毒性。

（2）重金属:如铅、汞、砷、铊、镉等在用于治疗或误用、误接触时有耳鸣、耳聋发生,严重的可导致包括听力在内的其他神经系统的永久性损害。

【诊断和鉴别诊断】

药源性耳毒性的诊断多从患者主诉的症状着手。耳毒性可导致听力下降或前庭损伤,也可两者同时出现。常见的药源性耳毒性表现为很难听到电视或谈话的声音、平衡性变差、耳部胀满感、听力完全丧失、步态不稳、头晕目眩、幻视、耳鸣。药源性耳毒性的诊断多有一定的延迟性,原因主要是起初的症状仅仅出现在日常谈话中,常常被患者忽视。当然,患者的首发症状也可能表现为耳部饱胀感、耳鸣、收听广播困难等。在诊断过程中需注意以下几点[65]:

1. 早期毒副作用的监测 头痛、头晕、耳鸣、耳部胀满感、耳聋、眩晕、平衡失调等耳毒性反应。

2. 听力测试 在用药前、用药过程中及长期用药后定期进行听力检测。①音叉试验可粗略测试气、骨导听力改变,但不能发现早期高频听力下降;②电测听（纯音测听）;③没有仪器时,可做言语测试或秒表测试,即用简单易懂的词语或表声来测试听力。

3. 前庭功能检测 可疑前庭有损害时,如出现眩晕、平衡失调等,应做前庭功能检测,如温度刺激试验。

为了更快速、简单地对可能发生药源性耳毒性的接受化疗的患者进行床边检测,Ress团队采用畸变产物耳声发射法及特高频听力测试研究出筛查量表。药源性耳毒性主要在听力损伤、耳鸣、眩晕方面。药源性听力损伤需与听神经瘤、自身免疫性疾病、脑缺血、梅尼埃病、脑膜瘤、脑膜炎、多发性硬化、噪声暴露、穿透性损伤、老年性耳聋、病毒感染相鉴别;药源性耳鸣需与慢性肾功能不全、糖尿病、骨纤维结构发育不良、高血压、高胆固醇血症、感染、成骨不全症、耳硬化症、畸形性骨炎、类风湿关节炎、类肉状瘤病、镰状细胞贫血、脑卒中、肿瘤、系统性红斑狼疮、甲状腺疾病相鉴别;药源性眩晕需与听神经瘤、良性阵发性位置性眩晕、科干综合征（间质角膜炎 - 眩晕 - 神经性耳聋综合征）、耳带状疱疹、前庭神经炎、迷路震荡、梅尼埃病、中耳炎、外淋巴瘘、复发性前庭病、半规管裂隙综合征相鉴别。

虽然有人建议在使用任何具有导致耳毒性的药物前均应进行基础听力测试,但是由于这类药物种类繁多,这种做法显然是不切实际的。只有使用高耳毒性风险药物（如顺铂、卡铂）的患者可能从耳毒性监测中受益。此外,在高耳毒性风险的特殊人群（如正在语言发展阶段的儿童）中进行听力监测也是非常必要的,早期耳毒性监测可能避免相关残疾的出现。

【预防与治疗】

1. 预防为主

（1）严格掌握适应证：严格掌握各种致聋药物的适应证，需要使用时剂量必须根据患者的体重而定，应该使用最小有效剂量。

（2）特殊人群：对婴幼儿、孕妇、老年人、肾脏疾病者，以及原有感觉神经性耳聋者应慎用或适当减小剂量，对有遗传性耳聋家族史的患者应慎用。

（3）疗程：疗程不应太长，使用过程中每天应注意患者有无耳鸣、眩晕及听力下降等情况，一旦发生应立即停药。

（4）听力测定：有用药前、用药中以及用药后的数周内均应进行听力测定。

（5）肾功能测定：在整个疗程中必须检测患者的肾功能，应注意到老年人较易发生肾功能不全，一些耳毒性药物本身也具有肾毒性。

（6）全频听力及血药浓度测定：有条件可应用全频听力计以及测定血药浓度，以期早期发现及预防。

（7）水化状态：患者应维持在适当的水化状态。

（8）与地塞米松联合用药：有研究表明，地塞米松通过内耳蜗的微管渗透泵传输（1ng/ml），对庆大霉素与阿米卡星所造成的耳毒性有明显的保护作用。

2. 治疗

（1）早发现、早干预：药物中毒性耳聋一旦发生，很少能够恢复。使用该类药物的过程中每天应注意患者有无耳胀满感、耳鸣、眩晕、听力下降、平衡失调等症状，一旦发生应立即停药，并采用神经营养药、血管扩张剂等药物进行治疗。对于儿童使用抗菌药物引起的中毒性耳聋，听力障碍会严重影响患儿早期的语言开发、社会情感的形成、认知行为的发展等，一般认为治疗时机应抓紧在使用抗菌药物后的 0.5~1 年，早期发现、早期治疗至关重要。

（2）药物治疗

1）改善细胞代谢类药物：针对耳毒性抗菌药物致内耳毛细胞代谢障碍的特点，治疗多采用改善细胞代谢、供给能量和促进细胞氧化还原的药物，如 ATP、辅酶 A、维生素 C、细胞色素 C 等。此外，还可应用维生素 A、B 族维生素、复方丹参等药物，早期可挽救一部分变性的毛细胞，使其恢复活性。有条件者也可用高压氧治疗。

2）糖皮质激素：对病程在半年之内的患儿，均可加用小剂量激素治疗［泼尼松 1~2mg/（kg·d）］。家族性抗菌药物中毒性耳聋也可试用较大剂量的激素进行治疗。

3）东莨菪碱：可以切断耳毒性抗菌药物与耳蜗神经突触中某些部位的特殊亲和力，阻止耳毒性抗生素通过耳蜗传出神经而引起的听毛细胞损害，同时改善内耳微循环，有助于内耳修复。

4）牛磺酸和尼莫地平：牛磺酸和尼莫地平等钙拮抗剂可抑制耳毒性抗菌药物进入血液，以保护内耳的迷路屏障。

5）肾上腺皮质激素：在耳毒性发病早期应用肾上腺皮质激素与抗组胺类药物以抑制耳毒性抗菌药物等引发的过敏反应与相关的一系列免疫反应，可以减轻内耳损害。

6）对抗自由基：目前发现耳毒性抗菌药物中毒时内耳氧自由基增多，使脂质过氧化反应增强。有人合用自由基清除剂如 3-氨丙基氨基-乙基硫代磷酸等，通过增强或协调自由基清除系统以对抗自由基。

7）补充微量元素：由于有研究认为药物中毒性耳聋内耳毛细胞、血管纹与螺旋节细胞等部位的铁、锌与钙代谢受阻，从而影响内耳功能，包括内淋巴液成分改变以干扰听神经总电位的形成，直接影响听觉，故应酌情补充铁、锌与钙元素。

8）中药治疗：中药对于感音神经性聋的耳聋主要选用补肾、活血、通窍类药物和方剂或成药（如六味地黄丸等），激发或调整机体的自主调理机制，达到改善内耳听觉神经功能的目的。目前银杏提取物正在国内外被广泛用于保护内耳，改善其功能，取得较好的效果。临床发现活血化瘀中药如丹参、川芎、红花、三七等的应用可明显有利于药物性耳聋的康复。

（3）使用助听器：若已产生不可逆性的听力下降，可根据残余听力情况选配助听器。尤其是儿童，应密切注意听力情况，一旦确诊为药物中毒性耳聋时，应劝导家长为患儿尽早选配助听器。研究表明，及早安装人工耳蜗助听器有利于患儿利用残余听力接受日后的言语教育。

（4）其他治疗方法探讨：①基因治疗是目前感音神经性聋基础研究领域中的重点课题，包括脑源性神经营养因子等对离体和在体听神经受损伤神经元有存活和再生作用；②有研究显示连翘酯苷在一定程度上可以防护顺铂所致的耳蜗损伤，机制可能与其清除耳蜗组织氧自由基、减少氧化应激反应有关；③豆科植物葛根中分离出的葛根素是黄酮类有效成分，文献报道，黄酮类化合物由于含有还原性酚羟基，可直接清除氧自由基、抑制脂质过氧化，但是葛根素用于治疗耳部疾病的报道也仅限于治疗突发性耳聋，目前未查到葛根素治疗氨基糖苷类抗菌药物引起药源性耳聋的报道[71, 72]。

（杨锐　张健）

第七节　中药药源性疾病

中药药源性疾病是指应用中药后致使某个或几个器官或组织产生功能性或器质性损害而引起的疾病，称为中药药源性疾病。它是药物不良反应在一定条件下产生的后果，包括正常用法用量下所产生的不良反应，也包括超量、超时、滥用、误服等不正确使用药物所引起的疾病。近几年来，随着中药制剂的不断开发，新的品种和剂型不断涌现，并大量应用到临床。但是，是药三分毒，中药亦不例外。据文献报道，中药不良反应的发生有逐年上升的趋势。20世纪50年代及以前仅有26例，60年代147例，70年代398例，80年代高达2217例。从引起不良反应的药物品种、数量来看，中药品种达460种，其中单味药有239种。按现代诊断学分类，中药不良反应常引起呼吸、循环、消化、泌尿、神经等系统中毒，严重者造成中毒性休克。关于中药"毒"的概念，古今认识并不相同，概括起来有以下几层意思：①药毒泛指药物，如《周礼》所述："医师掌医之政令，聚毒药以供医事"；张子和说："凡药皆有毒也，非止大毒、小毒谓之毒"；②药毒指药物的偏性，如张景岳曰："药能治病，因毒为能，所谓毒药，是以气味之偏也"；③药毒即是毒副作用，如《淮南子》记载："神农尝百草之滋味，水泉之甘苦，令民知所避就，一日而遇七十毒"。正确认识中药的药源性疾病，有利于提高疗效和保障人类健康[73, 74]。

【致病机制】

中药药源性疾病的发病原因及影响因素主要涉及药物、机体和给药 3 方面。其发生机制一方面与药物本身作用增强相关,另一方面也与机体靶器官敏感性增强有关;既与药物体内代谢异常有关,也与机体生理生化功能异常有关。多种因素本身或者相互作用均可引起中药药源性疾病。

1. 药物治疗效应的增强和扩大　有些药物的治疗量与中毒量非常接近,如剂量控制不当,易发生不良反应。如止咳平喘药苦杏仁的主要有效成分为苦杏仁苷,苦杏仁苷经消化酶和苦杏仁酶分解后产生氢氰酸,对呼吸中枢呈轻度抑制作用,发挥止咳平喘的治疗效应。若服用剂量过大,苦杏仁苷经分解后产生大量氢氰酸,则可抑制细胞内呼吸,使细胞氧化反应停止,引起组织窒息、细胞内缺氧,出现氢氰酸中毒反应。

2. 药物的非治疗作用　中药成分复杂、作用广泛,在发挥治疗作用时,与药物作用无关的作用就成为药物的不良反应。如千金子有泻下逐水、破血通经、攻毒杀虫作用,当以其泻下逐水治疗水肿时,其破血通经作用成为不良反应,可能引起妇女月经过多或流产;当以其破血通经治疗腹中痞块或经闭、痛经时,其泻下逐水作用成为不良反应,可能引起腹痛腹泻;当以其攻毒杀虫治疗恶疮肿毒时,其泻下逐水、破血通经作用成为不良反应,可能引起腹痛腹泻、月经过多等。

3. 药物方面的异常　中药成分复杂,有相当一部分是大分子物质,具有较强的抗原性,本身就是半抗原或完全抗原,易引起变态反应。中药在人体内生物转化过程中所产生的变化十分复杂,有待于进一步研究。中成药的制备工艺、质量控制、检验、储藏运输、药品制剂中的添加剂等因素都可能成为引起不良反应的危险因素。

4. 药物联合应用不合理　药物不合理联合应用可改变药物性质,加重或诱发并发症,增加不良反应。尤其中西药配伍尚无经典方剂可循,临床中药与西药配伍应用时,特别应予以注意。如含朱砂的朱砂安神丸、安神补心丸等与西药溴化物类如溴咖合剂、三溴合剂、10%溴化钾溶液以及碘化物如碘化钾合剂、复方碘溶液合用,朱砂的主要成分硫化汞在胃肠道遇到溴和碘后,硫被溴和碘置换生成溴化汞或碘化汞,这两种物质有很强的刺激性,能引起胃肠道出血,导致严重的药源性肠炎。

5. 机体方面的异常　药物的常用剂量是大多数人适合的剂量,有极少数人对某种或某些药物的反应十分敏感,一般人的治疗量即超过了其所能耐受的最大限度而出现不良反应。过敏体质患者应用具有致敏作用的药物后,可发生各种类型的变态反应,其中以 I 型变态反应居多,可能与中药成分中的大分子物质含量多、易于构成完全抗原有关。中药注射剂尤其是静脉注射极易引起 I 型变态反应,过敏反应出现迅速而严重。

6. 药物在体内的吸收、分布、转化和排泄过程异常　药物若吸收量低于有效水平就达不到预期疗效,高于正常水平就可能增加药物不良反应。如果将具有抑制胃肠蠕动作用的药物与含有毒性成分的中药合用,由于胃肠蠕动减慢,药物在肠内停留的时间延长,吸收量大大增加,毒性成分的吸收量增加就可诱发或加重药物不良反应。药物在体内分布越广泛,其作用越广泛,选择性越低,不良反应就越多。由于遗传基因不同,个体间参与药物代谢的酶的活性存在一定差异,必然影响药物的疗效和不良反应的发生。药物之间的不合理联用也会影响酶对药物的代谢,出现药物单用所没有的不良反应。由于药物的主要排泄途径是肾脏,肾功能不良的患者药物排泄速度慢,易发生蓄积中毒。不当的联合用药影响药物的排泄,亦可引发不良反应。如含鞣质高的药物如石榴皮、地榆、五倍子等与磺胺类药物合用,因为鞣质可与磺胺类药物结合,使磺胺类药物的排泄减慢,导致血浆中、肝内的药物浓度升高,严重者可引起中毒性肝炎。

【致病药物和临床表现】

1. 中药致药源性肝损害　对我国2003—2008年的药源性肝损害调查结果显示,中药引起的肝损害占所有药源性肝损害的20.97%,以中成药常见,单一药物以雷公藤、三七、何首乌、黄药子报道较多。中药致药源性肝损害的特点与其他化学药的药源性肝损害相似,具有一定的潜伏期,主要表现为发热、乏力、食欲缺乏及黄疸,有的患者可同时出现皮疹、肾损害等其他脏器表现。变态反应是应用抗菌药物后的常见不良反应之一,几乎每一抗菌药物均可引起一些变态反应,最多见者为皮疹,其他尚有过敏性休克、血清病型反应、药物热、血管神经性水肿、嗜酸性粒细胞增多症、溶血性贫血、再生障碍性贫血、接触性皮炎等。丹参注射液、复方丹参注射液等药物本身并不含有损肝成分,引起肝损害与患者的特异性体质有关;黄药子及其制剂可引起肝损害,其主要毒性成分为薯蓣皂苷和薯蓣毒皂苷;消核片中的金果榄含有掌叶防己碱,长期或大量服用可引起黄疸,出现面色晦暗,巩膜、皮肤、小便发黄,大便灰白等;雷公藤多苷片引起的肝损害与雷公藤所含的生物碱及多苷成分对肝细胞的直接毒性作用有关;复方青黛丸中的青黛含有靛玉红,贯众含有绵马酸类、苷类及鞣质等都可能造成肝损害;涠瘤丸中的马钱子有致肝损害作用;特效鼻敏感丸中千里光的化学结构中的不饱和酯型吡咯双烷生物碱能使肝细胞的RNA聚合酶活性下降,RNA和DNA的合成能力降低,细胞核内的染色质不断增大,引起异常核分裂,形成多核巨细胞,急性期引起大量肝小叶中央区坏死,病变后期网状纤维塌陷,出现肝纤维化,有的似布-加(Budd-Chiari)综合征,肝纤维化继续发展则可形成肝硬化;抗骨增生片、补肾宁片和金乌骨痛胶囊都含有淫羊藿,淫羊藿的肝毒性是引起肝损害的原因之一;壮骨关节丸中的独活含有花椒毒素,动物实验证实可引起肝脏急性出血性坏死、浑浊、脂肪变性;丹莪妇康煎膏、少腹逐瘀颗粒均含有延胡索乙素,该物质对肝细胞具有直接毒性;补肾益脑胶囊中的朱砂含有硫化汞,超量或久服可引起中毒,药物可在体内蓄积,作为原浆毒,引起肝脏及其他脏器损害[75-77]。

2. 中药致药源性肾损害　国内学者从20世纪40年代就发现雷公藤中毒的人体及实验动物出现肾小管变性坏死等病理改变报道,之后也有含关木通的药物引起急性肾衰竭(ARF)的报道。中成药、中药注射剂、中草药引起泌尿系统不良反应的发生率分别为9.9%、1.6%和5.1%。中药及其制剂所致肾损害的报道有逐年增加趋势,甚至有人提出中草药肾病(Chinese herbs nephropathy)的概念,临床表现如夜尿增多、无力、疲倦、恶心、呕吐等。近年来报道较多的有木通引起肾小管间质肾病,煎服雷公藤致急性肾衰竭,朱砂致急性肾衰竭,参麦注射液导致肾间质肾病,消栓灵致急性肾衰竭伴肝损伤等,过量服用三棱、莪术导致肾组织出现肾小管透明管型和颗粒管型。

3. 中药致药源性心血管系统损害　常见的中药致药源性心血管系统损害有心律失常和传导阻滞,影响血压稳定性。临床上以心律失常、心电图损害为特点,甚至可因心脏和呼吸麻痹而死亡。常见的引起心血管系统损害的药物如川乌、草乌、附子、细辛、蟾酥、三七等或中成药如六神丸、云南白药、小活络丸等对迷走神经有强烈的兴奋作用,对心肌有直接损害,并抑制窦房结,引起心动过缓、传导阻滞和各种期前收缩,也可致快速房颤,严重者可致室性心动过速或室颤。乌头、附子、雪上一枝蒿都含有乌头碱,可直接作用于心肌引起折返性室性心律失常,导致室颤,或发生阿－斯综合征。

4. 中药致药源性消化系统损害　胃肠道症状是中药发生中毒和不良反应时出现的较早症状,而且各系统的不良反应又多伴有胃肠道症状,一般可见胃脘不适、恶心、呕吐、食欲减退、腹胀、腹泻,甚至呕血、便血等。目前报道的中药致消化系统损害的病例还出现消化道穿孔、假膜性肠炎、缺血性结肠炎、胆绞痛等。常见的有大戟、决明子、青木香、马鞭草、苦参等可引起恶心;白矾、鸦胆子、白附子、了哥王等可引起呕吐;瓜蒂服用过量可引起频繁呕吐、腹泻、脱水,严重者发生循环衰竭及呼吸中枢麻痹而死亡;红参可引起呃逆;斑蝥可致恶心、呕吐、呃逆不止及流涎;陈皮可致便血;鲜竹沥、六神丸、抵挡汤、大活络丸、牛黄解毒片、蛤蚧定喘丸等可致上消化道出血;服用云南白药可引起吐血及便血;冬虫夏草对肠平滑肌有抑制作用,服用后可引起胃肠排空抑制;芫花根可引起急性胃扩张,可能与芫花根皮刺激胃壁,引起胃神经反射性麻痹,同时大量胃液分泌有关;服新鲜桃花可引起急性胃肠炎,表现为阵发性腹痛、水样便及呕吐;活络丹、感冒通、六神丸、速效感冒胶囊、牛黄解毒片、元胡止痛片、感冒颗粒、黄连上清丸、蛤蚧定喘丸、鲜竹沥、大活络丸、六应丸、消炎利胆片、胆石通胶囊、速效伤风胶囊等可引起上腹部不适、隐痛、烧灼感、食欲减退、腹胀、恶心、呕吐、呕血、便血等,胃黏膜有不同程度的充血、水肿、点片状出血或瘀斑、黏膜糜烂。发病机制可能与胃黏膜屏障破坏和胃黏膜循环障碍有关[78]。

5. 中药致药源性呼吸系统损害　中药可致多种药源性呼吸系统疾病,其形成机制较为复杂,主要与过敏反应有关。目前已发现,口服万年青可发生过敏性肺炎;柴胡、甘草、麻黄、地龙、五味子、部分含丹参制剂,以及蓖麻子和红花外敷均有致哮喘者。呼吸道病症主要表现为咳嗽、呼吸困难、喘息,甚至呼吸衰竭。

6. 中药致药源性变态反应　中药成分中可诱发过敏反应的物质很多,如蛋白质、多肽、多糖等大分子物质具有完全抗原性;另外某些小分子物质作为半抗原在体内与蛋白质结合也表现出完全抗原性,这些半抗原在中药中广泛存在,如小檗碱、茶碱、丹参酮等。中药变态反应是一种较常见、较严重的不良反应,其中单味中药发生变态反应频率较高的有山豆根、雄黄、蜂乳、白僵蚕、板蓝根、水蛭、红参、番泻叶、辛夷、苍耳子、冰片、石膏、鸦胆子、三七、天花粉、蜈蚣、乳香、没药、雷公藤等;中成药发生变态反应频率较高的有五味子糖浆、关木通煎剂、柴胡注射液、板蓝根注射液、穿心莲注射液、鱼腥草注射液、刺五加注射液、路路通注射液、黄芪注射液、穿琥宁注射液、血栓通注射液、肝炎灵注射液、普乐林注射液、脉络宁注射液、双黄连粉注射液、复方丹参注射液、茵栀黄注射液、清开灵注射液、银黄注射液、参麦注射液、清热解毒注射液、华佗再造丸、新复方大青叶片、正天丸、牛黄上清丸、六神丸、跌打丸、速效伤风胶囊、正红花油、藿香正气水、白敬宇眼膏、小儿速效感冒颗粒、壮骨伸筋胶囊、牛黄解毒片、新雪丹片、桂龙咳喘宁胶囊、心脑舒通胶囊、复方颠茄片、重感灵片、快胃片、三九胃泰颗粒、清开灵胶囊、急支糖浆、地奥心血康、复方丹参片、复方甘草片、大活络丸、正清风痛宁片、银黄含化片、银翘解毒片、心清宁片、络欣通片、云南白药气雾剂、洁尔阴、金万红、筋骨宁贴剂、酸痛灵等。变态反应的临床类型多种多样,如各种药疹、紫癜性肾炎、胃肠道反应、神经系统症状等,严重者可出现过敏性休克,抢救不及时可导致患者死亡。易发生变态反应的前几位药物依次是双黄连粉针剂、穿琥宁注射液、清开灵注射液、鱼腥草注射液和普乐林注射液。中药变态反应中皮肤反应的发生率最高,表现为皮肤潮红、瘙痒,固定性药疹、红色丘疹和荨麻疹等,过敏性休克次之,危害最大。中药中的某些成分易和一些化学药物结合成络合物或复合物,可能是一种强有力的抗原,提示临床使用中药注射液时应严禁与化学药注射液混合滴注,以免引起过敏性休克或其他严重的变态反应。

【诊断和鉴别诊断】

中药急性中毒具有突然发病、来势凶猛、发展快、病情重等特点,为使中毒患者尽快转危为安,必须尽快正确诊断,善于识别个别中药的特殊临床表现。救治时间的早晚与患者的预后关系甚大,通过询问病史及体格检查,大致可以确定是否中毒及中毒的种类与程度,结合实验室检查加以综合分析,有利于明确诊断,争取时间,进行有效的救治。急性中毒患者也有轻重之分,一般早期出现恶心、呕吐、腹痛、腹泻等消化道症状,以及呼吸频率、心率的改变;重者则出现烦躁不安、谵语、昏迷、休克等症状。

1. 询问病史 急性中毒患者可由本人或陪同前来者诉述,应询问何时服用何种中药、剂量及初期发病症状等,了解患者原先的健康状况,并要求将剩余中药进行毒物分析及提供现场情况,以确诊是急性中毒还是慢性中毒。既要防止漏诊或误诊,也要防止有意伪造病史。

2. 体格检查 对轻症患者,可以全面检查以作出准确的诊断。当然也要避免因体格检查而延误治疗。对危急患者则应观察其典型症状与体征,争取时间,有效地进行抢救。如含阿托品类中药中毒时,常有瞳孔散大、潮红、口干舌燥、心跳加快等。

重点检查的内容有:①皮肤、面容的颜色及损伤情况,皮肤弹性,体温,肌肉是否抽搐与痉挛;②瞳孔大小,对光反应,结膜是否充血;③神态是否清醒、昏迷或谵妄;④呼吸频率、节律幅度,呼气有无特殊气味,肺部有无啰音;⑤心率、节律及血压;⑥腹部是否压痛,有无腹泻;⑦呕吐物及排泄物的气味、颜色。

3. 实验室检查 这是正确诊断或证实诊断的依据。首先安排一般常规化验或生化细菌检查,必要时可做肝肾功能、基础代谢、心电图等检查。在条件许可的情况下,应采集患者的大小便、呕吐物、胃洗出液、血液等,针对可疑毒物进行定性或定量检查。有毒中草药中毒时,可采集同样的标本请有关单位及专家鉴定。

【预防与治疗】

1. 预防

(1)建立健全中药管理制度:重视中药不良反应的研究,首先要建立一系列符合中医药本身特点和规律的、健全的中药不良反应监测制度,既借鉴西药不良反应监测制度及药品管理法规,又需要根据中医药独特的理论体系和中药用药的基础理论与特点,制定相应的中药管理制度及不良反应监测报告制度。针对其复杂性和特殊性,因时、因地、因人、因药制宜,全面加以管理。只有将其法制化、规范化,才能有效地保证群众的用药安全。

(2)加强中药基础和临床试验研究:除了重视中药不良反应的监测工作外,还应当以科学的态度对其不良反应进行科学分析和研究,加强基础研究和临床试验观察,全面、客观地评价中药的安全性和有效性。我国《药品非临床研究质量管理规范》(GLP)和《药品临床试验管理规范》(GCP)都从法律法规上规范了研究工作,旨在加强对中药安全性和有效性的评价,减少中药不良反应的发生,以便促进中药的合理使用。

(3)加强药品生产过程管理:严格质量控制,加强中药炮制及剂型的管理。加强毒性中药饮片管理,实行定点加工炮制,为保证药品质量提供保障。经营和医疗单位所需的毒性中药饮片应从定点生产部门购入。所有炮制品只有经检验合格后方能用于临床或制剂生产中。医药管理部门应尽快改革饮片管理体制,同时还应加强正规饮片厂的建设,使中药饮片加工炮制规范化。中成药生产厂家在生产含有毒性中药的成方制剂时,对生产使用的毒性中药原料药在质和量上要严格把关,要实行监督投料管理制度。

(4)加强药品使用过程管理:注意中药配伍的合理性;审慎规范用药;充分发挥护理人员在不良反应监测工作中的作用。

(5)提高对中药药源性疾病的识别能力:为准确判断药品不良反应,需注意下列问题:①观察、实验和研究要严格,要有可信的参考和对照,数据需经统计学处理,最后才能得出实事求是、不偏不倚的正确结论;②是否为原有潜在疾病的影响,需全面查阅病史、家族史,并依据实验室检查和临床症状综合分析,才能判定;③是否属新发疾病,其发生是否与时间有关联,留心观察判断;④不良反应出现的时间、过程与近期所用的药物及其药效学、药动学有何关系;⑤有无药物之间相互作用的不良影响;⑥注意与某些疾病相鉴别,如药物过敏性休克与中毒性休克;⑦注意有无其他因素的影响。

2. 治疗

(1)清除毒物:中草药中毒一般以口服中毒较为常见,口服毒物通常在胃内吸收不多,以小肠黏膜吸收为主,但毒物进入小肠并不能立即完全吸收。因此,发现中毒后的2~4小时内,对于一部分未被吸收的毒物应迅速采取下列方法,以促使其排出体外。①催吐;②清洗创面毒物:如果是外敷或毒物污染皮肤黏膜,经皮肤、黏膜局部吸收中毒,应立即用生理盐水反复冲洗;③洗胃:即使因呕吐而胃内容物残存不多,仍应洗胃,因为洗胃是最有效的去除胃内残存物的方法。第1次必须用温水,洗出液供化验用,以后可用其他溶液。有时为了加快毒液的破坏或阻止毒物的吸收,常于洗液中加入氧化剂、沉淀剂、中和剂等;④清肠:洗胃后,为清除肠内毒物,可用3%硫酸镁等泻药由胃管灌入。

(2)阻止毒物吸收:根据病情和实际情况,可采用以下方法。①沉淀剂:与毒物发生沉淀,防止或减少毒物吸收。鞣酸可与马钱子、洋地黄及部分重金属产生沉淀而阻止其吸收,但不能沉淀罂粟壳、洋金花、天仙子等所含的生物碱。浓茶可代替鞣酸,但不宜久留胃中,以免对肝脏有害。蛋白质类食品如牛奶、蛋清等可与重金属形成沉淀。碘酊10~30滴加于500ml温开水中口服或用复方碘溶液1~2ml,可与奎宁、士的宁及铅、汞、银等重金属形成沉淀。金属沉淀剂如硫化镁可与金属生成硫化物沉淀。5%碳酸氢钠可沉淀多数生物碱及硫酸铁等;②吸附剂:药用炭是良好的吸附剂,能将毒物吸着于其表面。通常内服或灌入药用炭20~30g;③保护剂:可保护胃肠道黏膜,减少毒物对黏膜的刺激与腐蚀作用。常用鸡蛋清5~10个,牛奶100~200ml,豆浆100~200ml,淀粉糊或面糊,花生油、豆油或菜籽油,镁乳,白及粉、藕粉等;④中和剂:酸中毒时可用弱碱(氧化镁乳剂、氧化镁0.2~1g、肥皂水等),但不能用碳酸氢钠,以免产生大量二氧化碳气体而引起气胀;碱中毒时可用弱酸(柠檬汁、5%醋酸、5%~10%枸橼酸等)与之中和;⑤氧化剂:通常用1:2000~1:5000的高锰酸钾溶液洗胃,以氧化有毒的有机物及部分生物碱,如阿片、士的宁、烟碱、毒扁豆碱、奎宁、氰化物等。

(3)加速排泄:对已经进入体内的毒物应设法促进其排泄,泻药能清除肠内毒物,利尿药能加速毒物由肾脏排泄,肝活化剂可加强肝细胞的解毒功能,而静脉滴注生理盐水和葡萄糖可稀释毒素并促进其排泄。主要方法有:①加强肝脏的解毒功能;②促进肾脏对毒物的排泄;③透析治疗。

(4)特效药物的应用:解毒药通常包括一般性解毒药和特效解毒药。一般性解毒药是指一些解毒作用广、特异性小、解毒效力低的药物,主要是通过物理和化学作用,如中和、氧化、吸附、保护、凝固、沉淀等发挥解毒作用,适用于大多数药物中毒。如高锰酸钾属一种强氧化剂,能使多种生物碱类有机毒物被破坏;又如药用炭是一种强力吸附剂,可广泛用于治疗各种生物碱、苷类及各种金属盐中毒。而特效解毒药只针对某些毒物具有特异性的解毒作用,解毒效力高。最常用的中药解毒药如甘草、绿豆、黄芩等。绿豆可用于解附子、巴豆毒;甘草对马钱子、洋金花、天仙子、乌头、附子以及河豚鱼、体内代谢产物的中毒都有一定的解毒作用;黄芩亦可广泛用于砒霜、巴豆、斑蝥、番木鳖、天仙子、曼陀罗等中毒。此外,在本草著作中,曾记载有药物的"相杀",即一种药物能清除另一种药物的中毒反应,因此亦可作为特效解毒药。如防风杀砒霜毒,绿豆杀巴豆毒,葱解藜芦毒,生姜杀天南星、半夏毒,以及藤黄中毒可服海蜇解毒,河豚鱼中毒可以鲜芦根解毒,巴豆中毒可用芭蕉叶或花生油解毒,大戟中毒可鲜桔梗解毒,苍耳子中毒可用板蓝根解毒,雷公藤中毒可用肥凤尾草解毒,毒扁豆中毒可用洋金花对抗等。解毒药并不是"万能药",决不能认为使用了解毒药就万事大吉,解毒药的疗效也是相对的、有条件的,还应该采取相应的治疗措施,综合治疗是极为重要的。此外,解毒药使用的剂量要适当,决不能认为剂量越大越好,以免引起药物新的毒副作用[79]。

　　（5）对症治疗:由于中毒不同程度地损害了有关器官,产生各种症状,因此一般在排毒解毒的同时应进行对症治疗,以免延误抢救与治疗时机。常用的方法如下:①镇痛药:中枢神经受损引起疼痛性休克,则可皮下注射吗啡,每次 5~10mg,小儿每次 0.1~0.2mg/kg,或肌内注射盐酸哌替啶 2~10mg。但呼吸中枢衰竭或抑制时禁用吗啡,慎用盐酸哌替啶,可用针刺疗法;②兴奋药:中枢神经过度兴奋可导致呼吸中枢衰竭或麻痹,宜吸氧、人工呼吸并给予氨水吸入,或注射尼可刹米 0.25~0.5g、二甲弗林（回苏灵）8mg、安钠咖 0.5g、洛贝林 10mg等;若循环中枢衰竭或麻痹,宜选用肌内或静脉注射肾上腺素、去甲肾上腺素或异丙肾上腺素 1~2mg,1% 麻黄碱每次 1~2mg（儿童酌减）,雾化吸入间羟胺（阿拉明）、升压素等;③镇静药:中枢神经兴奋引起烦躁不安或惊厥时,宜短暂使用巴比妥类药物,如戊巴比妥钠、苯巴比妥钠或异戊巴比妥钠 0.1~0.3g,肌内或静脉注射。无效时,可以水合氯醛保留灌肠(禁用于心血管、肝、肾功能不全者)或用乙醚轻度麻醉;④抗感染药:中毒 6~12 小时后,伴发热、昏迷者应加抗生素以抗感染。

（祁佳　张健）

参 考 文 献

1. Khaled H. Schistosomiasis and cancer in Egypt: review. J Adv Res, 2013, 4(5): 461–466.

2. 郑鹏成,蒋琳兰. 药源性肿瘤疾病的研究概述. 药物流行病学杂志, 2010, 2（19）: 99–103.

3. James ET, Douglas AM. Drug-induced Disease prevention, detection, and management. 2nd ed. USA. American society of health-system pharmacists, 2010.

4. Leone G, Pagano L, Ben-Yehuda D, et al. Therapy-related leukemia and myelodysplasia: susceptibility and incidence. Haematologica, 2007, 92 (10): 1389–1398.

5. Li L, Li M, Sun C, et al. Altered hematopoietic cell gene expression precedes development of therapy-related myelodysplasia/acute myeloid leukemia and identifies patients at risk. Cancer Cell, 2011, 20 (5): 591-605.

6. Brusamolino E, Gotti M, Fiaccadori V. The Risk of Therapy-Related Myelodysplasia/Acute Myeloid Leukemia in Hodgkin Lymphoma has Substantially Decreased in the ABVD Era Abolishing Mechlorethamine and Procarbazine and Limiting Volumes and Doses of Radiotherapy. Mediterr J Hematol Infect Dis, 2012, 4 (1): e2012022.

7. Andrade-Campos MM, Montes-Limon AE, Soro-Alcubierre G, et al. Long-term efficacy of (90) Y ibritumomab tiuxetan therapy in follicular non-Hodgkin lymphoma and health-related quality of life. Ann Hematol, 2014, 93 (12): 1985-1992.

8. Shibazaki M, Sumi M, Takeda W, et al. Therapy-related chronic myelogenous leukemia following RFM therapy in a patient with follicular lymphoma. Rinsho Ketsueki, 2014, 55 (8): 970-974.

9. Hallit RR, Afridi M, Sison R, et al. AIDS-related lymphoma: resolution with antiretroviral therapy alone. J Int Assoc Provid AIDS Care, 2014, 13 (4): 313-315.

10. Nguyen JC, Kubik MJ, Broome HE, et al. Successful treatment of both double minute of C-MYC and BCL-2 rearrangement containing large B-cell lymphoma with subsequent unfortunate development of therapy-related acute myeloid leukemia with t (3;3) (q26.2;q21). Pathol Res Pract, 2015, 211 (11): 883-891.

11. Yang D, Fu X, Zhang X, et al. Therapy-related acute myeloid leukemia in patients with lymphoma: A report of four cases and review of the literature. Oncol Lett, 2015, 10 (5): 3261-3265.

12. Griffin M, Fielding J, Ahmed N, et al. Remission of human immunodeficiency virus-related lymphoma in association with immune reconstitution on anti-retroviral therapy, without chemotherapy. Leuk Lymphoma, 2016, 57 (9): 2224-2227.

13. Sato A, Yamakawa N, Kotani A. Pathogenesis and novel therapy for EBV-related B-cell lymphoma. Rinsho Ketsueki, 2016, 57 (1): 3-8.

14. Li Z, Li ZJ, Xi YM. Therapy-related Virus Reactivation in Lymphoma Patients with Hepatitis B Virus Infection. Zhongguo Shi Yan Xue Ye Xue Za Zhi, 2016, 24 (1): 266-270.

15. Roberts IME, Oncale MM, Safah MH, et al. Therapy-related T/myeloid mixed phenotype acute leukemia in a patient treated with chemotherapy for cutaneous diffuse large B cell lymphoma. J La State Med Soc, 2016, 168 (1): 16-20.

16. Boons E, Vanstreels E, Jacquemyn M, et al. Human Exportin-1 is a Target for Combined Therapy of HIV and AIDS Related Lymphoma. EBio Medicine, 2015, 2 (9): 1102-1113.

17. Santen RJ, Song Y, Yue W, et al. Effects of menopausal hormonal therapy on occult breast tumors. J Steroid Biochem Mol Biol, 2013, 137: 150-156.

18. Obazee O, Justenhoven C, Winter S, et al. Confirmation of the reduction of hormone replacement therapy-related breast cancer risk for carriers of the HSD17B1_937_G variant. Breast Cancer Res Treat, 2013, 138 (2): 543-548.

19. Scott FI, Mamtani R, Brensinger CM, et al. Risk of Nonmelanoma Skin Cancer Associated With the Use of Immunosuppressant and Biologic Agents in Patients With a History of

Autoimmune Disease and Nonmelanoma Skin Cancer. JAMA Dermatol, 2016, 152 (2): 164-172.

20. Rabasseda X. A report from the 73rd Annual Meeting of the American Academy of Dermatology (March 20-24-San Francisco, California, USA). Drugs Today (Barc), 2015, 51 (4): 251-260.

21. 金淑芳. 抗生素相关性腹泻的发病机制及诊治原则. 医学理论与实践, 2013, 26(23): 3112-3115.

22. 吕苏, 张源波, 周荣斌. 抗生素相关性腹泻治疗及预防. 临床急诊杂志, 2013, 14(5): 240-242.

23. 刘坚, 吴新荣, 蒋琳兰. 药源性疾病监测与防治. 北京: 人民军医出版社, 2009.

24. 范国君. 应用抗菌药物继发真菌感染的临床分析. 河北医药, 2015, 37(16): 2527-2528.

25. 中华医学会呼吸病学分会感染学组, 中华结核和呼吸杂志编辑委员会. 肺真菌病诊断和治疗专家共识. 中华结核和呼吸杂志, 2007, 30(11): 821-834.

26. Wen JG, Wu L, Pu XX, et al. Pharmacogenomics research: a potential strategy for drug development. Pharmazie, 2015, 70 (7): 437-445.

27. 陈旺青, 张伟. 药物不良反应的遗传药理学研究进展. 中国新药杂志, 2011, 20(13): 1207-1211.

28. 赵可新, 石蕊, 李岑, 等. 药物基因组学对个体化药物治疗的影响. 中国药师, 2016, 19(6): 1162-1166.

29. Cho DY, Bae SH, Lee JK, et al. Effect of the potent CYP2D6 inhibitor sarpogrelate on the pharmacokinetics and pharmacodynamics of metoprolol in healthy male Korean volunteers. Xenobiotica, 2015, 45 (3): 256-263.

30. Liang B, Zhan Y, Wang Y, et al. Effect of 24 cytochrome P450 2D6 variants found in the Chinese Population on atomoxetine metabolism in vitro. Pharmacology, 2016, 97 (1): 78-83.

31. Aouam K, Kolsi A, Kerkeni E. Influence of combined CYP3A4 and CYP3A5 single-nucleotide polymorphisms on tacrolimus exposure in kidney transplant recipients: a study according to the post-transplant phase. Pharmacogenomics, 2015, 16 (6): 710-715.

32. Elens L, Bouamar R, Hesselink DA, et al. The new CYP3A4 intron 6 C>T polymorphism (CYP3A4*22) is associated with an increased risk of delayed graft function and worse renal function in cyclosporine-treated kidney transplant patients. Pharmacogenet Genomics, 2012, 22 (5): 373-380.

33. Huang SM, Strong JM, Zhang L, et al. New era in drug interaction evaluation: US Food and Drug Administration update on CYP enzymes, transporters, and the guidance process. J Clin Pharmacol, 2008, 48 (6): 662-670.

34. Aceti A, Gianserra L, Lambiase L, et al. Pharmacogenetics as a tool to tailor antiretroviral therapy: A review. World J Virol, 2015, 4 (3): 198-208.

35. 高绪聪, 柴振海, 张宗鹏. 药物性肝损伤的生物标志物及其评价的研究进展. 中国药理学与毒理学杂志, 2012, 26(5): 692-696.

36. 毛俊俊, 焦正, 钟明康, 等. 药源性肝损害与 HLA 基因多态性的相关性研究进展. 中国药学杂志, 2014, 49(10): 806-811.

37. 古先祥,王启华. 严重药物不良反应相关药物标记基因多态性研究状况. 中国临床药理学杂志,2012,28(3):218-220.

38. 暴芳芳,刘红,张福仁. 重型药物不良反应的遗传学研究进展. 中国麻风皮肤病杂志,2014,30(9):544-547.

39. 李小丝,杜淑贤,陈林. CYP450介导的他汀类药物相互作用及其药学监护. 药物流行病学杂志,2014,12(23):755-762.

40. Bondon-Guitton E, Despas F, Becquemont L. The contribution of pharmacogenetics to pharmacovigilance. Therapie, 2016, 71 (2): 223-228.

41. 邱晓燕. 中国肾移植患者环孢素的遗传药理学研究. 上海:复旦大学博士学位论文,2012.

42. 刘坚,吴新荣,蒋琳兰. 药源性疾病监测与防治. 北京:人民军医出版社,2009.

43. 姚唯一,潘倩,张安平. 药物超敏反应综合征的研究进展. 中国皮肤性病学杂志,2013,27(8):843-849.

44. 袁静,李福民. 中毒性表皮坏死松解症和Stevens-Johnson综合征. 实用医院临床杂志,2012,9(4):207-209.

45. 钟华,孙青. 药物超敏综合征. 中国麻风皮肤病杂志,2007,23(3):226-228.

46. 周聊生,牟燕. 药源性疾病与防治. 北京:人民卫生出版社,2008.

47. 吴笑春. 药源性疾病诊治手册. 北京:人民军医出版社,2005.

48. 耿东升. 药物变态反应的机制. 西北药学杂志,2012,27(4):385-389.

49. 罗婕,宋志强,钟华,等. 皮肤药物变态反应体外试验研究进展. 临床皮肤科杂志,2013,42(1):59-62.

50. 张文,王鹏,张桂芳,等. 医院药物皮肤敏感试验现状调查分析. 中国医药,2015,10(4):566-568.

51. 胡昌盛,左佳丽. 变态反应性疾病的药物治疗. 中国保健营养,2013,33(5):2593.

52. 杨良. 药物依赖学. 北京:人民卫生出版社,2015:150-449.

53. 汤宜朗. 药物依赖的神经生物学机制研究进展. 中国药物依赖性杂志,2004,13(3):169-172.

54. 魏尔清. 药物依赖性及药物滥用. 浙江省药品法规与临床药理学术研讨会论文汇编,2006:57-69.

55. 李伟章. 阿片类依赖及其治疗药物的研究进展. 国外医学药学分册,1997,24(6):321-327.

56. 李传威,赵敏. 苯丙胺类兴奋剂滥用所致认知障碍的治疗. 中华行为医学与脑科学杂志,2014,23(1):89-90.

57. 黄娴妮,周文华. 氯胺酮的成瘾性和抗药物成瘾作用的机制. 中国药物依赖性杂志,2014,23(1):14-18.

58. 杜勇,耿晓芳,王永铭. 苯二氮䓬类药物依赖性:危险因子及防治措施. 中国药物依赖性杂志,1996,(1):7-10.

59. 赵篱陶,黄慈波. 糖皮质激素的合理使用. 临床药物治疗杂志,2010,8(1):23-28.

60. 胡艺,李清红. 曲马多长期口服致依赖药物. 不良反应杂志,2006,8(1):41-42.

61. Pilar GM, Concepción RS, Marta RA, et al. Pharmacological modulation of protein kinases as a new approach to treat addiction to cocaine and opiates. Eur J Pharmacol, 2016, 781: 10–24.

62. Reed K, Day E, Keen J. Pharmacological treatments for drug misuse and dependence. Expert Opin Pharmacother, 2015, 16 (3): 325–333.

63. Rybak LP, Ramkumar V. Ototoxicity. Kidney Int, 2007, 72 (8): 931–935.

64. 王益平. 药物毒性导致耳聋及其预防. 现代中西医结合杂志, 2008, 17（4）: 594–595.

65. 中华人民共和国卫生部医政司. 常用耳毒性药物临床使用规范. 北京: 华夏出版社, 1999: 2–16.

66. 胡仪吉. 氨基糖苷类抗生素及耳毒性药物的临床应用. 中华儿科杂志, 2000, 38（10）: 638–640.

67. 丁大连, Richard Salvi. 氨基糖苷类抗生素耳毒性研究. 中华耳科杂志, 2007,（2）: 125–131.

68. Begg EJ, Barclay ML, Kirkpatrick CJM. The therapeutic monitoring of antimicrobial agents. Br J Clin Pharmacol, 1999, 47 (1): 23.

69. 王芙荣, 刘朋, 王跃峰. 非氨基糖苷类药物引发耳毒性文献的回顾性分析. 首都医药, 2012, 19（4）: 44–45.

70. Schacht J, Talaska AE, Rybak LP. Cisplatin and aminoglycoside antibiotics: hearing loss and its prevention. Anat Rec (Hoboken), 2012, 295 (11): 1837–1850.

71. 廖英俊, 汤浩. 抗癌药顺铂耳毒性机制及防治方法的研究进展. 生理科学进展, 2003, 34（3）: 266–268.

72. 龙敏, 陈蓉, 王颖. 氨基糖苷类抗生素耳毒性的药物防治方法研究进展. 中国药房杂志, 2005, 16（16）: 1264–1265.

73. 周聊生, 牟燕. 药源性疾病与防治. 北京: 人民卫生出版社, 2008.

74. 吴笑春. 药源性疾病诊治手册. 北京: 人民军医出版社, 2005.

75. 王蕾, 潘巧仪. 中药不良反应概述. 药物不良反应杂志, 2000, 2（3）: 149–152.

76. 陈香宇, 黄冠华, 马军. 重视中药引起的肝损伤. 胃肠病学和肝病学杂志, 2008, 17（8）: 607–608.

77. 陈成伟. 药物与中毒性肝病. 上海: 上海科学技术出版社, 2002: 500–503.

78. 王辉珠. 简述中草药所致消化系统疾病. 中国保健营养, 2013,（9）: 4915.

79. 竺叶青. 常用中草药不良反应及其防治. 上海: 上海医科大学出版社, 1998.

缩 略 词 表

缩写	英文全称	中文全称
5-ASA	5-aminosalicylic acid	5- 氨基水杨酸
5-FU	5-fluorouracil	5- 氟尿嘧啶
5-HETE	5-hydroperoxyeicosatetraenoic acid	5- 羟过氧化二十碳四烯酸
5-HT	5-hydroxytryptamine	5- 羟色胺
5-LOX	5-lipoxygenase	5- 脂氧合酶
6-MP	6-mercaptopurine	6- 巯基嘌呤
6MWT	6-minute walk test	6 分钟步行距离试验
AAA	acute aplastic anemia	急性再生障碍性贫血
AAD	antibiotic-associated diarrhea	抗生素相关性腹泻
ACE	angiotensin-converting enzyme	血管紧张素转化酶
ACEI	angiotensin converting enzyme inhibitor	血管紧张素转化酶抑制剂
ACh	acetylcholine	乙酰胆碱
ACTH	adrenocorticotropic hormone	促肾上腺皮质激素
ADH	antidiuretic hormone	血管升压素
ADR	adverse drug reaction	药物不良反应
AERS	adverse event reporting system	不良事件报告系统
AGT	O-6-alkylguanine-DNA alkyltransferase	O-6- 烷基鸟嘌呤 -DNA 烷基转移酶
AHS	anticonvulsant hypersensitivity syndrome	抗惊厥药过敏综合征
AI	appropriate intake	适宜摄入量
AIA	aspirin-induced asthma	阿司匹林哮喘
AIDS	acquired immunodeficiency syndrome	获得性免疫缺陷综合征

续表

缩写	英文全称	中文全称
AIH	autoimmune hepatitis	自身免疫性肝炎
AIN	acute interstitial nephritides	急性间质性肾炎
AIs	aromatase inhibitors	芳香化酶抑制剂
AITD	autoimmune thyroid disease	自身免疫性甲状腺疾病
AKI	acute kidney injury	急性肾损伤
ALF	acute liver failure	急性肝衰竭
ALL	acute lymphoblastic leukemia	急性淋巴细胞白血病
ALP	alkaline phosphatase	碱性磷酸酶
ALT	alanine aminotransferase	丙氨酸氨基转移酶
AML	acute myeloid leukemia	急性髓细胞白血病
ANA	antinuclear antibodies	抗核抗体
ANCA	anti-neutrophil cyto-plasmic antibody	抗中性粒细胞胞质抗体
ANLL	acute non-lymphatic leukemia	急性非淋巴细胞白血病
APAP	acetaminophen	对乙酰氨基酚
APP	atypical antipsychotics	非典型抗精神病
APTT	activated partial thromboplastin time	活化部分凝血活酶时间
ARB	angiotensin receptor antagonists	血管紧张素受体拮抗剂
ARDS	acute respiratory distress syndrome	急性呼吸窘迫综合征
ARF	acute renal failure	急性肾衰竭
ASP	L-asparaginase	L-门冬酰胺酶
ASS	Adams-Stokes syndrome	阿-斯综合征
AST	aspartate aminotransferase	天冬氨酸氨基转移酶
ATG	anti-thymus immunoglobulin	抗胸腺免疫球蛋白
ATN	acute tubular necrosis	急性肾小管坏死
ATP	adenosine triphosphate	腺苷三磷酸
AVP	arginine vasopressin	精氨酸加压素

缩写	英文全称	中文全称
BAL	bronchoalveolar lavage	支气管肺泡灌洗
BALF	bronchoalveolar lavage fluid	支气管肺泡灌洗液
Bcl-2	B-cell lymphoma-2	B 淋巴细胞瘤 -2 基因
Bax	Bcl-2 associated X protein	Bcl-2 相关 X 蛋白
BBB	blood-brain barrier	血脑屏障
BCC	basal-cell carcinoma	基底细胞癌
BCS	Budd-Chiari syndrome	巴德 – 基亚里综合征
BFGF	basic fibroblast growth factor	碱性成纤维细胞生长因子
BMPR2	bone morphogenetic protein receptor 2	骨形态蛋白受体类型 2
BMMSCs	bone marrow mesenchymal stem cell	骨髓间充质干细胞
BOOP	bronchiolitis obliterans with organizing pneumonia	闭塞性细支气管炎伴机化性肺炎
BRONJ	bisphosphonate-related osteonecrosis of the jaw	双磷酸盐相关颌骨骨坏死
CADR	cutaneous adverse drug reactions	皮肤不良反应
cAMP	cyclic adenosine monophosphate	环磷酸腺苷
CDAD	clostridium difficile associated diarrhea	艰难梭菌相关性腹泻
CDC	Centers for Disease Control	疾病控制中心
cdk2	cyclin-dependent kinase 2	细胞周期蛋白依赖性激酶 2
CEP	chronic eosinophilic pneumonia	慢性嗜酸性粒细胞性肺炎
cGMP	cyclic guanine monophosphate	环磷酸鸟苷
CHN	Chinese herbs nephropathy	中草药肾病
CHO	Chinese hamster ovary	中国仓鼠卵巢
CIN	contrast-induced nephropathy	造影剂肾病
CINV	chemotherapy-induced nausea and vomiting	化疗引发的恶心呕吐
CIPN	chemotherapy-induced peripheral neuropathy	化疗药物诱导性周围神经病变

续表

缩写	英文全称	中文全称
CK	creatine kinase	肌酸激酶
CMV	cytomegalovirus	巨细胞病毒
CNS	central nervous system	中枢神经系统
COMT	catecholamine–O–methyl transferase	儿茶酚胺 –O– 甲基转移酶
COP	cryptogenic organized pneumonia	隐源性机化性肺炎
COX	cycloxygenase	环氧化酶
CRP	complete response rate	完全缓解率
CRH	corticotropin–releasing hormone	促肾上腺皮质释放激素
CRP	C–reactive protein	C– 反应蛋白
CsA	cyclosporine A	环孢素
CSF	colony stimulating factor	集落刺激因子
CSF	cerebrospinal fluid	脑脊液
CSWS	cerebral salt wasting syndrome	脑性盐耗综合征
CTID	cancer treatment induced diarrhea	癌症治疗引起的腹泻
CTX	cyclophosphamide	环磷酰胺
CTZ	chemoreceptor trigger zone	催吐化学感受区
CYP450	cytochrome P–450	细胞色素 P–450
Cys–LTs	cysteinyl leukotrienes	半胱氨酸白三烯
DAR	double asthmatic reaction	双相型哮喘反应
DAT	direct antiglobulin test	直接抗人球蛋白试验
DHS	drug hypersensitivity syndrome	药物超敏综合征
DIASS	drug–induced Adams–Strokes syndrome	药源性阿 – 斯综合征
DIC	disseminated intravascular coagulation	弥散性血管内凝血
DID	drug induced diseases	药源性疾病
DIDD	drug induced digestive disease	药源性消化系统疾病
DIH	drug–induced headache	药源性头痛

缩写	英文全称	中文全称
DIHF	drug-induced heart failure	药源性心力衰竭
DILE	drug-induced lupus erythematosus	药源性狼疮
DILI	drug-induced liver injury	药源性肝损害
DIO	drug-induced osteoporosis	药源性骨质疏松症
DIP	drug-induced Parkinsonism	药源性帕金森综合征
DISD	drug-induced skin diseases	药源性皮肤病
DMPA	depot medroxyprogesterone acetate	长效醋酸甲羟孕酮
DNA	deoxyribonucleic acid	脱氧核糖核酸
DRESS	drug reaction with eosinophilia and systemic symptoms	伴嗜酸性粒细胞增多、系统症状的药疹
DS	dietary supplements	膳食补充剂
EAA	extrinsic allergic alveolitis	外源性过敏性肺泡炎
EBV	epstein barr virus	EB 病毒
EES	everolimus-eluting stents	依维莫司药物洗脱支架
EGF	epidermal growth factor	表皮生长因子
EGFR	epidermal growth factor receptor	表皮生长因子受体
EGFRI	epidermal growth factor receptor inhibitor	表皮生长因子受体抑制剂
EMS	eosinophilia-myalgia syndrome	嗜酸性粒细胞增多性肌痛综合征
ER	estrogen receptor	雌激素受体
ERCP	endoscopic retrograde cholangiopancreatography	内镜逆行胰胆管造影术
ESR	erythrocyte sedimentation rate	红细胞沉降率
FAB	French-American-British classification systems	FAB 分型系统
FAERS	FDA Adverse Event Reporting System	FDA 不良事件上报系统
FDA	Food and Drug Administration	美国食品药品管理局
FLAP	5-lipoxygenase activating protein	5- 脂氧合酶激活蛋白

缩写	英文全称	中文全称
FNAC	fine needle aspiration cytology	细针抽吸细胞学
FS	Fanconi syndrome	范科尼综合征
FSD	female sexual dysfunction	女性性功能障碍
FSH	follicle-stimulating hormone	促卵泡激素
FSHR	follicle-stimulating hormone receptor	促卵泡激素受体
G-6-PD	glucose-6-phosphate dehydrogenase	葡萄糖-6-磷酸脱氢酶
GADA	glutamic acid decarboxylase antibody	谷氨酸脱羧酶抗体
GC	glucocorticoid	糖皮质激素
GCSF	granulocyte colony-stimulating factor	粒细胞集落刺激因子
G-CSFR	granulocyte colony stimulating factor receptor	粒细胞集落刺激因子受体
GDM	gestational diabetes mellitus	妊娠糖尿病
GFR	glomerular filtration rate	肾小球滤过率
GIG	glucocorticoid-induced glaucoma	糖皮质激素性青光眼
GIOP	glucocorticoid-induced osteoporosis	骨质疏松症
GIP	glucose-dependent insulinotropic peptide	葡萄糖依赖的促胰岛素分泌多肽
GLP-1	glucagon like peptide-1	胰高糖素样肽-1
GM-CSF	granulocyte macrophage colony stimulating factor	粒细胞巨噬细胞集落刺激因子
GnRH	gonadotropin-releasing hormone	促性腺激素释放激素
GnRH-a	gonadotropin-releasing hormone analogue	促性腺激素释放激素类似物
GP	platelet glucoprotein	血小板糖蛋白
GR	glucocorticoid receptor	糖皮质激素受体
GSH	glutathione	谷胱甘肽
GSTs	glutathione S-transferases	谷胱甘肽S-转移酶
HAART	highly active antiretroviral therapy	高效抗反转录病毒疗法
Hb	hemoglobin	血红蛋白

缩写	英文全称	中文全称
HBV	hepatitis B virus	乙型肝炎病毒
HCV	hepatitis C virus	丙型肝炎病毒
HDL	high density lipoprotein	高密度脂蛋白
HIT	heparin–induced thrombocytopenia	肝素诱导的血小板减少症
HIV	human immunodeficiency virus	人类免疫缺陷病毒
HLA	human leucocyte antigen	人类白细胞抗原
HMG–CoA	hydroxy methylglutaryl coenzyme A	羟甲戊二酸单酰辅酶 A
HPA	hypothalamic–pituitary–adrenal axis	下丘脑 – 垂体 – 肾上腺轴
HPV	human papilloma virus	人乳头瘤病毒
HRCT	high resolution CT	高分辨率 CT
HRT	hormone replacement therapy	激素替代治疗
HSCT	allogeneic hematopoietic stem cell transplantation	异基因造血干细胞移植
HSV	herpes simplex virus	单纯疱疹病毒
IAR	immediate asthmatic reaction	速发型哮喘反应
IAT	indirect antiglobulin test	间接抗人球蛋白试验
IBD	inflammatory bowel disease	炎症性肠病
IBS–C	constipation–predominant irritable bowel syndrome	便秘型肠易激综合征
ICA	islet cell antibody	胰岛细胞抗体
ICD	implantable cardioverter defibrillator	埋藏式心律转复除颤器
ICSR	individual case safety report	药品安全性病例报告
IDLIL	idiosyncratic DILI	特异质型 DILI
IFG	impaired fasting glucose	空腹血糖受损
IFN	interferon	干扰素
IGCs	inhaled glucocorticoid	吸入型糖皮质激素
IgG	immunoglobulin G	免疫球蛋白 G

续表

缩写	英文全称	中文全称
IGT	impaired glucose tolerance	糖耐量减低
IIP	idiopathic interstitial pneumonia	特发性间质性肺炎
IIT	interferon induced thyroiditis	干扰素诱发的甲状腺炎
IL-1	interleukin-1	白介素-1
ILD	interstitial lung disease	间质性肺病
INH	isoniazid	异烟肼
INRUD	International Network for the Rational Use of Drugs	合理用药国际网络
IPF	idiopathic pulmonary fibrosis	特发性肺纤维化
IPH	idiopathic portal hypertension	特发性门静脉高压症
ISS	itch severity scale	瘙痒严重程度量表
ITAM	Immunoreceptor tyrosine-based activation motif	免疫受体酪氨酸激活基序
ITP	idiopathic thrombocytopenic purpura	特发性血小板减少性紫癜
KIs	kinase inhibitors	酪氨酸激酶抑制剂
KS	Kaposi sarcoma	卡波西肉瘤
LAR	late asthmatic reaction	迟发型哮喘反应
LDL	low density lipoprotein	低密度脂蛋白
LH	luteinizing hormone	黄体生成素
LID	levodopa-induced dyskinesia	左旋多巴诱导的运动障碍
LKM	anti-liver-kidney microsomal	肝肾微粒体抗体
LLS	locked lung syndrome	肺闭锁综合征
LM	anti-liver microsomal	抗肝微粒体抗体
LN	lupus nephritis	狼疮肾炎
LX	lipoxins	脂氧素
MAOIs	monoamine oxidase inhibitors	单胺氧化酶抑制剂

缩写	英文全称	中文全称
MC	microscopic colitis	微小结肠炎
MCV	mean corpuscular volume	平均红细胞容积
MDMA	3,4-methylenedioxymethamphetamine	3,4-亚甲基二氧基甲基苯丙胺
MDRP1	multidrug resistance protein 1	多药耐药蛋白
MDS	myelodysplastic syndromes	骨髓增生异常综合征
MHC	major histocompatibility complex	主要组织相容性复合体
MIF	macrophage migration inhibition factor	巨噬细胞移动抑制因子
MIT	mitoxantrone	米托蒽醌
MOH	medication-overuse headache	药源过量性头痛
MRI	magnetic resonance imaging	磁共振成像
MRP2	multidrug resistance protein 2	多药耐药蛋白 2
MRSA	methicillin resistant Staphylococcus aureus	耐甲氧西林金黄色葡萄球菌
MSCs	mesenchymal stem cells	间充质干细胞
MTX	methotrexate	甲氨蝶呤
NAC	N-acetylcysteine	N-乙酰半胱氨酸
NADPH	nicotinamide adenine dinucleotide phosphate	烟酰胺腺嘌呤二核苷酸磷酸
NaPi-IIa	type IIa sodium-phosphate co-transporter	II型钠离子依赖性磷酸盐转运蛋白
NAPQI	N-acetyl-p-benzoquinoneimine	N-乙酰-对苯醌亚胺
NAT-2	N-acetyltransferse-2	N-乙酰转移酶-2
NMS	neuroleptic malignant syndrome	恶性综合征
NNRTIs	non-nucleoside analogue reverse transcriptase inhibitors	非核苷类反转录酶抑制剂
NO	nitric oxide	一氧化氮
NREM	non-rapid eye movement	非快速动眼相睡眠
NRH	nodular regenerative hyperplasia	结节性再生性增生

续表

缩写	英文全称	中文全称
NRTIs	nucleoside analogue reverse transcriptase inhibitors	核苷类反转录酶抑制剂
NSAIDs	non-steroidal anti-inflammatory drugs	非甾体抗炎药
NSCLC	non-small cell lung cancer	非小细胞肺癌
NSIP	nonspecific interstitial pneumonia	非特异性间质性肺炎
NTC	normal transport constipation	正常传输型便秘
NYHA	New York Heart Association	纽约心脏病协会
OATP	organic anion transporter	有机阴离子转运体
OCT2	organic cation transporter 2	有机阳离子转运蛋白 2
ODS	osmotic demyelination syndrome	渗透性脱髓鞘综合征
OGTT	oral glucose tolerance test	口服葡萄糖耐量试验
OIC	opioid-induced constipation	阿片类药物相关性便秘
OLB	open lung biopsy	开胸肺活检
ONFH	osteonecrosis of the femoral head	股骨头坏死
OP	organized pneumonia	机化性肺炎
OPG	osteoprotegerin	骨保护素
ORS	oral rehydration solution	口服补液溶液
PAH	pulmonary arterial hypertension	肺动脉高压
PBC	primary biliary cirrhosis	原发性胆汁性胆管炎
PDE	phosphodiesterase	磷酸二酯酶
PDGF	platelet-derived growth factor	血小板源生长因子
PDGFR	platelet-derived growth factor receptor	血小板源生长因子受体
PE	pulmonary embolism	肺血管栓塞
PET	positron emission tomography	正电子发射断层扫描
PF4	platelet factor IV	血小板因子IV
PG	prostaglandin	前列腺素

缩写	英文全称	中文全称
P-gp	P-glycoprotein	P-糖蛋白
PH	purpuric hepatis	紫癜性肝病
PH	pulmonary hypertension	肺动脉高压
PHS	phenytoin hypersensitivity syndrome	苯妥英过敏综合征
PIs	protease inhibitors	蛋白酶抑制剂
PMC	pseudomembranous colitis	假膜性结肠炎
POME	pulmonary oil micro-embolism	肺油微栓塞
PONV	postoperative nausea and vomiting	术后恶心呕吐
PPARγ	peroxisome proliferator-activated receptor γ	过氧化物酶体增殖物激活受体
PPI	proton pump inhibitor	质子泵抑制剂
PR	progesterone receptor	孕激素受体
PRL	prolactin	催乳素
PSC	primary sclerosing cholangitis	原发性硬化性胆管炎
PSG	polysomnography	多导睡眠图
PSI	proliferation signal inhibitors	增殖信号抑制剂
PT	prothrombin time	凝血酶原时间
PTH	parathyroid hormone	甲状旁腺激素
PTLD	post-transplant lymphoproliferative disorders	继发移植后淋巴异常增殖疾病
PTNB	percutaneous transthoracic needle biopsy	经皮肺活检
PTX	paclitaxel	紫杉醇
PYY	peptide YY	多肽 YY
RANK	receptor activator of NF-κB	核因子 κB 受体活化素
RANKL	receptor activator of NF-κB ligand	核因子 κB 配体
RAP	right atrial pressure	右房压
RAAS	renin-angiotensin-aldosterone system	肾素 – 血管紧张素 – 醛固酮系统
REM	rapid eye movement	快速动眼相睡眠

缩写	英文全称	中文全称
RF	rheumatoid factor	类风湿因子
rhG-CSF	recombinant human granulocyte colony stimulating factor	重组人粒细胞集落刺激因子
rhIL-11	recombinant human interleukin-11	重组人白细胞介素-11
rhTPO	recombinant human-thrombopoietin	重组人血小板生成素
r-HuEPO	recombinant human erythropoietin	重组人促红素
RLS	restless leg syndrome	不安腿综合征
Rm	rhabdomyolysis	横纹肌溶解
RNA	ribonucleic acid	核糖核酸
ROS	reactive oxygen species	活性氧分子
RPGN	rapidly progressive glomerulonephritis	急进性肾小球肾炎
RPN	renal papillary necrosis	肾乳头坏死
RS	Reye syndrome	瑞夷综合征
RVSP	right ventricular systolic pressure	右室收缩压
SAA-Ⅰ型	severe aplastic anemia-Ⅰ	重型再生障碍性贫血-Ⅰ型
SAI	secondary adrenal insufficiency	继发性肾上腺功能不全
SALF	subacute liver failure	亚急性肝衰竭
SARIs	serotonin-2 receptor antagonists /reuptake inhibitors	5-羟色胺2受体拮抗剂/再摄取抑制剂
SCC	squamous-cell carcinoma	鳞状细胞癌
SERMs	selective estrogen receptor modulators	选择性雌激素受体调节剂
SGLT	sodium-glucose linked transporter	钠-葡萄糖共转运体
SIADH	syndrome of inappropriate antidiuretic hormone secretion	血管升压素分泌紊乱综合征
SJS	Stevens-Johnson syndrome	史-约综合征,重症多形红斑
SNRIs	serotonin and norepinephrine reuptake inhibitors	5-羟色胺和去甲肾上腺素再摄取抑制剂

缩写	英文全称	中文全称
SOP	secondary organized pneumonia	继发性机化性肺炎
SOS	sinusoidal obstruction syndrome	肝窦阻塞综合征
SPECT	single-photon emission computed tomography	单光子发射计算机断层显像
SSRIs	selective serotonin reuptake inhibitors	选择性 5- 羟色胺再摄取抑制剂
STC	slow transit constipation	慢传输型便秘
SXR	steroid and xenobiotic receptor	甾烷受体
TBIL	total bilirubin	总胆红素
TBLB	transbronchial lung biopsy	经支气管肺活检
TC	total cholesterol	总胆固醇
TCM	traditional Chinese medicine	传统中药
TCR	T cell receptor	T 细胞受体
TD	tardive dyskinesia	迟发性运动障碍
TEN	toxic epidermal necrolysis	中毒性表皮坏死松解症
TG	triglyceride	甘油三酯
TGA	Therapeutic Goods Administration	药品管理局
TGF-β	transforming growth factor-β	转化生长因子 -β
TH	thyroid hormone	甲状腺激素
TIN	tubulointerstitial nephritis	肾小管间质性肾炎
TIO	tumor-induced osteomalacia	肿瘤诱导的骨软化症
TKI	tyrosine kinase inhibitor	酪氨酸激酶抑制剂
TLB	thoracoscopic lung biopsy	胸腔镜下肺活检
TNF-α	tumor necrosis factor-α	肿瘤坏死因子 α
TPMT	thiopurine methyltransferase	巯基嘌呤甲基转移酶
TPO	thyroid peroxidase	甲状腺过氧化物酶
TPO	thrombopoietin	血小板生成素
TRH	thyrotropin releasing hormone	促甲状腺素释放素

缩写	英文全称	中文全称
TSAb	thyroid stimulating antibodies	甲状腺刺激抗体
TSH	thyroid stimulating hormone	促甲状腺素
TX	thromboxane	血栓素
TZDs	thiazolidinedione	噻唑烷二酮类
UDCA	ursodeoxycholic acid	熊去氧胆酸
UGT	uridine diphosphoglucuronyl transferase,	尿苷二磷酸葡萄糖酸基转移酶
UIP	usual interstitial pneumonia	普通型间质性肺炎
UMC	Uppsala Monitoring Centre	乌普萨拉监测中心
UVA	ultra violet A	长波紫外线
UVB	ultra violet B	中波紫外线
VAS	visual analogue scale	视觉模拟评分
VDR	vitamin D receptor	维生素 D 受体
VEGF	vascular endothelial growth factor	血管内皮生长因子
VHD	valvular heart disease	心脏瓣膜疾病
VigiBase®	Global Individual Case Safety Report Database	全球个案安全报告数据库
VLDL	very low density lipoprotein	极低密度脂蛋白
VOD	hepatic veno-occlusive disease	肝静脉闭塞性疾病
VP-16	etoposide	依托泊苷
VRE	vancomycin resistant enterococcus	耐万古霉素肠球菌
WISN	warfarin-induced skin necrosis	华法林致皮肤坏死